BIOSSEGURANÇA EM ODONTOLOGIA

O ESSENCIAL PARA A PRÁTICA CLÍNICA

BIOSSEGURANÇA EM ODONTOLOGIA

O ESSENCIAL PARA A PRÁTICA CLÍNICA

EDITOR:

FÁBIO BARBOSA DE SOUZA

MANOLE

Produção editorial: Juliana Waku
Projeto gráfico: Departamento Editorial da Editora Manole
Capa: Ricardo Yoshiaki Nitta Rodrigues
Editoração eletrônica e ilustrações: Formato Editoração.
Imagens: Formato Editoração; Freepik.

CIP-BRASIL. CATALOGAÇÃO NA PUBLICAÇÃO
SINDICATO NACIONAL DOS EDITORES DE LIVROS, RJ

B514

Biossegurança em odontologia : o essencial para a prática clínica / Fábio Barbosa de Souza ... [et al.] ; editor Fábio Barbosa de Souza. – 1. ed. – Santana de Parnaíba [SP] : Manole, 2021.
480 p. : il. ; 28 cm.

Inclui bibliografia e índice
ISBN 978-65-5576-108-5

1. Odontologia - Medidas de segurança. 2. Biossegurança. I. Souza, Fábio Barbosa de. II. Weber Sobrinho, Carlos Roberto.

21-68985 CDD: 617.6
CDU: 616.314

Leandra Felix da Cruz Candido – Bibliotecária – CRB-7/6135

1ª edição – 2021

Editora Manole Ltda.
Alameda América, 876
Tamboré – Santana de Parnaíba – SP – Brasil
CEP: 06543-315
Fone: (11) 4196-6000
www.manole.com.br | https://atendimento.manole.com.br/

Impresso no Brasil
Printed in Brazil

EDITOR

Fábio Barbosa de Souza

Graduação em Odontologia pela Universidade Federal de Pernambuco (UFPE). Especialização em Vigilância em Saúde – Hospital Sírio-Libanês (SP). Especialização em Docência no ensino superior pela Universidade Federal do Rio Grande do Sul (UFRGS). Mestrado em Odontologia, área de concentração em Clínica Integrada, pela UFPE. Doutorado em Odontologia, área de concentração em Dentística, pela UPE. Professor Associado do Curso de Odontologia da UFPE.

AUTORES

Adriana da Fonte Porto Carreiro

Graduação em Odontologia pela Faculdade de Odontologia de Pernambuco da Universidade de Pernambuco (FOP-UPE). Mestre em Reabilitação Oral pela Universidade Estadual Paulista (UNESP) – Araraquara. Doutora em Reabilitação Oral pela Universidade de São Paulo – Ribeirão Preto. Professora Titular de Prótese Dentária e Implantodontia da Universidade Federal do Rio Grande do Norte (UFRN). Professora da Especialização em Prótese Dentária na UFRN. Professora do Programa de Pós-graduação em Ciências Odontológicas na UFRN.

Ana Clara Soares Paiva Torres

Graduação em Odontologia pela Universidade do Estado do Rio Grande do Norte (UERN). Mestre em Saúde Coletiva (área de concentração: Odontologia) pela Universidade Federal do Rio Grande do Norte (UFRN). Doutora em Saúde Coletiva (área de concentração: Odontologia) pela UFRN. Professora Adjunta do curso de Odontologia da UERN. Professora da Especialização em Prótese Dentária – Instituto Oral Clínica. Professora do Programa de Pós-graduação em Saúde e Sociedade da UERN.

Ana Luisa de Ataíde Mariz

Graduação em Odontologia pela Universidade Federal de Pernambuco (UFPE). Especialista em Dentística pela ABOMI. Especialista em Ortodontia pela FACSETE – CPGO Recife. Mestre em Odontologia – Clínica Integrada pela UFPE. Professora dos Cursos de Especialização em Dentística da FACSETE – CPGO Recife. Professora dos Cursos de especialização em Ortodontia da FACSETE – CPGO Recife.

Anaclara Ferreira Veiga Tipple

Graduação em Enfermagem. Especialista em Vigilância Sanitária (Universidade de Brasília – UNB) e Controle de Infecção Hospitalar (UNIFESP). Mestre em Enfermagem pela Universidade Federal do Rio de Janeiro (UFRJ). Doutora em Enfermagem pela Universidade de São Paulo – Ribeirão Preto. Professora Titular da Faculdade de Enfermagem da Universidade Federal de Goiás (UFG). Membro da Comissão de Controle de Infecção da Faculdade de Odontologia da UFG. Docente Permanente do Programa de Pós-graduação em Enfermagem PPGENF/UFG e do Programa de Pós-graduação em Ciências da Saúde da PPGCS/Faculdade de Medicina/UFG.

Andrea dos Anjos Pontual de Andrade Lima

Graduação em Odontologia pela Faculdade de Odontologia de Pernambuco da Universidade de Pernambuco (FOP-UPE). Mestre em Radiologia Odontológica pela Faculdade de Odontologia de Piracicaba (FOP-UNICAMP). Doutora em Radiologia Odontológica pela FOP-UNICAMP. Professora Adjunta do Curso de Odontologia da Universidade Federal de Pernambuco (UFPE). Docente Permanente do Programa de Pós-graduação em Odontologia da UFPE.

Andréa Gonçalves

Graduação em Odontologia pela Faculdade de Odontologia de Piracicaba (FOP-UNICAMP). Especialista em Radiologia Odontológica e Imaginologia. Mestre em Radiologia Odontológica pela FOP-UNICAMP. Doutora em Radiologia Odontológica pela FOP-UNICAMP. Professora Doutora da Faculdade de Odontologia de Araraquara.

Andréa Nazaré Monteiro Rangel da Silva

Graduação em Ciências Biomédicas da Universidade Federal de Pernambuco (UFPE). Especialização em Microbiologia – FAFIRE. Mestrado em Saúde Pública pela IAM-FIOCRUZ-PE. Doutorado em Saúde Pública pela IAM-FIOCRUZ-PE. Professora Adjunta do Instituto de Ciências Biológicas da Universidade Federal do Pará (UFPA). Docente Colaboradora do Programa de Pós-graduação em Biologia de Agentes Infecciosos e Parasitários (PPGBAIP-ICB-UFPA).

Annie Karoline Bezerra de Medeiros

Graduação em Odontologia pela Universidade Federal do Rio Grande do Norte (UFRN). Mestre em Saúde Coletiva (área de concentração: Odontologia) pela UFRN. Doutora em Ciências Odontológicas pela UFRN. Odontóloga do Instituto Federal de Educação, Ciência e Tecnologia do Ceará.

Beatriz Ribeiros Ribas

Graduação em Odontologia pela Universidade Federal de Pernambuco (UFPE). Mestranda em Reabilitação Oral pela Faculdade de Odontologia de Araraquara da Universidade Estadual Paulista (FOAr-UNESP).

Bruna Albuquerque

Graduação em Direito pela FIR-PE. Mestre em Direito pela Universidade Federal do Rio Grande do Sul (UFRGS). Mestranda em Gestão Ambiental pelo Instituto Federal de Pernambuco (IFPE). Perita Ambiental e Auditora Interna de certificação ISO e Multiplicadora do Sistema B.

Bruno Henrique Andrade Galvão

Graduação em Biomedicina pela Universidade Federal de Pernambuco (UFPE). Mestrado em Medicina Tropical pela UFPE. Doutorado em Medicina Tropical pela UFPE. Professor Adjunto de Biossegurança e Microbiologia do Departamento de Fisiologia e Patologia/CCS da Universidade Federal da Paraíba (UFPB). Docente Colaborador do Programa de Pós-graduação em Ensino de Biologia em Rede Nacional (PROFBIO) da UFPB.

Carina Sinclér Delfino da Cunha

Graduação em Odontologia pela Faculdade de Odontologia de Araraquara da Universidade Estadual Paulista (FOAr-UNESP). Especialista em Dentística pelo CFO. Mestrado em Dentística pela Faculdade de Odontologia de Ribeirão Preto da Universidade de São Paulo (FORP-USP). Doutorado em Dentística pela USP. Professora da Faculdade COESP-PB.

Carlos Frederico de Moraes Sarmento

Graduação em Odontologia pela Universidade Federal de Pernambuco (UFPE). Mestre em Patologia Oral Experimental pela Universidade de Londres. Doutor em Odontologia (área de concentração Periodontia) pela Universidade de Londres. Professor Adjunto do Curso de Odontologia da UFPE.

Carlos Roberto Weber Sobrinho

Graduação em Biomedicina pela Universidade Federal de Pernambuco (UFPE). Mestrado em Patologia pela UFPE. Doutorado em Medicina Tropical pela UFPE. Professor Adjunto de Microbiologia e Imunologia do Departamento de Medicina Tropical (CCM-UFPE).

Christianne Tavares Velozo Telles

Graduação em Odontologia pela Faculdade de Odontologia de Pernambuco da Universidade de Pernambuco (FOP-UPE). Especialista em Saúde da Família pela FIP-PATOS. Especialista em Saúde Coletiva pela FIP-PATOS. Especialista em Endodontia pela Faculdade COESP. Mestre em Dentística/Endodontia pela FOP-UPE. Doutoranda em Clínica Odontológica/Ênfase Endodontia pela FOP-UPE. Professora Assistente da Especialização de Endodontia da Faculdade COESP.

Cristina Dutra Vieira

Graduação em Odontologia pela Universidade Federal do Amazonas (UFAM). Especialização em Microbiologia, Especialização em Administração de Serviços de Saúde e Administração Hospitalar. Mestrado e Doutorado em Microbiologia pelo Instituto de Ciências Biológicas da Universidade Federal de Minas Gerais (ICB-UFMG). Docente externa do Curso de Especialização em Microbiologia do ICB-UFMG.

Daniela Cisneiros Arrais

Graduação em Jornalismo. Escreve e confia na potência dos encontros. Sócia da @contente.vc (www.instagram.com/contente.vc), um método de criação de conteúdo para uma vida com mais significado - que também cria coletivamente #ainternetqueagentequer.

Daniela da Silva Feitosa

Graduação em Odontologia pela Faculdade de Odontologia de Pernambuco da Universidade de Pernambuco (FOP-UPE). Especialista em Periodontia pela EAP-ABO-PE. Mestre e Doutora em Clínica Odontológica, área de concentração Periodontia, pela Faculdade de Odontologia de Piracicaba (FOP-UNICAMP). Professora Adjunta do Curso de Odontologia da Universidade Federal de Pernambuco (UFPE).

Diana Santana de Albuquerque

Graduação em Odontologia pela Universidade Federal de Pernambuco (UFPE). Mestre e Doutora em Dentística e Endodontia pela Faculdade de Odontologia de Pernambuco da Universidade de Pernambuco (FOP-UPE). Professora Associada da FOP-UPE. Professora Livre Docente da FOP--UPE. Docente Permanente do Programa de Pós-graduação em Odontologia da FOP-UPE.

E. Levy Nunes

Graduado em Odontologia pela OSEC (UNISA). Especialista em Cirurgia e Traumatologia Bucomaxilofaciais pela Faculdade de Odontologia de Piracicaba (FOP-UNICAMP). Especialista em HOF-CFO. Mestre em Fisiologia Oral pela FOP-UNICAMP. Doutor em Cirurgia pela FMB Botucatu-UNESP. Coordenador dos Cursos de Especialização em Harmonização Orofacial São Leopoldo Mandic, Neon SP, APCD Ribeirão Preto e USP-FUNDECTO. Vice-Coordenador da Residência em Bucomaxilofacial Dr. Luiz Fernando Lobo.

Eduarda Helena Leandro do Nascimento

Graduação em Odontologia pela Universidade Federal de Pernambuco (UFPE). Mestre em Radiologia Odontológica pela Faculdade de Odontologia de Piracicaba (FOP-UNICAMP). Doutora em Radiologia Odontológica pela FOP-UNICAMP.

Eduardo Bresciani

Graduado em Odontologia pela Faculdade de Odontologia de Bauru da Universidade de São Paulo (FOB-USP). Especialista em Odontopediatria pelo HRAC-USP. Mestre em Dentística pela FOB-USP. Doutor em Dentística pela FOB-USP. Professor Associado do Instituto de Ciência e Tecnologia de São José dos Campos da Universidade Estadual Paulista (UNESP). Docente Permanente do Programa de Pós-graduação em Odontologia Restauradora do ICT-UNESP.

Eduardo Sanches Gonçales

Graduação em Odontologia pela Faculdade de Odontologia de Araraquara – Universidade Estadual Paulista (UNESP). Especialista e Mestre em Cirurgia e Traumatologia Buco-Maxilo-Facial. Doutor em Estomatologia. Professor Associado (Livre-Docente) do Departamento de Cirurgia, Estomatologia, Patologia e Radiologia da Faculdade de Odontologia de Bauru da Universidade de São Paulo.

Emerson Filipe de Carvalho Nogueira

Graduação em Odontologia pela Universidade Federal de Pernambuco (UPE). Especialista e Mestre em Cirurgia e Traumatologia Buco-Maxilo-Facial. Professor de Cirurgia Buco-Maxilo-Facial do Centro Universitário Brasileiro (UNIBRA).

Evandro Watanabe

Graduação em Farmácia-Bioquímica pela Faculdade de Ciências Farmacêuticas de Ribeirão Preto da Universidade de São Paulo (FCFRP-USP). Especialista em Prevenção e Controle de Infecção em Serviços de Saúde pela Escola de Enfermagem de Ribeirão Preto da USP (EERP-USP). Mestre em Ciências Farmacêuticas pela FCFRP-USP. Doutor em Biociências Aplicadas à Farmácia pela FCFRP-USP. Professor Associado da Faculdade de Odontologia de Ribeirão Preto da Universidade de São Paulo (FORP-USP). Docente Permanente do Programa de Pós-graduação em Enfermagem Fundamental da EERP-USP.

Fábio Barbosa de Souza

Graduação em Odontologia pela Universidade Federal de Pernambuco (UFPE). Especialização em Vigilância em Saúde – Hospital Sírio-Libanês (SP). Especialização em Docência no ensino superior pela Universidade Federal do Rio Grande do Sul (UFRGS). Mestrado em Odontologia, área de concentração em Clínica Integrada, pela UFPE. Doutorado em Odontologia, área de concentração em Dentística, pela UPE. Professor Associado do Curso de Odontologia da UFPE.

Fernanda Araújo Donida

Graduação em Odontologia pela Universidade Federal de Pernambuco (UFPE). Especialista em Endodontia pela Faculdade Sete Lagoas (FACSETE). Especialista em Dentística pela FACSETE. Mestre e Doutora em Odontologia, área de concentração em Clínica Integrada, pela UFPE. Coordenadora do Curso de Graduação do Centro Universitário Brasileiro UNIBRA.

Fernando Bellissimo-Rodrigues

Médico Infectologista. Mestre e Doutor em Moléstias Infecciosas e Parasitárias pela Faculdade de Medicina de Ribeirão Preto da Universidade de São Paulo (FMRP-USP). Pós-Doutor em Prevenção e Controle de Infecções Hospitalares pela Universidade de Genebra. Professor Associado do Departamento de Medicina Social da FMRP-USP.

Flávia Maria de Moraes Ramos Perez

Graduação em Odontologia pela Universidade Federal de Pernambuco (UFPE). Especialista em Radiologia Odontológica pelo Hospital de Reabilitação em Anomalias Craniofaciais da Universidade de São Paulo. Mestre em Radiologia Odontológica pela Faculdade de Odontologia de Piracicaba (FOP-UNICAMP). Doutora em Radiologia Odontológica pela FOP-UNICAMP. Professora Associada do Curso de Odontologia da UFPE.

Docente Permanente do Programa de Pós-graduação em Odontologia da UFPE.

Glauco Dos Santos Ferreira

Graduação em Odontologia pela Universidade Federal de Pernambuco (UFPE). Especialista em Endodontia pela Faculdade de Odontologia de Pernambuco da Universidade de Pernambuco (FOP-UPE). Mestre em Endodontia pela FOP-UPE. Doutor em Endodontia pela FOP-UPE. Professor da Disciplina de Endodontia da UNIFBV. Coordenador dos Cursos de Pós-graduação Lato Sensu em Endodontia do CPGO/FACSETE, Recife/PE e Natal/RN.

Jéssica Silva Peixoto Bem

Graduação em Odontologia pela Universidade Federal de Pernambuco (UFPE) Residência em Odontopediatria com Ênfase em Pacientes com Necessidades Especiais - IMIP/PE. Mestranda em Odontopediatria pela Faculdade de Odontologia de Ribeirão Preto da Universidade de São Paulo (FORP-USP).

Jonas de Almeida Rodrigues

Graduação em Odontologia pela Faculdade de Odontologia de Araraquara da Universidade Estadual Paulista (FOAr-UNESP). Especialista em Odontopediatria pela FOAr-UNESP. Mestre em Odontopediatria pela FOAr--UNESP. Doutor em Odontopediatria pela FOAr-UNESP. Doutor em Medicina Dentária pela Universidade de Berna, Suíça. Professor Associado da Faculdade de Odontologia da Universidade Federal do Rio Grande do Sul (UFRGS). Docente Permanente do Programa de Pós-graduação em Odontologia da UFRGS.

Marcelo Gonçalves

Graduação em Odontologia – USF. Especialista em Radiologia Odontológica e Imaginologia. Mestre em Radiologia Odontológica pela Faculdade de Odontologia de Piracicaba (FOP-UNICAMP). Doutor em Radiologia Odontológica pela FOP-UNICAMP. Professor Doutor da Faculdade de Odontologia de Araraquara da Universidade Estadual Paulista (UNESP).

Maria Claudia Vieira Guimarães

Graduação em Odontologia pela Faculdade de Odontologia de Valença. Especialista em Cirurgia e Traumatologia Bucomaxilofacial pela Universidade Camilo Castelo Branco. Mestre em Cirurgia e Traumatologia Bucomaxilofacial pela Universidade Camilo Castelo Branco. Especialista em Implantodontia ABO-RJ. MBA em Gestão em Saúde e Controle de Infecção. Pós-graduação em Harmonização Orofacial pelo Marc Institute e New York University. Professora Assistente de Harmonização Orofacial da Equipe Levy Nunes. Professora de Biossegurança da Especialização em Prótese Dentária e Dentística no CEVO.

Maria Luiza dos Anjos Pontual

Graduação em Odontologia pela Faculdade de Odontologia de Pernambuco da Universidade de Pernambuco (FOP-UPE). Especialista em Radiologia Odontológica pela FOP-UPE. Doutora em Radiologia Odontológica pela Faculdade de Odontologia de Piracicaba (FOP-UNICAMP). Professora Associada do Curso de Odontologia da Universidade Federal de Pernambuco (UFPE). Docente Permanente do Programa de Pós-graduação em Odontologia da UFPE.

Mariana Fampa Fogacci

Graduação em Odontologia pela Universidade Federal do Rio de Janeiro (UFRJ). Especialista em Periodontia pela Faculdade de Odontologia de Bauru da Universidade de São Paulo (FOB-USP). Especialista em Prótese Dentária pela FO-UFRJ. Mestre e Doutora em Odontologia, área de concentração Periodontia, pela FO-UFRJ. Professora Adjunta do Curso de Odontologia da Universidade Federal de Pernambuco (UFPE).

Matheus Neves

Graduação em Odontologia – UPF; Residência Multiprofissional em Saúde Bucal Coletiva pela Pontifícia Universidade Católica do Rio Grande do Sul (PUCRS). Mestre em Saúde Bucal Coletiva pela Universidade Federal do Rio Grande do Sul (UFRGS). Doutor em Saúde Bucal Coletiva pela UFRGS. Professor Adjunto da Faculdade de Odontologia da UFRGS. Docente Permanente do Programa de Pós-graduação em Saúde Coletiva da UFRGS.

Mayra Gonçalves Menegueti

Enfermeira. Especialista em Controle de Infecção Hospitalar. Mestre em Enfermagem pela Escola de Enfermagem de Ribeirão Preto da Universidade de São Paulo (EERP--USP). Doutor em Enfermagem pela EERP-USP. Professora Doutora do Curso de Enfermagem da EERP-USP.

Paulo Sávio Angeiras de Goes

Mestre em Odontologia-Odontopediatria pela Universidade de Pernambuco (UPE). PhD em Epidemiologia e Saúde Pública pela University of London (UCL). Professor Associado do Departamento de Clínica e Odontologia Preventiva da Universidade Federal de Pernambuco (UFPE).

Membro Permanente do Programa de Pós-graduação em Saúde da Criança e do Adolescente da UFPE. Coordenador de Pesquisa e Pós-graduação da Faculdade de Medicina de Olinda (FMO).

Pedro Henrique de Souza Lopes

Graduação em Odontologia pela Universidade Federal do Piauí (UFPI). Especialista em Cirurgia e Traumatologia Buco-Maxilo-Facial. Mestre em Ciências da Saúde. Professor de Cirurgia e Traumatologia Buco-Maxilo-Facial da Faculdade SOBERANA.

Rachel Maciel Monteiro

Graduação em Ciências Biológicas pela Universidade Estadual do Norte do Paraná (UENP). Mestre em Ciências pela Escola de Enfermagem de Ribeirão Preto da Universidade de São Paulo (EERP-USP). Doutoranda em Ciências pela EERP-USP.

Renato Corrêa Viana Casarin

Graduação em Odontologia pela Faculdade de Odontologia de Piracicaba (FOP-UNICAMP). Mestre em Clínica Odontológica, área de Periodontia, pela FOP-UNICAMP. Doutor em Clínica Odontológica, área de Periodontia, pela FOP-UNICAMP. Professor Associado da Faculdade de Odontologia da UNICAMP. Docente Permanente do Programa de Pós-graduação em Clínica Odontológica da FOP-UNICAMP.

Ronairo Zaiosc Turchiello

Graduação em Odontologia pela UFN-RS. Especialista em Odontopediatria pela Universidade Federal do Rio Grande do Sul (UFRGS). Especialista em Saúde Pública com Ênfase em Saúde da Família pela UNINTER. Mestre em Odontopediatria pela UFSM. Professor do Curso de Odontologia da Universidade Feevale. Professor Convidado do Curso de Especialização em Odontopediatria da IOA-Belém/PA.

Saulo Cabral dos Santos

Graduação em Odontologia pela Faculdade de Odontologia de Pernambuco da Universidade de Pernambuco (FOP-UPE). Especialista em Periodontia pela FOP-UPE. Mestre em Clínica Odontológica/Periodontia pela Faculdade de Odontologia de Piracicaba (FOP-UNICAMP). Doutor em Clínica Odontológica/Periodontia pela FOP-UNICAMP. Professor Adjunto da Universidade Federal de Pernambuco (UFPE). Fundador do PerioGroup.

Teresa Márcia Nascimento de Morais

Cirurgiã dentista. Mestre em Clínica Odontológica Integrada pela Faculdade de Odontologia da Universidade de São Paulo (USP). Especialista em Periodontia e Implantodontia pela UNIFEB. Capacitação em Odontologia Hospitalar e *Laser* pela USP. Presidente do Departamento de Odontologia da AMIB (2008-2013) e SOPATI (2016-2018).

Wanessa Christine de Souza Zaroni

Graduada em Odontologia. Especialista em Dentística pela Faculdade de Odontologia de Ribeirão Preto da Universidade de São Paulo (FORP-USP). Mestre em Odontologia Restauradora pela FORP-USP. Doutora em Odontologia (Dentística) pela Faculdade de Odontologia da USP. Professora Adjunta I do Curso de Odontologia da Universidade de Sorocaba (UNISO). Coordenadora dos cursos de pós-graduação de Dentística da Faculdade COESP (João Pessoa, PB).

Wanessa Teixeira Bellissimo-Rodrigues

Cirurgiã-dentista. Mestre em Ciências Médicas pela Faculdade de Medicina de Ribeirão Preto da Universidade de São Paulo (FMRP-USP). Doutora em Ciências Médicas pela FMRP-USP. Pós-Doutora pelo Departamento de Clínica Médica da FMRP-USP. Assessora em odontologia hospitalar.

DEDICATÓRIA

Dedico esta obra aos que sempre me estimularam a seguir o caminho do conhecimento e me mostraram a trajetória do respeito e do bem. Às pessoas mais importantes da minha vida, meus amados pais, Berenice Barbosa e Antônio Rodrigues.

Também não poderia deixar de dedicar este livro àquelas que seguraram na minha mão e me ensinaram a escrever. E também me estimularam a amar a língua portuguesa e a literatura. Flora, Florinda, Floriza, Márcia, Minerva, Miriam, Graça, minhas inesquecíveis professoras de português, este livro tem tanto de vocês que vocês nem imaginam!

AGRADECIMENTOS

Escrever um livro é materializar uma visão. E colocar estas letras no papel, principalmente na área da biossegurança odontológica, exigiu um trabalho transdisciplinar, coletivo e de muito aprendizado. Sem as mãos e ideias dos colaboradores, este trabalho seria impossível. Vocês, coautores, para além da grande contribuição científica, colocaram energias positivas para materializar este projeto. Vocês aceitaram o desafio de criar algo novo e, com vocês, compartilhei a alegria de escrever sobre a paixão de ser dentista e atuar de forma segura. A vocês, o meu imenso agradecimento.

Também é preciso agradecer aos meus amados alunos e ex-alunos. Nas páginas deste livro estão os seus olhares e sorrisos, além das ideias que surgiram nesta vida de ensinar e aprender como professor. Aqui vão alguns nomes que participaram de forma ativa desta obra, e que representam todos para os quais já compartilhei um pouco das minhas "loucuras pedagógicas": Amanda Vasconcelos, Augusto Tavares, Beatriz Ribas, Bruna Leal, Gabriela Trindade, Gabriella Santos, Ingrid Arreguy, Jamile Santana, Jéssica Bem, Julia Alcoforado, Maria Gabriela Quadros, Marcela Pinheiro, Marianne Moura, Nara Souza, Rodrigo Barbosa, Romeu Lima. Vocês são demais! Muito obrigado.

Agradeço ao Grupo Geração Biossegurança, na pessoa da Liliana Donatelli, por impulsionar a inquietude de um coletivo de mentes comprometidas com a Biossegurança odontológica brasileira, para a proposição de ações concretas visando uma odontologia mais segura.

Um agradecimento especial para a Karina Balhes, pelo convite, por acreditar no projeto deste livro, pela delicadeza e pela paciência na condução do processo.

E não teria como deixar de agradecer a uma parte tão importante da minha vida: o amor. Com emoção, tudo sempre terá mais cor e brilho. Felipe Albuquerque, você também é parte importante deste livro. Obrigado e te amo!

SUMÁRIO

Prefácio XIX

Introdução XXI

Parte I – FUNDAMENTOS DE BIOSSEGURANÇA NA CLÍNICA ODONTOLÓGICA

1 Conhecendo a clínica odontológica: riscos envolvidos........ 2
Fábio Barbosa de Souza

2 O que precisamos saber sobre risco biológico e a possibilidade de infecções 7
Andréa Nazaré Monteiro Rangel da Silva, Bruno Henrique Andrade Galvão, Carlos Roberto Weber Sobrinho, Fábio Barbosa de Souza

3 Imunização para a equipe de saúde bucal: você está protegido? 28
Carlos Roberto Weber Sobrinho, Andréa Nazaré Monteiro Rangel da Silva, Bruno Henrique Andrade Galvão

4 Higiene das mãos na prática odontológica 48
Fábio Barbosa de Souza, Carlos Roberto Weber Sobrinho, Anaclara Ferreira Veiga Tipple

5 Equipamentos e barreiras de proteção individual na odontologia 65
Fábio Barbosa de Souza

6 Acidentes envolvendo material biológico na prática odontológica: como proceder? 87
Beatriz Ribeiro Ribas, Fábio Barbosa de Souza, Anaclara Ferreira Veiga Tipple

7 Cuidados com superfícies no ambiente de trabalho odontológico 100
Fábio Barbosa de Souza

8 Água na prática odontológica: desafios para um ambiente biologicamente seguro........ 112
Evandro Watanabe, Rachel Maciel Monteiro, Fábio Barbosa de Souza

9 Qualidade do ar no consultório odontológico: como alcançar? 122
Jéssica Silva Peixoto Bem, Fábio Barbosa de Souza

10 Processamento de produtos para saúde na prática odontológica 143
Fábio Barbosa de Souza, Anaclara Ferreira Veiga Tipple

11 Gerenciando resíduos na clínica odontológica ... 170
Cristiana Dutra Vieira

Parte II – BIOSSEGURANÇA E AS ESPECIALIDADES ODONTOLÓGICAS

12 Controlando os riscos na radiologia odontológica 192
Andrea dos Anjos Pontual de Andrade Lima, Andréa Gonçalves, Eduarda Helena Leandro do Nascimento, Fábio Barbosa de Souza, Flávia Maria de Moraes Ramos Perez, Marcelo Gonçalves, Maria Luiza dos Anjos Pontual

13 Os porquês da biossegurança na cirurgia e traumatologia buco-maxilo-facial........ 215
Eduardo Sanches Gonçales, Emerson Filipe de Carvalho Nogueira, Pedro Henrique de Souza Lopes, Fábio Barbosa de Souza

14 Odontologia hospitalar: como oferecer um atendimento seguro para pacientes e profissionais? 236
Wanessa Teixeira Bellissimo-Rodrigues, Mayra Gonçalves Menegueti, Teresa Márcia Nascimento de Morais, Fernando Bellissimo-Rodrigues

15 Tópicos de biossegurança em periodontia e implantodontia 256
Carlos Frederico de Moraes Sarmento, Daniela da Silva Feitosa, Mariana Fampa Fogacci, Renato Corrêa Viana Casarin, Fábio Barbosa de Souza

16 Abordagens biosseguras na dentística 279
Carina Sinclér Delfino da Cunha, Eduardo Bresciani, Fábio Barbosa de Souza, Wanessa Christine de Souza Zaroni

17 Biossegurança em reabilitação oral com próteses dentárias 295
Ana Clara Soares Paiva Torres, Annie Karoline Bezerra de Medeiros, Adriana da Fonte Porto Carreiro, Fábio Barbosa de Souza

18 Princípios de biossegurança aplicados à clínica endodôntica 316
Glauco dos Santos Ferreira, Fernanda Araújo Donida, Christianne Tavares Velozo Telles, Diana Santana de Albuquerque, Fábio Barbosa de Souza

19 Biossegurança em odontopediatria 341
Ronairo Zaiosc Turchiello, Matheus Neves, Fábio Barbosa de Souza, Jonas de Almeida Rodrigues

20 Biossegurança em ortodontia 357
Ana Luísa de Ataíde Mariz, Fábio Barbosa de Souza

21 Harmonização orofacial: abordagens biosseguras para resultados de excelência 369
E. Levy Nunes, Maria Claudia Vieira Guimarães, Fábio Barbosa de Souza

Parte III – A BIOSSEGURANÇA ODONTOLÓGICA FORA DO ÓBVIO

22 Ergonomia em odontologia: transformando o risco em benefício na prática diária 384
Jéssica Silva Peixoto Bem, Fábio Barbosa de Souza

23 Como tornar a biossegurança um hábito? 403
Saulo Cabral dos Santos

24 Biossegurança para uma atuação sustentável na clínica odontológica 425
Bruna Albuquerque, Fábio Barbosa de Souza

Parte IV – COVID-19

25 Aprendizados e reflexões sobre a pandemia da Covid-19 434
Daniela Cisneiros Arrais, Fábio Barbosa de Souza, Paulo Sávio Angeiras de Goes

Respostas das atividades 451

Índice remissivo 456

PREFÁCIO

Anaclara Ferreira Veiga Tipple

Para traçar um histórico das medidas de prevenção e controle de infecção seria necessário buscar informações da era antes de Cristo. Hipócrates (460 a.C.), considerado o pai da medicina, recomendava a lavagem de mãos antes de cirurgias e uso de água fervida e vinho para o tratamento de feridas.

Visitando os dois últimos séculos, passaríamos por grandes nomes. Oliver Wendell Holmes aprofundou-se no estudo da febre puerperal e publicou um importante livro sobre o tema em 1843. Ignaz Philipp Semmelweis associou a morte puerperal à contaminação das mãos em aulas de anatomia. Ao instituir a obrigatoriedade da lavagem das mãos antes da realização dos partos, houve drástica queda nos índices de morte puerperal em uma maternidade em Viena (1847). Os estudos de Louis Pasteur (1822-1895) foram essenciais para demonstrar a relação entre germes e as doenças e entre as inúmeras contribuições inclui a pasteurização precursora de medidas de proteção anti-infecciosas.

A enfermeira Florence Nightingale, ao instituir medidas sanitárias básicas durante a guerra da Crimeia, em 1854, reduziu significativamente a morte de soltados feridos. Robert Koch demonstrou que toda doença infecciosa era causada por um microrganismo específico.

Muitas descobertas no campo da microbiologia e ciências médicas se sucederam e tornaram possível o conhecimento da causa e de mecanismos de transmissão de microrganismos infecciosos. Desta forma, muito antes da era dita "científica", encontramos fundamentos para as atuais "precauções-padrão", conjunto de medidas que devem ser adotadas no atendimento de qualquer pessoa, independentemente do conhecimento ou da suspeita de alguma doença infectocontagiosa e que visam à proteção do paciente e dos profissionais envolvidos no cuidado.

Dispomos de evidências robustas que permitem estabelecer relações de associações entre a adoção de medidas preventivas e a redução dos índices de infecção. Entretanto, vivenciamos um grande desafio, que é a adesão dos profissionais da saúde às medidas de prevenção.

Neste contexto, o livro *Biossegurança em odontologia: o essencial para a prática clínica* traz importante contribuição para a área da odontologia. Graças ao pioneirismo de um jovem e dedicado professor, Dr. Fábio Barbosa de Souza, a obra apresenta de forma detalhada as mais atuais evidências para prevenção e controle de infecção, com o cuidado da aplicação às diferentes especialidades e especificidades da área odontológica. Será de grande utilidade para a atualização dos profissionais da equipe odontológica e, particularmente, para a formação acadêmica desta equipe, caminho promissor para melhores índices de adesão às medidas preventivas.

A linguagem adotada é atual e de fácil compreensão, sem descuidar das bases teóricas. É possível observar, ao longo dos capítulos, um alinhamento ao princípio de que as medidas de prevenção e controle de infecção são inerentes a qualquer cuidado em saúde e que sua aplicação depende de profissionais com conhecimento técnico e compromissados com a segurança e a ética.

Além do risco biológico, a obra aborda os demais riscos laborais e modos de prevenção de forma contextualizada com a prática odontológica, configurando-se, portanto, como um completo guia de biossegurança. A estrutura de elaboração dos capítulos foi cuidadosamente desenvolvida de modo a despertar a curiosidade, promover o estímulo visual, reforçar pontos importantes e testar os conceitos apresentados. No conjunto, são facilitadores da construção do conhecimento e da atualização profissional, que possibilitam a aplicação prática.

Vale destacar, em relação às medidas de prevenção e controle de infecção, que os desafios do momento atual de enfrentamento da pandemia causada pelo novo coronavírus (SARS-CoV-2) explicitaram a necessidade do preparo dos profissionais de saúde para adoção das precauções baseadas na forma de transmissão, que se somam às precauções-padrão. Alertou, especialmente, que estas mudanças poderão se tornar uma nova e permanente realidade na prática odontológica que deve estar preparada para aplicar as medidas preventivas a esta e a outras possíveis doenças emergentes.

Reforçam, portanto, a necessidade de uma formação sólida nestes princípios, bem como a atualização permanente dos profissionais, o que vai ao encontro do propósito desta obra.

A qualidade e a segurança da assistência (do paciente e do profissional) são diretamente dependentes da estrutura física e de recursos materiais, entretanto, só são alcançadas pela atitude dos profissionais na adesão às medidas preventivas, pois são eles que fazem a ligação entre a teoria e a prática clínica. Aristóteles (384-321 a.C.) nos mostra um caminho ao considerar que nos transformamos naquilo que praticamos com frequência. Assim, precisamos ser vigilantes, buscando a adesão diária a todas as medidas de biossegurança cabíveis aos respectivos procedimentos. Almeja-se que as recomendações constantes nesta obra se tornem indissociáveis da assistência odontológica dos atuais e futuros profissionais desta equipe.

Bibliografia

1. Ferraz EM. Infecção em cirurgia. Rio de Janeiro: Medsi; 1997.
2. Pereira MS, Moriya TM. Infecção hospitalar: estrutura básica de vigilância e controle. Goiânia: A/B; 1994.
3. Rodrigues EAC. Histórico das infecções hospitalares. In: Rodrigues EAC, Mendonça JS, Amarante JMB, Alves Filho MB, Gringbaum RS, Richtmann R. Infecções hospitares: prevenção e controle. São Paulo: Savier; 1997. p.3-27.
4. Semmelweis IF. Etiologia, concepto y profilaxis de la fiebre puerperal. In: Organização Pan-Americana da Saúde. El desafio de La epidemiologia: problemas y lecturas selecionadas. Washington: OPS; 1988.

INTRODUÇÃO

Em um contexto de saúde, o grande objetivo da biossegurança é oferecer atendimento seguro aos pacientes, com mínima geração de impacto ao meio ambiente e segurança ocupacional. Em tempos de Covid-19, o assunto despertou grande interesse da classe odontológica, obrigando as equipes de saúde bucal a atualizarem os seus protocolos em busca de maior segurança no cuidado em saúde prestado.

A ideia deste livro é transmitir uma mensagem capaz de sensibilizar estudantes, cirurgiões-dentistas, auxiliares e técnicos de saúde bucal para a importância de serem colocadas em prática as medidas de precaução padrão e também de transmissão, voltadas para o controle dos riscos biológicos. Além disso, na assistência odontológica, outros riscos estão envolvidos (físico, químico, ergonômico, psicossocial e de acidentes) e também merecem atenção por parte da equipe de saúde bucal. Deste modo, mais do que um livro voltado para o controle de infecções, esta obra procura preencher uma lacuna existente na literatura, que é carente de informações e evidências científicas na área da biossegurança odontológica.

A concepção desta obra surgiu da necessidade da construção de um material didático de qualidade, com embasamento científico, que pudesse servir como referência para o ensino da biossegurança nos cursos de graduação em Odontologia. Entretanto, ao longo da trajetória para elaboração deste livro, a necessidade de oferecer estas informações ao cirurgião dentista que está atendendo na clínica particular ou na unidade básica de saúde naturalmente nos motivou a criar uma obra ampliada e de fácil leitura, que pudesse alcançar os locais onde a odontologia de fato acontece, na clínica diária.

Este foi então o mote para, além dos fundamentos da biossegurança, trazer as peculiaridades das especialidades, com aquilo que acontece no dia a dia clínico. Desde a higiene das mãos até as questões de sustentabilidade no consultório, em cada capítulo a leitura se dará por meio de perguntas, cujas respostas conduzirão a uma linha de pensamento para o entendimento das temáticas propostas. Esta característica oferece objetividade ao texto e aproxima o público da informação, tornando a leitura mais fluida e dinâmica.

O leitor perceberá que, no início de cada capítulo, há objetivos de aprendizagem, com a finalidade de orientar a condução de sua trajetória para construção do conhecimento. Ao longo do texto, figuras, diagramas e desenhos ilustrativos ajudarão no entendimento sobre os tópicos de biossegurança, tornando a leitura visualmente estimulante. Caixas de destaque chamarão a atenção para pontos importantes e, por meio de uma linguagem de redes sociais, o leitor aprenderá biossegurança de um jeito fácil, por meio do quadro "Curtindo a Biossegurança". Quando chegar ao final de cada capítulo, poderá testar seus conhecimentos no "Quiz Biosseguro" e fixar os conteúdos de forma lúdica no "Jogando Limpo".

Ao folhear as páginas a seguir, o leitor será convidado, sobretudo, a estabelecer um compromisso com a prática de uma odontologia de excelência, que oferecerá o que há de mais atual em controle de riscos. Será uma viagem pelo mundo da biossegurança, escrita com a colaboração de especialistas de todas as regiões brasileiras, provenientes de conceituadas instituições de ensino.

Este livro é o resultado da dedicacão de professores que, dia a dia, esforçam-se para oferecer o melhor aos estudantes na formação em Odontologia. Ele também faz um alerta para a necessidade urgente de incorporação de disciplinas de biossegurança nos projetos pedagógicos de cursos de Odontologia brasileiros.

Este é o convite de um professor apaixonado pela Odontologia! É o resultado de ideias que foram surgindo ao longo de anos no ensino da biossegurança odontológica, os quais foram se consolidando a partir de práticas pedagógicas inovadoras, pela inclusão de tecnologias e redes sociais na sala de aula. Se tiverem oportunidade, também visitem um perfil no Instagram chamado @odontologia_biossegura. Lá está um pouco do que estamos desenvolvendo com muito amor e evidências científicas, em um país que precisa cada vez mais valorizar a educação e a ciência.

Sejam bem-vindos a bordo desta viagem! Apertem os cintos da biossegurança e boa leitura.

Fábio Barbosa de Souza
Professor Associado do Curso de Odontologia da Universidade Federal de Pernambuco.

PARTE I

FUNDAMENTOS DE BIOSSEGURANÇA NA CLÍNICA ODONTOLÓGICA

1 CONHECENDO A CLÍNICA ODONTOLÓGICA: RISCOS ENVOLVIDOS

2 O QUE PRECISAMOS SABER SOBRE RISCO BIOLÓGICO E A POSSIBILIDADE DE INFECÇÕES

3 IMUNIZAÇÃO PARA A EQUIPE DE SAÚDE BUCAL: VOCÊ ESTÁ PROTEGIDO?

4 HIGIENE DAS MÃOS NA PRÁTICA ODONTOLÓGICA

5 EQUIPAMENTOS E BARREIRAS DE PROTEÇÃO INDIVIDUAL NA ODONTOLOGIA

6 ACIDENTES ENVOLVENDO MATERIAL BIOLÓGICO NA PRÁTICA ODONTOLÓGICA: COMO PROCEDER?

7 CUIDADOS COM SUPERFÍCIES NO AMBIENTE DE TRABALHO ODONTOLÓGICO

8 ÁGUA NA PRÁTICA ODONTOLÓGICA: DESAFIOS PARA UM AMBIENTE BIOLOGICAMENTE SEGURO

9 QUALIDADE DO AR NO CONSULTÓRIO ODONTOLÓGICO: COMO ALCANÇAR?

10 PROCESSAMENTO DE PRODUTOS PARA SAÚDE NA PRÁTICA ODONTOLÓGICA

11 GERENCIANDO RESÍDUOS NA CLÍNICA ODONTOLÓGICA

1

CONHECENDO A CLÍNICA ODONTOLÓGICA: RISCOS ENVOLVIDOS

Fábio Barbosa de Souza

OBJETIVOS DE APRENDIZAGEM
O QUE VOCÊ VAI APRENDER NESTE CAPÍTULO:

1. Conceituar riscos ocupacionais.
2. Entender os tipos de riscos associados à prática odontológica.
3. Enumerar os fundamentos para atuação biossegura na prática odontológica.

QUEM FAZ A CLÍNICA ODONTOLÓGICA ACONTECER?

Cuidar da saúde bucal certamente é o grande objetivo do trabalho odontológico. Este cuidado está permeado por uma visão geral de saúde, na qual a boca não está desconectada do restante do corpo humano. Neste sentido, os serviços odontológicos a serem prestados sempre estarão pautados em evidências científicas associadas a um atendimento humanizado dos usuários e serão colocados em prática pela equipe de Saúde Bucal. Embora o cirurgião-dentista exerça um papel fundamental na condução do cuidado em saúde, outros trabalhadores são essenciais neste processo: o técnico em saúde bucal e o auxiliar em saúde bucal (Figura 1). Além deles, devemos lembrar que o serviço de saúde ainda contará com outros profissionais: recepcionista, técnico em prótese dentária e equipe de limpeza.

Desse modo, todos eles, ao exercerem suas funções, estarão de alguma forma expostos aos riscos existentes no ambiente de trabalho odontológico, os riscos ocupacionais.

O QUE SÃO RISCOS OCUPACIONAIS?

Os riscos ocupacionais são representados por uma ou mais condições do processo de trabalho com o potencial suficiente para causar danos, capaz de romper o equilíbrio físico, mental e social dos trabalhadores. A Secretaria do Trabalho do Ministério da Economia categoriza os riscos ocupacionais na Norma Regulamentadora 9 (NR) como riscos físicos, químicos e biológicos, e adiciona na NR 5 a ocorrência dos riscos ergonômicos e de acidentes. Com as mudanças ocorridas na organização dos processos de trabalho e nas novas formas de adoecimento, inseriu-se

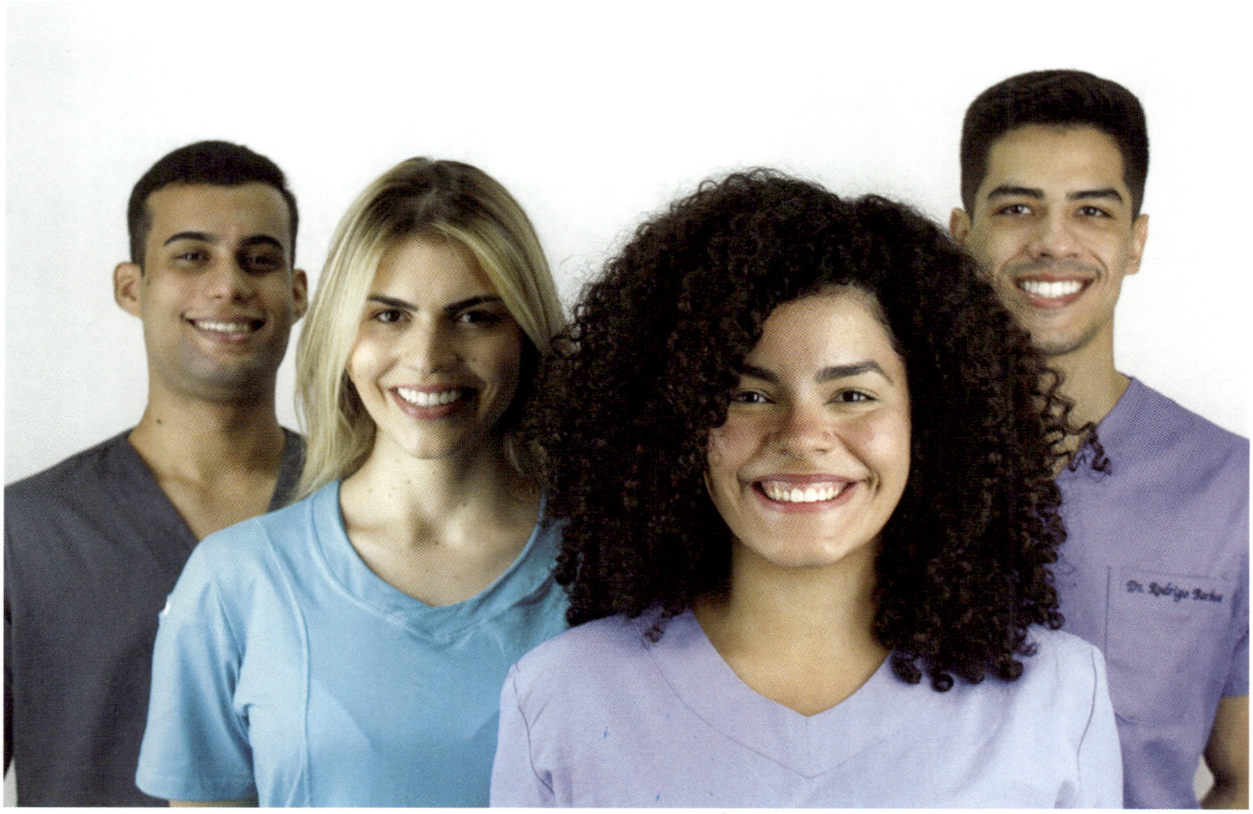

FIGURA 1 Membros da equipe de saúde bucal: cirurgiã(ão)-dentista, auxiliar e técnico em saúde bucal.

a avaliação dos riscos psicossociais entre os riscos ocupacionais.

Atualmente, os riscos ocupacionais podem ser previstos, reconhecidos, avaliados e controlados por profissionais devidamente capacitados. Para tanto, é fundamental conhecer de forma profunda os processos de trabalho dos ambientes, com o objetivo de identificar rotinas e estabelecer quais pontos chave merecerão atenção especial no contexto ocupacional. Como os serviços de saúde bucal geralmente caracterizam-se como unidades de trabalho simplificadas, as quais não contam com profissionais específicos para análise e minimização dos riscos, esta tarefa cairá nas mãos do responsável técnico do local de atendimento, que é o cirurgião-dentista.

RISCOS ENVOLVIDOS NA PRÁTICA ODONTOLÓGICA

Quando o cirurgião-dentista analisa as atividades que envolvem a prestação de cuidado aos pacientes, é possível identificar todos os riscos capazes de gerar danos aos membros da equipe de saúde bucal: físicos, químicos, biológicos, ergonômicos, de acidentes e psicossociais. A Figura 2 elenca os riscos envolvidos com a prática odontológicas, suas características, exemplos e efeitos adversos associados.

QUAL O PAPEL DA BIOSSEGURANÇA NO CONTROLE DOS RISCOS?

A biossegurança pode ser conceituada como o conjunto de ações voltadas para a prevenção, minimização ou eliminação de riscos inerentes às atividades de pesquisa, produção, ensino, desenvolvimento tecnológico e prestação de serviços, visando a saúde do homem, dos animais, a preservação do meio ambiente e a qualidade dos resultados. Nesse sentido, a atuação biossegura na clínica odontológica deve ir além do aspecto biológico e considerar todos os riscos envolvidos, buscando anulá-los.

De acordo com a Administração de Segurança e Saúde Ocupacional (OSHA), agência regulatória americana para as questões relacionadas à segurança do trabalho, os riscos ocupacionais devem ser gerenciados a partir de três abordagens de controle: de engenharia, de administração e de proteção individual.

Os controles de engenharia são considerados a melhor estratégia de controle e devem ser implementados primeiro, pois incluem métodos que eliminam ou minimizam sistematicamente o grau de exposição. Esses controles geralmente envolvem mudanças no processo industrial, como a adequação de equipamentos para proporcionar um uso mais seguro. Já os controles administrativos geralmente envolvem uma mudança em procedimentos. Nesse caso,

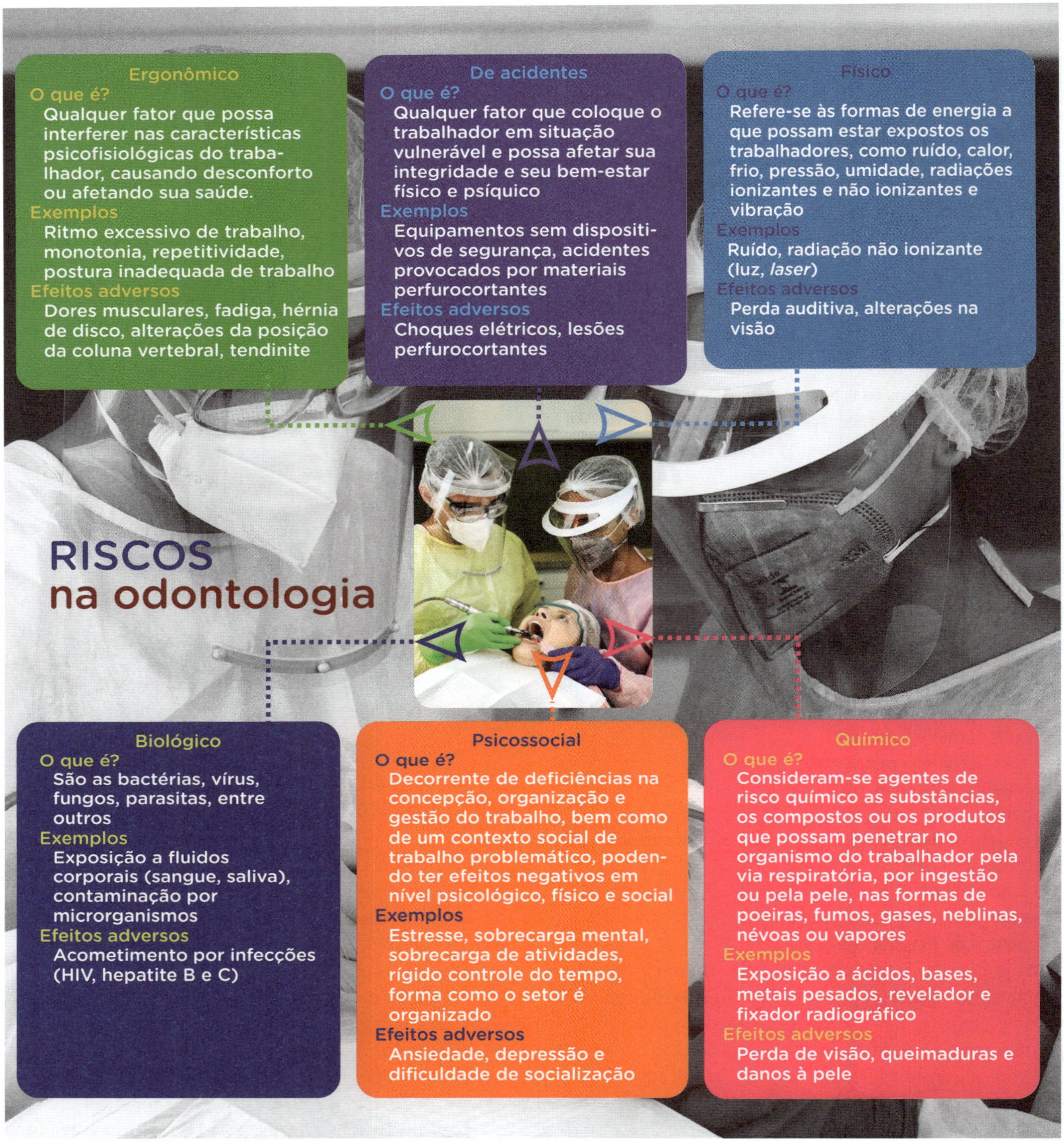
Ergonômico
O que é?
Qualquer fator que possa interferer nas características psicofisiológicas do trabalhador, causando desconforto ou afetando sua saúde.
Exemplos
Ritmo excessivo de trabalho, monotonia, repetitividade, postura inadequada de trabalho
Efeitos adversos
Dores musculares, fadiga, hérnia de disco, alterações da posição da coluna vertebral, tendinite
De acidentes
O que é?
Qualquer fator que coloque o trabalhador em situação vulnerável e possa afetar sua integridade e seu bem-estar físico e psíquico
Exemplos
Equipamentos sem dispositivos de segurança, acidentes provocados por materiais perfurocortantes
Efeitos adversos
Choques elétricos, lesões perfurocortantes
Físico
O que é?
Refere-se às formas de energia a que possam estar expostos os trabalhadores, como ruído, calor, frio, pressão, umidade, radiações ionizantes e não ionizantes e vibração
Exemplos
Ruído, radiação não ionizante (luz, *laser*)
Efeitos adversos
Perda auditiva, alterações na visão
RISCOS
na odontologia
Biológico
O que é?
São as bactérias, vírus, fungos, parasitas, entre outros
Exemplos
Exposição a fluidos corporais (sangue, saliva), contaminação por microrganismos
Efeitos adversos
Acometimento por infecções (HIV, hepatite B e C)
Psicossocial
O que é?
Decorrente de deficiências na concepção, organização e gestão do trabalho, bem como de um contexto social de trabalho problemático, podendo ter efeitos negativos em nível psicológico, físico e social
Exemplos
Estresse, sobrecarga mental, sobrecarga de atividades, rígido controle do tempo, forma como o setor é organizado
Efeitos adversos
Ansiedade, depressão e dificuldade de socialização
Químico
O que é?
Consideram-se agentes de risco químico as substâncias, os compostos ou os produtos que possam penetrar no organismo do trabalhador pela via respiratória, por ingestão ou pela pele, nas formas de poeiras, fumos, gases, neblinas, névoas ou vapores
Exemplos
Exposição a ácidos, bases, metais pesados, revelador e fixador radiográfico
Efeitos adversos
Perda de visão, queimaduras e danos à pele

FIGURA 2 Riscos envolvidos na prática odontológica.

podemos exemplificar a mudança no protocolo de desinfecção de superfícies para tornar a descontaminação mais segura. O equipamento de proteção individual (EPI) é a terceira medida de controle; e deve ser usado como técnica de último recurso somente quando a implementação de controles de engenharia e administrativos não atendem aos padrões mínimos projetados para proteger os trabalhadores. Na odontologia, esse tripé acaba acontecendo de forma contínua e orgânica, fazendo com que muitas vezes a equipe não consiga diferenciar os fundamentos, mas os aplique no cotidiano clínico.

Trazendo esse princípio para a assistência odontológica, com o objetivo de facilitar o entendimento sobre o tema, podemos determinar três fundamentos para obtenção de êxito na biossegurança:

- Realizar adequações das instalações físicas.
- Adotar boas condutas/práticas.
- Utilizar equipamentos de proteção.

Este livro abordará, nos capítulos subsequentes, todas as estratégias para colocar em prática essa tríade, essencial à prática segura.

COMO TORNAR O CONTROLE DOS RISCOS OCUPACIONAIS UMA PRÁTICA DIÁRIA NO AMBIENTE ODONTOLÓGICO?

Diante de todos os riscos associados à prática odontológica, uma pesquisa recente mostrou que o cirurgião-dentista ocupa o segundo lugar entre as profissões que mais oferecem riscos aos trabalhadores. Esse resultado levou em consideração a exposição do profissional a patógenos, o tempo de permanência sentado e a possibilidade de exposição à radiação. Essa informação é um alerta para refletirmos sobre os cuidados de controle de infecção a serem tomados. Mais que isso, é uma constatação sobre a necessidade de oferecer treinamento para os estudantes de graduação em odontologia a respeito dos aspectos da biossegurança.

A criação de uma disciplina de biossegurança na estrutura curricular é fundamental para que a temática do controle de riscos seja pensada e discutida com os estudantes e praticada nas clínicas-escola. Essa vivência proporcionada na graduação perdurará para a vida profissional. Além disso, quando um componente curricular se sedimenta no curso, com ele vem associada uma maior dedicação docente para o tema, fazendo com que pesquisas possam ser desenvolvidas para elucidação dos questionamentos da biossegurança.

PARA REFLETIR

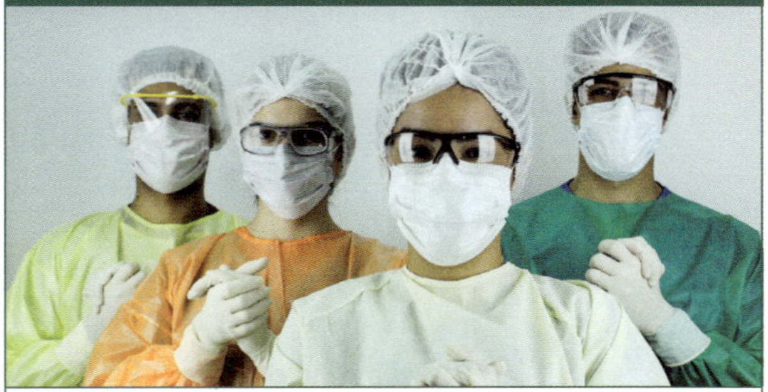

A criação de uma disciplina de Biossegurança na estrutura curricular é fundamental para que a temática do controle de riscos seja pensada e discutida com os estudantes e praticada nas clínicas escola. Essa vivência proporcionada na graduação perdurará para a vida profissional.

QUIZ BIOSSEGURO

1. Que risco presente na odontologia é decorrente da desorganização do trabalho, associado ao contexto de relacionamentos?
   A. Ergonômico.
   B. Biológico.
   C. Físico.
   D. Psicossocial.

2. Qual dos riscos ocupacionais abaixo não se encontra descrito na Norma Regulamentadora 9, da Secretaria do Trabalho, do Ministério da Economia?
   A. Químico.
   B. Biológico.
   C. Ergonômico.
   D. Físico.

3. De acordo com a Administração de Segurança e Saúde Ocupacional (OSHA), o controle dos riscos ocupacionais será gerenciado a partir de:
   A. Uso de EPI, higiene das mãos e descontaminação das superfícies.
   B. Controles de engenharia, controles administrativos e uso de EPI.
   C. Uso de luva, higiene das mãos e imunizações.
   D. Controles de engenharia, higiene das mãos e processamento de produtos para a saúde.

4. Assinale a alternativa que traz um dos fundamentos da biossegurança aplicada à odontologia.
   A. Utilizar equipamentos de proteção.
   B. Realizar desinfecção de superfícies.
   C. Executar o processamento de produtos para saúde.
   D. Realizar manutenção dos equipamentos.

5. Entre as medidas propostas pela OSHA para controle dos riscos ocupacionais, qual corresponde a uma mudança em procedimentos.
   A. Controles administrativos.
   B. Controles de engenharia.
   C. Uso de EPI.
   D. Adequação nas instalações do ambiente.

JOGANDO LIMPO

Caça-palavras

No diagrama a seguir, encontre dez palavras que possuem relação com os riscos ocupacionais na odontologia. As palavras deste caça-palavras estão escondidas na horizontal, vertical e diagonal, com palavras ao contrário.

A	S	H	O	C	I	S	Í	F	A	E	O	R	R	O	N	O	Y	E	A	L	I
E	I	P	A	H	E	H	G	F	Q	U	Í	M	I	C	O	I	O	H	U	A	A
E	E	O	O	A	D	A	R	W	H	A	D	D	S	T	F	F	E	W	U	N	A
O	R	H	T	I	E	A	A	E	E	E	O	D	C	N	L	S	N	E	T	O	T
I	P	W	R	D	B	D	N	R	E	Y	I	E	O	C	I	G	Ó	L	O	I	B
P	Y	S	F	S	W	Y	E	A	D	N	E	T	S	C	A	A	I	T	E	C	L
R	T	I	I	E	N	D	S	A	P	T	H	L	N	L	E	I	E	I	T	A	S
T	E	S	E	C	G	E	A	Ç	N	A	R	U	G	E	S	S	O	I	B	P	T
H	R	L	A	O	O	O	G	E	S	F	E	E	T	H	T	A	O	T	U	U	I
I	O	A	A	A	E	S	D	S	L	M	G	I	T	H	B	W	W	N	A	C	S
T	E	S	B	I	I	I	S	A	U	L	S	P	G	E	O	I	H	S	E	O	H
D	C	I	S	A	C	N	A	O	R	R	E	M	S	H	E	M	I	W	A	P	H
H	U	T	D	A	L	P	C	A	C	O	D	S	B	O	F	E	O	T	D	H	T
W	C	S	N	U	N	H	E	N	W	I	N	S	K	E	E	O	B	C	L	T	W
K	S	O	R	V	T	E	O	P	E	T	A	T	N	Y	T	E	A	H	O	H	F
O	N	O	C	I	M	Ô	N	O	G	R	E	L	A	T	N	T	E	U	S	T	I

BIBLIOGRAFIA

1. Almeida LGN, Torres SC, Santos CMF. Riscos ocupacionais na atividade dos profissionais de saúde da atenção básica. Rev Enferm Contemp. 2012;1(1):142-54.
2. Brasil. Ministério do Trabalho e Emprego. Norma regulamentadora 9: programa de prevenção de riscos ambientais. Portaria SSST n. 25, de 29/12/1994. Brasília: Ministério do Trabalho; 1994.
3. Brasil. Ministério do Trabalho e Emprego. Norma regulamentadora 5: comissão
4. interna de prevenção de acidentes. Brasília: Ministério do Trabalho e Emprego; 1978.
5. Gaffney SH, Roberts JD. Occupational risks. In: Melnick EL, Everite BS. Quantitative risk analyses and assessment. New Jersey: John Wiley & Sons; 2008. p. 1-6.
6. Kiersz A. The 32 most dangerous jobs for your health. Business insider. 2019.
7. Mastroeni MF. Biossegurança aplicada a laboratórios e serviços de saúde. São Paulo: Atheneu; 2006.
8. Teixeira P, Valle S. Biossegurança: uma abordagem multidisciplinar. 2 ed. Rio de Janeiro: Fiocruz; 2010. 442 p.

2

O QUE PRECISAMOS SABER SOBRE RISCO BIOLÓGICO E A POSSIBILIDADE DE INFECÇÕES

Andréa Nazaré Monteiro Rangel da Silva
Bruno Henrique Andrade Galvão
Carlos Roberto Weber Sobrinho
Fábio Barbosa de Souza

OBJETIVOS DE APRENDIZAGEM
O QUE VOCÊ VAI APRENDER NESTE CAPÍTULO:

1. Conhecer o conceito de risco biológico e contaminação cruzada.
2. Identificar os principais microrganismos de impacto para a atuação do profissional de saúde bucal, bem como reconhecer suas formas de transmissão.
3. Reconhecer os principais processos de interação com os microrganismos.
4. Identificar os estágios do desenvolvimento da doença infecciosa.
5. Identificar, de maneira crítica, os principais eventos infecciosos globais e seu impacto para a conduta do profissional de saúde bucal no ambiente do consultório odontológico.
6. Estabelecer as principais estratégias para minimizar o risco biológico no exercício profissional.

O QUE SE CONSTITUI COMO RISCO BIOLÓGICO NA CLÍNICA ODONTOLÓGICA?

Caracteriza-se como risco biológico a possibilidade de ocorrer contato entre agentes biológicos e o profissional de saúde. Esses agentes biológicos são os microrganismos (vírus, bactérias, fungos e protozoários). Na clínica odontológica, pacientes, equipe de saúde e cirurgiões-dentistas estão sujeitos ao risco biológico, principalmente o contato com vírus e bactérias que colonizam e/ou infectam o trato respiratório e a cavidade oral. O atendimento odontológico requer uma maior proximidade do cirurgião-dentista à cavidade oral e, além disso, a utilização de instrumentos perfurocortantes pode fazer com que o sangue possa estar presente nessa região. Assim, o contato com a saliva, com presença ou não de sangue e outros fluidos corporais, passa a ser um dos principais fatores relacionados ao risco biológico no ambiente odontológico (Figura 1A).

Outro elemento de extrema importância a ser analisado e que constitui fator de risco biológico é a imensa produção de aerossóis (Figura 1B). Atualmente, sabe-se que a própria respiração do paciente podem gerar bioaerossóis. No entanto, alguns procedimentos odontológicos são responsáveis pela produção acentuada dessas partículas. São procedimentos realizados com seringa tríplice, ultrassom, e o mais comum, turbina de alta rotação. A presença de dispositivos dentários, como a peça de mão que utiliza pressão de ar para operar uma turbina a alta velocidade, contando com um sistema de resfriamento à base de água para evitar superaquecimento, eleva consideravelmente as chances de contato com agentes biológicos. A produção de gotículas por tais dispositivos pode carrear a propagação de agentes biológicos presentes nos fluidos da cavidade oral,

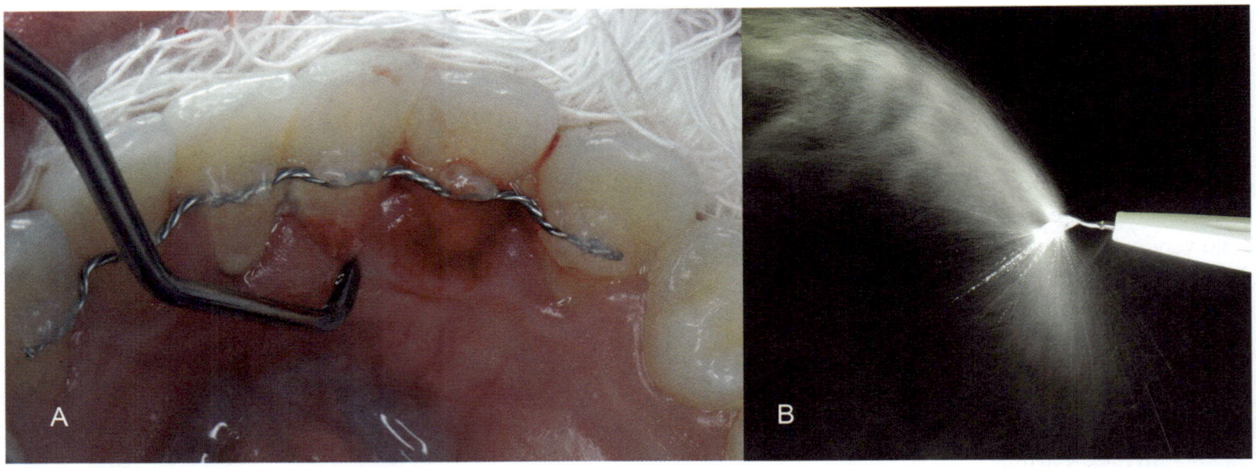

FIGURA 1 Risco biológico na prática odontológica. A: contato com a mucosa oral; B: produção de gotículas e aerossóis.

tornando-os disponíveis no ar. Esse fator não tem somente impacto direto sobre o profissional em atendimento. Tais agentes dispersos em bioaerossóis podem repousar em superfícies ou ainda permanecer algum tempo suspenso no ar, gerando as infecções cruzadas. O risco ocupacional inerente à atividade do cirurgião-dentista, principalmente aquele decorrente do contato com os agentes biológicos é elevado. Portanto, há uma constante preocupação em minimizá-lo, uma vez que se torna difícil evitar a produção de grandes quantidades desses bioaerossóis durante a prática clínica odontológica.

COM QUAIS MICRORGANISMOS DEVEMOS NOS PREOCUPAR?

As condições de trabalho dos cirurgiões-dentistas, auxiliares e técnicos de saúde bucal fazem com que esses profissionais estejam expostos a uma grande variedade de microrganismos presentes no sangue, na saliva e nas vias aéreas respiratórias dos pacientes. Essas exposições podem ocorrer através de alguma perfuração ou corte na pele íntegra e pelo contato do sangue, tecidos ou fluidos corporais potencialmente infectantes com as mucosas ocular, nasal e bucal.

Na odontologia, diversos fatores contribuem com as exposições ocupacionais, como o uso de instrumentos críticos (que alcançam tecidos e sistema vascular) e semicríticos (que estão em contato com a mucosa ou pele íntegra, saliva e sangue); o ritmo de trabalho intenso, o qual leva à um maior cansaço e interfere na atenção requerida ao manusear os instrumentais em um campo visual restrito; a proximidade do paciente durante os procedimentos e a dispersão de fluidos no consultório.

As doenças ocupacionais causadas por agentes biológicos são aquelas nas quais ocorrem, pelas necessidades do trabalho, o contato com agentes etiológicos de doenças infecciosas ou parasitárias. Podem ser citadas as doenças transmitidas pela via aérea, como gripe, sarampo, caxumba, rubéola, tuberculose e doença meningocócica; e as transmitidas por sangue e fluidos orgânicos, como as causadas pelos vírus das hepatites A, B, C, HIV, HTLV; assim como as transmitidas pelo contato direto, como herpes simples tipo 1, citomegalovírus e varicela-zóster.

HIV

O vírus da imunodeficiência humana (HIV) provoca uma supressão no sistema imune e causa a síndrome da imunodeficiência adquirida – Sida (Aids, do inglês *acquired immunodeficience syndrome)*, com a aparecimento de infecções oportunistas. O vírus pertence à família Retroviridae, subfamília Orthoretrovirinae, gênero *Lentivirus*, classificados em dois tipos, HIV-1 e HIV-2. A transmissão ocorre principalmente por meio das mucosas do trato genital ou retal durante as relações sexuais; também através do sangue, agulhas e seringas contaminadas; e na gravidez, passando da mãe para filho. Após a contaminação, o indivíduo pode ficar assintomático por meses ou anos. Portanto, a Aids é a manifestação clínica avançada da infecção pelos vírus, levando à uma imunossupressão progressiva, com maior susceptibilidade às infecções de patógenos oportunistas como *Toxoplasma gondii*, *Cryptosporidium parvum*, *Pneumocystis jirovecii*, *Mycobacterium tuberculosis* e micobactérias atípicas, *Salmonella* sp, pneumococo, poliomavírus JC humano, citomegalovírus (CMV) e herpes simples 1 (HHV-1). A infecção primária do HIV deve ser considerada para qualquer paciente que foi possivelmente exposto ao vírus e que apresenta febre de causa desconhecida. A infecção aguda cursa na maioria das vezes com sintomas brandos e não específicos, como febre e mialgias, fadiga, faringite, perda de peso e dor de cabeça. Em alguns casos, ocorre doença semelhante à mononucleose infecciosa e manifestações orais podem ocorrer em pelo menos 90% dos pacientes infectados. A candidíase envolvendo pacientes imunocompetentes é rara, no entanto, em indivíduos com HIV, o quadro ocorre em cerca de 75% dos pacientes e cursa comumente como candidíase pseudomembranosa envolvendo o palato, mucosa labial e dorso da língua. A doenças periodontais (eritema gengival linear, gengivite, periodontite e estomatite necrosantes) ocorre em 50% dos pacientes infectados. Visto que os primeiros sinais clínicos da imunodeficiência associada ao HIV aparecem, com frequência, na cavidade oral, o profissional dentista possui um papel importante no diagnóstico precoce da infecção e no tratamento desses primeiros sinais clínicos, contribuindo para uma melhor qualidade de vida desses pacientes por meio da manutenção da saúde bucal.

HTLV

Ainda dentro da família Retroviridae, o vírus linfotrópico de células T humanas (HTLV) pertence a subfamília Oncovirinae, gênero *Deltaretrovirus* e possui dois tipos, o HTLV-1 e o HTLV-2. Ambos possuem propriedades biológicas semelhantes, apresentando tropismo por linfócitos T e são classificados pelo Ministério da Saúde do Brasil como doença negligenciável. O HTLV-1 está etiologicamente associado a dois tipos diferentes de doenças, nas quais cerca de 1 a 5% das pessoas infectadas desenvolvem um tipo agressivo de neoplasia de células T, denominada leucemia/linfoma das células T do adulto-LLcTA ou uma doença crônica inflamatória neurodegenerativa, chamada paraparesia espástica tropical/mielopatia associada ao HTLV-1 (PET/MAH). No entanto, a maioria dos infectados permanecem assintomáticos por um longo período da vida. Embora não haja indicadores nítidos associando o HTLV-2 a manifestações clínicas bem definidas, existem evidências que sugerem a sua associação a um quadro clínico semelhante àquele da PET/MAH.

VÍRUS DAS HEPATITES

Alguns estudos sugerem que os dentistas adquirem os vírus das hepatites através de cortes expostos nos dedos ou pela manipulação de instrumentos perfurocortantes com sangue ou saliva de pacientes contaminados. Embora remota, a possibilidade de infecção por aerossol pode ocorrer, uma vez que as secreções nasais carreiam o vírus. As hepatites virais incluem os vírus da hepatite A (HAV), hepatite B (HBV), hepatite C (HCV), hepatite D (HDV), hepatite E (HEV) e hepatite G (HGV). Embora todas elas constituam risco ocupacional para o profissional de saúde bucal, aqui serão destacados os vírus as hepatites A, B e C.

O HAV pode ser transmitido pessoa-a-pessoa por via fecal-oral pela ingestão de alimentos contaminados ou pela manipulação de objetos contaminados. O vírus é classificado dentro da família Picornaviridae, gênero *Hepatovirus*. Na maioria dos adultos, a doença é sintomática e pode causar fadiga, desconforto abdominal, vômito, prurido ou febre e os indivíduos infectados podem apresentar icterícia.

Dentro da família Hepadnaviridae, o HBV é um vírus de DNA, que pode ser transmitido por via percutânea, exposição perinatal ou por contato direto com sangue e fluidos infectados. O período de incubação (período compreendido entre a exposição ao vírus e o surgimento da doença com sintomas específicos) pode cursar por 4 a 6 semanas; e indivíduos imunocompetentes geralmente apresentarão sinais clínicos da infecção, incluindo febre, fadiga, perda de apetite, vômito, dor abdominal, urina escura, fezes esbranquiçadas (cor de argila), artralgia e icterícia. A maioria dos indivíduos consegue resolver a infecção, no entanto, cerca de 5% evoluem para uma infecção crônica que pode levar ao carcinoma hepatocelular. Tem sido reportado uma incidência significativamente maior do HBV entre a equipe odontológica e em especial em cirurgiões, periodontistas e endodontistas. Na cavidade oral, a maior concentração do vírus da hepatite B está no sulco gengival, além do risco associado à doença periodontal, e má higiene oral. A hepatite C, causada pelo HCV, vírus classificado na família Flaviviridae, é uma doença altamente contagiosa, na qual cerca de 80% dos pacientes não apresenta sintomas. No caso dos indivíduos sintomáticos, a doença pode cursar com febre, perda de apetite, dor e desconforto abdominal e se torna crônica em pelo menos 75% dos casos. A transmissão se dá por exposição a sangue e fluidos contaminados e o período de incubação varia entre 3 a 20 semanas, com média de 7 semanas. O HCV já foi detectado na saliva e nas glândulas salivares de pacientes com sialadenite. Já foram reportados altos níveis de RNA do HCV no sulco gengival e em escovas de dentes de pacientes portadores do vírus.

VÍRUS DO SARAMPO, DA RUBÉOLA E DA CAXUMBA

O sarampo, a rubéola e a caxumba são infecções virais transmitidas principalmente por via área.

O vírus do sarampo é classificado na ordem Mononegavirales, família Paramyxoviridae, subfamília Paramyxovirinae, gênero *Morbillivirus*. A transmissão se dá por contato direto com secreções respiratórias e urina de pessoas infectadas e, menos frequentemente, por meio de aerossóis ou objetos e superfícies contaminadas. A doença é extremamente contagiosa, sendo raras as infecções inaparentes. O período de incubação tem a duração de 14 dias, variando de 10 a 21 dias. A fase prodrômica, com sintomas inespecíficos da doença, tem início após 8 a 12 dias do início da infecção, com o indivíduo apresentando mal-estar, febre, anorexia, coriza, tosse e conjuntivite. A febre e os sintomas respiratórios podem evoluir na intensidade com coriza intensa e secreção nasal mucopurulenta, atingindo o pico no auge do exantema maculopapular. Adolescentes e adultos relatam comumente cefaleia, dor de garganta, dor ocular e mialgia. Cerca de 3 dias antes do aparecimento do exantema, surgem sinais patognomônicos da infecção que são as manchas de Koplik, que surgem na mucosa oral próxima aos segundos molares, caracterizadas por bordas irregulares, vermelhas com o centro esbranquiçado.

O vírus da caxumba pertence a ordem Mononegavirales, família Paramyxoviridae, subfamília Paramyxovirinae, gênero *Rubulavirus*. O período de incubação é de 18 dias, mas pode variar de 14 a 28 dias. Ocorre aumento das glândulas parótidas na grande maioria dos casos com infecção clínica aparente. O curso típico da doença é caracterizado por um período prodrômico com cefaleia, mal-estar, anorexia, mialgia e febre baixa, que ocorre cerca de dois dias antes do intumescimento das parótidas (parotidite), que pode ser uni ou bilateral, com o inchaço desaparecendo depois de 4 a 7 dias. As glândulas submaxilares e sublinguais também podem ser acometidas em aproximadamente 10% dos casos. Um dos maiores problemas para conter a disseminação desse vírus é que ele pode ser transmitido pela saliva cerca de cinco dias antes do início da parotidite e até sete dias após o seu aparecimento. Outra questão é que a infecção pode cursar sem a parotidite, com acometimento de outros órgãos como sistema nervoso central (SNC), levando ao quadro de meningite. Podem ser afetados outros órgãos, como os testículos, epidídimo, próstata, ovários, fígado, pâncreas, baço, tireoide, rins, olhos, ouvidos, timo, coração, glândulas mamárias, pulmões, medula óssea e articulações.

O vírus da rubéola pode persistir no hospedeiro humano sem sinais ou sintomas aparentes. O vírus faz parte da família Togaviridae, gênero *Rubivirus*, espécie *Rubellavirus*. A rubéola pós-natal é transmitida, principalmente por gotículas de secreções da naso e orofaringe e pelo contato direto com indivíduos infectados, pelo contato direto com sangue, e de modo indireto por contato com objetos contaminados. O período de incubação é de aproximadamente 14 dias e a fase prodrômica é branda, com sintomas inespecíficos e ligeiro mal-estar. O exantema, que se manifesta de forma macular, aparece de 14 a 21 dias após o início da replicação viral no sistema respiratório superior, com a erupção cutânea iniciando-se na face e depois espalhando-se para o corpo, raramente durando mais de 3 dias.

VÍRUS DA GRIPE

A gripe é causada pelo vírus da influenza (família Orthomyxoviridae), que são classificados dentro de seis gêneros, nos quais apenas os agentes pertencentes aos gêneros *Influenzavirus* A, *Influenzavirus* B e *Influenzavirus* C infectam humanos. A infecção surge após um período de incubação que varia de 24 a 72 horas e a evolução depende da carga viral recebida e do estado imunológico do hospedeiro. A gripe pode cursar com febre, tosse, catarro, fraqueza, obstrução nasal e faringite. Em alguns casos pode haver pneumonia com febre alta, taquipneia, taquicardia, cianose e hipotensão. As complicações da infecção surgem na forma de bronquite, bronquiolite, laringotraqueobronquite (crupe), sinusite, conjuntivite, enterite, exantema e miocardite. O maior risco se dá em indivíduos imunocomprometidos, idosos e gestantes. Dentre outras importantes doenças respiratórias na prática clínica, não se pode deixar de citar os rinovírus, vírus sincicial respiratório e o atualmente identificado SARS-CoV-2, pertencente à família Coronaviridae, que é altamente virulento e responsável pela Covid-19, caracterizada principalmente por causar uma síndrome respiratória aguda grave.

VÍRUS DA HERPES

A maioria dos vertebrados será infectado com um ou mais de um herpesvírus ao longo da vida e assim permanecerão infectados uma vez que esses vírus persistem no hospedeiro causando infecção latente, apresentando quadros de reativação nos casos de imunocomprometimento. Os herpesvírus são um grupo de vírus de DNA que pertencem à família Herpesviridae e alguns deles constituem um risco ocupacional para o profissional dentista. O herpesvírus humano 1 (HHV-1), pertence à subfamília Alphaherpesvirinae, gênero *Simplexvirus*. Na infecção primária, a estomatite herpética ou herpes orofacial é adquirido geralmente até os dois anos de idade, com acometimento da mucosa da boca e gengiva. Os vírus são transmitidos pela saliva ou por secreções respiratórias e o período de incubação da doença é de 2 a 12 dias. Pode ocorrer dor e inflamação na mucosa oral, trazendo dificuldade para ingerir alimentos e água. Vesículas e ulcerações eritematosas estão presentes, como lesões intraorais, com linfadenopatia submandibular e cervical, associada à gengivoestomatite primária. Em adultos, a infecção primária cursa como uma infecção da orofaringe, com faringite e sintomas que incluem febre, úlceras na garganta, lesões vesiculares e ulcerativas, edema, anorexia, dor, linfadenopatia e gengivoestomatite.

Estudos reportam que o tratamento dos pacientes odontológicos que apresentam lesões ativas representa um risco potencial para a equipe odontológica, seja pela presença de vesículas ou pela ceratite herpética. No caso dos tratamentos ortodônticos, sugere-se adiar o atendimento clínico quando o paciente apresentar herpes simples recorrente na região peribucal e intrabucal. Durante o procedimento pode ocorrer dilaceração dos tecidos afetados, com ruptura das vesículas (cujo líquido possui uma alta carga viral), derramamento de seu conteúdo contaminado, sangramento e desconforto com dor. As manobras clínicas podem ser limitadas pela presença da lesão, o que justifica o adiamento da sessão clínica, além das implicações relacionadas com a biossegurança.

Devido à transmissão por via respiratória, outros vírus da família Herpesviridae, apresentam alto risco para os dentistas devido ao contato frequente com a saliva de pessoas infectadas. O citomegalovírus (*Herpersvirus humano tipo 5*, HHV-5), da subfamília Betaherpesvirinae, gênero *Citomegalovirus*, é transmitido por contato direto ou indireto pelos fluidos corporais. Na maioria dos casos, a infecção é assintomática e depende do estado imunológico do hospedeiro, com reativação em pacientes imunocomprometidos. Os sintomas são variados e apresentam uma doença semelhante à mononucleose infecciosa. As manifestações orais pelo citomegalovírus (CMV) são raras, podendo ocorrer infecção das glândulas salivares com aparecimento de lesões ulceradas e xerostomia. Para os dentistas, os vírus do grupo herpes constituem um risco especial pela disseminação através de gotículas de saliva e contato direto e embora todos os vírus desse grupo sejam importantes, destacam-se também os herpesvírus humanos do tipos HHV-3 (varicela-zóster [VZV]), cuja infecção primária causa a varicela (catapora) e a infecção secundária o herpes-zóster (cobreiro); e o herpesvírus humano do tipo 4, HHV-4 ou Epstein-Barr, responsável pela mononucleose infecciosa.

MYCOBACTERIUM TUBERCULOSIS E *CORYNEBACTERIUM DIPHTHERIAE*

Dentre as doenças bacterianas disseminadas por saliva e contato direto podemos destacar as causadas pelo Mycobacterium tuberculosis e *Corynebacterium diphtheriae.* O Mycobacterium tuberculosis, conhecido como bacilo de Koch, é o causador da tuberculose. O bacilo é transmitido por via aérea, de uma pessoa com tuberculose pulmonar ou laríngea, eliminando-o no ambiente ou por exalação de aerossóis oriundos da tosse, fala ou espirro. O bacilo toxigênico *Corynebacterium diphtheriae* é o agente causador da difteria, caracterizada por placas pseudomembranosas típicas que frequentemente se alojam nas amígdalas, faringe, laringe, nariz, outras mucosas e na pele. A difteria é uma infecção respiratória aguda, associada com alta letalidade em virtude da toxina diftérica ser uma exotoxina produzida pela bactéria que inibe a síntese proteica do hospedeiro e causa morte celular.

CLOSTRIDIUM TETANI

O manejo de instrumentais perfurocortantes traz aos cirurgiões-dentistas e acadêmicos, a possibilidade de sofrer acidentes ocupacionais e contrair doenças como o tétano. A doença é causada por um bacilo gram-positivo, o *Clostridium tetani*, caracterizada por espasmos musculares e disfunção do sistema nervoso autônomo. Os sintomas iniciais incluem rigidez da nuca, dor de garganta e dificuldade de abrir a boca. Espasmos do músculo masséter levam ao trismo. Espasmos progressivos se estendem aos músculos faciais, causando a típica expressão facial de *risus sardonicus*.

TREPONEMA PALLIDUM

Ainda sendo uma preocupação para a saúde pública, a sífilis é uma doença crônica causada pelo *Treponema pallidum*. Na maioria das vezes, é adquirida por via sexual, mas também pode ser transmitida pela transfusão de sangue infectado ou via transplacentária. A doença apresenta três estágios: sífilis primária, secundária e terciária. As manifestações primárias incluem lesões que aparecem no local da infecção, caracterizada pela cicatrização da úlcera. A lesão específica é o cancro duro, que surge no local da inoculação em média três semanas após a infecção. Na sífilis secundária, após período de latência, que pode durar de 6 a 8 semanas, as espiroquetas se espalham sistemicamente a partir do local de inoculação primária e a doença entrará novamente em atividade. Na sífilis terciária, os indivíduos desenvolvem lesões localizadas envolvendo pele e mucosas, sistema cardiovascular e nervoso. Na boca, a sífilis terciária é caracterizada por lesões crônicas e destrutivas (gomas), encontradas no palato e na língua. Uma vez que as lesões orais são altamente contagiosas, é possível que a doença tenha potencial de transmissão por contato direto com as lesões orais, saliva e sangue. O dentista terá papel primordial para a confiabilidade de um correto diagnóstico, que auxilia no manejo adequado, reduzindo a cadeia de infecção e o risco de transmissão aos profissionais de saúde bucal.

LEGIONELLA

Ainda importante pela exposição do profissional, destaca-se o grupo da Legionella – *L. pneumophila, L. bozemanii, L. dumoffii, L. longbeache* – que formam biofilmes que podem ser encontrados nos sistemas de água e ar condicionado dos consultórios dentários. A doença do legionário, causada pela *Legionella pneumophila pneumoniae*, se apresenta como uma pneumonia atípica de alta gravidade, embora seja mais comum uma doença semelhante ao resfriado. Trabalhos mostram que a porcentagem de reações sorológicas positivas para o antígeno de legionela em dentistas é maior do que na população geral, devido à inalação de aerossóis com gotículas de água contaminada presentes, por exemplo, nos instrumentos de alta pressão.

OUTROS MICRORGANISMOS

Do ponto de vista do risco ocupacional, importantes agentes bacterianos são carreados pela nasofaringe e devem ser citados como *Haemophilus influenzae*, causador de doenças graves incluindo meningite e pneumonia; *Streptococcus pyogenes* (estreptococo beta-hemolítico do grupo A-GABGS), responsável por infecções cutâneas, faringite e complicações não supurativas, como febre reumática e glomerulonefrite aguda; *Streptococcus pneumoniae*, agente etiológico da pneumonia, meningite e infecções do ouvido médio; o *Staphylococcus aureus* (incluindo as cepas resistentes à meticilina-MRSA) que causa múltiplas infecções, como bacteremia, endocardite, infecções de pele, osteomielite, artrite séptica, pneumonia, enfisema, meningite e infecções do trato urinário e *Mycoplasma pneumoniae*, cuja infecção permanece dentre as etiologias mais comuns de pneumonia adquirida na comunidade, com manifestações clínicas variáveis e que pode afetar também outros órgãos. A *Neisseria meningitidis* dos sorogrupos A, B, C, W, X e Y são responsáveis por epidemias e são a maior causa de meningite e sepse no mundo. Bactérias gram-negativas que habitam a cavidade oral incluem *Eikenella corrodens*, *Moraxella catarrhalis*, *Neisseria flavescens*, destacando-se *Eikenella corrodens* que podem causar abcessos submandibulares e cerebrais, assim como *Moraxella catarrhalis* e *Neisseria flavescens,* relacionadas com bacteremia.

Em relação às espécies fúngicas, as mais presentes no dia a dia da clinica são *Candida* spp., *Fusarium* spp., *Cladosporium* spp., *Alternaria* spp. e *Penicillium* spp.

CONTAMINAÇÃO, COLONIZAÇÃO E INFECÇÃO: QUAIS AS DIFERENÇAS E SUAS IMPLICAÇÕES PARA A PRÁTICA CLÍNICA?

Os três conceitos são frequentemente confundidos na rotina. Todos estão relacionados à presença de microrganismos, no entanto, cada um com suas particularidades. Contaminação é o termo utilizado para designar a presença de microrganismos em superfícies. Essas superfícies podem ser de objetos inanimados ou tecido vivo. Quando em tecido vivo, o conceito envolve a presença do microrganismo sem que haja multiplicação, invasão tecidual, reação imunológica ou dependência metabólica (multiplicação). É a microbiota transitória, microrganismos que eventualmente podem estar na superfície do tecido e que podem ser removidos mais facilmente por meio de higienização.

Ao contrário da contaminação, colonização é o termo utilizado quando existe a relação de dependência metabólica com o hospedeiro. Existe a formação de colônias, mas sem expressão clínica, isto é, sem sinais e sintomas e sem reação imunológica. Isso se deve porque existe um equilibro entre o hospedeiro e os microrganismos colonizadores, não havendo invasão e, consequentemente, agressão. Sem agressão, não se estabelece resposta nem reação imunológica. O exemplo mais claro é a microbiota residente. O indivíduo colonizado não está doente, no entanto, é preciso observar que qualquer fator que favoreça a invasão tecidual ou reduza defesas imunológicas pode gerar um desequilíbrio do binômio microbiota-hospedeiro e, a partir disso, iniciar uma infecção. Assim, é possível concluir que a infecção é o conceito que está relacionado à agressão tecidual proveniente da invasão e multiplicação dos microrganismos. Por existir dano tecidual, existe uma reação imunológica para contê-los, causando doença.

Na prática odontológica, a contaminação de superfícies e instrumentos, de vestuário, bem como a preocupação com a microbiota transitória da equipe de saúde bucal deve ser essencial para evitar que os pacientes tenham contato com os microrganismos que podem causar doença. Na literatura, é de amplo conhecimento a transmissão pela equipe de saúde de microrganismos colonizados (microrganismos residentes). Isso os coloca na condição de portadores e disseminadores, colaborando para a ocorrência de infecção pós-procedimento e por isso, o cuidado é sempre muito importante, seja na contaminação, seja na colonização. A Tabela 1 traz um resumo sobre os conceitos de contaminação, colonização e infecção.

PARA REFLETIR

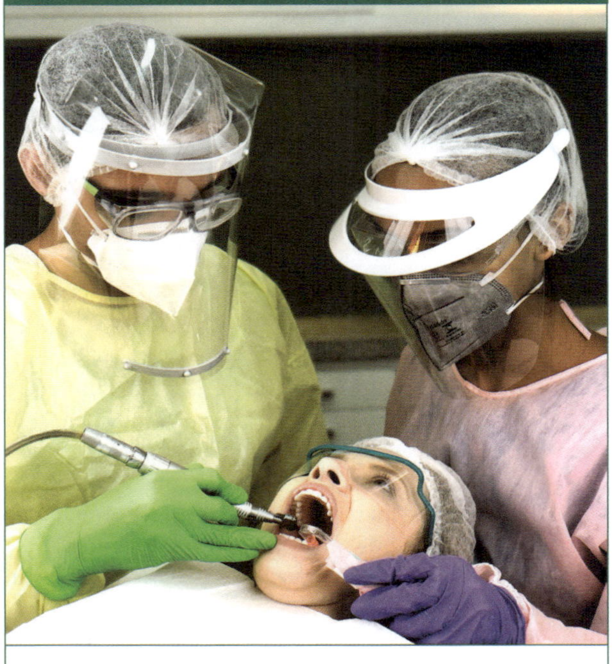

Na clínica odontológica, o uso de instrumentos críticos e semicríticos, o cansaço após o trabalho intenso, a proximidade do paciente durante os procedimentos clínicos e a dispersão de fluidos no consultório são fatores importantes que podem levar às exposições ocupacionais.

TABELA 1 Resumo das principais características dos conceitos

Características	Contaminação	Colonização	Infecção
Onde ocorre?	Na superfície de objetos inanimados e tecidos vivos	Tecidos vivos	Tecidos vivos
Atividade metabólica	Ausente	Presente	Presente
Reação imunológica	Ausente	Ausente	Presente
Exemplo	Microbiota transitória	Microbiota residente	Doença infecciosa

COMO OS PATÓGENOS PODEM SER TRANSMITIDOS?

A biossegurança é imprescindível em qualquer serviço de saúde e é de responsabilidade de todo profissional, vinculado a essa assistência, zelar por conceitos e técnicas que afirmem práticas seguras, de modo a proteger o trabalhador e o cidadão assistido. No que tange à saúde bucal, torna-se necessária a adoção de medidas de controle de infecção, visando a redução da transmissão de microrganismos durante a assistência odontológica e é com esse objetivo que discorreremos sobre a disseminação de patógenos vinculados a essa atividade.

Como já observado em momentos anteriores, são considerados riscos biológicos todo e qualquer material que possa expor um indivíduo ao contato com vírus, bactérias, parasitas, protozoários, fungos e/ou produtos tóxicos produzidos por esses agentes. Toda classificação de risco leva em consideração os riscos para o manipulador/profissional, para a comunidade e para o meio ambiente, além de serem avaliados em função do poder patogênico do agente infeccioso, sua resistência no meio ambiente, o modo de contaminação – item estudado nessa questão –, a imunidade do manipulador/profissional e a eficiência do tratamento preventivo e terapêutico, em caso da contaminação efetivada.

Um dos critérios para a análise da classificação do risco biológico é o modo de contaminação.

As vias envolvidas num processo de contaminação são as seguintes: via cutânea ou percutânea (lesão por acidente com agulhas, vidraria ou perfurocortantes em geral, além de outros ferimentos ocasionados por experimentação animal – arranhões ou mordeduras), via respiratória (aerossóis), via conjuntiva e via oral (Figura 2).

No atendimento odontológico, os ambientes que carregam risco de infecção por conta dos procedimentos realizados pela equipe de saúde bucal, que envolvem o manuseio de instrumentos perfurocortantes, a aproximação com o paciente, posições de trabalho face a face e exposição a fluidos corporais (sangue e saliva).

Dessa forma, para que seja efetivada a segurança dos profissionais, diante do panorama apresentado, é importante que o serviço de saúde bucal siga rigorosamente as rotinas e precauções padrão de biossegurança, utilização de saneantes

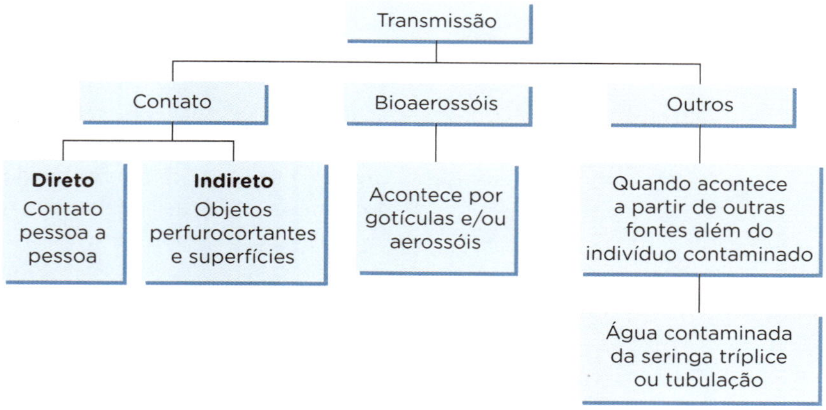

Exemplos de transmissão:

Contato direto	Contato com lesão herpética na cavidade oral sem utilização de EPI
Contato indireto	Acidente com perfurocortante contaminado com saliva e sangue
Gotículas/ar	Atendimento no contexto da pandemia SARS-CoV-2
Outros	Contaminação pelas linhas de água do consultório

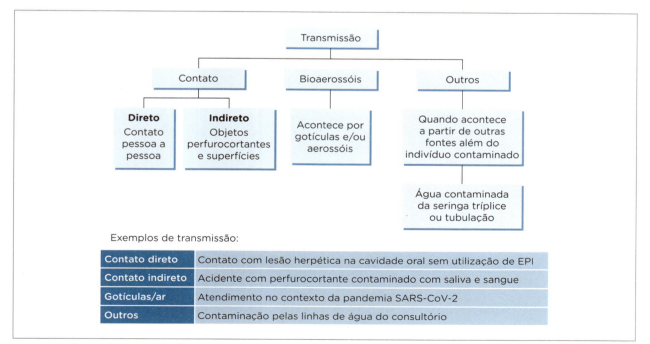

FIGURA 2 Tipos de transmissão que ocorrem no ambiente do consultório odontológico.

adequados para inativação dos agentes patogênicos, além do uso correto dos Equipamentos de Proteção Individual e formação contínua das pessoas envolvidas nos processos. Como recurso importante, a vacinação de toda a equipe deve estar também em dia (ver Capítulo 3), como forma preventiva a infecções por possíveis acidentes que venham a ser ocasionados pela prática diária.

O QUE É CADEIA DE INFECÇÃO?

O estabelecimento de uma doença infecciosa depende de uma série de fatores inter-relacionados, os quais podem ser entendidos por meio do modelo da cadeia de infecção, que está baseado na tríade: agente, hospedeiro e ambiente (Figura 3).

Nesse conceito, os eventos necessários para o acometimento da doença infeciosa ocorreriam em cadeia, de forma cíclica, sendo constituídos por:

- Agente infeccioso: representado pelos patógenos que causam doenças transmissíveis. Mais frequentemente, são bactérias, vírus, fungos ou parasitas.
- Reservatório: é qualquer ser humano, animal, artrópode, planta, solo ou matéria inanimada, onde normalmente vive e se multiplica um agente infeccioso e do qual depende para sua sobrevivência, reproduzindo-se de forma que possa ser transmitido a um hospedeiro suscetível.
- Porta de saída: é o local por onde os microrganismos infecciosos escapam ou saem do reservatório.
- Modo de transmissão: trata-se da forma como o agente infeccioso é transportado do reservatório ao hospedeiro.
- Porta de entrada: refere-se ao local pelo qual o microrganismo entrará em um novo hospedeiro (o contrário da porta de saída).
- Hospedeiro susceptível: é a próxima pessoa exposta ao patógeno, com sistema imunológico vulnerável ao agente infeccioso. Uma vez que o hospedeiro esteja infectado, ele pode se tornar um reservatório para a transmissão futura dos microrganismos.

Se considerarmos que os eventos da cadeira de infecção estão conectados como se fossem os elos de uma corrente, será necessário quebrar esses *links* para evitar o estabelecimento de uma infecção. Na prática odontológica, "quebrar a cadeia de infecção" significa adotar medidas de precaução, que serão descritas no decorrer do texto e que são a base para o desenvolvimento deste livro.

A Figura 4 ilustra uma cadeia de infecção, que pode ocorrer na assistência odontológica, utilizando como exemplo os microrganismos (*Mycobacterium abscessus*) que podem estar abrigados na água existente no reservatório ou nas tubulações internas (linhas de água) da cadeira. Como veremos adiante, esse microrganismo já foi responsável por surtos documentados em clínicas odontológicas.

QUAIS AS ETAPAS PARA O DESENVOLVIMENTO DE UMA DOENÇA INFECCIOSA?

Iremos, neste momento, estudar as fases de uma doença infecciosa, dada a importância dessas informações para a formação do profissional de saúde, criando um arcabouço de

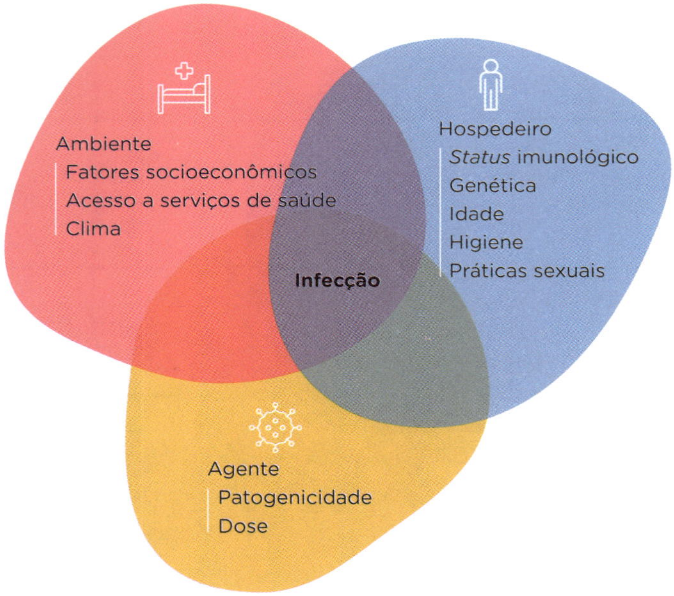

FIGURA 3 A tríade da cadeia de infecção e os fatores relacionados a cada base desse tripé.

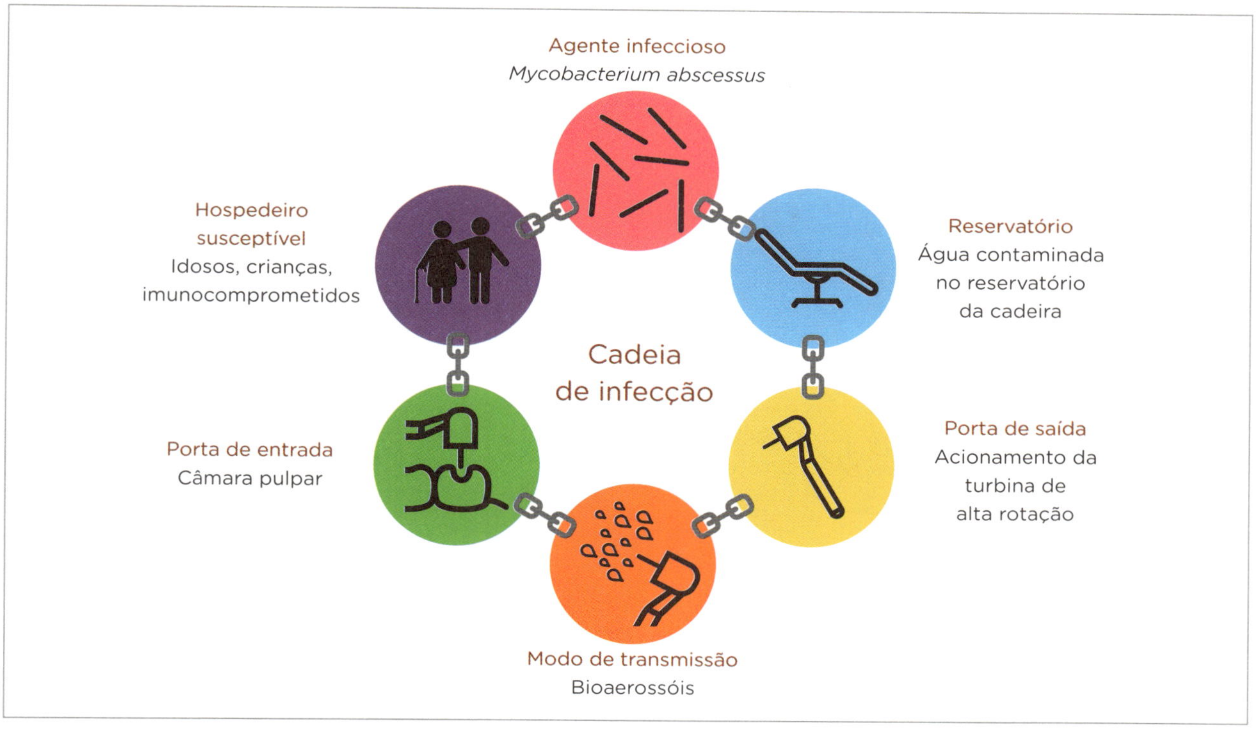

FIGURA 4 Esquema da cadeia de infecção pelo *Mycobacterium abscessus* em um contexto clínico odontológico.

conhecimento relevante para lidar com a sua prática diária. Entretanto, é primordial observar que cada doença infecciosa, dentro de suas definições e particularidades, possui uma evolução própria, de forma que variam em tempo e apresentação, a partir do patógeno envolvido no processo.

Ao longo dessa discussão, utilizaremos exemplos e modelos gerais, como forma de tornar mais palpável ao leitor as fases clássicas de uma doença infecciosa.

Doenças infecciosas são causadas por seres estranhos ao organismo humano (bactérias, vírus, protozoários, fungos etc). Esses seres produzem fatores de virulência ou toxinas danosas ao organismo do hospedeiro, além de se utilizarem de seu corpo para se reproduzirem. Podem, ainda, ser transmitidos entre indivíduos, causando assim uma cadeia infecciosa.

Os microrganismos podem penetrar no organismo por várias vias: respiratória (mucosa das vias aéreas), digestiva (mucosa do trato digestivo), cutânea ou percutânea (picadas, mordeduras, arranhões, cortes, acidentes de trabalho) e circulatória (transfusão sanguínea, cateter venoso).

A pandemia da Covid-19, doença ocasionada por um vírus respiratório denominado SARS-CoV-2, que é altamente contagioso. Esse agente infeccioso possui número básico de reprodução infecciosa de 2,4 a 3,3; isso quer dizer que cada doente possivelmente chega a infectar dois a quatro indivíduos. A título de comparação, a reprodução infecciosa da gripe (influenza), por exemplo, é menor que um. Quando equiparadas, a doença do novo coronavírus é considerada altamente infecciosa. E dessa forma, por conta do caráter da pandemia, utilizaremos esse patógeno como modelo para descrever as fases de uma doença infecciosa (Figura 5).

Período de incubação

Em uma doença infecciosa, podemos ter inicialmente, após a contaminação, o período de incubação. Essa fase corresponde ao período em que o doente se infecta com o patógeno até desenvolver sinais e sintomas. Na Covid-19, de acordo com a literatura mundial, esse período pode variar de 3 a 14 dias.

Período prodrômico

Após o período de incubação, de forma geral, ocorre o período prodrômico. Essa fase ocorre apenas em algumas doenças, por poucos dias, e se caracteriza por sintomas leves e inespecíficos, como mal-estar geral, fadiga, febre baixa e indisposição. Na doença causada pelo SARS-CoV-2, relata-se um período de pródromos com sintomas, como fadiga, tosse e dor de garganta, similar a um resfriado comum.

Período de estado

O próximo estágio é chamado de período de estado ou de período doença. Nesse processo, os sintomas passam a ser mais exuberantes. Na doença ocasionada pelo novo

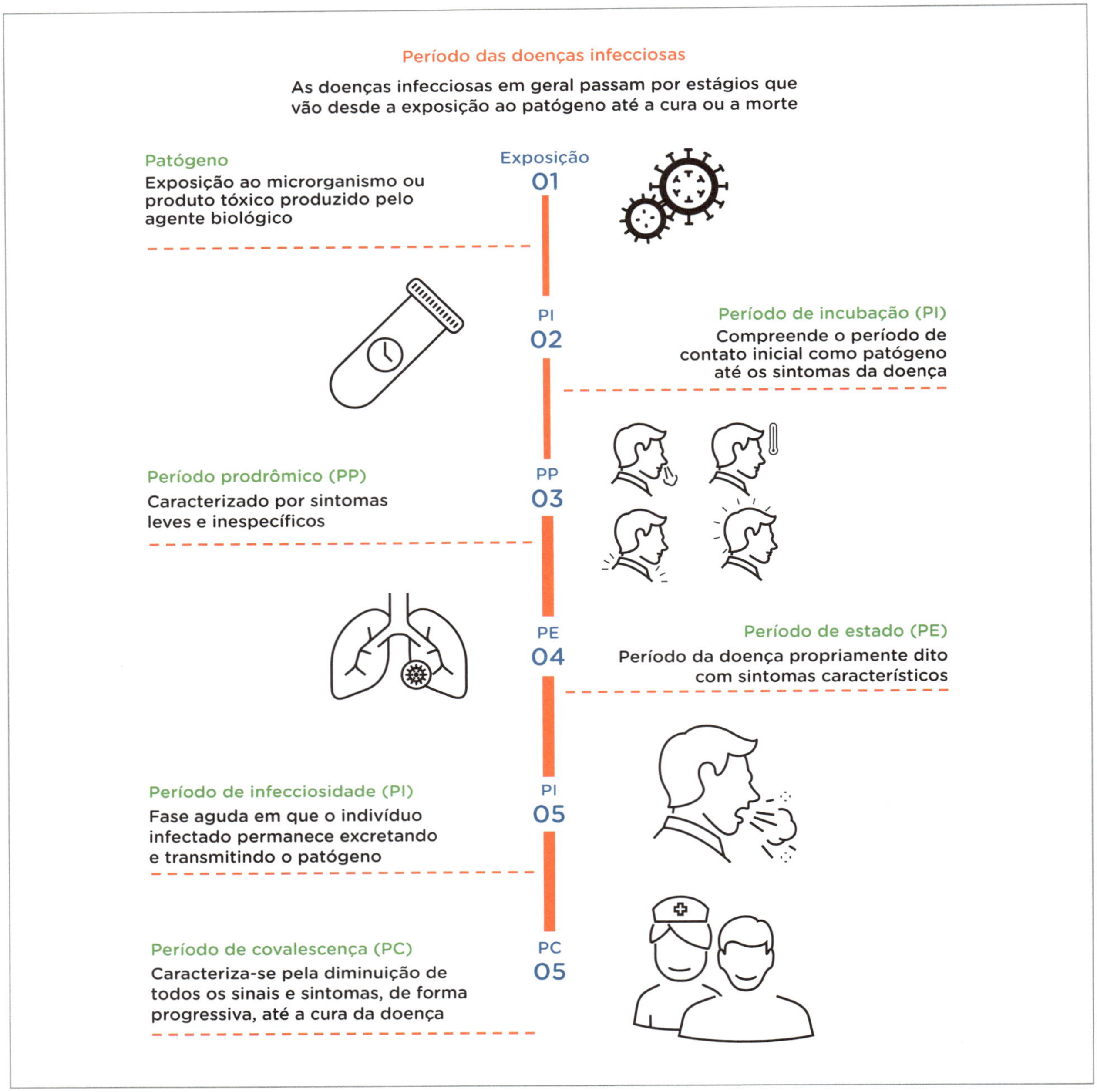

FIGURA 5 Esquema temporal das fases da doença infecciosa.

coronavírus, nessa fase, a febre pode aumentar, a tosse fica mais intensa e surgem também sintomas como falta de ar, podendo chegar até a dispneia franca, evoluindo para insuficiência respiratória e necessidade de intubação precoce.

Período de infecciosidade

É caracterizado pelo período da fase aguda da doença em que o indivíduo infectado permanece excretando e transmitindo o patógeno. Na Covid-19 é até o 15° dia da doença.

Período de convalescença

Agora, após todas as fases anteriormente citadas, chega o período de convalescença, que se caracteriza pela diminuição de todos os sinais e sintomas, de forma progressiva, até a cura da enfermidade. Em alguns casos, esse estágio da doença pode chegar mais rápido ou demorar mais. Esse intervalo pode ou não depender de alguns fatores, como tratamento medicamentoso, comorbidades prévias do doente, condições de internamento, entre outros. Observou-se na Covid-19 que, em pacientes pertencentes ao grupo de risco (diabéticos, hipertensos e idosos), há mais complicações e, consequentemente, o período de convalescência chega de forma mais tardia.

CONTAMINAÇÃO CRUZADA: O QUE É?

A contaminação cruzada no consultório odontológico é o processo de contaminação por meio dos microrganismos. Esse processo pode ocorrer entre: a) pacientes; b) o ambiente clínico e o paciente; c) o paciente e a equipe de trabalho (Figura 6).

Esse tipo de contágio pode acontecer de várias formas: quando o profissional contamina terceiros, ao portar – na sua vestimenta ou no seu corpo – partículas contaminantes, transmitindo patógenos a pacientes e colegas de equipes. Pode ainda se apresentar quando materiais e instrumentos utilizados na prática clínica não são higienizados ou esterilizados da maneira correta, possibilitando a contaminação entre pacientes.

Como já abordado, o serviço de saúde bucal detém vários procedimentos que possuem risco potencial de contaminação. A exposição das mucosas e percutâneas, por conta dos materiais cortantes e perfurantes, trazem consigo esse perigo.

Algo simples, mas de grande importância na rotina, é a higienização adequada das mãos. O descuido dessa prática pode desencadear, por exemplo, uma contaminação oro-fecal, entre profissional e paciente, ao manusear instrumentos ou na inocente ação de tocar na maçaneta após o uso dos sanitários. Por isso, deve-se incentivar boas práticas de biossegurança. Uma boa dica para lembrar os profissionais das técnicas de antissepsia e higiene das mãos é a disponibilização de cartazes nas pias e lavatórios, para que, de forma sutil, sejam destacadas essas ações de cuidado.

Existem medidas de precaução que auxiliam, de forma preventiva, na manutenção da saúde dos profissionais. Algumas dessas alternativas, é adotar uma periodicidade no exame médico, ressaltar a importância das vacinas estarem em dia, além da orientação de asseio e degermação regular das mãos. Ressalta-se ainda a relevância do uso dos EPI como forma de barreiras protetoras ao contato com a matéria orgânica particularizada no ar. A limpeza, desinfecção, esterilização dos materiais, artigos e superfícies também precisam ser rotina. E, por fim, torna-se mandatório descartar de forma adequada o lixo contaminado e não contaminado, de forma a impedir que infecções sejam propagadas pela comunidade de forma irresponsável, feita por um descarte inapropriado.

TRANSMISSÃO DE MICRORGANISMOS NO AMBIENTE ODONTOLÓGICO: REALIDADE OU FICÇÃO?

A grande diversidade de microrganismos que habitam a cavidade bucal coloca esse ambiente como fonte de possíveis infecções, estabelecidas entre pacientes, entre paciente e equipe ou vice-versa. A aquisição de doenças após uma consulta odontológica está documentada em inúmeros

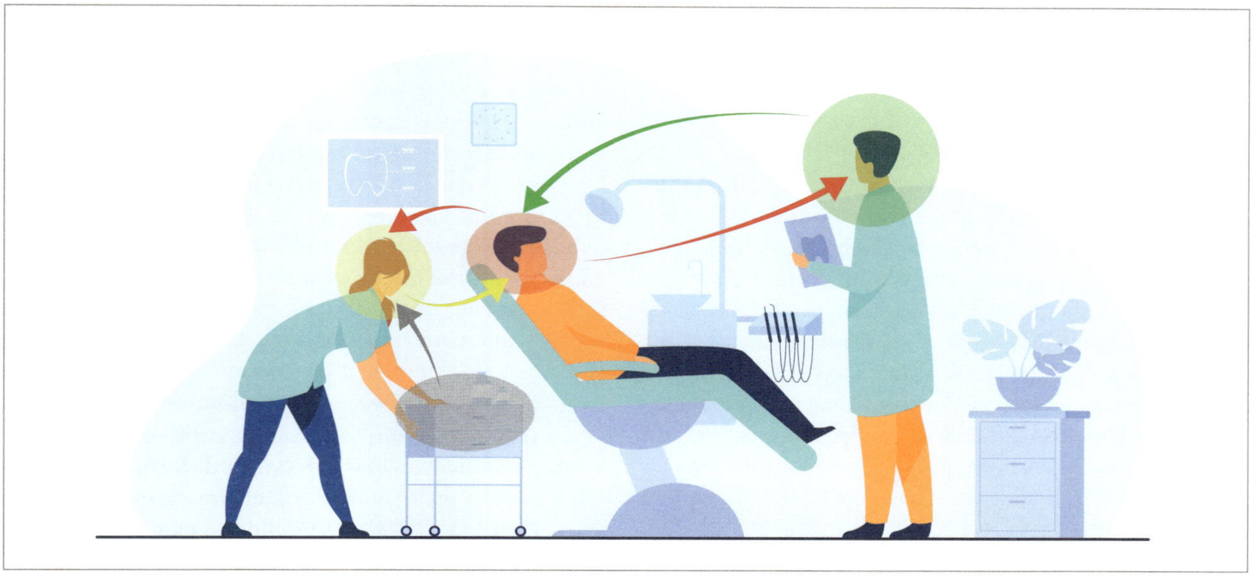

FIGURA 6 Situação de atendimento clínico odontológico no qual se observam erros quanto ao uso de EPI favoráveis ao estabelecimento da contaminação cruzada. As setas representam as possibilidades de transmissão de microrganismos entre dentista e paciente (verde), da paciente para equipe (vermelho), da auxiliar para a paciente (amarelo) e das superfícies para a auxiliar (cinza).

relatos científicos. É uma realidade que precisa ser destacada e necessita ser evitada no cotidiano da prática clínica.

A seguir, serão descritos alguns desses casos que anulam a ficção de uma possível infecção e tornam concreta a necessidade para adoção de medidas visando o controle do risco biológico.

Hepatite B

A hepatite B tem se configurado com uma das doenças de maior preocupação para a equipe de saúde bucal. Nos Estados Unidos, em 2005, a quantidade de cirurgiões dentistas com essa doença chegou a ser 70% maior que na população em geral. Esse dado é preocupante e está diretamente relacionado aos riscos de exposição ao vírus da hepatite B (VHB) na prática odontológica. E esse risco também pode ser preocupante em relação aos pacientes, uma vez que a transmissão do VHB de paciente para paciente em um procedimento cirúrgico odontológico já foi previamente descrita e confirmada por meio de técnicas moleculares. Nesse caso, uma mulher idosa, que se submeteu a exodontias múltiplas, exibiu um quadro infecioso agudo de hepatite B, dois meses após a realização da cirurgia. As investigações mostraram que a paciente fonte foi uma mulher que havia sido submetida a uma cirurgia na mesma data, na mesma sala, com o mesmo pessoal do hospital, 2 horas antes. Essa mulher era portadora de hepatite B em seu estado crônico. A possibilidade de transmissão do vírus, conforme o Centro para Controle de Doenças e Prevenção (CDC) americano, recaiu na propagação a partir de uma superfície contaminada do ambiente. Outra situação de infecções por HBV no âmbito odontológico ocorreu em um clínica de campanha, montada para atendimentos temporários em 2009, no estado americano de West Virginia. Nessa situação, três pacientes e dois voluntários foram infectados.

Herpes simples

Se os equipamentos de proteção individual não forem utilizados corretamente, a equipe odontológica e o paciente correm risco de exposição ao vírus da herpes simples (HSV) por contato direto com úlceras herpéticas, respingos de lesões herpéticas ou saliva. Embora existam apenas alguns relatos de infecções relacionadas à prática odontológica, a frequência do panarício herpético (lesões nos dedos) é maior entre os dentistas do que na população normal. Relatos confirmando a transmissão do HSV do paciente para a equipe odontológica estão disponíveis na literatura. Além disso, a transmissão do vírus da equipe para os pacientes também é possível. Um caso clássico que demostra essa possibilidade foi o de uma ASB (auxiliar de saúde bucal) que atendeu, sem luvas, um paciente com de lesões de herpes labial ativas e, após uma semana, desenvolveu lesões nos dedos. No período compreendido entre o atendimento e o aparecimento das vesículas, a profissional atendeu outros 46 pacientes. O rastreamento epidemiológico indicou que 20 pacientes desenvolveram a doença e destes, 16 apresentaram compatibilidade laboratorial com o vírus isolado da lesão da ASB.

HIV

Na literatura científica mundial, até o ano de 2020, há publicações de relatos de oito prováveis casos de transmissão ocupacional do HIV, no entanto, sem confirmação. Também não existem casos confirmados, ou mesmo relatos, da transmissão do HIV de paciente a paciente na clínica odontológica. Já a transmissão do profissional para pacientes, por outro lado, já foi registrada. Aconteceu a partir de um dentista na Flórida, Estados Unidos, cujas investigações epidemiológicas e testes laboratoriais comparativos das estruturas proteicas dos vírus confirmaram a transmissão do HIV pelo dentista, que resultou na infecção de cinco pacientes.

Mycobacterium tuberculosis

Adquirir tuberculose no ambiente odontológico pode ser difícil, mas existem evidências para a transmissão do *M. tuberculosis* na prática odontológica. No Reino Unido, um relatório documentou casos de tuberculose em pacientes infectados pelo cirurgião-dentista. Nessa situação, todos os pacientes tiveram extrações dentárias realizadas pelo cirurgião-dentista com tuberculose pulmonar ativa. Além disso, foi documentada a transmissão entre membros da equipe de saúde bucal e, possivelmente, ocorreu a infecção por tuberculose de pacientes para a equipe de trabalho.

Mycobacterium abscessus

Mycobacterium abscessus é uma micobactéria de crescimento rápido, comum no solo e na água, que tem sido o responsável por surtos nas mais diversas áreas da saúde. Na odontologia, em especial, o primeiro caso foi documentado em Israel, no ano de 2005, que resultou num quadro de osteomielite mandibular em uma jovem de 19 anos, após a realização de um tratamento endodôntico. Dois surtos relacionados ao *M. abscessus* aconteceram nos estados americanos da Georgia e Califórnia. O primeiro surto ocorreu em uma clínica odontológica na cidade de Atlanta, no ano de 2015, que resultou na hospitalização de 24 crianças, com quadros clínicos de linfadenite cervical, osteomielite e nódulos pulmonares. A investigação laboratorial mostrou a confirmação de 14 casos, cuja causa estava associada à contaminação da água utilizada em pulpotomias, procedimento comum a todos os casos relatados. Na caso da Califórnia, a situação foi semelhante e acometeu 71 crianças, de 2 a 11 anos, com 22 relatos confirmados. Para uma das crianças desse surto, o grau de severidade da osteomielite mandibular foi tão grande que culminou com a necessidade de reconstrução mandibular. Essas situações colocam em evidência a necessidades de garantir a qualidade da água utilizada nos procedimentos odontológicos (ver Curtindo a Biossegurança).

Legionella spp.

Legionella spp. representa um gênero bacteriano capaz de causar uma forma grave de pneumonia em seres humanos: doença dos legionários ou legionelose. De uma forma geral, a inalação de aerossóis contaminados com *Legionella* spp. atua como a principal via de transmissão. Esse microrganismo apresenta um risco potencial na prática clínica, podendo estar localizado nas linhas de água do equipamento odontológico, que atuariam como fonte de contaminação para a equipe odontológica e para os pacientes. A superfície interna das tubulações é o ambiente perfeito para a formação de biofilme e multiplicação de *Legionella* spp. Está documentado um caso de um paciente que estava infectado com o sorogrupo 1 de *L. pneumophila*, que se originou de um consultório odontológico, na Itália. Após hospitalização por problemas pulmonares, o paciente faleceu dessa infecção. A partir de métodos de tipagem molecular, demonstrou-se que a fonte da infecção por *Legionella* foi as linhas de água do equipamento odontológico. Adicionalmente, existe o registro da morte de um dentista americano por legionelose. Tendo em vista os altos níveis de *Legionella* spp. nas linhas de água da unidade odontológica do consultório do dentista investigado, verificou-se que provavelmente os aerossóis produzidos pelos equipamentos odontológicos foram a fonte da infecção fatal por *Legionella*.

Pseudomonas spp.

O *Pseudomonas* spp. pode representar um risco importante para a saúde, principalmente para pacientes imunocomprometidos, uma vez que esse gênero bacteriano está associado a inúmeros tipos de infecção, podendo afetar pulmões, pele, trato urinário, olhos e sangue. Nesse sentido, em uma pesquisa conduzida na Dinamarca, em 1997, pacientes com fibrose cística, conhecidos por serem excepcionalmente suscetíveis a infecções por *Pseudomonas* spp. foram investigados quanto à presença de *P. aeruginosa* após uma consulta odontológica. *P. aeruginosa* foi isolado em até 5% das linhas de água, e um paciente apresentou resultado positivo no escarro para *P. aeruginosa* genotipicamente compatível. Em outro estudo realizado em Londres, dois pacientes com câncer desenvolveram abscessos gengivais

CURTINDO A BIOSSEGURANÇA

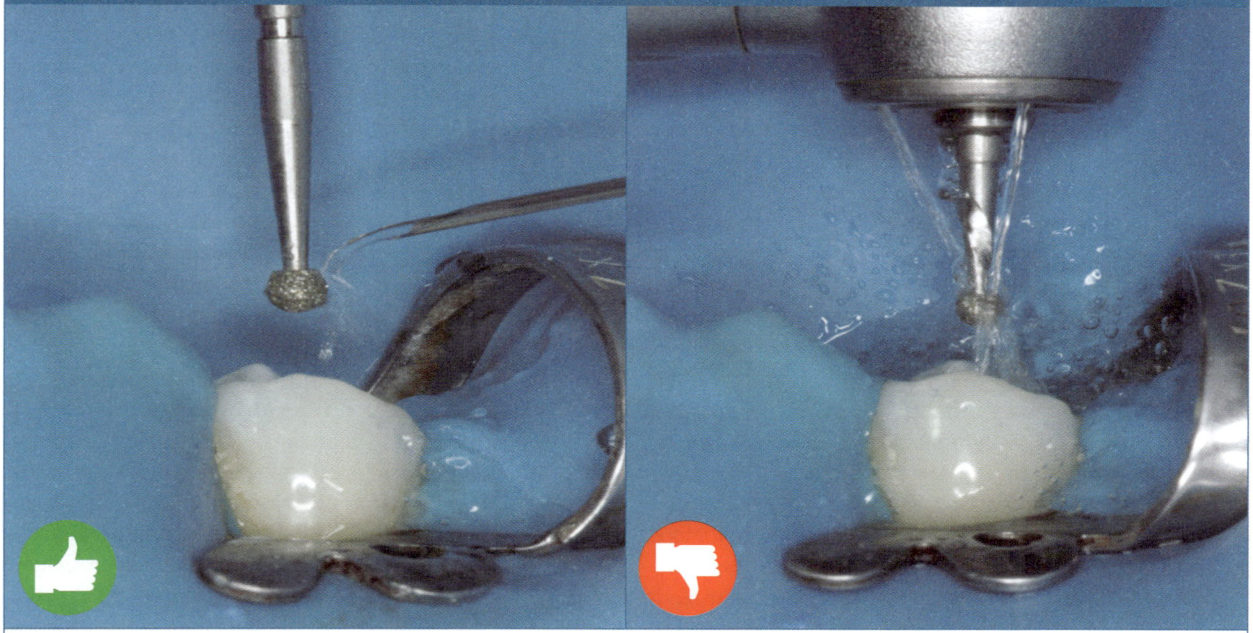

A qualidade da água utilizada em procedimentos para acessos coronários e em cirurgias sempre merece nosso *like*. Além disso, fazer irrigação externa pelo uso de seringas esterilizadas elimina a possibilidade de contaminação proveniente das linhas de água do equipamento odontológico. Relatos comprovam a possibilidade de contaminação da água do equipo e posterior infecção por *Mycobacterium abcessus* em pacientes pediátricos submetidos a procedimentos de pulpotonias.

com *P. aeruginosa* após tratamento dentário. Além disso, 78 pacientes com nenhuma condição médica subjacente foi colonizada transitoriamente durante 35 semanas com *P. aeruginosa* quando tratadas no mesmo consultório.

Staphylococcus aureus resistentes à meticilina (MRSA)

As bactérias multirresistentes são microrganismos com a capacidade de resistirem aos efeitos de uma medicação. O MRSA é a bactéria multirresistente mais preocupante no cenário atual. No Reino Unido, comprovou-se que um dentista portador transmitiu o MRSA a dois pacientes submetidos à cirurgia oral. Já em outro estudo, conduzido no Japão, com 140 pacientes de um hospital odontológico, verificou-se que oito usuários foram infectados por cepas de MRSA provenientes da seringa tríplice e do braço da cadeira odontológica.

COMO O ADVENTO DO HIV CONTRIBUIU PARA A PERCEPÇÃO DO RISCO BIOLÓGICO EM ODONTOLOGIA?

Em março de 1983, com base nos dados epidemiológicos, o CDC em conjunto com o FDA (Food and Drug Administration) e o Instituto Nacional de Saúde (NIH), todos órgãos do governo americano, emitiu as primeiras recomendações para prevenir a transmissão ocupacional do HIV, definindo-se situações de risco para aquisição de doenças e as medidas de prevenção a serem utilizadas. Essas orientações foram direcionadas e endossadas por uma variedade de profissionais, incluindo os profissionais de saúde que manipulavam material biológico, bem como resíduos orgânicos. Essas recomendações passaram por atualizações em 2001, 2005 e 2013, e traziam em especial, os regimes antirretrovirais recomendados e a duração do acompanhamento com testes anti-HIV para pessoas expostas, incluindo as estratégias de prevenção primária, a gestão de exposições ocupacionais e a necessidade de priorizar a adesão aos regimes propostos para exposição.

No Brasil, com o surgimento dos primeiros casos da Aids em meados da década 1980, deu-se também o primeiro relato de contaminação por acidente de trabalho em saúde, iniciando-se então as primeiras discussões e estudos acerca da biossegurança nos consultórios odontológicos. Começaram a surgir também as publicações sobre o controle de infecção em odontologia, alertando a comunidade de saúde sobre o perigo de transmissão ocupacional de agentes infecciosos. Houve um aperfeiçoamento sobre os métodos de prevenção visando a diminuição do risco de contaminação, que passaram a ser adotados pelos cirurgiões-dentistas, demonstrando uma maior preocupação com a biossegurança. A infecção pelo HIV e o advento da Aids veio para reforçar a necessidade de atualização constante do cirurgião-dentista no sentido de promover saúde bucal, sem expor o paciente, a equipe de trabalho e a si próprio a riscos desnecessários.

Visto que é difícil identificar de maneira confiável por meio de histórico médico os pacientes infectados com HIV ou outros patógenos transmitidos pelo sangue, as precauções sobre o manejo de sangue e fluidos corporais devem ser utilizadas de forma consistente em todos os pacientes, cumprindo as normas de biossegurança em todos eles. Os protocolos de biossegurança para atendimento em consultórios odontológicos foram aperfeiçoados ao longo dos anos e parece ser eficaz na prevenção da infecção pelo HIV. No entanto, um estudo conduzido com discentes do curso de odontologia de uma universidade de São Paulo, em 2011, mostrou que a percepção deles sobre os protocolos de biossegurança é de que eles são pouco práticos. A literatura sobre biossegurança em odontologia tem demonstrado que o grau de obediência do próprio profissional aos protocolos é variável, seja para medidas de proteção individual, seja para medidas coletivas. Em 2014, em um outro estudo que buscou conhecer as expectativas de acadêmicos de odontologia de uma universidade em Minas Gerais, foi observado que ainda existem representações estereotipadas sobre os futuros pacientes com HIV, com uma tendência a superestimar os riscos da transmissão, mudando os comportamentos quanto a biossegurança. Já em outro trabalho conduzido com discentes de uma faculdade no Rio Grande do Sul, foi reportado que 90% deles tratavam os pacientes como potencialmente infectados e tinham preocupação com o risco profissional para o HIV.

Na área odontológica, o desconhecimento inicial da doença e de seus aspectos clínicos causou sérias limitações no tratamento desses pacientes. Ainda existe uma relutância por parte da maioria dos cirurgiões-dentistas que ainda não se sentem preparados para atender pacientes portadores do vírus, principalmente quando já apresentam complicações clínicas. Essa relutância surge pelo medo do risco pessoal de contágio, pelas dúvidas quanto à eficácia das medidas de controle de infecção cruzada e de contaminação por parte da equipe auxiliar. Porém, é preciso considerar o respeito ao indivíduo infectado que merece e precisa de um atendimento digno e respeitoso.

A Organização Mundial da Saúde prega que o conhecimento apropriado sobre a doença é fundamental na odontologia, especialmente considerando que o número de pessoas infectadas é crescente e no mundo, inclusive no Brasil, e que provavelmente muitos profissionais já atenderam portadores do vírus. Desse modo, a conduta mais segura nesse caso é a prevenção, seguindo as normas de biossegurança e considerando o princípio de que todo indivíduo pode ser potencialmente portador de doenças infectocontagiosas. O profissional de saúde bucal do Brasil sabe como se relacionar com a doença e, na sua rotina dos consultórios odontológicos, precisam seguir os novos aspectos relacionados com a biossegurança, como a atenção contínua das precauções padrão e conscientização dos profissionais de saúde no trato com todos os seus pacientes.

SERÁ QUE O SARS-COV-2 CAUSARÁ O MESMO IMPACTO SOBRE O COMPORTAMENTO DOS PROFISSIONAIS DE SAÚDE BUCAL?

No final de 2019, surgiu em Wuhan-China um novo coronavírus, o SARS-CoV-2 (*severe acute respiratory syndrome coronavirus 2*), associado à uma doença respiratória grave, conhecida como Covid-19 (*coronavirus disease*). As rotas de transmissão do novo coronavírus incluem a transmissão direta (tosse, espirro e inalações de gotículas) e transmissão por contato (com as mucosas oral, nasal e ocular). Os vírus respiratórios podem ser transmitidos de pessoa a pessoa por meio de gotículas maiores ou menores ou diretamente pela saliva. Estudos sugerem que o SARS-CoV-2 pode ser transmitido pelo ar através de aerossóis formados durante procedimentos médico-odontológicos.

Os consultórios odontológicos invariavelmente carregam o risco de infecção pelo novo coronavírus, em especial pela especificidade dos seus procedimentos, os quais envolvem comunicação face a face com pacientes e exposição frequente à saliva, sangue e outros fluidos corporais, assim como a manipulação de instrumentos cortantes. Considerando que os profissionais de saúde bucal e pacientes podem ser expostos a microrganismos patogênicos, incluindo vírus e bactérias que infectam a cavidade oral e o trato respiratório, desde a emergência do novo coronavírus, várias associações odontológicas recomendaram aos profissionais de saúde bucal que os procedimentos considerados eletivos fossem adiados. Mesmo que a prática continuasse sendo realizada com o uso de proteção individual, o risco ao profissional ainda existiria em especial pela falta de informações sobre o tempo de incubação do vírus, o que poderia levar pacientes assintomáticos ou subclínicos a disseminar o vírus nos consultórios odontológicos.

Assim, a partir desse momento, enquanto não houver vacina eficaz, sempre será necessário considerar a possibilidade de transmissão do vírus e redobrar os cuidados para prevenção da transmissão. Em muitos países, o impacto do SARS-CoV-2 para o profissional de saúde bucal já tem sido um ponto de grande preocupação. Considerando o contato proximal entre o dentista e o paciente, esse profissional acaba sendo um dos mais expostos à infecção. Diante disso, muito já se tem sido pensado sobre os métodos de controle que precisam ser adotados. Embora a equipe odontológica esteja familiarizada com a avaliação do risco de infecção cruzada, a preocupação consiste nos indivíduos assintomáticos os quais podem ser infecciosos e com o fato de alguns dentistas não usarem em determinados momentos os devidos equipamentos de proteção, como aventais, luvas, máscaras PFF2 e proteção para os olhos, às vezes por falta de disponibilidade.

O SARS-CoV-2 pode persistir no ar, na forma de aerossol por até 3 horas e tem uma meia-vida relativamente longa, de aproximadamente 1,1 a 1,2 horas. No ambiente odontológico, a intensa produção e persistência de aerossóis durante procedimentos odontológicos expõe trabalhadores ao risco de inalar pequenas gotículas contaminadas. Além das gotículas de saliva, tosse e espirro de pacientes infectados, as peças de mão, seringa tríplice e ultrassom produzem grandes quantidades de bioaerossol, os quais podem ficar no ar ou nas superfícies por um longo período.

ATENÇÃO

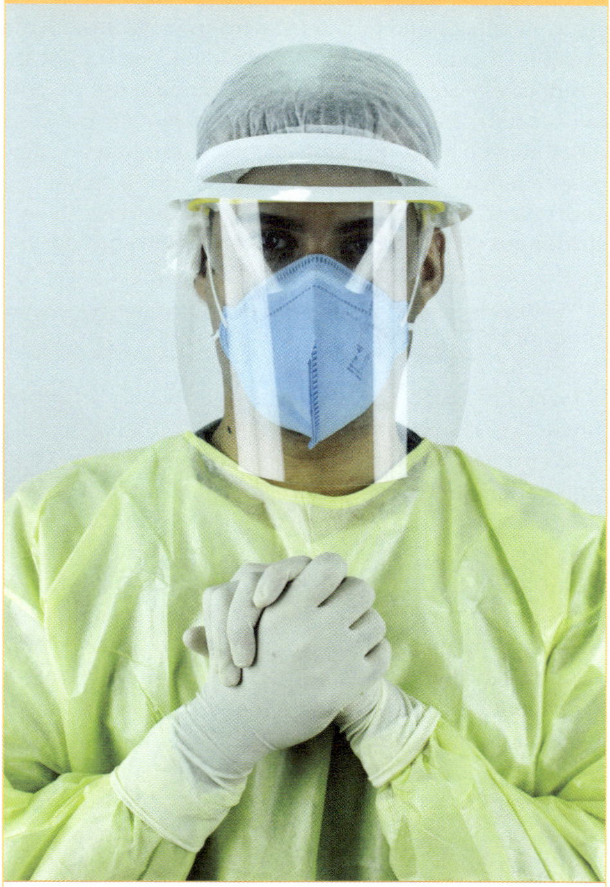

O profissional deve atentar que a clínica odontológica possui os elementos básicos para uma precaução padrão e de transmissão. Os protocolos devem ser seguidos para todos os pacientes independentemente da suspeita de infecção por SARS-CoV-2. Os cuidados devem ser adotados no ambiente clínico pelo cirurgião-dentista, pela equipe auxiliar e pelos pacientes.

Assim, o SARS-CoV-2 veio trazer mais reflexão sobre a importância das medidas que devem ser tomadas nos consultórios odontológicos para bloquear a transmissão do vírus e prevenir sua transmissão, como higienizar as mãos com frequência. Destaca-se o efeito de soluções à base de álcool em vírus envelopados, incluindo o coronavírus, e sugere-se o uso de soluções contendo pelo menos 60% de etanol para a higienização das mãos.

Outro ponto que vem sendo destacado é a utilização do enxaguante bucal nos pacientes, antes e após os procedimentos odontológicos. No entanto, ainda não há informação sobre a eficácia de agente oxidantes e não oxidantes para o SARS-CoV-2. Na literatura já foi reportado que a clorexidina tem uma atividade eficaz em alguns vírus envelopados, como vírus herpes simples tipo 1 e 2, vírus da imunodeficiência humana 1, citomegalovírus, vírus influenza A, parainfluenza e hepatite B.

As demais recomendações para segurança do trabalho em ambiente odontológico incluem usar rigorosamente os equipamentos de proteção individual, como máscara cirúrgica e proteção ocular (considerando o uso de protetor facial), para proteger as membranas mucosas dos olhos, nariz e boca, utilizar isolamento absoluto do campo operatório, usar instrumentos rotatórios com válvula antirrefluxo e realizar a correta desinfecção do ambiente clínico e o adequado descarte dos resíduos biológicos. Devido à alta propagação de bioaerossóis, recomenda-se renovar frequentemente o ar interior, com a abertura de janelas, de preferência entre cada paciente.

A desinfecção do ambiente dentário já é um processo bem estabelecido para a prevenção de infecções cruzadas e as medidas normalmente adotadas agora serão cruciais para impedir a disseminação do SARS-CoV-2, em especial pelas características de longa persistência do vírus em superfícies, que constitui um risco para pacientes e profissionais de saúde bucal.

QUE ESTRATÉGIAS USAR PARA MINIMIZAR O RISCO BIOLÓGICO NO EXERCÍCIO PROFISSIONAL?

Como o risco para a aquisição de doenças no ambiente odontológico é real, é necessário estabelecer um conjunto de medidas para evitar ou anular essa possibilidade. Desse modo, os princípios básicos para o controle de infecções levam em consideração os conceitos de precauções padrão e precauções baseadas na transmissão. As primeiras são medidas a serem aplicadas durante o cuidado em saúde de todos pacientes (Figura 7), enquanto as últimas referem-se a medidas adicionais às de precaução padrão direcionadas a pacientes com infecções conhecidas ou suspeitas, que

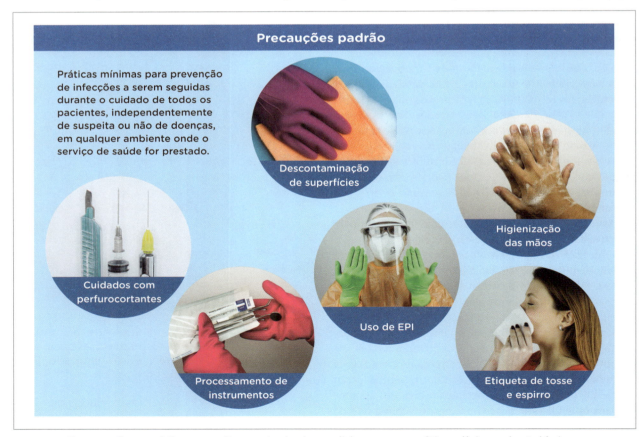

FIGURA 7 Precauções padrão: conceito e principais medidas para a prática clínica odontológica.

Conjunto de práticas que se aplicam a pacientes com infecção confirmada, suspeita ou com colonização por patógenos altamente transmissíveis ou epidemiologicamente importantes, para os quais precauções além das precauções padrão são necessárias para interromper a transmissão em ambientes de saúde. As vias de transmissão poderão se dar por:

Contato

Medidas

- Colocação das luvas e avental antes de entrar na sala clínica.
- Descarte das luvas e do avental antes de sair da sala clínica.
- Utilização de luvas e avental para um único paciente.
- Uso de equipamentos descartáveis ou desinfecção a cada uso.

Doenças

Hepatite A
Herpes simples/zóster
Covid-19

Gotículas

Medidas

- Olhos, nariz e boca devem estar completamente cobertos antes de entrar na sala clínica.
- Remoção da proteção facial antes de sair da sala clínica.
- Uso de máscaras pelo paciente.
- Instruções ao paciente quanto a etiqueta respiratória.

Doenças

Rubéola
Gripe
Covid-19

Aerossóis

Medidas

- Colocação de respirador Pff2/N95 ou superior antes de entrar na sala clínica.
- Remoção do respirador após saída da sala clínica.
- Porta da sala clínica deve permanecer fechada.
- Instruções ao paciente quanto ao uso de máscara e etiqueta respiratória.

Doenças

Tuberculose
Sarampo
*Covid-19**

FIGURA 8 Precauções baseadas na transmissão: conceito, vias de transmissão, principais medidas para a prática clínica odontológica e doenças relacionadas.

(*) A transmissão do SARS-CoV-2 pode acorrer por aerossóis nas situações de geração de bioaerossóis na prática odontológica.

podem estar relacionadas a microrganismos adquiridos por contato, gotículas ou aerossóis (Figura 8).

As medidas de precauções padrão e de transmissão surgiram a partir do conceito de precauções universais, que se baseavam na ideia de que o sangue e fluidos corporais contaminados devem ser tratados como infecciosos, pois os pacientes com infecções transmitidas pelo sangue podem ser assintomáticos ou não saber que estão infectados. A relevância das precauções universais para outros aspectos da transmissão de microrganismos foi reconhecida e, em 1996, o CDC expandiu o conceito e alterou o termo para precauções padrão. Ao longo deste livro, todas as medidas serão discutidas e detalhadamente descritas, com o objetivo de tornar as consultas odontológicas cada vez mais seguras.

QUIZ BIOSSEGURO

1. Qual o termo utilizado para designar a presença de microrganismos em superfícies?
   A. Infecção.
   B. Contaminação.
   C. Colonização.
   D. Desinfeccção.

2. Quando ocorre a aquisição de microrganismos provenientes de superfícies, como da alça do refletor, pode-se dizer que ocorreu uma transmissão...
   A. Indireta por aerossóis.
   B. Por contato direto.
   C. Por contato indireto.
   D. Por gotículas indiretas.

3. Que etapa do desenvolvimento de uma doença infecciosa corresponde à fase em que os sintomas são mais exuberantes?
   A. Período de estado.
   B. Período prodrômico.
   C. Período de incubação.
   D. Período de convalescença.

4. Que microrganismo foi responsável por um surto que ocorreu em uma clínica odontológica na cidade de Atlanta, em 2015, que resultou na hospitalização de 24 crianças, com quadros clínicos de linfoadenite cervical, osteomielite e nódulos pulmonares?
   A. *Pseudomonas* spp.
   B. *Legionella* spp.
   C. *Mycobacterium abscessus.*
   D. *Mycobacterium tuberculosis.*

5. Qual via de disseminação de microrganismos não pode ser considerada quando se analisam as medidas de precaução baseadas na transmissão?
   A. Por gotículas.
   B. Por contato.
   C. Por sangue.
   D. Por aerossóis.

JOGANDO LIMPO

1. Neste caça-palavras existem dez palavras escondidas que representam importantes doenças que podem trazer risco ao profissional de saúde bucal. Encontre-as:

C N O F V A Ç K S N E J Y E H F J F I E T A N D H G S U P Q Q M S P H F C H F

F V C J B D L A P I M E N I N G I T E D T S N H A F O C N H A D F N I E M A N

D J F L T I F N O W I M A P Q I E M A N S I H E R P E S P T O N A M A N S O M

A N S P U O E Q O E I A M S N U T N A R N A L H U B E S N H O E I A N R I N S

P E O A B S N T R O A N S A R A M P O U A M N D Ç T E E N D H S N I N A N S Ç

Q P E I E U A N D H T I D N U L D O E R S L Q P I O R N S T E R O P U N A S N

D M O R R U A N S B Ç L P P B Ç E M A N C H A T I E N O D B N U C N N H E I D

F P T O C A M A N S O M A N E P Q O E Q O V A R I C E L A Z O S T E R H U A M

S N H O U I A N R I N S P E O A M S N T R P A N S D L G O I R U A U N L Ç O E

A N D H L N I N A N S Ç O M L N S P Q O E Q O E I A M S N U T N A R N A L O U

A M S N O O E I A N R I N S A E O A M H N T R O A N S D L G O I R U A M N D Ç

S E A N S H S N I N A N S Ç Q P E I R D O S N H A F O C A X U M B A I E M A N

G R I P E F N O W I M A P Q I E M A N S I N H E I D F P T O N A M A N S O M A

N S P Q O E Q O E I A M S N U T N A R N A L H U A P N E U M O N I A T A F R E

2. Preencha as palavras cruzadas:

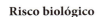

Risco biológico

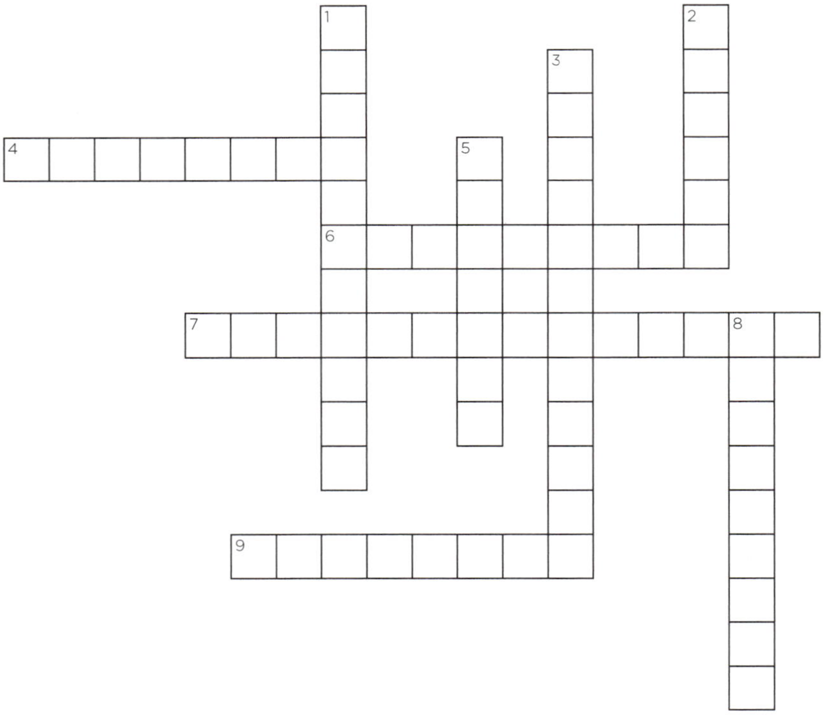

Horizontal
4. Período de sintomatologia inespecífica.
6. Período compreendido entre a contaminação e os primeiros sintomas.
7. Família do vírus da hepatite.
9. Conceito que está relacionado à agressão tecidual proveniente da invasão e multiplicação dos microrganismos.

Vertical
1. Presença de microrganismos quando existe a relação de dependência metabólica com o hospedeiro.
2. Também chamado de fase de sintomas específicos.
3. Presença de microrganismos em superfícies de objetos inanimados ou tecido vivo sem que haja multiplicação, invasão tecidual, reação imunológica ou dependência metabólica.
5. Processo de contaminação por meio dos microrganismos e que pode ocorrer entre: a) pacientes; b) o ambiente clínico e o paciente; c) o paciente e a equipe de trabalho.
8. Gotículas produzidas em grande parte dos procedimentos odontológicos e responsáveis pela transmissão de vários agentes biológicos.

BIBLIOGRAFIA

1. Alnegrish A, Al Momani AS, Sharafat FA. Compliance of jordanian dentists with infection control strategies. Inter Dental J. 2008;58(5):231-6.
2. Alvarez C, Labarca J, Salles M. Estratégias de prevenção de *Staphylococcus aureus* resistente à meticilina (MRSA) na América Latina. Braz J Infect Dis (São Paulo). 2010;14(Suppl 2):108-20.
3. Arantes DC, Hage CA, Nascimento LS, Pontes FSC. Biossegurança aplicada à odontologia na Universidade Federal do Pará. Rev Pan-Amazônica de Saúde. 2015;6(1):11-8.
4. Atlas RM, Williams JF, Huntington MK. Legionella contamination of dental-unit waters. Appl Environ Microbiol. 1995;61(4):1208-13.
5. Avelleira JCR, Bottino G. Sífilis: diagnóstico, tratamento e controle. Anais Brasileiros de Dermatologia. 2006;81(2):111-26.
6. Bajantri B, Venkatram S, Diaz-Fuentes G. *Mycoplasma pneumoniae*: A Potentially Severe Infection. J Clin Med Res. 2018;10(7):535-44.
7. Bangham CRM. Human T cell leukemia virus type 1: persistence and pathogenesis. Ann Rev Immunol (Palo Alto). 2018;36:43-71.
8. Bednarsh H, Eklund K, Molinari JA. The concept and application of standard precautions. In: Molinari JA, Harte JA. Cottone's practical infection control in dentistry. 3 ed. Philadelphia: Lippincott Williams & Wilkins; 2010. p. 79-88.
9. Brasil. Ministério da Saúde. ANVISA. Informe técnico n. 01/2009 princípios básicos para limpeza de instrumental cirúrgico em serviços de saúde. Brasília: Ministério da Saúde; 2009.
10. Brasil. Ministério da Saúde. ANVISA. Serviços odontológicos: prevenção e controle de riscos. Brasília: Ministério da Saúde; 2006.
11. Brasil. Ministério da Saúde. Comissão de biossegurança em saúde, classificação de risco dos agentes biológicos. Brasília: Ministério da Saúde; 2017.
12. Brasil. Ministério da Saúde. Manual ABCDE das hepatites virais para cirurgiões-dentistas. Brasília: Ministério da Saúde; 2010.
13. Brasil. Ministério da Saúde. Organização Pan-Americana de Saúde - OPAS. Módulo de princípios e epidemiologia para o controle de enfermidades (MOPECE). Brasília: Ministério da Saúde; 2010.
14. Brasil. Ministério da Saúde. Secretaria de Assistência à Saúde. Série Saúde & Tecnologia - Textos de apoio à programação física dos estabelecimentos assistenciais de saúde - arquitetura na prevenção de infecção hospitalar - Brasília: Ministério da Saúde; 1995.
15. Brasil. Ministério da Saúde. Secretaria de Políticas de Saúde. Coordenação Nacional de DST e Aids. Controle de infecções e a prática odontológica em tempos de Aids: manual de condutas. Brasília: Ministério da Saúde; 2000.
16. Brasil. Ministério da Saúde. Secretaria de Vigilância em Saúde. Departamento de Vigilância das Doenças Transmissíveis. Manual de recomendações para o controle da tuberculose no Brasil. Brasília: Ministério da Saúde; 2019.
17. Brasil. Ministério da Saúde. Secretaria de Vigilância em Saúde. Departamento de Vigilância, Prevenção e Controle das Infecções Sexualmente Transmissíveis, do HIV/Aids e das Hepatites Virais. Manual técnico para o diagnóstico da infecção pelo HIV em adultos e crianças. Brasília: Ministério da Saúde; 2016.
18. Browning WD, Mccarthy JP. A case series: herpes simplex virus as an occupational hazard. J Esthet Restor Dent. 2012;24:61-6.
19. Bush LM. Desenvolvimento de infecção. Manual MSD. New Jersey: MSD; 2019. Disponível em: https://www.msdmanuals.com/pt/casa/infec%C3%A7%C3%B5es/biologia-das-doen%C3%A7as-infecciosas/desenvolvimento-de-infec%C3%A7%C3%A3o. (acesso 8 jun 2020).
20. Centers for Disease Control and Prevention. Covid-19. Atlanta: CDC; 2020. Disponível em: https://chinese.cdc.gov/coronavirus/2019-ncov/index.html (acesso 8 jun 2020).
21. Centers for Disease Control and Prevention. Epidemioly program office. Recommendations for prevention of HIV transmission in health-care settings. Morbidity and mortality weekly report supplements. 1987;36(2).
22. Conselho Federal de Odontologia. Manual de boas práticas em biossegurança para ambientes odontológicos. Brasília: CFO; 2020.
23. Ciesielski C, Marianos D, Ou CY, Dumbaugh R, Witte J, Berkelman R, et al. Transmission of human immunodeficiency virus in a dental practice. Ann Intern Med. 1992;116:798-805.
24. Cleveland JL, Kent J, Gooch BF, Valway SE, Marianos DW, Butler WR, et al. Multidrug-resistant *Mycobacterium tuberculosis* in an HIV dental clinic. Infect Control Hosp Epidemiol. 1995;16:7-11.
25. Corrêa EMC, Andrade ED. Tratamento odontológico em pacientes HIV/Aids. Rev Odonto Ciência. 2005;20(49).
26. Coulthard P. Dentistry and coronavirus (Covid-19) - moral decision-making-making. Br Dental J. 2020;228:503-5.
27. Curran JW, Jaffe HW. Aids: the early years and CDC's response. Morbidity and Mortality Weekly Report Supplements. 2011;60(4):64-9.
28. Dahiya P, Kamal R, Sharma V, Kaur S. Hepatitis - Prevention and management in dental practice. J Educ Health Promot. 2015;4:33.

29. de la Tejera-Hernández C, Noyola DE, Sánchez-Vargas LO, Nava-Zárate N, de la Cruz-Mendoza E, Gómez-Hernández A, et al. Analysis of risk factors associated to cytomegalovirus infection in dentistry students. J Oral Res. 2015;4(3):197-204.
30. de Lucena NT, Petruzzi MNMR, Cherubini K, Salum F, Figueiredo MAZ. Conhecimento, atitudes e práticas dos estudantes de Odontologia com relação a pacientes HIV positivos. RFO UPF. 2016;21(3).
31. Dias J, Sousa SGC, Furtado DRLF, Oliveira AVS, Martins GS. Principais sintomas e alterações imunológicas decorrentes da infecção pelo vírus HIV: uma revisão bibliográfica. Revista Eletrônica Acervo Saúde. 2020;40(21).
32. Discacciati JAC, Vilaça EL. Atendimento odontológico ao portador do HIV: medo, preconceito e ética profissional. Revista Panamericana de Salud Publica. 2001;9(4).
33. Eveillard M, Martin Y, Hidri N, Boussougant Y, Joly-Guillou ML. Carriage of methicillin-resistant *Staphylococcus aureus* among hospital employees: prevalence, duration, and transmission to households. Infect Control Hosp Epidemiol. 2004;25(2):114-20.
34. Fiocruz – Fundação Oswaldo Cruz. NuBio – Núcleo de Biossegurança, Riscos Biológicos. Riscos Biológicos. Rio de Janeiro: Fiocruz; 2018. Disponível em: https://www.fiocruz.br/biosseguranca/Bis/lab_virtual/riscos_biologicos.html#:~:text=As%20principais%20vias%20envolvidas%20num,conjuntiva%20e%20a%20via%20oral (acesso 8 jun 2020).
35. Veronesi R, Focaccia R. Tratado de infectologia. 5 ed. São Paulo: Atheneu; 2015.
36. Futsch N, Mahieux R, Dutartre H. HTLV-1, the other pathogenic yet neglected human retrovirus: from transmission to therapeutic treatment. Viruses. 2017;10(1):1.
37. Garbin CAS, Pacheco Filho AC, Garbin AJI, Pacheco KTS. The dentist's role in shyphilis prevention and control. Rev Soc Bras Med Trop. 2019;52.
38. Garcia LP, Blank VLG. Prevalência de exposições ocupacionais de cirurgiões-dentistas e auxiliares de consultório dentário e material biológico. Cadernos de Saúde Pública. 2006;22(1).
39. Gomez-Valero L, Rusniok C, Buchrieser C. *Legionella pneumophila*: population genetics, phylogeny and genomics. Infect Genet Evol. 2009;9:727-39.
40. Harlow RF, Rutkauskas JS. Tuberculosis risk in the hospital dental practice. Spec Care Dentist. 1995;15:50-5.
41. Izzetti R, Nisi M, Gabriele M, Graziani F. Covid-19 transmission in dental practice: brief review of preventive measures in Italy. J Dent Res. 2020;99(9):1030-8.
42. Jensen ET, Giwercman B, Ojeniyi B, et al. Epidemiology of *Pseudomonas aeruginosa* in cystic fibrosis and the possible role of contamination by dental equipment. J Hosp Infect. 1997;36(2):117-22.
43. Kohn WG, Collins AS, Cleveland JL, et al. Guidelines for infection control in dental health-care settings – 2003. MMWR Recomm Rep. 2003;52:1-61.
44. Krasteva A, Panov VE, Garova M, Velikova R, Kisselova A, Krastev Z. Hepatitis B and C in dentistry. J IMAB – Annual Proceedings. 2008;14(2).
45. Kuhar DT, Henderson DK, Struble KA, Heneine W, Thomas V, Cheever LW, et al. Updated U.S. Public Health Service guidelines for the management of occupational exposures to human immunodeficiency virus and recommendations for postexposure prophylaxis. Infect Control Hosp Epidemiol. 2013;34(9):875-92.
46. Kurita H, Kurashina K, Honda T. Nosocomial transmission of methicillin-resistant Staphylococcus aureus via the surfaces of the dental operatory. Br Dent J. 2006;201(5):297-1.
47. Laheij AM, Kistler JO, Belibasakis GN, Välimaa H, De Soet JJ. European Oral Microbiology Workshop (EOMW) 2011. Healthcare-associated viral and bacterial infections in dentistry. J Oral Microbiol. 2012;4:10.
48. Lana RM, Coelho FC, Gomes MFC, Cruz OG, Bastos LS, Vilela DAMV, et al. The novel coronavirus (SARS-CoV-2) emergency and the role of timely and effective national health surveillance. Cad Saúde Pública. 2020;36(3).
49. Lemon SM, Ott JJ, Damme PV, Shouval D. Type A viral hepatites: A summary and update on the molecular virology, epidemiology, pathogenesis and prevention. J Hepatol. 2018;68(1):167-84.
50. Loader M, Moravek R, Witowski SE, Driscoll LM. A clinical review of viral hepatitis. J Am Acad Physician Assistants. 2019;32(11):15-20.
51. Manzella JP, Mcconville JH, Valenti W, Menegus MA, Swierkosz EM, Arens M. An outbreak of herpes simplex virus type I gingivostomatitis in a dental hygiene practice. JAMA. 1984;252(15):2019-22.
52. Martin MV. The significance of the bacterial contamination of dental unit water systems. Br Dent J. 1987;163:152-4.
53. Martin MV, Hardy P. Two cases of oral infection by methicillin-resistant Staphylococcus aureus. Br Dent J. 1991;170:63-4.
54. Martinez MP, Al-Saleem J, Green PL. Comparative virology of HTLV-1 and HTLV-2. Retrovirol. 2019;16(1):21.
55. Moylett EH, Shearer WT. HIV: clinical manisfestations. J Allergy Clin Immunol. 2002;110(1):3-16.
56. Napimoga MH, Freitas ARR. Dentistry *vs* severe acute respiratory syndrome coronavirus 2: How to face this enemy. Revista Gaúcha de Odontologia. 2020;68.
57. Oliveira ER, Mazur CE, Bononi IP, Silva LG, Nascimento VR, Araújo CSA. Secondary syphilis bucal manifestations: case report. J Surgical Clin Dentistry. 2019;17(1):11-4.
58. Oliveira RHG, Almeida TF. Riscos biológicos em odontologia. Rev Bahiana Odonto. 2015;6(1):34-46.
59. Oliveira RHG, Almeida TF. Riscos biológicos em odontologia: Uma revisão da literatura. Rev Bahiana Odonto. 2015;6(1):34-46.
60. Peng X, Xu X, Li Y, Cheng L, Zhou X, Ren B. Transmission routes of 2019-nCoV and controls in dental practice. IJOS. 2020;12(9).
61. Pinelli C, Garcia PPNS, Campos JADB, Dotta EAV, Rabello AP, Rabello A. Biossegurança e odontologia: crenças e atitudes de graduandos sobre o controle da infecção cruzada. Saúde e Sociedade. 2011;20(2):448-61.
62. Radcliffe RA, Bixler D, Moorman A. Hepatitis B virus transmissions associated with a portable dental clinic, West Virginia, 2009. J Am Dent Assoc. 2013;144(10):1110-8.
63. Redd JT, Baumbach J, Kohn W, Nainan O, Khristova M, Williams I. Patient-to-patient transmission of hepatitis B virus associated with oral surgery. J Infect Dis. 2007;195:1311-4.
64. Ricci ML, Fontana S, Pinci F, et al. Pneumonia associated with a dental unit waterline. Lancet. 2012;379(9816):684.
65. Rossi F, Franco MRG, Rodrigues HMP, Andreazzi D. Streptococcus pneumoniae: susceptibility to penicillin and moxifloxacin. J Bras Pneumol. 2012;38(1):66-71.
66. Rossi-Barbosa LAR. He is like the other patients: perceptions of dentistry students in the HIV/Aids clinic. Interface-Comunicação, Saúde, Educação. 2014;18(50):585-96.
67. Rowe NH, Heine CS, Kowalski CJ. Herpetic whitlow: an occupational disease of practicing dentists. J Am Dent Assoc. 1982;105:471-3.

68. Santos NSO, Wigg MD. Viroses sistêmicas: vírus do sarampo e vírus da caxumba. In: Santos NSO, Romanos MTV, Wigg MD. Virologia humana. 3 ed. Rio de janeiro: Guanabara Koogan; 2015. p. 758-810.
69. Sehrawat S, Kumar D, Rouse BT. Herpesvirus: harmonious pathogen but relevant coafctors in other siseases? Front Cell Infec Microbiol. 2018;8(177).
70. Smith WH, Davies D, Mason KD, Onions JP. Intraoral and pulmonary tuberculosis following dental treatment. Lancet. 1982;1:842-4.
71. Szymanska J. Microbiological risk factors in dentistry. Current status of knowledge. Ann Agricultural Environmental Med. 2005;12(2):157-63.
72. Thomé G, Bernardes SR, Guandalini S, Guimarães MCV. Manual de boas práticas em biossegurança para ambientes odontológicos. Brasília: Conselho Federal de Odontologia; 2020. Disponível em: http://website.cfo.org.br/wp-content/uploads/2020/04/cfo-lanc%C-C%A7a-Manual-de-Boas-Pra%CC%81ticas-em-Biosseguranc%CC%A7a-para-Ambientes-Odontologicos.pdf (acesso 3 ago 2020).
73. Tong SYC. Staphylococcus aureus infections: epidemiology, pathophysiology, clinical manifestations, and management. Clin Microbiol Rev. 2015;28(3):603-61.
74. Tortora GJ, Funke BR, Case CL. Microbiologia. 12 ed. Porto Alegre: Artmed; 2017.
75. Universidade de São Paulo. Faculdade de Saúde Pública. Departamento de Epidemiologia. Epidemiologia das Doenças Infecciosas. São Paulo: USP; 2016. Disponível em: https://edisciplinas.usp.br/pluginfile.php/1283417/mod_resource/content/1/Epi_Infec%20%281%29.pdf (acesso 8 jun 2020).
76. Villena R, Safadi MAP, Valenzuela MT, Torres JP, Finn A, O'Ryan M. Global epidemiology of serogroup B meningococcal disease and opprtunities for prevention with novel recombinant protein vacines. Hum Vaccin Immunother. 2018;14(5):1042-57.
77. World Health Organization. Coronavirus disease (Covid-19) pandemic (2020). Genebra: WHO; 2020. Disponível em: https://www.who.int/emergencies/diseases/novel-coronavirus-2019?gclid=Cj0KCQjwz4z3BRC-gARIsAES_OVfgOyZRCx9pVQEEH0GNqva0wetwU-mU2Myi5mVPgI3j8mkCYcZ9_HW8aAmMKEALw_wcB (acesso 8 jun 2020).
78. Wigg MD. Viroses oncogênicas: vírus da rubéola. In: Santos NSO, Romanos MTV, Wigg MD. Virologia humana. 3 ed. Rio de janeiro: Guanabara Koogan; 2015. p. 586-618.
79. Wu F, Zhao S, Yu B, Chen Y-M, Wang W, Song Z-G, et al. A new coronavirus associated with human respiratory disease in China. Nature. 2020;579:265-69.

3

IMUNIZAÇÃO PARA A EQUIPE DE SAÚDE BUCAL: VOCÊ ESTÁ PROTEGIDO?

Carlos Roberto Weber Sobrinho
Andréa Nazaré Monteiro Rangel da Silva
Bruno Henrique Andrade Galvão

OBJETIVOS DE APRENDIZAGEM
O QUE VOCÊ VAI APRENDER NESTE CAPÍTULO:

1. Saber o que é imunoprofilaxia bem como os tipos e suas aplicações.
2. Identificar os tipos de vacina, conhecendo suas particularidades de indicações, contraindicações e cuidados especiais.
3. Conhecer a composição das vacinas.
4. Conhecer como as vacinas funcionam, entendendo conceitos, como falha vacinal e o motivo de algumas vacinas necessitarem de dose-reforço.
5. Identificar as vacinas indicadas para o profissional de saúde bucal.
6. A imunização é uma ferramenta indispensável para a prevenção de doenças infecciosas e toxi-infecciosas, o que justifica a importância desse conhecimento para todo e qualquer profissional de saúde. Para alguns grupos de indivíduos, esse conhecimento ganha destaque: os profissionais de saúde. O fato de estarem em contato direto com o paciente, serem mais propensos ao contato com material biológico, também eleva o risco de desenvolver doenças infecciosas. A imunoprofilaxia, sobretudo, ganha destaque na biossegurança, uma vez que minimiza os riscos ocupacionais relacionados aos agentes biológicos.
7. O conhecimento sobre imunização e a aplicação direta desse conhecimento no ambiente odontológico, seja diante do profissional ou da equipe de saúde bucal, é um dever do responsável técnico. Nesse contexto, muitas dúvidas surgem sobre o tema, desde conceitos básicos de imunologia e vacinologia até questões de cunho prático, como dose, indicação, entre outros. Por isso, este capítulo abordará as dúvidas mais frequentes sobre imunização para a equipe de saúde bucal.

O QUE É IMUNOPROFILAXIA ?

É possível definir a imunoprofilaxia como uma forma de evitar doenças infecciosas ou toxi-infecciosas por meio da proteção imunológica específica contra grande parte dos patógenos. Essa proteção pode ser transitória ou duradoura, e por isso podemos definir dois mecanismos básicos:

- Imunoprofilaxia passiva: administração de soro hiperimune. Não estimula diretamente uma resposta imunológica, isto é, o sistema imunológico atua de maneira passiva uma vez que os indivíduos recebem anticorpos prontos. Sem a ativação de células de memória, a proteção dura enquanto existir circulação dos anticorpos neutralizantes. Apesar de transitória, o principal benefício da imunidade conferida é a rapidez na obtenção do efeito terapêutico. Por isso, são utilizados em casos de necessidade de resposta rápida contra o agente infeccioso, como no caso das imunoprofilaxias pós-exposição. A imunoprofilaxia pós-exposição é utilizada em casos de acidentes ocupacionais ou em casos de pós-exposição ao patógeno, ambos os casos quando o indivíduo não tenha realizado esquema vacinal (Quadro 1). Para o cirurgião-dentista as indicações são restritas à imunoprofilaxia pós-exposição de infecções virais como hepatite B (HBV) sem prévia imunização.

- Imunoprofilaxia ativa: foi assim nomeada por estimular diretamente uma resposta do sistema imunológico. A proteção se estabelece após a administração de imunógenos* específicos (vacina) contra o patógeno de interesse. Nesse caso, há ativação da resposta humoral, celular ou ambas com ativação de células de memória. Devido à atuação ativa do sistema imunológico, o tempo é o fator essencial, e por isso, apesar de ser um mecanismo mais duradouro de proteção, não pode ser utilizada em casos pós-exposição, sendo necessária, em alguns casos, mais de uma dose para uma resposta protetora eficiente (Quadro 1).

QUADRO 1 Resumo sobre imunoprofilaxia

Imunoprofilaxia		
Tipo	Ativa	Passiva
Administração	Soro hiperimune 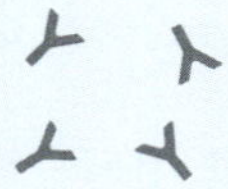	Vacina 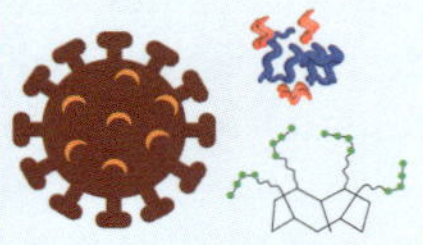
Natureza	Antissoro de animais ou, mais frequentemente utilizados, anticorpos monoclonais humanos.	Microrganismos inativados, atenuados ou fragmentos proteicos ou glicídicos.
Efeito terapêutico	Não imediato	Imediato
Tipo de proteção	Duradoura	Transitória
Memória imunológica	Presente	Ausente

QUAL A IMPORTÂNCIA DA VACINAÇÃO PARA O PROFISSIONAL DE SAÚDE BUCAL? QUAIS AS CONSEQUÊNCIAS DE NÃO SEGUIR O CALENDÁRIO VACINAL RECOMENDADO?

Profissionais de saúde são expostos a situações de risco todos os dias nas atividades laborais, seja pelo contato direto com o paciente, seja por meio de secreções ou superfícies possivelmente contaminadas. Como aliado nesse processo, o profissional dispõe, para sua proteção, dos programas de vacinação bem como dos conceitos em biossegurança, os quais devem ser sempre aplicados.

Por meio da identificação de doenças antes não conhecidas, do desenvolvimento de vacinas com boa eficácia e, consequentemente, de um aumento na abrangência da cobertura vacinal, foi possível obter um amplo impacto e avanços inegáveis quando se observam os números de doenças passíveis de prevenção por imunização. Ao observar a incidência real de doenças ao longo dos anos, excetuando-se o saneamento básico, nada tem reduzido mais a mortalidade, nem mesmo os antibióticos, do que as vacinas.

O programa de vacinação se consolidou de forma gradual no Brasil nos últimos 40 anos, ressaltando o Programa Nacional de Imunização (PNI), criado em 1973, firmado em 30 de outubro de 1975, pela Lei n. 6.259.

Torna-se relevante, no cenário brasileiro, destacar a Portaria n. 597 (MS, 2004) que transforma a imunização em item obrigatório para que seja realizada a matrícula dos estágios em saúde das universidades de todo o território nacional. Tal medida é primordial para preservação da saúde dos acadêmicos e dos futuros profissionais, sobretudo da saúde bucal, além da saúde também dos pacientes, que estão em cuidados nesses campos de estágios.

Cada entidade, órgão ou empresa, pode ter seu próprio calendário vacinal e programas intrainstitucionais com orientações e normas, o que acaba adaptando e construindo uma realidade mais próxima dos entes participantes desse processo.

No âmbito internacional, como ilustração, citam-se as orientações oferecidas pelo Centro para Controle e Prevenção de Doenças (CDC), que, de forma similar ao PNI, recomenda esquemas de imunização para a população em geral, mas aponta, sobretudo, a importância do calendário vacinal para profissionais de saúde. As vacinas recomendadas para o grupo, de acordo com o CDC, são as seguintes: influenza, hepatite B (VHB), tríplice viral (sarampo, caxumba, rubéola), varicela, Tdap (tétano, difteria, coqueluche) e meningocócica.

* Substância capaz de estimular uma resposta imunológica, seja humoral, celular ou ambas.

Para compreender a importância do calendário vacinal para profissionais de saúde, mais precisamente para profissionais da saúde bucal, apresentaremos aqui algumas evidências que demonstram o quanto os trabalhadores dessa área podem ser afetados por alguma desatenção ou descuido no tocante aos riscos de um calendário vacinal incompleto.

A rotina cansativa e a inexperiência são responsáveis por sabotar a atenção do profissional de saúde a alguns procedimentos de biossegurança, acabando por aumentar a ocorrência de acidentes de trabalho. Estudos apontam que os acidentes de trabalho por exposição a material biológico em profissionais de saúde são mais comuns em trabalhadores mais jovens, recém-formados, dentro do ambiente hospitalar e por meio de lesões percutâneas acidentais. A categoria que mais sofre esse tipo de acidente são os dentistas e em procedimentos de periodontia e cirurgia buco maxilo facial.

Da equipe de saúde bucal em análise no estudo referenciado (dentistas e auxiliares de saúde bucal), apenas 66% estavam com a cobertura vacinal completa. Com esse dado, ressalta-se a importância de conscientizar e cobrar a imunização, para que o profissional não venha a ser acometido por doenças imunopreveníveis.

A Norma Regulamentadora n. 32 (NR-32) assegura que os trabalhadores de saúde tenham acesso gratuito a vacinação contra: hepatite B, tétano e difteria. Para, além disso, regulamenta ainda o uso de EPI durante toda a atuação do profissional, de forma a evitar a contaminação.

Por fim, registra-se a grande importância do calendário vacinal para os profissionais de saúde. Após realizada a imunização, o trabalhador não está totalmente resguardado de todo e qualquer acometimento de saúde. Todavia, não restam dúvidas de que os profissionais da área de saúde estão expostos a riscos, assim como também não faltam evidências da urgência e importância da vacinação nessa população. Quando destinamos esforços a proteger e cuidar dos indivíduos que fazem saúde, estamos também cuidando da saúde do país.

PARA REFLETIR

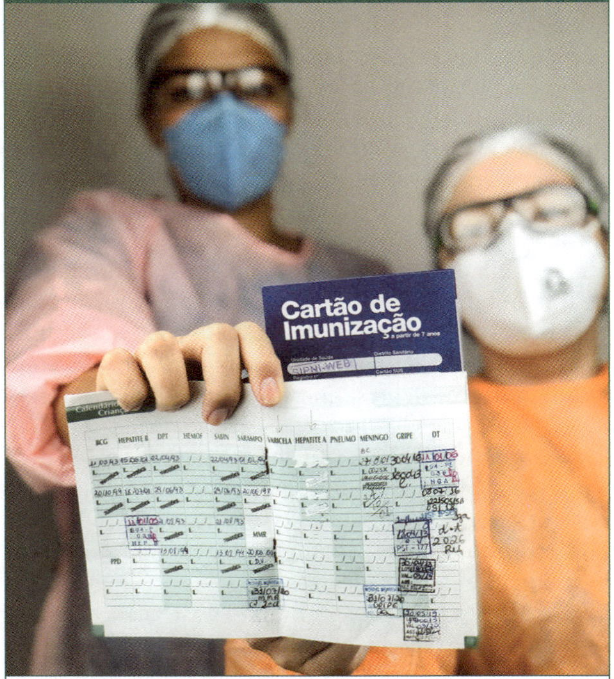

Em um estudo com dentistas e auxiliares de saúde bucal, apenas 66% estavam com a cobertura vacinal completa. Com esse dado, ressalta-se a importância de conscientizar e cobrar a imunização, para que o profissional não venha a ser acometido por doenças imunopreveníveis.

QUAIS OS TIPOS DE VACINAS?

Desde os primeiros estudos sobre imunização, diversas abordagens vacinais têm sido desenvolvidas, procurando sempre a maior taxa de proteção para determinada vacina, com segurança para o vacinado. Esses tipos de vacinas incluem: vacinas vivas atenuadas, vacinas inativadas, vacinas de subunidade, recombinantes, baseadas em polissacarídeos, conjugadas e de toxoides.

Vacinas de microrganismos vivos atenuados

As vacinas vivas atenuadas contêm em sua formulação o patógeno vivo, porém enfraquecido, alterado ou selecionado para ser menos virulento do que o patógeno selvagem. Várias metodologias podem ser utilizadas para promover a atenuação desses patógenos, especificamente dos vírus (Figura 1). A mais comum consiste em realizar passagens consecutivas do vírus que causa determinada doença, em sistemas vivos que podem ser os sistemas de cultivo celular *in vitro* (células de macaco, por exemplo) ou nos sistemas *in vivo* de embriões de animais (embriões de galinha, por exemplo). A cada nova passagem no sistema vivo, o vírus se adapta e se torna menos virulento, aumentando sua capacidade de replicação na nova célula, mas perdendo sua habilidade de replicar em células humanas. Em alguns casos, onde o vírus não consegue crescer em cultivo celular, a biologia molecular pode ser utilizada para deletar ou inserir mutações em regiões do genoma viral que impeçam sua replicação. Desse modo, quando administrado como vacina, esse novo vírus atenuado não será capaz de replicar o suficiente para causar a doença como ocorre naturalmente, mas ainda será capaz de elicitar uma resposta imune protetora contra uma futura infecção.

Desenvolver vacinas atenuadas para bactérias tem sido mais complexo devido aos seus milhares de genes, o que torna a bactéria mais difícil de controlar e manipular. Assim, vacinas vivas atenuadas são geralmente produzidas para vírus, uma vez que a atenuação pode ser obtida e controlada com mais segurança. Embora existam poucas vacinas vivas para bactérias, vários estudos estão tentando entender quais os genes considerados chave para certas bactérias para então removê-los e assim criar versões enfraquecidas para vacinas.

As vacinas vivas atenuadas apresentam vantagem e desvantagens. Elas são ideais para elicitar o sistema imune contra certos vírus uma vez que mimetizam uma infecção natural, requerem uma única dose, não necessitam de dose-reforço e são relativamente fáceis de serem desenvolvidas. Uma vez que o patógeno atenuado apresenta os mesmos antígenos do patógeno natural, indivíduos hígidos desenvolvem respostas imunes comparadas às dos indivíduos que adquiriram a infecção natural, ou seja, uma resposta celular e humoral robusta. A principal desvantagem desse tipo de abordagem é a possibilidade de reversão para forma virulenta do vírus e o desencadeamento da doença mesmo que branda. Assim, essas vacinas vivas não devem ser administradas em pessoas imunocomprometidas que correm o risco de sofrer uma replicação descontrolada do patógeno, o que poderia levar a uma doença severa e mesmo ao óbito. Esses indivíduos incluem os portadores do HIV, pessoas com câncer ou outras doenças que deprimem o sistema imune. Gestantes também não devem tomar vacinas de vírus vivo sem indicação médica devido ao risco de infecção do feto. Importantes vacinas virais hoje disponíveis no mercado, como a vacina Sabin oral para poliomielite, vacinas para sarampo, rubéola, caxumba, varicela, vacina para febre amarela, influenza (gripe) e rotavírus são exemplos de vacinas vivas atenuadas.

Vacinas de microrganismos não vivos ou mortos

Essas vacinas são um tipo de abordagem que contêm os patógenos inteiros inativados ou apenas parte deles, como proteínas ou polissacarídeos (vacinas de subunidade). As vacinas inativadas são produzidas utilizando métodos de inativação que incluem calor, radiação (luz ultravioleta) ou agentes químicos. como formaldeído ou formalina e betapropiolactona (BPL), que impedem o patógeno de se replicar, mas mantém sua imunogenicidade.

As vacinas de subunidade contêm fragmentos selecionados do agente etiológico ao invés dele inteiro. Esses pedaços podem ser proteínas ou partes do vírus que formam as chamadas VLP (*virus-like particles* ou partículas semelhantes a vírus). As vacinas baseadas em VLP surgiram pela observação de que a expressão de certas proteínas virais leva à montagem espontânea de partículas estruturalmente similares às partículas originais, mas sem o genoma viral presente e por isso, não é infeccioso (Figura 2).

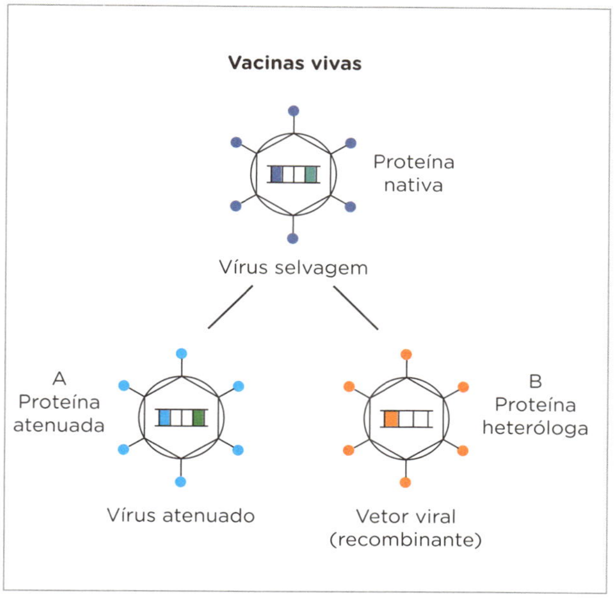

FIGURA 1 Tipos de vacinas virais baseadas no microrganismo vivo. (A) Vacina de vírus atenuado, na qual o gene atenuado expressa uma proteína atenuada. (B) Nas vacinas baseadas em vetores virais, o gene heterólogo da proteína de interesse é clonado no genoma do vírus vetor.

Para o desenvolvimento de vacinas de subunidades, os antígenos do alvo podem ser purificados a partir de preparações de todo o patógeno ou podem ser produzidos por engenharia genética recombinante. Nesse último caso, o gene que codifica a proteína de interesse é inserido em um sistema de expressão (plasmídeos bacterianos, por exemplo, nas vacinas de DNA), os quais produzirão grandes quantidades do antígeno em cultura celular.

As vacinas mortas inativadas ou de subunidade elicitam o desenvolvimento de uma resposta imunológica racional, direcionada contra uma parte específica do agente etiológico. Uma vez que patógenos inativados não podem se replicar, eles não podem reverter para uma forma mais virulenta e consequentemente não são capazes de causar doença. Visto que se tratam de organismos mortos (inativados) ou fragmentos deles, essa abordagem vacinal provoca uma resposta imune menos duradoura e, por isso, geralmente requer doses de reforço e o uso de adjuvantes. Vacinas inativadas bacterianas para cólera, pertussis e difteria já foram desenvolvidas utilizando essa abordagem. Vacinas inativadas virais para hepatite

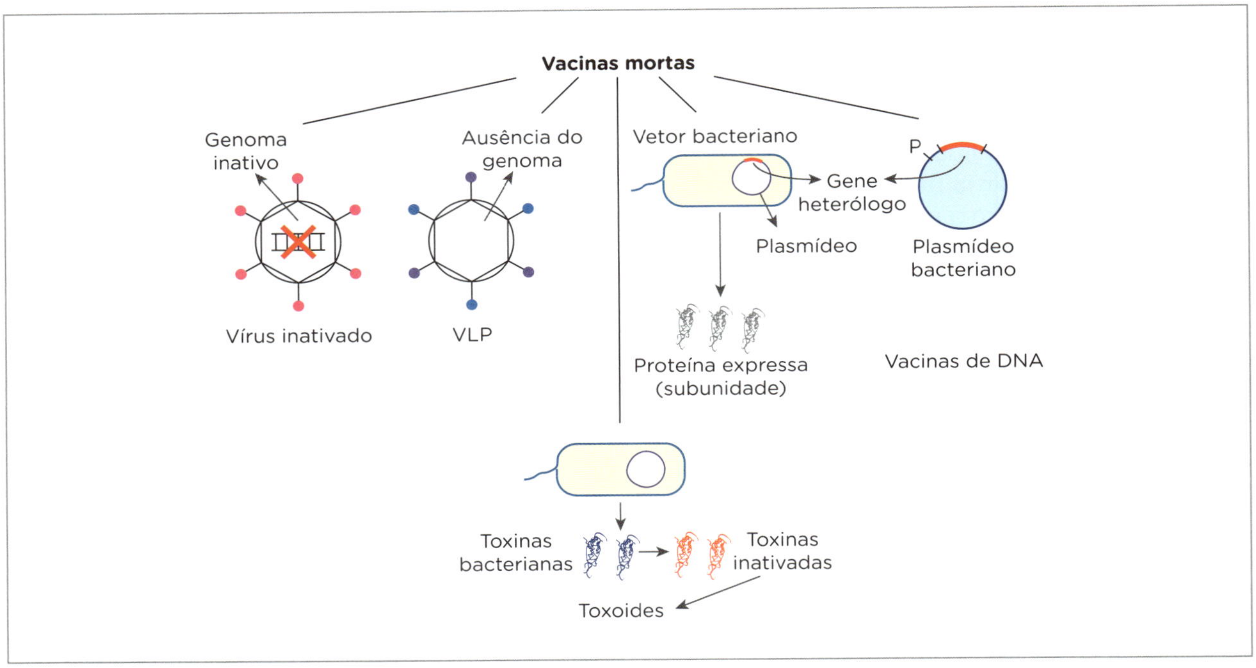

FIGURA 2 Tipos de vacinas baseadas no microrganismo morto ou não vivo.

A, influenza (uma dose), poliomielite (vacina Salk, uma dose) e raiva foram desenvolvidas e estão em uso em todo o mundo. As vacinas contra o vírus da hepatite B (VLP e vacina de DNA) e contra o papilomavírus humano (HPV) (VLP – Cervarix®, Gardasil® e Gardasil 9®) são exemplos de vacinas recombinantes desenvolvidas por engenharia genética. Atualmente, várias vacinas de DNA estão em desenvolvimento, algumas com ensaios clínicos em andamento, como as vacinas de DNA para malária, aids, influenza e herpesvírus.

As vacinas de polissacarídeos são baseadas na presença de polissacarídeos capsulares presentes em bactérias, como *Streptococcus pneumoniae, Haemophilus influenzae* tipo B e *N. meningitidis,* que apresentam papel fundamental para a patogênese da doença. Visto que polissacarídeos são pouco imunogênicos, sua imunogenicidade pode ser aumentada pela conjugação deles com proteínas carreadoras visando o desenvolvimento de uma resposta imune forte, pelo desenvolvimento de uma resposta dependente de células T (como será visto nas próximas perguntas).

Vacinas baseadas em toxoides são feitas a partir de toxinas bacterianas, suficientemente inativadas e capazes de produzir uma resposta imune humoral. Algumas bactérias como *Clostridium tetani, Clostridium difficile* e *Corynebacterium diphtheriae* causam doença pela liberação de toxinas patogênicas e por isso, as vacinas para difteria e tétano são preparadas pela purificação das toxinas e detoxificação delas utilizando calor, formaldeído ou ambos, para formar o toxoide. A administração desse toxoide como vacina, induz o desenvolvimento de anticorpos anti-toxoides, neutralizantes e capazes de se ligar às toxinas e neutralizar seus efeitos no caso de uma infecção natural.

Apesar dos avanços no conhecimento sobre o sistema imune e sobre as interações parasito-hospedeiro, o desenvolvimento de algumas vacinas ainda tem sido um grande desafio. Ainda se torna necessário resolver problemas para desenvolvimento de vacinas de patógenos com múltiplos sorotipos (dengue, *S. pneumoniae*), hipervariabilidade antigênica (HIV) ou com ciclos de vida complexos ou fase intracelular (tuberculose, malária). Independente da abordagem vacinal que será utilizada, as vacinas ainda são a melhor maneira de prevenção, com diminuição do número de casos e mortes por doenças infecciosas e erradicação de outras.

COMO FUNCIONAM AS VACINAS?

As vacinas são imunobiológicos capazes de induzir uma resposta imune protetora contra o patógeno alvo e, consequentemente, de proteger contra a doença por ele causada. Assim, a vacinação segue o princípio da exposição para a proteção. As vacinas têm seu papel centrado na ativação de uma resposta imunológica adaptativa antígeno-específica. O desenvolvimento de vacinas tem passado por avanços significativos desde o século passado, evoluindo para um design mais racional em virtude do maior entendimento dos mecanismos imunológicos relacionados a determinadas doenças e pelas novas tecnologias disponíveis. A efetividade de uma vacina está associada à sua capacidade de induzir uma resposta imune humoral (anticorpos), celular (mediada por células T) ou ambas. Embora as vacinas sejam ferramentas de proteção individual, elas também são capazes de proteger indivíduos não vacinados pela redução da taxa de transmissão pessoa a pessoa. Essa proteção indireta é reconhecida como imunidade de rebanho e requer que a população seja vacinada com um alta cobertura vacinal (75-95%, dependendo da doença).

As vacinas funcionam porque conseguem estimular a resposta imunológica mais duradoura, gerada pela imunidade adaptativa. Essa resposta duradoura é particularmente chamada memória imunológica. É devido a ela que o indivíduo vacinado se torna capaz de responder rapidamente a exposições subsequentes ao mesmo patógeno sem gerar doença. Como já mencionado, as vacinas podem gerar resposta imunológica humoral (mediada por proteínas chamadas de imunoglobulinas – anticorpos), resposta celular (mediada por células) ou ambos. Apesar disso, o mecanismo mais importante de proteção nas vacinas atuais é gerado pela resposta humoral, desde que os anticorpos sejam funcionais.

Resposta humoral vacinal

Sabe-se que a resposta humoral é mediada por anticorpos. É importante lembrar que os anticorpos são secretados por plasmócitos, que são linfócitos B ativados e diferenciados em células secretórias (Figura 3); e para simplificar o entendimento, não serão abordados em detalhes os diversos mecanismos de ativação dos linfócitos B nem os tipos de antígenos.

Uma vez que os linfócitos B entram em contato com os antígenos, eles são ativados, e passam a expressar proteínas que os fazem iniciar o ciclo celular. Essa fase de proliferação é conhecida como expansão clonal e objetiva aumentar a quantidade de células ativadas (capaz de reconhecer e gerar resposta ao antígeno específico). Parte das células ativadas é diferenciada em plasmócitos e passam a secretar anticorpos; e a outra parte é diferenciada em células de longa vida chamada célula B de memória.

A imunização gerada por anticorpos constitui o mecanismo de defesa mais eficiente contra a maioria dos patógenos, porque essas proteínas secretadas pelos plasmócitos têm função de neutralizar os microrganismos, impedindo que eles consigam causar dano aos tecidos. Além disso, promovem opsonização, que é o processo de sinalização que facilita a remoção dos patógenos pela fagocitose das células.

Duas hipóteses são propostas para explicar a produção contínua de anticorpos. Ambas as células oriundas do processo de ativação (células B de memória e plasmócitos) apresentam capacidade elevada de sobrevida. Assim, a primeira hipótese atribui aos plasmócitos a capacidade de sobreviver por décadas fornecendo anticorpos imunizantes e, em alguns casos, permanecendo produtores durante toda a vida. A outra hipótese propõe que o próprio contato subsequente com o patógeno estimula as células B de memória a se diferenciar em plasmócitos, produzindo quantidade de anticorpos suficientes para gerar imunização, sobretudo de maneira rápida.

Resposta celular vacinal

Trata-se da resposta mediada por células, que podem ser citotóxicas ou auxiliares. Os linfócitos T citotócios (L_T CD8+) são responsáveis pela destruição de células infectadas por microrganismos intracelulares enquanto os linfócitos T auxiliares, também conhecidos por lin-

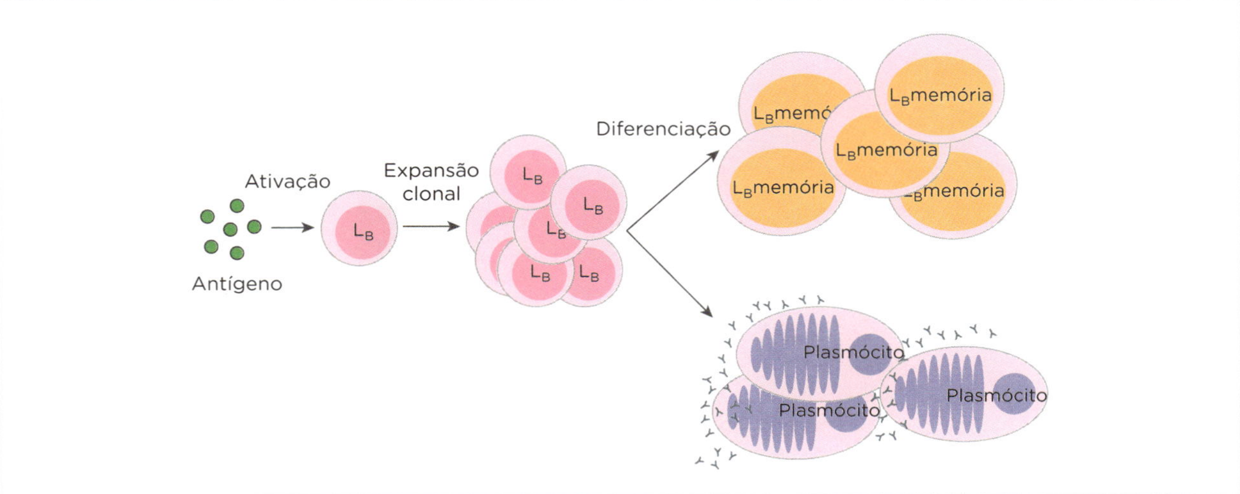

FIGURA 3 Esquema de ativação e diferenciação de linfócito B.

LB: linfócito B.

ATENÇÃO

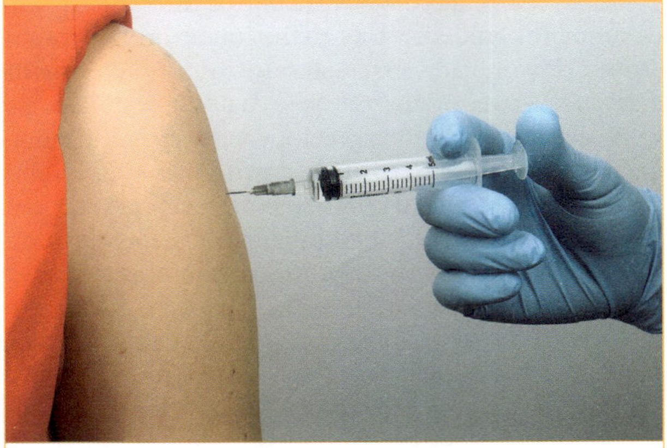

As vacinas contra toxinas e microrganismos devem gerar linfócitos B de memória, no entanto, isso ocorrerá somente se a vacina for capaz também de estimular a ativação de células T auxiliares. Essa é a explicação para que algumas vacinas sejam eficientes somente quando conjugadas.

fócitos T *helper* (Th) (L_T CD4+), são responsáveis pela produção de um conjunto de substâncias chamado de citocinas, que direcionam o tipo de resposta imunológica a ser produzida.

Para que essas células sejam ativadas, é necessário que o antígeno seja apresentado por células específicas, as chamadas células apresentadoras de antígenos. O principal integrante desse grupo de células são as dendríticas (DC).

Ao administrar a vacina, as células dendríticas capturam os antígenos e migram para o linfonodo mais próximo, onde conseguem apresentar na superfície celular (por meio de moléculas de apresentação) fragmento desse antígeno para os linfócitos T virgens (Figura 4).

A célula T virgem que apresenta receptores de superfície celular específicos para o antígeno apresentado pelas células dendríticas tornam-se ativadas e passam a ser chamadas células T efetores. Essas células se dividem rapidamente, isto é, passam pela expansão clonal adquirem capacidades citolíticas (quando L_T CD8+) ou secretora de citocinas (quando L_T CD4+), desempenhando atividade antimicrobiana e fornecem ajuda para células B.

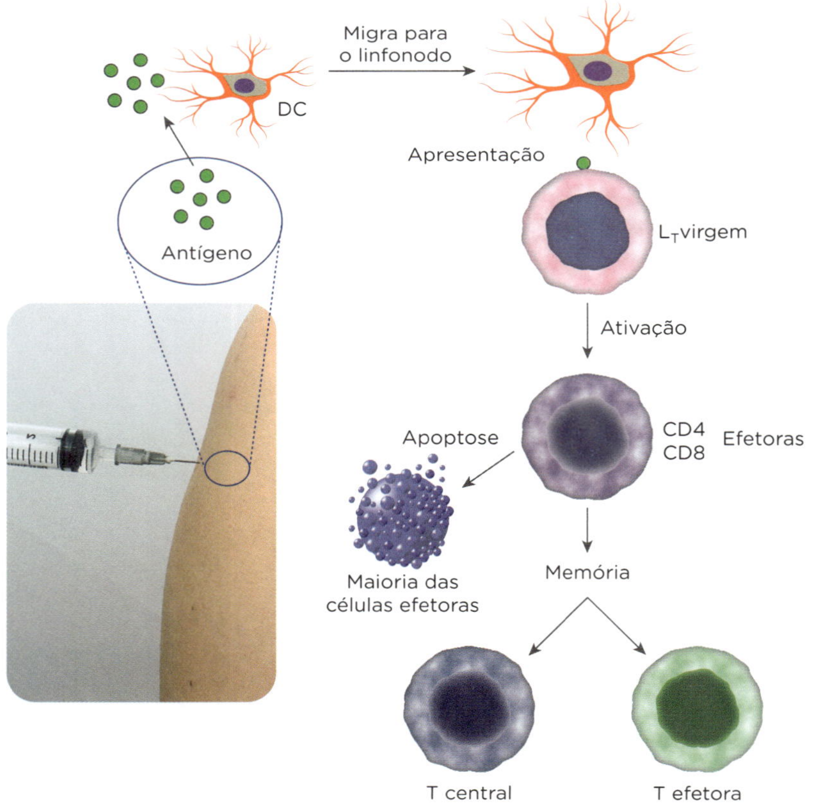

FIGURA 4 Estimulação vacinal de células T de memória.

O declínio da resposta é visualizado após a eliminação do microrganismo agressor. Esse declínio ocorre devido a apoptose de mais de 90% dos linfócitos T efetores. No entanto, alguns dos linfócitos efetores remanescentes passam a expressar receptores que lhes confere uma longa sobrevida. Por isso, assim como os linfócitos B, existem os linfócitos T de memória, distribuídos em dois compartimentos principais. São eles: a) células T de memória efetoras, dispostas a responder prontamente em caso de reinfecção; b) células T de memória centrais, dispostas em linfonodos, que respondem promovendo diferenciação em células efetoras e gerando expansão clonal.

É importante salientar que os mecanismos das vacinas podem variar a depender do patógeno (intracelular ou extracelular), tipo de vacina (microrganismos atenuados, inativados, fracionados ou de DNA), imunidade do indivíduo, via de exposição e dose.

QUAIS AS DOENÇAS INFECCIOSAS IMUNOPREVENÍVEIS MAIS SUSCETÍVEIS À EXPOSIÇÃO PELOS PROFISSIONAIS DE SAÚDE BUCAL?

A imunização dos profissionais de saúde tem como objetivo protegê-los diretamente da aquisição ocupacional de doenças imunopreveníveis, protegendo indiretamente seus pacientes e a infraestrutura essencial em saúde e diminuindo o risco de transmissão de doenças entre esse grupo e o coletivo. Destaca-se também o impacto que a vacinação traz para a redução nas taxas de hospitalizações e de mortalidade por doenças imunopreveníveis.

No Brasil, os calendários de vacinação do Ministério da Saúde contemplam vacinas que são garantidas em todo o território nacional, sendo disponibilizadas um total de 19 vacinas para mais de 20 doenças. O PNI apresenta vacinas dentro do calendário adulto (indivíduos entre 20-59 anos) como para hepatite B, difteria e tétano, tríplice viral (sarampo, caxumba e rubéola) e a vacina contra a febre amarela. Para profissionais da área de saúde também são recomendadas pela Sociedade Brasileira de Imunizações (SBIm) a vacinação contra as hepatites A e B, varicela, influenza e doença meningocócica B.

Dentre as doenças infecciosas imunopreveníveis mais suscetíveis à exposição pelos profissionais de saúde bucal incluem-se as doenças virais, como febre amarela, sarampo, caxumba, rubéola, varicela, hepatites A e B e gripe. Dentre as doenças bacterianas destacam-se a tuberculose, a difteria, tétano e as doenças causadas pelo *Streptococcus pneumoniae, Neisseria meningitidis e Haemophilus influenzae.*

A febre amarela, embora tenha vacinação recomendada para profissionais da área de saúde que residem em áreas endêmicas ou que estão em viagem para essas áreas, não é contagiosa e se mantém endêmica ou enzoótica nas florestas tropicais do continente americano e da África e causa periodicamente surtos isolados ou epidemias de maior ou menor impacto em saúde pública. O vírus é transmitido ao homem mediante a picada de insetos hematófagos da família *Culicidae*, em especial dos gêneros *Aedes* e *Haemagogus.* Em 2015, foram relatados à Organização Mundial da Saúde casos de febre amarela em países como o Brasil e o Peru. No entanto, nenhum surto de febre amarela foi relatado em países nos quais a vacinação preventiva foi amplamente realizada.

A importância da vacinação para os profissionais reside no fato de que algumas doenças são reemergentes como o sarampo, o que aumenta o risco de exposição ocupacional. O sarampo, por exemplo, mesmo eliminado nas Américas há pelo menos dez anos, vem apresentando incidência aumentada. Entre os anos de 2013 e 2015, foram notificados mais de mil casos somente nos estados de Pernambuco e Ceará, afetando indivíduos adultos. A imunização contra o sarampo inclui a prevenção também contra a caxumba e rubéola, dentro da vacina tríplice viral. A proteção contra catapora e zóster, é realizada pela vacinação contra a varicela-zóster, pelo uso da vacina tetra viral.

Para as hepatites, destaca-se a hepatite B, cuja doença infecciosa é um dos mais importantes problemas de saúde pública no mundo, com maioria dos casos sendo encontrados na faixa entre 20 e 49 anos de idade, na qual muitos desses portadores ainda não possuem diagnóstico. Para a gripe, considera-se que o profissional de saúde tem influência não só no cuidado e tratamento dessa doença infecciosa, mas também na sua disseminação pelo contato direto com o paciente susceptível e por isso é de suma importância aumentar a adesão à vacinação entre esses profissionais. Ainda não existem vacinas para doenças importantes como hepatite C ou contra o HIV/Aids.

Ainda não estão disponibilizadas vacinas contra sífilis, legionelose ou para as doenças causadas por *Staphylococcus aureus, Streptococcus pyogenes* ou *Mycoplasma pneumoniae.* No entanto, existem vacinas que, mesmo não fazendo parte do calendário para profissionais de saúde, são disponibilizadas pelo PNI e indicadas em situações ou grupos especiais como a vacina HiB, para *Haemophilus influenzae* tipo B (conjugada), disponível no calendário para crianças em três doses (2, 4 e 6 meses) e em duas doses para adultos não vacinados; a vacina pneumocócica conjugada 10-valente (Pneumo 10) e vacina pneumocócica 23-valente (polissacarídica-Pn23), contra *Streptococcus pneumoniae*, indicada para prevenir contra infecções invasivas causadas pelo penumococo, como sepse, meningite, pneumonia e bacteremia. A Pn23 também é indicada para a proteção contra infecções invasivas pelo pneumococo na população indígena e em usuários de 60 anos e em não vacinados que vivem acamados e/ou em instituições fechadas, como casas geriátricas, hospitais, unidades de acolhimento/asilos e casas de repouso.

Para maiores informações sobre as doenças as quais o profissional de saúde bucal está exposto, ver o Capítulo 2.

QUAIS AS VACINAS ATUALMENTE RECOMENDADAS PARA O PROFISSIONAL DE SAÚDE BUCAL?

Segundo o calendário ocupacional da Sociedade Brasileira de Imunizações, as vacinas recomendadas para todo profissional de saúde, incluindo os profissionais de saúde bucal são: tríplice viral (sarampo, caxumba e rubéola), hepatites A, B ou A e B, tríplice bacteriana acelular do tipo adulto (difteria, tétano e coqueluche), varicela, influenza, meningocócica conjugada ACWY/C e febre amarela (Quadro 2).

A vacina combinada tríplice viral para prevenção contra sarampo, caxumba e rubéola é disponibilizada desde 2003 pelo PNI. Sua formulação apresenta albumina e lactose (excipientes), sorbitol, e manitol como estabilizadores, sulfato de neomicina e aminoácidos. O esquema vacinal inclui duas doses, no volume de 0,5 mL cada, feita por via subcutânea. Todo indivíduo para ser considerado protegido deve tomar duas doses na vida, com intervalo mínimo de um mês. Para adultos com esquema completo de vacinação, não existe recomendação de uma terceira dose, porém no caso de surtos de caxumba e/ou sarampo essa dose pode ser considerada. No caso de indivíduos com vacinação incompleta ou que não recordam se tiveram vacinação anterior, a vacina tríplice viral deve ser administrada em mulheres de 12 a 49 anos e em homens até 39 anos. O uso em gestantes e imunodeprimidos deve ser avaliado pelo médico e mulheres em idade fértil devem evitar a gravidez até um mês após a vacinação.

A vacina para varicela (catapora) é uma vacina de vírus vivo atenuado. Na sua formulação pode conter gelatina e traços de neomicina, kanamicina e eritromicina. O volume da dose da vacina é de 0,5 mL e a via de administração recomendada é a subcutânea. Como toda vacina viva, gestantes ou pessoas imunodeprimidas devem procurar um médico antes do uso.

Para a prevenção da hepatite B, utiliza-se a vacina da hepatite B recombinante que contém em sua composição o antígeno recombinante de superfície do vírus da hepatite B (HBsAg) purificado. A vacina também possui o adjuvante hidróxido de alumínio e o conservante timerosal em sua formulação. Independentemente de qualquer intervalo, essa vacina recombinante pode ser administrada concomitantemente com outras vacinas. O esquema de administração em adultos inclui três doses com intervalo de 30 dias entre a primeira e a segunda dose e de seis meses entre a primeira e terceira dose (esquema 0, 1, 6 meses). Em casos de esquema vacinal incompleto, não se deve reiniciar o esquema, apenas completá-lo. A via de administração de escolha é a intramuscular, podendo ser administrada por via subcutânea nos casos de pacientes portadores de discrasia sanguínea. O volume a ser administrado por dose é de 0,5 mL até os 19 anos e de 1 mL a partir dos 20 anos, porém, em alguns casos nos quais o indivíduo faz parte de grupos de risco para vacinação, como pacientes renais crônicos e hemofílicos, em que a produção de anticorpos é menor, essa dose pode ser dobrada (1 mL para crianças e jovens até 19 anos e de 2 mL para adultos a partir dos 20 anos). A vacina para hepatites A e B combinada, é uma opção e pode substituir a vacinação isolada e deve ser administrada em três doses, no esquema 0, 1 e 6 meses.

A vacina da hepatite A é produzida com vírus crescido e adaptado em cultivo celular, purificados e inativados com formalina, sendo segura e eficaz. Sua formulação possui como adjuvante o hidróxido de alumínio e dependendo da apresentação pode apresentar o conservante fenoxietanol. Embora já existam várias vacinas disponíveis no mercado, tanto o número de doses como o intervalo entre elas são os mesmos: duas doses administradas em um intervalo de seis meses (0, 6 meses), no volume de 0,5 mL, por via intramuscular. A vacina pode ser encontrada nas clínicas particulares de imunização, mas na rede pública, está disponível apenas para grupos especiais e podem ser encontradas nos centros de referência para imunobiológicos especiais (CRIE). O programa nacional de imunização (PNI) recomenda uma dose aos doze meses de idade na rotina de imunização.

Para proteção contra difteria, tétano e coqueluche, a vacina a ser utilizada é a tríplice bacteriana acelular do tipo adulto (dTpa): uma vacina inativada que apresenta em sua composição os toxoides diftérico e tetânico, assim como a cápsula da bactéria *Bordetella pertussis* que causa a coqueluche. O adjuvante utilizado na vacina é o hidróxido de alumínio. O esquema de vacinação básico completo recomenda reforço com a dTpa dez anos após a última dose. Caso haja esquema de vacinação básico incompleto, a recomendação é de uma dose de dTpa a qualquer momento e completar a vacinação básica com uma ou duas doses de dT (difteria e tétano) de forma a totalizar três doses de vacina contendo o componente tetânico. No caso de indivíduos com histórico desconhecido sobre vacinação ou sabidamente não vacinados, o esquema deve fazer uma dose de dTpa e duas doses de dT no esquema 0, 2, 4 a 8 meses. A dTpa pode ser substituída por dTpa-VIP ou dT, de acordo com a disponibilidade. A dTpa-VIP ou vacina tríplice bacteriana acelular do tipo adulto com poliomielite, além de conter os toxoides diftéricos e tetânico e a cápsula da bactéria da coqueluche, apresenta também o vírus da poliomielite inativados dos tipos 1, 2 e 3. Sua formulação final também apresenta hidróxido de alumínio como adjuvante, 2-fenoxietanol, polissorbato 80 e cloreto de sódio, além de resíduos provenientes do processo de fabricação, como formaldeído, neomicina e polimixina. Já a dT protege apenas contra difteria e tétano, possuindo só toxoides diftéricos e tetânico e o adjuvante sal de alumínio em sua composição. Tanto a dT como a dTpa-VIP devem ser administradas por via intramuscular profunda, no volume de 0,5 mL.

A estratégia de vacinação contra gripe (influenza) foi introduzida no PNI em 1999 visando diminuir o número de internações, complicações e mortes na população alvo. Dentre o público-alvo para vacinação contra influenza incluem-se crianças, gestantes, puérperas, professores, povos indígenas, idosos e todos os trabalhadores da saúde dos serviços públicos e privados, nos diferentes níveis de complexidade. Embora algumas categorias profissionais não apresentem risco ocupacional aumentado para o vírus influenza, a indicação para todas as categorias é justificada por ser a maior causa de falta no trabalho e pela grande frequência com que desencadeia surtos no ambiente de trabalho. A vacina trivalente possui três cepas do vírus influenza inativados, fragmentados e purificados, escolhidas de acordo com os dados epidemiológicos, os quais definem o tipo e a cepa do vírus que está circulando, variando então a cada ano. É produzida em ovos embrionados de galinha e por isso sua composição apresenta traços de ovoalbumina, além de timerosal, formaldeído, traços de neomicina e triton-X. Menores de seis meses de idade, indivíduos com histórico de reação anafilática após recebimento de dose anterior, não devem receber a vacina. Nos indivíduos com história de reação anafilática prévia ou alergia grave relacionada ao ovo de galinha e aos seus derivados, a vacinação deve ser feita após avaliação médica. Em adultos, a vacina é administrada em dose única de 0,5 mL, por via intramuscular ou subcutânea profunda (indivíduos que apresentam discrasias sanguíneas ou estejam utilizando anticoagulantes orais).

A vacina meningocócica conjugada quadrivalente ACWY/C protege contra a doença causada pela bactéria meningococo dos tipos A C, W e Y, o que inclui meningites e infecções generalizadas. A vacina é inativada e sua composição inclui componentes das cápsulas das bactérias (oligissacarídeos) dos sorogrupos A C, W e Y, conjugados à uma proteína como o toxoide tetânico. Deve ser administrada em uma dose, pela via intramuscular. A indicação da vacina, assim como a necessidade de reforços, dependerá da situação epidemiológica. Na indisponibilidade da vacina meningocócica conjugada ACWY, indica-se fazer a substituição pela vacina meningocócica C conjugada. Essa vacina possui o antígeno da cápsula bacteriana do meningococo sorogrupo C, prevenindo meningite e meningococcemia.

A vacina meningocócica B previne contra as meningites e infecções generalizadas causadas pela bactéria meningococo do tipo B. É uma vacina inativada composta por proteínas subcapsulares do meningococo B que deve ser administrada em duas doses com intervalo de 1 a 2 meses, com via de aplicação intramuscular. Seu uso deve ser considerado avaliando a situação epidemiológica.

Para febre amarela, a vacinação está recomendada para profissionais de áreas endêmicas ou que precisam viajar para áreas endêmicas a trabalho. Os indivíduos que precisam se deslocar para áreas com recomendação vacinal (ACRV) devem tomar a vacina pelo menos 10 dias antes da data da viagem. Por ser uma vacina de vírus vivo, está contraindicada para crianças menores de seis meses de idade, imunodeprimidos mesmo que com risco de exposição, pessoas com doenças autoimunes, gestantes e mulheres que estejam amamentando. Nesses dois últimos casos, recomenda-se adiamento da vacinação até os seis meses da criança e deve-se considerar o benefício pelo risco em casos em que não se deve adiar a vacinação. Visto que a vacina é produzida em ovo embrionado, deve-se ter atenção quanto à possibilidade de reação anafilática nos alérgicos às proteínas do ovo. A vacina é composta pelo vírus da febre amarela vivo atenuado, cepa 17DD e em sua formulação também estão presentes sacarose como excipiente, glutamato de sódio, sorbitol como estabilizador e os antibióticos eritromicina e kanamicina. A vacina é administrada em dose única, no volume de 0,5 mL por via subcutânea (de preferência, na região do deltoide, na face externa superior do braço), a partir dos nove meses de idade e sendo recomendada uma nova dose a cada 10 anos. É importante salientar que essa vacina não deve ser administrada simultaneamente com a vacina tríplice viral (sarampo, caxumba e rubéola) ou tetra viral (sarampo, caxumba, rubéola e varicela) ou varicela, as quais também são vacina de vírus vivo, respeitando para isso o intervalo mínimo de 30 dias.

QUAIS CONTRAINDICAÇÕES E CUIDADOS ESPECIAIS PARA IMUNIZAÇÃO POR VACINAS?

Apesar de indiscutível ferramenta na erradicação e/ou controle de várias doenças infectocontagiosas, algumas vacinas merecem cuidados, pois as contraindicações precisam ser consideradas para garantir segurança na sua administração. Essa avaliação pode adiar ou até mesmo suspender a vacinação, caso necessário. Considera-se como contraindicação a situação na qual o vacinado pode ter um risco maior de aparecimento de uma reação adversa grave.

QUADRO 2 Tipos de vacinas e esquemas vacinais recomendados para os profissionais de saúde bucal

Vacinas	Esquemas recomendados
Vacinas virais	
Hepatites A e B	▪ Hepatite A: 2 doses (0, 6 meses). ▪ Hepatite B: 3 doses (0, 1, 6 meses). ▪ Combinada A e B: 3 doses (0, 1 e 6 meses).
Tríplice viral (sarampo, caxumba e rubéola)	2 doses (0, 1 mês)*
Influenza (gripe)	Dose única (reforço a cada ano)
Varicela (catapora)	2 doses (0, 1-2 meses)
Febre amarela	Dose única (reforço a cada 10 anos)**
Vacinas bacterianas	
Tríplice bacteriana acelular do tipo adulto (dTpa)	▪ Com esquema vacinal anterior completo: dose reforço 10 anos após a última dose. ▪ Esquema vacinal desconhecido: 1 dose DTpa + 2 doses com dT (0, 2, 4 meses).
Meningocócica conjugada quadrivalente ACWY/C	1 dose
Meningocócica conjugada B	2 doses (0, 1-2 meses)

* Não há recomendação de uma terceira dose nos adultos com esquema completo de vacinação. Considerar essa possibilidade apenas nos casos de surto de caxumba ou sarampo. ** Recomendado para profissionais de áreas endêmicas.

O evento adverso pós-vacinação pode ser relacionado ao aparecimento de um sintoma, de uma doença ou até mesmo de um achado laboratorial. Reações locais comuns às vacinas incluem dor, inchaço e eritema no local da aplicação. Reações sistêmicas, como febre, irritabilidade, sonolência, erupção cutânea, convulsões febris e anafilaxia também podem ocorrer. Todo imunobiológico pode apresentar como contraindicação o aparecimento de reação anafilática (hipersensibilidade) pelo recebimento de uma dose anterior de determinada vacina e por histórico de hipersensibilidade a qualquer componente que faz parte da formulação vacinal. Nesse fato reside a importância de conhecer a composição da vacina. As reações de hipersensibilidade foram descritas por Gell e Coombs, sendo classificadas de I a IV (Adendo 1). Existem evidências de que alguns eventos adversos decorrem de fatores genéticos, como narcolepsia relacionada à vacina de influenza (tendo como adjuvante esqualeno e alfa-tocoferol). Outros eventos adversos são dependentes de fatores individuais (idiossincrásicos).

As vacinas virais e bacterianas vivas atenuadas não devem ser administradas a indivíduos com imunodeficiência congênita ou adquirida, aos portadores de neoplasia maligna, em tratamento com terapias imunossupressoras (quimioterapia, radioterapia), bem como gestantes. A imunossupressão pode ser descrita em diferentes graus, podendo ser primária, caracterizada pela deficiência de imunidade celular, humoral ou ambas; ou secundária, na qual a imunossupressão é adquirida e pode se dar por exemplo, pela supressão da imunidade celular e humoral após determinada doença ou tratamento. A imunossupressão também pode ser classificada como severa, incluindo pacientes em quimioterapia ou radioterapia, transplantados, pacientes que receberam altas doses de corticoide por um longo período ou que receberam agentes imunomoduladores ou pode ser branda, como nos indivíduos que receberam esteroides por períodos menores que 14 dias em doses baixas (< 20 mg) e pacientes que recebem uma baixa dose de fármacos para manutenção de quimioterapia.

Alguns cuidados especiais devem ser levados em consideração para indicação ou não da vacinação. Especialmente em casos de profissionais de saúde, podemos citar:

- Para vacinar indivíduos em terapia com corticoides (em doses imunossupressoras), considerar intervalo de pelo menos três meses após suspensão do fármaco.
- Indivíduos portadores do HIV devem ter cada caso avaliado de acordo com o quadro clínico.
- Transplantados de medula óssea devem ser encaminhados ao centro de referência para imunobiológicos especiais (CRIE) de 6 a 12 meses após o transplante para revacinação, conforme indicação.

Complicações podem aparecer em vacinas vivas e, nesses casos, vacinas inativadas podem ser utilizadas para a substituição, se possível. No caso das vacinas mortas como a tríplice bacteriana (difteria, tétano e coqueluche), o problema está no fato de que a resposta imunológica pode não ser elicitada de maneira adequada e o indivíduo vacinado pode ser suscetível a adquirir a doença contra a qual se vacinou.

Um ponto importante que deve ser esclarecido são as situações que levam às falsas contraindicações, as quais são motivo de adiamento da vacinação e podem ter impacto na adesão e cobertura vacinal. Essas falsas contraindicações são: história familiar de reação adversa, diagnósticos prévios de doença infecciosa, como tuberculose, coqueluche, tétano, difteria, poliomielite, sarampo, caxumba e rubéola, nascimento prematuro ou baixo peso ao nascer (com exceção para a administração da vacina BCG que deve ser feita em crianças com peso ≥ 2 kg), presença de doença benigna sem febre, histórico familiar de convulsões febris, epilepsia ou morte súbita, cirurgia eletiva recente ou eminente, presença de reação local como dor e vermelhidão por dose anterior da vacina, indivíduos com sequela de doença neurológica estável, alergias (exceto alergia a algum componente da vacina), uso de antibióticos e antivirais, uso de corticoides em doses não supressoras, indivíduos em terapia pré e pós-exposição ao o vírus da raiva humana, convalescença de doenças agudas e mulheres em amamentação (considerar situações de adiamento para a vacina da febre amarela). Deficiências que afetam os anticorpos IgG ou IgA não são por si só contraindicação para vacinação, a menos que estejam associadas às deficiências de células T.

O adiamento da vacinação só deve ser feito se considerados alguns fatores que incluem a presença de doença febril grave (não vacinar até a resolução do quadro), pessoas que precisam receber sangue, hemoderivados e imunoglobulinas (não utilizar vacinas vivas atenuadas nas quatro semanas que antecedem o recebimento desses produtos e até 90 dias após) e indivíduos em doses imunossupressoras de corticoides.

POR QUE ALGUMAS VACINAS PRECISAM DE MAIS DE UMA DOSE (DOSE DE REFORÇO) PARA CONFERIR IMUNIDADE?

Ainda não é bem elucidado o motivo pelo qual a duração da imunidade adquirida sofrer variação entre as diferentes vacinas. Uma única dose de certas vacinas fornece imunidade duradoura, enquanto outras requerem uma dose adicional (dose-reforço) para mantê-**la**. Os fatores que determinam a resposta do anticorpo incluem o tipo de vacina (viva ou inativada), se ela é composta de proteína ou polissacarídeo, se tem adjuvante em sua formulação, a avidez do anticorpo elicitado, a idade da imunização e os extremos de idade (crianças e idosos), e o estado imunológico do indivíduo (se normal ou comprometido). Em alguns casos, a resposta eficiente pode depender não apenas do número de doses, mas também do intervalo entre doses (se é de quatro semanas pelo menos).

A resposta imune primária à vacina, como visto anteriormente, inclui a apresentação inicial do antígeno nas áreas extra foliculares do baço e linfonodo, elicitando uma resposta que resulta no rápido aparecimento de baixos títulos de anticorpos do tipo IgG. Quando as células B migram e proliferam no centro germinativo e se diferenciam em plasmócitos, os títulos de IgG aumentam, geralmente quatro semanas após a imunização. O curto tempo de vida desses plasmócitos resulta no rápido declínio dos títulos de anticorpos, que retornam aos níveis basais. Na resposta imune secundária, após uma dose-reforço, uma nova exposição ao antígeno reativa a memória imune e resulta em um rápido aumento nos títulos de anticorpos IgG, sendo então uma resposta rápida, vigorosa e prolongada, produzindo anticorpos que duram por longos períodos com alta avidez (de maneira simplista, refere-se a alta capacidade de se ligar ao antígeno). Os anticorpos IgM e IgG são produzidos devido à colaboração entre células B e T. Essa resposta acelerada é atribuída à memória imunológica e forma a base da vacinação e revacinação por dose-reforço.

Como regra geral, os fatores que aumentam a diferenciação de plasmócitos e a resposta primária de anticorpos, como o aumento da dose do antígeno ou o uso de adjuvantes, também apoiam a indução de células B de memória. Já foi observado que os títulos de anticorpos pós dose-reforço são altos em pessoas com fortes respostas primárias. Por exemplo, respostas elevadas anti-HBsAg após dose reforço (vacina da hepatite B) foram observadas em pessoas com altos títulos (> 100 IU/L) de anticorpos, refletindo a indução de um grupo maior de células B de memória.

Sabe-se que as vacinas vivas atenuadas, por mimetizarem uma infecção natural, apresentam antígeno com certa variabilidade e persistência no centro germinativo do linfonodo, levando ao desenvolvimento de uma resposta de memória de célula B e T mais robusta (Adendo 2).

Para algumas vacinas vivas, estudos mostraram que é necessária mais de uma dose para que todos possam desenvolver a melhor resposta imune. Após uma dose da vacina tríplice viral, algumas pessoas não desenvolvem anticorpos suficientes para combater a infecção e uma segunda dose ajuda a garantir que quase todos estarão protegidos. Para a vacina de febre amarela, apesar da alta concentração de anticorpos neutralizantes soro protetores, dentro de três meses pós-vacinação, em cerca de 98% dos vacinados, os títulos de neutralização no soro caem com o tempo; e por isso as doses de reforço são recomendadas a cada 10 anos.

No caso das vacinas inativadas ou mortas, a administração da primeira dose não fornece tanta imunidade quanto possível, pois têm potencial limitado para ativação da resposta induzida por vacina e para indução de resposta inata ativa no sítio de infecção. Diferente das vacinas vivas, o local de injeção e a rota de administração são importantes. Uma desvantagem das vacinas inativadas é a necessidade de utilizar altas concentrações do antígeno para elicitar uma resposta imune adequada e, geralmente para essas vacinas, o curso inicial de vacinação abrange 2 ou 3 injeções, nas quais doses adicionais (doses-reforço) geralmente são necessárias em intervalos pré-estabelecidos para manter a imunidade protetora. O processo de inativação (tratamento químico) utilizado para desenvolver a vacina pode ser prejudicial o suficiente para modificar a imunogenicidade, especialmente de antígenos que precisam elicitar uma resposta imune celular. O resultado disso é uma resposta imune de curta duração, de estreito espectro para antígenos virais e uma fraca resposta de mucosa e mediada por células.

Outro ponto é que para algumas vacinas, a imunidade começa a diminuir com o tempo. Assim, a dose-reforço é necessária para manter os níveis altos de imunidade e essa dose geralmente ocorre vários anos depois da dose inicial da vacina. Estudos sugerem a necessidade de uma dose reforço, além das três que fazem parte do esquema da vacina recombinante da hepatite B, com o objetivo de atingir uma melhor eficácia de proteção entre os já respondedores à vacina (títulos de anticorpos 10-100 IU/L), mas podendo também induzir uma resposta imune entre a maioria dos não respondedores (títulos < 10 IU/L).

Considerando que as vacinas inativadas, recombinantes ou aquelas altamente purificadas, não são capazes de ativar e potencializar a resposta imune por si só, os adjuvantes são adicionados aos tipos de vacina com o intuito de alavancar a ativação da resposta imune inata e aumentar sua eficácia. Os adjuvantes (do latim *adjuvare*, que significa ajudar ou cuidar) foram inicialmente descritos como substâncias que quando utilizadas com um antígeno específico seriam capazes de produzir uma resposta imune mais robusta do que aquela elicitada pelo antígeno sozinho. São descritos em várias classes, como sais minerais, produtos microbianos, emulsões, saponinas, citocinas, polímeros, micropartículas e lipossomos. Os adjuvantes contendo alumínio (sais de alumínio) foram os primeiros a serem aprovados para uso clínico, porém embora sejam capazes de elicitar uma forte resposta imune humoral, não são tão efetivos em induzir uma resposta celular. Assim, outras abordagens têm sido desenvolvidas como o uso de lipossomas, os quais incrementam a resposta imune celular.

É POSSÍVEL QUE A VACINA APRESENTE FALHA NA PROFILAXIA DAS INFECÇÕES?

Sim. A falha vacinal pode ser observada, seja por desfecho clínico, quando o indivíduo apresenta sinais e sintomas de infecção imunoprevenível, mesmo após administração da vacina; seja por critérios laboratoriais, quando são pesquisados marcadores imunológicos para confirmar imunização. A literatura classifica a falha como primária ou secundária. A primária é a falha na soroconversão, isto é, quando não existe produção de anticorpos neutralizantes capazes de gerar proteção. A falha secundária é caracterizada como diminuição da proteção, ou seja, existiu soroconversão, no entanto, com o passar do tempo, os títulos de anticorpos neutralizantes diminuíram ao ponto de não gerar mais proteção.

Alguns fatores referentes ao indivíduo a ser imunizado podem ser enumerados como verdadeiras causas da falha vacinal. São eles:

- Ausência ou deficiência na resposta imunológica (imunodeficiência).
- Prematuridade ou senescência da resposta imunológica.
- Anergia**: resposta imunológica insuficiente para um ou mais componentes imunogênicos.
- Interferência cruzada de outros agentes infecciosos.
- Fatores que influenciam na capacidade imunológica, como desnutrição, doenças de base, administração de terapias imunossupressoras.
- Interferência imunológica entre anticorpos prévios e antígenos vacinais.

COMO SABER SE A VACINA FOI EFICAZ?

Para prevenir e promover saúde, um dos mecanismos de interromper os elos de transmissão de patógenos é por meio de programas de vacinação. Dessa forma, a imunização tem avançado e alcança altos índices de eficácia no Brasil e no mundo, reduzindo a mortalidade por várias doenças preveníveis. No contexto do profissional de saúde, a vacinação completa deve vir acrescida, em alguns casos, da comprovação sorológica da imunização dos profissionais de saúde.

Um modelo de comprovação sorológica da imunização é a proteção contra o vírus da hepatite B (VHB).

Existe uma estimativa de que cerca de 15% da população brasileira já tenha sido exposta ao VHB e que cerca de 1% deles sofram com hepatite crônica. Em 2011, o Brasil registrou um índice de 7,6 casos a cada 100 mil habitantes de infecções pelo vírus da hepatite B.

O VHB pode infectar qualquer indivíduo. Entretanto, alguns grupos, por conta de particularidades, podem estar mais expostos, como pacientes em diálise, recém-

** Não ativação de linfócitos T em presença de imunógeno por níveis inadequados de estimulação.

-nascidos com mães previamente portadoras de AgHBs e, por fim, profissionais de saúde. Nos deteremos aqui, observando esse modelo, no último grupo, uma vez que é o foco da nossa discussão.

Aproximadamente 95% dos indivíduos vacinados contra o VHB respondem com bons níveis de anticorpos, sendo uma vacina considerada segura e eficaz. Para os trabalhadores, entretanto – devido a particularidade do grupo em se colocar no atendimento direto a indivíduos potencialmente infectados – faz-se necessário confirmar a imunização, realizando exames sorológicos, buscando os anticorpos específicos circulantes que conferem a proteção contra o vírus. Além da vacinação completa para adultos, os profissionais de saúde devem, após as três doses da vacina contra a hepatite B, realizar o Anti-HBs 30 a 60 dias após completado o esquema, para verificar a soroconversão.

Nesse sentido, como gestor do próprio cuidado, o profissional deve estar em dia com o calendário vacinal e conferir a imunização para os patógenos que sejam necessários. Reforça-se ainda a importância da criação de medidas e ações estruturadas pelo sistema de saúde, de modo a incentivar e cobrar dos profissionais para estarem de acordo com as orientações normativas. A vacinação completa, adicionada a soroconversão comprovada dos trabalhadores de saúde são essenciais na prevenção da transmissão ocupacional de alguns patógenos.

CASO O PROFISSIONAL NÃO RESPONDA AO ESQUEMA VACINAL, COMO PROCEDER?

O controle da eficácia da vacina se aplica exclusivamente à hepatite B. O marcador utilizado é o anticorpo contra o antígeno de superfície do vírus da hepatite B (Anti-HBs), doseado no intervalo de 30 a 60 dias após a última dose do esquema vacinal. No caso de resultado sorológico com títulos inferiores a 10 UI/mL, está recomendada revacinação. Inicialmente é realizada a administração de uma nova dose da vacina (também chamada de dose teste) com teste sorológico realizado cerca de 30 dias depois. Caso o resultado sorológico apresente títulos inferiores a 10 UI/mL, é indicado completar o esquema vacinal (2 doses). Ao final do esquema completo, a persistência do exame sorológico com títulos inferiores a 10 UI/mL indica indivíduo anérgico.

Em caso de anergia, o profissional deverá seguir o protocolo de prevenção pós-exposição com administração de soro hiperimune após exposição com agente biológico.

COMO PODEMOS COMPROVAR QUE ESTAMOS EM DIA COM AS VACINAS PRECONIZADAS PARA PROFISSIONAIS DE SAÚDE BUCAL?

Quando o assunto é segurança do trabalhador dos serviços de saúde, bem como daqueles que exercem atividades de promoção e assistência à saúde em geral, é imprescindível ter como referência geral a Norma Regulamentadora n. 32 (NR-32), que estabelece as diretrizes básicas para implementação de medidas de proteção a essa categoria. Dessa forma, observando as peculiaridades do profissional de saúde bucal, versaremos sobre como é possível comprovar a quitação do calendário vacinal.

Todas as vacinas devem ser fornecidas de forma gratuita aos trabalhadores dos serviços de saúde, independentemente de estarem ou não inseridas no PNI. Cabe a equipe de Saúde Ocupacional, sob a coordenação do médico do trabalho de cada instituição, definir o Programa de Controle Médico de Saúde Ocupacional (PCMSO), conjuntamente com a Comissão de Controle de Infecção Hospitalar. Nesse documento, além do plano de cuidado do trabalhador, contarão aquelas vacinas indicadas para cada profissional, levando em consideração os riscos biológicos a que o mesmo está exposto.

No contexto da gerência de cuidado do indivíduo, todo paciente, usuário e trabalhador é responsável e ente ativo na construção da própria saúde, cabendo a cada um manejar seu autocuidado. O empregador, entretanto, tem também responsabilidade quanto às condições de trabalho que submete o empregado, sendo copartícipe no processo.

A comprovação da vacinação do trabalhador deve ser feita por meio de comprovante (cartão de vacinação) que será registrada no Prontuário Clínico Individual do Trabalhador, como orienta a Norma Regulamentadora n. 07 (NR-07). Serão válidos, somente atestados de vacinação emitidos por serviços credenciados junto ao PNI. No documento apresentado aos serviços, é mandatório o número do lote da vacina aplicada.

A imunização pode também, a depender das definições intrainstitucionais, ser realizada dentro do próprio serviço de saúde, promovido pela comissão de Saúde Ocupacional. Dessa forma, o registro pode, já nessa oportunidade, ser realizado pela própria comissão no prontuário de cada trabalhador. O trabalhador tem o dever de guardar o cartão de vacinas para comprovar todo o histórico vacinal para os diversos fins (ver Curtindo a Biossegurança).

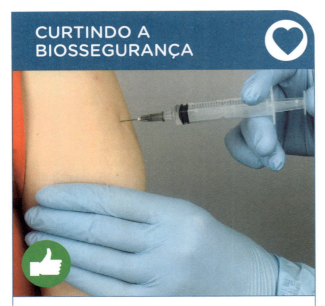

CURTINDO A BIOSSEGURANÇA

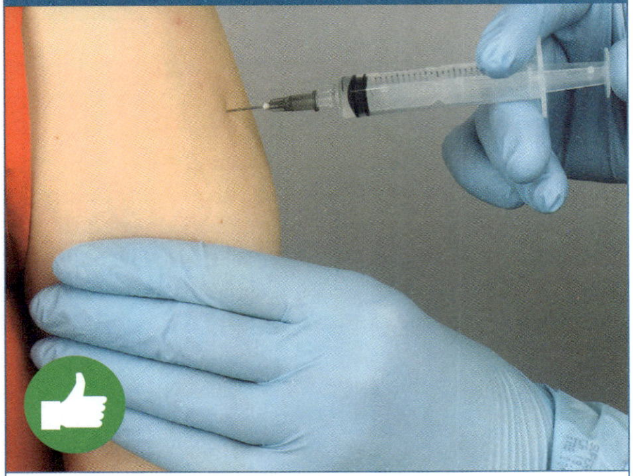

O nosso *like* sempre estará a postos para todo profissional de saúde bucal que está em dia com as vacinas. Para tanto, o cartão de vacinação é de suma importância para o registro e o acompanhamento de doses e necessidade de reforço.

COMO AS VACINAS ESTÃO DISPONÍVEIS PARA O PROFISSIONAL DE SAÚDE BUCAL?

A disponibilidade da imunização para os profissionais deve ser oferecida pelo empregador. Entretanto, essa ação pode ser realizada de várias maneiras: a) a vacina pode ser oferecida na própria instituição, por meio do contrato de clínicas de vacinação com licença extramuros de funcionamento; b) o trabalhador pode ter acesso ao imunobiológico na rede do SUS e comprovar a vacinação no setor de saúde ocupacional por meio de atestado; ou c) o serviço de saúde pode obter credenciamento para ele mesmo ofertar, aos seus profissionais, a vacinação.

Nesse sentido, o profissional de saúde bucal pode se valer dessas ofertas, de forma a contemplar essa exigência e ato de segurança para a prática profissional.

Os profissionais de saúde estão ainda elegíveis para receber algumas vacinações nos Centros de Referência Imunobiológicos Especiais (CRIE). Então, conforme o calendário básico de vacinação do Ministério da Saúde, podem receber nos CRIE as vacinas influenza inativada, hepatite B recombinante, varicela (para os sem história prévia de doença ou vacinação), sarampo, caxumba, rubéola e meningocócica C conjugada.

Em caso de cidades que não possuem CRIE, os profissionais, na ocasião em que a vacinação não esteja disponível na própria instituição de trabalho, devem procurar os serviços gerais de vacinação da sua cidade, como as Unidades Básicas de Saúde.

EM CASO DE DÚVIDA DE QUAIS VACINAS FORAM ADMINISTRADAS, COMO PROCEDER ?

As vacinas indicadas para o profissional de saúde, sobretudo o profissional de saúde bucal, devem ser registradas na carteira de vacinação (Carteira de Vacinação Ocupacional), como anteriormente mencionado. Esse é um documento essencial no controle adequado da administração das vacinas. Assim, caso não esteja registrado, o profissional é considerado suscetível devendo ser vacinado. Cabe salientar que o Ministério da Saúde não recomenda a realização de sorologia com o objetivo de certificar a soroconversão (exceto para hepatite B, como já mencionado). O principal motivo da não recomendação **é a** metodologia utilizada em laboratórios da rede publica e/ou particular não permitir a avaliação adequada da resposta imunológica na maioria das vacinas indicadas.

QUIZ BIOSSEGURO

1. Que tipo de vacina contém em sua formulação o microrganismo vivo, porém menos virulento que o microrganismo selvagem?
   A. Vacina inativada.
   B. Vacina atenuada.
   C. Vacina pura.
   D. Vacina de DNA.

2. Interligue os números que melhor correspondem às letras abaixo e marque a alternativa correta:

1. Reações locais comuns às vacinas.	A. Presença de doença febril grave.
2. Contraindicação para uso dos imunobiológicos.	B. Hipersensibilidade (reação anafilática).
3. Falsa contraindicação para vacinação.	C. Indivíduos em uso de corticoides.
4. Cuidado especial para indicação da vacinação.	D. Presença de reação local por dose anterior da vacina.
5. Indicação de adiamento da vacinação.	E. Eritema, dor, inchaço.

   A. 1b, 2e, 3c, 4d, 5a
   B. 1a, 2b, 3d, 4c, 5e
   C. 1e, 2b, 3d, 4c, 5a
   D. 1a, 2d, 3e, 4b, 5c

3. Assinale a alternativa que enumera as vacinas recomendadas para os profissionais da equipe de saúde bucal.
   A. Tríplice viral, hepatite C, febre amarela.
   B. Febre amarela, BCG, hepatite B.
   C. Hepatite B, tríplice viral, BCG.
   D. Tríplice viral, hepatite B, influenza.

4. Para qual vacina é necessário realizar a contagem de anticorpos, após 30 a 60 dias da última dose, com o objetivo de verificar a eficácia da imunidade?
   A. Hepatite B.
   B. Hepatite A.
   C. Influenza.
   D. Tríplice bacteriana acelular do tipo adulto (dTpa).

E. Que situação caracteriza um quadro de falha vacinal?
   A. Quando a pessoa submetida à vacina necessita de reforço vacinal.
   B. Quando o indivíduo apresenta sinais e sintomas de infecção imunoprevenível, mesmo após administração da vacina.
   C. Quando não se evidenciam sinais e sintomas de infecção imunoprevenível, mesmo após administração da vacina.
   D. Quando a pessoa submetida à vacina sente incômodo no local de administração.

JOGANDO LIMPO

Preencha as palavras cruzadas:

Imunização

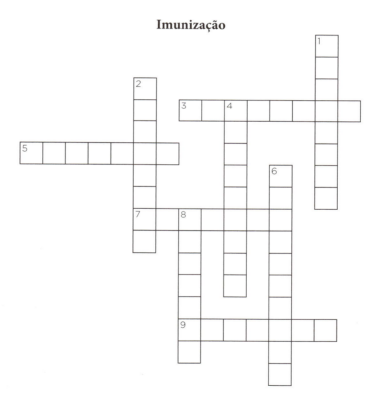

Horizontal

3. Tipo de falha vacinal observado quando não há produção de anticorpos neutralizantes capazes de gerar proteção.
5. Característica da imunidade adaptativa estimulada pelas vacinas.
7. Não ativação de linfócitos T em presença de imunógeno.
9. Tipo de imunoprofilaxia utilizada em casos pós-exposição ocupacional.

Vertical

1. Marcador de imunidade vacinal da hepatite B.
2. Tipo de linfócito também chamado de TCD4+.
4. Substância capaz de gerar imunidade celular, humoral ou ambas.
6. Linfócito B ativado com função secretora de anticorpos.
8. Determinante antigênico.

BIBLIOGRAFIA

1. Ahad A, Alim A, Guho A, Islam QT, Azad KAK. Role of booster dose on antibody titer after recombinante hepatitis B vaccination. J Med. 2009;10(2):67-76.
2. Andreano E, DO'ro U, Rappuoli R, Finco O. Vaccine evolution and its application to fight modern threats. Front Immunol. 2019;10(1722).
3. Aps LRMM, Piantola MAF, Pereira SA, Castro JT, Santos FAOS, Ferreira LCS. Eventos adversos de vacinas e as consequências da não vacinação: uma análise crítica. Rev Saúde Pública. 2017;52(40).
4. Araújo TM, Souza FO, Pinho PS. Vacinação e fatores associados entre trabalhadores da saúde. Cad Saúde Pública. 2019;35(4).
5. Arvas A. Vaccination in patients with immunossupression. Turkish Arch Pediatr. 2014;49(3):181-5.
6. Awate S, Babiuk LA, Mutwiri G. Mechanisms of action of adjuvantes. Front Immunol. 2016;4(114).
7. Aypak C, Bayram Y, Eren H, Altunsoy A, Berktas M. Susceptibility to measles, rubella, mumps, and varicella-zoster viruses among healthcare workers. J Nippon Med Sch. 2012;79(6):453-8.
8. Ballalai I, Bravo F. Imunização: tudo o que você sempre quis saber. Rio de Janeiro: RMCOM; 2016.
9. Barrocas PRG, Moraes FFM, Sousa ACA. Saneamento é saúde? O saneamento no campo da saúde coletiva. Hist Cienc Saude. 2019;26(1):33-55.
10. Bhardwaj S. Vaccines. In: Vohora D, Singh G. Pharmaceutical medidicne and translational clinical research. 1 ed. Oxford: Elsevier; 2017. p. 341-53.
11. Brasil. Ministério da Saúde. Calendários básicos de vacinação da criança, do adolescente, do adulto e idoso. Brasíli: Ministério da Saúde; 2018.
12. Brasil. Ministério da Saúde. Informe técnico Influenza. 22º Campanha Nacional de vacinação contra a Influenza. Brasília: Ministério da Saúde; 2020.
13. Brasil. Ministério da Saúde. Lei no 6259, de 30 de outubro de 1975. Dispõe sobre a organização das ações de vigilância epidemiológica, sobre o Programa Nacional de Imunização, estabelece normas relativas à notificação compulsória de doenças e da outras providências. Brasília: Ministério da Saúde; 1975.
14. Brasil. Ministério da Saúde. Manual dos Centros de Referência em Imunobiológicos Especiais - CRIE. Brasília: Ministério da Saúde; 2014.
15. Brasil. Ministério da Saúde. Portaria n. 485, de 11 de novembro de 2005. Aprova a Norma Regulamentadora n. 7. Segurança e Saúde no Trabalho em Estabelecimentos de Saúde. Brasília: Ministério da Saúde; 2005.
16. Brasil. Ministério da Saúde. Portaria no 597/GM de 8 de abril de 2004. Institui em todo o território nacional os calendários de vacinação. Brasília: Ministério da Saúde; 2004.
17. Brasil. Ministério da Saúde. Secretaria de Vigilância em Saúde. Departamento de Vigilância das Doenças Transmissíveis. Manual de Normas e Procedimentos para Vacinação. Brasília: Ministério da Saúde; 2014.
18. Brasil. Ministério da Saúde. Secretaria de Vigilância em Saúde. Departamento de Vigilância das Doenças Transmissíveis. Manual de vigilância epidemiológica de eventos adversos pós-vacinação. 3. ed. Brasília, Ministério da Saúde; 2014.
19. Brasil. Ministério da Saúde. Secretaria de Vigilância em Saúde. Departamento de Vigilância Epidemiológica. Hepatites virais: o Brasil está atento. Brasília: Ministério da Saúde; 2008.
20. Bravo F, Ballalai I, Moura M, Levi M, Kfouri R. Guia de imunização SBIm/Anamt - Medicina do Trabalho 2018-2019. Disponível em https://sbim.org.br/images/files/guia-sbim-anamt-medicina-trabalho-2018-2019-180730b-web.pdf (acessado 28 jul 2020).
21. Braz RM, Domingues CMS, Teixeira AMS, Luna EJA. Classificação de risco de transmissão de doenças imunopreveníveis a partir de indicadores de coberturas vacinais nos municípios brasileiros. Epidemiologia e Serviços de Saúde. 2016;25(4):745-54.
22. Burnett E, Parashar U, Tate J. Rotavirus vaccines: effectiveness, safety and future directions. Paediatric Drugs. 2018;20(3):223-33.
23. Burrel CJ, Howard CR, Murphy FA. Vacines and vaccination. In: Fenner and White's Medical Virology. 5 ed. Oxford: Elsevier; 2016. p. 155-67
24. CarvalhoAP, Faria SM. Artigo de revisão: Vacinação da criança e adolescente. Residência Pediátrica. 2014;4(3)1:S10-S22.
25. Casadevall A, Dadachova E, Pirofski LA. Passive antibody therapy for infectious diseases. Nature Rev Microbiol. 2004;2:695-703.
26. Castilho E, Poliquin V. Immunization in prenancy. Society of Obstetricians and Gynaecologists of Canada-SOGC. Clin Pract Guideline. 2018;40(354):478-89.
27. Centers for Disease Control and Prevantion - CDC. Recommended vaccines for healthcare workers. Atlanta: CDC; 2020. Disponível em: https://www.cdc.gov/vaccines/adults/rec-vac/hcw.html (acesso 8 jun 2020).
28. Centers for Disease Control and Prevantion - CDC. Vaccines and immunization. Atlanta: CDC; 2020. Disponível em: https://www.cdc.gov/vaccines/index.html (acesso 8 jun 2020).
29. Dai X, Xiong Y, Li N, Jian C. Vaccine types. In: Afrin F. Vaccines. 1 ed. London: Intechopen; 2019.
30. Delrue I, Verzele D, Madder A, Nauwynck HJ. Inactivated virus vaccines from chemistry to prophylaxis: merits, risks and challenges. Expert Rev Vaccines. 2012;11(6):695-719.
31. Delves PJ, Seamus JM, Burton DR, Roitt IM. ROITT - Fundamentos de imunologia. 13 ed. Rio de Janeiro: Guanabara Koogan; 2018.
32. Esser MT, Marchese RD, Kierstead LS, Tussey LG, Wang F, Chirmule N, Washabaugh M. Memory T cells and vaccines. Vaccine. 2003;21(5-6):419-30.
33. Ferreira CT, da Silveira TR. Prevenção das hepatites virais através de imunização. J Pediatria. 2006;82(3).
34. Gomes A, Ballalai I, Moura MM, Azevedo P, Kfouri RA, Angerami RN. Atualização em vacinação ocupacional: guia prático. Sociedade Brasileira de Imunização. Associação Nacional de Medicina do Trabalho. Disponível em: http://www.anamt.org.br/site/upload_arquivos/sugestoes_de_leitura_17122013112656705 5475.pdf (acesso 28 jul 2020).
35. Hoft DF, Lottenbach KR, Blazevic A, Turan A, Blevins TP, Pacatte TP, et al. Comparisons of the humoral and cellular immune responses induced by live attenuated influenza vaccine and inactivated influenza vaccine in adults. Clin Vaccine Immunol. 2017;24(1):414-16.
36. Linheira-Bisetto LH, Ciosak SI. Analysis of adverse events following immunization caused by immunization errors. Rev Bras Enfermagem. 2017;70(1):81-9.
37. Maltezou HC, Theodoridou K, Ledda C, Rapisarda V, Theodoridou M. Vaccination of healthcare workers: is

mandatory vaccination needed? Expert Rev Vaccines. 2019;18(1):5-13.
38. McNeil MM, DeStefano F. Vaccine-associated hypersensitivity. J Allergy Clin Immunol. 2018;141(2):463-72.
39. Mohsen MO, Zha L, Miranda GC, Bachmann MF. Major findings and recent advances in virus-like particle (VLP)-based vaccines. Semin Immunol. 2017;34:123-32.
40. Nogueira SA, Carvalho BKG, Medeiros AR, Carneiro SER, Souza GCA. Prevalência e notificações de acidentes de trabalho com exposição a material biológico na odontologia. Rev Ciência Plural. 2016;2(1):102-10. Disponível em: https://periodicos.ufrn.br/rcp/article/view/10040 (acesso 8 jun 2020).
41. Noronha TG, Alves IS, Cruz RLS, Ferroco CLV, Brum RC, Oliveira PMN, et al. Immunogenicity and safety of th combines vaccine for meales, mumps, and rubella isolated or combined with the varicela componente administered at 3-month intervals: randomised study. Mem Inst Oswaldo Cruz. 2019;114.
42. Pead PJ. Benjamin Jesty: the first vaccinator revealed. Lancet. 2006;368(9554):2202.
43. Minor PD. Live attenuated vaccines: Historical successes and current challenges. Virology. 2015;479-480:379-92.
44. Pinto ACS, Almeida MI, Pinheiro PNC. Análise da susceptibilidade às doenças imunopreveníveis em profissionais de saúde a partir do status vacinal. Rev Rede Enferm. 2011;12(1):104-1.
45. Plotkin SA. Correlates of protection induced by vaccination. Clin Vaccine Immunol. 2010;17(7):1055-65.
46. Public Health England (PHE). Contraindications and special considerations: the green book, chapter 6. Atualizado em 26 de outubro de 2017. UK: Public Health England; 2013.
47. Rajan TV. The Gell-Coombs classification of hipersensitivity reactions: a re-interpretation. Trends Immunol. 2003;24(7):376-9.
48. Samantha V, Dadonaite B, Roser M. Vaccination. EUA: Our World In Data; 2019. Disponível em: https://ourworldindata.org/vaccination (acesso 8 jun 2020).
49. SBIm – Sociedade Brasileira de Imunizações, ANAMT – Associação Nacional de Medicina do Trabalho. Atualização em vacinação ocupacional – Guia Prático. Belo Horizonte: ANAMT; 2008. Disponível em: http://www.anamt.org.br/site/upload_arquivos/sugestoes_de_leitura_17122013112656705475.pdf (acesso 18 jun 2020).
50. SBIm – Sociedade Brasileira de Imunizações. Calendário de vacinação ocupacional 2013-2014. São Paulo: SBIm; 2013. Disponível em: http://www.sbim.org.br/wp-content/uploads/2013/06/ocupacional_calendarios-sbim_2013-2014_130610.pdf (acesso 8 jun 2020).
51. SBIm – Sociedade Brasileira de Imunizações. Vacina tríplice viral (sarampo, caxumba e rubéola). Disponível em: https://familia.sbim.org.br/vacinas/vacinas-disponiveis/vacina-triplice-viral-sarampo-caxumba-e-rubeola-scr (acesso 5 jun 2020).
52. Siegrist CA. Vacinne immunology. In: Plotkin SA, Orenstein WA, Offit PA. Vaccines. 6 ed. Oxford: Elsevier; 2013. p. 14-32.
53. Soares RZ, Schoen AS, Benelli KRG, Araújo MS, Neves M. Análise dos acidentes de trabalho com exposição a material biológico notificados por profissionais da saúde. Rev Bras Med Trabalho. 2019;17(2):201-8.
54. Souza F O, Freitas PSP, Araújo TM, Gomes MR. Vacinação contra hepatite B e anti-HBs entre trabalhadores da saúde. Cad Saúde Coletiva. 2015;23(2):172-9. Disponível em: http://www.scielo.br/scielo.php?script=sci_arttext&pid=S1414-462X2015000200172&lng=en (acesso 8 jun 2020).
55. Souza FO, Araújo TM. Exposição ocupacional e vacinação para hepatite B entre trabalhadores da atenção primária e média complexidade. Rev Bras Med Trabalho. 2018;16(1):36-43.
56. Spencer JP, Pawlowski RHT, Thomas S. Vaccine adverse events: separating myth from reality. Am Family Phys. 2017;95(12):786-94.
57. Shih-Bin S, Hsiao-Liang C, Kow-Tong C. Current status of mumps virus infection: epidemiology, pathogenesis and vaccine. Int J Environmental Res Public Health. 2020;15(5):1686.
58. Swamy GK, Heine RP. Vaccinations for pregnant women. Obstet Gynecol. 2015;125(1):212-26.
59. Thomas RE. Yellow fever vaccine-associated viscerotropic disease: current perspectives. Drug Design, Develop Ther. 2016;10:3345-53.
60. Universidade Federal do Rio de Janeiro. Calendário de vacinação dos profissionais de instituições de saúde. Rio de Janeiro: UFRJ; 2014. Disponível em: http://www.me.ufrj.br/images/pdfs/protocolos/ccih/vacinacao_do_profissional_de_saude.pdf (acesso 8 jun 2020).
61. Vasconcelos OFC, Barret A. Are booster dosesof yellow fever vaccine needed? Lancet. 2019;19(12):1275-6.
62. Vetter V, Denizer G, Friedland LR, Krishnan J, Shapiro M. Understanding modern-day vaccines: what you need to know. Ann Med. 2018;50(2):110-20.
63. Zhi-Biao W, Xu J. Better adjuvants for better vaccines: progress in adjuvante delivery systems, modifications, and adjuvante-antigen codelivery. Vaccines. 2020;8(1):128.
64. World Health Organization. Global Vaccine Safety. Genebra: WHO; 2019. Disponível em: https://www.who.int/vaccine_safety/initiative/detection/immunization_misconceptions/en/index1.html (acesso 8 jun 2020).

ADENDO 1

Hipersensibilidade	Mecanismo	Componentes desencadeantes
Tipo I (também chamada imedita)	São direcionadas pela ligação de IgE aos mastócitos e consequente degranulação, com liberação de histamina, leucotrienos e outros mediadores. Podem surgir com mais frequência em indivíduos alérgicos aos componentes presentes na formulação vacinal.	Os antígenos microbianos (toxoides de tétano e difteria, antígenos de pneumococos ou *Bordetella pertussis*), ovo (quantidades residuais de ovoalbumina proveniente do processo de produção em ovos embrionados de vacinas, como influenza, febre amarela e raiva), gelatina (utilizada como estabilizante de vacinas vivas e inativadas), meio residual (meios de cultura utilizados para crescer organismos que são base para as vacinas vivas e inativadas, mesmo que em quantidades residuais), leite (utilizado como estabilizante em vacinas como a DTap e Tdap), adjuvantes (AS03, adjuvante a base de escaleno), timerosal (preservativo utilizado em vacinas associado à reações alérgicas de contato e raras reações sistêmicas) e látex (presente nas tampas e êmbolos das seringas ou tampas dos frascos da vacina).
Tipo II (também chamada imediata)	São caracterizadas pela interação antígeno-anticorpo, resultando em produção local de anafilotoxinas (C5a), pelo recrutamento de leucócitos polimorfonucleares (PMNs) e injúria tecidual pela liberação de enzimas neutrofílicas. Podem levar ao dano na bainha de mielina dos nervos causando doenças, como a encefalomielite disseminada aguda ou síndrome de Guillain-Barré.	Ocorre comprovada reação após administração da DPT – tríplice bacteriana convencional (difteria, coqueluche e toxoide tetânico) com toxoides tetânico e diftérico e suspensão de células inteiras de *B. Pertusis* inativada pelo calor e vacina pentavalente, que além destas, adicionalmente possui ainda Haemophilus B inativadas pelo calor + Hepatite B. Pneumococo 10 conjugada (antígenos polissacarídeos para 10 sorotipos de *Streptococcus pneumoniae*) e influenza do tipo A (H1N1).
Tipo III	São geradas pela formação de complexos imunes, podem provocar vasculite e necrose tecidual no local da administração da vacina, levando ao fenômeno de Arthus e a doença do soro. A doença do soro é caracterizada pela presença de febre, artralgias, urticária e linfadenopatia, com início 7 a 10 dias depois da sua aplicação.	Qualquer vacina tem potencial para desencadear, no entanto, é necessário que o indivíduo tenha sido anteriormente tratado com outros soros heterólogos (soro antiofídico, antitetânico, antidiftérico etc.). As vacinas não vivas geralmente são imunógenos potentes. Porém, a repetição exagerada do número de doses de algumas vacinas, como tétano e difteria, pode provocar eventos adversos relacionados à deposição de imunocomplexos.
Tipo IV (chamada de tardia)	Envolve a imunidade celular, com linfócitos T citotóxicos direcionados contra alvos do próprio corpo, como ocorre na síndrome de Guillain-Barré e na encefalomielite pós-infecciosa aguda. As reações também podem ser localizadas, como em indivíduos que apresentam reações cutâneas à neomicina e ao timerosal, usados como conservantes em várias vacinas.	Não está bem esclarecido.

ADENDO 2

As vacinas virais vivas desencadeiam imunidade inata por meio de múltiplos sinais via material genético viral, permitindo o reconhecimento por receptores de reconhecimento de padrões (PRR), como os receptores do tipo Toll. Após a infecção, as partículas virais se disseminam pelo organismo e atingem os tecidos-alvo. As células dendríticas são ativadas em vários locais e migram para os linfonodos drenantes, iniciando vários focos de ativação das células T e B. Isso explica a maior imunogenicidade induzida por vacinas vivas em comparação com vacinas inativadas. Assim, a via de administração de vacinas virais vivas acaba sendo de menor importância, pois é capaz de produzir respostas semelhantes de imunogenicidade e reatogenicidade. A vacina contra o sarampo pode ser administrada por via intramuscular ou subcutânea sem que haja comprometimento do tipo de resposta que será elicitada.

4

HIGIENE DAS MÃOS NA PRÁTICA ODONTOLÓGICA

Fábio Barbosa de Souza
Carlos Roberto Weber Sobrinho
Anaclara Ferreira Veiga Tipple

OBJETIVOS DE APRENDIZAGEM
O QUE VOCÊ VAI APRENDER NESTE CAPÍTULO:

1. Diferenciar os tipos de microbiota que compõem a pele das mãos.
2. Reconhecer os momentos para realização da higiene das mãos na odontologia.
3. Indicar os produtos recomendados para higiene das mãos.
4. Identificar a infraestrutura necessária para a correta higiene das mãos nos serviços de saúde bucal.
5. Compreender e aplicar as diferentes técnicas de higiene das mãos.
6. Estabelecer as estratégias de ação para adesão da equipe de saúde bucal às boas práticas de higiene das mãos.

POR QUE HIGIENIZAR AS MÃOS?

Na vida cotidiana, utilizamos as nossas mãos para realizar inúmeras atividades, muitas vezes automáticas, de modo que não percebemos a infinidade de diferentes superfícies que tocamos (maçanetas, chaves, corrimão, botões, mão de outras pessoas, pele, mucosas, entre outros). Isso faz com que, no decorrer do dia, muitos microrganismos sejam transferidos e abrigados na pele das mãos, sendo essa comunidade (microbiota) constituída por bactérias, fungos e vírus que pode se modificar a depender das áreas nas quais tocamos. Desse modo, a preocupação quanto a higiene das mãos deve fazer parte do nosso dia a dia, a fim de garantir uma vida mais saudável. Especificamente na prática odontológica, a equipe de saúde bucal utiliza as mãos como instrumento de trabalho fundamental. Assim, o cuidado com as mãos se torna essencial, configurando-se uma das principais medidas de precaução padrão.

Para entender por que devemos higienizar as mãos, o conhecimento da microbiota da pele é crucial. Devido à sua localização e extensa superfície, as mãos são constantemente expostas a vários tipos de microrganismos do ambiente que podem ser classificados como parte da microbiota transitória ou residente (Figura 1). A microbiota transitória é aquela que coloniza a camada superficial da pele, sobrevive por curto período e está mais associada às infecções relacionadas à assistência à saúde (IRAS). É composta por bactérias transitórias, com predominância de Gram-negativas, principalmente enterobactérias; as do gênero *Pseudomonas;* bactérias aeróbicas formadoras de esporos; *Staphylococcus aureus;* fungos e vírus. Essa camada é passível de remoção pela higienização simples das mãos com água e sabonete líquido, sob fricção, que promove a redução dessa microbiota por remoção. Ela também pode ser reduzida por meio de álcool à 70%, sob fricção que promove a inativação microbiana. Enquanto a microbiota residente, que está aderida às camadas mais profundas da pele, é menos associada às IRAS e mais resistente à remoção apenas com água e sabonete. Os constituintes mais frequentes dessa microbiota são os *Staphylococcus* coagulase negativo, *Micrococcus* e certas espécies de corinebactérias. Independentemente da microbiota ser residente ou transitória, elas podem abrigar microrganismos com patogenicidade variada. Assim, é possível observar desde bactérias com patogenicidade nula, passando pelas bactérias oportunistas até aquelas com patogenicidade comprovada. Tem surgido na literatura científica um terceiro tipo de microbiota, a infecciosa, não abordada aqui como pertencente a esta classificação, especificamente por estar relacionada ao grau de patogenicidade, não reunindo características relevantes para ser incluída numa terceira classe. Com a falta ou a inadequada higienização das mãos dos profissionais, esses microrganismos são facilmente transferidos aos pacientes por contato direto e/ou indireto. Eles poderão ser adquiridos no estabelecimento de saúde, podendo estar associados às IRAS.

Estudos científicos têm demonstrado que, na prática clínica, inúmeros microrganismos podem colonizar transitoriamente a pele: vírus das hepatites A, B e C; vírus da imunodeficiência humana – HIV; vírus respiratórios; vírus de transmissão fecal-oral, como o rotavírus; vírus da família *Herpesviridae*, como HHV-3 (varicela e herpes-zóster) HHV-4 (vírus Epstein-Barr) e HHV-5 (citomegalovírus), assim como fungos (p. ex., *Candida* spp.).

Historicamente, a necessidade de cuidado com as superfícies das mãos surgiu com o relato de Ignaz Semmelweis (1818-1865), médico radicado em Viena, ao preconizar a lavagem de mãos para o controle da "febre puerperal", que mostrava altos índices de letalidade na maternidade onde trabalhava. Conforme o seu relato, médicos e estudantes saíam das salas de necropsias e examinavam as mulheres em trabalho de parto. Assim, possivelmente, ocorria a transferência das denominadas "partículas cadavéricas", que estariam abrigadas nas mãos dos médicos e alunos de medicina às puérperas. Em maio de 1847, Selmmelweis instituiu a obrigatoriedade da lavagem das mãos com solução clorada antes de entrar na sala de partos. Dessa forma, observou-se uma redução das taxas de mortalidade de 11,4% (1846) para 1,34% (1947) e 1,27% (1848).

Adicionalmente, diversas investigações científicas têm evidenciado associação das mãos contaminadas com o aparecimento de infecções adquiridas em estabelecimentos de saúde, representando um dos mais importantes desafios contemporâneos. Essas situações de surto podem estar envolvidas com microrganismos resistentes, além de determinarem prolongada incapacidade para as pessoas acometidas e investimento financeiro por parte dos sistemas de saúde.

Assim, pelo contato com pacientes ou superfícies inanimadas, as mãos poderão ser capazes de transmitir patógenos, sendo a sua higiene fundamental para eliminar essa possibilidade.

Higiene das mãos (HM) é um termo geral, que se refere a qualquer ação de higienizar as mãos para reduzir a microbiota das mãos, prevenir e consequentemente evitar que pacientes e profissionais de saúde adquiram IRAS. O termo "higiene das mãos" vem substituindo a expressão "lavagem das mãos", pois representa um processo abrangente que pode englobar diversos métodos de execução. É a medida individual mais simples e menos dispendiosa para prevenir a disseminação de microrganismos patogênicos. A HM representa um ato importante e prioritário no que tange às técnicas higiênico-sanitárias para reduzir o risco da transmissão cruzada de patógenos.

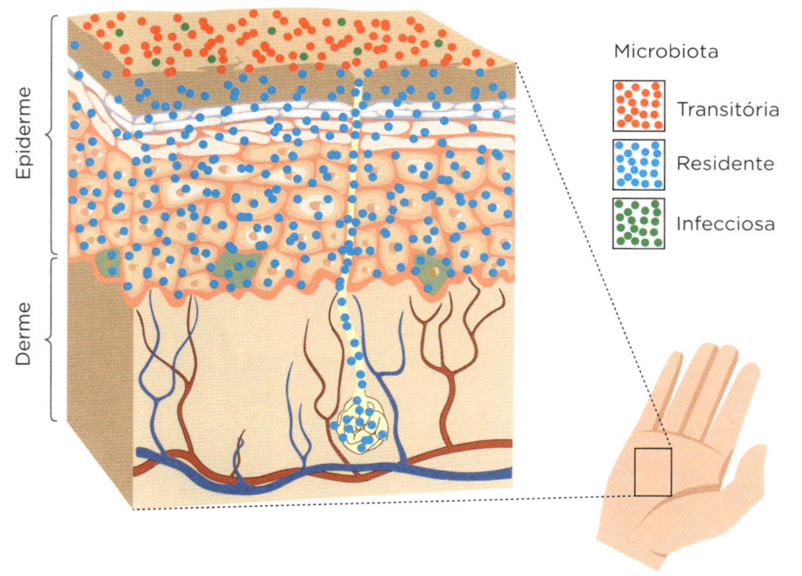

FIGURA 1 Ilustração representativa das camadas da pele e a presença das microbiotas.

QUANDO DEVEMOS HIGIENIZAR AS MÃOS NA PRÁTICA ODONTOLÓGICA?

Considerando a diversidade de ações desenvolvidas pela equipe de saúde bucal na assistência odontológica, surge o questionamento sobre em que momentos a HM está recomendada. Dadas as diferentes formas e recomendações, a Organização Mundial da Saúde (OMS) padronizou o que chamou de "momentos para a higienização das mãos", inicialmente em 2009, direcionados para o contexto hospitalar. Em 2012, estendeu as indicações para a assistência ambulatorial, incluindo a odontológica. Os cinco momentos indicados pela OMS compõem as recomendações sanitárias brasileiras, e estão ilustradas na Figura 2.

Embora esses momentos sejam um orientador para as práticas de HM, eles representam informações genéricas. Nesse sentido, faz-se necessária a descrição das situações específicas do dia a dia clínico na odontologia, listadas na Figura 3. Vale ressaltar que os profissionais devem estar atentos a outras situações que exijam a necessidade de HM, a depender das especificidades das atividades a serem executadas. Momentos mais genéricos, não necessariamente associados à prática odontológica – antes de comer e manusear alimentos; antes de colocar lentes de contato; antes de colocar maquiagem – também devem ser lembrados.

QUE PRODUTOS ESTÃO INDICADOS PARA A HIGIENE DAS MÃOS?

Na legislação brasileira diferentes insumos são indicados para a higienização das mãos.

Sabonete comum líquido

O sabonete comum é um produto cosmético que apresenta grau de risco 1, isento de registro, mas sujeito à notificação na Agência Nacional de Vigilância Sanitária (ANVISA). É um produto que não possui ação antimicrobiana específica. As suas propriedades detergentes possibilitam a remoção física de microrganismos transitórios, sujidades e matéria orgânica das mãos. Desse modo, a redução substancial da carga microbiana deve-se às propriedades físico-químicas dos saponáceos.

A forma de apresentação mais indicada do sabão em ambientes de saúde é a líquida, uma vez que não existe o contato integral da substância com a fonte de contaminação (pele) (Ver Curtindo a Biossegurança).

As evidências científicas disponíveis sugerem que os sabonetes comuns, por si só, não são capazes de eliminar ou inibir o crescimento de microrganismos. Em geral, esse produto é considerado menos eficaz do que o sabonete antisséptico e

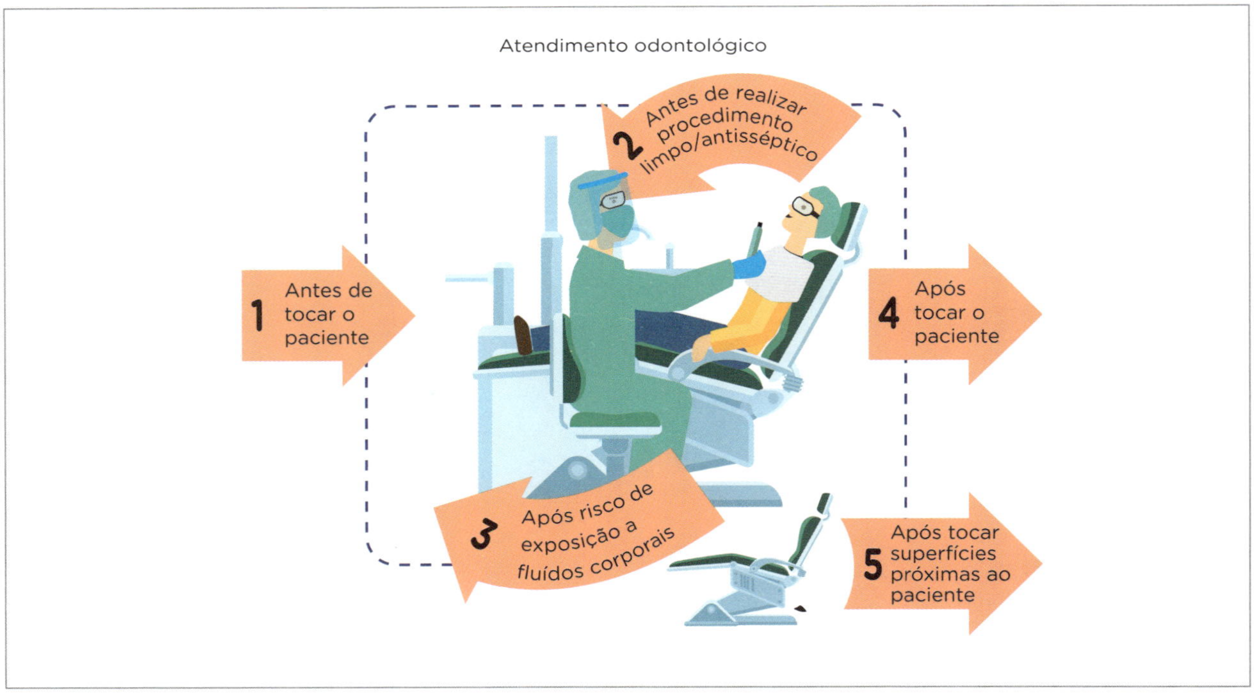

FIGURA 2 Momentos para higiene das mãos no atendimento odontológico.
Fonte: adaptada de WHO, 2012; OMS, 2014.

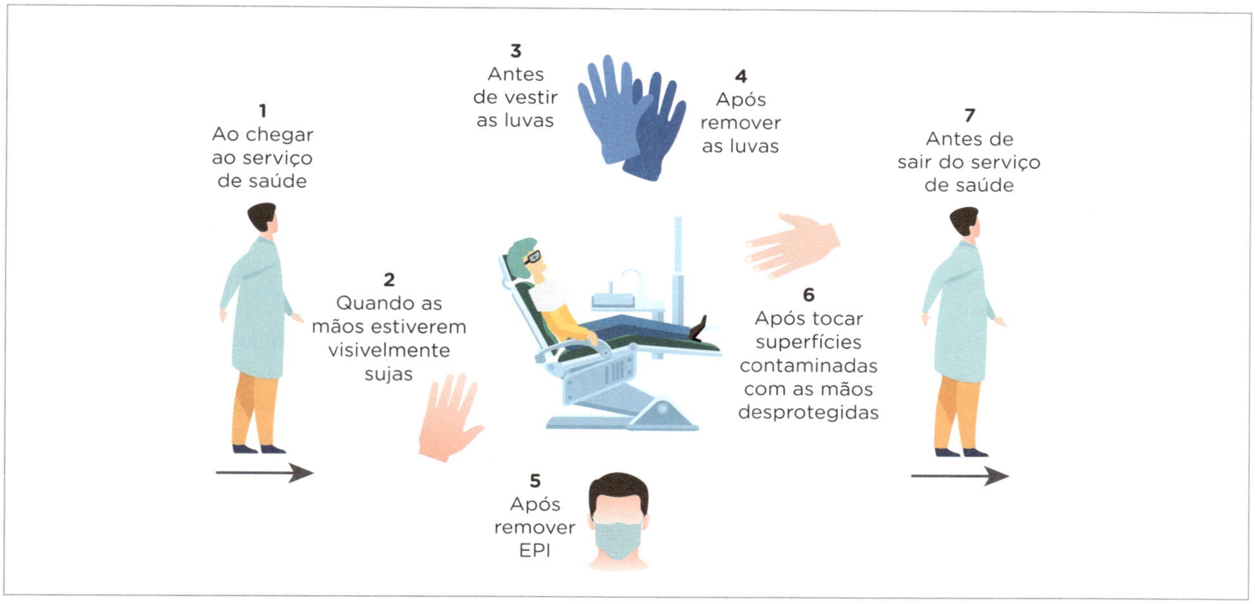

FIGURA 3 Situações específicas do dia a dia clínico na odontologia que requerem a realização da higiene das mãos.

CURTINDO A BIOSSEGURANÇA

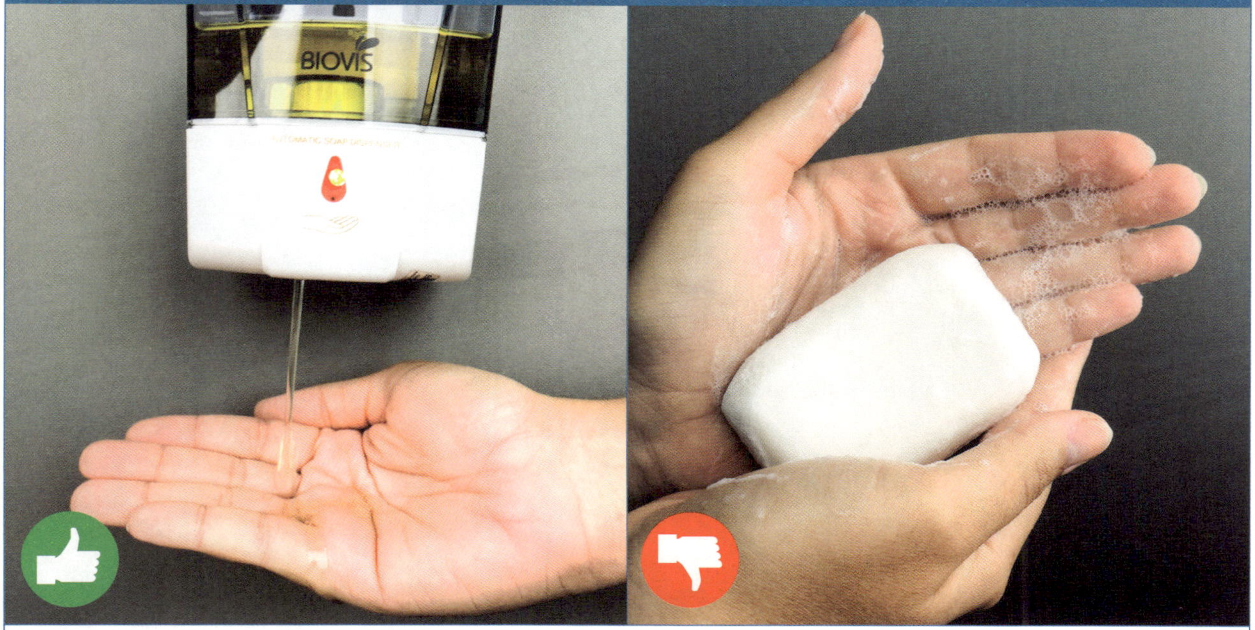

A escolha do sabonete para realização da higiene das mãos pode ser decisiva para o controle de infecções. Usar sabonetes na apresentação líquida sempre será sinônimo de *like*, pois reduz o contato das mãos com o produto armazenado, minimizando a contaminação. Não podemos falar o mesmo sobre o sabonete em barra, que pode representar uma fonte de contaminação, devendo ser evitado na prática clínica.

as preparações à base de álcool na redução da contaminação das mãos. Por outro lado, quando as mãos estão visivelmente sujas, está indicado o uso do sabonete líquido, que tem se mostrado mais eficaz na redução da contaminação das mãos, quando comparado às soluções alcoólicas.

Sabonete antisséptico

O sabonete associado a um agente antisséptico caracteriza-se como um produto cosmético de grau de risco 2, também isento de registro junto à ANVISA, sujeito à notificação. Representa uma classe de sabonetes com uma variedade de ingredientes ativos antimicrobianos, como clorexidina, triclosan e iodopovidona.

O uso rotineiro de sabonetes antissépticos para a higiene das mãos na assistência odontológica não é recomendado. Isso se deve ao fato do produto poder propiciar um desequilíbrio no microbioma da pele, que consiste em uma barreira natural de proteção contra novos microrganismos colonizantes. A sua indicação, portanto, será para seguintes situações:

- Realização de procedimentos limpos/assépticos.
- Atendimento de pacientes de alto risco.
- Nas situações de surtos.

A clorexidina 2% e o polivinilpirrolidona-iodo – PVPI são os princípios ativos mais utilizados.

A clorexidina é uma base forte, carregada positivamente, praticamente insolúvel em água. Por isso, seu uso em odontologia é preconizado em forma de sal digluconato, proporcionando uma maior solubilidade da substância. Do ponto de vista farmacológico, é um antisséptico com extraordinária propriedade bactericida, quando usada em altas concentrações, e bacteriostática, quando empregada em baixas concentrações. Sendo uma molécula catiônica, a clorexidina é atraída pela superfície bacteriana onde é adsorvida. Assim, em dosagens elevadas, ela causa precipitação e coagulação das proteínas citoplasmáticas e morte bacteriana e, em doses mais baixas, a integridade da membrana celular é alterada, resultando num extravasamento dos componentes bacterianos de baixo peso molecular. A sua melhor atividade está direcionada a bactérias Gram-positivas, possuindo menor atividade diante de bactérias Gram-negativas e fungos. Sua atividade é considerada mínima contra o bacilo da tuberculose. Não é esporicida, no entanto, sua principal vantagem é a forte afinidade de ligação com a pele e mucosas, bem como a sua baixa toxicidade, apresentando excelente ação imediata e residual.

Produtos à base de álcool

No Brasil, a RDC n. 42, de 25 de outubro de 2010, estabeleceu a obrigatoriedade de disponibilização de preparações alcoólicas para a fricção antisséptica das mãos em serviços de saúde. Pode-se usar uma preparação alcoólica sob formas de gel, espuma, outras (na concentração final mínima de 70%) ou sob forma líquida na concentração final mínima de 60% a 80% (Figura 4).

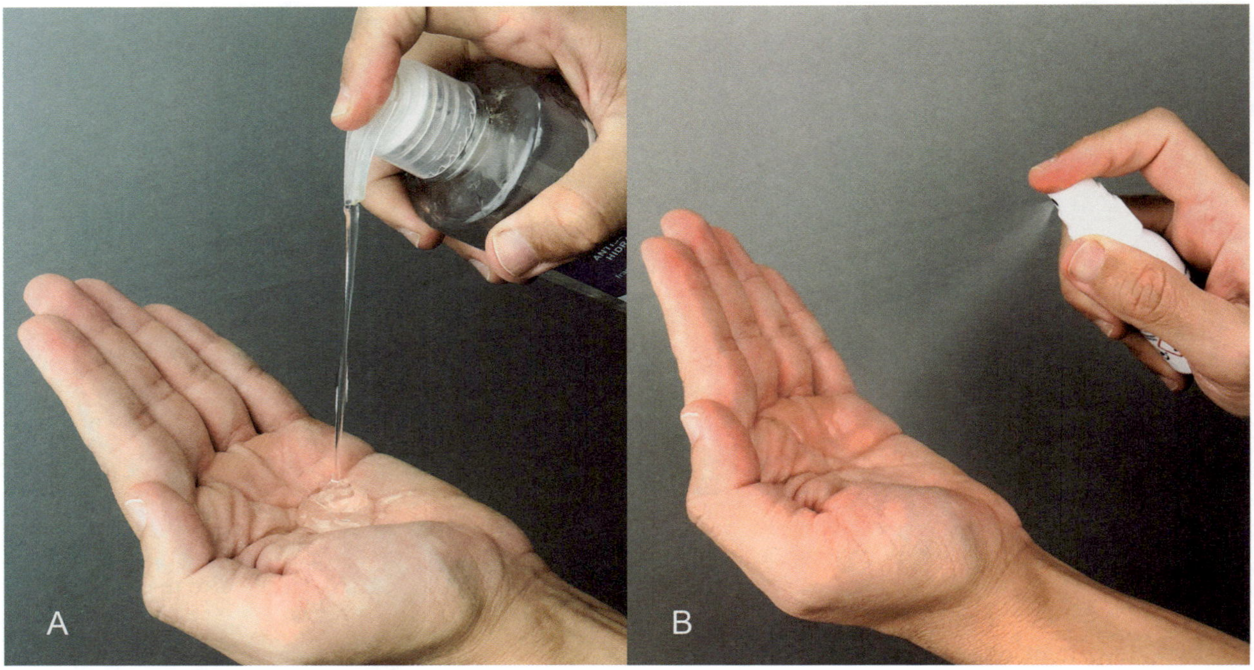

FIGURA 4 Preparações alcoólicas indicadas para higiene das mãos em suas diferentes apresentações. A: gel (álcool etílico); B: solução líquida (álcool isopropílico).

O álcool etílico é muito utilizado por ser uma substância bastante volátil, de absorção rápida e baixa toxidade e, sobretudo, por ter o seu efeito bem rápido e de fácil aplicação. Também apresenta atividade antimicrobiana atribuída à sua habilidade em desnaturar proteínas quando na presença de água. Apresenta boa atividade antimicrobiana ante bactérias positivas e negativas e fungos, no entanto, sua ação mais significativa é na eliminação da maioria dos vírus. Embora seu mecanismo de ação esteja relacionado à desnaturação de proteínas e rompimento das camadas lipídicas, a presença de proteínas diminui sua eficácia, pois os álcoois ligam-se a elas diminuindo sua disponibilidade. Por esse motivo, as preparações alcoólicas não estão indicadas na presença de sujidade visível.

O álcool isopropílico também tem sido utilizado na inativação de microrganismos ou para impedir a disseminação de agentes que colonizam seres vivos. Na concentração de 50 a 80%, mostra-se amplamente utilizado em procedimentos de antissepsia, como higienização das mãos. Possui atividade contra bactérias na forma vegetativa, vírus envelopados (p. ex., vírus causadores da influenza, das hepatites B e C, e da Aids), micobactérias e fungos.

As evidências sobre as propriedades microbicidas dos produtos à base de álcool serem melhores do que as do sabonete antisséptico são contraditórias. Apesar disso, as diretrizes para higiene das mãos da Organização Mundial da Saúde (OMS) consideram as preparações alcoólicas mais eficazes do que sabonete comum e antisséptico.

Produtos associados ao álcool

Algumas formulações à base de álcool possuem agentes antimicrobianos adicionais, como peróxido de hidrogênio, gluconato de clorexidina, triclosan e/ou ácidos orgânicos adicionados à fórmula (Figura 5).

A associação do álcool com a clorexidina tem mostrado resultados como potencialização da ação antimicrobiana. Tal associação pode ser uma alternativa para casos de identificação do microbioma multirresistente do ambiente clinico-hospitalar.

LENÇOS IMPREGNADOS (*WIPES*) COM ANTISSÉPTICOS PARA HIGIENE DAS MÃOS: PODEMOS CONFIAR?

Em linhas gerais, os *wipes* podem consistir de um material descartável macio impregnado com agentes

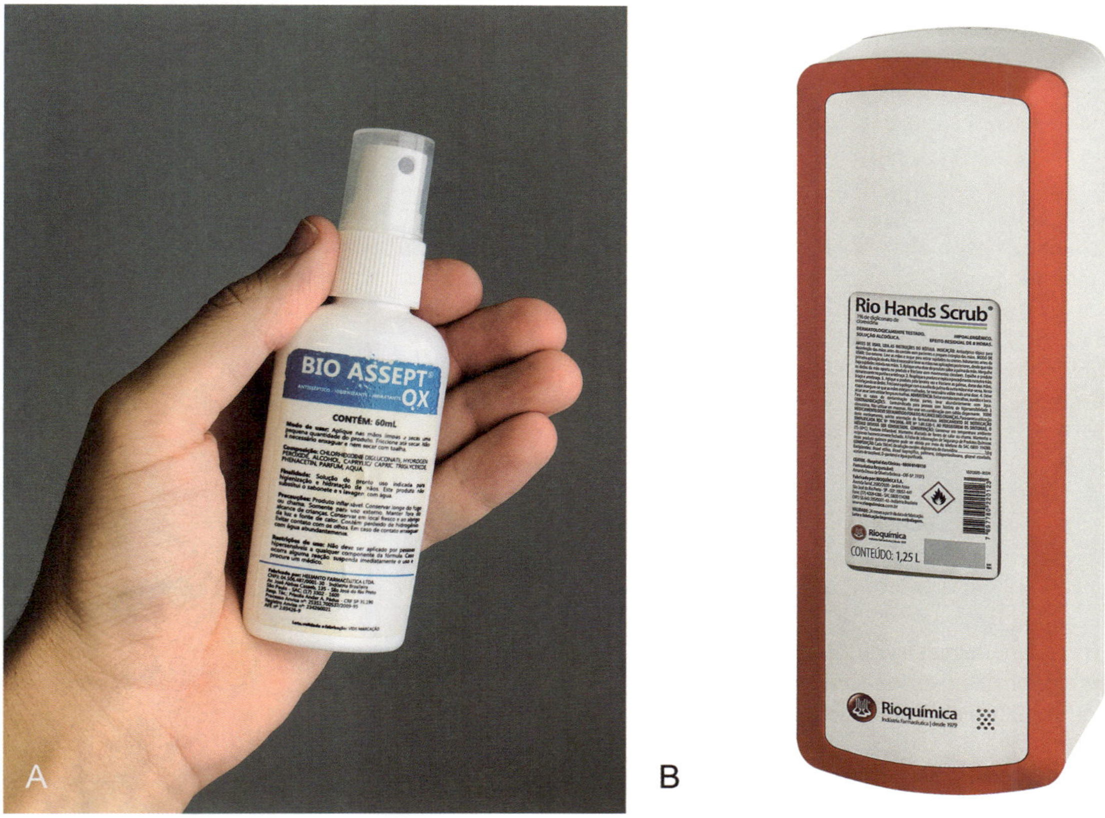

FIGURA 5 Exemplos de formulações à base de álcool com antimicrobianos adicionais. A: álcool + peróxido de hidrogênio + clorexidina; B: álcool + clorexidina.

Fonte: foto B gentilmente cedida por Indústria Farmacêutica Rioquímica Ltda.

ATENÇÃO

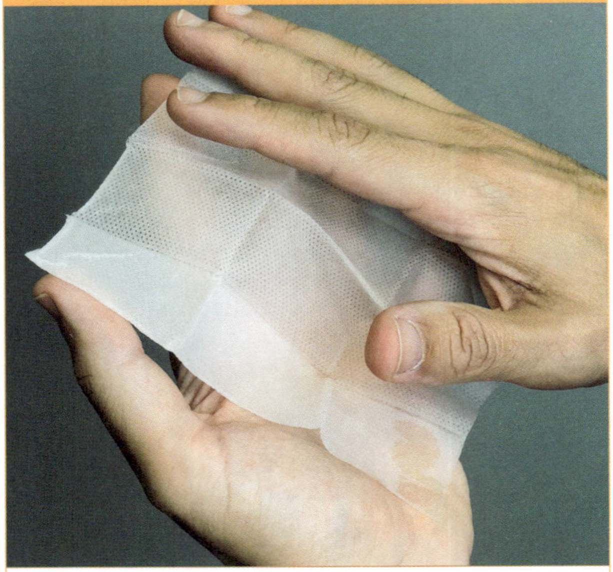

Devido à falta de evidências científicas robustas, lenços umedecidos não devem ser recomendados para o cuidado em saúde, exceto em circunstâncias especiais, por exemplo se não houver água potável disponível.

antimicrobianos, por exemplo, cloreto de benzalcônio, paraclorometaxilenol e/ou álcool. As evidências científicas sobre o seu uso ainda são inconclusivas. Sugere-se que lenços umedecidos com álcool poderiam ser usados como uma alternativa para a HM na assistência à saúde, em circunstâncias especiais, por exemplo se não houver água potável disponível.

QUAL A ESTRUTURA NECESSÁRIA PARA A ADEQUADA HIGIENE DE MÃOS?

A adequada HM requer uma estrutura mínima de equipamentos nos serviços de saúde odontológicos, compreendendo: lavatórios/pias, dispensadores de sabonete e antissépticos, o porta-papel toalha e a lixeira para descarte do papel toalha. A Figura 6 enumera os requisitos mínimos necessários a esses equipamentos.

É importante destacar que:

- Toalhas de tecido e secadores elétricos são contraindicados em ambientes de saúde pela possibilidade de abrigarem microrganismos. Os secadores também promoverem um maior espalhamento de contaminantes durante a secagem e o ressecamento da pele que pode facilitar o desencadeamento de lesões cutâneas.

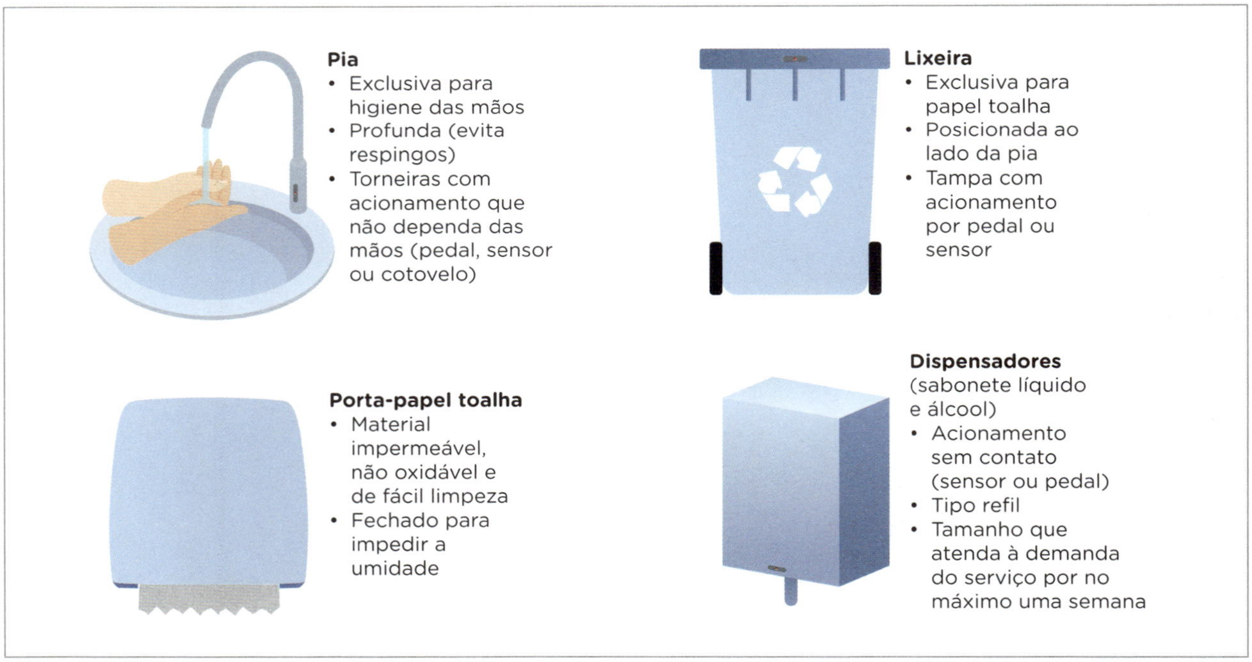
Pia
• Exclusiva para higiene das mãos
• Profunda (evita respingos)
• Torneiras com acionamento que não dependa das mãos (pedal, sensor ou cotovelo)
Lixeira
• Exclusiva para papel toalha
• Posicionada ao lado da pia
• Tampa com acionamento por pedal ou sensor
Porta-papel toalha
• Material impermeável, não oxidável e de fácil limpeza
• Fechado para impedir a umidade
Dispensadores (sabonete líquido e álcool)
• Acionamento sem contato (sensor ou pedal)
• Tipo refil
• Tamanho que atenda à demanda do serviço por no máximo uma semana

FIGURA 6 Requisitos estruturais mínimos do serviço de saúde para propiciar a adequada higiene das mãos na clínica odontológica.

- Devido à geração constante de bioaerossóis na assistência odontológica, sugere-se que a lixeira tenha tampa, mesmo tratando-se de resíduos comuns.
- Quando os dispensadores forem reutilizáveis, devem ser de fácil preenchimento e esvaziamento, e o conteúdo não deve ser reabastecido antes do seu término. Além disso, a descontaminação do recipiente deve ser feita a cada esvaziamento ou, no mínimo, semanalmente.

COMO HIGIENIZAR CORRETAMENTE AS MÃOS?

De acordo com a ANVISA, com base nas publicações do Centro de Controle e Prevenção de Doenças (CDC) americano e da OMS, a HM pode ser realizada por 4 modos distintos: higiene simples das mãos, higiene antisséptica das mãos, fricção antisséptica das mãos e antissepsia cirúrgica ou preparo pré-operatório das mãos.

Higiene simples das mãos

A higiene simples das mãos compreende a técnica cujo objetivo é remover os microrganismos que colonizam as camadas superficiais da pele, assim como o suor, a oleosidade e as células mortas, retirando a sujidade capaz de favorecer a permanência e proliferação de microrganismos. Essa técnica (Figura 7) utiliza água associada ao sabonete líquido e tem duração de 40 a 60 segundos.

Higiene antisséptica das mãos

A técnica de higiene antisséptica das mãos tem a finalidade de promover a remoção de sujidades e de microrganismos, reduzindo a carga microbiana das mãos, com auxílio de um sabonete com antisséptico. Tem sido indicada antes do uso de luvas esterilizadas em procedimentos não cirúrgicos, geralmente nas especialidades de periodontia e endodontia, quando requerem um maior controle visando a minimização de contaminações cruzadas. Em relação à técnica, o passo a passo para a realização da higiene antisséptica das mãos é semelhante à higiene simples das mãos (Figura 7).

Fricção antisséptica das mãos

A fricção antisséptica das mãos é uma técnica sem enxágue que deve utilizar preparações alcoólicas para

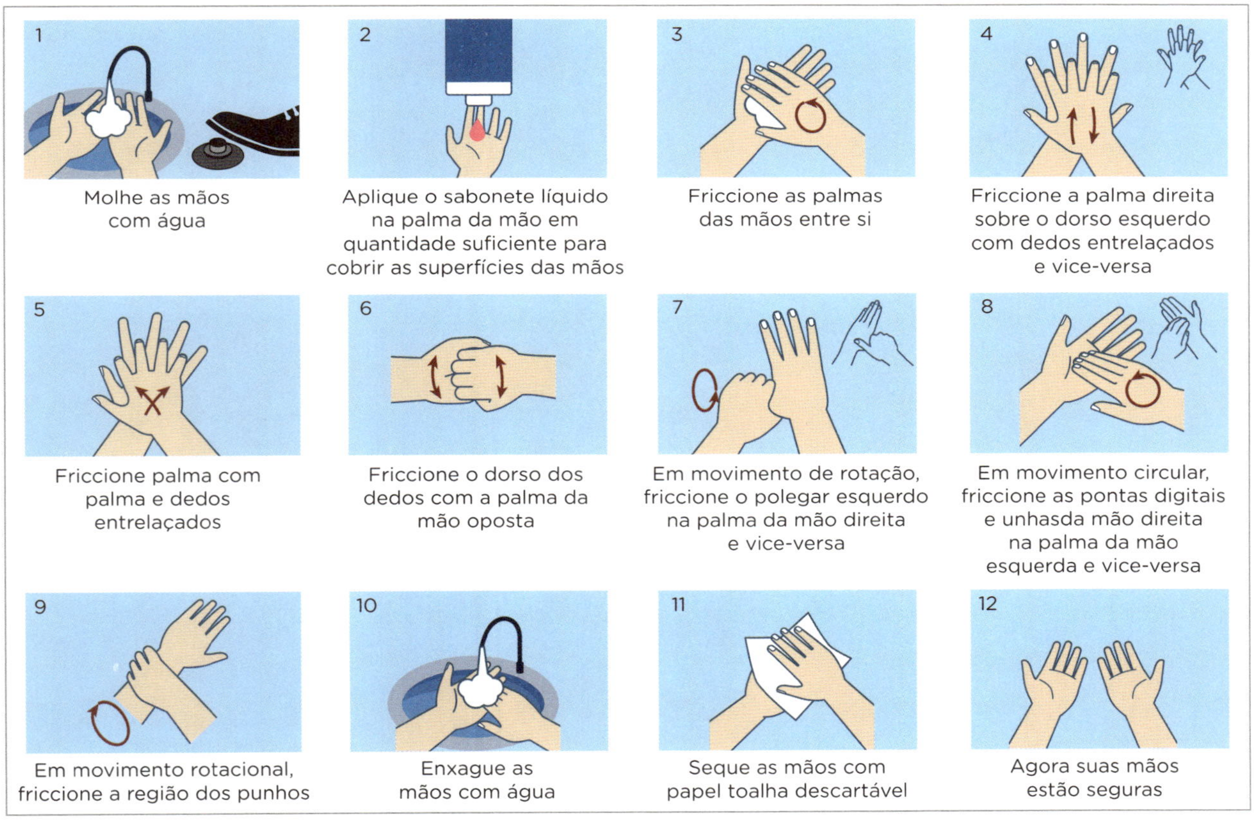

FIGURA 7 Passo a passo para realização da técnica de higiene das mãos com enxágue, sendo utilizados sabonete comum ou antisséptico.
Fonte: adaptada do WHO, 2009.

promover a redução da microbiota transitória proporcionada pelo uso do álcool à 70% (gel ou solução). Substitui a higiene com sabonete líquido e água quando as mãos não estiverem com sujidade visível. Essa modalidade de HM tem duração de 20 a 30 segundos, cujo passo a passo está ilustrado na Figura 8. O uso de produtos para higiene das mãos por meio da técnica sem enxágue que não possuem álcool não é recomendado em ambientes de saúde pela falta de evidências científicas.

Antissepsia cirúrgica ou preparo pré-operatório das mãos

O objetivo da antissepsia cirúrgica é reduzir a carga microbiana residente e transitória das mãos, e assim, reduzir a introdução de microrganismos no sítio cirúrgico. É uma prática fundamental a ser instituída pelo profissional da saúde previamente a qualquer tipo de procedimento invasivo. Para tanto, deve-se fazer o uso de soluções antissépticas visando maior redução de microrganismos. Além disso, os produtos empregados nessa técnica devem proporcionar efeito residual na pele do profissional.

Sobre o preparo pré-operatório das mãos, é importante destacar que:

- O momento mais apropriado para sua realização é imediatamente antes da colocação dos EPI esterilizados (avental e luvas).
- Se as mãos estiverem visivelmente sujas, deve-se realizar a higienização simples das mãos (sabonete líquido) imediatamente antes de iniciar a antissepsia cirúrgica das mãos.

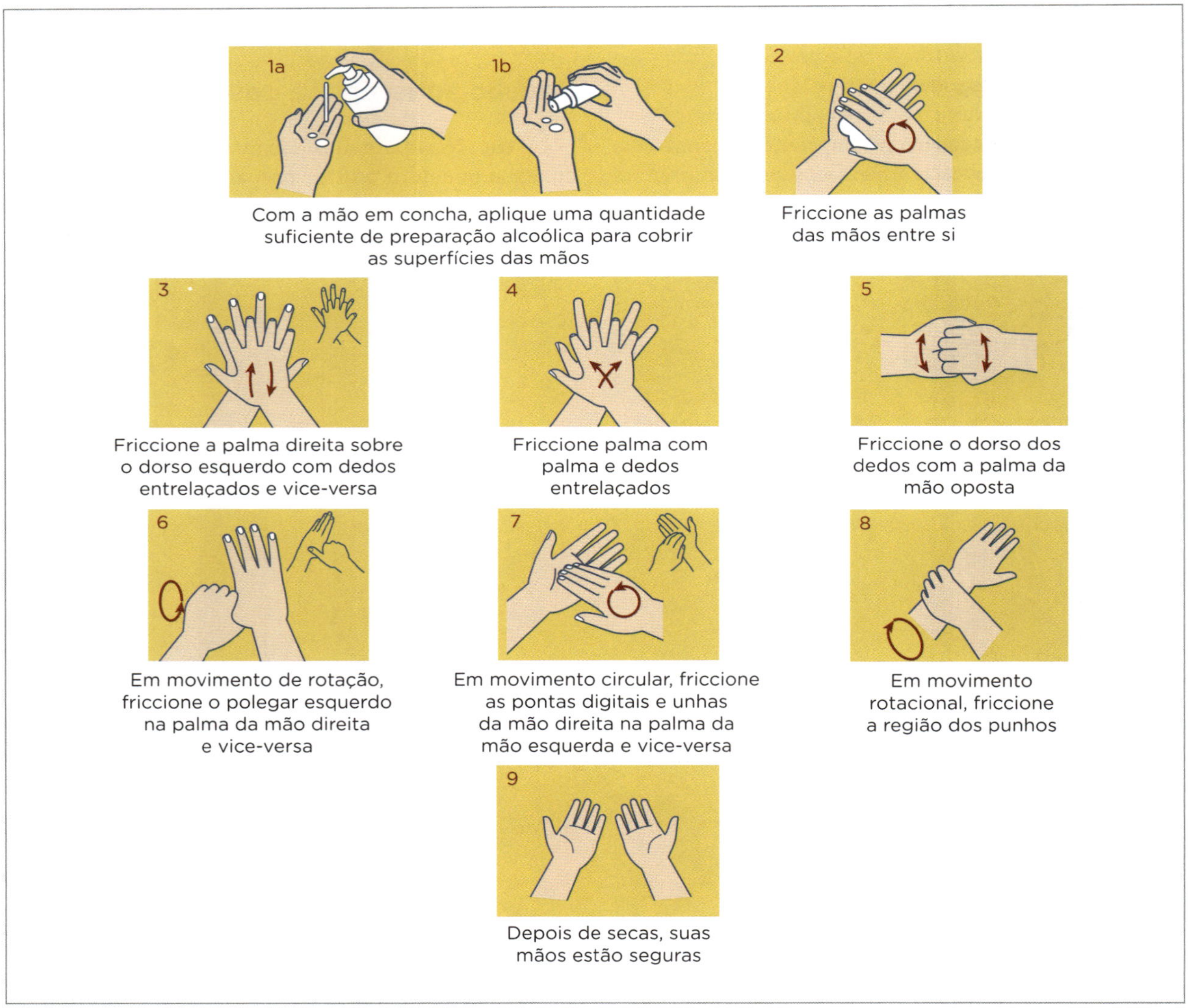
1a
1b
Com a mão em concha, aplique uma quantidade suficiente de preparação alcoólica para cobrir as superfícies das mãos
2
Friccione as palmas das mãos entre si
3
Friccione a palma direita sobre o dorso esquerdo com dedos entrelaçados e vice-versa
4
Friccione palma com palma e dedos entrelaçados
5
Friccione o dorso dos dedos com a palma da mão oposta
6
Em movimento de rotação, friccione o polegar esquerdo na palma da mão direita e vice-versa
7
Em movimento circular, friccione as pontas digitais e unhas da mão direita na palma da mão esquerda e vice-versa
8
Em movimento rotacional, friccione a região dos punhos
9
Depois de secas, suas mãos estão seguras

FIGURA 8 Passo a passo para realização da técnica de higiene das mãos sem enxágue – fricção antisséptica das mãos.

Fonte: adaptada do WHO, 2009.

- A técnica deve durar no mínimo 4 minutos para ser concluída; porém, a orientação do fabricante sobre o tempo específico deve ser considerada.
- Fazer movimentos leves com as mãos para evitar respingar nas roupas.
- As escovas não devem ser usadas, pois podem danificar a pele e estimular a descamação celular, exceto para as áreas subungueais. Uma alternativa para essas áreas é o uso de espátulas de madeira descartáveis (palito de dente).

A antissepsia cirúrgica das mãos pode ser conduzida por meio de técnica com enxágue, associada ao uso de sabonetes com ação antisséptica, sendo a clorexidina 2% e o polivinilpirrolidona-iodo – PVPI (iodopovidona) os agentes mais utilizados. A técnica também pode ser colocada em prática com o auxílio de esponjas descartáveis e de uso único, impregnadas ou não com antisséptico degermante (ver Curtindo a Biossegurança). O passo a passo da técnica do preparo pré-operatório das mãos com o uso de sabonetes com ação antisséptica está descrito no Quadro 1.

A antissepsia cirúrgica das mãos pode ser realizada com formulações que não requerem o enxague. Ensaios clínicos têm demonstrado a eficácia de técnicas sem enxágue, nas

QUADRO 1 Passo a passo para realização da antissepsia cirúrgica empregando sabão antisséptico com enxágue
▪ Acione a torneira, molhe as mãos, antebraços e cotovelos.
▪ Recolha, com as mãos em concha, o antisséptico e espalhe nas mãos, antebraço e cotovelo.
▪ Esfregue os antebraços, mantendo a mão mais alta do que o braço em todos os momentos. Isso ajuda a evitar a recontaminação das mãos por água dos cotovelos e evita que o sabão e a água carregados de bactérias contaminem as mãos.
▪ Friccione cada lado do braço, desde o pulso até o cotovelo por 1 minuto.
▪ Repita o processo na outra mão e antebraço, mantendo as mãos acima dos cotovelos em todos os momentos. Se a qualquer momento a mão tocar em alguma superfície, a fricção deve ser alongada em 1 minuto para a área que foi contaminada.
▪ Enxágue as mãos e os braços, passando-os pela água apenas em uma direção, desde a ponta dos dedos até o cotovelo. Não mova o braço para trás e adiante através da água.
▪ Prossiga para a sala de operações mantendo as mãos acima dos cotovelos.
▪ Em todos os momentos, durante o procedimento de esfregaço, deve-se tomar cuidado para não salpicar água no vestuário cirúrgico.
▪ Seque as mãos e os antebraços com compressas ou toalhas esterilizadas.

CURTINDO A BIOSSEGURANÇA

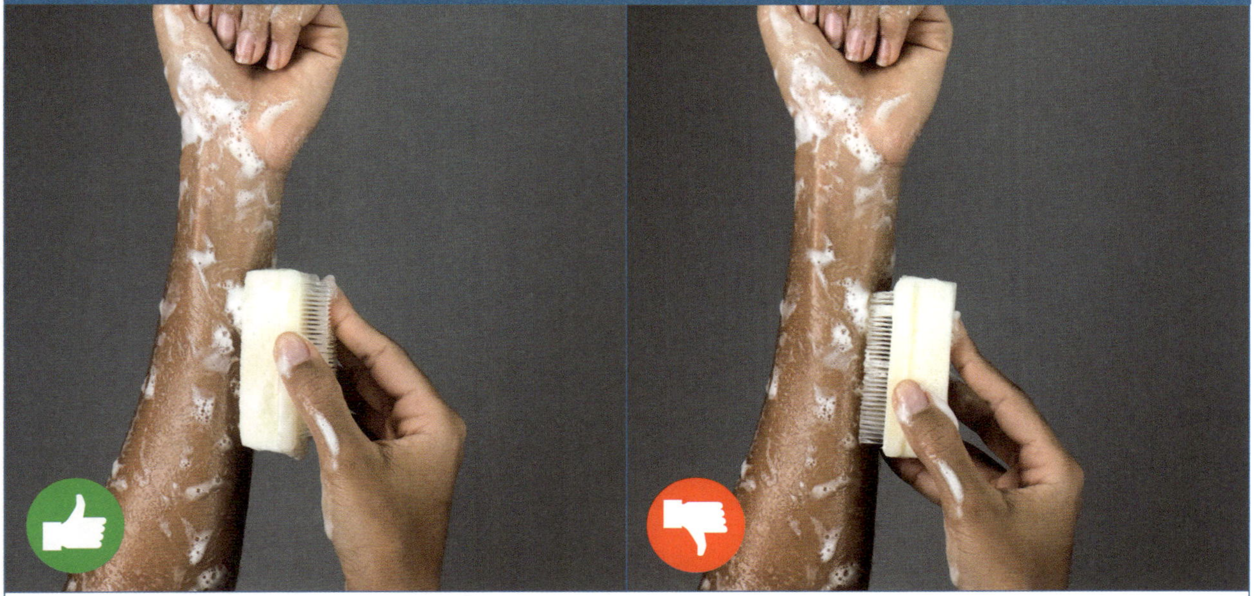

Usar as próprias mãos ou esponjas para fazer a fricção do produto degermante nas mãos e antebraços sempre será motivo de *like*. Se você pensa que o uso de escovas aumenta a eficácia da higiene cirúrgica das mãos, você está pensando errado! As cerdas podem danificar a pele, favorecendo a entrada de microrganismos nas camadas cutâneas mais profundas. Ao usar esponjas, lembrar que elas são de uso único, individual e descartáveis.

quais são empregadas soluções à base de álcool para a higiene pré-cirúrgica.

As formulações à base de álcool específicas para o preparo pré-operatório das mãos têm sido recomendadas devido à comprovada eficácia antimicrobiana, facilidade de aplicação, menor dano à pele e economia de tempo. A Figura 9 ilustra o passo a passo para a realização da técnica.

O USO DE LUVAS SUBSTITUI A HIGIENE DAS MÃOS?

A utilização de luvas como barreiras de proteção para as mãos pode imprimir a falsa impressão de que a HM não é necessária. Entretanto, quando as mãos estão cobertas pelas luvas, a quantidade de microrganismos aumenta drasticamente, chegando ao acréscimo de até 4 mil vezes por

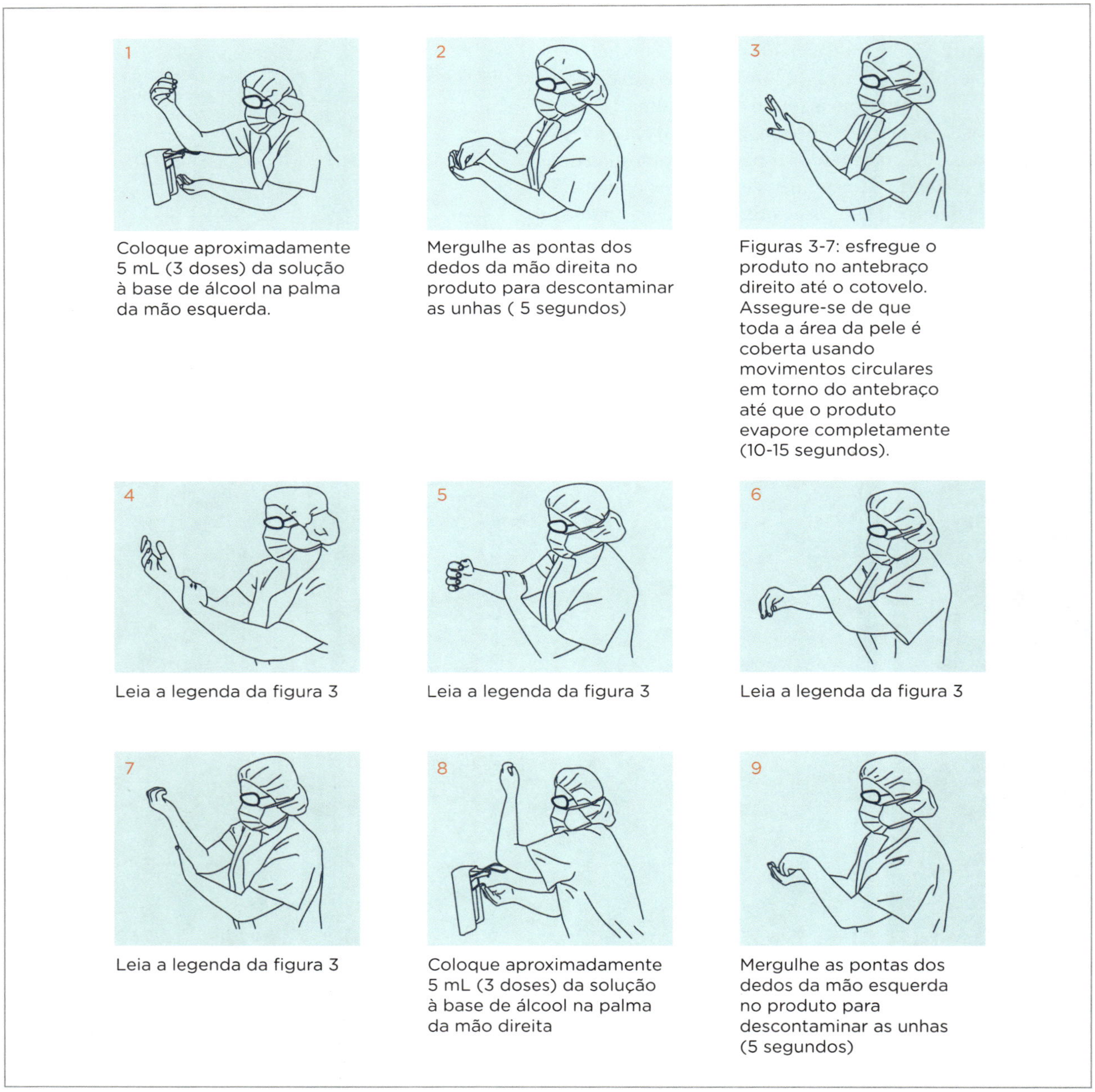

1
Coloque aproximadamente 5 mL (3 doses) da solução à base de álcool na palma da mão esquerda.
2
Mergulhe as pontas dos dedos da mão direita no produto para descontaminar as unhas (5 segundos)
3
Figuras 3-7: esfregue o produto no antebraço direito até o cotovelo. Assegure-se de que toda a área da pele é coberta usando movimentos circulares em torno do antebraço até que o produto evapore completamente (10-15 segundos).
4
Leia a legenda da figura 3
5
Leia a legenda da figura 3
6
Leia a legenda da figura 3
7
Leia a legenda da figura 3
8
Coloque aproximadamente 5 mL (3 doses) da solução à base de álcool na palma da mão direita
9
Mergulhe as pontas dos dedos da mão esquerda no produto para descontaminar as unhas (5 segundos)

FIGURA 9 Passo a passo para realização da técnica de preparo pré-operatório das mãos sem enxágue. (*continua*)

Fonte: adaptada de WHO, 2009.

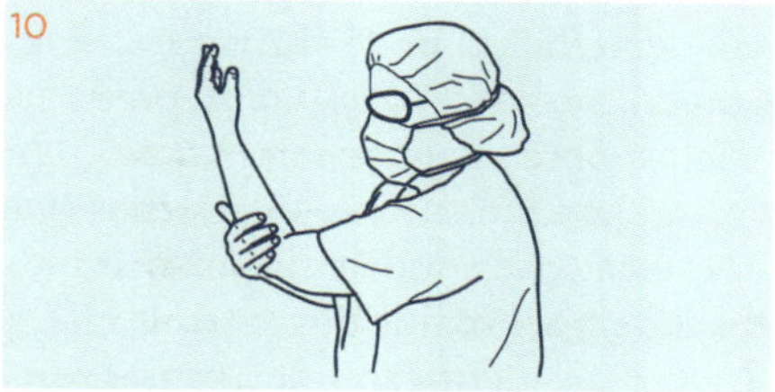

Figuras 3-7: esfregue o produto no antebraço esquerdo até o cotovelo. Assegure-se de que toda a área da pele é coberta usando movimentos circulares em torno do antebraço até que o produto evapore completamente (10-15 segundos)

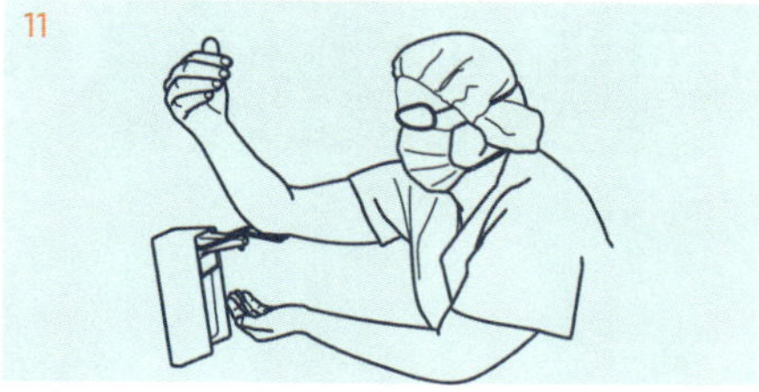

Coloque aproximadamente 5 mL (3 doses) da solução à base de álcool na palma da mão esquerda. Esfregue as mãos e certifique-se de que todos os passos representados nos números 12-17 são seguidos (20-30 segundos)

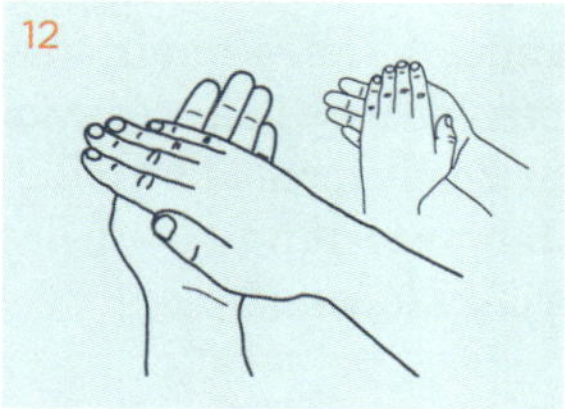

Cubra a superfície inteira das mãos até o pulso com o produto à base de álcool, friccionando a palma de encontro à palma com um movimento circular

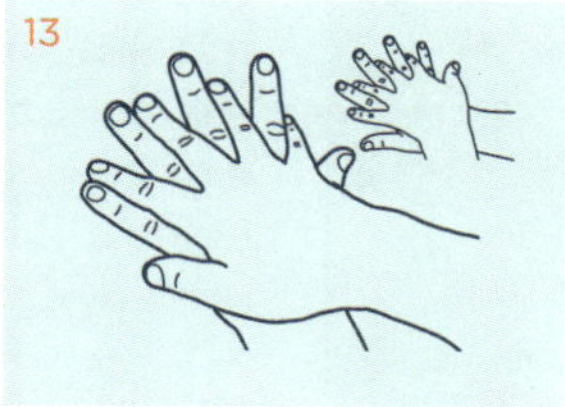

Esfregue o dorso da mão esquerda, incluindo o pulso, movendo a palma direita para frente e para trás, e vice-versa

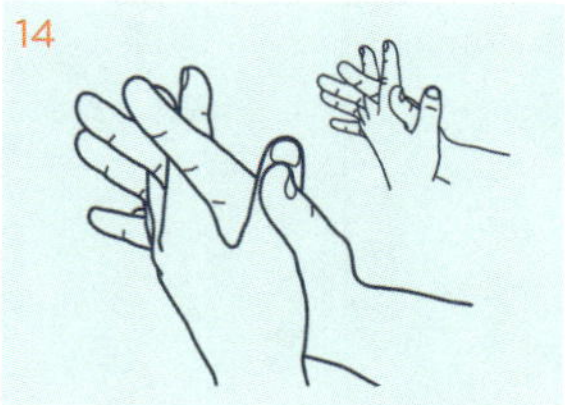

Esfregue palma contra palma, para frente e para trás com os dedos interligados

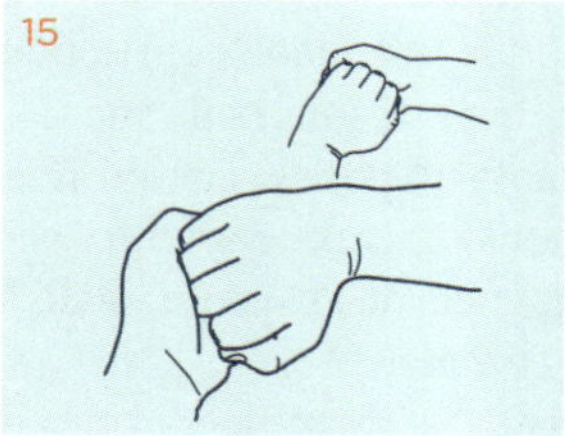

Esfregue a parte de trás dos dedos, segurando-os na palma da mão, com movimentos laterais, para frente e para trás

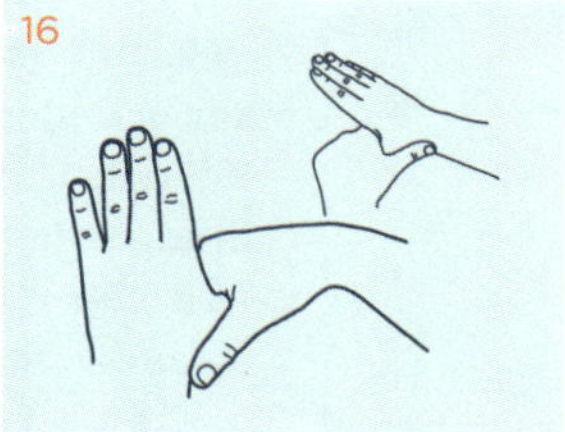

Friccione o polegar esquerdo, com o auxílio da palma da mão direita, utilizando-se de movimentos circulares e vice-versa

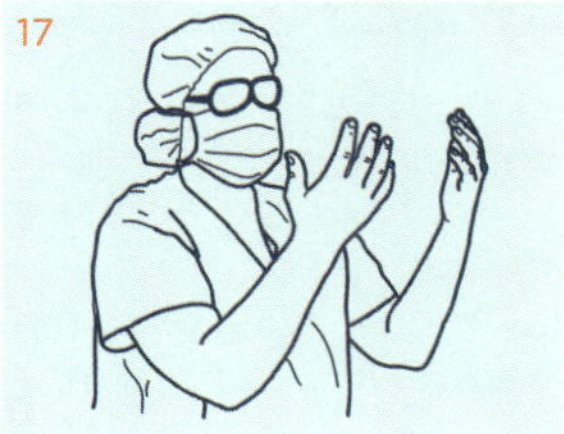

Quando as mãos estiverem secas, o avental cirúrgico e as luvas estéreis poderão ser vestidos

FIGURA 9 Passo a passo para realização da técnica de preparo pré-operatório das mãos sem enxágue. (*continuação*)

Fonte: adaptada de WHO, 2009.

hora. Assim, quando não se realiza a HM, esse fenômeno é potencializado pelo ambiente quente úmido na região interna das luvas, o que pode ocasionar irritação da pele. Além disso, ao decidir não higienizar as mãos, o profissional transfere microrganismos para as luvas e para todos os EPI durante a sua manipulação, favorecendo o estabelecimento da contaminação cruzada. Assim, podemos concluir que o uso das luvas não substitui a necessidade de HM.

UNHAS POSTIÇAS, ESMALTE E ADORNOS: SIM OU NÃO?

O cuidado com as unhas no contexto da HM exerce papel fundamental para o controle de infecções, pois elas podem conter sujidades e microrganismos capazes de contribuir para a propagação de algumas infecções. Quanto mais longo for o comprimento das unhas, maior a

PARA REFLETIR

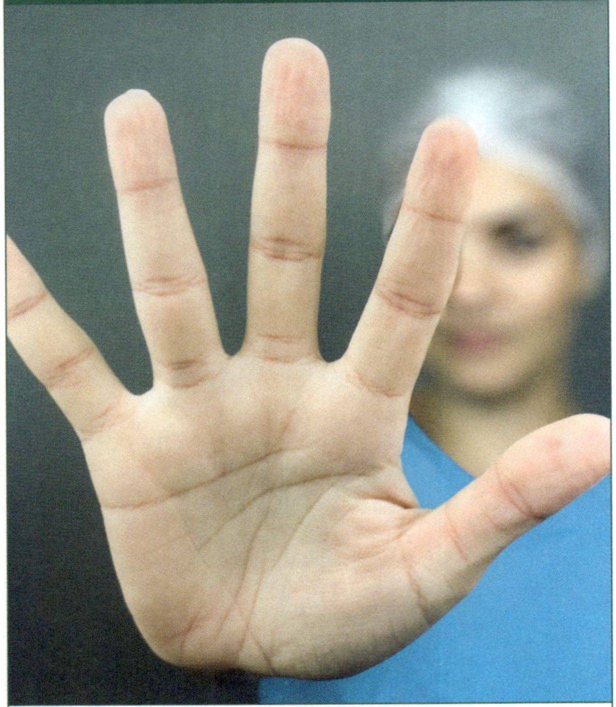

Quando as mãos estão cobertas pelas luvas, a quantidade de microrganismos aumenta drasticamente, chegando ao acréscimo de até 4 mil vezes por hora. Assim, quando não se realiza a higiene das mãos, esse fenômeno é potencializado pelo ambiente quente úmido na região interna das luvas, o que pode ocasionar irritação da pele.

probabilidade de acúmulo de sujeira e, consequentemente, de patógenos. Dessa forma, como recomendações gerais, os profissionais de saúde deverão:

- Manter as unhas curtas.
- Evitar morder ou roer as unhas.
- Evitar cortar cutículas, pois atuam como barreiras para prevenir infecções.

Para além dessas observações, o uso de unhas postiças é proibido para os profissionais de saúde, pois podem conter altas concentrações de bactérias, e impedem a higiene adequada das mãos. Além disso, unhas artificiais foram epidemiologicamente implicadas em vários surtos envolvendo infecções fúngicas e bacterianas em serviços de saúde.

Em relação aos esmaltes de unha, quando recém-aplicados em unhas naturais curtas, não representam um aumento na carga microbiana da pele periungueal. Contudo, o esmalte com falhas pode abrigar bactérias adicionais. Desse modo, a recomendação recai para a não utilização de produtos sobre as unhas.

Quando pensamos sobre os adornos (joias de mão e pulso), as análises científicas disponíveis indicam que esses itens devem ser removidos antes da HM, uma vez que podem albergar microrganismos, causar reações alérgicas como resultado do acúmulo de produto antimicrobiano embaixo dos itens e inibir os procedimentos corretos para HM. Apesar de não haver dados científicos sobre a associação entre o uso de adornos e as IRAS, esse risco é presumido, pois microrganismos multirresistentes a vários antimicrobianos já foram isolados de anéis e alianças de trabalhadores da saúde. Assim, a remoção aumentará a segurança para o profissional e o paciente. Ainda, é preciso destacar que a Norma Regulamentadora NR-32, do Ministério do Trabalho e Emprego, proíbe o uso de adornos em serviços de assistência à saúde.

QUAIS OS CUIDADOS ESSENCIAIS PARA A SAÚDE DA PELE DAS MÃOS?

Dermatite de contato e ressecamento da pela das mãos são constantemente relatadas por profissionais de saúde pela frequente HM. Os sabonetes, em especial, contêm surfactantes que removem a sujeira da superfície cutânea. Por outro lado, eles também podem comprometer a barreira lipídica da pele levando ao ressecamento, vermelhidão e irritação. A alta frequência de HM com sabão foi associada ao agravamento de eczema.

Já a ação negativa das formulações à base de álcool tem sido debatida em decorrência da possibilidade de ressecamento da pele causada pela desidratação. O álcool utilizado de forma frequente pode provocar o ressecamento da pele. Contudo, esse efeito pode ser minimizado ou eliminado desde que emolientes, umectantes ou outros agentes condicionadores sejam adicionados à formulação, como a glicerina ou outro agente hidratante da pele. Estudos vêm demonstrando que, quando adicionadas substâncias emolientes, o álcool possui menor poder de ressecamento das mãos quando comparado ao uso de sabões antimicrobianos.

A glicerina é um componente que se encontra presente nas duas formulações recomendadas pela OMS citadas neste capítulo. No entanto, a adição de emolientes como a glicerina tem sido motivo de preocupação, já que foi possível observar uma redução significativa do potencial antimicrobiano residual de substâncias à base de álcool (etílico, isopropílico e n-propílico) associadas à glicerina após utilização na fricção pré-cirúrgica. Ainda assim, o uso de álcoois para higienização das mãos tem vantagens claras sobre a higienização com água e sabão.

O potencial irritante dos álcoois se mostra bastante baixo, mas mesmo as formulações contendo emolientes, bem tolerados pelos profissionais de saúde, podem causar sensação de ardência se aplicadas em soluções continuadas de pele, como cortes e abrasões. São relatados, ainda, casos de dermatite ou síndromes urticárias de contato desencadeadas pelo álcool ou por substâncias aditivas adicionadas aos compostos.

As possíveis estratégias para minimizar os efeitos adversos provocados pelos produtos utilizados para higiene das mãos são:

- Usar produtos com emolientes.
- Usar cremes hidratantes para a pele das mãos diariamente.
- Não higienizar as mãos com água e sabonete imediatamente após o uso de preparações alcoólicas, para evitar dermatites.
- Evitar água muito quente ou muito fria na higienização das mãos, a fim de prevenir o ressecamento da pele.
- Enxaguar as mãos em abundância para remover os resíduo de produtos químicos em sua totalidade.
- Proceder a HM após a retirada das luvas.
- Secar bem as mãos antes de calçar luvas.

TORNANDO A HIGIENE DAS MÃOS UM HÁBITO: QUAIS OS DESAFIOS?

As informações descritas neste capítulo reforçam a importância e a necessidade para a adoção de técnicas para higiene das mãos na prática odontológica. Embora os benefícios sejam evidentes, a adesão dos profissionais de saúde bucal aos métodos de HM ainda se mostra um grande desafio. Para aumentar a frequência desse ato tão necessário, os serviços de saúde bucal precisam estabelecer estratégias que englobem quatro itens fundamentais:

- Adequação das instalações e aquisição de equipamentos adequados à HM.
- Desenvolvimento periódico de atividades educativas com a equipe de trabalho voltadas para as boas práticas relacionadas à HM.
- Instalação de cartazes e lembretes visuais direcionados ao passo a passo para realização das técnicas de HM.
- Monitoramento periódico das rotinas de HM adotados no serviço.

Todas essas ações, quando instituídas de forma organizada no ambiente de trabalho odontológico, culminarão com a criação de uma cultura de segurança pela equipe de saúde bucal em torno da HM, que terá como reflexo direto um ambiente com menor possibilidade para ocorrência de IRAS.

QUIZ BIOSSEGURO

1. Qual comunidade de microrganismos (microbiota) é capaz de ser removida com a realização da higiene simples das mãos?
   A. Microbiota residente.
   B. Microbiota profunda.
   C. Microbiota infecciosa.
   D. Microbiota transitória.

2. O álcool tem sido um produto bastante utilizado para a fricção antisséptica das mãos. Entretanto, nem todas formas de apresentação desse componente podem ser empregadas na prática odontológica. Assinale a opção que representa uma forma de apresentação que não oferece segurança para uso em ambiente de saúde.
   A. Álcool em gel.
   B. Álcool líquido.
   C. Álcool em espuma.
   D. Lenços de papel impregnados com álcool (*wipes*).

3. Que componente tem sido incluído em diversas formulações indicadas para a realização da técnica de antissepsia cirúrgica da mãos devido ao seu efeito residual?
   A. Álcool etílico.
   B. Clorexidina.
   C. Peróxido de hidrogênio.
   D. Óleos essenciais.

4. Ao realizar a higiene de mãos com produtos que requerem enxágue, que método de secagem está contraindicado pelo fato de permitir o acúmulo de microrganismos, além de permitir um maior espalhamento de microrganismos durante seu uso?
   A. Uso de toalha de papel descartável.
   B. Uso de compressa de gaze esterilizada.
   C. Uso secador elétrico.
   D. Uso de algodão descartável.

5. Que tipo de produto deve ser adicionado às formulações alcoólicas para higiene das mãos com o objetivo de reduzir o ressecamento das mãos?
   A. Emoliente.
   B. Surfactante.
   C. Espessante.
   D. Degermante.

JOGANDO LIMPO

Para letras iguais símbolos iguais. Resolvido o criptograma, surgirá, nas casas em destaque o nome de um dos agentes mais eficazes para higiene das mãos.

1. Dispositivo contraindicado para a fricção da pele na técnica de antissepsia cirúrgica das mãos.
2. Infecções adquiridas em um estabelecimento de saúde (sigla).
3. Forma de apresentação mais adequada para o sabonete utilizado na higiene das mãos em serviços de saúde.
4. Tipo de microbioma onde podem ser incluídos microrganismos de patogenicidade comprovada.
5. Agente antisséptico empregado nas soluções indicadas para o preparo pré-cirúrgico das mãos.
6. Especialidade odontológica que emprega a técnica de higienização antisséptica das mãos antes do uso de luvas esterilizadas em procedimentos não cirúrgicos visando minimização de contaminações cruzadas.
7. Tipo de sistema de acionamento da vazão de água que elimina o contato das mãos com a torneira durante a higiene simples das mãos.
8. Produto utilizado para minimizar os efeitos adversos provocados pelos produtos utilizados para higiene das mãos.

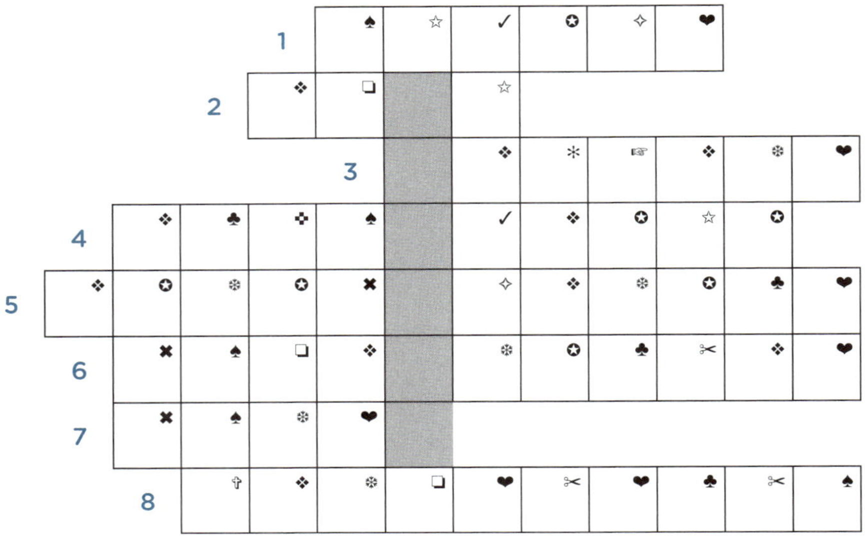

BIBLIOGRAFIA

1. Adams AB. Surgical hand antisepsis: where we have been and where we are today. Perioper Nurs Clin. 2010;5(4):443-8.
2. Brasil. Agência Nacional de Vigilância Sanitária. Higiene das mãos em serviços de saúde. Brasília: ANVISA; 2007.
3. Alves J, Brito D, Custódio J, et al. Avaliação microbiológica das mãos de profissionais da saúde de um hospital particular de Itumbiara, Goiás. Rev Cienc Med Campinas. 2009;18(1):7-11.
4. Andrade D, Souza PR, Oliveira DGM, Watanebe E. Avaliação da higiene das mãos na perspectiva microbiológica. Rev Panam Infectol. 2010;12(3):28-32.
5. Arrowsmith VA, Taylor R. Removal of nail polish and finger rings to prevent surgical infection. Cochrane Database System Rev. 2014;8:CD003325.
6. Assis E, Goulart D, Souza M. Avaliação microbiológica da antissepsia pré-operatória das mãos. Rev Cir Traumatol Buco-Maxilo-Fac. 2011;11(3):103-12.
7. Balducci I, Deco C, Jorge A, et al. Comparação da atividade antimicrobiana de soluções de peróxido de hidrogênio e malva sobre Candida albicans. Cienc Odontol Bras. 2009;12(2):24-8.
8. Baumgardner CA, Maragos CS, Walz J, et al. Effects of nail polish on microbial growth of fingernails: dispelling sacred cows. AORN J. 1993;58:84-8.
9. Bissett L. The role of skin care in preventing infection. Nurs Residential Care. 2009;11:281-5.
10. Boyce JM, Pittet D. Healthcare Infection Control Practices Advisory Committee. Society for Healthcare Epidemiology of America. Association for Professionals in Infection Control. Infectious Diseases Society of America. Hand Hygiene Task F. Guideline for Hand Hygiene in Health-Care Settings: recommendations of the Healthcare Infection Control Practices Advisory Committee and the HICPAC/SHEA/APIC/IDSA Hand Hygiene Task Force. Infect Control Hosp Epidemiol. 2002;23:S3-40.
11. Brasil. Agência Nacional de Vigilância Sanitária. Resolução de Diretoria Colegiada – RDC n. 07, de 10 de fevereiro de 2015. Dispõe sobre os requisitos técnicos para a regularização de produtos de higiene pessoal, cosméticos e perfumes e dá outras providências. Brasília: Diário Oficial da União; 2015. Disponível em: http://portal.anvisa.gov.br/documents/10181/2867685/RDC_07_2015_.pdf/ (acesso 23 jun 2020).
12. Brasil. Ministério da Saúde. Agência Nacional de Vigilância Sanitária. Segurança do Paciente: Higienização das Mãos. Brasília: Anvisa; 2009. Disponível em: file:///C:/Users/Daniel/Downloads/2009%20HM%20ANVISA.pdf (acesso 23 jun 2019).
13. Brasil. Ministério da Saúde. Agência Nacional de Vigilância Sanitária. Serviços Odontológicos: prevenção e controle de riscos. Brasília: ANVISA; 2006.

14. Brasil. Ministério da Saúde. Agência Nacional de Vigilância Sanitária. Segurança do Paciente: Higienização das mãos em serviços de saúde. Brasília: ANVISA; 2008.
15. Chamorey EMP, Dandine M, Veyres P, et al. A prospective multicentre study evaluating skin tolerance to standard hand hygiene techniques. Am J Infect Control. 2011;39:6-13.
16. Cunha ER, Matos FGOA, Silva AM, Araújo EAC, Ferreira KASL, Graziano KU. Eficácia de três métodos de degermação das mãos utilizando gluconato de clorexidina degermante (GCH 2%). Rev Esc Enferm USP. 2011;45(6):1440-5.
17. D'antonio NN, Rihs JD, Stout JE, et al. Revisiting the hand wipe versus gel rub debate: is a higher-ethanol content hand wipe more effective than an ethanol gel rub? Am J Infect Control. 2010;38:678-82.
18. Ezaias GM. Estratégia multimodal na promoção da higiene das mãos: atributos para aceitação e tolerância das preparações alcoólicas. [Dissertação]. Ribeirão Preto: Universidade de São Paulo; 2012.
19. Foca M, Jakob K, Whittier S, et al. Endemic pseudomonas aeruginosa infection in a neonatal intensive care unit. N Engl J Med. 2000;343:695-700.
20. Girou E, Loyeau S, Legrand P, et al. Efficacy of handrubbing with alcohol based solution versus standard handwashing with antiseptic soap: randomised clinical trial. BMJ. 2002;325(7360):362.
21. Goulart DG, Assis EA, De-Souza MT. Microbiological evaluation of preoperative antisepsis of hands. Rev Cir Traumatol Buco-Maxilo-Fac. 2011;11(3):103-12.
22. Guihermetti M, Hernandes SED, Fukushigue Y, et al. Effectiveness of hand-cleansing agents for removing methicillin-resistant Staphylococcus aureus from contaminated hands. Infect Control Hosp Epidemiol. 2001;22:105-8.
23. Hamnerius N, Svedman C, Bergendorff O, Björk J, Bruze M, Pontén A. Wet work exposure and hand eczema among healthcare workers: a cross-sectional study. Br J Dermatol. 2018;78:452-61.
24. Hedderwick SA, Mcneil SA, Lyons MJ, Kauffman CA. Pathogenic organisms associated with artificial fingernails worn by healthcare workers. Infect Control Hosp Epidemiol. 2000;21:505-9.
25. Herceg RJ, Peterson LR. Normal flora in health and disease. In: Shulman ST. The biological and clinical basis of infectious diseases. 5 ed. Philadelphia: W. B. Saunders Company; 1997.
26. Kac G, Podglajen I, Guerneret M, Vaupré S, Bissery A, Meyer G. Microbiological evaluation of two hand hygiene procedures achieved by healthcare workers during routine patient care: a randomized study J Hosp Infect. 2006;62(1):129.
27. Kampf G, Kramer A. Epidemiologic background of hand hygiene and evaluation of the most important agents for scrubs and rubs. Clin Microbiol Rev. 2004;17(4):863-93.
28. Kampf G, Löffler H. Dermatological aspects of a successful introduction and continuation of alcohol-based hand rubs for hygienic hand disinfection. J Hosp Infect. 2003;55:1-7.
29. Katz JD. Hand washing and hand disinfection: More than your mother taught you. Anesthesiol Clin N Am. 2004;22:457-71.
30. Kownatzki E. Hand hygiene and skin health. J Hosp Infect. 2003;55(4):239-45.
31. Kramer A, Rudolph P, Kampf G, Pittet D. Limited efficacy of alcohol-based hand gels. Lancet. 2002;359(9316):1489-90.
32. Langley J. From soap and water, to waterless agents: update on hand hygiene in health care settings. Can J Infect Dis. 2002;13(5):285-6.
33. Larson E, Girard R, Pessoa-Silva CL, Boyce J, Donaldson L, Pittet D. Skin reactions related to hand hygiene and selection of hand hygiene products. Am J Infect Control. 2006;34(10):627-35.
34. Lee SY. Efeitos de digluconato de clorexidina e peróxido de hidrogênio em Porphyromonas gingivalis ligação hemina e co-agregação com estreptococos orais. J Sci Oral. 2001;43(1):1-7.
35. Semmelweis I. The etiology, concept, and prophylaxis of childbed fever, trans. K. Codell Carter. Madison: The University of Wisconsin Press; 1983.
36. Lima K, Modesto A, Uzeda M. Efeitos de soluções utilizados na higiene bucal dos bebês em biofilmes e microrganismos orais. ASDC J Dent Criança. 2003;67(5):338-44.
37. Lima MRPD, Filho Figueiredo AODF, Bem JSP. et al. Surgical hand preparation without rinsing: influence of antiseptic agent on bacteriological contamination. J Dent Health Oral Disord Ther. 2019;10(1):98-101.
38. Locks L, Lacerda JT, Gomes E, Tine ACPS. Qualidade da higienização das mãos de profissionais atuantes em unidades básicas de saúde. Rev Gaúcha Enferm. 2011;32:569-75.
39. Marshall M. O peróxido de hidrogênio: uma revisão de seu uso em odontologia. J Periodontol. 1995;66(9):786-96.
40. Mcginley KJ, Larson EL, Leyden JJ. Composition and density of microflora in the subungual space of the hand. J Clin Microbiol. 1988;26(5):950-3.
41. Mcneil SA, Foster CL, Hedderwick SA, Kauffman CA. Effect of hand cleansing with antimicrobial soap or alcohol-based gel on microbial colonization of artificial fingernails worn by health care workers. Clin Infect Dis. 2001;32(3):367-72.
42. Miller CH. Controle de infecção e gerenciamento de produtos perigosos para a equipe de saúde bucal. 6 ed. Rio de Janeiro: Elsevier; 2018.
43. Módena J, Moriya T. Assepsia e antissepsia: técnicas de esterilização. Medicina. 2008;41(3):265-73.
44. Moolenaar RL, Crutcher M, San Joaquin VH, Sewell LV, Hutwagner LC, Carson LA, et al. A prolonged outbreak of Pseudomonas aeruginosa in a neonatal intensive care unit: did staff fingernails play a role in disease transmission? Infect Control Hosp Epidemiol. 2000;21(2):80-5.
45. Nicolay CR. Hand hygiene: an evidence-based review for surgeons. Int J Surg. 2006;4(1):53-65.
46. Organização Mundial da Saúde (OMS). Salve Vidas: Higienize suas Mãos. Higiene das mãos na assistência à saúde extra-hospitalar e domiciliar e nas instituições de longa permanência: um guia para a implementação da estratégia multimodal da OMS para a melhoria da higiene das mãos e da abordagem "Meus 5 momentos para a higiene das mãos"; tradução de OPAS – Brasília: Organização Pan-Americana da Saúde; Agência Nacional de Vigilância Sanitária, 2014. 73 p.
47. Ory J, Zingg W, De Kraker MEA, Soule H, Pittet D. Wiping is inferior to rubbing: a note of caution for hand hygiene with alcohol-based solutions. Infect Control Hosp Epidemiol. 2018;39(3):332-5.
48. Parry MF, Grant B, Yukna M, Adler-Klein D, McLeod GX, Taddonio R, Rosenstein C. Candida osteomyelitis and diskitis after spinal surgery: an outbreak that implicates artificial nail use. Clin Infect Dis. 2001;32(3):352-7.

49. Passaro DJ, Waring L, Armstrong R, Bolding F, Bouvier B, Rosenberg J, et al. Postoperative serratia marcescens wound infections traced to an out-of-hospital source. J Infect Dis. 1997;175(4):992-5.
50. Pittet D, Allegranzi B, Boyce J. World Health Organization World Alliance for patient safety first global patient safety challenge core group of experts. The World Health Organization Guidelines on Hand Hygiene in Health Care and their consensus recommendations. Infect Control Hosp Epidemiol. 2009;30(7):611-22.
51. Pottinger J, Burns S, Manske C. Bacterial carriage by artificial versus natural nails. Am J Infect Control. 1989;17(6):340-4.
52. Price PB. The bacteriology of normal skin: a new quantitative test applied to a study of the bacterial flora and the disinfectant action of mechanical cleansing. J Infect Dis. 1938;63(3):301-18.
53. Rubin DM. Prosthetic fingernails in the OR. A research study. AORN J. 1988;47(4):944-8.
54. Santos AAM, Verotti MP, Sanmartin JA, Mesiano ERAB. Importância do álcool no controle de infecções nos serviços de saúde. Rev Adm Saúde. 2002;4(16):7-14.
55. Silva DG, Lima PC, Nunes MRCM, et al. Comparison between two methods of preoperative antisepsis of hands in oral surger. Rev Cir Traumatol Buco-Maxilo-Fac. 2011;11(2):45-54.
56. Suchomel M, Rotter M, Weinlich M, Kundi M. Glycerol significantly decreases the three hour efficacy of alcohol-based surgical hand rubs. J Hosp Infect. 2013;83(4):284-7.
57. Widmer AF, Conzelmann M, Tomic M, Frei R, Stranden AM. Introducing Alcohol-Based Hand Rub For Hand Hygiene: The Critical Need for Training. Infect Control Hosp Epidemiol. 2007;28(1):50-4.
58. Williams C, Wilkinson SM, Mcshane P, Lewis J, Pennington D, Pierce S, Fernandez C. A double-blind, randomized study to assess the effectiveness of different moisturizers in preventing dermatitis induced by hand washing to simulate healthcare use. BR J Dermatol. 2010;162(5):1088-92.
59. World Health Organization. Guidelines on hand hygiene in health care: a summary. Geneva: WHO; 2009. Disponível em: http://whqlibdoc.who.int/hq/2009/WHO_IER_PSP_2009.07_eng.pdf (acesso 13 jun 2020).
60. World Health Organization. Guidelines on hand hygiene in health care: first global patient safety challenge clean care is safer care. Geneva: WHO; 2009.
61. World Health Organization. Your five moments for hand hygiene: dental care. Geneva, 2018. Disponível em: https://www.who.int/gpsc/5may/dental-care.pdf. Acesso em: 04 de Maio 2020.
62. Zanatta F, Rosing CK. Clorexidina: mecanismo de ação e evidências atuais de sua eficácia no contexto do biofilme supragengival. Odontoped Clin Int. 2007;1:35-43.

5

EQUIPAMENTOS E BARREIRAS DE PROTEÇÃO INDIVIDUAL NA ODONTOLOGIA

Fábio Barbosa de Souza

OBJETIVOS DE APRENDIZAGEM
O QUE VOCÊ VAI APRENDER NESTE CAPÍTULO:

1. Diferenciar equipamentos de barreiras de proteção individual.
2. Conhecer os equipamentos/barreiras de proteção individual indicados para a prática odontológica.
3. Compreender e aplicar as boas condutas para uso de equipamentos/barreiras de proteção individual no contexto odontológico.
4. Determinar a sequência correta de colocação e retiradas dos equipamentos/barreiras de proteção individual.

PROTEGEDENDO A EQUIPE DE SAÚDE BUCAL: QUAIS OS FUNDAMENTOS?

Os capítulos 1 e 2 deste livro foram importantes alertas para o entendimento de que os profissionais responsáveis pelo cuidado odontológico estão suscetíveis a inúmeros riscos, que podem determinar não apenas infecções na equipe de trabalho (risco biológico), como também lesões ao organismo (risco químico, físico, ergonômico, de acidente). Essas lesões podem ser irreversíveis e, em uma situação extrema, incapacitar os trabalhadores dos serviços de saúde bucal. Assim, faz-se necessária a adoção de medidas que visem a proteção pessoal. Surge então a necessidade, garantida por lei, de utilização dos equipamentos de proteção individual (EPI). Esses dispositivos, além de promoverem a prevenção de danos aos profissionais, também exercem capacidade protetiva aos usuários do serviço e demais trabalhadores.

Essa proteção se fundamentará pela interposição de barreiras às possíveis portas de entrada de microrganismos (boca, nariz, olhos, pele não íntegra), assim como pela cobertura de áreas expostas durante a atividade de trabalho (pele íntegra, roupas, calçados, cabelos e ouvidos) (Figura 1).

O emprego dos EPI representa uma importante precaução padrão, capaz de proporcionar uma barreira física, impedindo a contaminação pelo sangue, fluidos orgânicos, secreções e excreções. Na prática odontológica, o uso de EPI é obrigatório na assistência a pacientes, nos procedimentos de limpeza do ambiente e para o processamento dos instrumentos.

EQUIPAMENTOS OU BARREIRAS DE PROTEÇÃO INDIVIDUAL: EXISTE DIFERENÇA?

De acordo com a legislação brasileira, EPI é todo dispositivo ou produto, de uso individual, utilizado pelo trabalhador, destinado à proteção de riscos susceptíveis de ameaçar a segurança e a saúde no trabalho. O documento

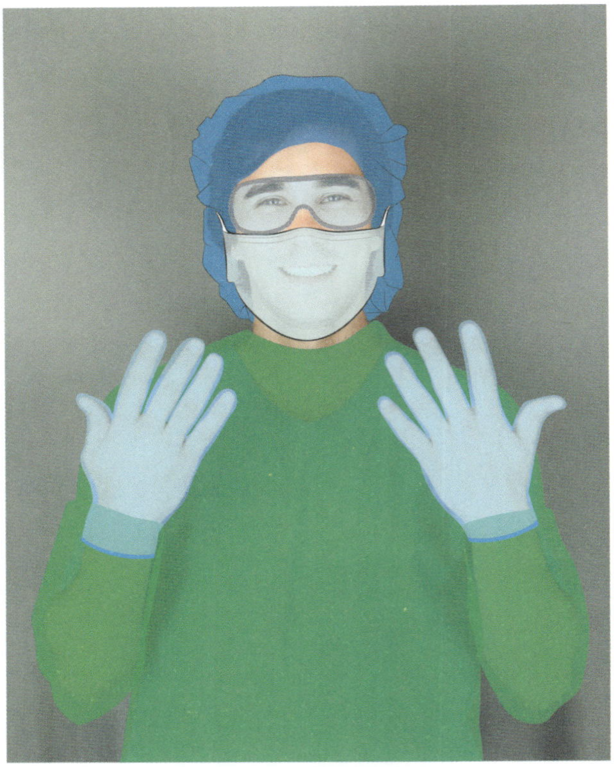

FIGURA 1 Trabalhador de saúde e áreas a serem protegidas pelos equipamentos/barreiras de proteção individual.

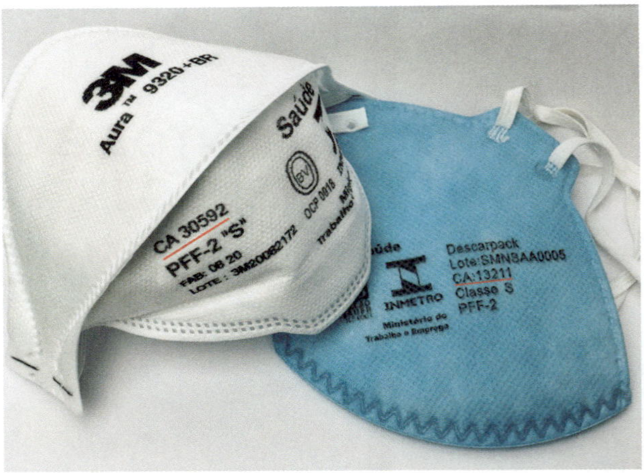

FIGURA 2 Certificado de aprovação de equipamentos de proteção individual.

no qual está redigida essa definição é a Norma Regulamentadora 6, que define que, para ser comercializado ou utilizado, todo EPI deve ter Certificado de Aprovação (CA), emitido pela Secretaria do Trabalho da Ministério da Economia.

Sob o olhar da lei, portanto, se um dispositivo não tem CA, não pode ser considerado EPI. Isso quer dizer que não oferecerá proteção? A resposta é não, pois algumas barreiras, a exemplo da máscara cirúrgica, não possuem CA, mas têm indicação específica para proteção contra gotículas. De certo, as denominações barreiras de proteção ou equipamentos de segurança estariam mais corretamente aplicadas, podendo se estender aos produtos que não possuem certificado de aprovação, mas que oferecem maior segurança ao trabalhador no seu uso. Outros tipos de máscara, como o respirador PFF2, devem possuir CA, uma vez que esta certificação garantirá a qualidade de uso desse tipo específico de EPI (Figura 2). Desse modo, no momento da aquisição das barreiras, é necessário saber quais itens requerem número de CA, com o objetivo de efetuar a compra segura. Na odontologia, os produtos que exigem CA são: óculos de proteção, respirador PFF2 ou PFF3, protetor facial, protetor auditivo, luvas e calçado.

É importante destacar que o empregador será o responsável pela aquisição e disponibilização dos EPI adequados à prática de trabalho.

QUAIS EQUIPAMENTOS DE SEGURANÇA DEVERÃO SER CONSIDERADOS NA PRÁTICA ODONTOLÓGICA?

Avental/jaleco

O avental ou jaleco é a barreira destinada ao profissional de saúde com a finalidade de oferecer proteção ao tronco, braços, antebraços e coxas contra riscos de origem térmica, biológica, mecânica, química e umidade. A equipe de saúde bucal, sob a responsabilidade do cirurgião-dentista, deve fazer o uso apropriado das vestimentas, uma vez que essas roupas servirão de proteção contra bioaerossóis, respingos de sangue e/ou saliva, ou até mesmo substâncias químicas empregadas no atendimento ao paciente.

As roupas de proteção devem ser produzidas em material direcionado ao risco ao qual o profissional estará exposto, sendo classificadas como reutilizáveis (em tecido) e descartáveis (em não tecido).

Neste capítulo, denominaremos de jaleco a vestimenta capaz de proteger o trabalhador, confeccionada em tecido, cujo fechamento ocorre na região frontal, por meio de botões ou zíper (Figura 3A). Já para o avental (Figura 3B), destacamos a denominação da Associação Brasileira de Normas Técnicas (ABNT), que designa esse produto como uma vestimenta com mangas longas e fechamento cruzado nas costas, utilizada com a finalidade de prevenir a transferência de agentes infecciosos do paciente para a equipe de trabalho ou vice-versa

O uso do jaleco reutilizável em tecido está recomendado para procedimentos menos invasivos, por exemplo, quando do atendimento de rotina não resultar em formação de bioaerossóis, respingos de saliva e sangue. Esse jaleco deve ter mangas longas, punhos fechados (Figura 4A), gola alta (Figura 4B), tecido claro e confortável, e alcançar até

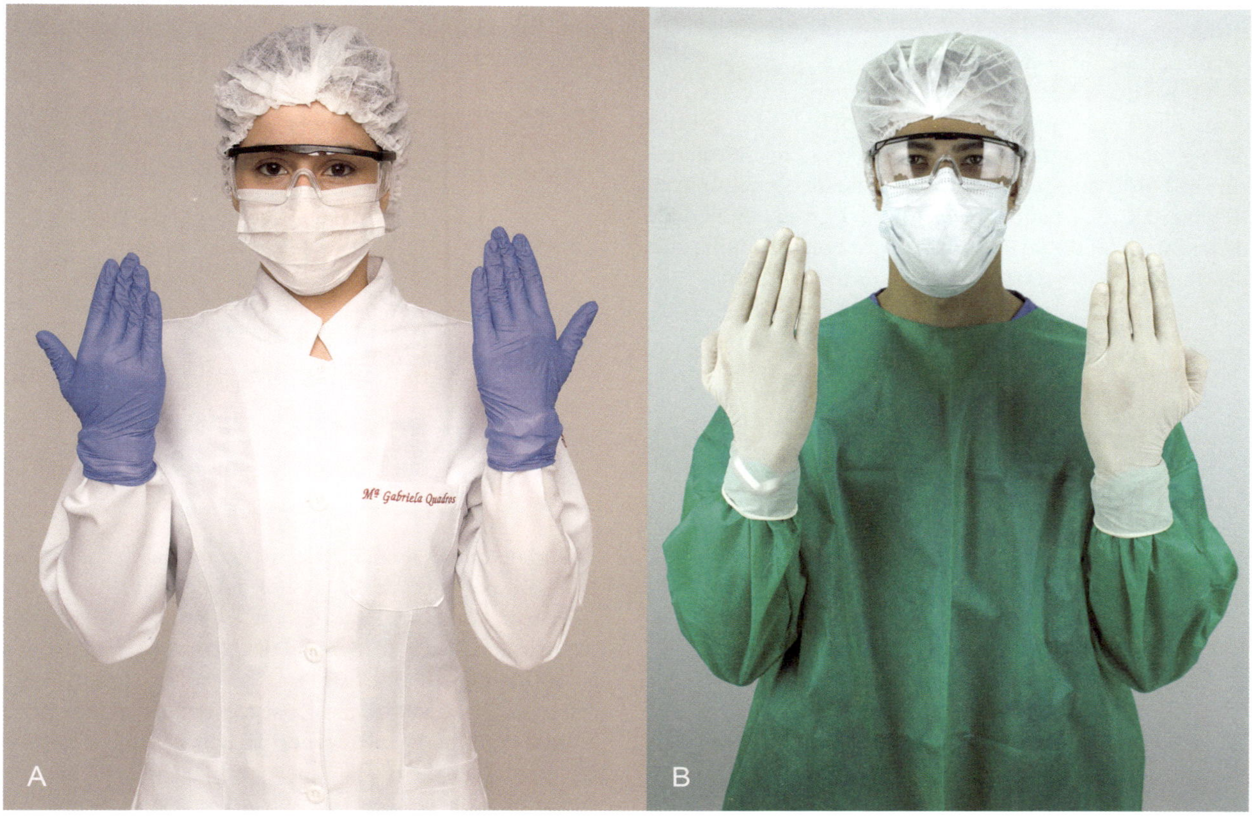

FIGURA 3 Vestimenta de proteção para a equipe de saúde bucal. A: jaleco com fechamento para região frontal; B: avental de uso único com fechamento posterior (costas).

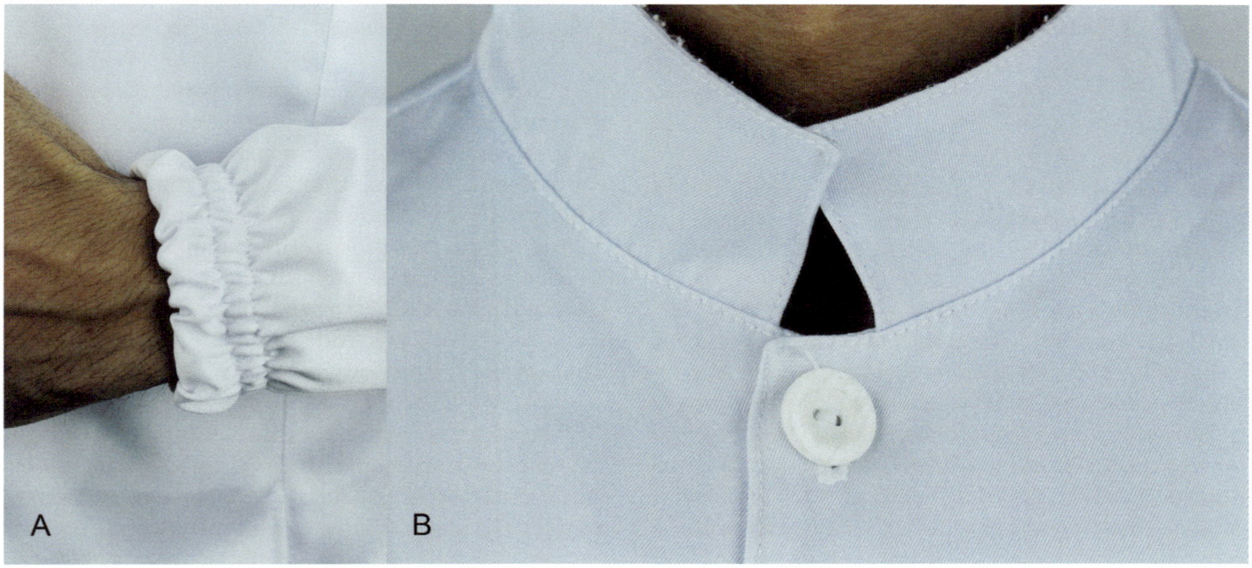

FIGURA 4 Características desejáveis para o jaleco de uso na odontologia. A: punho fechado; B: gola alta.

a altura dos joelhos, sendo utilizado exclusivamente em ambiente ambulatorial.

Alguns estudos têm evidenciado que as mangas longas em jalecos têm sido mais propícias a funcionarem como vetores na transmissão de patógenos entre pacientes. Entretanto, o cirurgião-dentista e a equipe auxiliar expõem-se constantemente ao risco químico na manipulação de diversas soluções, fazendo com que a indicação de mangas curtas represente uma exposição maior do profissional aos riscos ocupacionais de natureza química.

O uso dos aventais descartáveis (mangas longas com elástico nos punhos) e esterilizados tem indicação precisa para a realização de procedimentos mais invasivos (cirurgias) e/ou que gerem possibilidade de contaminação (Figura 5). Com a pandemia da Covid-19, e a possibilidade de transmissão do SARS-CoV-2 por contato, a utilização de aventais de uso único passou a ser uma exigência.

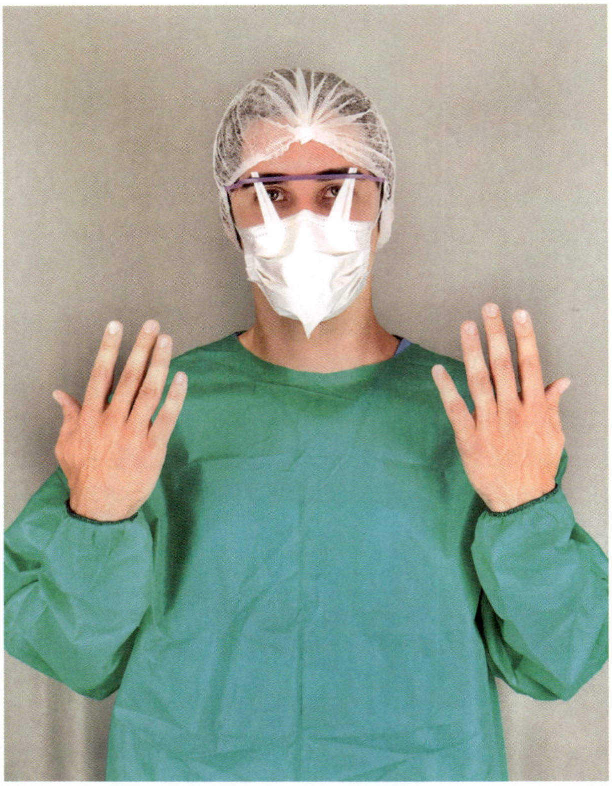

FIGURA 5 Profissional vestindo avental descartável de manga longa e punhos fechados.

Os aventais deverão ser constituídos por matéria prima indicada e certificada para o cumprimento das Normas Regulamentadoras da ABNT. Para garantir segurança no uso, os aventais deverão ser submetidos a testes que comprovem eficácia em relação a diversos parâmetros, como: resistência à penetração microbiana a úmido; limpeza microbiana e resistência à penetração de líquidos. O material mais indicado para a fabricação dos aventais é o não tecido SMS, que é composto de fibras 100% polipropileno, com característica de uma estrutura plana, flexível e porosa, constituída de uma manta de filamentos orientados ao acaso e consolidados termicamente. Para procedimentos cirúrgicos, recomenda-se a gramatura de mínima 50 g/m^2.

O Quadro 1 traz uma lista de boas condutas a serem colocas em prática quando do uso de aventais/jalecos. Os cuidados relacionados à colocação e retirada do avental cirúrgico estão descritos no Capítulo 13.

QUADRO 1 Boas condutas quanto ao uso de aventais/jalecos

- Não usar o avental/jaleco fora das áreas clínicas.
- Não arregaçar as mangas para não expor a pele a possíveis agentes infecciosos e/ou químicos.
- Realizar o transporte do jaleco, após uso, em sacos plásticos fechados.
- Lavar o jaleco separadamente das roupas de uso pessoal.
- Usar jalecos com tecido compatível com agentes desinfetantes para roupas.
- Trocar o jaleco a cada turno ou, no máximo, depois de um dia de trabalho e sempre que houver exposição a sangue.
- Permanecer com o jaleco fechado durante o uso.
- Dobrar o jaleco ao avesso, após sua retirada, em local apropriado.

Um cuidado essencial no uso de aventais/jalecos é na escolha dos materiais e modelos adequados. Particularmente com a pandemia da Covid-19, muito profissionais adquiriram jalecos de material plástico, sob a perspectiva de realizar limpeza e desinfecção para uma reutilização. Entretanto, essa prática não consegue atingir níveis seguros de descontaminação, oferecendo risco a pacientes e/ou profissionais. Além disso, o uso alternativo de capas plásticas de chuva como barreira está completamente contraindicado, principalmente pela possibilidade de contaminação no momento da sua retirada (ver Curtindo a Biossegurança).

Quais as vantagens do uniforme ou roupa privativa na prática clínica?

O uniforme ou roupa privativa, também denominado de pijama cirúrgico, consiste em uma vestimenta indicada para uso em locais de atendimento a pacientes, em unidades fechadas, em substituição às roupas convencionais (Figura 6). O seu grande objetivo é evitar a contaminação das roupas, uma vez que o uso deste uniforme está restrito ao local de atendimento clínico. Ele deve ser substituído por uma roupa privativa limpa, diariamente.

Máscaras/respiradores

As máscaras e respiradores são equipamentos de segurança que promovem uma barreira contra a inalação/ingestão de bioaerossóis (gotículas e/ou aerossóis), protegendo as regiões da boca e nariz, além de proteger o paciente das partículas de saliva provenientes do profissional ao falar.

Os bioaerossóis são substâncias (líquidas ou sólidas) suspensas no ar, geradas por humanos, animais, máquinas ou instrumentos que contém partículas de qualquer organismo, a exemplo de vírus, bactérias, esporos de fungos ou secreções como sangue e saliva. A partir deste entendimento, é importante destacar que as gotículas apresentam tamanho superior a 5 μm e podem atingir a

CURTINDO A BIOSSEGURANÇA

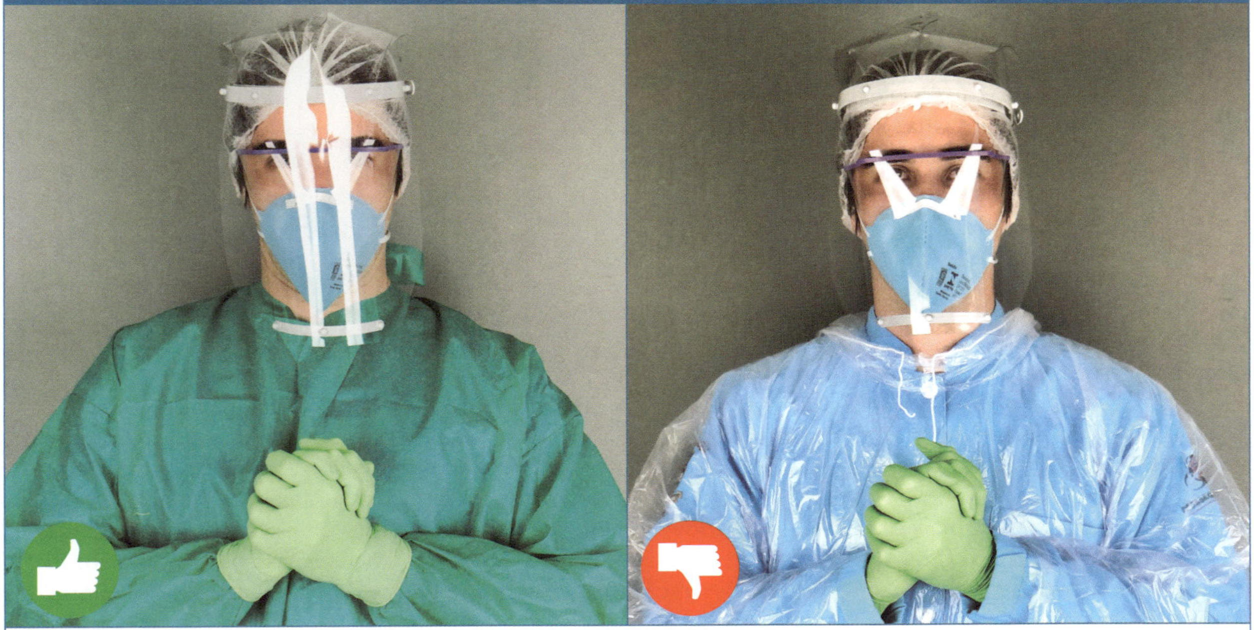

A utilização de aventais descartáveis e de uso único representa uma medida importante para o controle de infecções, sendo os de tecido não tecido na gramatura mínima de 50 g/m^2 uma ação digna de *like*. Empregar soluções milagrosas como capas de chuva é uma medida que deve ser eliminada do contexto clínico da odontologia, uma vez que ao puxar e remover essa roupa sobre a cabeça, expõe-se o rosto do profissional a uma grande possibilidade de contaminação.

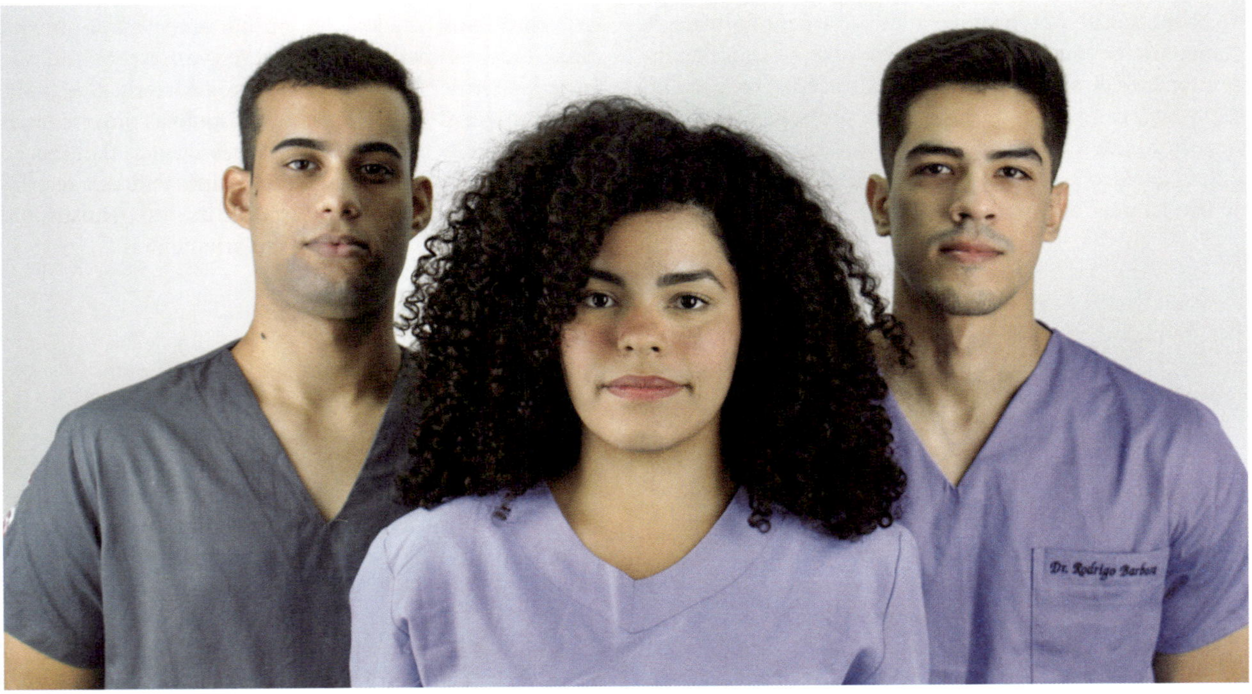

FIGURA 6 Equipe de saúde bucal vestindo uniformes privativos.

via respiratória alta, ou seja, mucosa das fossas nasais e mucosa da cavidade bucal. Os aerossóis, por sua vez, são partículas iguais ou menores que 5 μm, as quais permanecem suspensas no ar por longos períodos de tempo e, quando inaladas, podem penetrar mais profundamente no trato respiratório. Pneumonia, caxumba, coqueluche, difteria, faringite e gripe são exemplos de doenças de transmissão respiratória por gotículas, enquanto tuberculose, sarampo, varicela, herpes zoster representam patologias de transmissão respiratória por aerossóis. Vale ressaltar que o SARS-CoV-2, vírus responsável pela transmissão da Covid-19, tem potencial de transmissão por aerossóis no contexto de trabalho odontológico. Com base nessas informações, a decisão sobre qual proteção respiratória usar vai depender do tipo de microrganismos com os quais vamos lidar na clínica diária.

Quando deveremos usar a máscara cirúrgica?

A máscara cirúrgica é uma barreira de uso individual, que cobre o nariz e a boca, bastante difundida pelos profissionais da área odontológica (Figura 7). Oferece proteção ao trabalhador de saúde em relação a infecções por inalação de gotículas transmitidas à curta distância e pela projeção de sangue ou outros fluidos corpóreos que são capazes de atingir suas vias respiratórias. Também é um dispositivo que minimiza a contaminação do ambiente com secreções respiratórias geradas pelo próprio membro da equipe de saúde bucal. Deve ser utilizada sempre que o trabalhador entrar em contato com paciente com patologias de transmissão respiratória por gotículas. É um tipo de barreira que não protege adequadamente o usuário de patologias transmitidas por aerossóis, pois, independentemente de sua capacidade de filtração, a vedação no rosto é precária. Como este tipo de protetor não possui Certificado de Aprovação, a máscara cirúrgica não é um EPI. O Quadro 2 traz as principais recomendações quanto ao uso da máscara cirúrgica.

QUADRO 2 Recomendações quanto ao uso da máscara cirúrgica

- Ser descartável.
- Possuir camada dupla ou tripla.
- Ter boa qualidade de filtração.
- Cobrir completamente a boca e o nariz.
- Manipular o EPI por meio das tiras.
- Adaptar ao rosto com as mãos higienizadas.
- Não tocar a superfície externa da máscara durante o uso.
- Descartar após o uso em cada paciente.
- Descartar quando a máscara estiver úmida, molhada ou com sujidades.
- Em procedimentos geradores de aerossol (turbina de alta rotação, pontas ultrassônicas), trocar a máscara a cada 20 minutos.
- Em procedimentos que não geram aerossol, trocar a máscara a cada hora.

A máscara cirúrgica pode possuir tiras ou elástico e, para que forneça proteção ao usuário, é necessário ajustá-la ao rosto de forma adequada. Para tanto, o clip nasal deverá estar ajustado ao nariz e a inferior deverá estar adaptada embaixo do queixo. Além disso, vale reforçar que algumas práticas quanto ao uso das máscaras são inadequadas e capazes de comprometer a eficácia, além de colocar em risco o profissional, como: pendurar na orelha, cruzar as tiras, adaptar ao queixo ou posicioná-las abaixo do nariz (ver Curtindo a Biossegurança).

Existem diferentes tipos de máscara cirúrgica?

No Brasil, não existem normativas capazes de orientar o consumidor no momento da compra de máscaras cirúrgicas. Nos Estados Unidos, há uma orientação para classificação desses dispositivos de segurança, proposto pela Sociedade Americana para Testagem e Materiais (ASTM), em três níveis de proteção, considerando as propriedades de: eficiência de filtração bacteriana, eficiência de filtração de partículas, resistência a fluidos, respirabilidade e inflamabilidade. Essa classificação permite que o profissional

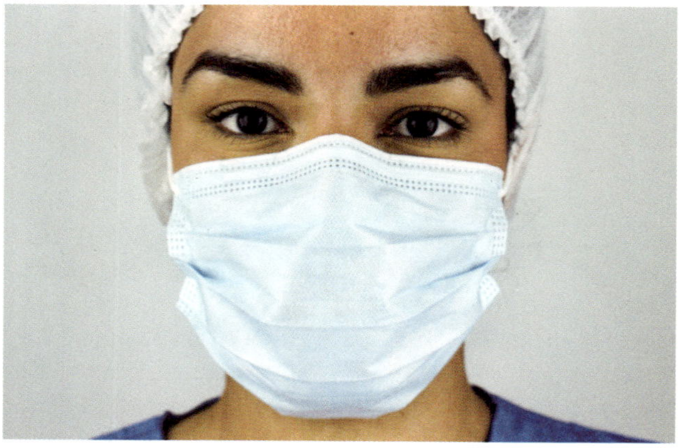

FIGURA 7 Profissional de saúde bucal com máscara cirúrgica em visão frontal.

CURTINDO A BIOSSEGURANÇA

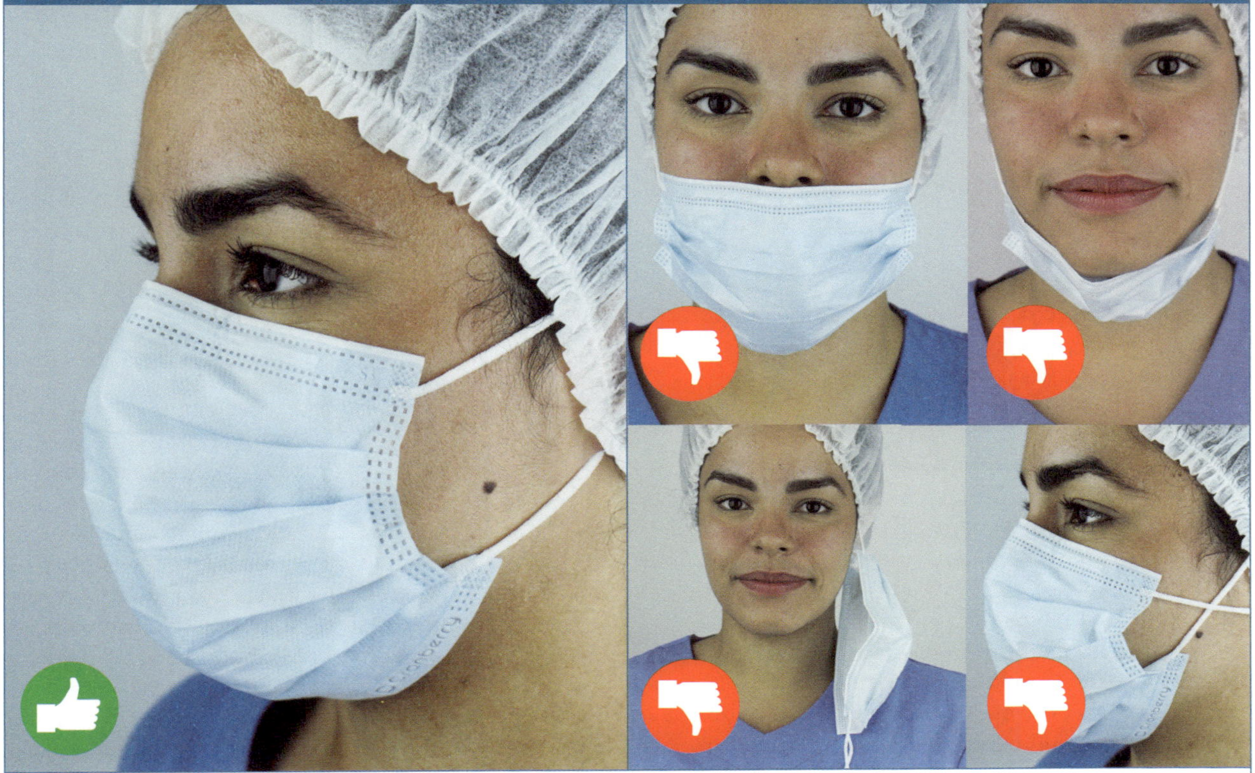

Para usar uma máscara cirúrgica e receber um *like*, a adaptação à face é fundamental. Para isso, clip nasal ajustado, tiras posicionadas corretamente e parte inferior abaixo do queixo são requisitos de uso fundamentais. Ao cruzar tiras e não adaptar o clip nasal, estaremos comprometendo o selamento da barreira, o que favorecerá a respiração do ar contaminado. Além disso, posicionar a máscara no queixo ou orelhas aumentará as chances de contaminação do EPI durante a manipulação, assim como haverá possibilidade de transferência de contaminantes presentes na região cervical para a cavidade bucal, incluindo microrganismos da microbiota transitória da pele provavelmente úmida por aerossóis do atendimento.

selecione a máscara de acordo com o procedimento. Ou seja, para situações com muita geração de bioaerossóis estaria indicada a de nível de nível 3, capaz de fornecer uma grande resistência fluidos e alta capacidade de filtração. Já para procedimentos com menor envolvimento de fluidos, o profissional optaria pelos níveis 2 ou 1. Uma classificação como esta seria interessante no Brasil, no sentido de aumentar a qualidade dos produtos e fornecer melhor orientação ao consumidor quanto aos critérios de uso das máscaras cirúrgicas.

Uma outra característica interessante existente em alguns tipos de máscara cirúrgica é a inclusão de clip de alumínio também na sua parte inferior, abaixo do queixo, que favorece uma melhor adaptação da barreira a diferentes formatos de face (Figura 8).

Quando deveremos usar o respirador?

Diante da incapacidade da máscara cirúrgica em favorecer proteção adequada para os aerossóis, surge a necessidade de uso do respirador, que na odontologia, será representada pela peça semifacial filtrante (PFF). Esse dispositivo é um EPI que cobre a boca e o nariz, proporciona uma vedação adequada sobre a face do usuário e possui filtro eficiente para retenção dos contaminantes atmosféricos presentes no ambiente de trabalho na forma de aerossóis. A PFF também retém gotículas.

Na área de saúde, os aerossóis contêm agentes biológicos. Desse modo, a PFF deve ter nível 2 (PFF2) ou 3 (PFF3) de proteção. Na PFF2 (Figura 9), a porcentagem do aerossol de teste atravessa a camada filtrante em um valor de apenas

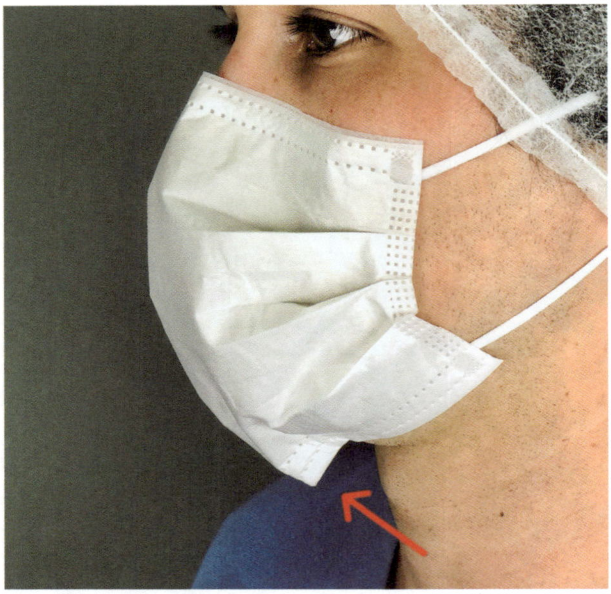

FIGURA 8 Máscara cirúrgica com clip de alumínio na porção inferior, favorecendo a adaptação da barreira à face do profissional.

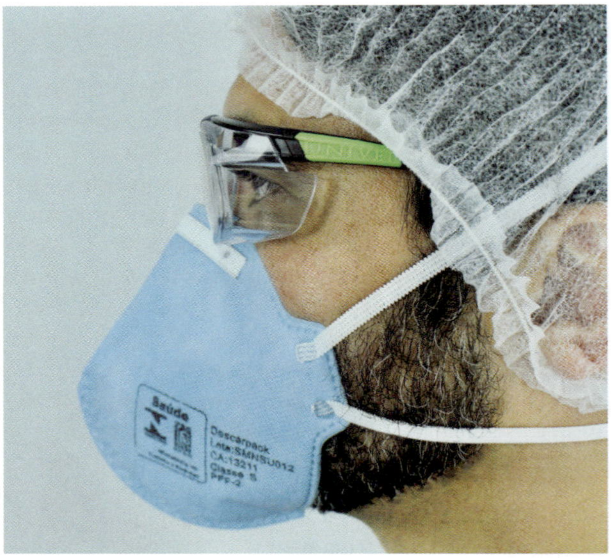

FIGURA 10 Situação inadequada para uso do respirador PFF2: profissional com barba.

6%, sendo capaz de filtrar partículas superiores a 0,6 μm (Figura 9), possibilitando uma excelente vedação. Embora essa vedação seja evidente, operadores com barba têm esse selamento diminuído, o que contraindica a utilização desse EPI, sendo necessária a remoção da barba o objetivo de oferecer maior segurança ao operador (Figura 10).

O respirador PFF2 é popularmente conhecido como N95. Porém, essa denominação se refere a uma classificação de filtro para aerossóis adotada nos EUA, que possui eficiência de filtração de 95%, testada com aerossol de NaCl. Ela equivale no Brasil, à PFF2 ou ao do tipo de peça semifacial com filtro P2, pois ambos apresentam o mesmo nível de proteção. A PFF2 é usada também para proteção contra outros materiais particulados, como poeiras, névoas e fumos, encontrados nos ambientes de trabalho.

Toda PFF deve ser inspecionada antes de cada uso, devendo ser descartada se estiver amassada, danificada ou visivelmente suja (procedimentos geradores de gotí-

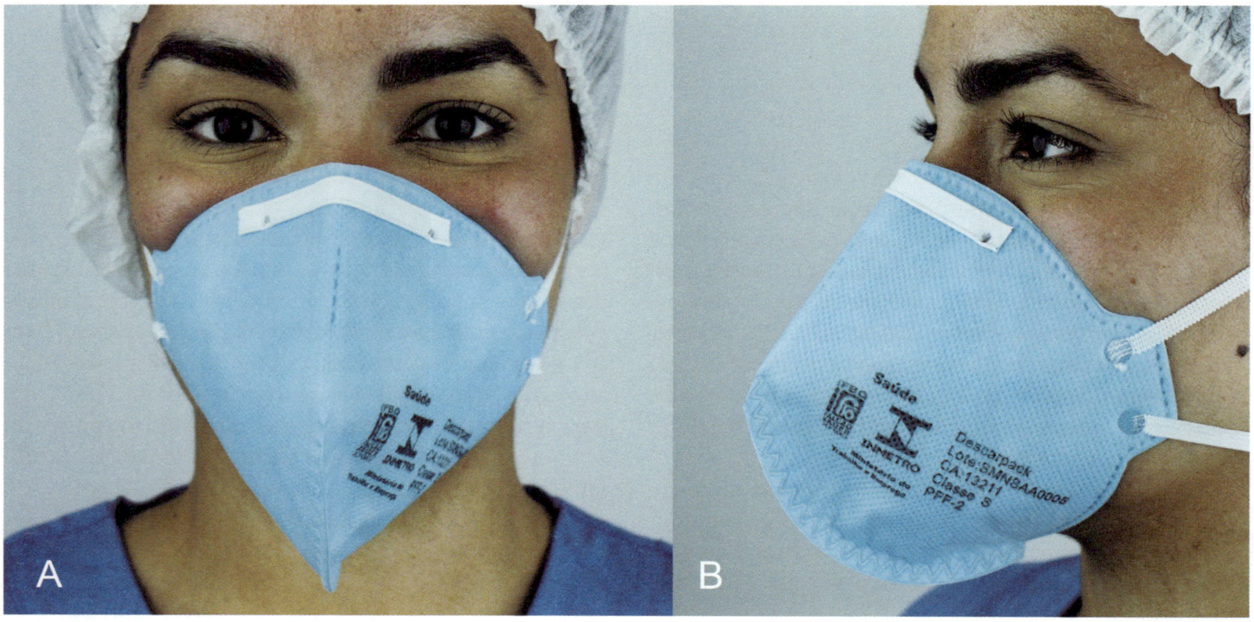

FIGURA 9 Profissional com respirador PFF2 em visão frontal (A) e lateral (B).

culas). Esse EPI não deve ser limpo ou higienizado, pois é descartável e de uso único. Entretanto, com a pandemia relacionada ao SARS-CoV-2, na qual foram vivenciadas situações de escassez de dispositivos para a área da saúde em todo o mundo, a possibilidade de reutilização e até mesmo desinfecção dos respiradores surgiu com muita força. Embora alguns métodos de desinfecção como o uso do calor seco, vapor de peróxido de hidrogênio e uso de luz UVC tenham alcançado resultados animadores em estudos laboratoriais, o tratamento dos respiradores em nível ambulatorial é inviável e inacessível ao cirurgião-dentista, uma vez que se faz necessária uma validação do processo de descontaminação. Desse modo, surgem os conceitos de reuso e uso prolongado do respirador.

Assim, nas situações de escassez de EPI, pode-se adotar o uso prolongado, que consiste na prática de usar o mesmo respirador para consultas sucessivas de diferentes pacientes, sem remover dispositivo entre as consultas. Após o turno de trabalho ou plantão, este EPI seria então descartado. Já o reuso refere-se à retirada do EPI e recolocação em um momento posterior. Esta é uma prática a ser instituída em situações limítrofes, em função do risco de contaminação no momento do reuso. Nesse sentido, caso seja uma conduta a ser adotada, a PFF2 deverá ser armazenada em embalagem individual não hermética, de forma a permitir a saída da umidade (p. ex., embalagem plástica perfurada ou saco de papel).

No mercado de produtos para proteção respiratória, existem respiradores com válvula de exalação (Figura 11). Esse dispositivo permite a saída do ar expirado pelo usuário para o meio ambiente, permitindo uma melhor facilidade no ato de respirar. Como o ar expirado não é filtrado, equipamentos de proteção respiratória com válvula de exalação não devem ser usados pela equipe de saúde bucal no atendimento de paciente, principalmente quando da realização de procedimentos invasivos, como em situações cirúrgicas.

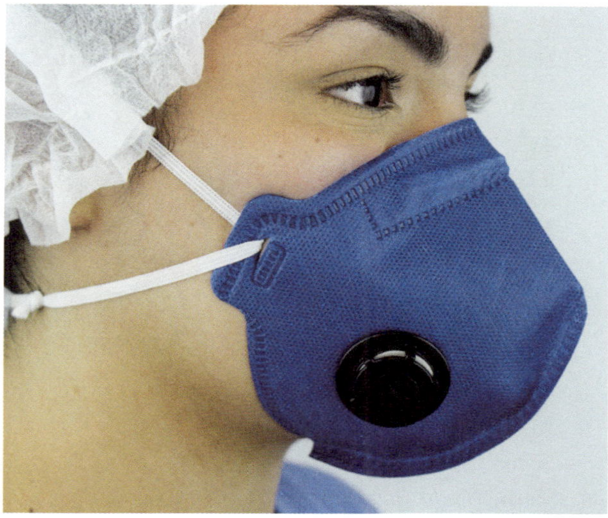

FIGURA 11 Profissional com respirador PFF2 com válvula de exalação. EPI não indicado para a odontologia.

Como usar o respirador de forma adequada?

As Figuras 12 e 13 ilustram a sequência para colocação e retirada do respirador, na prática clínica diária.

É seguro usar máscaras de tecido na prática odontológica?

As máscaras de tecido ganharam popularidade no Brasil com a pandemia da Covid-19, que exigiu da população a adoção dessa medida protetiva, com o objetivo de reduzir a propagação de gotículas no ambiente, e com isso reduzir a disseminação do vírus SARS-CoV-2. Culturalmente, o uso de máscaras de tecido esteve muito relacionado aos

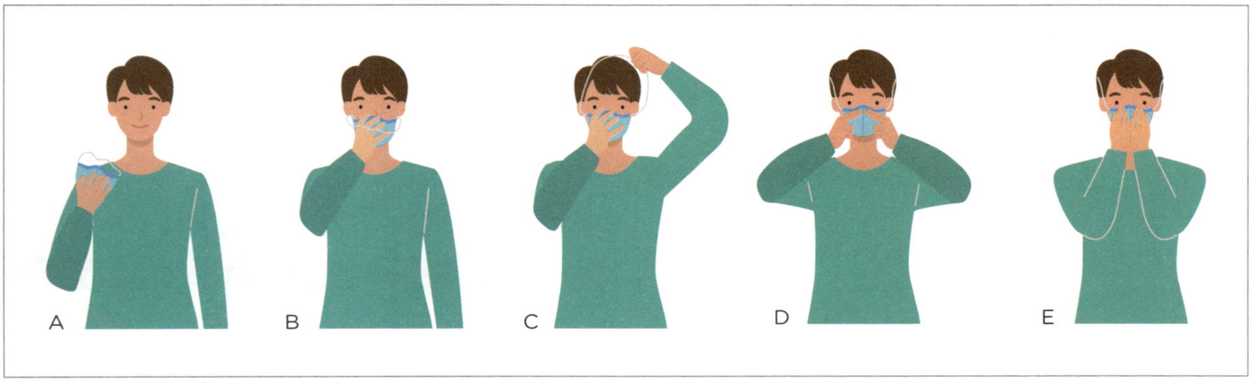

FIGURA 12 Sequência de procedimentos para colocação do respirador. A: segure o respirador com a pinça nasal próxima à ponta dos dedos, com as alças pendentes; B: encaixe o respirador sob o queixo; C: posicione um tirante na nuca e o outro sobre a cabeça; D: ajuste a pinça nasal no nariz; E: verifique a vedação.

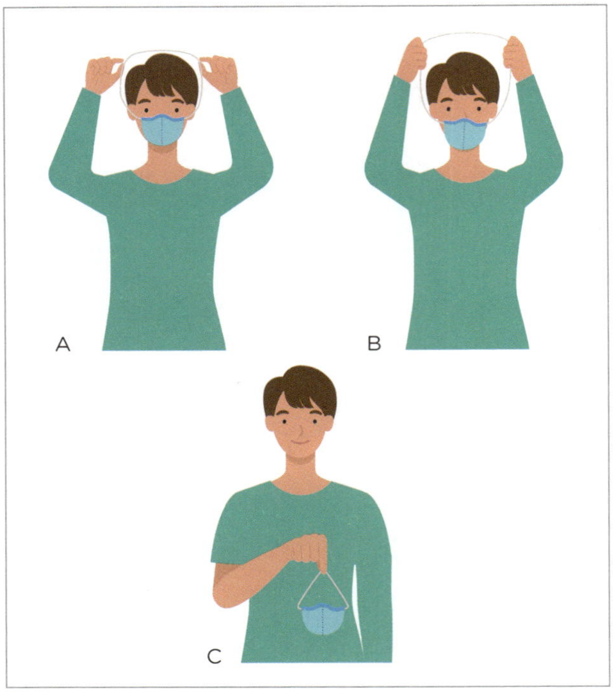

FIGURA 13 Sequência de procedimentos para retirada do respirador. A: segure e remova o elástico inferior; B: segure e remova o elástico superior; C: remova a PFF pelos elásticos, sem tocar em sua parte externa.

países do oriente, que possuem histórico de enfrentamento de outras pandemias. Diante da escassez de equipamentos de segurança, vivenciada globalmente por conta do novo coronavírus, muitos profissionais passaram a considerar o risco relacionado ao uso de máscaras de tecido no âmbito da clínica odontológica (Figura 14).

A Figura 15 mostra imagens de microscopia eletrônica de varredura de uma máscara de tecido, nas quais é possível visualizar uma simulação da interposição

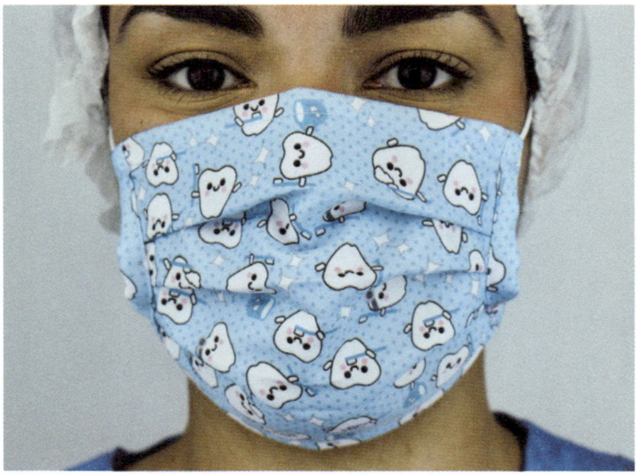

FIGURA 14 Máscara de tecido na prática clínica – prática contraindicada.

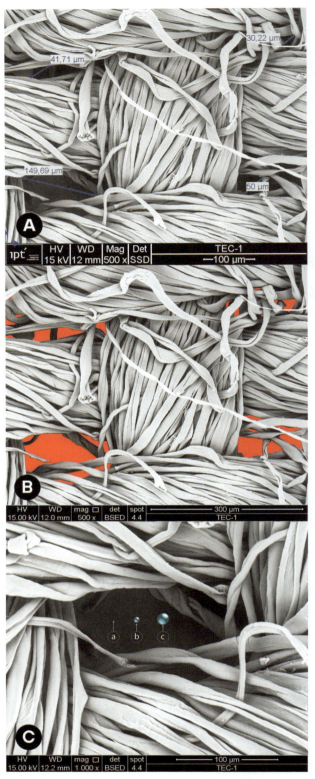

FIGURA 15 Microscopia eletrônica de varredura de máscara de tecido. A: distância dos espaços interfibrilares; B: espaços vazios em vermelho; C: bioaerossóis de diferentes tamanhos – 0,5 µm (a), 5,75 µm (b) e 12 µm (c).

Fonte: Souza et al., 2020.

de bioaerossóis de diferentes tamanhos (0,5 µm, 5,75 µm e 12 µm), em que se constata grande espaçamento entre as fibras e as partículas. Desse modo, podemos concluir que, para a assistência odontológica, adotar essa prática representa grande risco para o profissional, uma vez que os espaços entre as fibras da máscara de tecido permitem a passagem de bioaerossóis, nos quais estariam alojados microrganismos como o SARS-CoV-2. Portanto, o uso de máscaras de tecido na prática clínica está contraindicado.

Óculos de proteção

Os óculos de proteção são os EPI empregados para a proteção dos olhos do profissional e do paciente durante os procedimentos odontológicos, conferindo barreira contra respingos de material infectante, substâncias químicas, partículas e luzes de diferentes comprimentos de onda. Estudos têm demonstrado que a incidência de injúrias oculares na odontologia pode variar de 10 a 40%. Existem diversos relatos na literatura envolvendo a ocorrência de acidentes com produtos químicos, como hipoclorito de sódio e hidróxido de cálcio, os quais, em alguns casos, levaram à perda da visão. Além disso, injúrias traumáticas da mucosa ocular advindos de fragmentos de brocas e penetração de instrumentos já foram documentados e culminaram com a perda do globo ocular de pacientes. O acesso a essas informações é essencial, e revela casos alarmantes, que nos conduzem à necessidade de encarar a proteção ocular como fundamental e obrigatória nas consultas odontológicas.

Alguns atributos são essenciais aos óculos de proteção, os quais devem ser: transparentes, confortáveis, leves, resistentes, construídos de forma a proteger completamente os olhos sem comprometer o campo visual, e possuir as laterais largas. A manipulação dos óculos de proteção deve ser realizada a partir da porção posterior das hastes com o objetivo de minimizar a contaminação cruzada. Eles podem ser reutilizáveis (Figura 16A) ou descartáveis (Figura 16B), sendo indicados para uso por todos os membros da equipe

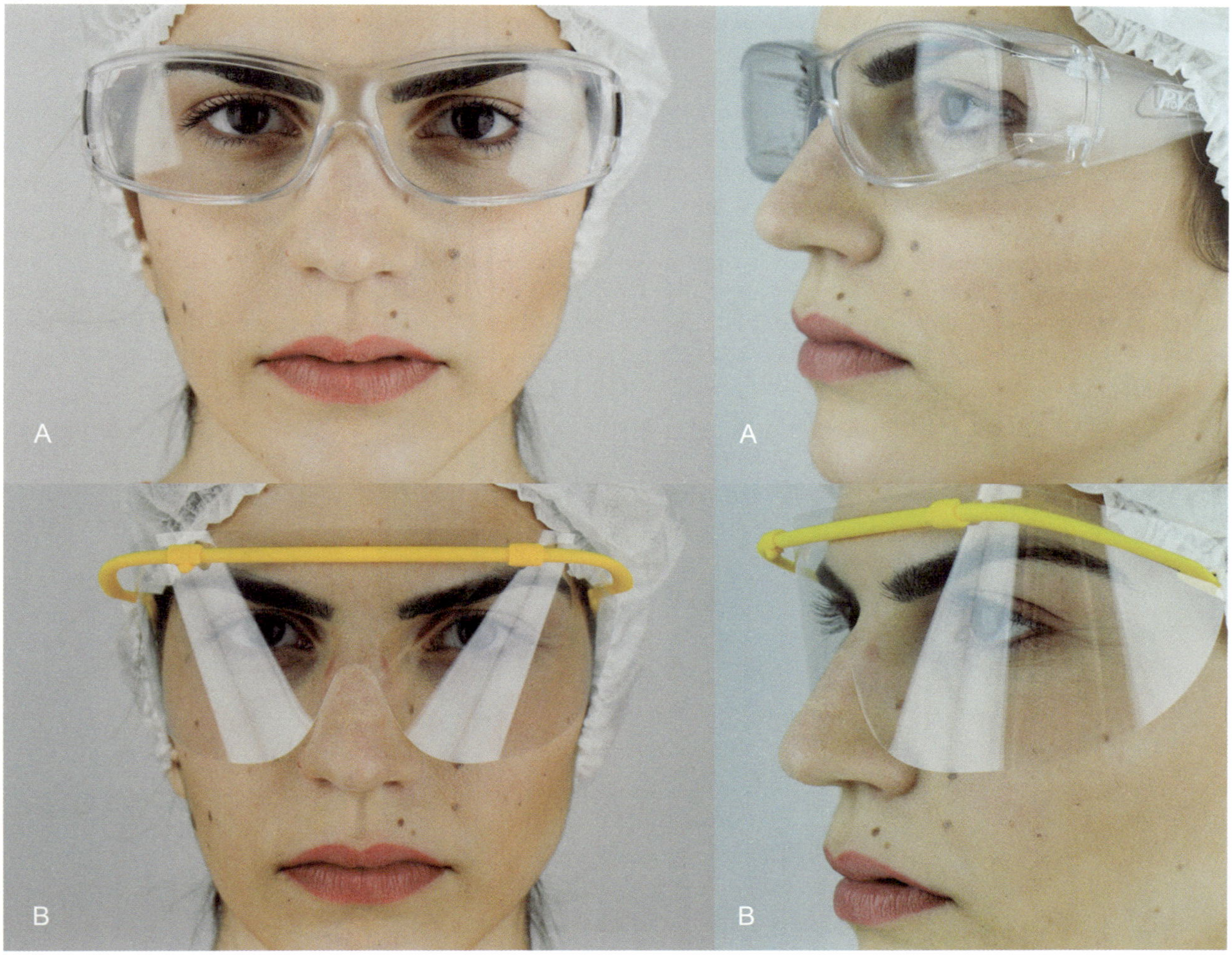

FIGURA 16 Óculos de proteção reutilizáveis (A) e descartáveis (B), indicados para profissionais e pacientes na prática odontológica.

odontológica e pelo paciente, especialmente nas manobras em que há produção de gotículas e aerossóis.

Quando os trabalhadores utilizam lentes corretivas, recomenda-se a utilização de óculos de proteção que consigam abrigar a armação, promovendo vedação e proteção lateral (Figura 17A). Uma alternativa para o uso de duas armações está na personalização dos óculos de proteção com lentes graduadas (Figura 17B).

Devido ao fato de ser muito comum a utilização de luz na cor azul (fotoativadores com led ou luz halógena) no consultório odontológico, recomenda-se que sejam utilizados óculos de proteção capazes de neutralizar a ação nociva da luz. As lentes de cor alaranjadas são específicas para este fim. Com a utilização também cada vez mais frequente da laserterapia, protetores oculares também são fundamentais para oferecer segurança à equipe de saúde bucal e pacientes (Figura 18).

Protetor facial

Os protetores faciais são dispositivos de proteção da face contra o impacto de objetos pontiagudos ou respingos/bioaerossóis, além de ser uma barreira adicional quanto à transmissão aérea de microrganismos e inalação de agentes e substâncias químicas (Figura 19). Alguns protetores faciais são constituídos por materiais com tecido e espuma, que não são passíveis de limpeza e desinfecção. Ou seja, são para o uso imediato, com descarte após utilização. O protetor facial não descarta a necessidade de uso dos óculos de proteção. O motivo para essa conduta é a necessidade de proteção da mucosa ocular contra os aerossóis, que estariam mais vulneráveis com o uso único do protetor facial.

Características importantes para um protetor facial seguro:

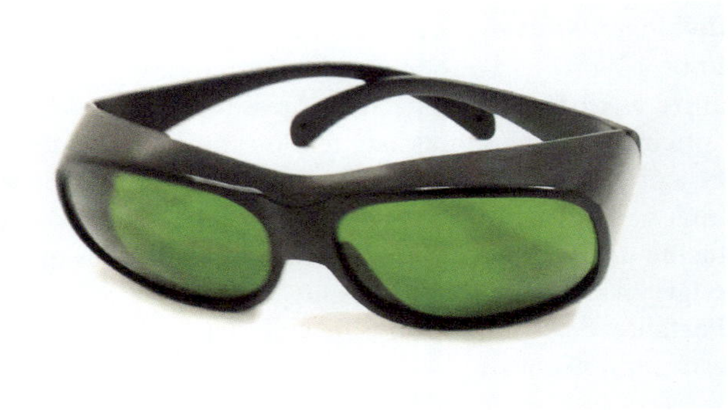

FIGURA 18 Óculos de proteção indicados para procedimentos de laserterapia.

- As faixas utilizadas como principal meio de fixação devem ser ajustáveis ou autoajustáveis e ter, no mínimo, 10 mm de largura sobre qualquer parte que possa estar em contato com o usuário.
- O visor frontal deve ser fabricado em material transparente e possuir dimensões mínimas de espessura 0,5 mm, largura 240 mm e altura 240 mm.
- Deve ser facilitada a adequação ao usuário, a fim de que o protetor facial permaneça estável durante o tempo esperado de utilização.
- Não podem manter saliências, extremidades afiadas, ou algum tipo de defeitos que podem causar desconforto ou acidente ao usuário durante o uso.

Algumas máscaras cirúrgicas possuem uma película de acrílico associada (Figura 20), capaz de fornecer uma barreira adicional de proteção ocular. Esse tipo de estratégia de segurança é descartável e, preferencialmente, deve estar associada ao uso dos óculos de proteção, pois proporcionam

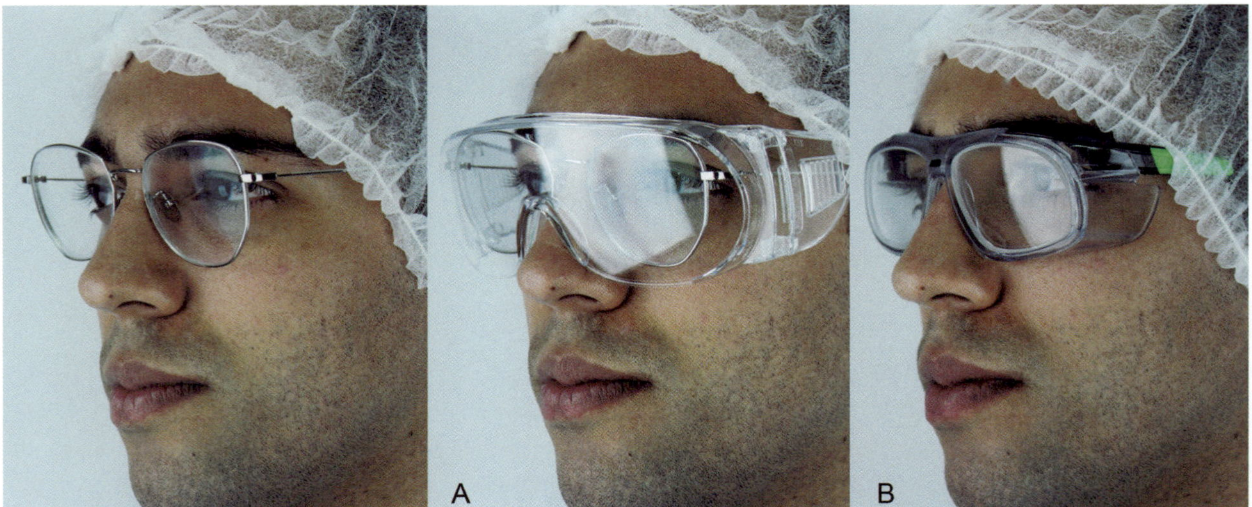

FIGURA 17 Alternativas para proteção ocular associadas a lentes corretivas (A) e com lentes graduadas (B).

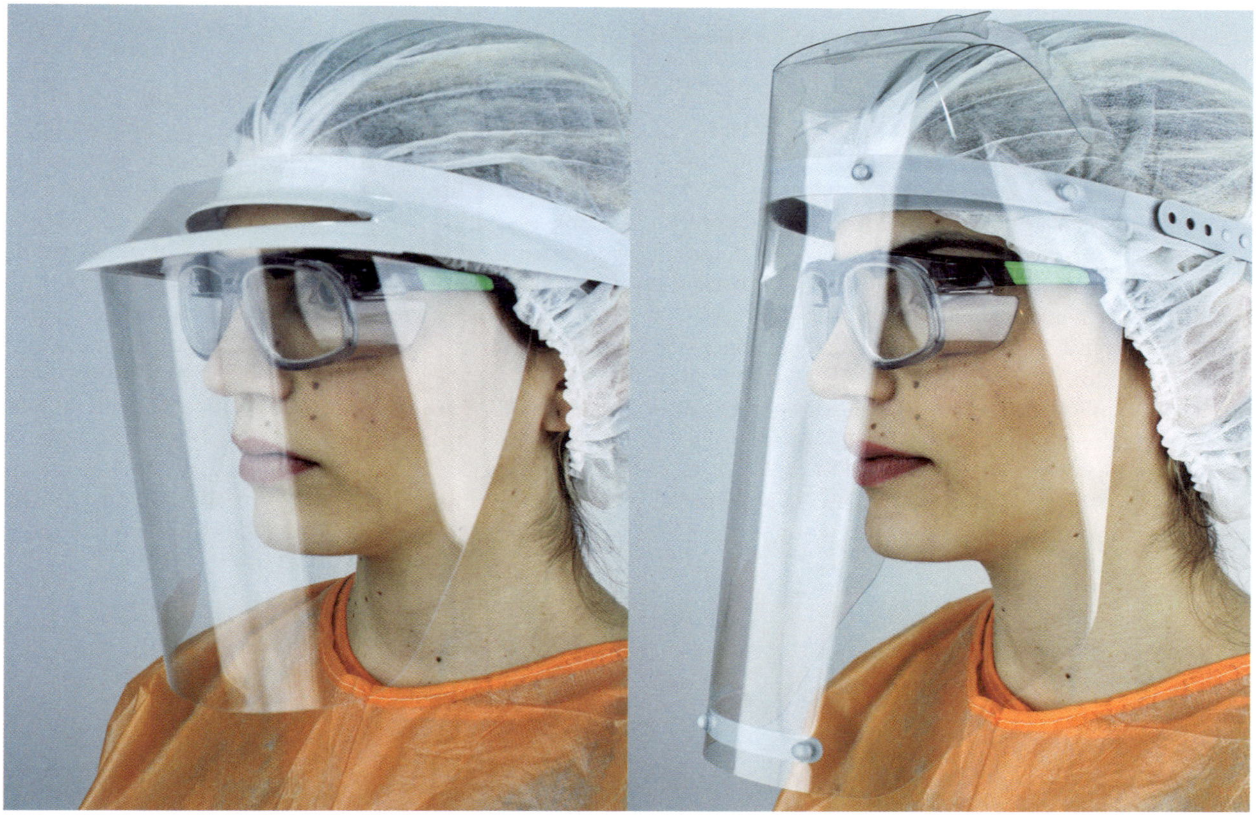

FIGURA 19 Protetores faciais indicados para a prática odontológica.

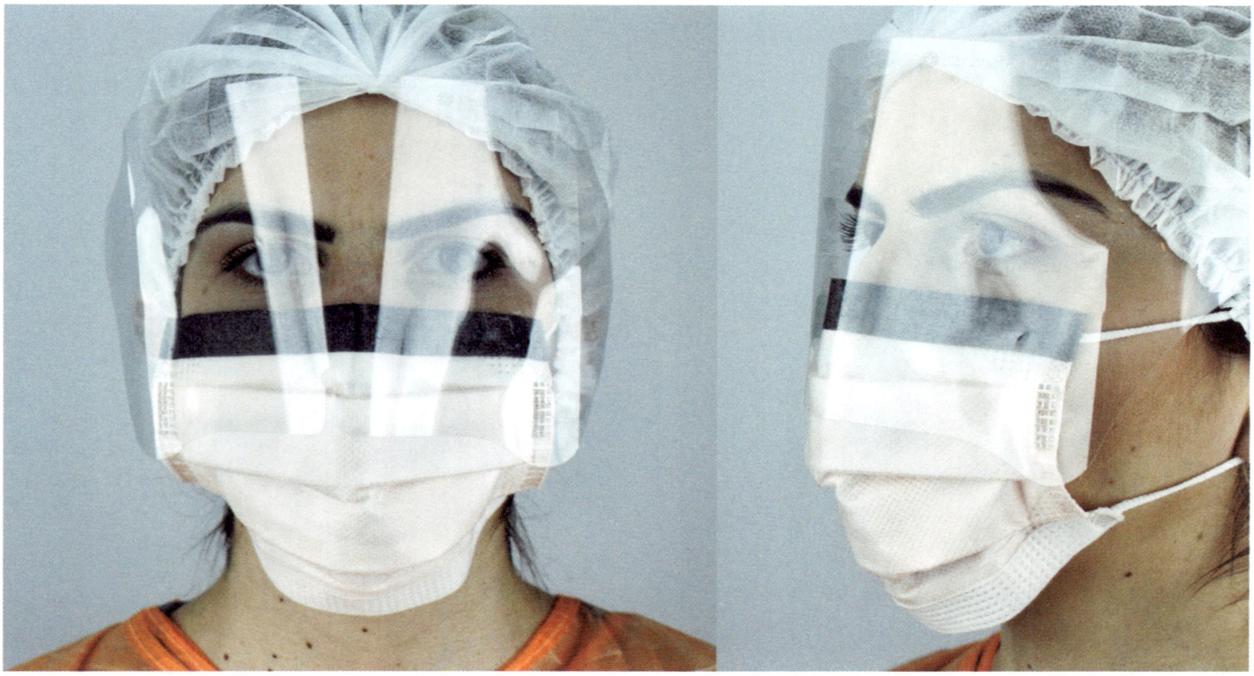

FIGURA 20 Máscara cirúrgica com película acrílica para proteção ocular.

uma grande abertura superior para a entrada de partículas em suspensão no ar.

Como realizar a descontaminação de óculos e protetores faciais?

Após o uso, os óculos e protetores faciais contaminados devem ser submetidos à limpeza com detergente, enxágue, secagem e desinfecção com agentes saneantes compatíveis com a sua composição. O uso de álcool 70% para a desinfecção geralmente não é recomendado, uma vez que promove opacificação do acrílico com o passar do tempo. Também podem ser empregados desinfetantes de uso simplificado que não requerem limpeza prévia. É necessário consultar as instruções do EPI para que sejam utilizados os produtos adequados, visando o aumento da vida útil do dispositivo.

Touca/gorro

Os cabelos representam importante fonte de infecção, pois possuem inúmeros microrganismos. Assim, a contaminação dos cabelos dos dentistas e equipe auxiliar pode exercer influência sobre o controle de infecção no ambiente clínico. Desse modo, torna-se obrigatório o uso de toucas/gorros durante a realização de procedimentos odontológicos.

A touca ou gorro agem como uma barreira mecânica com o objetivo de bloquear a contaminação por secreções, gotículas, aerossóis e produtos, atuando também para evitar a queda de cabelos no campo de trabalho e prevenir acidentes. Devem cobrir toda região do cabelo e orelhas (Figura 21A). A sua adaptação à cabeça do operador depende do modelo. Alguns possuem tirantes para amarrar, que são mais adequadas a pessoas com cabelos curtos. Já para

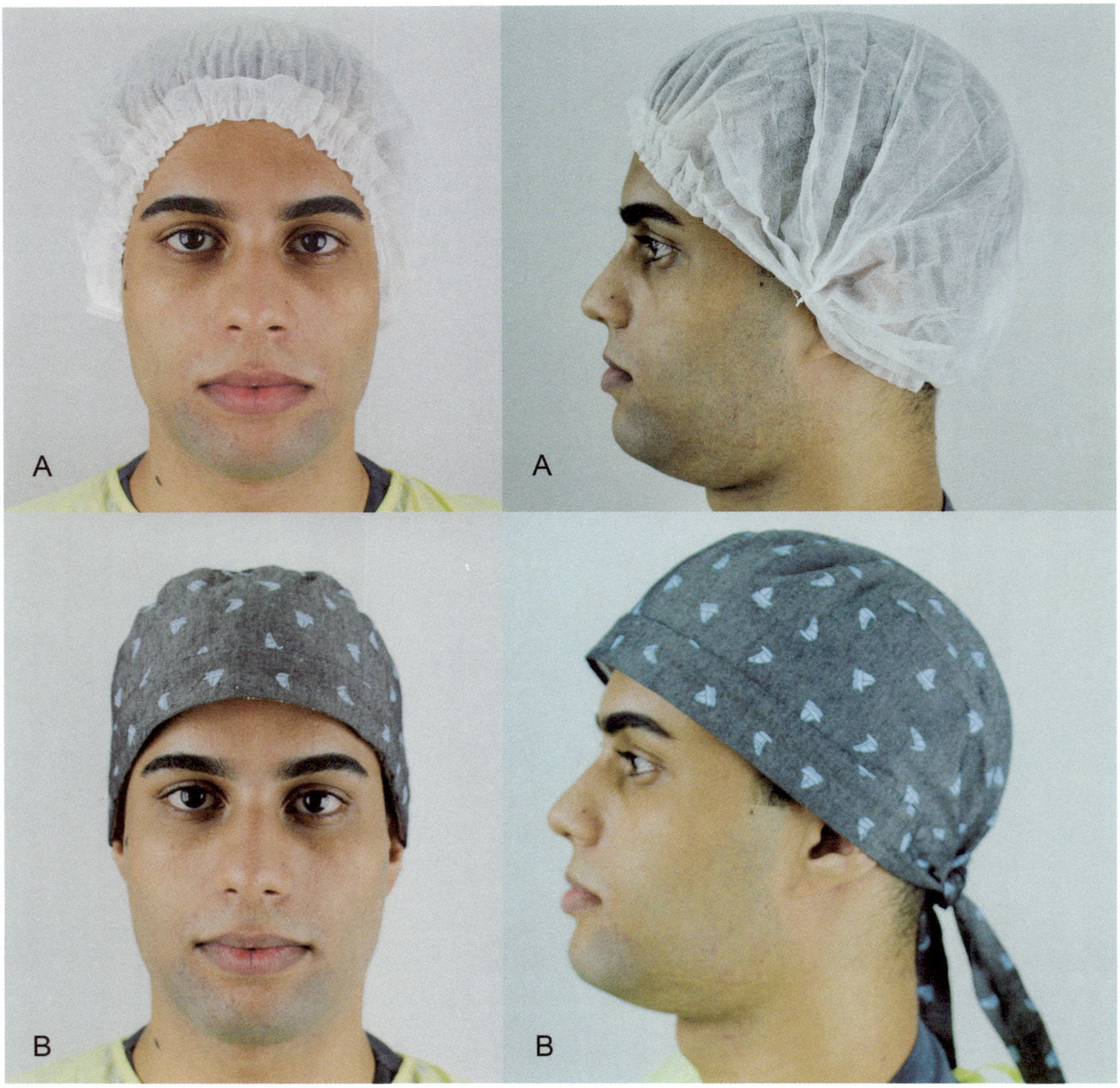

FIGURA 21 Gorro/touca para uso clínico envolvendo cabelos e orelhas do tipo descartável (A) e reutilizável (B).

pessoas com cabelos longos ou volumosos, a opção mais adequada recairá para os usos de produtos com elástico.

No cotidiano clínico, recomenda-se o uso de toucas ou gorros para todos os procedimentos, assim como para os cuidados relacionados às superfícies e processamento de instrumentos. Preferencialmente, deve-se optar pelo uso de produtos descartáveis, cuja substituição deverá ocorrer a cada turno de trabalho, ou quando apresentarem-se úmidos ou com sujidade. O seu emprego também está indicado para proteção do paciente, principalmente em momentos cirúrgicos.

Ao optar pelo uso de gorros ou toucas reutilizáveis de tecido (Figura 21B), deve-se lavar após cada turno de trabalho ou no máximo diariamente, sendo a guarda entre atendimentos contraindicada.

Luvas

Produtos cortantes, substâncias químicas, superfícies contaminadas, mucosas, pele, sangue, saliva e/ou superfícies aquecidas são alguns exemplos de riscos que constantemente interagem com os principais instrumentos de trabalho dos profissionais da saúde bucal: as mãos. Essa interação constante pode gerar danos aos trabalhadores, fazendo com que a proteção mecânica das superfícies das mãos apresente-se como requisito fundamental para atuação na odontologia. Proteção esta representada pelas luvas, que atuam na proteção das mãos, sendo uma barreira física capaz de prevenir a infecção cruzada, a contaminação do profissional de saúde e reduzir os riscos de acidentes. Além disso, as luvas também reduzem a probabilidade de transmissão de microrganismos existentes nas mãos dos profissionais de saúde para pacientes durante procedimentos cirúrgicos e não invasivos.

ATENÇÃO

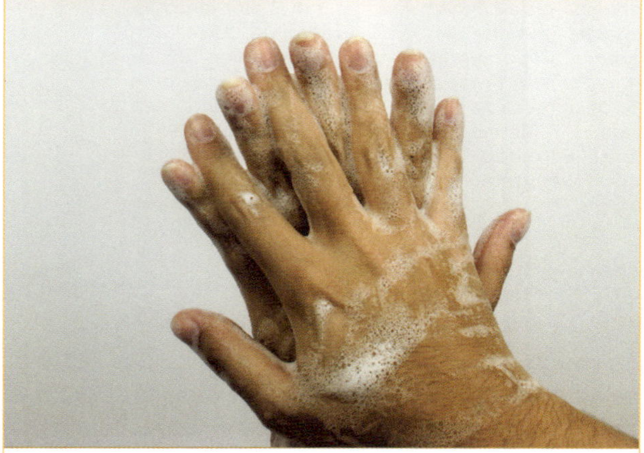

O uso de luvas não dispensa a necessidade de higiene das mãos antes de calçá-las.

As luvas devem ser usadas em todos os procedimentos, mesmo num simples exame na cavidade bucal, para a proteção do profissional e de seus pacientes, isso porque de alguma forma o cirurgião-dentista e equipe terão contato com sangue, saliva, mucosas e tecidos. É importante destacar que o uso de luvas não dispensa a higiene das mãos antes de calçá-las.

As luvas devem ter formato anatômico, boa resistência, assim como devem fornecer conforto e destreza ao usuário, conferindo, maleabilidade e flexibilidade. Existe uma grande quantidade de luvas no mercado odontológico e, para facilitar o entendimento sobre o tema, podemos classificá-las de acordo com:

- Composição: de látex; nitrílicas; de vinil; de polietileno; neoprene.
- Indicação: cirúrgicas; para procedimentos; de utilidade.
- Quantidade de usos: uso único (descartável); reutilizáveis.

A Figura 22 ilustra os diversos tipos de luvas empregadas no dia a dia clínico da odontologia, com as suas principais características. O Quadro 3 enumera as boas condutas a serem colocas em prática quando do uso de luvas na odontologia.

QUADRO 3 Boas condutas quanto ao uso de luvas

- Calçar luvas com as mãos limpas e secas.
- Antes de usar, verificar se as luvas apresentam defeitos, furos ou rasgos.
- Calçar as luvas lentamente, ajustando com cuidado cada dedo, para impedir o rasgamento.
- Utilizar luvas apenas em ambiente ambulatorial.
- Nunca reutilizar ou reprocessar (autoclavar) luvas descartáveis.
- As luvas de utilidade devem ser frequentemente descontaminadas e reutilizadas, sendo descartadas quando apresentarem evidência de deterioração.
- As luvas devem ficar posicionadas por cima do jaleco/avental. Se as luvas se localizarem abaixo da manga, poderá haver espaços entre a luva e o jaleco/avental, capazes de oferecer risco ao profissional.

Como colocar e retirar luvas de forma segura?

Os atos de colocar e retirar as luvas são ações que merecem atenção na prática clínica, pois podem se tornar contaminadas ou contaminar o operador, quando manuseadas de forma incorreta. A Figura 23 ilustra as técnicas corretas para calçar e remover luvas não estéreis. O passo a passo direcionado para as luvas cirúrgicas será abordado no Capítulo 13.

Calçados

Os calçados a serem utilizados na prática odontológica devem ser fechados, com solado antiderrapante

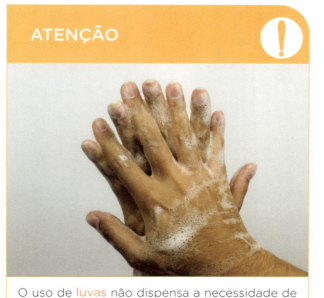

Luvas na odontologia

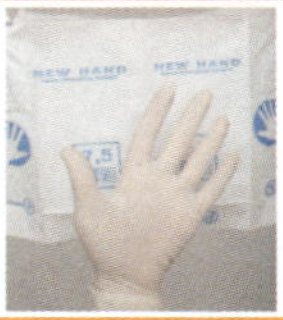

Cirúrgicas

Destinadas a situações invasivas nas quais há exposição de tecido conjuntivo (cirurgias, biópsias, tratamento endodôntico). São esterelizadas. Assim como as de procedimento, sempre que usadas, devem ser descartadas. Quando os procedimentos cirúrgicos se prolongam por mais de duas horas, recomenda-se a troca das luvas a cada hora adicional de procedimento.

Para procedimentos

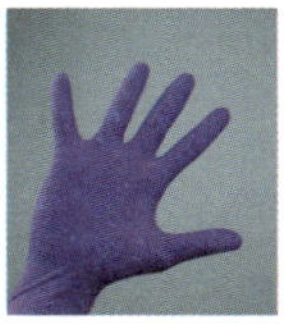

Indicadas para procedimentos não invasivos ou realizados em região em que as mucosas se encontram íntegras. Em função disso, não se apresentam esterilizadas. Alguns profissionais, com o intuito de tornar esta luva mais "limpa", realizam a limpeza e/ou desinfecção. Contudo, essa ação não deve ser colocada em prática, pois o processo de lavagem pode ocasionar a dilatação dos poros e aumentar a permeabilidade das luvas, assim como os desinfetantes podem resultar na deterioração do material.

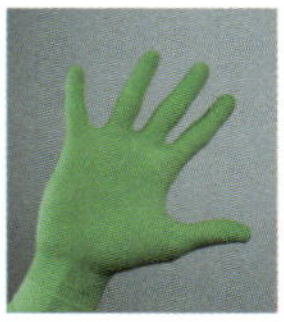

Nitrílicas

Com baixo custo, oferecem destreza ao usuário, sendo indicadas para alérgicos ao látex. Caracterizam-se por possuírem excelente resistência mecânica ao corte, abrasão e perfuração. São três vezes mais resistentes que o látex. Disponibilizadas comercialmente com indicação cirúrgica ou para procedimentos. Disponível em inúmeras cores, essas luvas têm ganhado espaço no cenário do cuidado em saúde.

De vinil

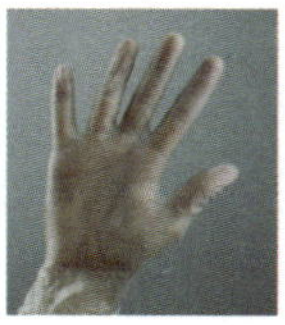

Possui constituição de látex sintético, não estéril. Não possuem a proteção natural do látex, sendo uma alternativa para os usuários alérgicos. Entretanto, não são recomendadas para atendimento a pacientes devido a sua baixa resistência mecânica. Assim, estão indicadas para realização de trabalhos laboratoriais que não envolvam o contato direto com mucosas.

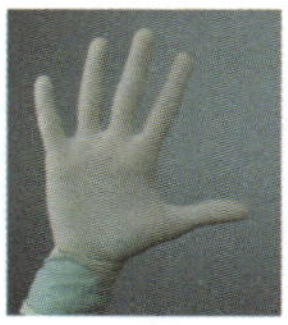

De borracha natural

De baixo custo, são popularmente conhecidas como luvas de látex. Apresentam boas características físicas, podendo ser descartáveis (cirúrgicas e de procedimentos), usadas em situações clínicas, em que há necessidade de proteção de superfícies potencialmente infectantes, como sangue, secreções e excreções; ou reutilizáveis (de borracha grossa-utilidade).

De polietileno

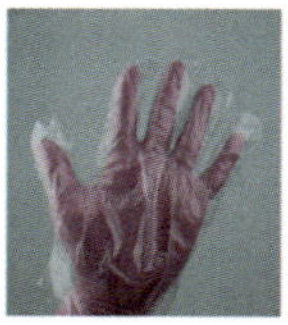

Constituídas por um plástico de espessura bastante fina (0,02 mícrons), são utilizadas sobre as luvas, durante o atendimento, quando o profissional precisa manusear equipamentos ou materiais fora da área de trabalho. Assim, a colocação da sobreluva de polietileno impede que haja a contaminação direta das superfícies com os microrganismos provenientes das luvas, assim como impede a contaminação das luvas de microrganismos externos.

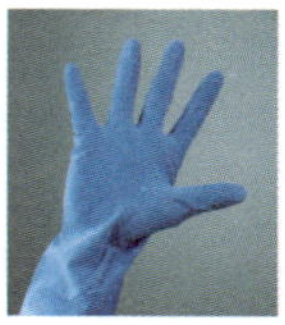

De utilidade

Usadas em trabalhos gerais, como processamento de instrumentos e procedimentos de limpeza. Apresentam ótima maleabilidade e resistência física a rasgos e cortes. Seu exterior deve possuir palma antiderrapante. Recomenda-se que seja utilizado um par deste tipo de luva por procedimento: um par para limpeza e desinfecção de instrumentos e materiais; um par para limpeza de desinfecção de pisos, superfícies e equipamentos; e outro para lavagem de instrumentos. É interessante que cores diferentes sejam empregadas conforme a finalidade de uso. Este tipo de luva deve passar por limpeza e desinfecção sempre que utilizada. No mercado, estão disponíveis em nitrilo e látex.

FIGURA 22 Características das luvas empregadas na odontologia.

e devem proteger os pés contra impacto de objetos, agentes térmicos, objetos cortantes, umidade e respingos de água, saliva, sangue e produtos químicos. Para um maior controle em relação à contaminação no ambiente, recomenda-se que os calçados de todos os membros da equipe odontológica sejam trocados no consultório. Desse modo, não seriam utilizados no ambiente de atendimento os mesmos sapatos que foram utilizados na rua. Tal medida visa reduzir, ao máximo, a contaminação do ambiente de trabalho.

Alguns calçados específicos para a área da saúde podem ser lavados e esterilizados em autoclave (Figura 24).

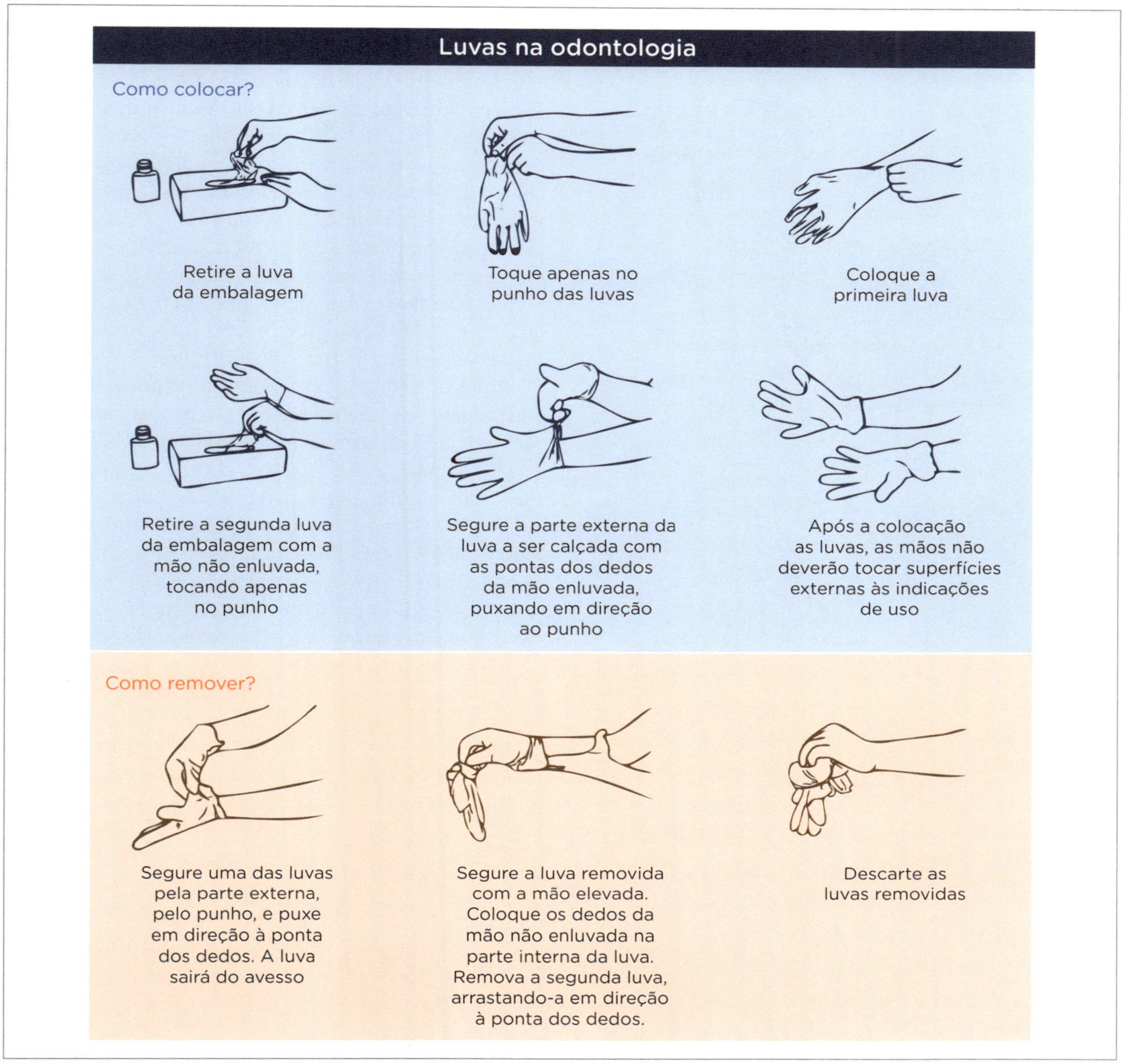

FIGURA 23 Procedimentos para colocação e remoção de luvas não esterilizadas na odontologia.
Fonte: adaptada de WHO, 2009.

Quais estratégias podem ser usadas para lidar com a contaminação dos calçados?

No ambiente clínico odontológico, os calçados podem trazer contaminação para dentro do serviço de saúde bucal, assim como podem ser veículo de transporte externo de patógenos provenientes do consultório. Para lidar com essas situações, o uso de propé (Figura 25A), que se caracteriza por uma barreira descartável para a região dos calçados, é uma alternativa bastante comum. Embora não existam evidências científicas que comprovem o impacto do uso de propés sobre a incidência de infecções na odontologia, o seu uso seria vantajoso para impedir a contaminação do ambiente externo, no momento que o paciente se ausenta da clínica. Uma estratégia promissora para a redução dos contaminantes dos calçados é a instalação de sistemas de desinfecção por meio de luz ultravioleta do tipo C (UVC) (Figura 25B).

O QUE CONSIDERAR SOBRE A PROTEÇÃO AUDITIVA NA ODONTOLOGIA?

A odontologia possui vários agentes sonoros agressores, como a turbina de alta rotação, o micromotor, o compressor,

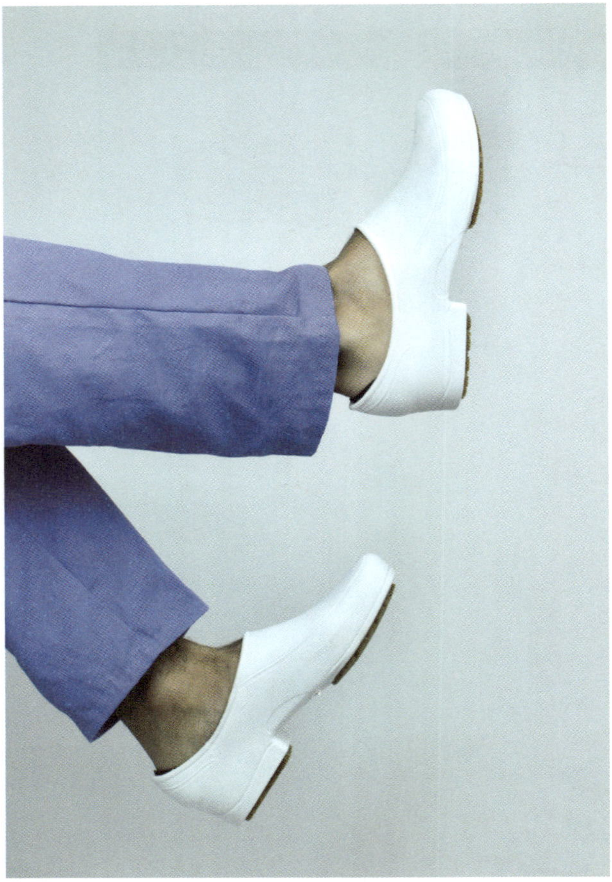

FIGURA 24 Calçado fechado específico para a área da saúde, susceptível a limpeza e esterilização em autoclave.

os sugadores, os condicionadores de ar, os ruídos externos e outros. Assim, a agressão auditiva pode ser gradual, progressiva e indolor. Com a exposição continuada aos ruídos, a percepção e compreensão de, por exemplo, uma conversa, pode ser comprometida. Diversos estudos têm demonstrado preocupação com os picos de ruído produzidos no ambiente clínico odontológico, assim como as consequências para saúde dos trabalhadores da saúde bucal. As investigações científicas têm relato de 60 a 70% dos dentistas com comprometimento auditivo. A exposição prolongada ao ruído pode provocar a perda auditiva induzida por ruído (PAIR), que tem se tornado um ponto de preocupação em relação à saúde ocupacional dos cirurgiões dentistas.

Entre as medidas preventivas para redução dos danos relacionados aos ruídos, está no uso de equipamentos de proteção individual auditivos, o desligamento dos equipamentos ao final do seu uso e a colocação de equipamentos mais ruidosos em locais mais afastados do profissional. Além disso, é fundamental a avaliação auditiva periódica, tendo em vista que a PAIR é irreversível e os efeitos auditivos e extra-auditivos decorrentes da exposição ao ruído podem ser um importante fator a causar sofrimento e afetar a qualidade de vida dos profissionais da odontologia.

Os protetores auditivos podem ser uma opção para a equipe de saúde, sendo classificados como *circum*-auriculares (do tipo concha) ou de inserção (Figura 26). Estes últimos podem ser moldáveis (de uso único e descartáveis) ou pré-moldados. A determinação de qual dispositivo de proteção auditiva usar dependerá de uma avaliação das atividades desempenhadas e do ambiente. Destaca-que o nível de ruído aceitável para efeito de conforto é de até 65 dB.

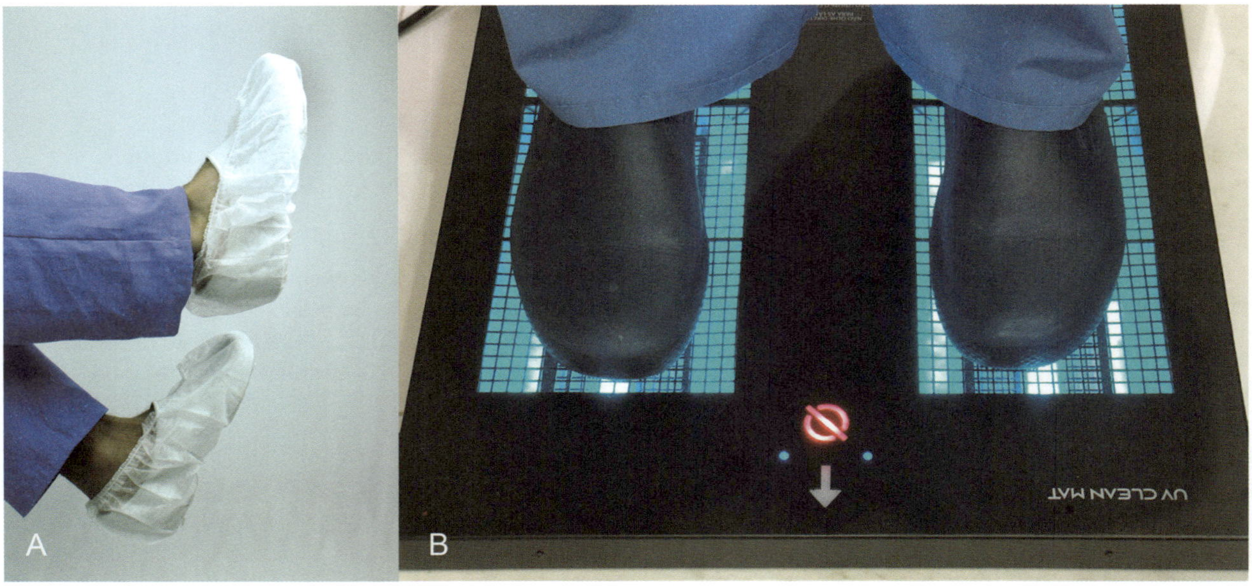

FIGURA 25 Estratégias para lidar com a contaminação dos calçados na prática odontológica. A: uso de propés; B: sistema UVC para desinfecção de calçados.

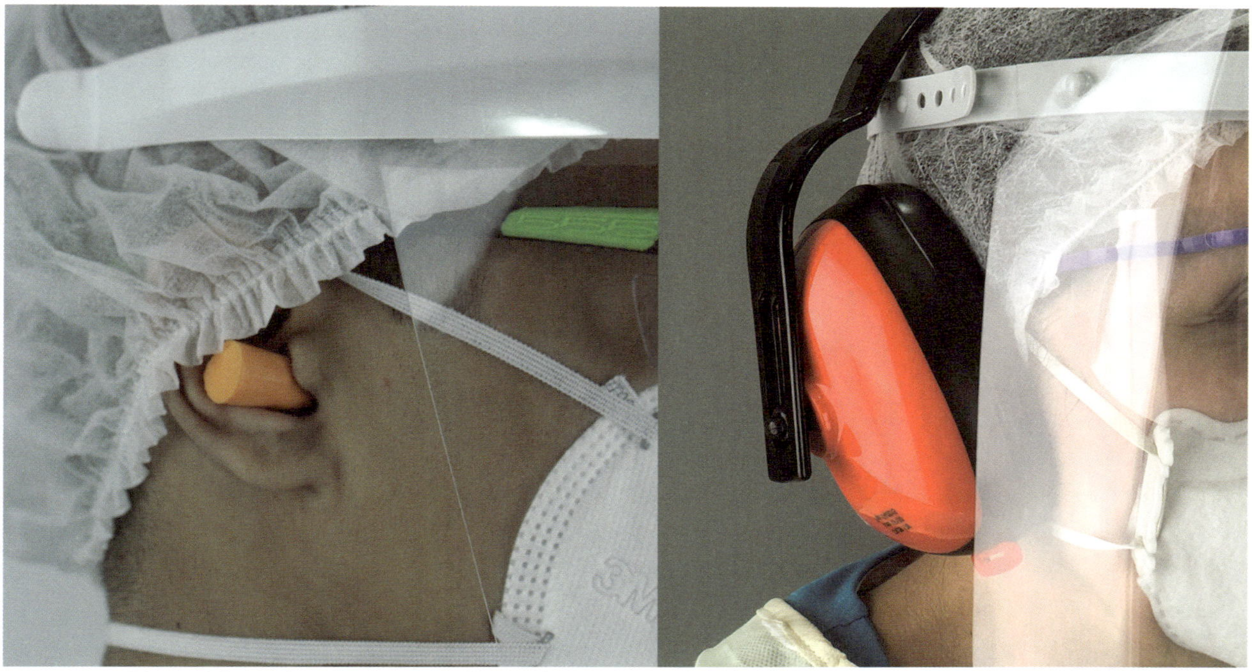

FIGURA 26 Dispositivos de proteção auditiva de inserção do tipo moldável (A) e circum-auriculares – tipo concha (B).

PARA REFLETIR

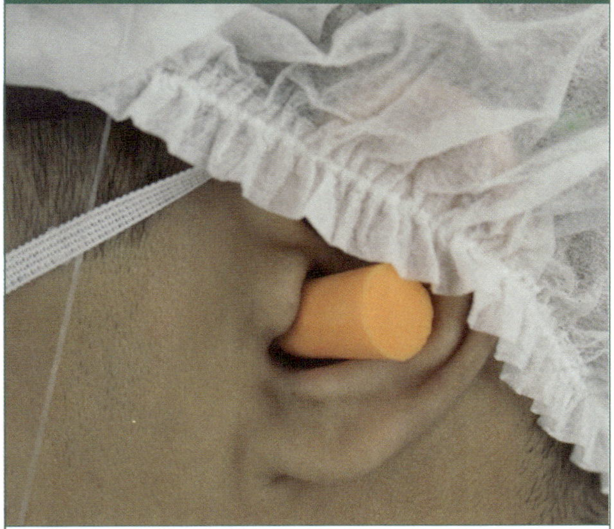

A odontologia possui vários agentes sonoros agressores, como a turbina de rotação, o micromotor, o compressor, os sugadores, os condicionadores de ar, os ruídos externos entre outros. Assim, a agressão auditiva pode ser gradual, progressiva e indolor. Entre as medidas preventivas para redução dos danos relacionados aos ruídos está o uso de equipamentos de proteção individual auditivos.

EXISTE SEQUÊNCIA CORRETA PARA COLOCAÇÃO E RETIRADAS DOS EPI?

A colocação (paramentação) e remoção (desparamentação) de barreiras devem ser feitas em uma sequência que limite a disseminação de microrganismos. A Figura 27 ilustra essa sequência, que deve ser colocada em prática na rotina de trabalho na odontologia.

QUIZ BIOSSEGURO

1. Para ser considerado um EPI, o dispositivo de proteção deverá:
   A. Possuir registro na ANISA.
   B. Estar adequado às regras da ABNT.
   C. Possuir Certificado de Aprovação emitido pela Secretaria de Trabalho do Ministério da Economia.
   D. Ter registro no Ministério da Saúde.

2. Que EPI é o mais adequado para proteção respiratória para proteção contra microrganismos transmitidos por aerossóis?
   A. Respirador PFF2.
   B. Máscara cirúrgica nível 3.
   C. Máscara de tecido.
   D. Protetor facial.

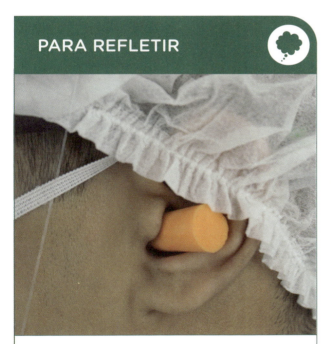

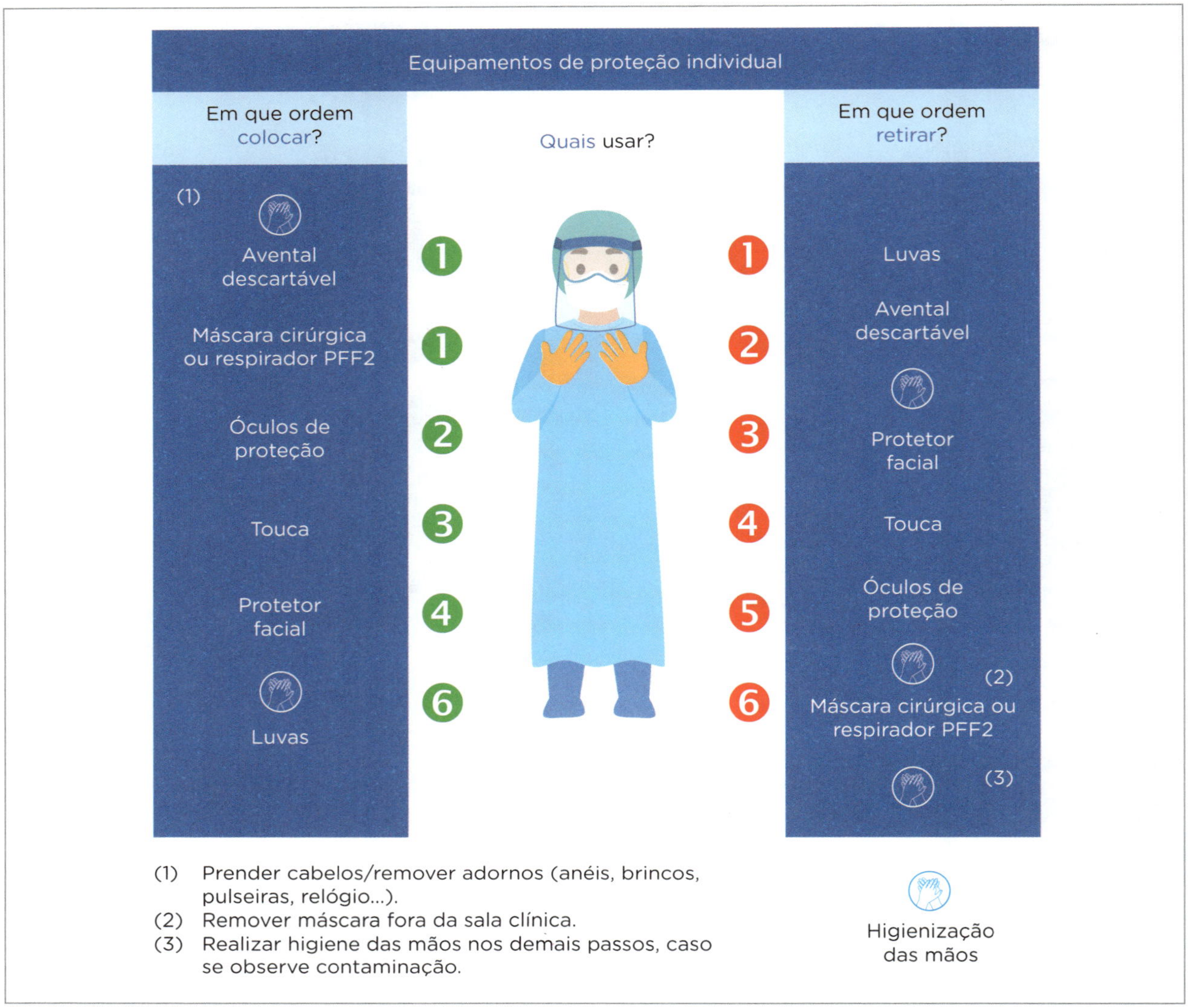

FIGURA 27 Sequência de colocação e retirada de EPI na assistência odontológica.
Fonte: adaptada de CDC, 2020.

3. Que tipo de luva é o mais adequado para o atendimento de pacientes com alergia ao látex?
   A. Luvas de utilidade nitrílicas.
   B. Luvas cirúrgicas de borracha natural.
   C. Luvas para procedimentos nitrílicas.
   D. Luvas de polietileno.

4. Sobre os óculos de proteção, assinale a alternativa correta.
   A. Devem possuir as laterais delgada para facilitar a adaptação.
   B. É o primeiro EPI a ser colocado na sequência de paramentação.
   C. Deve ser de uso obrigatório pela equipe de saúde bucal e pelo paciente.
   D. Tem uso dispensando para pessoas que utilizam óculos graduados de uso cotidiano.

5. Considerando o atendimento de pacientes no contexto da pandemia da Covid-19, assinale a alternativa correta sobre o uso do jaleco/avental na odontologia.
   A. O jaleco a ser utilizado deverá ser de tecido, reutilizável.
   B. O avental deverá ser constituído de não tecido, de uso único, com mangas longas e elástico nos punhos.
   C. O avental deverá ser descartável, com mangas curtas.
   D. O jaleco está mais indicado pelo fato de ser reutilizável e só precisar ser lavado ao final do dia.

JOGANDO LIMPO

Achando os erros

1. Analise a imagem a seguir e identifique cinco erros relacionados ao uso dos equipamentos/barreiras de proteção individual.

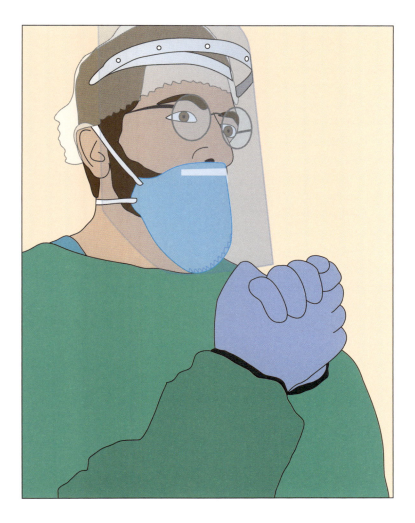

BIBLIOGRAFIA

1. Ajayi YO, Ajayi EO. Prevalence of ocular injury and the use of protective eye wear among the dental personnel in a teaching hospital. Nig Q J Hosp Med. 2008;18(2):83-6.
2. Al Wazzan KA, Almas K, Al Qahtani MQ, Al Shethri SE, Khan N. Prevalence of ocular injuries, conjunctivitis and use of eye protection among dental personnel in Riyadh, Saudi Arabia. Int Dent J. 2001;51(2):89-94.
3. Associação Brasileira de Normas Técnicas. NBR n. 13.698 – Equipamento de proteção respiratória – Peça semifacial filtrante para partículas – Especificação. Rio de Janeiro: ABNT; 1996.
4. Associação Brasileira de Normas Técnicas. NBR n. 16.360 – Proteção ocular pessoal – Protetor ocular e facial tipo tela – Requisitos. Rio de Janeiro: ABNT; 2015.
5. Australian Dental Association. Guidelindes for Infection Control. 2008.
6. Borges LC. ASB & TSB: formação prática da equipe auxiliar. Rio de Janeiro: Elsevier; 2015.
7. Brasil. Agência Nacional de Vigilância Sanitária. 2009. Cartilha de proteção respiratória contra agentes biológicos para trabalhadores de saúde. Brasília: Anvisa; 2009.
8. Brasil. Ministério do Trabalho e Emprego. Norma regulamentadora n. 32. Segurança e saúde no trabalho em estabelecimentos de saúde. Brasília: Ministério do Trabalho e Emprego; 2005.

9. Brasil. Ministério do Trabalho e Emprego. Norma regulamentadora n. 6 – Equipamento de proteção pndividual. Brasília: Ministério do Trabalho e Emprego; 2011.
10. Brasil. Ministério da Saúde. Agência Nacional de Vigilância Sanitária. Serviços odontológicos: prevenção e controle de riscos. Brasília: Ministério da Saúde; 2006.
11. Burk A, Neitzel RL. An exploratory study of noise exposures in educational and private dental clinics. J Occup Environ Hyg. 2016;13(10):741-9.
12. Cavalcanti TLO, Andrade WTL. Efeitos auditivos e extra-auditivos decorrentes do ruído na saúde do dentista. Int Arch Otorhinolaryngol. 2013;17(2):208-12.
13. Chugthai AA, Seale H, Macintyre CR. Use of cloth masks in the practice of infection control – evidence and policy gaps. Int J Infect Control. 2013;9:1-12.
14. Centers for Disease Control and Prevention. Perspectives in disease prevention and health promotion update: universal precautions for prevention of transmission of human immunodeficiency virus, hepatitis B virus, and other bloodborne pathogens in health-care settings. MMWR. 1988;38:377-82.
15. Centers for Disease Control and Prevention. Recommendations for prevention of HIV transmission in health-care settings. MMWR. 1987;36(suppl2S).
16. Centers for Disease Control and Prevention. Guidelines for preventing the transmission of Mycobacterium tuberculosis in health-care facilities, 1994. MMWR 1994;43(No. RR-13).
17. Centers for Disease Control and Prevention. Interim infection prevention and control recommendations for patients with suspected or confirmed coronavirus disease 2019 (Covid-19) in healthcare settings. Disponível em: https://www.cdc.gov/coronavirus/2019-ncov/infection-control/control-recommendations.html (acesso 21 mar 2020).
18. Centers for Disease Control and Prevention. Recommended guidance for extended use and limited reuse of N95 filtering facepiece respirators in healthcare settings. Disponível em: https://www.cdc.gov/niosh/topics/hcwcontrols/recommendedguidanceextuse.html (acesso 6 set 2020).
19. Centers for Disease Control and Prevention. Summary of infection prevention practices in dental settings: basic expectations for safe care. Atlanta: CDC; 2016.
20. Figueiredo EA. A luva adequada. Revista Proteção. Novo Hamburgo: MPF Publicações; 1997. p. 57-60.
21. Garner JS. Hospital infection control practices advisory committee. Guideline for isolation precautions in hospitals. Infect Control Hosp Epidemiol. 1996;17:53-80.
22. Greppi FS, Cézar MF. Utilização de equipamentos de proteção individual (EPI) para o paciente odontopediátrico. Rev Biociênc. 2002;8(1):77-83.
23. John AM, Alhmidi H, Gonzales-Orta M, Cadnum JL, Donskey CJ. A randomized trial to determine whether wearing short-sleeved white coats reduces the risk for pathogen transmission. Infect Control Hosp Epidemiol. 2018;39(2):233-4.
24. Kohn WG, Collins AS, Cleveland JL, Harte JA, Eklund KJ, Malvitz DM, et al. Guidelines for infection control in dental health-care settings – 2003. MMWR Recomm Rep. 2003;52:1-61.
25. Mangram AJ, Horan TC, Pearson ML, Silver LC, Jarvis WR. Hospital infection control practices advisory committee. Guideline for prevention of surgical site infection. Infect Control Hosp Epidemiol. 1999;20:250-78.
26. Mastroeni MF. Biossegurança aplicada a laboratórios e serviços de saúde. 2 ed. São Paulo: Atheneu; 2006.
27. Miller CH. Controle de infecção e gerenciamento de produtos perigosos para a equipe de saúde bucal. 6 ed. Rio de Janeiro: Elsevier; 2018.
28. Souza FB, Lundgren RB, Weber Sobrinho CR, Gusmão N. Graphic simulation of SARS-CoV-2 droplets: why respirators should be used in dental healthcare settings? J Clin Diagn Res. 2020;14(8):31-5.
29. Teixeira P, Valle S. Biossegurança: uma abordagem multidisciplinar. Rio de Janeiro: Fiocruz; 1998.
30. Torloni M, Vieira AV. Manual de proteção respiratória. São Paulo: ABHO; 2003.
31. Torloni M. Proteção respiratória e respiradores. J Pneumol. 1995;21:48-54.
32. World Health Organization. Advice on the use of masks in the context of Covid-19: interim guidance. Disponível em: https://www.who.int/publications-detail/advice-on-the-use-of-masks-in-the-community-during-home-care-and-in-healthcare-settings-in-the-context-of-the-novel-coronavirus-(2019-ncov)-outbreak (acesso 8 abr 2020).
33. World Health Organization. Guidelines on hand hygiene in health care: a summary. Geneva: WHO; 2009. Disponível em: http://whqlibdoc.who.int/hq/2009/WHO_IER_PSP_2009.07_eng.pdf (acesso 13 jun 2020).
34. World Health Organization. Rational use of personal protective equipment for coronavirus disease (Covid-19): interim guidance. WHO/2019-nCov/IPC PPE_use/2020.
35. Yousufl A, Ganta SA, Nagaraj A, Pareek S, Atri M, Singh K. Acoustic noise levels of dental equipments and its association with fear and annoyance levels among patients attending different dental clinic setups in Jaipur, India. J Clin Diagn Res. 2014;8(4):ZC29-ZC34.

6

ACIDENTES ENVOLVENDO MATERIAL BIOLÓGICO NA PRÁTICA ODONTOLÓGICA: COMO PROCEDER?

Beatriz Ribeiro Ribas
Fábio Barbosa de Souza
Anaclara Ferreira Veiga Tipple

OBJETIVOS DE APRENDIZAGEM
O QUE VOCÊ VAI APRENDER NESTE CAPÍTULO:

1. Identificar os riscos pós-acidentes ocupacionais e as doenças implicadas.
2. Conhecer os métodos de prevenção aos acidentes com material biológico.
3. Saber como agir diante de um acidente ocupacional.

O QUE DEVEMOS SABER SOBRE ACIDENTES COM MATERIAL BIOLÓGICO?

Os acidentes ocupacionais são situações que ocorrem no exercício do trabalho e são desencadeados por fatores relacionados ao ambiente e funções desempenhadas pelo trabalhador. Os cirurgiões dentistas estão expostos a diversos riscos, entre eles o biológico, caracterizado pela exposição a material biológico em sua rotina de trabalho.

No Brasil, não há estatística nacional consolidada; mas, estima-se que ocorram mais de 400 mil acidentes ocupacionais com exposição a material biológico por ano nos Estados Unidos com profissionais de saúde, considerando o grande número de subnotificações. Devido à significativa quantidade de acidentes, ressalta-se a importância de o profissional reconhecer a que riscos está se submetendo durante sua prática clínica. Nos atendimentos odontológicos, a equipe de saúde bucal lida com uma série de instrumentos que podem levar a acidentes envolvendo material biológico. Dentre esses, os perfurocortantes são de grande importância, pois são capazes de causar ferimentos pelos quais pode haver a transmissão de diversos patógenos, sendo o vírus da imunodeficiência humana (HIV), o da hepatite B (HBV) e o da hepatite C (HCV) os de maior importância epidemiológica.

Os perfurocortantes são considerados materiais que possuem uma borda afiada capaz de perfurar ou cortar tecidos (Figura 1). Na odontologia, alguns desses materiais são agulhas, lâminas de bisturi, instrumentais como curetas, sonda exploratória, brocas, limas, e materiais quebrados, como tubetes anestésicos de vidro.

Além de lesões percutâneas, os profissionais estão expostos a respingos e aerossóis, que apresentam risco de transmissão de microrganismos. São constantemente produzidos, na clínica odontológica, pois provém de ins-

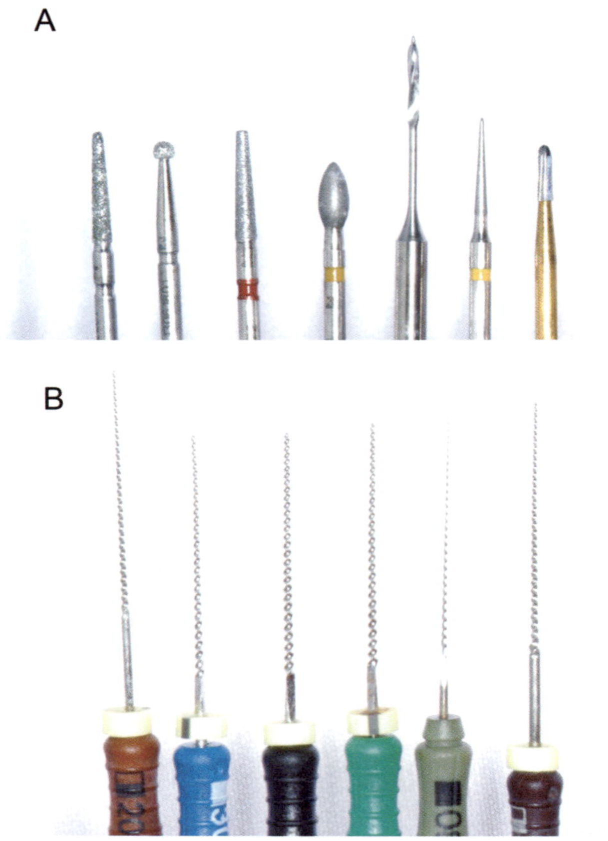

FIGURA 1 O uso de instrumentos cortantes, como pontas diamantadas e brocas (A); e/ou perfurantes, como limas (B) são situações de risco constante para acidentes ocupacionais na odontologia.

trumentos utilizados com frequência nos procedimentos odontológicos, entre eles a turbina de alta rotação, a seringa tríplice e os aparelhos de ultrassom. As gotículas formadas durante os procedimentos odontológicos contêm partículas de água, saliva, sangue e outros debris que podem veicular microrganismos patogênicos, já os aerossóis formados são partículas que variam entre 0,5 a 10 μm, impossíveis de serem vistas a olhos nus e que podem permanecer no ar e serem inaladas, ou atingir mucosas oculares.

É importante ressaltar que não só respingos de sangue apresentam um potencial infeccioso, a saliva, mesmo quando não há a presença de sangue visível, pode contê-lo em quantidades limitadas, sendo, dessa forma, considerada um material potencialmente infeccioso pelo Centers for Disease Control and Prevention (CDC) e o Occupational Safety and Health Administration (OSHA). Além disso, há evidências da detecção molecular dos vírus das hepatites B e C na saliva.

Uma boa parte dos profissionais não demonstra preocupação com os acidentes ocupacionais relacionados a respingos e bioaerossóis, sendo uma questão importante de segurança ocupacional. Um estudo realizado em um hospital universitário no Japão relatou índices de exposição a respingos de 87,9% em dentistas e 88,6% em técnicos de saúde bucal.

Além dessas vias de transmissão, há a possibilidade de infecção a partir da exposição cutânea não intacta a fluidos potencialmente infecciosos, porém o risco não foi quantificado e é estimado que seja menor do que o risco de exposições mucosas.

Outra via de transmissão, mais recentemente reconhecida, é a mordedura na prática odontológica em tratamento de crianças ou pacientes com necessidades especiais.

QUANDO OCORRE UM ACIDENTE, QUAL O RISCO DE INFECÇÃO?

O desenvolvimento da doença dependerá de uma série de fatores: o agente patogênico envolvido; características da lesão, como profundidade e tamanho, tipo de exposição, quantidade de sangue envolvida no acidente; condição sistêmica de quem sofre o acidente e a carga viral do paciente fonte naquele momento. Após um acidente, a soroconversão acontece quando a pessoa passa a ser reagente, ou seja, apresentará resultado positivo para aquela infecção. O risco de infecção por HIV, por exemplo, após um acidente percutâneo ao sangue infectado é de 0,3% em média e após uma exposição de mucosa de 0,09%.

Já o HBV permanece viável em superfícies ambientais após secagem por pelo menos sete dias. Pode ser transmitido por meio de exposições percutâneas, mucosas e pele não íntegra a sangue e outros fluidos corporais contaminados. Em ambientes de assistência à saúde, a forma mais comum de transmissão do HBV é por meio de acidentes com agulhas contaminadas com sangue de um indivíduo com hepatite B. O risco de transmissão e desenvolvimento de hepatite B clínica após exposição percutânea em uma pessoa não imunizada para hepatite B varia de 22-31% se o paciente fonte for HBsAg+/HBeAg+, esse risco declina para 1-6% se o paciente for HBsAg+/HBeAg-.

ATENÇÃO

Em ambientes de assistência à saúde, a forma mais comum de transmissão do HBV é por meio de acidentes com agulhas contaminadas com sangue de um indivíduo com hepatite B. O risco de transmissão e desenvolvimento de hepatite B clínica após exposição percutânea em uma pessoa não imunizada para hepatite B varia de 22-31% se o paciente fonte for HBsAg+/HBeAg+

A incidência média de soroconversão para o HCV é de 1,8%, podendo variar de 0 a 7% em acidentes envolvendo sangue contaminado. O risco de transmissão para outras fontes de contaminação que não seja o sangue não foi até então quantificado, contudo, acredita-se que seja baixo.

Existe uma maior preocupação com o vírus da hepatite B, entretanto, apesar das chances de soroconversão e infecção para o HIV e HCV serem relativamente baixas após uma exposição ocupacional, elas existem e devem ser de conhecimento dos profissionais da área, a fim de que estes adotem as medidas necessárias para redução dos riscos a que são submetidos.

COMO PREVENIR A OCORRÊNCIA DE ACIDENTES NA PRÁTICA ODONTOLÓGICA?

A adoção de medidas de prevenção visando uma identificação dos riscos a que os profissionais estão submetidos é essencial para que haja um controle dos acidentes na prática odontológica. Uma boa parte dos acidentes ocupacionais na odontologia podem ser evitados quando há um estabelecimento de práticas de trabalho voltadas para a segurança dos profissionais e pacientes. Entre essas práticas, estão as precauções relacionadas à imunização, utilização de barreiras de proteção, técnicas de manuseio dos perfurocortantes e de resíduos de serviços de saúde.

A medida preventiva primária mais eficaz é a vacinação. Assim, é recomendado que os profissionais da área da saúde sejam imunizados para todas as vacinas disponíveis e atentem para aquelas que requerem doses de reforço e as frequências recomendadas. Até 2020, não estão disponíveis vacinas contra o HIV e o HCV. Quando disponíveis, acredita-se que os profissionais da área da saúde serão um grupo prioritário. Entretanto, a vacina contra a hepatite B é eficaz, tem índice de resposta em mais de 90% de adultos e 95% de crianças e adolescentes (ver Capítulo 3). Está disponível na rede pública de saúde, deve ser administrada em três doses e a resposta imunológica deve ser confirmada pela realização do exame anti-HBs, idealmente entre 1 a 2 meses após completar o esquema. Os não respondedores devem receber um segundo esquema (três doses).

É indispensável ao cirurgião-dentista, ao auxiliar e ao técnico de saúde bucal a utilização dos equipamentos de proteção individual (EPI), durante o atendimento e manuseio de materiais contaminados, pois previnem o contato de gotículas de saliva e sangue. Assim, em todos os atendimentos devem ser utilizados aventais, gorros, máscaras, luvas de procedimento, luvas de borracha grossa (durante a lavagem dos instrumentais contaminados) e óculos de proteção. Recomenda-se o uso de protetor facial, que é importante coadjuvante para a proteção, especialmente para as áreas não protegidas pelos demais EPI utilizados na face.

Adicionalmente, as medidas de controle de engenharia visam reduzir ou eliminar os riscos do ambiente de trabalho e estão ligadas a utilização de tecnologias a fim de incorporar um *design* mais seguro aos instrumentos utilizados. Essas medidas são a primeira forma de prevenção contra acidentes percutâneos e incluem a modificação de instrumentos perfurocortantes, como: utilização de dispositivos de segurança para retração de agulhas; protetores para brocas; agulhas anestésicas de auto revestimento; lâminas de bisturi retráteis; seringas do tipo carpule de uso único, que eliminam a necessidade de manipulação da agulha no momento do descarte (Figura 2).

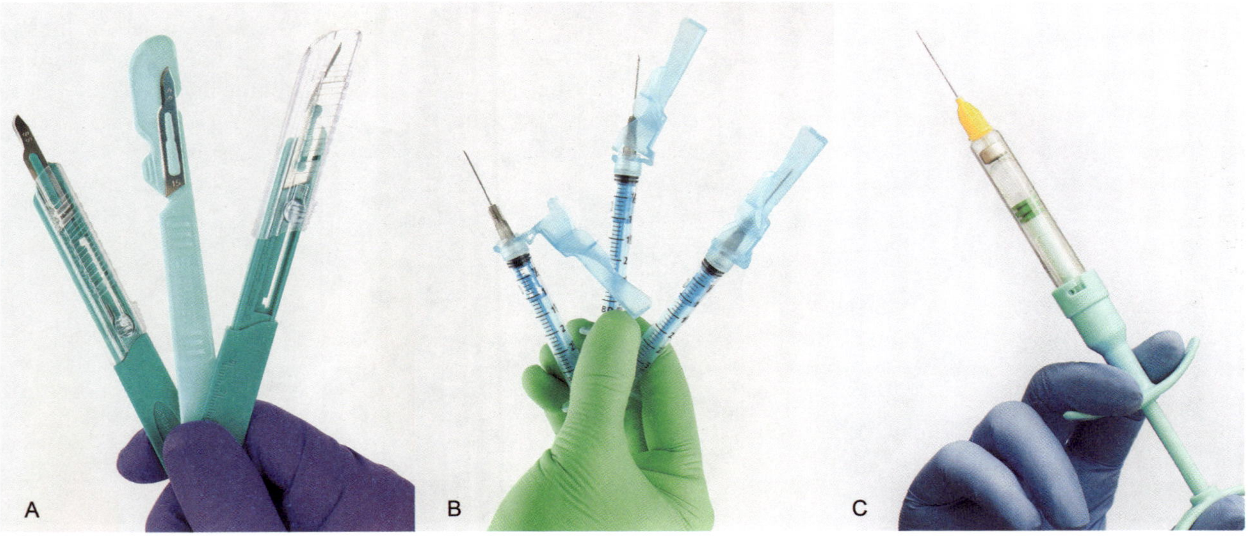

FIGURA 2 Dispositivos de segurança para prevenção de acidentes. A: lâminas de bisturi retráteis; B: agulha com dispositivo de segurança; C: seringa do tipo carpule de uso único.

Fonte: imagem C gentilmente cedida pela ViconMed – Vicon Indústria e Comércio Ltda.

As boas práticas de trabalho sempre são imperativas, mesmo quando os controles de engenharia não estão disponíveis. Incluem a adoção de práticas que visam a prevenção e a segurança por meio do manuseio cuidadoso de instrumentos perfurocortantes. Um resumo das medidas de boas práticas está nos Quadros 1, 2, 3, 4 e 5.

QUAL A IMPORTÂNCIA DOS PROTOCOLOS DE AÇÃO PARA O CASO DE ACIDENTE?

O estabelecimento de um protocolo de ação que guie procedimentos e práticas, que visam a diminuição e a prevenção de acidentes ocupacionais com exposição a materiais biológicos, promoverá um ambiente de trabalho seguro. Esse protocolo é indicado pelas normas da OSHA e deve incluir um passo a passo das medidas pós-exposição, com a finalidade de avaliar o risco de infecção de forma mais rápida. O documento deve estar em um local de fácil acesso no ambiente clínico, de modo a ser consultado de

QUADRO 1 Boas práticas quanto ao manuseio de agulhas
Não reencape agulhas utilizando as duas mãos.
Não dobre, quebre ou manuseie as agulhas antes do descarte em recipiente próprio.
Reencape a agulha utilizando apreensão da tampa com pinça ou a técnica de pescar (com apenas uma das mãos) - ver Curtindo a Biossegurança.

QUADRO 2 Boas práticas em relação à organização de instrumentos
Organize os instrumentos em caixas com dispositivo de fixação (cassetes), reduzindo o manuseio direto dos instrumentos (Figura 3A).
Não deixe a ponta dos instrumentos para cima nas bandejas/cassetes.
Deixe as peças de mão com as brocas voltadas para o lado contrário do operador (Figura 3B).

CURTINDO A BIOSSEGURANÇA

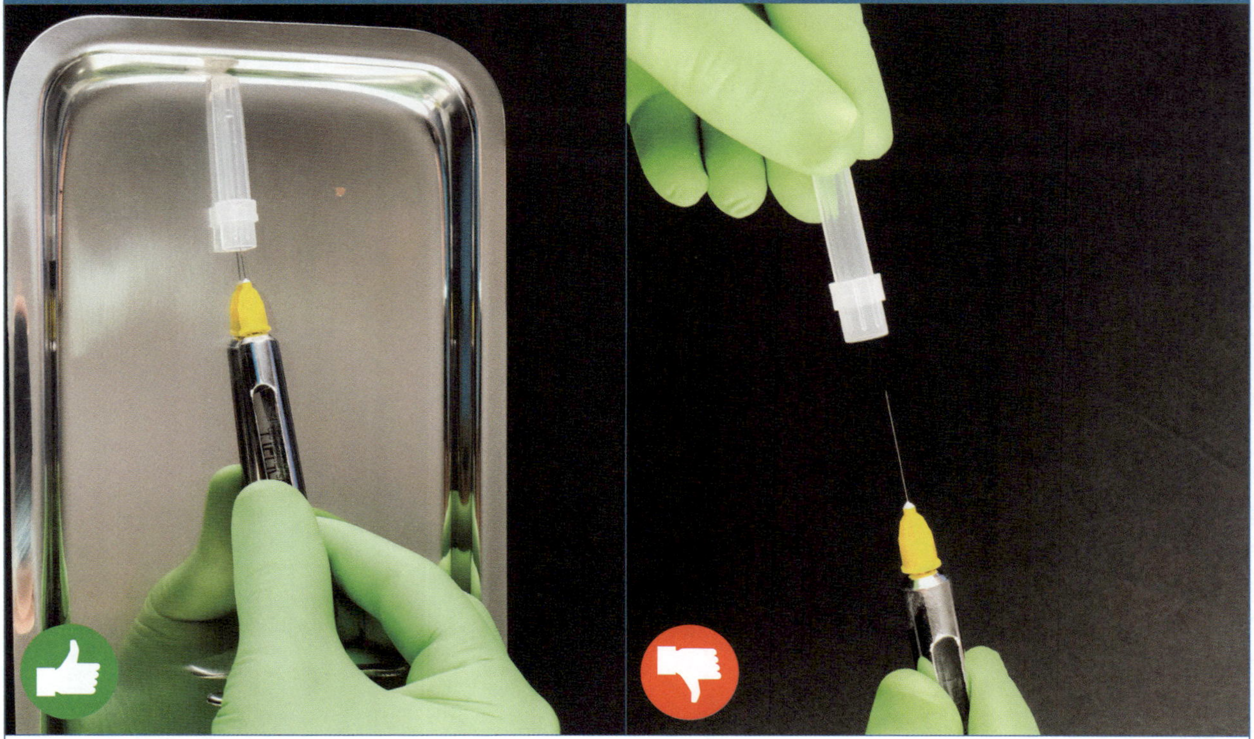

Um *like* que merece ser destacado é a adoção de uma prática segura para o reencape de agulhas. Se essa manobra for necessária, faça com apenas uma das mãos, pela técnica da pesca. Nunca utilize as duas mãos, pois as chances de acontecer acidentes são grandes!

QUADRO 3 Boas práticas quanto ao manuseio de instrumentos
Não passe instrumentos perfurocortantes por meio das mãos, utilize uma bandeja.
Utilize instrumentos para manusear os tecidos ao invés dos dedos.
Use uma pinça para recolher perfurocortantes, em caso de queda.
Utilize pinças para remover brocas das turbinas de alta e baixa rotação.

QUADRO 4 Boas práticas quanto à esterilização
Utilize luvas de borracha grossa para a limpeza dos produtos para saúde.
Para a limpeza manual de instrumentos perfurocortantes utilize escovas de plástico, com cabo longo.

QUADRO 5 Boas práticas para o descarte de perfurocortantes
Não improvise, use coletores exclusivos, resistentes à punção e que atendam às demais normas sanitárias.
Use os coletores em até, no máximo, 3/4 do volume.
Para o descarte/transporte do coletor, feche a caixa e acondicione em saco branco leitoso.
Descarte as agulhas utilizadas imediatamente após o uso.

forma rápida, quando necessário. Sugere-se que possua um texto objetivo, com presença de ilustrações.

EM QUE SITUAÇÕES OS ACIDENTES OCORREM COM MAIOR FREQUÊNCIA?

A maior parte dos acidentes ocupacionais com exposição a material biológico são causados por lesões com materiais perfurocortantes (Figura 4). Em um estudo realizado na Itália, os pesquisadores observaram um índice de 69% dos casos de acidentes envolvendo agulhas e de 14% com objetos afiados. Em uma revisão sistemática realizada em 2018, Pereira et al. encontraram uma prevalência de acidentes envolvendo instrumentos perfurocortantes de 66,97% na América do Norte e de 31,27% na América do Sul, e os instrumentos que se mostraram como os principais causadores desses acidentes foram as brocas/pontas diamantadas e agulhas. Não seguir com as medidas de prevenção aos acidentes leva a um aumento de ocorrências. As principais causas de acidentes com perfurocortantes são:

- Realizar o reencape de agulhas com as duas mãos.
- Coletar objetos perfurocortantes do chão com as mãos.
- Realizar o descarte de perfurocortantes de forma indevida.

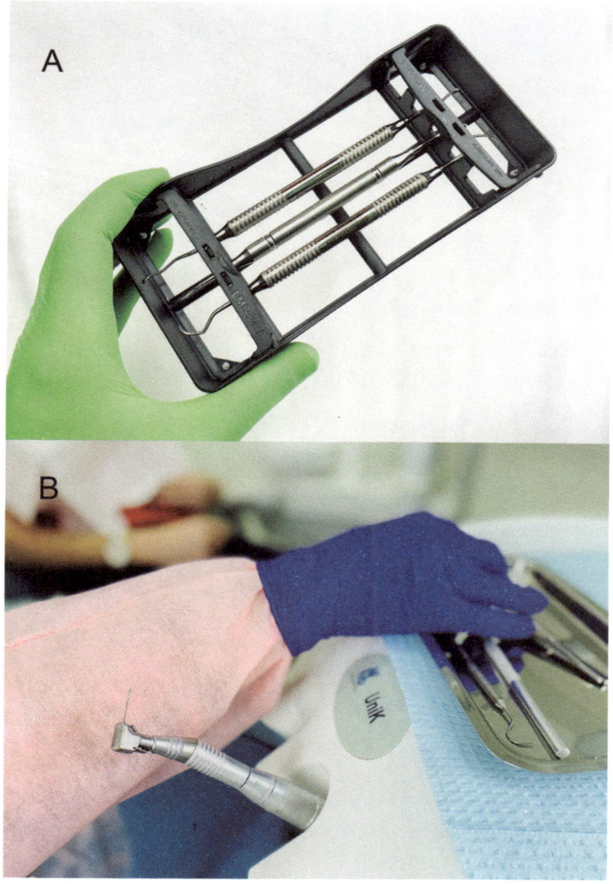

FIGURA 3 Medidas para prevenção de acidentes com instrumentos. A: cassete para disposição de instrumentos com dispositivo de fixação. B: broca em peça de mão posicionada para o lado contrário do operador.

O uso de EPI inadequado também resulta em acidentes, como os observados na Figura 5. Ao observar as situações em que mais ocorrem os acidentes, vemos que poderiam ter sido evitados adotando-se as boas práticas de trabalho, reforçando a necessidade da utilização de medidas preventivas e da educação e treinamento de toda a equipe de saúde.

EM CASO DE ACIDENTES, QUAIS MEDIDAS DEVEM SER TOMADAS?

Mesmo com a adoção de práticas de prevenção, os acidentes ainda podem ocorrer e os profissionais devem estar preparados para lidar com essa situação, realizando todas as condutas necessárias para a sua segurança e a do paciente. Essas medidas são conhecidas como medidas profiláticas pós-exposição, pois visam minimizar as consequências do acidente.

Algumas medidas a serem adotadas variam de acordo com o tipo do acidente, entretanto, o primeiro passo

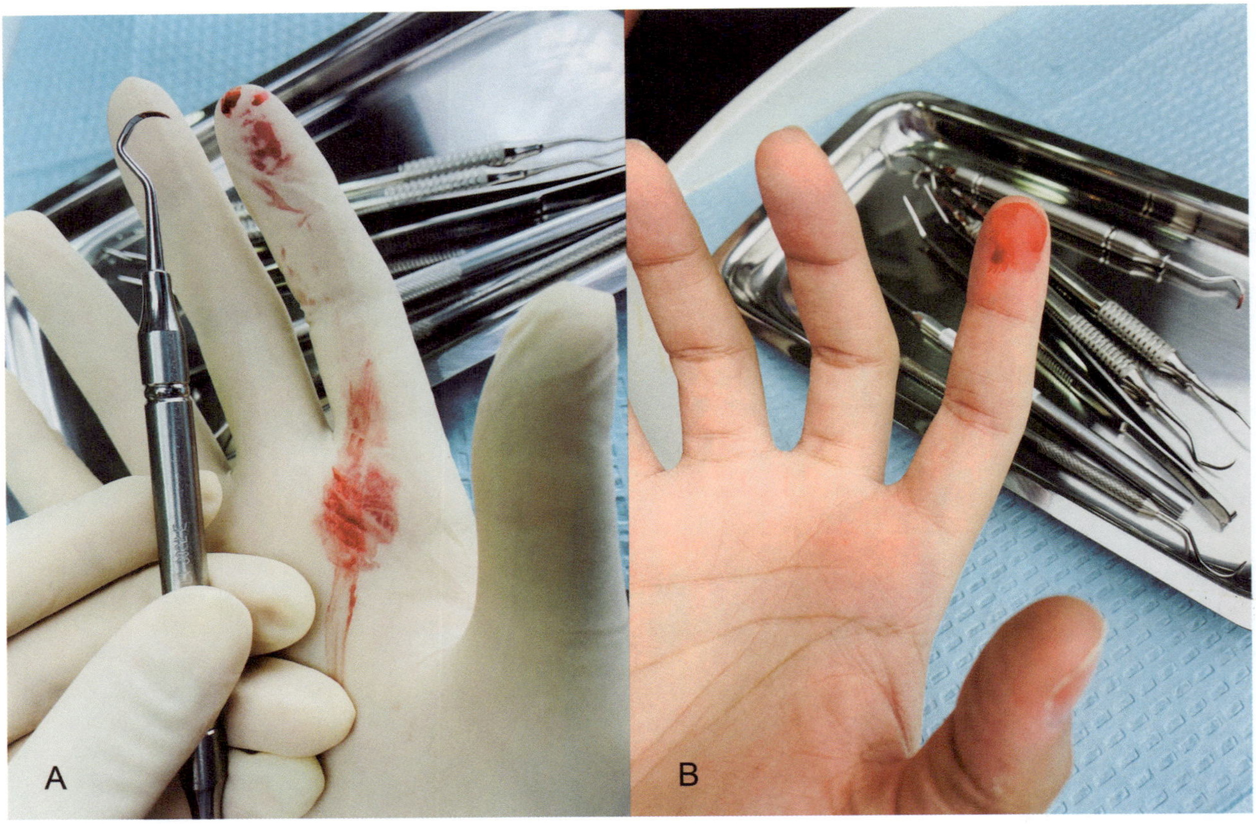

FIGURA 4 Acidente perfurocortante durante manuseio de cureta periodontal. A: luva perfurada; B: ferimento no dedo. (*Simulação*)

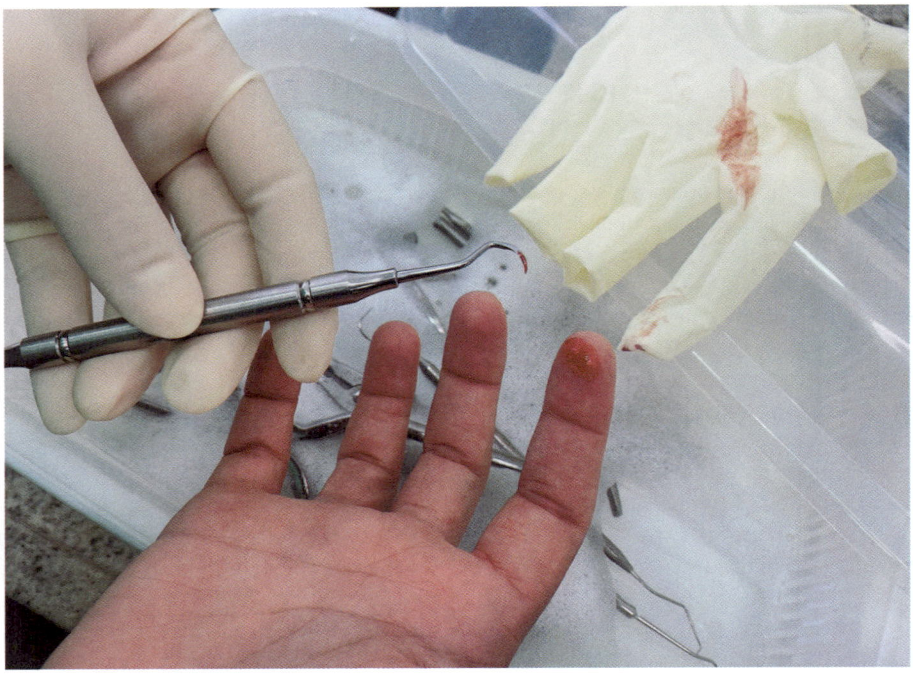

FIGURA 5 Acidentes perfurocortantes pelo uso incorreto de equipamento de proteção individual (EPI). Ferimento no dedo, durante lavagem manual de uma cureta periodontal, que pode acontecer quando o operador utiliza luvas para procedimentos. (*Simulação*)

a ser tomado, independente de ter sido percutâneo ou mucocutâneo, é manter a calma e parar imediatamente o atendimento. Agir de maneira tranquila fará com que o profissional prossiga com os passos subsequentes de maneira correta.

Outra medida muito importante, no caso de acidentes com estudantes, é informar imediatamente o professor, que deverá orientar e acompanhar os cuidados com o acadêmico, bem como proceder a notificação interna na instituição.

Assim, os primeiros cuidados devem ser realizados pelo próprio profissional. Para isso, o paciente deverá ser informado que o atendimento sofrerá uma pequena pausa e todos os EPI precisam ser retirados. As medidas recomendadas pelo Ministério da Saúde em caso de exposição percutânea são lavar abundantemente o ferimento com água e sabão e, em caso de exposição mucocutânea, lavar abundantemente apenas com água ou soro fisiológico. O paciente em atendimento passa a ser nominado de "pessoa-fonte" para fins dos protocolos de atendimento de pós-exposição.

Não se deve de maneira alguma realizar manobras que aumentem a área exposta ou que provoque um maior sangramento. Não se deve esfregar, apertar ou sugar o ferimento e utilizar substâncias irritantes, como hipoclorito, éter ou glutaraldeído.

Proteja o ferimento com um curativo oclusivo. Preferencialmente, o procedimento deverá ser assumido por outro profissional ou acadêmico e o acidentado encaminhado ao serviço de referência. Na impossibilidade, coloque os EPI para dar continuidade ao atendimento e concluí-lo de forma provisória, que deverá ser replanejado para o menor tempo possível de atendimento e remarcado. Após finalizar o procedimento, o paciente deve ser informado sobre o acidente e convidado a acompanhar o profissional a uma unidade de referência. O paciente tem o direito de se negar a ir realizar os exames; nesse caso, o profissional deverá informar sobre a recusa, no momento da anamnese, no serviço de atendimento. Esse fato alerta sobre a importância de que o paciente tenha conhecimento prévio da possibilidade de um acidente e que realizar os exames será uma conduta mais segura para o profissional e para ele próprio. Sugere-se que essas informações componham o roteiro da anamnese, quando da primeira consulta do paciente.

Obtenha da pessoa-fonte uma anamnese detalhada de seus hábitos de vida e histórico médico a fim de considerá-lo em uma janela imunológica. Ao se encaminhar ao serviço de referência, preferencialmente, leve seu cartão de vacinas, caso não seja possível, informe o seu estado de vacinação. Algumas amostras de sangue serão coletadas de ambos para que seja realizada uma análise laboratorial. A confidencialidade da pessoa exposta e da fonte devem sempre ser mantidas.

Certifique-se de realizar as notificações do acidente e a avaliação pela equipe especializada do serviço de referência indicará a necessidade ou não do inicio da profilaxia, o que será comentado detalhadamente mais adiante neste capítulo. O período do acompanhamento clínico-laboratorial dependerá do caso, podendo variar entre 6 meses a 1 ano, em intervalos de três meses entre os exames.

É imprescindível que todos esses passos sejam seguidos nessa sequência e o mais rápido possível. As Figuras 6 e 7 ilustram o passo a passo a ser seguido nas situações de acidente percutâneo e mucocutâneo.

O atendimento médico pelo serviço especializado deve ser realizado o mais precocemente possível, pois todos os

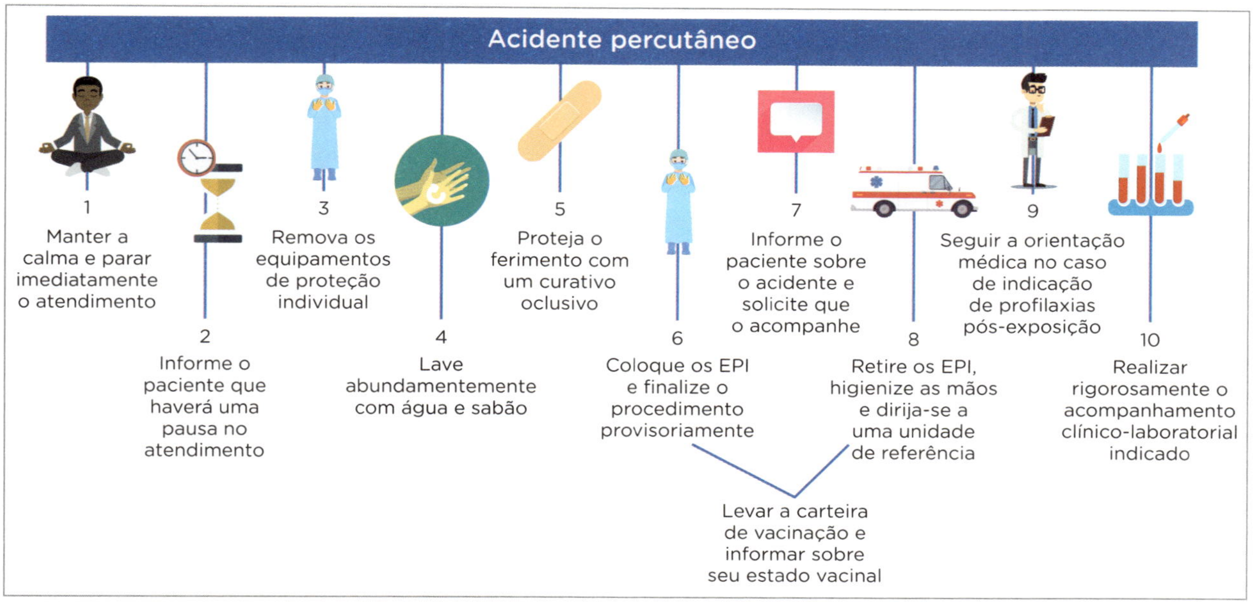

FIGURA 6 Linha do tempo com a sequência de ações a serem realizadas pelo profissional de saúde bucal, a partir da ocorrência de acidente percutâneo.

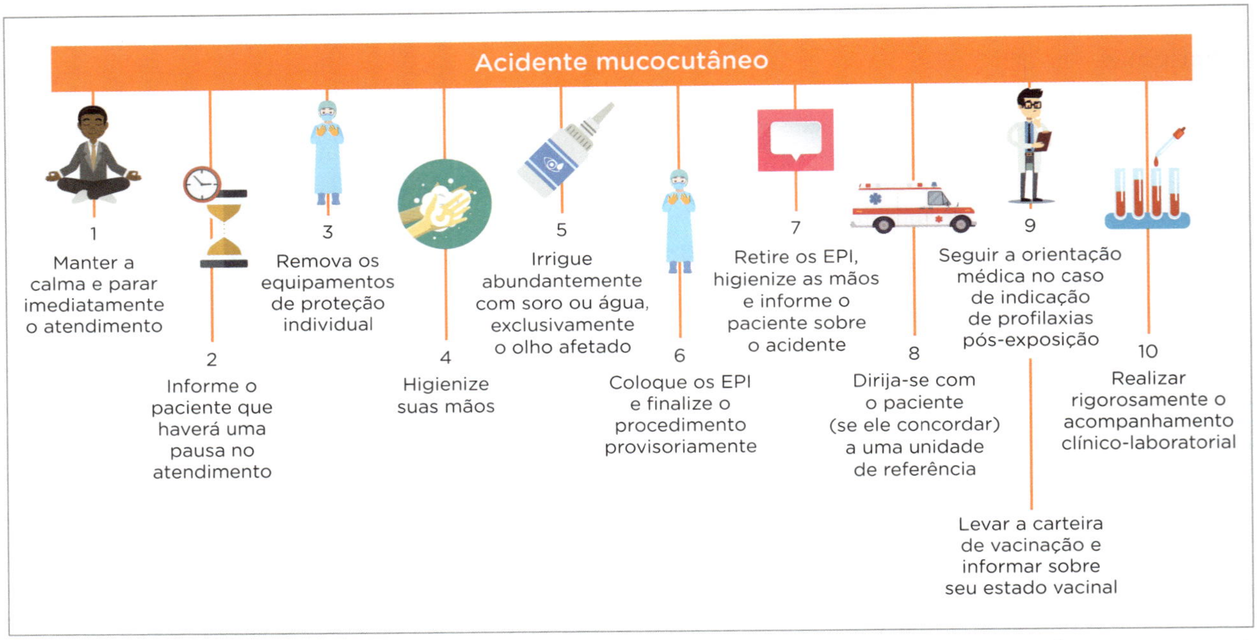

FIGURA 7 Linha do tempo com a sequência de ações a serem realizadas pelo profissional de saúde bucal, a partir da ocorrência de acidente mucocutâneo.

acidentes ocupacionais envolvendo materiais biológicos devem ser tratados como uma emergência médica, uma vez que o tempo que se leva para iniciar uma medida profilática influencia diretamente na sua eficácia. No caso da PEP para HIV, sua maior eficácia comprovada é quando o atendimento é iniciado com até duas horas após o acidente.

Considerando que os equipamentos de lava-olhos não são obrigatórios em ambientes odontológicos, sempre que possível, a lavagem da mucosa ocular deve ser realizada com a ajuda de outro profissional para minimizar o risco de aumentar a área exposta. O ideal é que o profissional exposto se assente com a cabeça voltada para trás e no caso de exposição a um único olho, antes de realizar a lavagem deve-se lateralizar a cabeça para o lado atingido e ocluir o olho não afetado com gaze clínica, evitando a contaminação do olho não exposto. Se o profissional estiver sozinho deve-se tomar todos os cuidados para a proteção do olho não exposto.

NOTIFICAÇÃO DO ACIDENTE: COMO REALIZAR?

O acidente com exposição a material biológico é considerado um agravo de notificação compulsória desde 2004, quando foi instituído pela portaria n. 777, ratificado pela 204, em 2016. Essa obrigatoriedade visa garantir a notificação dos casos de acidentes ocupacionais, a fim de melhorar as medidas de controle e prevenção.

A notificação deve ser realizada por meio do preenchimento da Ficha de Notificação (Figura 8) padronizada pelo Sistema de Informação de Agravos e Notificação (SINAN). No *site* do SINAN, existe um protocolo de instruções para o preenchimento da ficha. A ficha deve conter: nome do agravo ou da doença que está sendo notificada, dados da pessoa exposta e da fonte, local e data do acidente, causa do acidente e sua natureza, partes do corpo atingidas, características da lesão, tipo e quantidade de material biológico envolvido, identificação do atendimento e qual a evolução do caso, dentre outras medidas.

Os casos de acidentes ocupacionais são atendidos pela Rede Sentinela de Notificação Compulsória de Acidentes e Doenças Relacionados ao Trabalho, que é formada por: centros de referência em saúde do trabalhador (CEREST); hospitais de referência de urgência e emergência ou de média e alta complexidade; e serviços de atenção básica cadastrados como sentinela. Essas unidades são responsáveis por diagnosticar, tratar e notificar os agravos. O preenchimento da ficha de notificação pode ser efetuado por qualquer profissional de saúde do serviço de atendimento.

Apesar de sua importância, a prevalência da subnotificação ainda é elevada e impede que haja uma estimativa coerente da prevalência de exposição a material biológico. Estudos têm demonstrado altos índices de subnotificação que variam de 40 a 77%, tendo sido identificados alguns motivos dessa conduta, entre eles: suposição de que a pessoa-fonte não tem problemas de saúde; não perceber a lesão como algo sério; complexidade da realização da notificação; falta de conhecimento; falta de tempo; medo ou não achar que seja necessário.

Os profissionais devem ser educados e treinados para a realização desses registros, visto que a notificação é um instrumento epidemiológico fundamental para a saúde pública.

República Federativa do Brasil
Ministério da Saúde

SINAN
SISTEMA DE INFORMAÇÃO DE AGRAVOS DE NOTIFICAÇÃO
FICHA DE NOTIFICAÇÃO

Nº

Dados Gerais

1 Tipo de Notificação
1 - Negativa 2 - Individual 3 - Surto 4 - Inquérito Tracoma

2 Agravo/doença
3 Data da Notificação

4 UF
5 Município de Notificação
Código (IBGE)

6 Unidade de Saúde (ou outra fonte notificadora)
Código
7 Data dos Primeiros Sintomas

Notificação Individual

8 Nome do Paciente
9 Data de Nascimento

10 (ou) Idade 1 - Hora 2 - Dia 3 - Mês 4 - Ano
11 Sexo M - Masculino F - Feminino I - Ignorado
12 Gestante 1-1ºTrimestre 2-2ºTrimestre 3-3ºTrimestre 4- Idade gestacional Ignorada 5-Não 6- Não se aplica 9-Ignorado
13 Raça/Cor 1-Branca 2-Preta 3-Amarela 4-Parda 5-Indígena 9- Ignorado

14 Escolaridade
0-Analfabeto 1-1ª a 4ª série incompleta do EF (antigo primário ou 1º grau) 2-4ª série completa do EF (antigo primário ou 1º grau)
3-5ª à 8ª série incompleta do EF (antigo ginásio ou 1º grau) 4-Ensino fundamental completo (antigo ginásio ou 1º grau) 5-Ensino médio incompleto (antigo colegial ou 2º grau)
6-Ensino médio completo (antigo colegial ou 2º grau) 7-Educação superior incompleta 8-Educação superior completa 9-Ignorado 10- Não se aplica

15 Número do Cartão SUS
16 Nome da mãe

Notificação de Surto

17 Data dos 1os Sintomas do 1º Caso Suspeito
18 Nº de Casos Suspeitos/ Expostos

19 Local Inicial de Ocorrência do Surto
1 - Residência 2 - Hospital / Unidade de Saúde 3 - Creche / Escola
4 - Asilo 5 - Outras Instituições (alojamento, trabalho) 6- Restaurante/ Padaria
7 - Eventos 8 - Casos Dispersos no Bairro 9- Casos Dispersos Pelo Município
10 - Casos Dispersos em mais de um Município 11 - Outros Especificar

Dados de Residência

20 UF
21 Município de Residência
Código (IBGE)
22 Distrito

23 Bairro
24 Logradouro (rua, avenida,...)
Código

25 Número
26 Complemento (apto., casa, ...)
27 Geo campo 1

28 Geo campo 2
29 Ponto de Referência
30 CEP

31 (DDD) Telefone
32 Zona 1 - Urbana 2 - Rural 3 - Periurbana 9 - Ignorado
33 País (se residente fora do Brasil)

Notificante

Município/Unidade de Saúde

Nome
Função
Assinatura

Notificação Sinan NET SVS 17/07/2006

DADOS COMPLEMENTARES

(ANOTAR TODOS OS DADOS DISPONÍVEIS NO MOMENTO DA NOTIFICAÇÃO)

Notificação Individual

01 Data da coleta da 1ª amostra da sorologia
02 Data da coleta da 1ª amostra de outra amostra
03 Especificar tipo de exame :

04 Óbito ?
1 - Sim 2 - Não 9 - Ignorado
05 Contato com caso semelhante ?
1 - Sim 2 - Não 9 - Ignorado

06 Presença de exantema ?
1 - Sim 2 - Não 9 - Ignorado
07 Data do início do exatema
08 Presença de petéquias ou sufusões hemorrágicas ?
1 - Sim 2 - Não 9 - Ignorado

09 Foi realizado líquor ?
1 - Sim 2 - Não 9 - Ignorado
10 Resultado da bacterioscopia :

11 O paciente tomou vacina contra agravo notificado neste impresso?
1 - Sim 2 - Não 9 - Ignorado
12 Data da última dose tomada
13 Ocorreu hospitalização ?
1 - Sim 2 - Não 9 - Ignorado
14 Data da hospitalização

15 UF
16 Município do hospital
Código (IBGE)
17 Nome do hospital
Código

Notificação Surto

18 Hipóteses diagnósticas no momento da notificação
1ª Hipótese Diagnóstica - CID 10:____________________
2ª Hipótese Diagnóstica - CID 10:____________________

Local prov. infecção

19 Local provável de infecção (classificação provisória)
País:________________ UF Município:________________
Distrito :________________ Bairro:________________

Dados Complemetares/ Notificação SVS 17/07/2006

FIGURA 8 Ficha de notificação SINAN.

Fonte: Sistema de Informação de Agravos de Notificação (SINAN)[27].

PROFILAXIA PÓS-EXPOSIÇÃO (PEP)

Por quê?

Após a ocorrência de acidentes com exposição a material biológico, as medidas serão diferenciadas de acordo com o tipo de exposição, o material biológico envolvido, as condições sorológicas da pessoa-fonte, para a definição do risco de infecção. É importante reforçar a necessidade de busca pelo atendimento especializado que conta com profissionais qualificados para realizar a avaliação de cada caso e definir a melhor conduta a ser tomada, cabendo ao profissional/acadêmico acidentado, seguir essas recomendações.

A PEP consiste na utilização de medicamentos e imunobiológicos com a finalidade de reduzir as chances da pessoa exposta adquirir algum microrganismo infeccioso e desenvolver uma doença. Para o HIV, a PEP é realizada por meio da terapia antirretroviral (ARV); já para o HBV, a depender do estado imunológico do paciente, como veremos mais adiante neste capítulo, é indicada a realização do esquema vacinal e tratamento com a imunoglobulina humana anti-hepatite B.

HIV

O principal material biológico de risco é o sangue; já para a saliva não há até o momento evidências de transmissão, entretanto sabemos que a presença de sangue é muito comum em um atendimento odontológico e que pode estar presente e não perceptível.

Como dito anteriormente, quanto mais precoce o início da quimioprofilaxia, maior a sua eficácia; e uma série de fatores podem estar associados ao risco, o que inclui a necessidade de realização dos exames sorológicos da pessoa-fonte. Todos eles serão avaliados por um especialista que definirá a indicação ou não da PEP.

O esquema terapêutico profilático padrão associa três drogas: tenofovir (TDF), lamivudina (3TC) e dolutegravir (DTG), mas pode ser estendido, caso a pessoa-fonte esteja em tratamento da Aids. A terapia ARV tem duração de 28 dias e é essencial o cumprimento do tempo de uso para a eficácia da profilaxia.

HBV

Diferente do risco para HIV, no qual o hospedeiro é sempre susceptível, até que uma vacina seja proposta, para o HBV temos disponível uma vacina altamente eficaz, como dito anteriormente. Entretanto, existe a possibilidade de adultos que não tenham completado o esquema vacinal, pessoas em processo de formação acadêmica ou atuando profissionalmente ou desconhecimento sobre a sua resposta imunológica, uma vez que pouca ênfase tem sido dada ao exame confirmatório (Anti-Hbs).

Diante dessas condições, existem medidas protetoras que podem minimizar o risco de adoecimento no caso de exposição ao sangue de um paciente HBV positivo e que, além do tipo de acidente e do material biológico envolvido, vai depender também dos marcadores para o vírus presentes na fonte no momento do acidente.

Assim, se a vítima não completou o esquema vacinal, deverá completar as três doses. Além disso, será indicada a terapia com imunoglobulina humana anti-hepatite B, que fornece imunidade provisória por 3 a 6 meses. A imunoglobulina deve ser administrada, preferencialmente, nas primeiras 48 horas após a exposição.

HCV

Quanto ao HCV, embora os estudos em relação ao tratamento tenham obtido grandes avanços nos últimos anos, até 2020 nenhum tratamento medicamentoso foi incluído ao protocolo de atendimento às vítimas de acidentes com material biológico cujas fontes são portadoras do vírus da hepatite C. Condição que reitera a importância da realização do diagnóstico e do tratamento precoces da infecção, viabilizados pelo seguimento clínico-laboratorial.

Além disso, reforça-se a necessidade de preenchimento da Comunicação de Acidente de Trabalho (CAT), que deve ser registrada junto ao Instituto Nacional do Seguro Social (INSS), para todo trabalhador segurado pela previdência social, no primeiro dia útil após o acidente sofrido. Pois, a partir da confirmação do desenvolvimento de uma doença decorrente de um acidente no exercício laboral, implicará nos respectivos direitos trabalhistas que serão muito importantes no decorrer do desenvolvimento da doença e suas possíveis consequências.

QUAL A IMPORTÂNCIA DO ACOMPANHAMENTO CLÍNICO-LABORATORIAL?

Vimos que é necessário seguir diversas medidas pós-exposição a fim de se evitar a infecção. Entretanto, o cuidado com a pessoa exposta não deve se encerrar após o atendimento. O profissional ou acadêmico acidentado deverá ser acompanhado independentemente da indicação de quimio ou imunoprofilaxia.

Por meio do monitoramento, será possível o acompanhamento clínico-laboratorial detalhado do acidentado e identificação de sinais e sintomas psíquicos em relação ao acidente de trabalho, como ansiedade, angústia, entre outros; a observação da adesão do paciente ao esquema profilático e dessa forma, podem-se adotar medidas para que haja a continuidade do tratamento, a avaliação da toxicidade dos medicamentos ou efeitos adversos da profilaxia e a soroconversão e as complicações relacionadas à infecção.

PARA REFLETIR

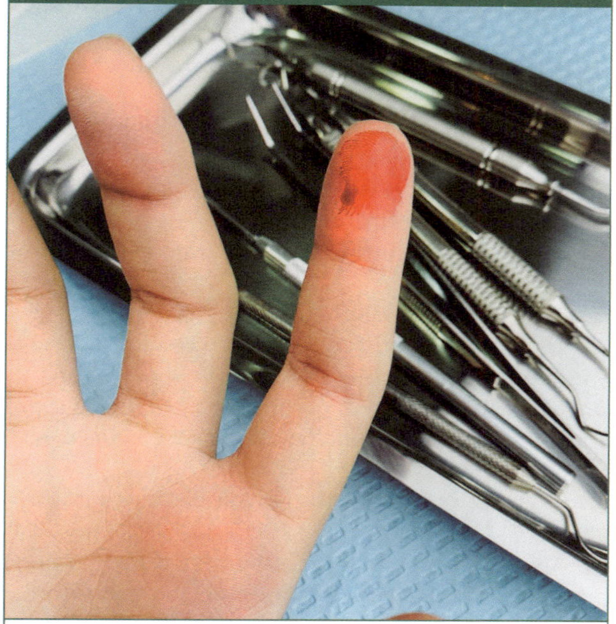

Os acidentes ocupacionais envolvendo materiais biológicos devem ser tratados como uma emergência médica e atendidos de forma imediata pelos serviços de saúde. Além disso, quando for indicada a PEP, é essencial o cumprimento do tempo de uso para a eficácia da profilaxia. Por fim, vale ressaltar que o paciente deverá ser acompanhado independente da utilização da profilaxia ou imunização.

Destaca-se que a duração do acompanhamento vai depender de cada caso, cabendo, portanto, ao acidentado e ao responsável legal por ele o cumprimento do acompanhamento clínico laboratorial que vai conferir a maior segurança possível diante de uma exposição. Nesse sentido, ressalta-se a responsabilidade legal do cirurgião dentista quanto aos acidentes com sua equipe e das instituições de ensino quanto aos acidentes com os acadêmicos.

QUAL O PAPEL DA EDUCAÇÃO CONTINUADA NOS ACIDENTES ENVOLVENDO MATERIAL BIOLÓGICO?

Os acidentes com exposição a material biológico são complexos e necessitam que as medidas sejam seguidas corretamente, em uma ordem. A adoção das medidas de ação em virtude do acidente requer agilidade do profissional, que vai depender do seu conhecimento também. Assim, o treinamento de toda a equipe de saúde e o estabelecimento desse protocolo são cruciais para que se evite a infecção dos profissionais.

Deve ser elaborado um plano de capacitação e educação em saúde de forma continuada para que os profissionais sejam treinados para prevenção dos riscos. De acordo com a NR-32 (norma que estabelece as diretrizes básicas para a implementação de medidas de proteção à segurança e à saúde dos trabalhadores dos serviços de saúde), essa capacitação deve dar autonomia ao profissional para que ele reconheça os riscos, saiba aplicar as medidas de prevenção e, caso ocorram acidentes, conheça as medidas a serem adotadas pós-exposição.

QUIZ BIOSSEGURO

1. As lesões provenientes de acidentes ocupacionais com exposição a material biológico estão relacionadas a transmissão de quais principais doenças?
   A. Gripe, hepatite B e tuberculose.
   B. Hepatite B, doença do vírus da imunodeficiência humana e hepatite C.
   C. Hepatites B e C e tuberculose.
   D. Herpes, tuberculose e gripe.

2. Constituem boas práticas de trabalho, exceto:
   A. Sempre utilize pinça para recolher objetos cortantes que caem no chão.
   B. Reencapar as agulhas utilizando apenas uma das mãos.
   C. Utilizar os dedos para afastar os tecidos durante o procedimento.
   D. Realizar o descarte de agulhas sem dobrá-las ou quebrá-las em recipiente próprio.

3. Com relação às medidas a serem tomadas no momento do acidente ocupacional, marque a alternativa correta.
   A. Em caso de acidente mucocutâneo, devemos lavar abundantemente com água e sabão.
   B. O paciente deve ser informado sobre o acidente e é obrigado a acompanhar o profissional para unidade de atendimento.
   C. Ao ver que o acidente ocorreu finalize o procedimento provisoriamente antes de qualquer coisa.
   D. Antes de tudo, a pessoa exposta deve manter a calma para realizar todas as medidas pós-acidente.

4. Após a leitura do capítulo, sabemos que os acidentes ocupacionais envolvendo material biológico são agravos de notificação compulsória. Assim, é possível afirmar que:
   A. A notificação dos acidentes ocupacionais não é importante para controle e prevenção.

B. Os profissionais devem preencher a ficha de notificação apenas se acharem necessário.
C. A notificação é um instrumento epidemiológico fundamental para a saúde pública.
D. A subnotificação dos acidentes ocupacionais com exposição a material biológico não constitui um problema epidemiológico.

5. Ao considerarmos a profilaxia pós-exposição (PEP) para o HIV, podemos afirmar que:
A. O tempo decorrido do acidente ao atendimento não é fator primordial de indicação da PEP.
B. A PEP consiste de terapia antirretroviral e tem duração de 28 dias; porém, se o paciente apresentar efeitos adversos, a terapia pode ser descontinuada sem que haja danos para o paciente.
C. Se o tipo de acidente e material biológico for de risco para infecção por HIV, o tempo transcorrido do acidente for de até 72 horas e no momento do atendimento a pessoa exposta apresentar resultado sorológico de não reagente, a PEP está indicada.
D. Não existem medidas profiláticas para o HIV, entretanto o acompanhamento sorológico do paciente é essencial em caso de um possível diagnóstico precoce da Aids.

JOGANDO LIMPO

Escreva no diagrama as respostas correspondentes aos números:

1. Forma segura de prevenção contra infecção pelo HBV.
2. A equipe de saúde deve estar ciente das medidas de prevenção por meio de um ________________.
3. Devemos evitar realizar o ________________ de agulhas com as duas mãos.
4. Quando ocorre um acidente, a primeira atitude que devemos ter é.
5. Em caso de exposição ____________________ devemos lavar o ferimento abundantemente com água e sabão.
6. Em caso de exposição ________________ devemos lavar o ferimento abundantemente apenas com água ou soro fisiológico.
7. Os acidentes ocupacionais são considerados um agravo de ________________.
8. Após uma exposição de risco para o HIV, em que não se passaram 72 horas e a pessoa que sofreu o acidente não é reagente para o HIV, devemos realizar a ________________.

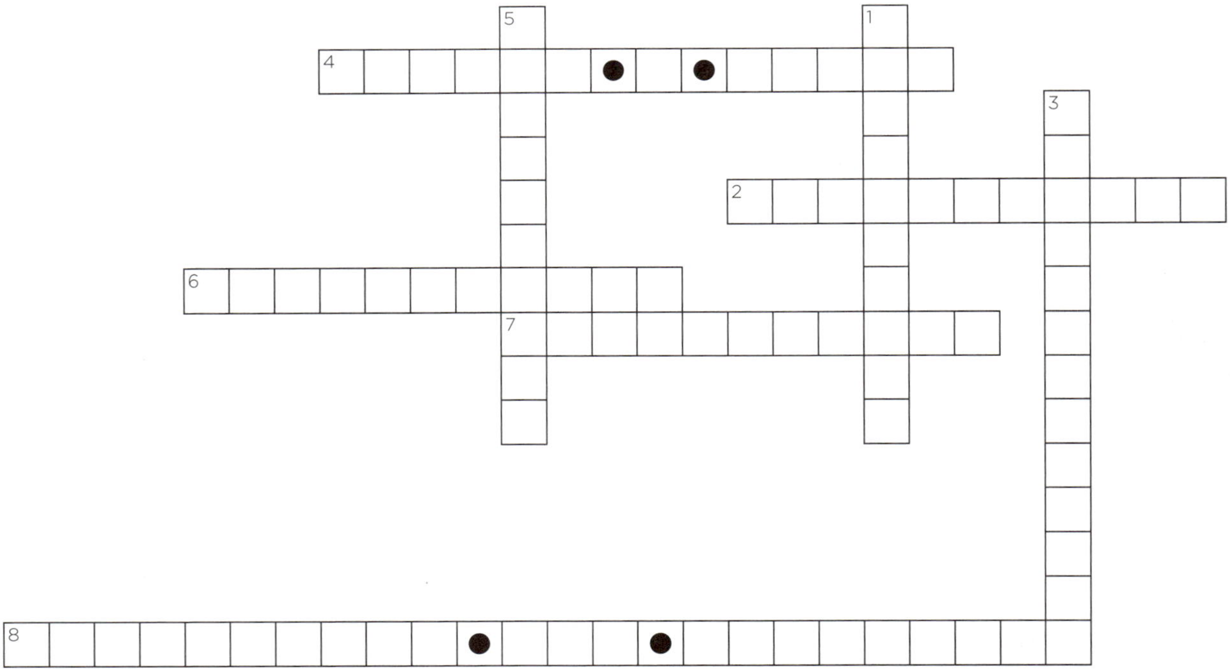

BIBLIOGRAFIA

1. Bond WW, Favero MS, Petersen NJ, Gravelle CR, Ebert JW, Maynard JE. Survival of hepatitis B virus after drying and storage for one week. Lancet. 1981;1:550-1.
2. Brasil. Ministério da Saúde. Portaria n. 777, de 28 de abril de 2004. Dispõe sobre os procedimentos técnicos para a notificação compulsória de agravos à saúde do trabalhador em rede de serviços sentinela específica, no Sistema Único de Saúde. Brasília: Diário Oficial da União; 2004. p. 30.
3. Brasil. Ministério da Saúde. Norma Regulamentadora n. 32, de 11 de novembro de 2005. Estabelece as diretrizes básicas para a implementação de medidas de proteção à segurança e à saúde dos trabalhadores dos serviços de saúde, bem como daqueles que exercem atividades de promoção e assistência à saúde em geral. Brasília: Diário Oficial da União; 2005. p. 37.
4. Brasil. Ministério da Saúde. Recomendações para atendimento e acompanhamento de exposição ocupacional a material biológico: HIV e hepatites B e C. Brasília; Ministério da Saúde; 2004. 56 p.
5. Brasil. Secretaria de Atenção à Saúde. Exposição a materiais biológicos. Brasília: Ministério da Saúde; 2002. 76 p.
6. Brasil. Secretaria de Vigilância em Saúde. Protocolo clínico e diretrizes terapêuticas para profilaxia pós-exposição (PEP) de risco à infecção pelo HIV, IST e hepatites virais. Brasília: Ministério da Saúde; 2017. 98 p.
7. Brasil. Ministério da Saúde. Portaria 204/2016. Define a lista nacional de notificação compulsória de doenças, agravos e eventos de saúde pública nos serviços de saúde públicos e privados em todo o território nacional, nos termos do anexo, e dá outras providências. Brasília: Ministério da Saúde; 2016.
8. Cardoso NQ, Ream PSF, Souza CL, Salgado TA, Galdino HJ, Tipple AFV. Acidente com material biológico sob a ótica dos estudantes de enfermagem: reflexões para o ensino. Enferm Foco. 2019;10(3):2-8.
9. Centers for Disease Control and Prevention (CDC). Guidelines for infection control in dental health-care settings. Atlanta: MMWR; 2003. p. 1-61.
10. Centers for Disease Control and Prevention (CDC). CDC Guidance for evaluating health-care personnel for hepatitis B virus protection and for administering postexposure management. MMWR. 2013;62(10):1-19.
11. Jacks ME. A laboratory comparison of evacuation devices on aerosol reduction. J Dent Hyg. 2002;76(3):202-6.
12. Lima GMN, Kawanami GH, Romeiro FG. Occupational exposures to biological material among health professionals of Bauru Base Hospital: preventive and post-exposure measures. Rev Bras Med Trab. 2017;15(3):194-9.
13. Miller CH. Controle de infecção e gerenciamento de produtos perigosos para a equipe de saúde bucal. 6 ed. Rio de Janeiro: Elsevier; 2018.
14. Molinari JA, Harte JA. Practical infection control in destistry. 3 ed. Philadelfia: LWW; 2010.
15. Mussi M, Marasea DCC. A perspectiva da subnotificação de acidentes ocupacionais com dentistas. Rev Bras Odontol. 2016;73(2):112-7.
16. Naggie S, Holland DP, Sulkowski MS, Thomas DL. Hepatitis C virus postexposure prophylaxis in the healthcare worker: why direct-acting antivirals don't change a thing. Clin Infect Dis. 2017;64(1):92-9.
17. Osazuwa-Peters N, Obarisiagbon A, Azodo CC, Ehizele AO, Obuekwe ON. Occupational exposure to sharp injuries among medical and dental house officers in Nigeria. Int J Occup Med Environ Health. 2013;26(2):283-90.
18. Pereira MC, Mello FW, Ribeiro DM, Porporatti AL, Costa SJ, Flores-Mir C, et al. Prevalence of reported percutaneous injuries on dentists: A meta-analysis. J Dent. 2018;76:76-9.
19. Pinelli C. Exposição ocupacional entre estudantes de odontologia: estudo de três anos em uma faculdade pública do Estado de São Paulo. Araraquara: UNESP – Faculdade de Odontologia; 2018.
20. Rapisarda V, Loreto C, Vitale E, Matera S, Ragusa R, Coco G, et al. Incidence of sharp and needle-stick injuries and mucocutaneous blood exposure among healthcare workers. Future Microbiol. 2019;14:27-31.
21. Universidade Federal de Pernambuco. Manual de condutas em biossegurança do curso de odontologia da Universidade Federal de Pernambuco. Recife: Pernambuco; 2018. 64 p.
22. Sardeiro TL, Souza CL, Salgado TA, Galdino HJ, Neves ZCP, Tipple AFV. Acidente de trabalho com material biológico: fatores associados ao abandono do acompanhamento clínico-laboratorial. Rev Esc Enferm USP. 2019;53:1-9.
23. Service USPH. Updated U.S. Public Health Service Guidelines for the management of occupational exposures to HBV, HCV, and HIV and recommendations for postexposure prophylaxis. MMWR Recomm Rep. 2001;50:1-52.
24. Souza CL, Salgado TA, Sardeiro TA. Teste anti-HBs pós-vacinação entre trabalhadores da saúde: mais econômico que manejo pós-exposição para hepatite B. Rev Latino-Am Enferm. 2020;28:1-11.
25. Shimoji S, Ishihama K, Yamada H, Oyama M, Yasuda K, Shibutani T, et al. Occupational safety among dental health-care workers. Adv Med Educ Pract. 2010;1:41-7.
26. Werner BG, Grady G.F. Accidental hepatitis-B-surface-antigen-positive inoculations. Use of e antigen to estimate infectivity. Ann Intern Med. 1982;97:367-9.
27. Sistema de Informação de Agravos de Notificação (SINAN). Doenças e agravos: notificação individual. Disponível em: http://portalsinan.saude.gov.br/images/documentos/Agravos/NINDIV/Notificacao_Individual_v5.pdf

7

CUIDADOS COM SUPERFÍCIES NO AMBIENTE DE TRABALHO ODONTOLÓGICO

Fábio Barbosa de Souza

OBJETIVOS DE APRENDIZAGEM
O QUE VOCÊ VAI APRENDER NESTE CAPÍTULO:

1. Classificar os tipos de superfícies do ambiente de trabalho odontológico.
2. Conceituar limpeza, desinfecção e esterilização.
3. Aplicar os protocolos de cuidados para as diferentes superfícies.
4. Conhecer as características dos saneantes indicados para uso nas superfícies.
5. Entender os fundamentos para uso de barreiras no serviço de saúde bucal.

CONTAMINAÇÃO DAS SUPERFÍCIES: QUAIS AS EVIDÊNCIAS?

Na área da saúde, a contaminação das superfícies do ambiente de trabalho tem sido relacionada à transmissão de uma série de patógenos, incluindo *Staphylococcus aure*us resistente à meticilina (MRSA) e enterococo resistente à vancomicina (VRE), norovírus, *Clostridium difficile* e *Acinetobacter* spp. Embora não haja comprovação científica dessa transmissão na assistência odontológica, inúmeras superfícies podem se tornar contaminadas por microrganismos oriundos da cavidade bucal dos pacientes durante o atendimento. Essa contaminação ocorre por meio do contato direto das superfícies por luvas contaminadas ou pela deposição de partículas carreadoras de microrganismos e material biológico em suspensão (bioaessoróis).

A transmissão desses microrganismos a partir da superfícies ocorre principalmente por meio das mãos dos profissionais. Assim, quando essas áreas são tocadas, os patógenos podem ser transferidos para os instrumentos, nariz, boca e olhos de trabalhadores ou pacientes. Além disso, esses microrganismos podem permanecer viáveis em superfícies secas desde algumas horas até semanas (Figura 1). Desse modo, os cuidados (limpeza e a desinfecção) das superfícies são essenciais para o controle de infecções na prática odontológica.

QUAIS SUPERFÍCIES MERECEM ATENÇÃO NA ODONTOLOGIA?

Em consultórios ou clínicas odontológicas, inúmeras superfícies estão expostas à contaminação, de equipamentos a bancadas de trabalho. Em função da proximidade com as fontes de microrganismos – cavidade bucal do paciente – essas superfícies podem apresentar diferentes níveis de contaminação. Mas como seria possível diferenciá-las?

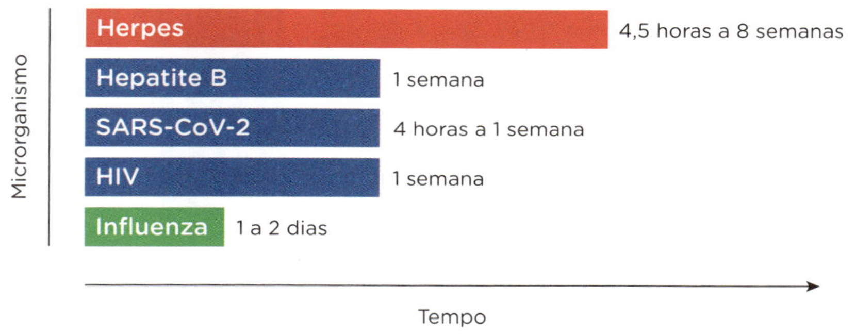

FIGURA 1 Permanência de microrganismos em superfícies inanimadas secas.
Fonte: adaptada de Kramer et al., 2006; WHO, 2020.

Em 1991, o Centro de Controle e Prevenção de Doenças (CDC) americano, considerando a classificação de Spaulding para produtos para saúde, propôs uma categorização das superfícies ambientais, que não entram em contato direto com o paciente durante o atendimento. Essa classificação utiliza como critério a possibilidade de transmissão de microrganismos, sendo classificadas como superfícies clínicas de contato ou superfícies de limpeza doméstica. Neste capítulo, as áreas de limpeza doméstica serão denominadas superfícies ambientais.

Superfícies clínicas de contato

As superfícies clínicas de contato representam as áreas capazes de se tornar contaminadas com sangue, saliva ou outros materiais potencialmente infecciosos e, posteriormente, entrar em contato com instrumentos, dispositivos e mãos. Essas superfícies requerem tratamento adequado após o atendimento de cada paciente, uma vez que podem servir como fonte de contaminação para o próximo atendimento. No contexto odontológico, há uma grande quantidade de superfícies clínicas de contato, descritas na Figura 2.

O tratamento das superfícies clínicas de contato deverá acontecer sempre antes do primeiro atendimento, após o atendimento de cada paciente, e ao final do dia de trabalho (descontaminação terminal). Além disso, a limpeza e desinfecção terminais no último dia de trabalho da semana deve ser implementada, mesmo que não tenha havido atendimentos.

Superfícies de limpeza ambiental

As superfícies de limpeza ambiental não entram em contato com mãos da equipe de saúde bucal, nem mesmo com dispositivos usados em procedimentos odontológicos. São exemplos dessas áreas: pisos, paredes e pias. Como essas superfícies possuem risco limitado de transmissão de microrganismo, podem ser descontaminadas com métodos menos rigorosos quando comparados aos usados nas superfícies clínicas de contato. São superfícies que requerem tratamento, no mínimo, ao final do dia, sendo contraindicada a técnica de varredura a seco (uso de vassouras).

COMO LIDAR COM AS SUPERFÍCIES CLÍNICAS DE CONTATO NA PRÁTICA ODONTOLÓGICA?

O tratamento das superfícies clínicas de contato no ambiente odontológico pode seguir duas linhas de ação:

- Realização de limpeza e desinfecção da superfície.
- Utilização de barreiras protetoras para prevenir a contaminação da área durante o atendimento.

LIMPEZA E DESINFECÇÃO

A eliminação dos patógenos das superfícies exige a adoção de duas estratégias básicas: limpeza e desinfecção. De uma forma geral, o ato da limpeza consiste na remoção mecânica e/ou química de sujidades de determinada superfície. Já a desinfecção é a eliminação de microrganismos, exceto endósporos bacterianos, de materiais ou artigos inanimados. A destruição dos endósporos só será possível através da esterilização, que é um processo validado capaz de tornar um objeto inanimado livre de todas as formas viáveis de microrganismos. Esse método de tratamento destina-se aos instrumentos odontológicos e será discutido no Capítulo 10. A Tabela 1 traz as diferenças básicas entre esses processos. As diferentes técnicas/produtos eliminarão os microrganismos de acordo com o grau de susceptibilidade/resistência (Figura 3).

Na clínica odontológica, portanto, a estratégia da desinfecção das superfícies será o método de escolha, estando relacionada ao uso de produtos químicos líquidos com o objetivo de inativar microrganismos à temperatura ambiente, que são os produtos saneantes com ação desinfetante.

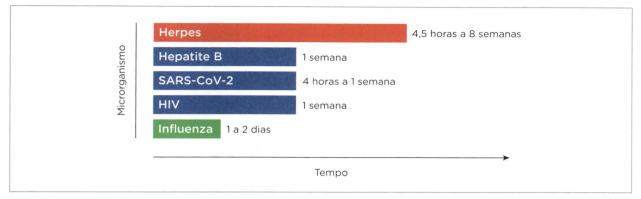

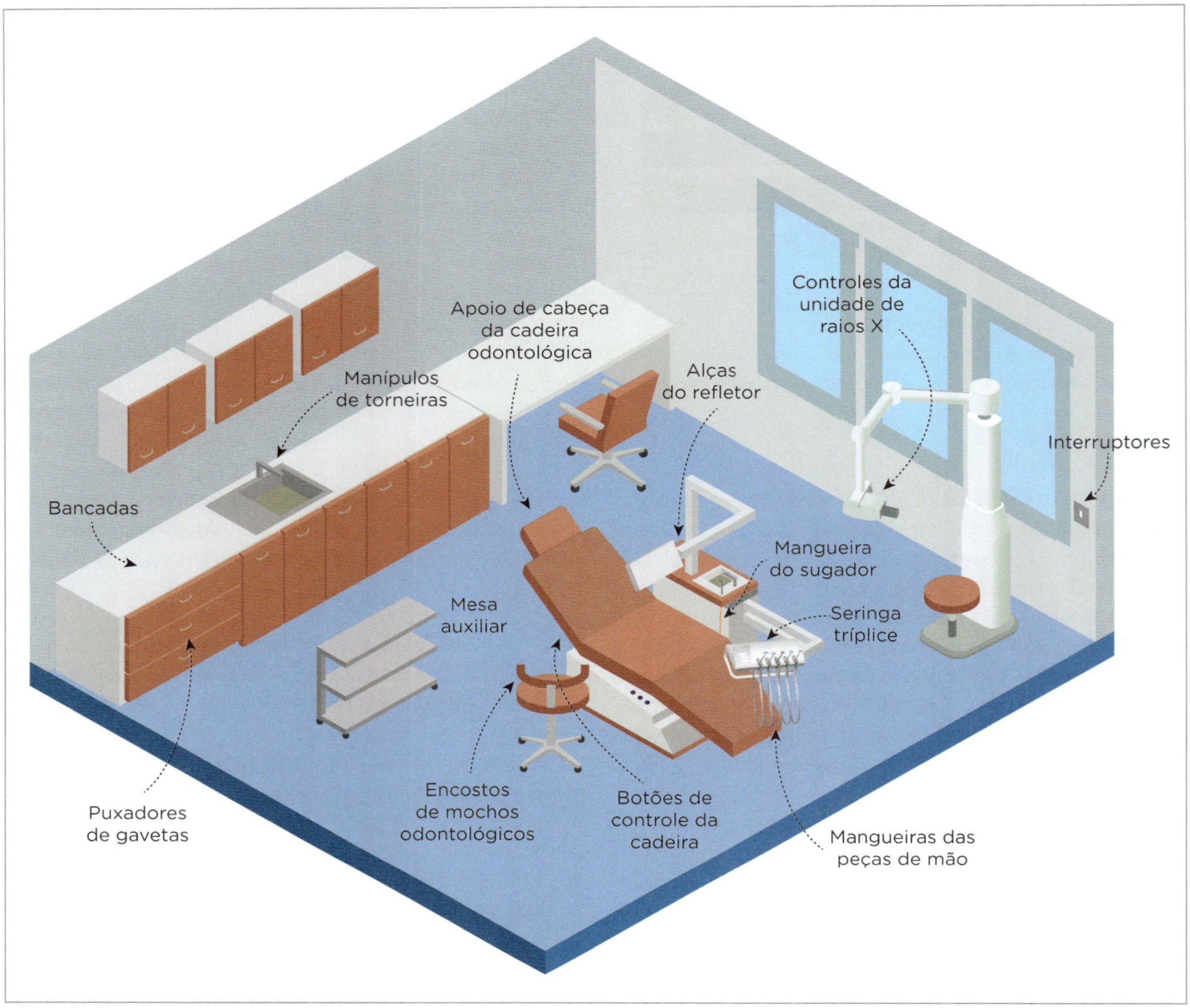

FIGURA 2 Superfícies clínicas de contato no ambiente odontológico.

TABELA 1 Características diferenciais entre limpeza, desinfecção e esterilização na prática odontológica

Método	O que é?	Destinado para...
Limpeza	Remoção de sujidades orgânicas e inorgânicas, com consequente redução da carga microbiana presente na superfície que está sendo limpa, utilizando-se água, detergentes, produtos e acessórios de limpeza, por meio de ação mecânica (manual ou automatizada), de forma a tornar a superfície preparada para desinfecção ou esterilização.	Objetos e superfícies
Desinfecção	Processo físico ou químico que destrói e/ou elimina a maioria dos microrganismos patogênicos de objetos inanimados e superfícies, com exceção de esporos bacteriano, podendo ser de baixo, intermediário ou alto nível.	Objetos e superfícies
Esterilização	Processo validado que utiliza agentes físicos, como o vapor saturado sob pressão, para destruir todas as formas de vida microbiana, inclusive os endósporos bacterianos.	Objetos inanimados

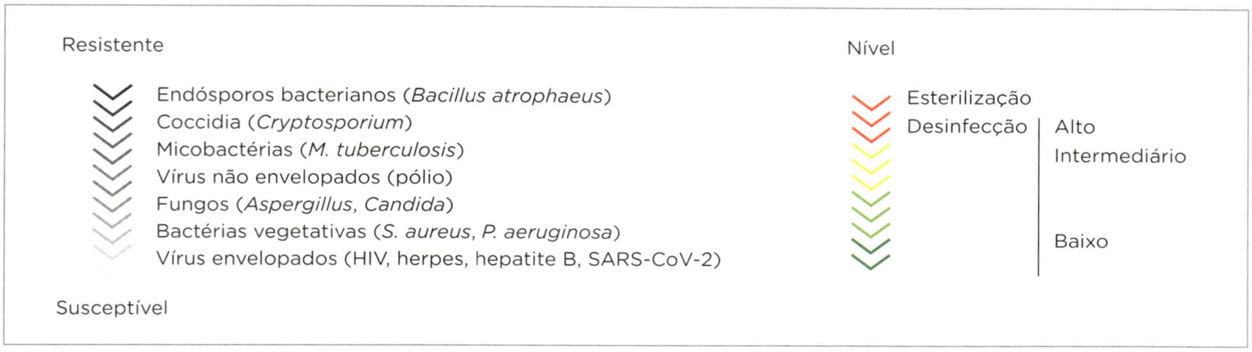

FIGURA 3 Resistência/susceptibilidade dos microrganismos à desinfecção e esterilização (com os níveis de desinfecção indicados).

Fonte: adaptado de Rutala e Weber, 2019.

Que produtos saneantes devem ser utilizados?

Para que a limpeza e a desinfecção ocorram de forma efetiva, é essencial que sejam escolhidos saneantes adequados, devidamente registrados junto à Agência Nacional de Vigilância Sanitária (ANVISA). Eles são produtos classificados como de "uso hospitalar", ou seja, são destinados ao uso profissional e com venda restrita para hospitais e estabelecimentos relacionados com atendimento à saúde.

Detergentes

Quando pensamos na limpeza de superfícies, os produtos saneantes indicados são os detergentes neutros (Figura 4). Os detergentes limpam por meio da redução da tensão superficial. O efeito de limpeza ocorre principalmente pela presença do surfactante na sua composição. O surfactante modifica as propriedades da água, que resulta na diminuição da tensão superficial, facilita a sua penetração nas superfícies, dispersa e emulsifica a sujidade. Convém ressaltar que detergentes enzimáticos não se destinam à limpeza de superfícies clínicas e/ou ambientais.

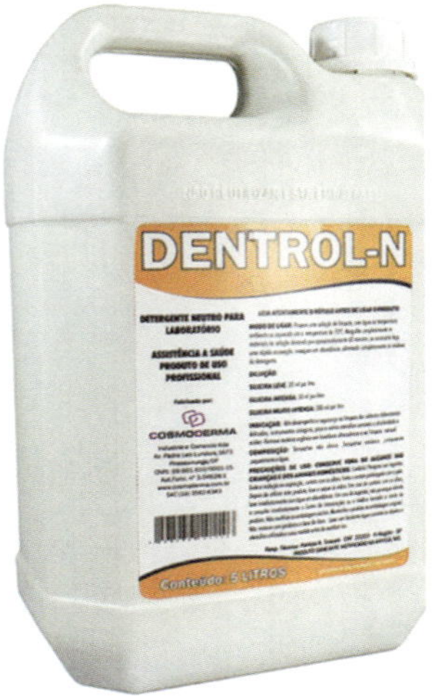

FIGURA 4 Detergente neutro para uso em serviços de saúde.

Fonte: imagem gentilmente cedida por Sispack Medical Ltda.

A limpeza prévia das superfícies é fundamental, uma vez que a matéria orgânica presente no sangue e na saliva isola os microrganismos, impedindo seu contato com o desinfetante. Além disso, podem promover a inativação dos princípios ativos do produto desinfetante. A limpeza deve ser seguida de enxague e secagem para garantir a eficácia dos agentes desinfetantes.

É importante destacar que o sabão comum, disponível para a população de uma forma geral, é um produto para lavagem e limpeza doméstica, formulado à base de sais alcalinos de ácidos graxos associados ou não a outros tensoativos, não sendo, portanto, indicado para a limpeza das superfícies dos ambientes odontológicos.

Desinfetantes

Os saneantes desinfetantes representam formulações que têm na sua composição substâncias microbicidas e apresentam efeito letal para microrganismos não esporulados. Considerando o espectro de ação, eles são classificados como de nível baixo, intermediário e alto. Para as superfícies clínicas de contato na odontologia, os produtos de nível intermediário e baixo podem oferecer segurança de uso para o controle de infecções. Na Tabela 2, é possível identificar as características dessas duas categorias, com exemplos de formulações.

Com a necessidade de otimização do processo de cuidado das superfícies, foram introduzidos no mercado produtos saneantes desinfetantes com propriedades de limpeza, que dispensam o uso de detergente e água previamente à desinfecção – técnica simplificada (Figura 5).

A literatura científica mostra que, para aplicar esses produtos com segurança em superfícies clínicas odontoló-

TABELA 2 Níveis de produtos saneantes desinfetantes indicados para a prática odontológica

Nível	Definição	Exemplo
Baixo	Produtos capazes de eliminar bactérias vegetativas, alguns fungos e alguns vírus; mas não inativam *M. tuberculosis* var. bovis, ou seja, não são tuberculinicidas	Compostos à base de quaternário de amônio
Intermediário	Produtos são capazes de eliminar bactérias vegetativas, a maioria dos fungos e a maioria dos vírus; inativando *Mycobacterium tuberculosis* var. bovis (tuberculicida)	Compostos à base de cloro, fenóis, iodóforos, peróxido de hidrogênio, compostos quaternários de amônio com álcool ou outros agentes associados, brometos e álcool (70-90%)

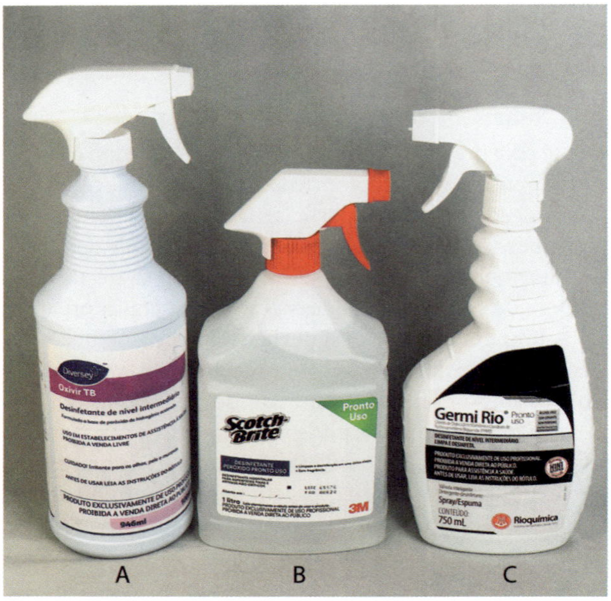

FIGURA 5 Produtos saneantes desinfetantes com propriedades de limpeza, indicados para realização da técnica de desinfecção simplificada (sem lavagem prévia com água e sabão), à base de peróxido de hidrogênio (A e B) e quaternário de amônio + associação com polihexanida - PHMB (C).

gicas, deve-se dar preferência ao uso de formulações com desinfetantes de nível intermediário. No Brasil, os produtos comercialmente disponíveis sem ação tuberculinicida (baixo nível) apresentarão em seu rótulo a identificação de "desinfetantes hospitalares para superfícies fixas e artigos não críticos". Desse modo, é necessário estar atento não apenas à regularização do produto junto à ANVISA, mas também à sua classificação.

De acordo com o CDC, os desinfetantes de baixo nível podem ser empregados em superfícies clínicas de contato, desde que o produto tenha um rótulo indicando a eficácia para eliminação do vírus da imunodeficiência humana (HIV) e o vírus da hepatite B (HBV).

Os desinfetantes elegíveis para uso na prática clínica odontológica são representados pela álcool, hipoclorito de sódio, peróxido de hidrogênio e quaternário de amônio + associações. A Tabela 3 sumariza as principais características dessas substâncias.

Lenços impregnados de desinfetantes: sim ou não?

Com o surgimento de produtos mais práticos e de uso simplificado, o mercado passou a disponibilizar uma nova

ATENÇÃO

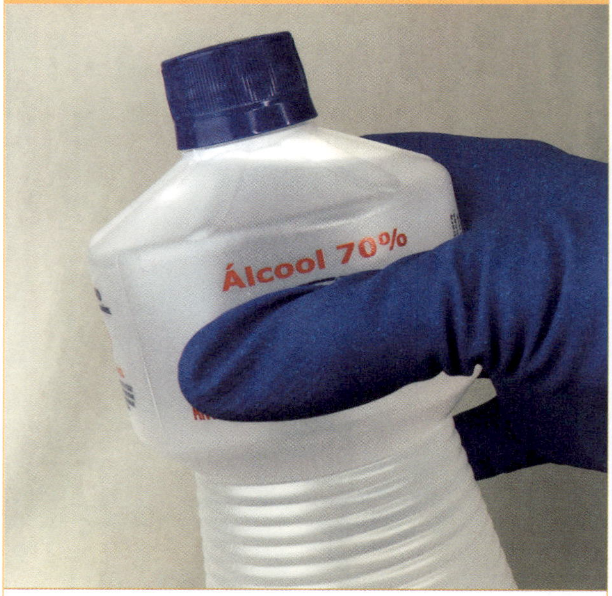

O álcool na concentração de 70-90% é um produto de uso bastante difundido na odontologia. Entretanto, deve-se destacar que não ele não deve ser utilizado pela técnica simplificada, pois a sua efetividade depende de limpeza prévia com água e sabão. Se ele for utilizado sem limpeza prévia, as superfícies permanecerão contaminadas, favorecendo a transmissão cruzada de microrganismos.

TABELA 3 Saneantes desinfetantes indicados para superfícies clínicas de contato na odontologia

Produto	Composição	Vantagens	Limitações
Álcool	Etílico ou isopropílico - 70%	Não é corrosivo, não provoca manchamento, não produz resíduos tóxicos e possui ação rápida.	Ação germicida afetada por matéria orgânica, lenta ação contra vírus não envelopados, não possui propriedades de limpeza, inflamável, causa danos a materiais de borracha/ plástico/acrílico, sofre rápida evaporação.
Compostos quaternário de amônio e associações	1.000 a 5.000 ppm	Não provoca manchamento e possui ação rápida.	Rápida evaporação, não é esporicida.
Hipoclorito de sódio	0,02 - 1%	Não é inflamável, possui baixo custo.	Ação germicida afetada por matéria orgânica, calor e luz, corrosivo para metais, instável, promove descoloração em tecidos, volátil, odor forte, pode provocar irritação (pele e olhos).
Peróxido de hidrogênio	0,5%	É seguro para profissionais de saúde, não provoca manchamento, não é inflamável e possui rápida ação.	Alto custo, incompatível com alguns materiais (latão, cobre, zinco, níquel /prata).

Fonte: adaptada de Brasil, 2012; Rutala e Weber, 2008.

forma de apresentação: os lenços umedecidos impregnados de desinfetantes (Figura 6).

O seu uso vem crescendo a cada dia, pois conferem praticidade no cotidiano clínico e já possuem uma quantidade específica capaz de promover o efeito desinfetante especificado no rótulo. O único cuidado a ser tomado pela equipe de saúde bucal é justamente quanto à leitura do rótulo do produto, uma vez que inúmeras formulações comercializadas na forma líquida como desinfetantes de nível intermediário, quando disponibilizados no formato de lenços (wipes) têm o seu poder de ação reduzido, sendo classificados como desinfetantes hospitalares para superfícies fixas e artigos não críticos.

Com a pandemia da Covid-19, lenços umedecidos impregnados de álcool etílico e isopropílico a 70% foram disponibilizados no mercado (embora esses produtos incorporem a praticidade do momento da aplicação na superfície, é importante lembrar que a matéria orgânica exerce interferência na ação do álcool, sendo necessária a limpeza prévia).

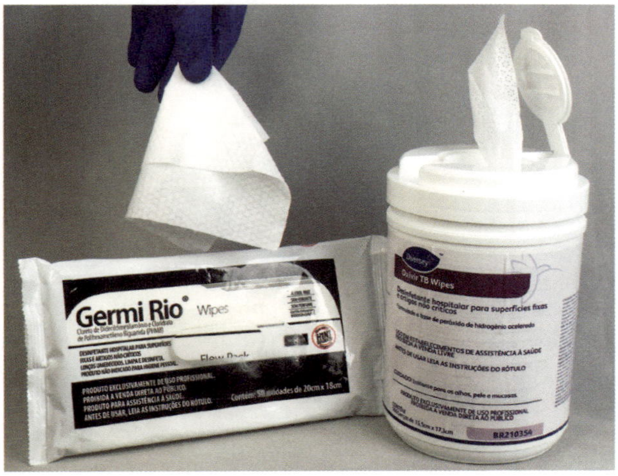

FIGURA 6 Saneantes com ação desinfetante na forma de apresentação de lenços impregnados (*wipes*).

Qual o passo a passo para realização da desinfecção precedida por limpeza?

A Figura 7 ilustra a sequência de procedimentos necessários para executar a técnica da desinfecção precedida por limpeza.

Qual o passo a passo para realização da desinfecção pela técnica simplificada?

A técnica de desinfecção simplificada consiste no emprego de agentes saneantes com propriedades de limpeza e desinfecção combinadas em um único produto. Nesse método, o desinfetante é empregado em um primeiro momento com o objetivo de promover uma limpeza, seguido de uma nova aplicação, que será a desinfecção propriamente dita (Figura 8). Ao utilizar essa técnica, é importante que, ao final dos atendimentos diários, realize-se limpeza com água e detergente neutro, enxágue e secagem das superfícies. Essas manobras terão a finalidade de remover o acúmulo de resíduos químicos dos produtos desinfetantes sobre as superfícies, garantindo uma maior segurança para as próximas descontaminações, além de aumentar a vida útil dos equipamentos.

BARREIRAS

A utilização de barreiras nas superfícies clínicas de contato é uma manobra recomendada pelo CDC com o

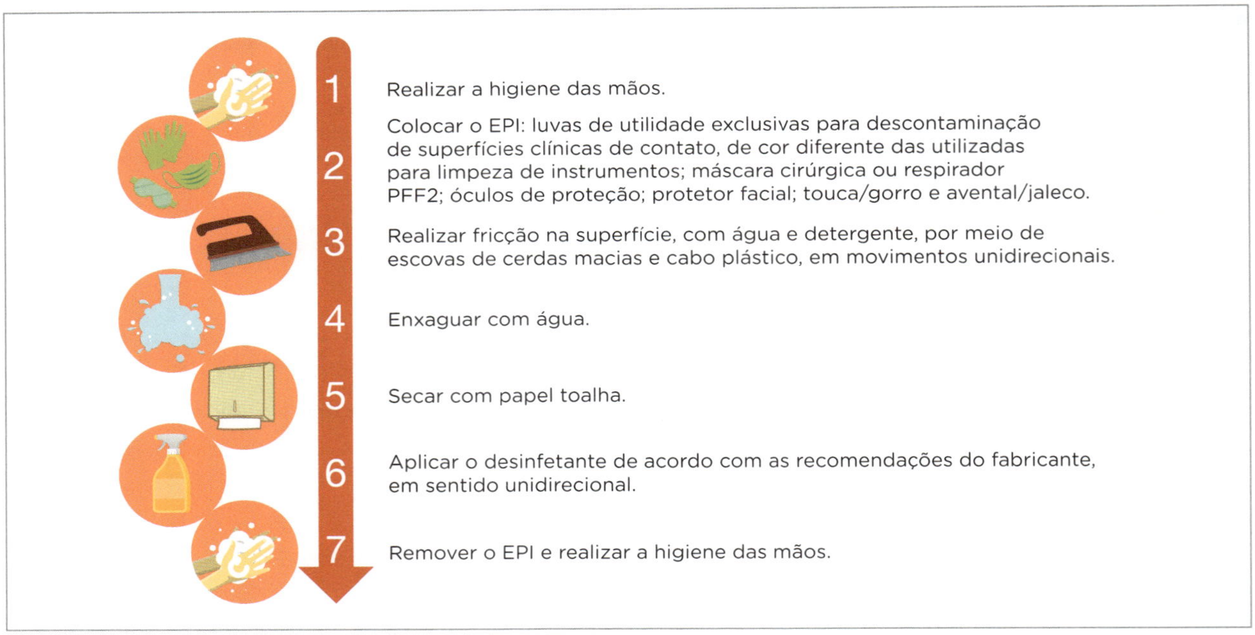

FIGURA 7 Técnica da desinfecção precedida de limpeza – sequência de procedimentos.
Fonte: adaptada de Brasil, 2012.

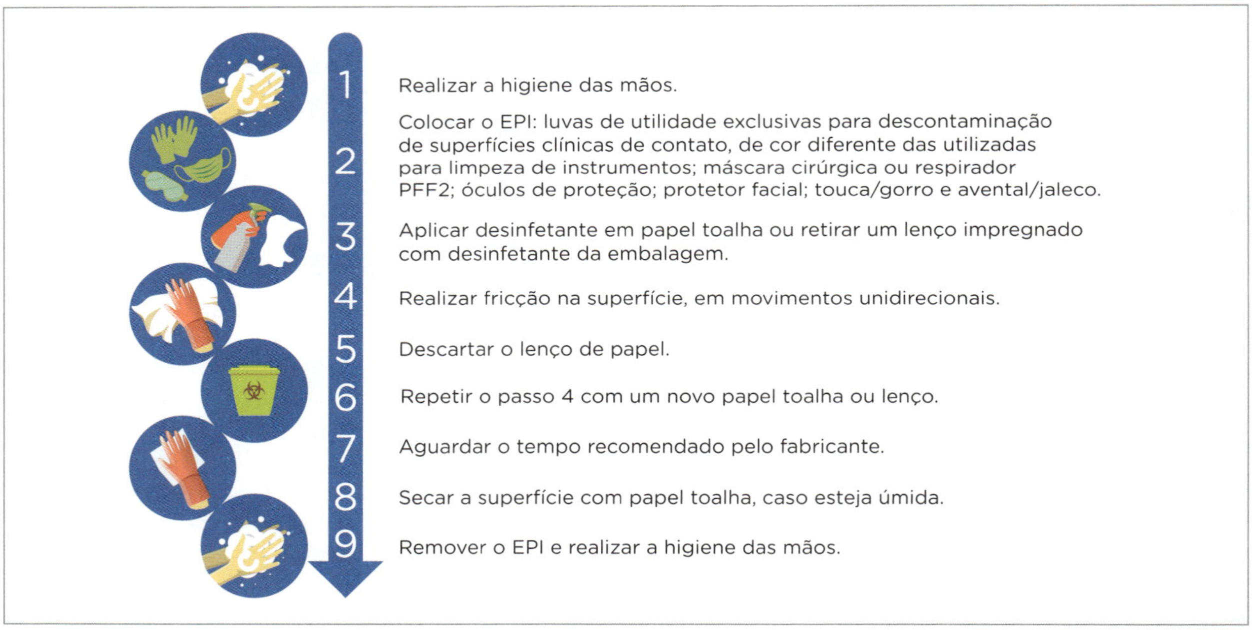

FIGURA 8 Técnica da desinfecção simplificada – sequência de procedimentos.

objetivo de evitar a contaminação das áreas cobertas. Essas coberturas estão especialmente indicadas para as regiões de difícil limpeza e desinfecção, como aparelhos que possuem botões ou muitas reentrâncias.

A barreiras podem ser constituídas por plástico transparente, sacos, tubos ou outros materiais impermeáveis à umidade (Figura 9). Quando for necessário cobrir superfícies planas do consultório, podem ser utilizados os babadores para pacientes ou folhas de plástico autoadesivas.

Previamente à colocação das barreiras protetoras nas superfícies, é necessário adotar as medidas de limpeza e/ou desinfecção, descritas anteriormente. E, após o atendimento clínico, as barreiras se tornam contaminadas pelo toque das luvas da equipe de saúde bucal, e também deposição

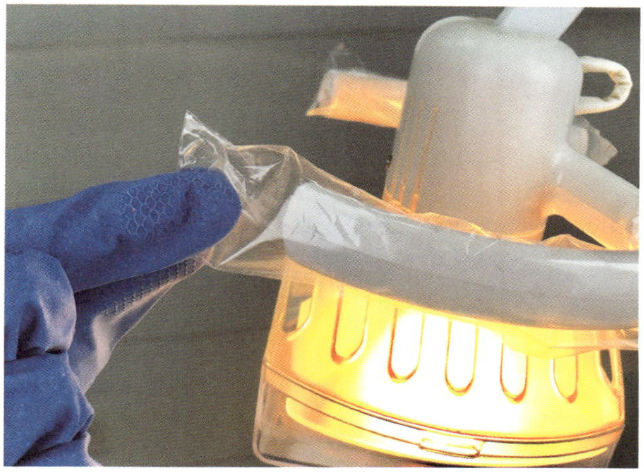

FIGURA 9 Barreiras plásticas para proteção das superfícies clínicas de contato.

de bioaerossóis gerados durante a realização dos procedimentos. Assim, essas coberturas devem ser removidas e descartadas entre pacientes, devendo o profissional estar devidamente paramentado (luvas, máscara, óculos de proteção, protetor facial e avental). Além disso, as barreiras não devem ser submetidas à ação de substâncias desinfetantes, um vez que essa prática favorecerá o acúmulo de sujidades e, consequentemente, de microrganismos, possibilitando a contaminação cruzada (ver Curtindo a Biossegurança).

Após a remoção das barreiras, deve-se proceder a inspeção das superfícies, para verificar a presença de sujidades. Barreiras com perda de integridade ou identificação de sujidade visível na superfície apontam para uma necessidade de descontaminação (utilizar um dos protocolos descritos anteriormente) previamente à colocação de novas barreiras.

Em procedimentos cirúrgicos, o uso das barreiras sobre as superfícies clínicas de contato é essencial. Nesse caso, as barreiras devem ser esterilizadas (tecido não tecido – descartável), sendo aplicadas com os cuidados assépticos inerentes ao preparo pré-operatório do ambiente (Figura 10).

COMO SER SUSTENTÁVEL DURANTE O CUIDADO DAS SUPERFÍCIES?

A adoção de protocolos sustentáveis é uma realidade cada vez mais presente na nossa vida cotidiana e também na prática odontológica. Atualmente, dispomos de substâncias saneantes desinfetantes que produzem resíduos menos prejudiciais ao meio ambiente e também requerem

CURTINDO A BIOSSEGURANÇA

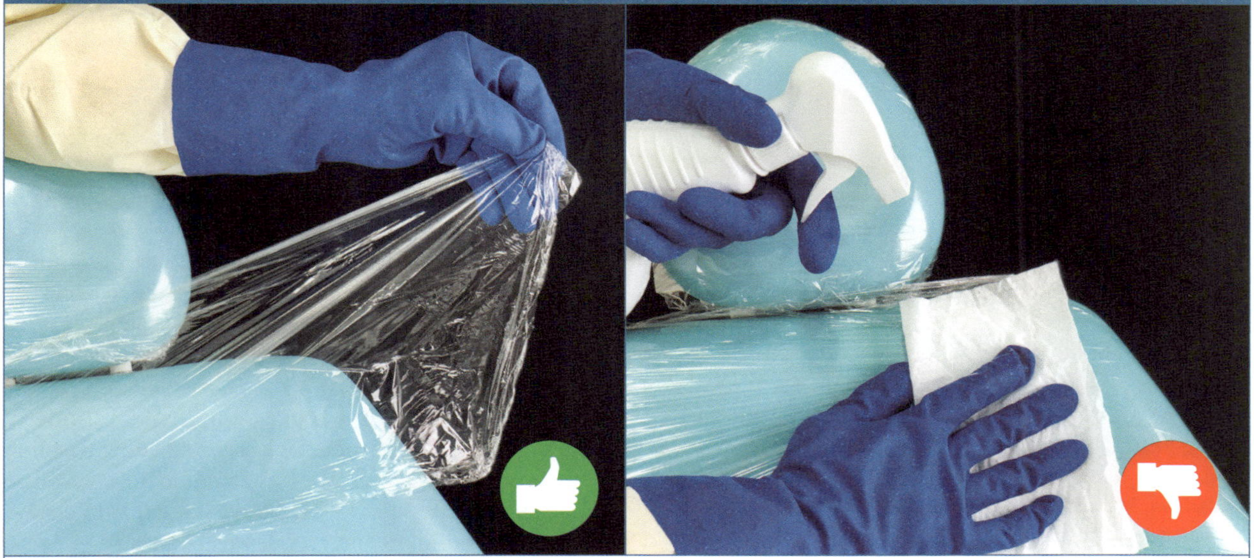

Utilizar as barreiras plásticas uma única vez e descartá-las após o atendimento é uma prática mínima e essencial para gerar *like*. Entretanto, em muitos serviços de saúde bucal, uma rotina de risco é observada: desinfecção das barreiras entre pacientes. Embora haja a intenção de descontaminação quando se utiliza o desinfetante nas barreiras, a atuação de produtos químicos sobre as superfícies plásticas poderá gerar porosidade no material, causando maior retenção de matéria orgânica e possibilidade de formação de biofilme. Desse modo, representa erro grave e não deve ser executado.

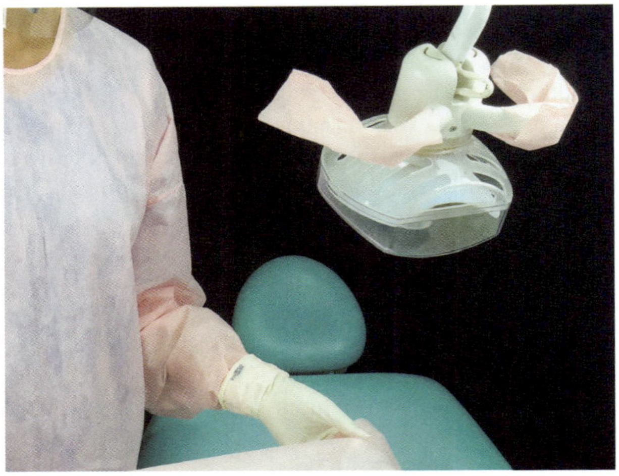

FIGURA 10 Barreiras esterilizadas aplicadas com cuidado asséptico – luvas cirúrgicas.

menor consumo de recursos naturais. Um exemplo disso são os produtos com ação de limpeza e desinfecção combinadas que, por não necessitarem de limpeza, geram menor consumo de água, papel e detergente. Adicionalmente, ao usar essas formulações, podemos eliminar ou reduzir o quantitativo de barreiras protetoras plásticas, produzindo assim, menor volume de resíduos sólidos no cotidiano clínico odontológico.

PARA REFLETIR

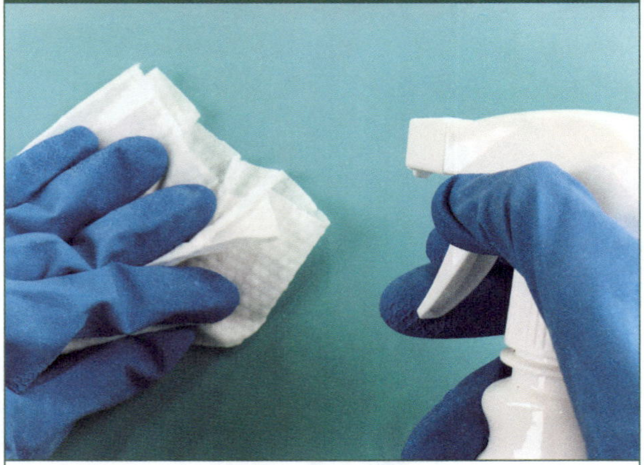

Os produtos com ação de limpeza e desinfecção combinadas, por não necessitarem de limpeza, geram menor consumo de água, papel e detergente. Adicionalmente, ao usar essas formulações, podemos eliminar ou reduzir o quantitativo de barreiras protetoras plásticas, produzindo assim, menor volume de resíduos sólidos no cotidiano clínico odontológico.

QUAL O MOMENTO IDEAL PARA TRATAMENTO DAS SUPERFÍCIES PÓS-ATENDIMENTO CLÍNICO?

Os bioaerossóis produzidos durante a consulta odontológica podem permanecer no ar, sendo depositados sobre as regiões periféricas à cadeira mesmo após a saída do paciente. Desse modo, determinar o momento ideal para realização da limpeza e desinfecção das superfícies entre atendimentos clínicos mostra-se como um desafio. Particularmente com a pandemia da Covid-19, doença cujo microrganismo pode ser transmitido por meio das partículas suspensas no ar, a definição desse momento ganhou destaque.

Para determinação deste tempo, uma série de fatores devem ser considerados: tipo de procedimento realizado; sistema de refrigeração/ ventilação do ambiente; tipo de sucção adotada; realização bochechos pré-procedimento; uso de isolamento absoluto do campo operatório; instalação de sucção extra-oral de alta potência; presença de equipamentos para tratamento do ar com filtros HEPA ou radiação com luz UVC. Assim, as condições locais de cada serviço de saúde bucal deverão ser analisadas a fim de se estabelecer um tempo seguro. Para auxiliar nessa tarefa, o suporte de uma equipe de engenharia clínica é fundamental, além da consulta às resoluções sanitárias vigentes, no sentido de basear as ações nas evidências relacionadas às peculiaridades de cada microrganismo, quando se tratar de situações epidêmicas específicas.

O QUE FAZER COM SUPERFÍCIES INACESSÍVEIS, COMO AS TUBULAÇÕES DO SUGADOR?

As superfícies internas das tubulações do sugador e da cuspideira representam áreas inacessíveis aos métodos de limpeza e desinfecção descritos até o momento. A grande problemática associada a essas regiões é a possibilidade de entupimento, refluxo e contaminação de pacientes e equipe de saúde bucal. Para minimizar essas ocorrências e garantir um atendimento seguro, algumas recomendações devem ser seguidas:

- Reduzir o uso e, se possível, eliminar a cuspideira da unidade de trabalho, pois é um local de bastante contaminação que pode ser substituído pelos sistemas de sucção. Nesse caso, caso o paciente queira cuspir, poderá fazê-lo em um recipiente descartável que será submetido à imediata sucção pela equipe auxiliar. Essa manobra, elimina a necessidade de cuspideira, além de reduzir a formação de gotículas e respingos, decorrente do ato de cuspir executado pelos pacientes.
- Realizar a sucção com agente de limpeza (detergente neutro), por um minuto, após cada paciente, por meio dos sugadores acoplados à cadeira.

- Proceder a sucção de agente desinfetante, compatível com as superfícies do equipamento, por 1 minuto, após cada paciente. É importante consultar o fabricante sobre os possíveis saneantes compatíveis com o equipamento.
- Limpar e desinfetar o filtro do sugador, ao final do dia, sempre averiguando a necessidade de troca, quando necessário.

Uma informação importante a ser destacada é que os pacientes não devem ser instruídos a fechar os lábios com força ao redor do sugador, uma vez que esta manobra pode culminar em refluxo dos conteúdos existentes na tubulação do sugador.

COMO LIDAR COM AS SUPERFÍCIES AMBIENTAIS NA PRÁTICA ODONTOLÓGICA?

Paredes, piso e teto representam as superfícies ambientais dos serviços de saúde com menor contaminação, sendo a sua frequência de limpeza realizada após o turno de trabalho a depender do volume de atendimentos e circulação de pessoas no serviço. A descontaminação dessas áreas é basicamente executada por meio de dois métodos: técnica de dois baldes e técnica com uso de MOP, que são dispositivos formados por cabo, armação ou haste ou suporte e luva ou refil (Figura 11).

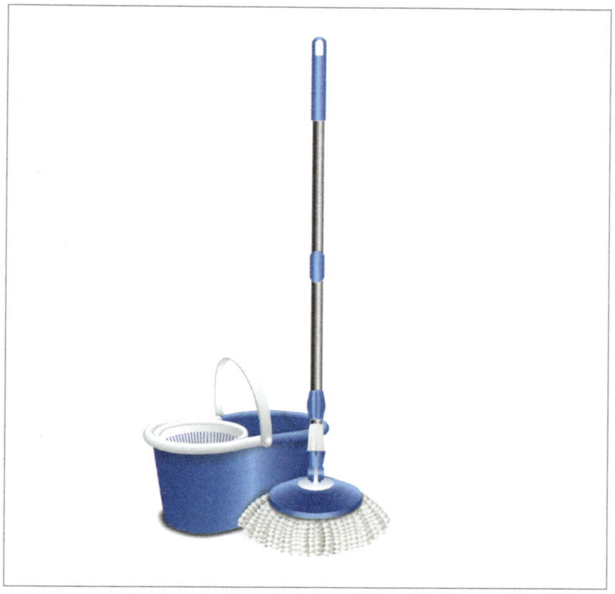

FIGURA 11 MOP para realização de limpeza e desinfecção das superfícies ambientais.

Técnica de dois baldes

Consiste na limpeza com a utilização de panos de limpeza de piso e rodo, envolvendo os seguintes passos: realizar varredura úmida, ensaboar, enxaguar e secar (Tabela 4).

TABELA 4 Passos para realização da limpeza pela técnica de dois baldes

Passo	Objetivo	Técnica
Varredura úmida	Remover o pó e possíveis detritos soltos no chão, fazendo uso de pano úmido e rodo.	Os resíduos não podem ser levados até a porta de entrada, devendo ser recolhidos do ambiente com o auxílio de pá. Os dois baldes conterão apenas água.
Ensaboar	Remover toda a sujidade.	Fricção com sabão ou detergente sobre a superfície. Um dos baldes conterá água e outro, sabão ou detergente.
Enxaguar e secar	Remover o sabão ou o detergente.	Os dois baldes conterão apenas água.

Fonte: adaptada de Brasil, 2012.

QUIZ BIOSSEGURO

1. Qual das alternativas abaixo cita apenas superfícies clínicas de contato no ambiente odontológico?
   A. Alça do refletor, bancadas, equipo.
   B. Sugador, seringa tríplice, parede.
   C. Piso, parede, bancada.
   D. Interruptores, bancada, teto.

2. Que produto deve ser usado para realizar a limpeza com enxágue em superfícies odontológicas?
   A. Detergente enzimático.
   B. Sabão comum.
   C. Sabonete neutro.
   D. Detergente neutro.

3. Que categoria de produtos saneantes desinfetantes devem ser preferencialmente usados para o tratamento de superfícies clínicas de contato na odontologia?
   A. Desinfetante de alto nível.
   B. Desinfetante hospitalar para superfícies fixas e artigos não críticos.
   C. Desinfetante de nível intermediário.
   D. Desinfetante não tuberculinicida.

4. Assinale a alternativa correta quanto ao uso do álcool 70%:
   A. É um desinfetante de alto nível.
   B. Possui ação germicida na presença de matéria orgânica.
   C. Requer a realização de limpeza prévia.
   D. É compatível para uso em borracha, acrílico e plástico, sem danificar as superfícies.

5. Marque a alternativa que traz uma vantagem para o udo de desinfetantes que empregam técnica simplificada nas superfícies clínicas de contato?
   A. Lenços umedecidos impregnados de álcool etílico e isopropílico a 70% podem ser empregados na técnica simplificada.
   B. Devem ser aplicados em dois momentos, um para limpeza e outro para a desinfecção propriamente dita.
   C. Requerem a realização de limpeza prévia.
   D. O hipoclorito de sódio é o representante mais frequentemente usado na técnica simplificada.

JOGANDO LIMPO

Encontre no caça-palavras os termos que correspondem aos espaços em branco da sequência de ações para realização da desinfecção pela técnica simplificada com lenço impregnado de desinfetante.

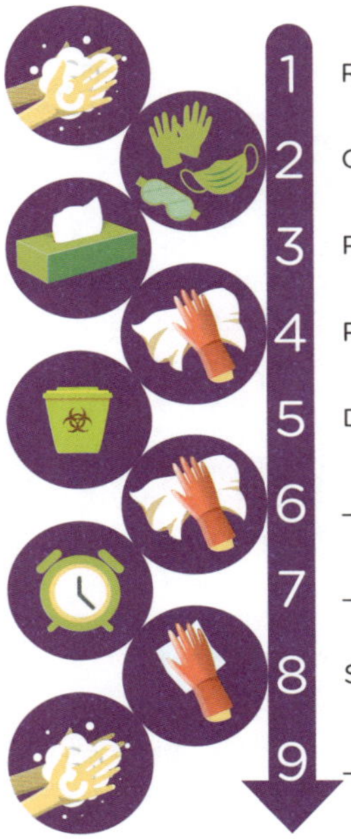

1. Realizar a ______________________.
2. Colocar ______________________.
3. Retirar o ______________________ da embalagem.
4. Realizar ______________________ em movimentos unidirecionais.
5. Descartar o ______________________.
6. ______________________ o passo 4.
7. ______________________ o tempo recomendado pelo fabricante.
8. Secar a superfície com ______________________, caso esteja úmida.
9. ______________________ EPI e realizar a higiene das mãos.

S	R	G	R	L	V	R	B	L	O	T	M	R	O	C	F	T	T	I	D	P	E
L	T	E	H	I	G	I	E	N	E	D	A	S	M	Ã	O	S	E	L	D	E	C
U	A	G	P	N	M	I	T	E	O	T	H	E	S	Y	A	A	N	S	N	S	W
H	H	I	E	E	N	E	E	E	T	P	A	P	E	L	T	O	A	L	H	A	I
S	K	T	L	L	T	O	P	T	M	O	U	D	S	F	D	E	H	S	M	E	I
A	I	N	T	A	P	I	L	A	D	R	A	E	N	R	D	E	M	C	A	N	A
F	H	K	N	E	R	B	R	T	G	W	I	C	R	I	G	S	I	N	I	H	K
N	C	I	E	I	I	C	T	T	M	U	D	W	N	C	Y	N	S	I	N	H	S
F	I	T	N	H	A	T	H	E	D	O	A	L	S	Ç	H	H	C	D	E	O	F
U	M	L	I	U	N	R	E	T	I	R	A	R	O	Ã	E	L	O	T	A	A	R
L	L	E	N	Ç	O	U	M	E	D	E	C	I	D	O	E	M	R	T	A	R	S
T	V	A	Y	S	P	G	D	Y	W	W	A	A	O	A	K	T	C	D	U	N	A
B	T	D	B	S	D	Q	B	E	N	T	G	E	S	H	R	T	E	E	G	T	L
N	O	I	L	D	D	C	H	Y	H	L	I	R	W	H	N	U	B	O	E	E	Y
H	T	A	N	N	H	U	L	N	T	D	E	S	C	A	R	T	A	R	R	E	W
T	S	H	J	E	B	D	Y	S	N	E	P	N	S	E	N	I	H	R	U	U	E

BIBLIOGRAFIA

1. Bonten MJ, Hayden MJ, Nathan C, van Voorhis J, Matushek M, Slaughter S, et al. Epidemiology of colonisation of patients and environment with vancomycin-resistant enterococci. Lancet. 1996;348(9042):1615-9.
2. Boyce JM, Potter-Bynoe G, Chenevert C, King T. Environmental contamination due to methicillin-resistant Staphylococcus aureus: possible infection control implications. Infect Control Hosp Epidemiol. 1997;18(9):622-7.
3. Brasil. Agência Nacional de Vigilância Sanitária. Resolução RDC n. 14, de 28 de fevereiro de 2007. Aprova o Regulamento Técnico para Produtos Saneantes com Ação Antimicrobiana harmonizado no âmbito do Mercosul através da Resolução GMC n. 50/06, que consta em anexo à presente Resolução. Diário Oficial da União da República Federativa do Brasil. Brasília: Ministério da Saúde; 2007.
4. Brasil. Agência Nacional de Vigilância Sanitária. Resolução RDC n. 15, de 15 de março de 2012. Dispõe sobre requisitos de boas práticas para o processamento de produtos para saúde e dá outras providências. Diário Oficial da União da República Federativa do Brasil. Brasília: Ministério da Saúde; 2012.
5. Brasil. Agência Nacional de Vigilância Sanitária. Resolução RDC n. 35, de 16 de agosto de 2010. Internaliza a Resolução GMC MERCOSUL n. 19/2010 e revoga a Portaria 15, de 23 de agosto de 1988. Diário Oficial da União da República Federativa do Brasil. Brasília: Ministério da Saúde; 2010.
6. Brasil. Agência Nacional de Vigilância Sanitária. Segurança do paciente em serviços de saúde: limpeza e desinfecção de superfícies. Brasília: Ministério da Saúde; 2012.
7. Danforth D, Nicolle LE, Hume K, Alfieri N, Sims H. Nosocomial infections on nursing units with floors cleaned with a disinfectant compared with detergent. J Hosp Infect. 1987;10:229-35.
8. Associação Brasileira de Enfermeiros de Centro Cirúrgico, Recuperação Anestésica e Centro de Material e Esterelização (SOBECC). Diretrizes de práticas em enfermagem cirúrgica e processamento de produtos para saúde. 7 ed. Barueri: Manole; 2017.
9. Favero MS, Bond WW. Chemical disinfection od medical and surgical materials. In: Block SS. Disinfection, sterilization, and preservation. 5 ed. Philadelphia: Lippincott Williams & Wilkins; 2001. p. 881-917.
10. Foliente RL, Kovacs BJ, Aprecio RM, Bains HJ, Kettering JD, Chen YK. Efficacy of high-level disinfectants for reprocessing gastrointestinal endoscopes in simulated-use testing. Gastrointest Endosc. 2001;53(4):456-62.
11. Kohn WG, Collins AS, Cleveland JL, Harte JA, Eklund KJ, Malvitz DM, et al. Guidelines for infection control in dental health-care settings 2003. MMWR Recomm Rep. 2003;52:1-61.
12. Kovacs BJ, Chen YK, Kettering JD, Aprecio RM, Roy I. High-level disinfection of gastrointestinal endoscopes: are current guidelines adequate? Am J Gastroenterol. 1999;94(6):1546-50.
13. Maki DG, Alvarado CJ, Hassemer CA, Zilz MA. Relation of the inanimate hospital environment to endemic nosocomial infection. N Engl J Med. 1982;307:1562-6.
14. Miller CH. Controle de infecção e gerenciamento de produtos perigosos para a equipe de saúde bucal. 6 ed. Rio de Janeiro: Elsevier; 2018.
15. Molinari JA, Harte JA. Cottone's practical infection control in dentistry. 3 ed. Baltimore: Lippincott Williams & Wilkins; 2010.
16. Muto CA, Jernigan JA, Ostrowsky BE, Richet HM, Jarvis WR, Boyce JM, et al. SHEA guideline for preventing nosocomial transmission of multidrug-resistant strains of Staphylococcus aureus and Enterococcus. Infect Control Hosp Epidemiol. 2003;24(5):362-86.
17. Russell AD. Bacterial resistance to disinfectants: present knowledge and future problems. J Hosp Infect. 1998;43:S57-68.
18. Rutala WA, Weber DJ. Disinfection, sterilization, and antisepsis: An overview. Am J Infect Control. 2019;47S:A3-A9.
19. Rutala WA, Weber DJ. Healthcare infection control practices advisory committee. Guideline for disinfection and sterilization in healthcare facilities. Atlanta: CDC; 2008. 163 p.
20. Rutala WA, Weber DJ. Sterilization, high-level disinfection, and environmental cleaning. Infect Dis Clin N Am. 2011;25(1):45-76.
21. São Paulo. Secretária de Saúde. Resolução SS 27, de 28 de fevereiro de 2007. Aprova norma técnica que institui medidas de controle sobre o uso do glutaraldeído nos estabelecimentos assistenciais de saúde. São Paulo: Secretaria de Saúde; 2007.
22. Souza FB, Silva ARS, Torres GRS, Braga LA, Santos GRP, Silva LN, et al. Infection control practices in dental healthcare settings for the corona virus disease 2019 (Covid-19) pandemic. J Dent Health Oral Disord Ther. 2020;11(4):102-6.
23. Weber DJ, Rutala WA. Role of environmental contamination in the transmission of vancomycin-resistant enterococci. Infect Control Hosp Epidemiol. 1997;18(5):306-9.
24. World Health Organization. Cleaning and disinfection of environmental surfaces in the context of Covid-19. Genebra: WHO; 2020.

8

ÁGUA NA PRÁTICA ODONTOLÓGICA: DESAFIOS PARA UM AMBIENTE BIOLOGICAMENTE SEGURO

Evandro Watanabe
Rachel Maciel Monteiro
Fábio Barbosa de Souza

OBJETIVOS DE APRENDIZAGEM
O QUE VOCÊ VAI APRENDER NESTE CAPÍTULO:

1. Determinar os parâmetros de qualidade para a água utilizada na odontologia.
2. Identificar os principais microrganismos relacionados à contaminação da água na prática odontológica.
3. Determinar a água mais adequada para uso na odontologia.
4. Conhecer as condutas seguras para o manejo da água no ambiente odontológico.

QUAL A IMPORTÂNCIA DA ÁGUA NO TRATAMENTO ODONTOLÓGICO?

A água na odontologia é fundamental para uma série de procedimentos relacionados ao tratamento odontológico, como a higienização das mãos, lavagem e esterilização de instrumental. Com a evolução do equipo odontológico ao longo da história da odontologia, o equipamento giratório de alta velocidade exigiu um resfriamento por água para que não ocorresse injúrias térmicas aos tecidos bucais e ao próprio equipamento. Esse problema foi contornado com a instalação de uma mangueira/tubulação longa, fina e flexível para canalização de água e ar de alta rotação e às seringas tríplices (Figura 1). Os profissionais não imaginavam que essas linhas d'água longas e delgadas poderiam abrigar um abundante número de microrganismos provenientes da água, mesmo com a instituição de princípios básicos de assepsia.

QUALIDADE DA ÁGUA: QUE PADRÃO SEGUIR?

A qualidade da água empregada para o uso na odontologia deve seguir os padrões estabelecidos pelo Ministério da Saúde, Portaria n. 2.914, de 12 de dezembro de 2011, que "Dispõe sobre os procedimentos de controle e de vigilância da qualidade da água para consumo humano e seu padrão de potabilidade". No que concerne a qualidade microbiológica da água, a recomendação é que o limite máximo de bactérias heterotróficas aeróbias totais de 500 UFC/mL de água seja mantido. Ainda, a observância do parâmetro de ausência de *Escherichia coli* em 100 mL de água deve ser atendido. Esse padrão de qualidade microbiológica da água está em concordância com a *Environmental Protection Agency* (EPA) dos Estados Unidos da América.

Quanto à água de equipos odontológicos, segundo a *American Dental Association* (ADA) e as diretrizes do *Centers*

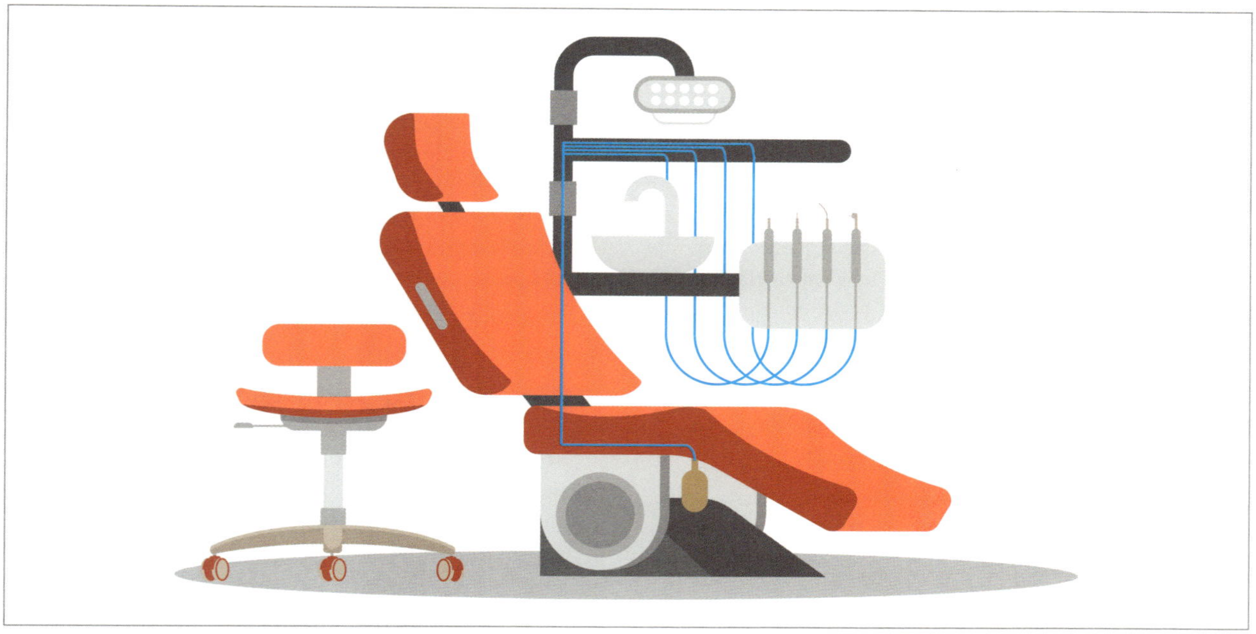

FIGURA 1 Caminho percorrido pela água, desde o reservatório até a saída das pontas ativas, pelas tubulações do equipamento odontológico (linhas d'água).

for Disease Control and Prevention (CDC), a recomendação é que a água não apresente contaminação por bactérias heterotróficas aeróbias totais acima de 200 UFC/mL.

QUAIS MICRORGANISMOS PODEM SER TRANSMITIDOS POR MEIO DA ÁGUA NA ODONTOLOGIA?

A água na odontologia pode ser fonte de transmissão/propagação de uma microbiota diversa, proveniente tanto de seres humanos, quanto da própria água. A literatura científica tem reportado contaminação preocupante, principalmente da água de equipos odontológicos, por bactérias, fungos e parasitas (Quadro 1).

Embora a microbiota bucal humana (*Fusobacterium*, *Lactobacillus*, *Streptococcus*) seja encontrada na água de equipo odontológico, a grande maioria dos microrganismos são provenientes da própria água. Então, a microbiota de maior relevância na odontologia é de espécies de *Pseudomonas*, *Legionella* e *Mycobacterium*, considerados patógenos oportunistas.

QUADRO 1 Microrganismos capazes de contaminar os reservatórios, as linhas d´água e a água dos equipos odontológicos

Bactérias	Fungos	Parasitas
Coliformes totais *Escherichia coli* Estreptococos β-hemolíticos *Klebsiella* *Serratia marcescens* *Legionella* *Mycobacterium* *Pseudomonas* *Staphylococcus*	*Aspergillus* *Candida* *Cladosporium* *Penicillium*	*Acanthamoeba* *Vermamoeba*

Dentro do gênero *Pseudomonas* destaca-se a espécie *Pseudomonas aeruginosa*, que são bastonetes Gram-negativos não fermentadores de glicose mais frequentemente isolados clinicamente. São considerados microrganismos ubiquitários, uma vez que são encontrados no solo, na água, nos vegetais, nos animais, nos alimentos e em ambientes hospitalares. Raramente causam infecção em um paciente imunocompetente, porém em indivíduos imunocomprometidos são os principais agentes etiológicos. São considerados um dos patógenos oportunistas mais importantes relacionados à infecção hospitalar. Sua importância clínica está baseada na difícil erradicação da infecção e contínuos fracassos terapêuticos, devido à sua ampla expressão de fatores de virulência, bem como resistência aos antimicrobianos.

Legionella são bactérias aeróbias Gram-negativas oportunistas na forma de bastonetes polimórficos. Ainda, são nutricionalmente exigentes, não crescendo em meios de cultura tradicionais. Em fevereiro de 2011, uma mulher de 82 anos de idade foi internada em uma unidade de terapia intensiva com febre e dificuldade respiratória. A radiografia de tórax mostrou várias áreas do pulmão afetadas pela infecção, e agente etiológico diagnosticado como *Legionella pneumophila*. Infelizmente a paciente desenvolveu um choque séptico fulminante e irreversível e morreu dois dias mais tarde. Uma investigação minuciosa foi instaurada e esse foi o primeiro relato confirmado de legionelose ou febre de Pontiac relacionada à água e linha d'água de equipo odontológico como fonte/causa de infecção.

Micobactérias não tuberculosas – MNT (*Mycobacterium abscessos, Mycobacterium chelonae, Mycobacterium fortuitum, Mycobacterium mucogenicum* e *Mycobacterium peregrinum*) são bactérias ubíquas, isoladas do solo e da água, apresentam forma de bastonete curto, fracamente Gram-positivas, aeróbias estritas, não esporuladas, não apresentam flagelos, cápsula, bem como não produzem toxinas. Além disso, MNT foram descritas na água de equipos odontológicos e/ou em infecções odontogênicas.

QUAIS CARACTERÍSTICAS DOS EQUIPOS ODONTOLÓGICOS FAVORECEM A CONTAMINAÇÃO MICROBIANA DA ÁGUA?

Os microrganismos apresentam crescimento favorável tanto nos reservatórios como nas linhas d'água de equipos odontológicos em decorrência da estagnação ou ausência de fluxo da água nesses locais durante longos períodos (Figura 2). Ademais, o *design* do sistema de distribuição de água é considerado um ambiente favorável para o crescimento do biofilme, uma vez que as linhas d'água ou mangueiras longas e estreitas dos equipos odontológicos podem permanecer na maioria das vezes preenchidas com água.

Outro facilitador da contaminação microbiana é a falha das válvulas antirrefluxo dos equipos odontológicos, que pode ocasionar a contaminação do sistema de água dos equipos odontológicos por microbiota e fluidos orgânicos bucais provenientes de pacientes. Essa contaminação tem sido atribuída ao fenômeno do refluxo, que consiste em uma pressão negativa criada na peça de mão, fazendo com que material biológico do paciente possa fluir de volta para o aparelho. Equipamentos mais recentes têm sido desenvolvidos com dispositivos antirrefluxo, cujos resultados têm mostrado uma redução dessa contaminação, sem, no entanto, eliminar completamente a presença de contaminantes no interior das turbinas.

BIOFILME LINHA D'ÁGUA: O QUE É? POR QUE CONHECÊ-LO?

Biofilme linha d'água é uma comunidade/consórcio/cadeia alimentar de microrganismos aderidos na superfície sólida de linhas d'água ou mangueiras de equipos odontológicos. Os microrganismos permanecem embutidos e protegidos em matriz de substâncias poliméricas extracelulares (açúcares, proteínas e ácidos nucleicos), em ambiente que contém líquidos, sendo altamente resistente aos agentes antimicrobianos.

É importante conhecê-lo, pois o biofilme linha d'água é a principal causa de "amplificação" e propagação da contaminação microbiana da água de equipos no ambiente odontológico. Uma vez formado, o biofilme protege os organismos e serve como um reservatório que altera significativamente o número de microrganismos flutuantes livres na água que sai das mangueiras. Os microrganismos sobre as superfícies são continuamente liberados do

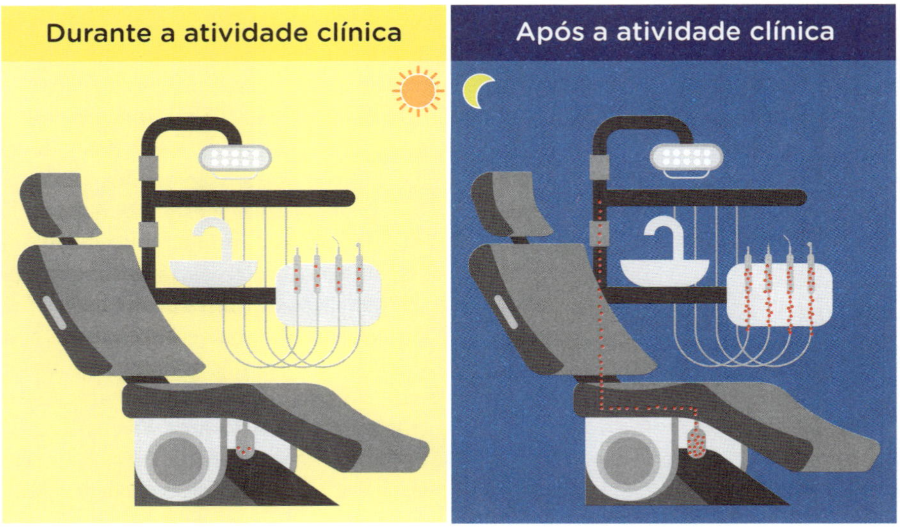

FIGURA 2 Representação esquemática da problemática da estagnação ou ausência de fluxo da água nos equipamentos odontológicos durante longos períodos, bem como falha nas válvulas antirrefluxo. A contaminação (em vermelho) aumenta com a permanência de água nas tubulações ao longo do tempo.

biofilme na água que passa através do lúmen do tubo, de modo que o biofilme se torna o principal reservatório para contaminação continuada do sistema. A Figura 3 mostra as fases de formação do biofilme nas paredes internas das linhas d'água odontológicas (Figura 3).

QUAL ÁGUA UTILIZAR NO ABASTECIMENTO DE EQUIPOS ODONTOLÓGICOS?

A água para o abastecimento de reservatórios de equipos odontológicos pode ser da torneira e/ou filtrada do sistema de abastecimento público e/ou purificada por destilação ou outro processo, conforme o padrão estabelecido pelo Ministério da Saúde, Portaria n. 2.914, de 12 de dezembro de 2011, que "Dispõe sobre os procedimentos de controle e de vigilância da qualidade da água para consumo humano e seu padrão de potabilidade".

É importante salientar que dependendo das características físico-químicas da água de abastecimento público, metais pesados, sais e compostos orgânicos podem obstruir mais facilmente os lúmens das linhas d'água de equipos odontológicos. Dessa forma, a destilação ou outro processo de purificação da água podem ser considerados, pois produzem uma água com ausência ou baixas concentrações dessas substâncias e compostos (ver Curtindo a Biossegurança). Entretanto, ausência ou concentração reduzida de cloro nesse tipo de água pode permitir proliferação microbiana mais rápida e, consequentemente, formação de biofilme nos reservatórios e nas linhas d'água dos equipos odontológicos. A água mineral ou esterilizada não é recomendada, uma vez que não há vantagens quanto ao custo-benefício no controle da contaminação microbiana da água no ambiente odontológico.

A adição de cloro na água de abastecimento público também não é indicada, pois a concentração existente é suficiente para a inibição da microbiota presente. Então, ao longo do tempo, o cloro pode acarretar oxidação das partes metálicas das seringas tríplice e peças de mão de alta rotação, bem como dano nas linhas d'água dos equipos odontológicos. Ainda, toxicidade, bem como sabor e odor desagradáveis podem ser produzidos na água destinada aos pacientes.

PROCEDIMENTOS INVASIVOS NA ODONTOLOGIA: QUAL ÁGUA EMPREGAR?

Na odontologia, de acordo com a recomendação do CDC, a água do equipo odontológico (seringas tríplices e alta rotação) não deve ser empregada em procedimentos invasivos ou cirúrgicos, pois pode representar risco potencial de infecção ao paciente, em virtude da sua carga microbiana elevada.

Assim, cabe ressaltar que somente solução fisiológica deve ser empregada diretamente em procedimentos invasivos ou cirúrgicos, vedado o seu abastecimento em reservatórios e/ou passassem através das linhas d'água dos equipos odontológicos (seringas tríplices e alta rotação).

QUAIS AS MEDIDAS ESSENCIAIS NO MANEJO DA ÁGUA NO AMBIENTE ODONTOLÓGICO?

Limpeza do reservatório

Atualmente, a maioria dos reservatórios de equipos odontológicos é constituída de politereftalato de etileno (PET) no formato de garrafa e com capacidade para cerca de 500 mL de água, adequada ao controle do risco de proliferação microbiana, em decorrência do menor período de estagnação da água. Além disso, esse tipo de reservatório permite limpeza facilitada e manuseio seguro por ser transparente e resistente a quebra, respectivamente.

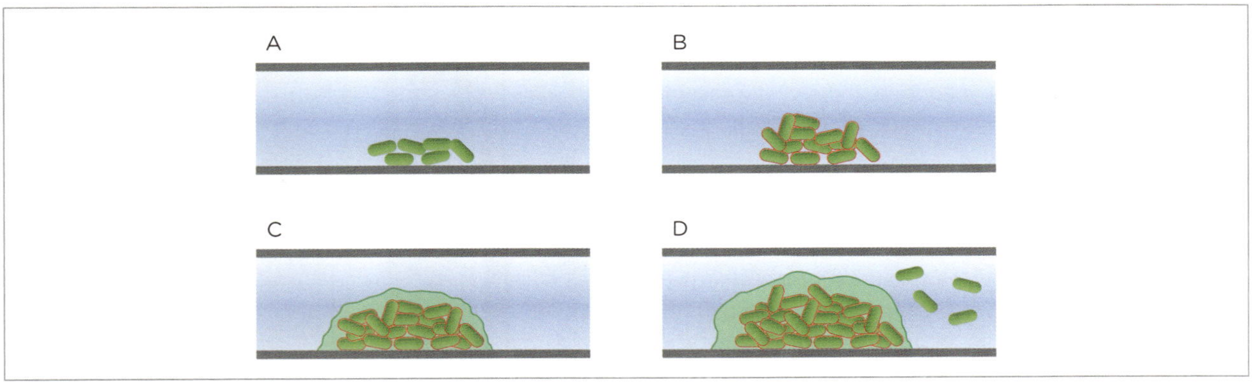

FIGURA 3 Fases de formação do biofilme nas paredes internas das linhas d'água odontológicas. A: aderência inicial de microrganismos planctônicos (flutuantes) à superfície; B: início da produção da matriz de substâncias poliméricas extracelulares; C: proliferação microbiana e desenvolvimento do biofilme; D: liberação de microbiota flutuante do biofilme maduro.

CURTINDO A BIOSSEGURANÇA

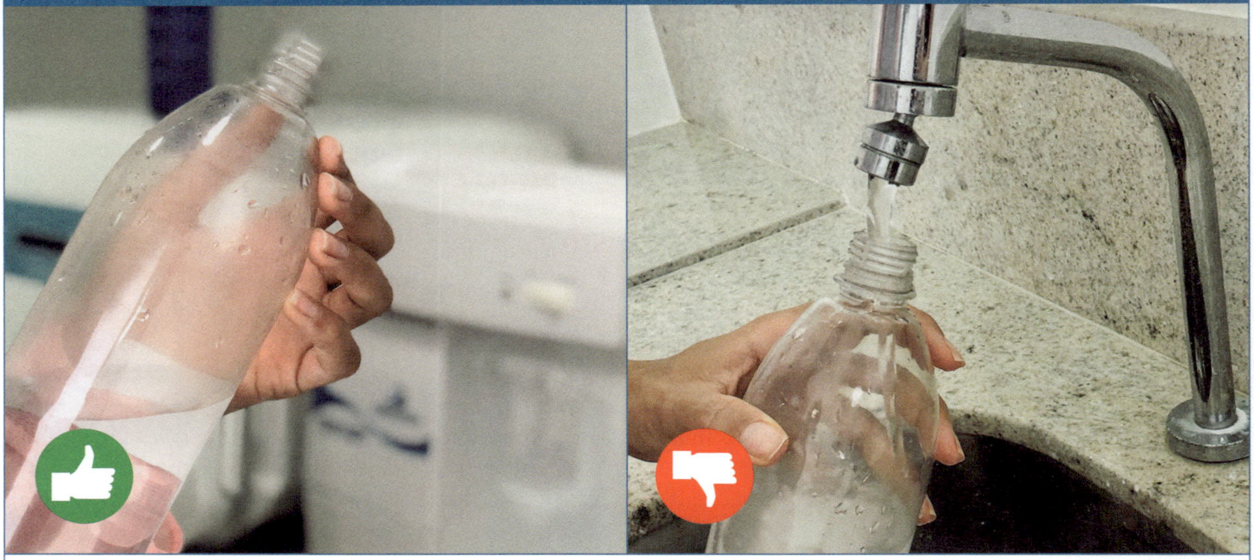

O abastecimento do reservatório do equipo com água purificada ou destilada é uma das principais medidas para evitar a contaminação das linhas d'água e vão sempre merecer um *like*. Utilizar água da rede de abastecimento, por exemplo, pode representar uma fonte de contaminação, uma vez que, desde a sua produção existem diversas superfícies (encanamento, cisterna, torneiras) que podem ser de fonte de microrganismos. Além disso, essa água pode possuir teor de sais e compostos orgânicos, sendo contraindicado o seu uso nos equipamentos odontológicos.

Dessa maneira, a limpeza das paredes internas do reservatório deve ser realizada frequentemente, pelo menos uma vez por semana, com auxílio de uma escova de cerdas, água e detergente neutro (Figura 4).

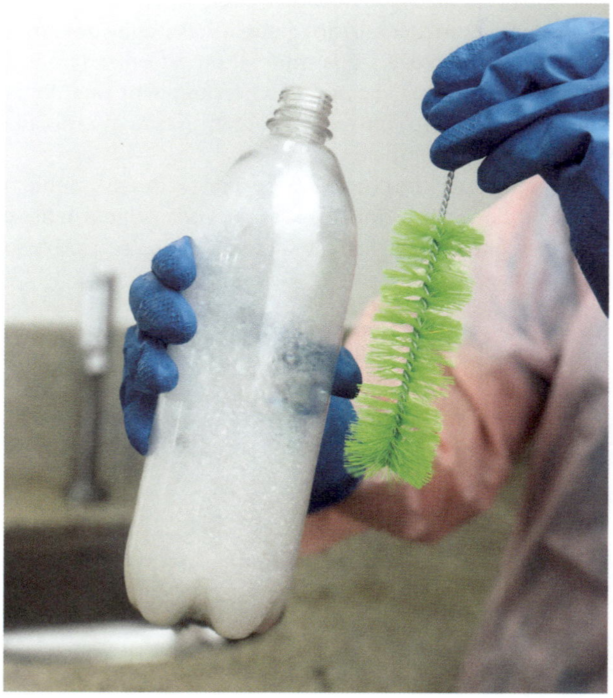

FIGURA 4 Limpeza das paredes internas do reservatório com auxílio de uma escova de cerdas, água e detergente neutro.

Manuseio asséptico

O profissional da odontologia deve realizar a higienização das mãos antes do início do manuseio asséptico do reservatório do equipo odontológico. Nesse procedimento, deve-se evitar que as mãos do profissional toquem, respectivamente, no gargalo da garrafa (reservatório) durante o abastecimento de água e o manuseio asséptico para acoplar o reservatório ao equipo odontológico.

Flush de água

A realização do *flush* de água ou drenagem de água através das linhas d'água do equipo odontológico (seringas tríplice e peças de mão) é recomendada no início e no final do expediente de trabalho, bem como entre as trocas de atendimento dos pacientes, com duração mínima de 30 segundos, segundo a ADA e o CDC. Embora o *flush* de água não remova o biofilme formado nas linhas d'água, ele pode auxiliar na redução da carga microbiana planctônica

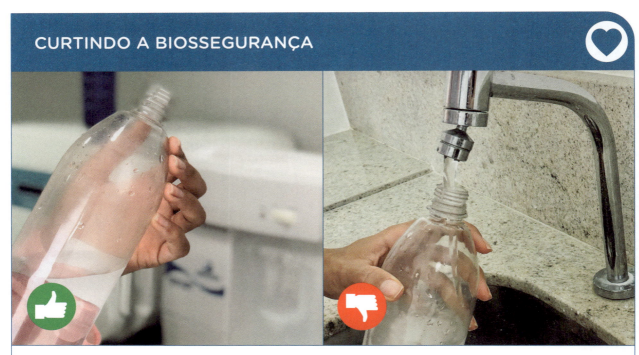

ATENÇÃO

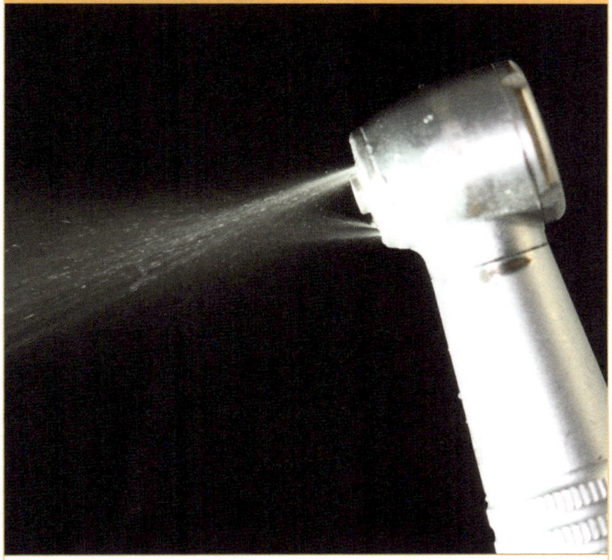

A realização do *flush* ou drenagem de água através das linhas d'água do equipo odontológico (seringa tríplice e peças de mão) é recomendado no início e no final do expediente de trabalho, bem como entre as trocas de atendimento dos pacientes, com duração mínima de 30 segundos.

estagnada e proveniente da água e/ou de fluidos orgânicos bucais de pacientes.

Desinfecção química

A desinfecção química deve ser feita mediante recomendação dos fabricantes dos equipos odontológicos, pois substâncias e/ou produtos químicos podem acarretar oxidação das partes metálicas das seringas tríplice e peças de mão dos alta rotação, bem como dano nas linhas d'água dos equipos odontológicos.

Nos Estados Unidos, a Food and Drug Administration (FDA) tem concedido registros aos fabricantes de produtos químicos, com vistas à desinfecção de reservatórios e linhas d'água de equipos odontológicos (Figura 5). No entanto, no Brasil, ainda não há produto comercial aprovado pela Agência Nacional de Vigilância Sanitária (ANVISA) para essa finalidade.

Na literatura científica são reportados protocolos para desinfecção de reservatórios e linhas d'água dos equipos odontológicos com diferentes substâncias e/ou produtos químicos, objetivando o controle da formação do biofilme. Entretanto, os problemas relacionados às partes metálicas e linhas d'água dos equipos odontológicos ao longo do tempo, ainda não são completamente conhecidos.

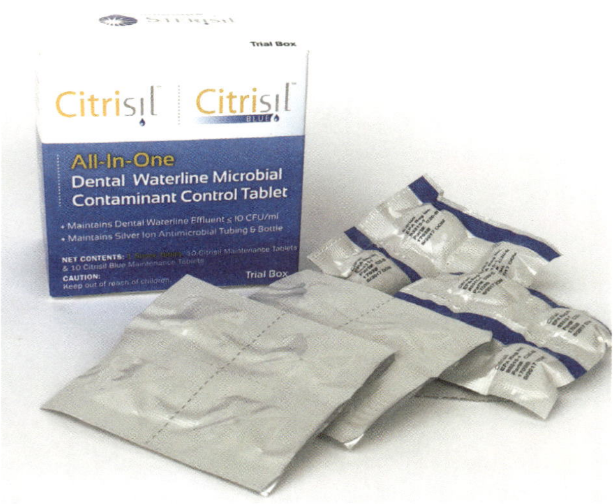

FIGURA 5 Exemplo de produto comercializado nos Estados Unidos destinado à desinfecção das linhas de água do equipo odontológico.

Manutenção do reservatório e linhas d'água sem água estagnada

Para a manutenção da qualidade microbiológica da água dos reservatórios e das linhas d'água de equipos odontológicos, a completa drenagem de água dos reservatórios e das linhas d'água das seringas tríplice e dos alta rotação sem as peças de mão deve ser realizada no final do expediente de trabalho, evitando a estagnação de água e, por conseguinte, a proliferação microbiana na água e formação de biofilme.

Revisão periódica das válvulas antirrefluxo

Os fabricantes dos equipos odontológicos devem fornecer dados da eficácia das válvulas antirrefluxo de seringas tríplices e turbinas de alta rotação que comercializam. Além disso, devem orientar a realização periódica de testes e revisões de rotina aos profissionais da odontologia para a manutenção segura das válvulas antirrefluxo, evitando a contaminação via refluxo por microbiota e fluidos orgânicos bucais provenientes de pacientes.

Substituição das linhas d'água

Uma vez por semestre ou ano, as linhas d'água ou mangueiras dos equipos odontológicos devem ser substituídas, visto que a formação de biofilme e o dano dessas superfícies é praticamente inevitável ao longo do tempo de uso. A Figura 6 ilustra o aspecto interno e externo das tubulações de um equipamento odontológico sem manutenção e com indicação de troca.

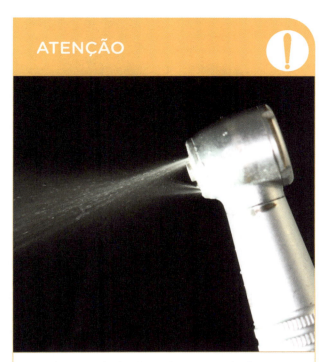

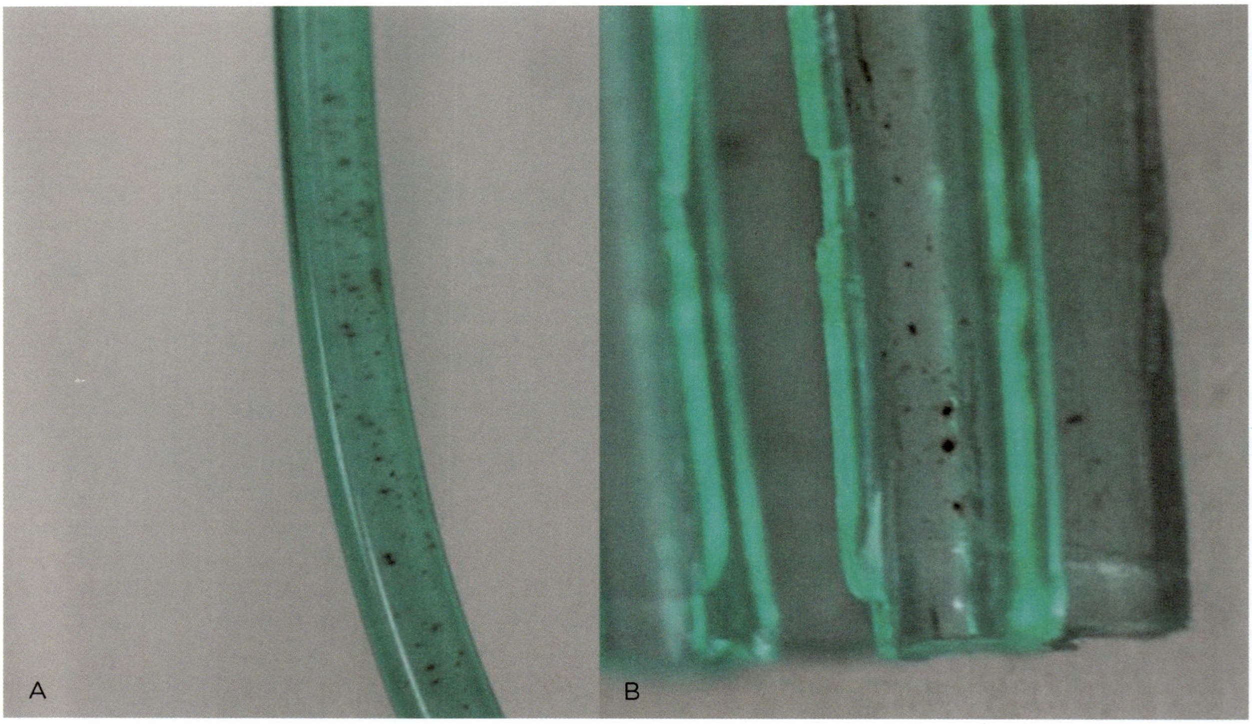

FIGURA 6 Tubulação de equipamento odontológico com necessidade de substituição em decorrência da formação de biofilme. A: mangueira íntegra, com visualização de biofilme em seu interior, por transparência; B: mangueira seccionada e visualização das áreas com biofilme aderido às paredes internas.

Monitoramento da qualidade microbiológica da água

É recomendado o monitoramento semestral ou anual da qualidade microbiológica da água, com vistas à manutenção do ambiente biologicamente seguro na odontologia, por meio de parcerias com instituições públicas e/ou privadas (universidades e/ou empresas), que oferecem esse tipo de serviço.

COMO A TECNOLOGIA PODE AUXILIAR NO CONTROLE DA CONTAMINAÇÃO MICROBIANA DA ÁGUA NA ODONTOLOGIA?

Material das linhas d'água

As linhas d'água dos equipos odontológicos podem ser impregnadas com agentes antimicrobianos. Entretanto, os fabricantes devem divulgar os dados de segurança do produto aos pacientes e a equipe profissional odontológica, bem como de eficácia no controle do biofilme linha d'água. Ressalta-se que durante o emprego desse tipo de produto, substâncias tóxicas podem ser liberadas na boca de pacientes e no ambiente. Ademais, há a possibilidade do controle do biofilme linha d'água ser temporário, no que tange a manutenção da qualidade microbiológica da água.

Sistema de desinfecção de linhas d'água

Equipos odontológicos de determinados fabricantes podem apresentar sistema de desinfecção de linhas d'água. Desse modo, as recomendações do fabricante devem ser seguidas com relação ao tipo de produto e protocolo de desinfecção para assegurar a manutenção do ambiente odontológico biologicamente seguro.

Uso de filtros

Os filtros com diâmetro de 0,22 μm ou 0,45 μm podem melhorar a qualidade microbiológica da água e evitar a contaminação via refluxo por microbiota e fluidos orgânicos bucais provenientes de pacientes. O seu uso é recomendado somente nas extremidades de saída de água das linhas d'água de equipos odontológicos (seringas tríplice e alta rotação), desde que haja, pelo menos uma vez ao dia, a sua substituição, visando evitar a saturação da capacidade filtrante e a obstrução do fluxo de água com matérias inorgânicas, orgânicas e microrganismos. Todavia, vale frisar que os filtros não controlam a formação de biofilme linha d'água, não barram a passagem de endotoxinas, que podem estar presentes na água do equipo odontológico, bem como, infelizmente, não há esse tipo de dispositivo no mercado para essa finalidade.

Novas técnicas para o monitoramento da qualidade microbiológica da água

Técnicas recentes comparadas com as convencionais para o monitoramento da qualidade microbiológica da água do ambiente odontológico apresentam diversas vantagens com relação à rapidez, à praticidade de execução e ao custo-benefício, que permitem a realização das análises e obtenção dos resultados dentro do próprio ambiente odontológico (Figura 7).

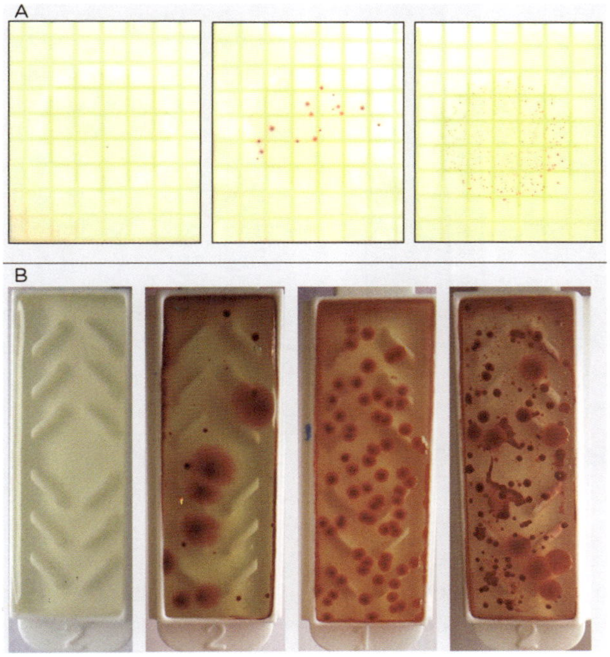

FIGURA 7 Sistema para o monitoramento da qualidade microbiológica da água do ambiente odontológico. A: Petrifilm™ AC (3M); e B: Aquacult® (Laborclin) para determinação da carga de bactérias aeróbias totais.

QUAIS CONSIDERAÇÕES FINAIS PODEM SER DESTACADAS A RESPEITO DA ÁGUA NA ODONTOLOGIA?

A água na odontologia é primordial para uma série de procedimentos relacionados ao tratamento odontológico e deve apresentar padrões de potabilidade estabelecidos e recomendados pelos órgãos brasileiro e internacionais. A microbiota de maior relevância na água da odontologia é de espécies de *Pseudomonas*, *Legionella* e *Mycobacterium*, considerada patógenos oportunistas. A principal causa da carga microbiana elevada na água de equipo odontológico é a formação de biofilme na parede de reservatórios e linhas d'água, oriunda da quantidade reduzida na água de abastecimento.

Assim, medidas essenciais no manejo da água no ambiente odontológico e a implementação de tecnologias podem auxiliar no controle da contaminação microbiana da água na odontologia, com vistas à manutenção do ambiente biologicamente seguro.

PARA REFLETIR

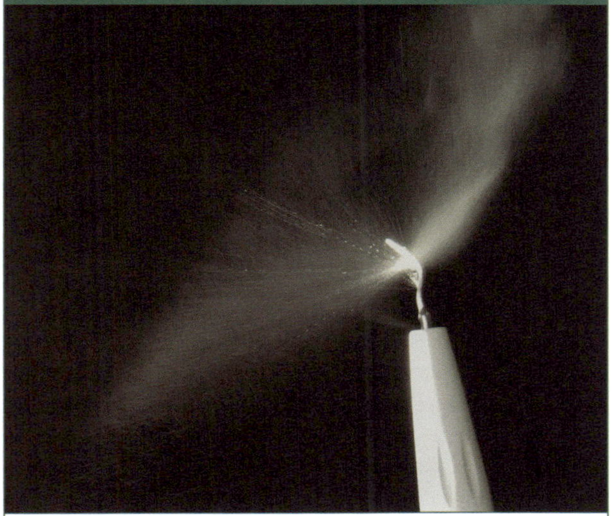

Medidas essenciais no manejo da água no ambiente odontológico e a implementação de tecnologias podem auxiliar no controle da contaminação microbiana da água na odontologia, com vistas à manutenção do ambiente biologicamente seguro.

QUIZ BIOSSEGURO

Assinale a alternativa correta de cada uma das questões. Somente uma resposta é a correta para cada questão.

1. No que concerne a qualidade microbiológica da água de abastecimento público, no Brasil, a recomendação do Ministério da Saúde é que o limite máximo de bactérias heterotróficas aeróbias totais seja de:
   A. 500U FC/mL.
   B. 5.000 UFC/mL.
   C. 200U FC/mL.
   D. 2.000 UFC/mL.

2. Água própria para o consumo humano é o mesmo que:
   A. Água esterilizada.
   B. Água destilada.
   C. Água potável.
   D. Água de equipo odontológico.

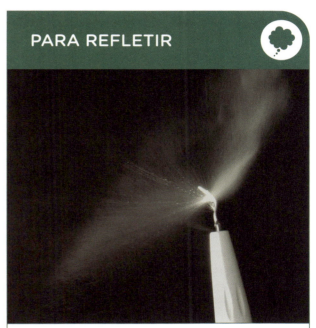

3. O biofilme formado nas linhas d'água de equipos odontológico pode ocasionar:
   - A. Redução da contaminação microbiana da água.
   - B. Aumento da contaminação microbiana da água.
   - C. Estabilização da contaminação microbiana da água.
   - D. Controle da contaminação microbiana da água.

4. De acordo com a *American Dental Association* (ADA) e o *Centers for Disease Control and Prevention* (CDC), a realização do *flush* de água ou drenagem de água através das linhas d'água do equipo odontológico (seringas tríplice e alta rotação sem as peças de mão) é recomendada:
   - A. Apenas no início do expediente de trabalho, bem como entre as trocas de atendimento dos pacientes, com duração máxima de 30 segundos.
   - B. Apenas no final do expediente de trabalho, bem como entre as trocas de atendimento dos pacientes, com duração máxima de 30 segundos.
   - C. No início e no final do expediente de trabalho, mas não entre as trocas de atendimento dos pacientes, com duração mínima de 30 segundos.
   - D. No início e no final do expediente de trabalho, bem como entre as trocas de atendimento dos pacientes, com duração mínima de 30 segundos.

5. Assinale a única alternativa que não é viável para o controle do biofilme nas linhas d'água de equipos odontológicos:
   - A. Manuseio asséptico.
   - B. *Flush* de água.
   - C. Uso de solução fisiológica esterilizada.
   - D. Manutenção sem água estagnada.

JOGANDO LIMPO

No diagrama de letras, marque as palavras que respondem a cada item descrito abaixo.

1. Nome do aglomerado de microrganismos que está embutido e protegido em uma matriz de substâncias poliméricas extracelulares, possivelmente, presente nos lúmens das linhas d'água de equipos odontológicos.
2. No Brasil, qual é o órgão responsável pela qualidade da água empregada para o abastecimento público, bem como para os reservatórios dos equipos odontológicos?
3. Nome do fluido esterilizado, que deve ser utilizado em procedimentos invasivos na odontologia.
4. Qual é o termo empregado para o procedimento de drenagem de água através das linhas d'água dos equipos odontológicos?
5. Como é denominado o dispositivo que evita o refluxo de água e fluidos biológicos bucais do paciente para dentro das linhas d'água de equipos odontológicos?
6. Os nomes de três microrganismos oportunistas relevantes na água de equipos odontológicos.
7. Com a evolução do equipo odontológico foi necessário o resfriamento à água dos equipamentos de alta rotação para evitar a ________ ________ dos tecidos bucais.

P	A	F	G	R	C	A	E	R	V	B	J	U	Y	F	D	S	H	K	V
S	H	J	E	W	Q	A	Z	X	F	L	E	G	I	O	N	E	L	L	Á
E	P	U	F	M	H	F	T	R	E	W	Q	A	X	C	I	E	I	L	L
U	L	H	L	U	Z	S	D	F	H	U	O	L	P	U	D	M	R	E	V
D	H	D	U	N	J	Y	D	E	J	V	M	L	P	Ú	I	Y	M	I	U
O	A	V	S	Z	C	F	L	L	E	H	I	K	A	I	N	J	O	K	L
M	T	E	H	S	E	D	O	F	R	M	G	S	R	R	F	L	O	W	A
O	Ç	F	V	H	R	I	U	Y	T	M	A	I	G	C	E	F	A	F	A
N	F	B	A	C	T	U	Y	F	A	D	E	Q	C	V	B	V	T	E	N
A	G	T	H	A	K	L	I	Y	O	R	R	E	F	L	Ç	B	A	J	T
S	O	L	U	Ç	Ã	O	F	I	S	I	O	L	Ó	G	I	C	A	C	I
E	I	U	T	Z	D	V	R	U	A	M	L	E	U	N	C	F	Q	E	R
R	K	Ç	Â	F	L	É	H	H	A	Ç	E	R	R	O	G	L	S	R	R
J	V	M	L	C	T	H	A	D	A	C	V	B	I	O	F	I	L	M	E
A	Ç	I	S	S	O	A	L	H	Ç	Y	D	E	J	V	T	J	F	I	F
C	O	S	I	M	Y	C	O	B	A	C	T	E	R	I	U	M	A	M	L
A	E	N	O	C	A	E	R	V	B	A	X	F	J	P	X	E	C	Ç	U
L	I	W	R	R	E	B	F	R	N	J	O	K	R	R	Y	B	E	A	X
M	P	E	R	I	N	J	U	R	I	A	T	E	R	M	I	C	A	L	O

BIBLIOGRAFIA

1. Barbeau J, Gauthier C, Payment P. Biofilms, infectious agents, and dental unit waterlines: a review. Can J Microbiol. 1998;44(11):1019-28, 1998.
2. Brasil. Ministério da Saúde. Portaria n. 2.914, de 12 de dezembro de 2011. Dispõe sobre os procedimentos de controle e de vigilância da qualidade da água para consumo humano e seu padrão de potabilidade. Brasília: Diário Oficial da União; 2011.
3. Cataldi ME, Rakayan SAI, Arcuri C, Condò R. Dental unit wastewater, a current environmental problem: a sistematic review. Oral Implatol. 2017;10(4):354-9.
4. Centers for Disease Control and Prevention (CDC). Guidelines for infection control in dental health-care settings. U.S. Department of Health and Human Services. 2003;52(RR-17).
5. Coleman DC, O'donnell MJ, Shore AC, Swan J, Russell RJ. The role of manufacturers in reducing biofilms in dental chair waterlines. J Dentisty. 2007;35(9):701-11.
6. Figueiredo-Filho AO, Bem JSP, Sobrinho CRW, Souza FB. Microbiological water evaluation from biofilm adhered to dental unit waterlines. Int J Odontostomatol. 2019;13(3):357-62.
7. Matsuyama M, Usami T, Masuda K, Niimi N, Ohta M, Ueda M. Prevention of infection in dental procedures. J Hosp Infect. 1997;35(1):17-25.
8. Montebugnoli L, Dolci G. Effectiveness of two devices designed to prevent retraction in a high-speed handpiece. J Prosthet Dentistry. 2000;84(2):225-8.
9. Monteiro RM. Qualidade da água em clínica odontológica na perspectiva microbiológica: uma proposta de intervenção. [Dissertação] Ribeirão Preto: Universidade de São Paulo; 2018.

10. O'donnell M, Shore A, Russell R, Coleman D. Optimization of the long-term efficacy of dental chair waterline disinfection by the identification and rectification of factors associated with waterline disinfection failure. J Dentistry. 2007;35(5):438-51.
11. Patel M, Desai J, Owen P. The efficacy of disinfectants in the decontamination of dental unit water lines: an in vitro laboratory study. BDJ Open 2. 2016;16003.
12. Walker J, Marsh P. A review of biofilms and their role in microbial contamination of dental unit water systems (DUWS). Int Biodet Biodegradation. 2004;54(2-3):87-98.
13. Watanabe E. Água de equipo odontológico: técnicas convencionais e modernas para avaliar a contaminação microbiana. [Tese] Ribeirão Preto: Universidade de São Paulo; 2007.
14. Whitehouse R, Peters E, Lizotte J, Lilge C. Influence of biofilms on microbial contamination in dental unit water. J Dentistry. 1991;19:290-5.

9

QUALIDADE DO AR NO CONSULTÓRIO ODONTOLÓGICO: COMO ALCANÇAR?

Jéssica Silva Peixoto Bem
Fábio Barbosa de Souza

OBJETIVOS DE APRENDIZAGEM
O QUE VOCÊ VAI APRENDER NESTE CAPÍTULO:

1. Saber os riscos associados ao ar no ambiente odontológico.
2. Identificar os fatores contribuintes para a composição do bioaerossol.
3. Conhecer a legislação vigente sobre qualidade do ar e saúde do profissional.
4. Estabelecer boas práticas para manutenção da qualidade do ar odontológico.

POR QUE SE PREOCUPAR COM A QUALIDADE DO AR?

Vivemos enquanto respiramos. Partindo dessa constatação, é lógico pensar que se há preocupação com a qualidade do que se come e bebe, por que não se preocupar com a qualidade do ar que se respira? Nesse sentido, atentar para a qualidade do ar é indiretamente valorizar a qualidade de vida.

O ar é um fluído composto por gases combinados. A depender da matéria adicional presente e da sua quantidade, pode-se classificá-lo como:

- Poluído por material particulado: quando em sua composição há material sólido ou líquido em suspensão, por exemplo, poeira, areia, neblina, fuligem ou partículas resultantes da indústria, mineração e queima de combustíveis fósseis.
- Tóxico: quando em sua composição há gases tóxicos, como o monóxido de carbono (MO) cuja inspiração pode levar a asfixia e os compostos orgânicos voláteis (COV ou VOC, em inglês), a exemplo do benzeno que é cancerígeno.
- Contaminado: quando em sua composição há microrganismos suspensos, como vírus, bactérias e fungos.

O ar do consultório odontológico pode conter partículas derivadas de placa dental, cálculo dentário, materiais restauradores e protéticos, além de sangue e saliva. Essas partículas podem carregar microrganismos patogênicos, que podem desencadear infecções respiratórias, conjuntivite, dermatite de contato, dentre outros. Somado a isso, o uso de peças de mão gera aerossol que promove a dispersão dessas partículas contaminadas e pode adicionar ao ar patógenos oriundos das linhas de água do equipamento odontológico. Caso haja um sistema de ventilação ineficiente, o ar contaminado pode ser retido ou reciclado no ambiente, aumentando o tempo de exposição das pessoas presentes aos patógenos, potencializando o risco de contaminação. A reunião desses fatores favorece a transmissão de microrganismos entre a equipe odontológica e o paciente e entre os pacientes, facilitando a contaminação cruzada.

Entretanto, transmissão não é sinônimo de infecção. A infecção ocorre após a transmissão (contato com o microrganismo) e depende da sensibilidade imunológica do hospedeiro, da virulência do organismo (o quão patogênico ele é), se a quantidade de microrganismos foi suficiente para sobrecarregar as defesas do hospedeiro e, finalmente, se a porta de entrada foi adequada, que no caso de patógenos aéreos seria, principalmente, nariz e boca.

A Tabela 1, a seguir, resume alguns dos principais patógenos aéreos que podem ser encontrados no ambiente odontológico e as doenças causadas por eles.

Diante do exposto, é importante que o cirurgião-dentista se preocupe com a qualidade do ar em virtude do seu impacto sobre a saúde dos pacientes e da equipe odontológica. Além disso, a conformação da cavidade oral obriga o profissional a trabalhar muito próximo dos pacientes, expondo-o não só a grande quantidade de patógenos bucais, como também ao ar expirado pelo paciente e aerossol gerado no procedimento. Tal proximidade intensifica a suscetibilidade a infecções sérias, como a síndrome respiratória aguda grave (SARS), a tuberculose e, mais recentemente a Covid-19, configurando um importante risco ocupacional.

TABELA 1 Patógenos com transmissão aérea e doenças relacionadas

	Microrganismo	Doença
Vírus	Influenza	Gripe
	Varicela-zóster	Catapora e herpes-zóster
	Rhinovírus	Resfriado comum e bronquiolite em crianças
	Rubivírus	Rubéola e síndrome da rubéola congênita
	Rotavírus	Doenças diarreicas agudas (DDA), principalmente em crianças menores de 5 anos
	Coronavírus	Síndrome respiratória aguda grave (SARS associada ao coronavírus)
	SARS-CoV-2	Doença do coronavírus 2019 (Covid-19)
Bactéria	*Pseudomonas* spp.	Pneumonia, sinusite, infecções na pele, olhos e ouvidos
	Staphylococcus aureus	Infecções cutâneas, pneumonia, meningite, endocardite, síndrome do choque tóxico e septicemia
	Streptococcus spp.	Faringite, febre escarlete, impetigo, celulite, síndrome do choque tóxico, pneumonia
	Mycobacterium tuberculosis	Tuberculose
	Neisseria meningitidis	Meningite meningocócica
	Legionella spp.	Febre de Pontiac e doença dos legionários
Fungo	*Aspergillus* sp.	Aspergilose (resposta alérgica ou infecciosa ao fungo no trato respiratório)
	Penicilium sp.	Penicilose (pneumonia ou lesões cutâneas semelhantes a espinhas)
	Clodosporium spp.	Alergia respiratória que pode intensificar asma

QUAIS SÃO OS RISCOS INERENTES À QUALIDADE DO AR NO CONSULTÓRIO ODONTOLÓGICO?

Os riscos à saúde relacionados à qualidade do ar são resultantes de uma complexa cadeia de eventos. Tanto pacientes quanto equipe odontológica podem servir de reservatórios (fonte) ou hospedeiros (alvo) para patógenos. A infecção após procedimento odontológico decorrente da poluição do ar afetará potencialmente, dentre outros fatores, grupos vulneráveis, como idosos, crianças ou pessoas imunologicamente comprometidas.

Os microrganismos originados das pessoas circulantes podem se espalhar no ambiente a partir de atividades comuns, como falar, espirrar ou tossir. O uso de instrumentos como ultrassom, peças de mão e seringa tríplice além de contribuir para a dispersão desses microrganismos, também traz para o ambiente microrganismos presentes na água do equipo odontológico ou no ar de outro ambiente onde o compressor esteja localizado. Assim, vírus, fungos e bactérias podem se espalhar no ar por meio dos respingos (podem conter partículas sólidas), das gotículas de spray e do aerossol. Respingos e spray tendem a sedimentar-se sobre superfícies vivas (punho, antebraço, rosto e pescoço) ou inanimadas (roupas, sapatos, chão, bancada, equipamentos). Essa sedimentação pode levar a colonização de superfícies, isto é, o estabelecimento e reprodução de um determinado tipo de microrganismo levando à formação de uma população, as colônias. Quando colonizados, fungos e bactérias podem emitir esporos, células, fragmentos de células e compostos orgânicos voláteis como toxinas no ar do ambiente. A exposição a esses contaminantes está associada a sintomas respiratórios e reações imunológicas, como alergias e o desencadeamento de infecções.

A transmissão de patógenos no consultório odontológico, portanto, pode ocorrer por contato direto, contato indireto e por inalação ou ingestão de microrganismos presentes em aerossóis ou bioaerossóis. A Figura 1 resume essa complexa cadeia de eventos.

O QUE INFLUENCIA A QUALIDADE DO AR NO CONSULTÓRIO ODONTOLÓGICO?

Os equipamentos presentes no consultório odontológico influenciam diretamente na qualidade do ar por serem uma fonte produtora de aerossol ou por fornecerem microrganismos e gases para o ambiente. Fatores que impactam a qualidade do ar são o reservatório de água e as linhas de água do equipamento odontológico, as peças de mão (alta e baixa rotação) e o ultrassom, o compressor de ar e os sistemas para sedação inalatória.

Reservatório de água e linhas de água

A cadeira odontológica utiliza água para irrigação, resfriamento de equipamentos e enxágue bucal. A água para essas finalidades pode vir de reservatórios independentes ou de um sistema de água de abastecimento municipal. A água oriunda tanto dos reservatórios, geralmente na forma de garrafas plásticas, quanto dos sistemas de água percorre o equipamento através de canos plásticos finos (0.5 a 1.0 mm de diâmetro) chamados de linhas de água. Devido a fatores como menor fluxo de água na periferia dos tubos, material de que eles são feitos (polímeros hidrofóbicos como o poliuretano), períodos de estagnação e falhas na válvula antirretração, microrganismos presentes na água podem facilmente se aderir às paredes desses finos canos ou na superfície interna do reservatório e formar o biofilme (Figura 2).

O biofilme é uma estrutura dinâmica composta por microrganismos aderidos a uma superfície envoltos por uma matriz polimérica em contato com um fluído. Ou seja, bactérias presentes na água aderem-se a uma superfície que esteja em contato contínuo com essa água e passam a se multiplicar formando uma comunidade. Essa comunidade se protege e se une pelos polissacarídeos produzidos por essas bactérias. Com o desenvolvimento do biofilme por meio da multiplicação desses microrganismos, produtos sintetizados por essa comunidade, bem como bactérias mais externas passam a ser liberados do conjunto diretamente na água. Assim, o biofilme fica aderido ao reservatório independente e as linhas de água passam a funcionar como reservatório de microrganismos, proporcionando a contínua contaminação da água e a difusão de potenciais patógenos no ar quando pontas ou seringa tríplice são acionadas e geram aerossol.

Peças de mão

As peças de mão reúnem a alta e a baixa rotação, peças de ultrassom acopladas a curetas, que junto à seringa tríplice contribuem para a contaminação da aérea do consultório odontológico. Estudos têm demonstrado que a contaminação bacteriana no ar diminui cerca de 50 a 70% ao final do dia de trabalho, ou seja, quando esses instrumentos não estão mais em uso.

O aerossol produzido pelas peças de mão é uma mistura do ar comprimido vindo da peça, água oriunda das linhas de água e saliva ou sangue do paciente, podendo, assim, qualquer um dos componentes estar contaminado com microrganismos.

A maior produção de aerossol contaminado ocorre durante o uso de brocas em peças de alta rotação e de curetas ultrassônicas. Isso porque essas peças demandam grande fluxo de água para refrigeração das pontas a fim de minimizar o calor gerado pela energia cinética resultante da alta movimentação. Além disso, respingos e gotículas geradas por essas peças podem se mover balisticamente, devido a sua massa e por serem lançadas no ar com grande velocidade, atingem maiores distâncias até serem freadas por um obstáculo (superfície) ou sofrerem ação da força da gravidade.

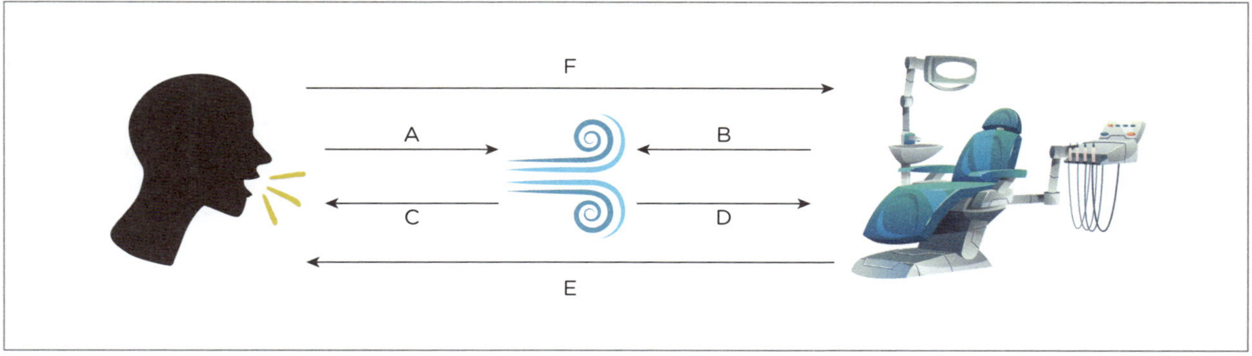

FIGURA 1 Fluxograma da transmissão de patógenos no ambiente odontológico. A: transmissão de fluidos humanos para o ar, como saliva e sangue; B: microrganismos das superfícies ou das linhas de água ou ar comprimido do equipo se espalham no ambiente; C: pessoa inspira ar contaminado. D: sedimentos e patógenos do ar contaminado se sedimentam nas superfícies. E: pessoa entra em contato com superfície contaminada. F: pessoa contamina superfícies (p. ex., toque com mãos contaminadas).

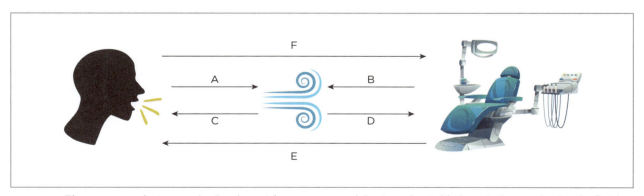

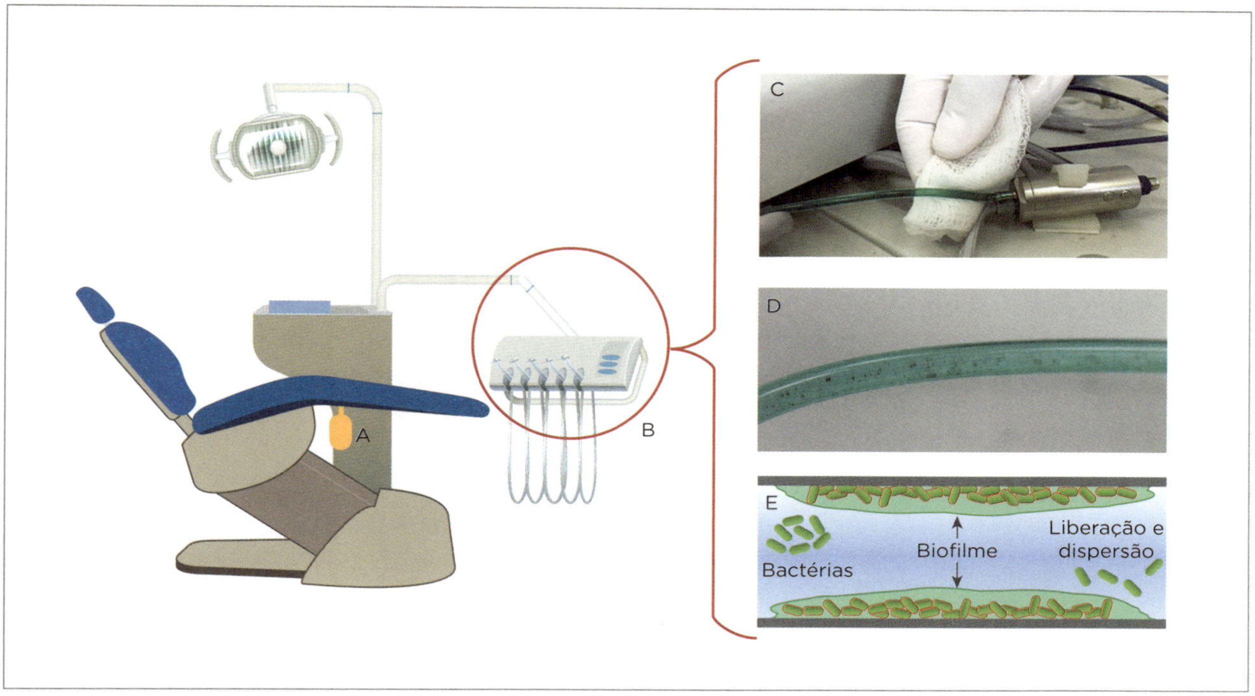

FIGURA 2 Representação da formação de biofilme em linhas de água do equipamento odontológico. A: reservatório de água independente; B: equipo com peças de mão; C: tubulação de saída da linha de água para a peça de mão; D: visão aproximada da linha de água mostrando biofilme aderido às paredes da tubulação; E: representação esquemática do biofilme organizado no interior da tubulação.

Compressor de ar

O compressor de ar odontológico é um equipamento específico para consultórios capaz de produzir ar comprimido, indispensável para o funcionamento da seringa tríplice, peças de mão e sugador. Nesse sentido, a qualidade do ar fornecido pelo compressor também influenciará a qualidade do ar do ambiente clínico. Esse equipamento capta o ar ambiente e o comprime, submetendo-o à alta pressão. Dessa forma, sujidades, microrganismos, vapores de gases ou outros contaminantes presentes no ar onde o compressor estiver ou no interior do próprio equipamento podem ser transportados para o consultório ao ativar a seringa tríplice, por exemplo. Assim, o compressor de ar do equipo odontológico deve estar localizado em lugar arejado, de preferência fora do consultório e de forma alguma no banheiro, por se tratar de um ambiente altamente contaminado em decorrência do acionamento constante da descarga. Além disso, os compressores devem ter filtros para purificar o ar após a captação. Os filtros e a parte externa do compressor devem ser lavados mensalmente e a água produzida pela condensação do ar deve ser drenada diariamente.

Sistemas para sedação inalatória

A qualidade do ar também deve ser considerada pelo aspecto químico, uma vez que a exposição a gases tóxicos pode causar danos à saúde. Nesse sentido, a exposição da equipe odontológica a gases para sedação inalatória constitui um reconhecido risco ocupacional. O óxido nitroso (N_2O), gás do riso ou hilariante como é popularmente conhecido, é um gás incolor armazenado na forma líquida. A exposição ao N_2O pode causar tontura, inconsciência e até morte a depender da titulação e duração da exposição. A exposição contínua pode ocasionar infertilidade e tem sido relacionada ao aborto. O contato direto com o N_2O líquido pode causar geladuras (queimaduras por frio) levando à possível gangrena e amputação em casos severos.

A Figura 3 mostra de forma esquemática os mecanismos de suprimento e eliminação de gás em máquina de sedação.

A partir do seu entendimento sobre o funcionamento, identifica-se que os riscos de exposição ao óxido nitroso no ambiente odontológico estão relacionados as seguintes situações:

- Vazamento no suprimento de gás e na máquina de anestesia: o vazamento no suprimento de baixa pressão durante a administração do gás é uma fonte comum por conta de conexões frouxamente rosqueadas ou mesmo deformadas, bem como vedações, mangueiras ou bolsas de respiração defeituosas ou desgastadas. Além disso, a degradação dos componentes plásticos ou emborrachados é possível devido à frequência de esterilizações ou reações químicas com o óxido nitroso e o oxigênio.

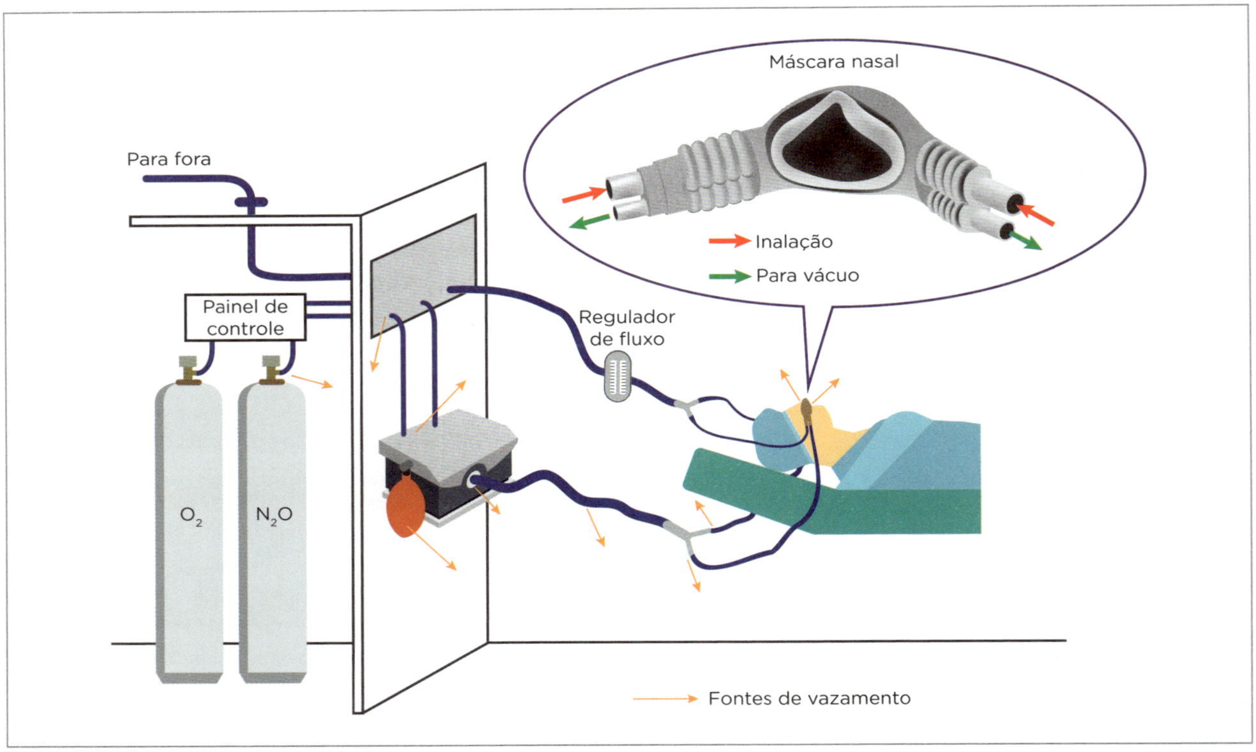

FIGURA 3 Representação do suprimento e eliminação de gás em máquina de sedação.

Os vazamentos nas conexões de alta pressão, como os cilindros, mangueiras de conexão, unidades terminais, tubulação interna e reguladores do equipamento de sedação também podem ocorrer.

- Vazamento no sistema de eliminação de gás: o vazamento por meio da máscara nasal pode ser uma das fontes mais significativas de exposição ocupacional ao óxido nitroso, pois o gás vaza dentro da zona de respiração do dentista e do auxiliar, que estão próximos ao rosto do paciente. Desse modo, é de extrema importância o uso correto de máscara nasal durante sedação inalatória.
- Práticas de trabalho: a analgesia relativa/sedação inalatória favorece a fuga de gás para o ambiente operacional. Em particular, trabalhar com pacientes ansiosos ou de difícil comportamento, como algumas crianças, pode causar deslocamento ou má-adaptação da máscara nasal e consequente derramamento de gás para o ambiente, mesmo quando o sistema de eliminação está conectado e em pleno funcionamento.

COMO O SISTEMA DE CLIMATIZAÇÃO INTERFERE NA QUALIDADE DO AR ODONTOLÓGICO?

O sistema de climatização agrega condicionadores de ar, aquecedores e meios de ventilação e tem como função principal conservar a temperatura e a umidade em níveis confortáveis no ambiente. Além disso, nos consultórios, esses sistemas se dispõem a controlar odores, remover ar contaminado e minimizar a transmissão de patógenos aéreos. Nesse sentido, falhas no sistema de climatização, como instalação imprópria, falta de manutenção ou filtragem ineficiente podem contribuir para a proliferação e propagação de microrganismos pelo ar.

Os sistemas de climatização centrais, de edifícios por exemplo, são compostos por uma entrada de ar externo, filtros, mecanismos de modificação de umidade (controle de umidade em locais úmidos, umidificação em locais secos), equipamento de aquecimento e refrigeração, ventiladores, canalização, exaustão ou extração de ar, registradores, difusores ou grades para distribuição do ar.

No Brasil, por conta do clima tropical, geralmente se faz maior uso de condicionadores de ar. Consultórios odontológicos em que a climatização seja feita por equipamentos de ar-condicionado do tipo janela ou *minisplits* devem atentar para a utilização de um sistema de ventilação ou exaustão complementar. Isso porque esses tipos de condicionadores não fazem a renovação do ar necessária para a manutenção de um ar ambiente de qualidade.

As trocas de ar são essenciais para evitar uma baixa qualidade do ar. Um sistema fechado em que não haja ventilação ou trocas de ar, eventualmente, aumentará a quantidade de CO_2 e diminuirá a quantidade de O_2 no ambiente, principalmente em locais de pequeno porte com maior número de pessoas compartilhando o mesmo espaço. Além disso,

ATENÇÃO

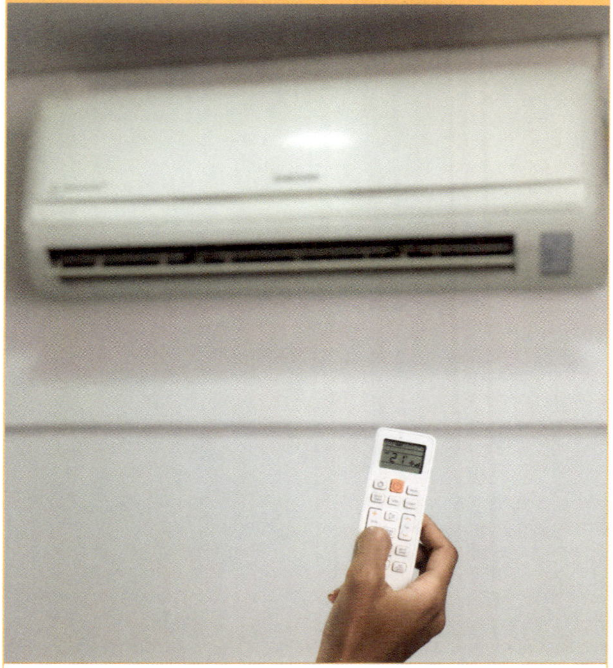

Consultórios odontológicos em que a climatização seja feita por equipamentos de ar-condicionado do tipo janela ou *minisplits* devem atentar para a utilização de um sistema de ventilação ou exaustão complementar. Isso porque esses tipos de condicionadores não fazem a renovação do ar necessária para a manutenção de um ar ambiente de qualidade.

sistemas em que o ar-condicionado capta, resfria e retorna o mesmo ar dentro de um único ambiente proporcionam a conservação de poluentes nesse local, causando também interferências na direção do fluxo de ar.

As consequências da exposição contínua a poluentes gerados pelas atividades em um consultório odontológico, sejam elas por produtos usados, aerossol gerado nos procedimentos ou oriundos do sistema de climatização, variam desde o incômodo sensorial em decorrência de odores até risco de câncer. Os sistemas de climatização estão relacionados à qualidade do ar da seguinte maneira:

- Ventilação dilui a concentração de vírus e bactérias no ambiente. Assim, o aumento da taxa de ventilação, diminui o risco de transmissão de doenças.
- A umidade é associada à taxa de ventilação e ao crescimento de fungos e bactérias. Boa ventilação diminui a umidade local e consequentemente a proliferação de bactérias e fungos na forma de mofo ou bolor, os quais podem conduzir a infecções e processos alérgicos.
- Alguns microrganismos podem crescer em serpentinas de resfriamento e bacias de retenção (pingadeiras), como também em umidificadores e torres de resfriamento. O biofilme que se desenvolve nos dutos de ar-condicionado é formado pela colonização e contaminação microbiana (bactérias, fungos, vírus, protozoários) junto à presença de insetos e animais causa doenças ou sintomas respiratórios como a síndrome do edifício doente*.
- Umidade relativa maior que 50% e ventilação imprópria estão associados com a proliferação de ácaros, minúsculos aracnídeos que podem desencadear asma, rinite alérgica e dermatite atópica.
- Ventilação inadequada, erros no planejamento do padrão de fluxo de ar, bem como na diferença de pressão entre ambientes podem facilitar o transporte de microrganismos patogênicos de um ambiente para outro.

Dessa forma, a ventilação é a entrada de ar no ambiente e tem como objetivo diluir a quantidade de poluentes presentes e a umidade local. As taxas de ventilação são determinadas pela quantidade de poluição gerada, capacidade de aparecimento de mofo e o uso do ambiente. O ar externo deve ser tratado a fim de remover poluentes antes que ele adentre o local. A ventilação pode ser feita de forma natural, mecânica e mista. A Tabela 2 resume as vantagens e desvantagens de cada uma delas.

Nessa perspectiva, a Agência Nacional de Vigilância Sanitária (ANVISA) afirma que os serviços odontológicos devem possuir ventilação natural ou forçada, para evitar o acúmulo de fungos (bolores), gases e vapores condensados, devendo-se atentar para que a eliminação não cause danos ou prejuízos às áreas próximas. O ar quando condicionado deve ser projetado para adentrar o ambiente de modo a reduzir ao máximo a turbulência. Além disso, não é permitida a instalação de equipamentos que apresentem insuflamento e retorno de ar na mesma unidade, causando interferências no fluxo unidirecional.

Turbulência e fluxo unidirecional estão relacionados ao padrão do fluxo de ar no ambiente, ou seja, o caminho que esse ar percorre dentro do recinto (Figura 4). No fluxo turbulento, o ar apresenta movimento caótico ou irregular sendo caracterizado por recirculação, redemoinhos e diferenças contínuas de velocidade e direção. Para consultórios odontológicos, o ideal é que se estabeleça um padrão unidirecional ou laminar. Nesse padrão, o ar entra

* A síndrome do edifício doente ocorre pela falta de manutenção dos dutos de climatização. Está relacionada à presença de material particulado suspenso no ar e compostos voláteis, como os oriundos de colas e tintas, contaminação por microrganismos e por excrementos de roedores, morcegos e pombos por conter fungos. Alguns sintomas são irritação de olhos, nariz e garganta, fadiga, dor de cabeça, infecção das vias aéreas, tosse, rouquidão, respiração ruidosa asmática, dificuldade de respirar e coceira.

TABELA 2 Tipos de ventilação e suas características

	Natural	Mecânica	Mista
Definição	Não usa ventiladores para mover o ar de dentro do ambiente para fora. Geralmente feita por janelas.	Utiliza máquinas (ventiladores e exaustores) e não é alterada pela condição climática externa.	Sistema de ventilação natural combinado com um sistema mecânico totalmente independente.
Vantagens	▪ Adequado a muitos tipos de edifícios em climas amenos ou moderados. ▪ Altas taxas de fluxo de ar para resfriamento, se houver aberturas suficientes. ▪ Não há necessidade de fornecer espaço para uma instalação de ventilação ▪ Manutenção mínima. ▪ Menor custo de instalação e operação do que o da ventilação mecânica. ▪ Ausência de ruído do ventilador ou do sistema.	▪ Adequado para qualquer tipo de ambiente e clima. ▪ Melhora isolamento acústico da área externa. ▪ Possibilidade de recuperação de calor do ar de exaustão, melhorando a capacidade energética. ▪ Ventilação controlada por demanda, dependendo dos fatores de ocupação, umidade ou qualidade do ar. ▪ O ar fornecido para ventilação pode ser limpo de poluentes do ar externo. ▪ Pode ser combinado a aparelhos de aquecimento e resfriamento.	▪ Ventilação natural é usada enquanto o clima e condições operacionais permitem; caso contrário, sistema mecânico é acionado. ▪ Possibilidade de zoneamento, uso de ventilação natural em alguns ambientes e mecânica em outros. ▪ Gasto de energia e custo diminuído em relação à ventilação mecânica.
Desvantagens	▪ Maior gasto de energia em ambientes que o ar seja condicionado, aquecido, umedecido ou desumidificado. ▪ Inadequado para climas severos, nos quais a entrada de ar muito frio causa desconforto, condensação e alta perda de energia. ▪ Controle inadequado da taxa de ventilação, podendo levar à má qualidade do ar interno e à perda excessiva de calor. ▪ Taxas e padrões de fluxo de ar variáveis. ▪ Impraticável para o fornecimento e distribuição de ar fresco em salas múltiplas. ▪ Inadequado para locais barulhentos e poluídos. ▪ Impraticável para recuperação de calor do ar de exaustão. ▪ Incapaz de filtrar ou limpar o ar que entra ▪ Aumento da umidade e crescimento de fungos em climas úmidos.	▪ Maior custo de instalação quando comparado à ventilação natural. ▪ Necessita manutenção de aparelhos. ▪ Gasto de energia elétrica. ▪ Ventiladores e exaustores podem gerar ruído.	▪ Falta de controle do fluxo de ar. ▪ Possível 'ventilação cruzada' entre ambientes. ▪ Ar fresco não é garantido.

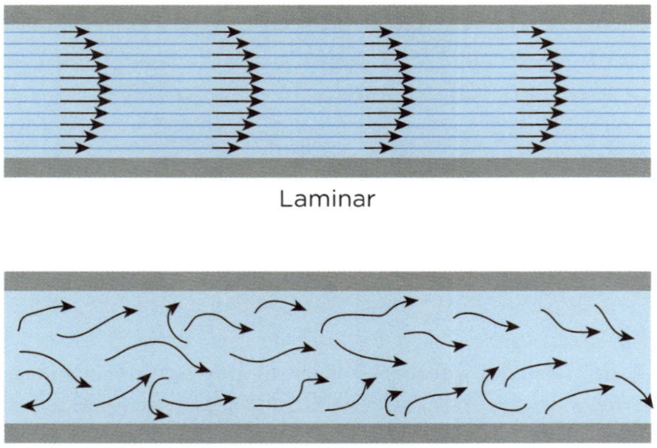

FIGURA 4 Esquematização do fluxo laminar e do fluxo turbulento.

uma única vez, atravessa o ambiente e é exaurido em uma única direção, sendo minimizada a dispersão de partículas e poluentes. (Figura 5). Preferencialmente, o ar ao entrar no ambiente deve ser direcionado para a área de respiração (*breathing zone*) a fim de que as pessoas respirem o ar mais purificado possível antes que ele passe por outras áreas do ambiente e sofra contaminação.

BIOAEROSSOL: O QUE É? COMO É GERADO?

Aerossol consiste em líquidos ou sólidos suspensos no ar gerados por humanos, animais, máquinas ou instrumentos. Quando esse aerossol contém partículas de qualquer organismo, a exemplo de vírus, bactérias, esporos de fungos ou secreções, como sangue e saliva, são classificados como bioaerossol.

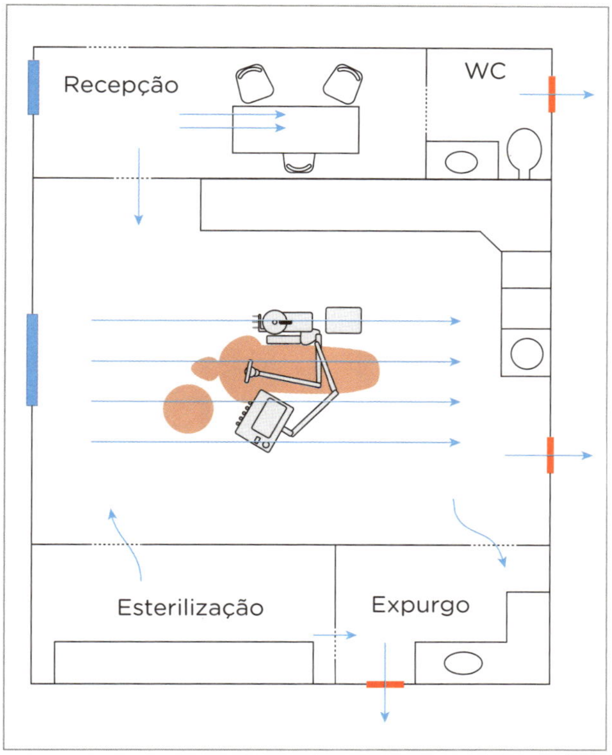

FIGURA 5 Esquematização de fluxo laminar em um consultório odontológico. Barra azul representando entrada de ar por ar-condicionado. Barra vermelha indica aparelho de exaustão com filtragem. Setas indicam direção do ar. Notar que se trata de uma representação para fins didáticos, o fluxo será direcionado por diferenças de pressão que devem ser calculadas a depender do ambiente.

As doenças respiratórias podem ser transmitidas por gotículas ou aerossol a depender do tamanho das partículas suspensas no ar e do microrganismo causador. Segundo a Organização Mundial da Saúde (2008), doenças com transmissão por gotículas são aquelas que o patógeno pode ser carregado em partículas de 5 µm ou mais. Nesses casos, devido ao seu tamanho, essas partículas tendem a percorrer curtas distâncias, sedimentando-se em alguma superfície rapidamente. O alcance desse tipo de partícula é de 1 metro (Figura 6). Logo, infecções transmitidas por gotículas dependem da proximidade entre a fonte geradora de gotículas contaminadas e as pessoas suscetíveis a doença, configurando uma forma de transmissão direta. Esta é geralmente a via de transmissão de infecções que acometem as vias aéreas superiores, como a gripe, a rinovirose e a adenovirose. Já as gotículas sedimentadas podem contribuir para a contaminação de superfícies e transmissão indireta.

Quando a água nas gotículas evapora, a partícula diminui de tamanho originando o aerossol ou as partículas nucleares (*droplet nuclei*, em inglês), que podem ter de 1-5 µm. Por serem menores e mais leves, sofrem menor ação da gravidade e podem ficar suspensas no ar por horas, além de serem passíveis ao fluxo de ar, podendo viajar longas distâncias. Dessa maneira, a transmissão de patógenos por aerossol pode atingir maior número de pessoas, devido ao maior tempo de suspensão no ar e possível exposição, bem como a possibilidade de atingir pessoas distantes da fonte de microrganismos. Somado a isso, há a possibilidade desses patógenos estarem protegidos por uma camada de secreções secas como saliva e muco, contribuindo para sua maior viabilidade. Essas partículas menores além de poderem se alojar nas vias aéreas superiores (nariz e garganta), podem facilmente viajar junto com o ar inspirado e levar microrganismos para o trato respiratório inferior, como os alvéolos, facilitando o estabelecimento de infecções nessas regiões ou transporte via corrente sanguínea para outras partes do corpo. São exemplos de patógenos que podem ser transmitidos por aerossol *Mycobacterium tuberculosis*, varicela-zóster, rubivirus e esporos do fungo *Aspergillus* spp.

O bioaerossol no consultório odontológico pode ser produzido por pessoas, instrumentos e equipamentos.

Pessoas

Pessoas podem produzir bioaerossol ao falar, espirrar, tossir e respirar. Há várias explicações na literatura científica para descrever a produção dos aerossóis em cada uma dessas ações. Durante a respiração, o ar quente e úmido nos alvéolos perde calor à medida que se aproxima do nariz e garganta, condensando-se. Ao ser expirado, essas partículas ganham velocidade seguindo fluxo turbulento junto ao ar não condensado. Elas também podem ter origem dos fluidos que recobrem as vias aéreas, como muco. A vibração das cordas vocais, por exemplo, ao falar ou tossir também pode ser a responsável pela atomização desses líquidos levando a formação de gotículas. Além disso, somado à saliva, muco e secreções respiratórias também estão presentes na boca, uma vez que faz parte da porção oronasal da faringe. Logo, é de se esperar que patógenos presentes no sistema respiratório também estejam disponíveis na boca acrescendo-se aos microrganismos do microbioma bucal, presentes na placa supra e subgengival e na saliva.

Instrumentos

Os instrumentos de uso odontológico são fontes potenciais de bioaerossol. Peças de mão, curetas ultrassônicas, jatos de bicarbonato, seringas tríplice e instrumentos de abrasão a ar unem alta velocidade e líquidos de fontes conhecidas de microrganismos: a boca e as linhas de água do equipamento odontológico. Os microrganismos do biofilme unem-se ao aerossol por meio da atomização da água de refrigeração das peças e da saliva ou sangue, se presente, por meio da rotação, vibração ou ação do ar

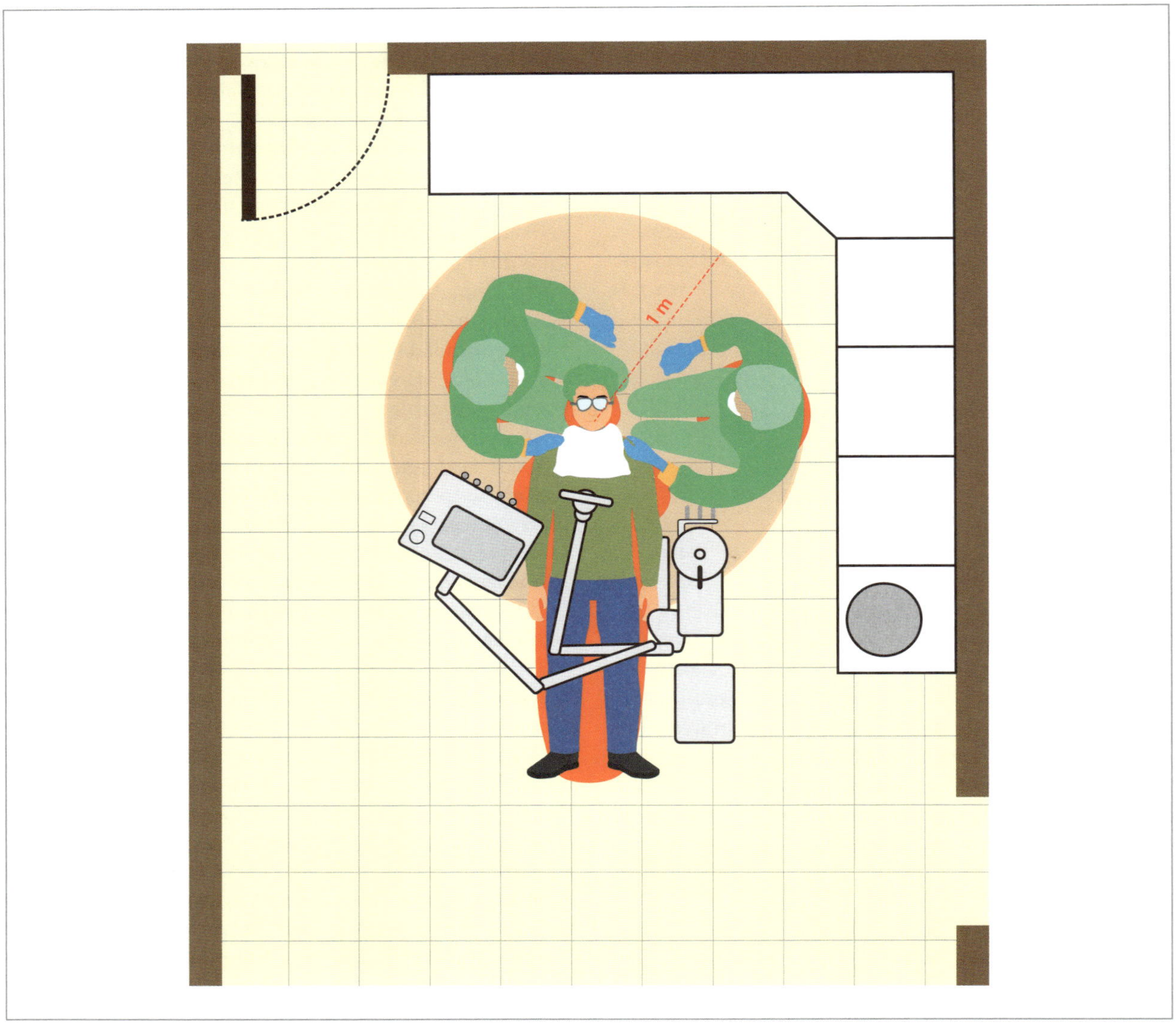

FIGURA 6 Representação da área de dispersão de gotículas e bioaerossol em um consultório odontológico.

comprimido sobre os instrumentos. Quanto à quantidade de bioaerossol produzido, a cureta ultrassônica (Figura 7) é a maior produtora dentre os instrumentais odontológicos, seguida pelas turbinas de alta rotação, jatos de bicarbonato, seringa tríplice e baixa rotação.

Equipamentos

Qualquer equipamento que utilize sistema de resfriamento é uma fonte potencial de bioaerossol. Isso porque a presença de água propicia o crescimento de biofilme nas superfícies de serpentinas e torres de resfriamento. Ao ser condensado e liberado no ambiente, os microrganismos antes presentes na água, são dispersados dentro de gotículas ou partículas de aerossol. São exemplos de equipamentos produtores de aerossol no consultório odontológico os aparelhos de ar-condicionado, compressores de ar e umidificadores.

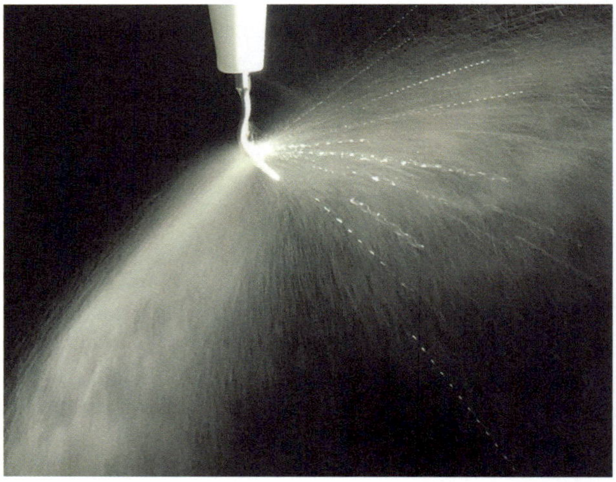

FIGURA 7 Bioaerossol produzido durante uso de cureta ultrassônica.

QUE VARIÁVEIS INFLUENCIAM A COMPOSIÇÃO DO AEROSSOL?

A composição do aerossol é multifatorial, envolvendo pessoas, água, ar, microrganismos e máquinas. Entretanto, algumas medidas quando tomadas podem interferir nessa miscelânea complexa, no sentido de minimizar a quantidade de microrganismos disponíveis e a sua dispersão. Algumas dessas variáveis serão apresentadas de acordo com o grupo que estão diretamente relacionadas: pessoas, instrumentos ou equipamentos.

Variáveis relacionadas a pessoas

Medidas relacionadas ao controle do aerossol produzido por pessoas são o bochecho pré-procedimento, isolamento do campo operatório e o uso de equipamento de proteção individual.

O bochecho pré-operatório por 1 minuto com soluções antissépticas, como a solução de clorexidina 0,12%, óleos essenciais e cloreto de cetilpiridínio reduzem o número de bactérias na boca e, consequentemente, no aerossol produzido (Figura 8). O uso de bochecho pré-operatório tem evidência moderada de eficiência na redução dos microrganismos no ar do ambiente odontológico, reduzindo em cerca de 64,8% o número de unidades formadoras de colônia após procedimentos. Todavia, antimicrobianos, como a clorexidina, têm maior efetividade sobre bactérias planctônicas, ou seja, as que não estão aderidas ao biofilme oral. Também não é capaz de agir sobre vírus ou bactérias localizadas na garganta.

Nesse sentido, o isolamento do campo operatório dentre outras funções, contribui para a redução da contaminação aérea por constituir uma barreira física, limitando o contato das peças de mão com a saliva, bem como retendo o aerossol vindo da orofaringe (Figura 9). Uma redução na quantidade de bactérias é notável num raio de 1 m da cabeça do paciente quando o isolamento absoluto é utilizado.

O uso de máscaras pelo cirurgião-dentista e equipe auxiliar também contribui para a composição do aerossol. Além de ser uma barreira protetiva contra o bioaerossol produzido durante o procedimento, também serve para proteger o paciente contra o bioaerossol produzido pela respiração e fala do profissional, uma vez que o atendimento demanda grande proximidade facilitando contaminação por gotículas e aerossol. Além disso, a posição do dentista e a área da boca que está sob tratamento podem influenciar na quantidade de aerossol gerado. Estudos apontam que a posição de 10 a 12 horas gera mais contaminação que

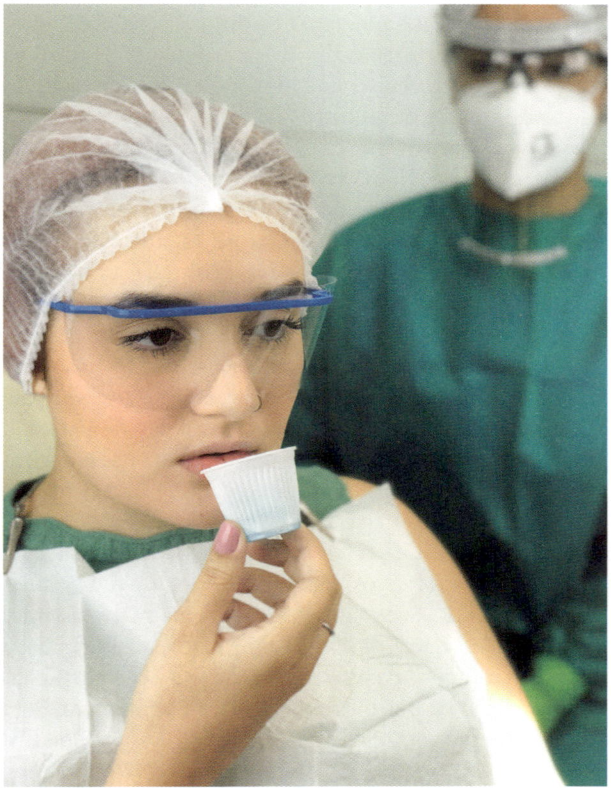

FIGURA 8 Bochecho pré-operatório com solução de clorexidina 0,12%.

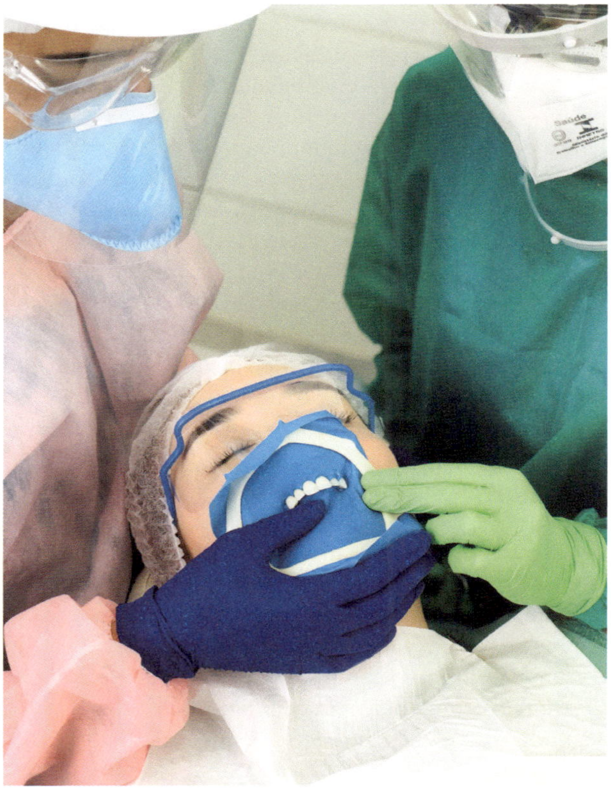

FIGURA 9 Isolamento absoluto do campo operatório.

as demais e que os incisivos superiores são a área da boca que quando trabalhada tem maior liberação de aerossol.

Variáveis relacionadas a instrumentos

A diminuição da contaminação e da dispersão do aerossol produzido pelos instrumentos está relacionada a medidas de tratamento da água e do ar que são usados por eles, microrganismos presentes nos próprios instrumentos e também à regulação da quantidade de aerossol liberado por eles. Nesse sentido, tratar as linhas de água, esterilizar os instrumentos, manter o compressor de ar longe de ambientes contaminados como banheiros, e utilizar sugadores a vácuo de alta potência são fatores primordiais para controlar a contaminação do aerossol produzido durante procedimentos odontológicos.

O tratamento das linhas de água é essencial para que a água dispensada pelos instrumentos atinja as condições de potabilidade mínimas. A qualidade da água pode ser monitorada por testes laboratoriais. Há protocolos diversos estabelecidos por entidades como ANVISA, CDC (Centers for Disease Control and Prevention – EUA) e ADA (American Dental Association – EUA) e, portanto, mais esclarecimentos sobre tratamentos e descontaminação podem ser obtidos no Capítulo 8 deste volume.

A esterilização das peças de mão tem relevância devido à possibilidade de exterminar microrganismos tanto externos quanto internos do equipamento. Isso contorna os riscos de contaminação cruzada entre pacientes e a contaminação por biofilmes nas linhas de água.

A fim de controlar a quantidade de aerossol dispersado pelas peças de mão, o uso de sugadores a vácuo de alta potência é indicado. O sugador habitual não remove grande volume de ar, devido ao curto diâmetro da sua abertura (Figura 10). Então, mesmo que acoplado a uma bomba a vácuo não irá oferecer o resultado desejado. Para ser efetivo, o sugador a vácuo precisa ter uma abertura larga, com 8 mm ou mais de diâmetro, acoplada a uma bomba a vácuo com capacidade para remover mais de 100 ft^3 ou 2831 L de ar por minuto. O uso desse tipo de dispositivo, quando posicionado corretamente próximo da peça de mão, pode reduzir até 90% da contaminação do ar após procedimento.

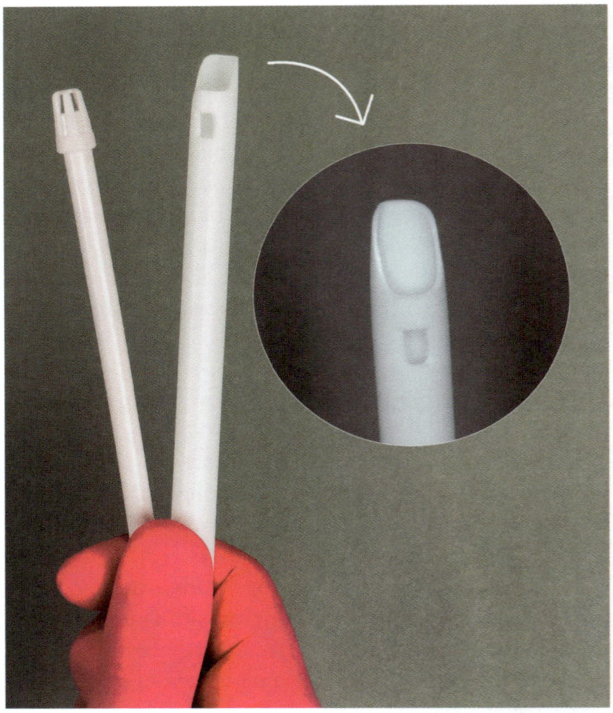

FIGURA 10 Comparação entre sugador convencional e do tipo para sucção de alta potência. Detalhe para largo diâmetro da abertura.

Variáveis relacionadas a equipamentos

O tratamento do ar advindo de equipamentos, bem como do aerossol que escapou durante o atendimento, pode ser realizado por meio de purificação e descontaminação. A purificação é realizada pela retenção de partículas em filtros. Na filtração, o ar passa por dois bancos de filtros. O primeiro com eficiência de retenção de 20 a 40% e o segundo com eficiência ≥ 90%. Os primeiros filtros têm capacidade de remover partículas entre 1-5 μm de diâmetro e apesar da sua baixa resistência ao fluxo de ar, algumas partículas conseguem escapar e atingir as áreas de aquecimento ou refrigeração. Esse ar particulado se mistura com o ar da recirculação antes de ser filtrado pelo segundo banco de filtros. Esses filtros geralmente consistem em *high efficiency particulated air* ou filtros HEPA. Eles têm 99,97% de eficiência na remoção de partículas ≥ 0,3 μm em diâmetro. No mercado, existem disponíveis equipamentos equipados com esses filtros, visando a filtragem do ar. O custo de manutenção desses filtros é alto, porém sua vida útil pode ser aumentada em até 25% utilizando-se pré-filtros descartáveis.

Outra opção seriam métodos de descontaminação, que seriam o último estágio na cadeia de controle, uma vez que degradam os microrganismos do aerossol quando já estão suspensos no ar. A irradiação com luz ultravioleta com comprimento de onda entre 250-265 nm (Figura 11), principalmente 254 nm, é capaz de destruir o DNA e desnaturar proteínas de vírus e bactérias e, apesar de ter pouca ação sobre esporos de fungos, é ainda considerado um potente antimicrobiano. Dados clínicos sobre eficiência dos sistemas UV ainda não são conclusivos. Assim, devido à variabilidade de eficiência e ao alto custo requerido, não é recomendado a substituição de outros métodos, como a filtragem, pelo uso de sistemas ultravioleta. Além disso, o uso de luz UV associado a filtros HEPA oferece pequenos benefícios quando comparado ao uso de filtro HEPA isolado.

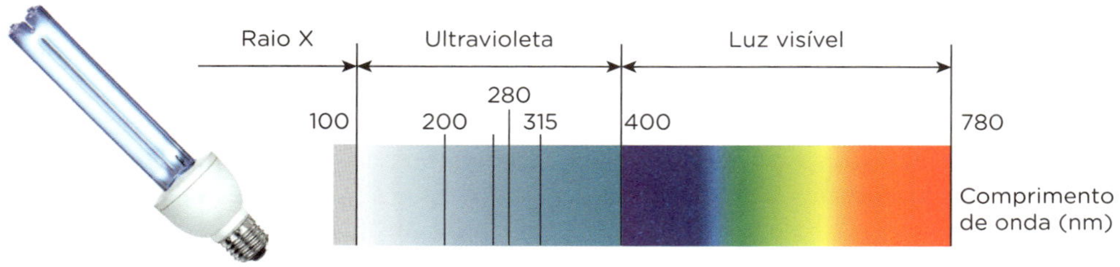

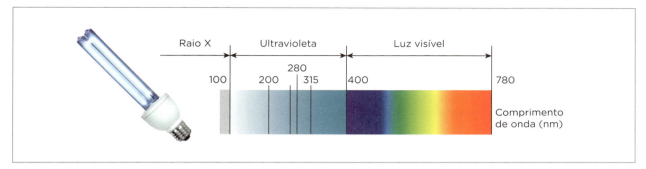

FIGURA 11 Demonstração dos espectros de onda com destaque para comprimento de onda ultravioleta (UV) de aproximadamente 254 nm utilizado em lâmpada UVC.

QUE MEDIDAS DEVEM SER TOMADAS COM A FINALIDADE DE MINIMIZAR A CONTAMINAÇÃO PELO AR?

A contaminação do ar no ambiente odontológico ocorre por meio de fontes variadas. Com isso em mente, é esperado que medidas para a sua minimização tenham múltiplas abordagens. Tais medidas estão elencadas a seguir:

- Uso de equipamento de proteção individual (EPI): medida básica para a proteção do paciente e, sobretudo, do profissional. Máscaras, luvas, gorros e óculos de proteção constituem uma barreira física entre a pele e mucosas do cirurgião-dentista e auxiliar e o aerossol e respingos do procedimento. Quando bem ajustadas, máscaras podem barrar entre 60 e 95% do aerossol, contudo não devem ser retiradas logo após o procedimento, uma vez que as gotículas podem permanecer suspensas por até 30 minutos (ver Curtindo a Biossegurança).
- Bochecho pré-procedimento: medida de baixo custo para reduzir bactérias na boca, saliva e, consequentemente, no ar.
- Posição de trabalho: algumas posições favorecem a dispersão de aerossol, como as posições entre 10 e 12

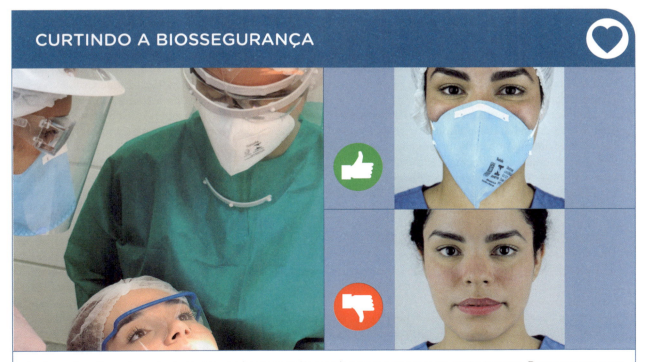

CURTINDO A BIOSSEGURANÇA

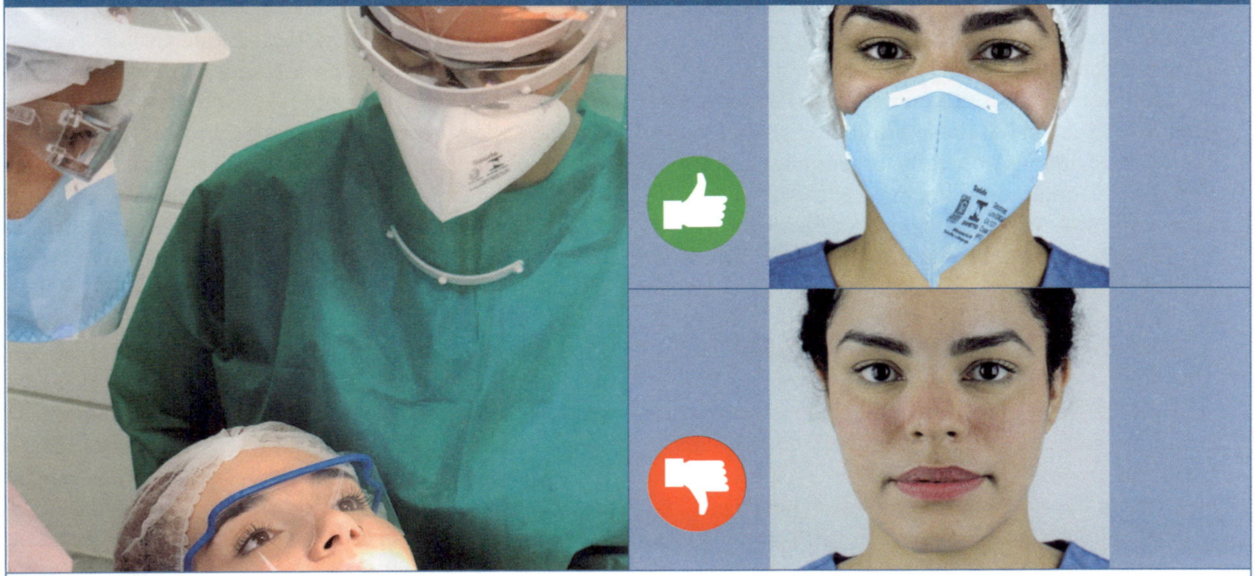

Após o atendimento odontológico, os bioaerossóis perduram no ar por um certo tempo. Permanecer com a máscara no ambiente clínico de atendimento é *like* certo! Desse modo, a barreira de proteção respiratória deve ser removida fora do local do cuidado odontológico. Ao retirar a máscara dentro do consultório, o profissional se expõe ao risco de inalação de bioaerossóis existentes no ar.

horas. Caso seja imprescindível, colocar o paciente em posição mais supinada, a fim de se distanciar da zona de respiração dele.

- Uso de isolamento absoluto do campo operatório: sempre que possível realizar o isolamento com dique de borracha a fim de bloquear a dispersão de aerossol. Ressalva feita a alguns procedimentos protéticos, cirúrgicos e periodontais.
- Tratamento das linhas de água do equipamento odontológico: principal fonte de contaminação do aerossol produzido em procedimentos odontológicos. De acordo com a ADA e o CDC, a água para procedimentos não cirúrgicos deve ter menos de 200 unidades formadoras de colônia (UFC/mL) de bactérias aeróbias, mesofílicas e heterofílicas. Uso de equipamento com reservatório próprio, cuja limpeza e desinfecção seja feita regularmente junto ao uso de água destilada, monitoramento químico e secagem noturna conferem controle microbiológico e potabilidade.
- Compressor em local arejado e seguro: por comprimir o ar do ambiente, deve estar localizado em local arejado, preferencialmente fora do consultório e de forma alguma no banheiro, expurgo, lixeiras ou estacionamentos, por se tratar de ambientes altamente contaminados por microrganismos ou gases poluentes.
- Uso de sugador de alta potência a vácuo: com calibre maior que 8 mm e de preferência trabalhar à quatro mãos, a fim de melhorar o posicionamento do sugador e aumentar a captação de aerossol.
- Uso de fluxo laminar: recorrer a um engenheiro para garantir que o ar entre e saia do ambiente uma única vez, seguindo uma única direção. Isso é essencial para evitar que partículas e bioaerossol mantenham-se suspensos no ambiente por longos períodos, o que aumentaria a chance de contaminação.
- Garantir ar fresco: ventilação é essencial para garantir a renovação do ar, controlar a umidade e evitar a proliferação de organismos, como ácaros e fungos.
- Fazer manutenção de sistemas de climatização: a manutenção preventiva garante o bom funcionamento e longevidade do aparelho. Para condicionadores de ar de pequeno porte, seguir a recomendação do fabricante. Já centrais de climatização necessitam de vistoria de engenheiro mecânico como responsável técnico.
- Utilização de filtros HEPA: apesar do alto custo, podem ser duráveis e garantem a purificação do ar contra partículas de diâmetro extremamente reduzido, inclusive alguns esporos de fungos e vírus.
- Descontaminação do ar por UV: causa danos ao material genético e às proteínas levando à morte do microrganismo e diminuindo a contaminação. Alto custo, podendo requerer trocas no sistema de ventilação.

As medidas de controle da contaminação foram apresentadas seguindo a ordem de práticas mais pessoais para as práticas mais ambientais, tendo como epicentro a zona de trabalho do cirurgião-dentista. Todavia, é crucial entender que, aplicar apenas uma dessas recomendações não é suficiente para garantir a qualidade do ar no ambiente odontológico. Cada uma dessas doze medidas atua como um nível ou camada de proteção. A efetividade de uma se soma à outra ao passo que as falhas vão sendo corrigidas por outra medida. Sendo assim, a sobreposição e o uso conjunto é que garantirão um ambiente seguro, com risco de contaminação por aerossol extremamente reduzido.

O QUE DEVEMOS CONSIDERAR NA LEGISLAÇÃO SOBRE QUALIDADE DO AR NA ODONTOLOGIA?

A odontologia é uma profissão que visa o benefício do ser humano como indivíduo e membro coletivo, bem como o benefício do meio ambiente. Segundo o Conselho Federal de Odontologia (CFO), os cirurgiões-dentistas, técnicos em saúde bucal, auxiliares em saúde bucal e técnicos em prótese dentária tem como um dos direitos fundamentais "recusar-se a exercer a profissão em âmbito público ou privado onde as condições de trabalho não sejam dignas, seguras e salubres". Somado a isso, tem-se como deveres, dentre outros, "zelar pela saúde e pela dignidade do paciente e promover a saúde coletiva no desempenho de suas funções, cargos e cidadania, independentemente de exercer a profissão no setor público ou privado".

Ainda em seu Código de Ética Odontológica, o CFO no Capítulo XI, artigo 31, inciso III atribui infração ética a "não observância da obrigatoriedade de propiciar ao profissional condições adequadas de instalações, recursos materiais, humanos e tecnológicos que garantam o seu desempenho pleno e seguro". A infração, a depender da gravidade e reincidência, ainda que de forma indireta ou omissa, supõe as seguintes penas previstas no artigo 18 da Lei n. 4.324, de 14 de abril de 1964: I – advertência confidencial, em aviso reservado; II – censura confidencial, em aviso reservado; III – censura pública, em publicação oficial; IV – suspensão do exercício profissional até 30 (trinta) dias; e, V – cassação do exercício profissional *ad referendum* do Conselho Federal.

Além da obrigatoriedade ética, os serviços odontológicos devem cumprir as normas de biossegurança baseadas em leis, portarias e normas técnicas do Ministério da Saúde, Ministério do Trabalho e Secretarias Estaduais e Municipais, as quais orientam a respeito do controle de doenças infectocontagiosas e proteção ao meio ambiente. As sanções previstas por lei variam desde advertência ou multa classificada como leve, grave ou gravíssima, até a interdição do estabelecimento odontológico.

Especificamente relacionada à qualidade do ar, a Resolução n. 9 da Agência Nacional de Vigilância Sanitária (ANVISA) e a Norma Técnica NBR 16401, da Agência

Brasileira de Normas Técnicas (ABNT) definem o padrão referencial para qualidade do ar em ambientes internos e climatizados. Nesses ambientes, a avaliação microbiológica é fornecida pela quantidade de fungos presentes no ambiente. O valor máximo recomendável – VMR deve ser ≤ 750 UFC/m^3 de fungos, para a relação I/E ≤ 1,5, na qual I é a quantidade de fungos no ambiente interior e E é a quantidade de fungos no ambiente exterior, sendo inaceitável a presença de fungos patogênicos e toxigênicos. A Organização Mundial da Saúde aceita como padrão referencial a presença de até 50 UFC/m^3 de ar para fungos de espécies típicas de interiores. Valores de até 150 UFC/m^3 para contagem de fungos totais também são considerados aceitáveis. Até 500 UFC/m^3 de fungos de fontes interiores devem ser considerados aceitáveis, desde que as espécies presentes sejam *Cladosporium* sp. ou outros fungos comuns fitoplanos. Altas contagens devem ser investigadas a fim de garantir a não existência de fontes internas.

Na legislação brasileira, os VMR para contaminação química são relacionados ao dióxido de carbono e aerossol total. A concentração de CO_2 atua como indicador de renovação de ar externo, devendo ser ≤ 1000 ppm, enquanto o aerossol total é um indicador da pureza do ar e limpeza do ambiente, devendo ter concentração ≤ 80 μg/m^3.

Além dos aspectos microbiológicos, há as regulamentações para a segurança do profissional. As Normas Regulamentadoras (NR) do Ministério do Trabalho e Emprego referem-se à segurança e saúde no trabalho e devem ser seguidas por empresas públicas e privadas, bem como órgãos públicos que possuam empregados regidos pela Consolidação das Leis do Trabalho (CLT). O não cumprimento das disposições legais acarretará ao empregador a aplicação das penalidades previstas na legislação pertinente. São de interesse da odontologia as NR 6, 7, 15 e 32.

A NR-6 define Equipamento de Proteção Individual (EPI) como "todo dispositivo ou produto, de uso individual utilizado pelo trabalhador, destinado à proteção de riscos suscetíveis de ameaçar a segurança e a saúde no trabalho" e obriga a empresa a fornecer o EPI, adequado ao risco ao qual o trabalhador está exposto, de forma gratuita, em pleno funcionamento e conservação. São mencionados por essa NR os óculos, protetores faciais, as máscaras e os respiradores como as peças semifaciais filtrantes (PFF) 1, 2 e 3. Já a NR-7 discorre sobre a implementação do Programa de Controle Médico de Saúde Ocupacional (PCMSO) com o objetivo de promover e preservar a saúde dos trabalhadores. Dentre as obrigações está o custeio de ações voltadas para prevenção, rastreamento e diagnóstico de doenças profissionais, bem como a prática de exames médicos periódicos.

A NR-15, anexo 14, define e estabelece o grau de insalubridade das atividades relacionadas aos agentes biológicos, no qual a prática odontológica se enquadra como de grau médio. A NR-32, por sua vez, especifica as diretrizes para segurança e saúde do trabalhador em serviços de saúde. Em seu item 32.2.4.17, discorre sobre a obrigatoriedade da vacinação gratuita dos trabalhadores, no mínimo, para tétano, difteria e hepatite B. Caso haja vacinas eficazes para outros agentes aos quais a equipe possa estar exposta, ela deve ser vacinada. São vacinas com eficácia estabelecida e relacionadas a transmissão aérea, a gripe (Influenza), a varicela, MMR tríplice viral (sarampo, caxumba e rubéola), hepatite A e tuberculose (BCG) – apesar de ressalvas na sua eficiência quando administrada na fase adulta. A vacinação deve ser registrada no prontuário clínico do trabalhador e estar disponível para inspeção do trabalho. O trabalhador de saúde que se negar a ser vacinado deve elaborar declaração manuscrita justificando-se e esta ficará sob custódia do empregador para fins legais.

A Norma Técnica n. 32 ainda preconiza as instruções para o conforto térmico em conformidade com a RDC 50/2002 da ANVISA. Em seu item 32.9.6, orienta que os sistemas de climatização devem ser submetidos a procedimentos de manutenção preventiva e corretiva para preservação da integridade e eficiência de todos os seus componentes, corroborando com a Portaria n. 3.523, de 28 de agosto de 1998, que estabelece a rotina de procedimentos de limpeza para sistemas de refrigeração de grande porte; e a Lei Federal n. 13.589, de 4 de janeiro de 2018, que institui a realização do Plano de Manutenção, Operação e Controle dos sistemas de climatização de todos os edifícios públicos e privados.

Em seu Manual para Prevenção e Controle de Riscos em Serviços Odontológicos, a ANVISA faz recomendações acerca da utilização de sistemas de climatização em consultórios. No caso de aparelhos de janela e *minisplits, a* instalação e a manutenção devem ser efetuadas conforme preconizado nos manuais do fabricante. A manutenção de equipamentos e/ou instalações de capacidade igual ou superior a 5 TRs (15.000 kcal/h = 60.000 Btu/h) deverá ser efetuada sob a supervisão de engenheiro mecânico habilitado pelo CREA, respondendo aos critérios da Portaria GM/MS n. 3.523, de 28 de agosto de 1998, e RE/ANVISA n. 9, de 16 de janeiro de 2003.

Para instalações de sistemas climatizados em serviços odontológicos, deve-se seguir as recomendações das normas ABNT – NBR 6401 – Instalações centrais de ar-condicionado para conforto – Parâmetros básicos de projeto e NBR 7256 – Tratamento de ar em estabelecimentos assistenciais de saúde e da RDC/ANVISA n. 50, de 21 de fevereiro de 2002.

O sistema de climatização deve ser dimensionado, por profissional especializado, de modo que a vazão mínima de ar exterior seja de 6 (m^3/h)/m^2 e a vazão mínima de ar total seja de 18 (m^3/h)/m^2. A temperatura ambiente deve ser mantida entre 21 e 24°C, e a umidade relativa do ar entre 40 e 60%. Os equipamentos devem possuir, no mínimo, filtros classe G3 no insuflamento.

As tomadas de ar exterior deverão receber, no mínimo, filtros classe G3 e telas de proteção de material resistente à corrosão. Elas devem manter ao menos oito metros de distância de possíveis fontes de contaminação, como descargas de exaustão de cozinhas, sanitários, laboratórios, lavanderia, depósitos de lixo, centrais de gás combustível, grupos geradores, centrais de vácuo, estacionamentos, dentre outros locais onde possa haver emanação de agentes poluidores ou gases nocivos.

Caso haja utilização de dutos de ar, devem ser unidos por meio de juntas flangeadas e à prova de vazamentos. As dobras, conexões e acessórios dos dutos também devem ser estanques e o retorno de ar deve ser feito por meio deles, sendo vedado o retorno pelo forro.

O cumprimento dessas normas e recomendações no ambiente odontológico é essencial para a garantia de um ambiente salubre para toda a equipe e seguro para os pacientes.

QUAIS AS TECNOLOGIAS PROMISSORAS PARA O CONTROLE DA QUALIDADE DO AR?

Segundo a Agência de Proteção Ambiental dos EUA (Environmental Protection Agency – EPA), os americanos passam aproximadamente 90% do seu tempo em ambientes fechados, nos quais a concentração de poluentes pode ser de 2 a 5 vezes maior que a concentração em ambientes abertos. Esse é um dado alarmante, principalmente para a equipe odontológica, que dedica 1/3 das horas do dia ao exercício da profissão que já é reconhecidamente insalubre. Nesse sentido, novas tecnologias para controle da qualidade do ar em serviços de saúde têm ganhado o mercado e se mostram como estratégias promissoras.

Ozônio

Uma dessas tecnologias é a descontaminação por gás ozônio. O ozônio (O_3) é composto por três átomos de oxigênio, sendo altamente instável e reativo. Devido à sua reatividade, é um excelente oxidante tendo propriedades antimicrobianas quando devidamente utilizado. Em altas doses pode causar irritação às mucosas, sendo considerado um gás tóxico. Órgãos americanos, como a EPA e a Ocuppational Safety and Health Administration (OSHA) regulamentam exposição a ambiente com concentração de até 0,05 ppm e 0,1 ppm desse gás com permanência máxima de 8 horas, respectivamente. A NR-15, no anexo 11, define a exposição máxima ao ozônio em 0,08 ppm para jornadas de trabalho de até 48 horas de exposição, classificando-as como de alta insalubridade.

Entretanto, devido ao seu curto tempo de meia-vida, o ozônio pode ser utilizado puro em ambientes desocupados, não havendo gás residual. Também tem utilidade na remoção de compostos orgânicos voláteis (VOC) e a diminuição de seus odores, uma vez que reage com o carbono produzindo gás carbônico e água. Recentemente, seu uso vem sendo explorado para a desinfecção de materiais que não sejam oxidáveis, como máscaras cirúrgicas e materiais de plástico, aço, vidro e tecido. Contudo, não deve ser utilizado sobre máscaras como a PFF2/N95 por conter látex em sua composição, podendo inutilizá-la.

A desinfecção por ozônio ocorre a seco e em temperatura ambiente, a partir da penetração do gás nos poros da superfície alvo. Em laudo emitido pelo Laboratório de Virologia do Departamento de Genética, Evolução e Bioagentes, do Instituto de Biologia da Universidade Estadual de Campinas (Unicamp, a pedido da empresa Panazon S/A (Piracicaba, SP), foi concluído que a máquina portátil fabricada pela empresa quando acionada a uma potência de 70 W pode inativar partículas virais do coronavírus após ciclos de 45 minutos capazes de descontaminar 50 máscaras. Resultados semelhantes foram obtidos por pesquisadores da Empresa Brasileira de Pesquisa e Inovação Industrial (EMBRAPII), da unidade situada no Instituto de Física de São Carlos (IFSC), da Universidade de São Paulo, os quais desenvolveram uma câmara de vácuo seguida de injeção de ozônio que é capaz de descontaminar até mil máscaras após sete ciclos, totalizando duas horas.

Estudo regressivo apontou uma redução no número de casos de Covid-19 em cidades chinesas com o aumento da concentração de ozônio de 48.83 para 94.67 $\mu g/m^3$. Outro estudo demonstrou que a água ozonizada (4.86 mg/L) pode inativar vírus SARS-CoV após 4 minutos de exposição. Esses dados coincidem com os demonstrados em outro laudo da Unicamp a pedido da empresa MyOzone (Jaguariuna, SP), em que houve redução de 99,99% da infectividade viral para os vírus da família *Coronavirus* após o uso de água e névoa ozonizada por 10 segundos.

O ozônio é absorvido pela água, incorporando-se às gotículas aquosas presentes na névoa. Ao serem suspensas no ar, geram gotículas sanitizantes de 0,5 a 1 µm com concentrações de ozônio de 50 ppm. Ao utilizar a névoa, não há injeção de ozônio no ar, mas sim do seu subproduto, o O_2, sendo segura para pessoas. A ANVISA na Portaria de Consolidação n. 5, de 28 de setembro de 2017, Art. 32, § 2º regulamenta a desinfecção da água com ozônio para uso humano, contudo tal aprovação remete a produtos saneantes e sua aplicação em objetos e superfícies, mas não sua aplicação direta em pessoas. Logo, não existe, atualmente, produto aprovado pela ANVISA para "desinfecção de pessoas". Túneis e cabines de descontaminação vêm sendo utilizados na entrada de edifícios visando a descontaminação de pele, cabelos e roupas. Todavia, além de não haver evidência científica da sua eficácia, podem existir riscos inerentes a essa prática. O primeiro deles é relacionado à natureza química do ozônio, que pode acelerar a combustão e aumentar riscos de incêndio. Além disso, causa irritação em mucosas e, acredita-se que a exposição repetitiva à pele pode ocasionar fragilização, com aparecimento de rachaduras e microlesões. Outro fator de destaque é a falsa sensação de proteção, que poderia levar ao relaxamento de práticas essenciais para o controle da propagação do vírus, como lavagem de mãos e distanciamento social. Também é válido destacar que, mesmo se fosse comprovada a descontaminação da pele por água ozonizada, pessoas infectadas ainda carregariam o vírus, uma vez que ele se aloja nas vias aéreas superiores, não sendo possível a sua descontaminação.

Sistemas portáteis de limpeza do ar

O uso de sistemas portáteis de limpeza de ar (*air cleaning systems* – ACS) também é uma possibilidade promissora para o cotidiano odontológico (Figura 12). Um estudo avaliou a eficácia desse sistema na diminuição de bioaerossol pós-procedimentos, como preparo cavitário, exame clínico, raspagem com curetas de ultrassom e exodontias. O sistema utilizado era composto por um tubo de sucção flexível de prolipropileno que direciona o ar para uma combinação de filtros HEPA para remoção de partículas de até 0,3 μm, cilindros de filtros de gás para remoção e vapores de mercúrio, formaldeído, glutaraldeído e odores diversos, além de um filtro carregado eletrostaticamente. O estudo concluiu que o sistema utilizado teve uma diminuição significativa na quantidade de bioaerossol gerado em todas as situações avaliadas, quando comparado com os procedimentos realizados sem a sua utilização.

Há também outras opções relacionadas não só a coleta de microrganismos do ar (purificação), mas também a inativação desses patógenos. Algumas opções vêm sendo testadas para essa abordagem, como o uso de emissores de íons, células de luz ultravioleta associadas a TiO_2 e geradores de campos eletromagnéticos, como o EWG. O gerador de nuvens de elétrons (*electron wind generator* – EWG) é um purificador de ar combinado a um eletrodo e um sistema de suprimento de alta voltagem. O inconveniente desse sistema é a geração de gás ozônio por conta do campo eletromagnético criado. Para contornar esse problema, pode ser acoplado um filtro de carbono ao equipamento. Essa associação diminuiu em três vezes a concentração de ozônio emitida durante o uso do EWG. Em estudo recente sobre seu uso em ambientes hospitalares, como quartos e sala de espera, foi verificado que após 4 horas de uso, o número de bactérias e fungos diminuiu em todos os ambientes estudados, principalmente em quartos pequenos cujo volume de ar era de 30 m^3.

Não se pode desconsiderar os produtos envolvendo inteligência artificial para resolução de problemas. Há disponíveis no mercado sensores que monitoram a qualidade do ar por meio de parâmetros, como concentração de CO_2, umidade, temperatura e dispersão de partículas e compara com a qualidade do ar da estação de monitoramento mais próxima. Em sua interface, o dispositivo oferece gráficos das análises e dá instruções para abertura de janelas ou acionamento de purificadores de ar. Além disso, alguns deles podem ser conectados à rede de climatização e controlar o fluxo de ar e acionar ou desligar exaustores, ventiladores e aparelhos de ar-condicionado.

IMPACTOS NA GESTÃO DA QUALIDADE DO AR PÓS-COVID-19: O QUE MUDOU?

Nas últimas duas décadas, a maioria das doenças com impacto mundial foram infecções com disseminação por gotículas ou aerossol. Nesse sentido, a equipe odontológica deve ser cautelosa, uma vez que procedimentos odontológicos são grandes produtores de bioaerossol. Embora

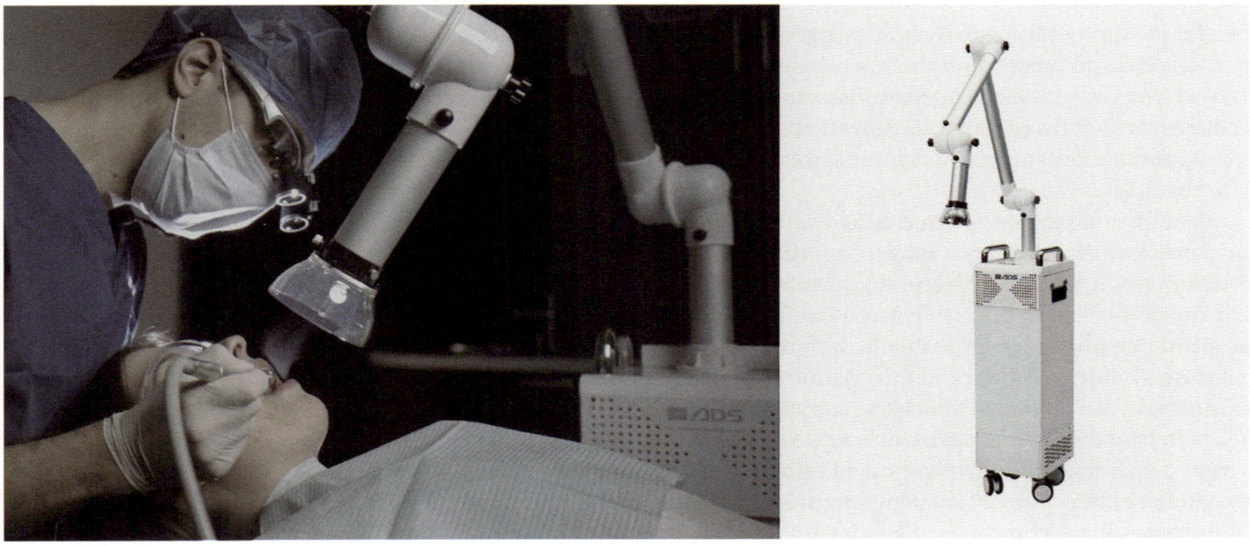

FIGURA 12 Sistema de sucção extraoral.
Fonte: Imagem gentilmente cedida por ADS Dental System, Ontario. https://www.adsdental.com.

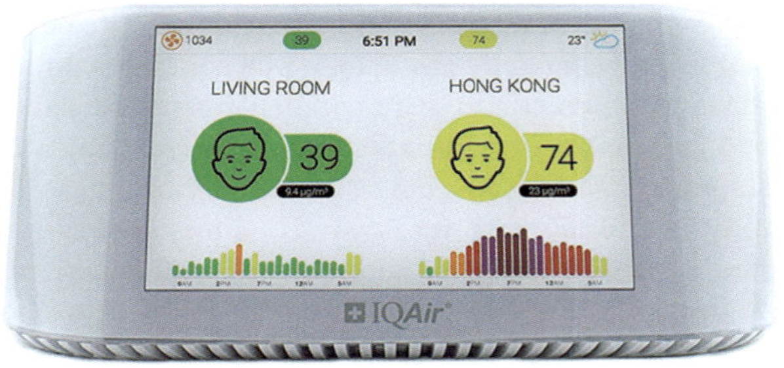

FIGURA 13 Sensor AirVisual Pro. Monitora a qualidade do ar em interiores e faz recomendações.
Fonte da imagem: IQAir (Goldach/Suíça), www.iqair.com.

tenham etiologias diferentes, a maioria das doenças respiratórias podem ter seu risco de transmissão diminuído com precauções semelhantes.

A mais recente dessas doenças que chegou ao nível de pandemia foi a Covid-19 ou doença do Coronavírus de 2019. A doença revelou-se, inicialmente, em dezembro de 2019, como uma pneumonia de causa desconhecida, na cidade chinesa de Wuhan, província de Hubei. Posteriormente, descobriu-se tratar-se de um novo vírus da família *Betacoronavirus*, sendo nomeado *severe acute respiratory syndrome coronavirus* 2 (SARS-CoV-2). Apesar de infecções por coronavírus em humanos serem geralmente de grau moderado, as infecções relacionadas à família *Betacoronavirus*, que também inclui o SARS-CoV e o *middle east respiratory syndrome coronavirus* (MERS-CoV), apresentam uma alta mortalidade.

A Covid-19 pode ser assintomática ou apresentar quadro de febre, fadiga, tosse seca, dor muscular e dispneia. Os sintomas podem evoluir para síndrome respiratória aguda com pneumonia, falha renal e até morte. A transmissão ocorre por meio de gotículas de atividades humanas, como falar, tossir e espirrar. As gotículas podem contaminar objetos próximos, enquanto o aerossol contaminado pode ficar suspenso no ar e ser dispersado para longas distâncias. Dessa forma, espera-se que o aerossol gerado durante procedimentos também seja uma via de transmissão, uma vez que há grande concentração de vírus na naso e orofaringe e também na saliva.

Estudos apontam que mesmo após 3 horas, há apenas uma pequena diminuição da fração da carga viral viável. Além disso, o SARS-CoV-2 pode permanecer viável em superfícies como plástico e aço inoxidável, que são amplamente utilizadas no ambiente odontológico, por mais de 72 horas. Embora alguns dados não estejam disponíveis, um ambiente com baixa umidade relativa é relatado para diminuir a persistência de SARS-CoV-2. O vírus é sensível a raios ultravioleta e ao calor e oxidação, podendo ser inativado a uma temperatura de 56°C por 30 minutos, bem como por solventes lipídicos, como éter, etanol 75% e desinfetantes que contêm cloro, ácido peracético e clorofórmio. A solução de iodopovidona, por sua vez, demonstrou 99,99% de efetividade quando usada contra vírus envelopados e não envelopados, a exemplo do influenza, Ebola, MERS e SARS-CoV-1, além de possuir ação bactericida contra patógenos causadores de infecções orais e respiratórias, podendo ser um agente em potencial contra o SARS-CoV-2.

Devido a algumas particularidades, medidas especiais tiveram de ser implementadas durante a pandemia da Covid-19 e provavelmente serão mantidas nos atendimentos pós-pandemia. Seguem-se as recomendações para atendimento odontológico pós-pandemia relacionadas a qualidade do ar disponibilizadas pelo CDC, ADA, ANVISA e CFO.

Sistemas de climatização

- Os sistemas de ventilação que fornecem movimento do ar em uma direção de fluxo limpo para menos limpo reduzem a distribuição de contaminantes e são melhores para proteger a equipe e os pacientes.
- Consultar um profissional de sistema de climatização a fim de investigar o aumento da eficiência da filtragem para o nível mais alto compatível com o sistema de climatização, sem desvio significativo do fluxo de ar projetado.
- Limitar o uso de ventilação controlada por demanda (acionada pelo ponto de ajuste de temperatura e/ou pelos controles de ocupação) durante as horas ocupadas e, quando possível, até duas horas após a ocupação para garantir que a taxa de ventilação não seja alterada automaticamente.
- Acionar exaustores do banheiro continuamente durante o horário comercial.
- Considerar o uso de purificador de ar portátil com filtro HEPA enquanto estiver realizando e imediatamente após um procedimento de geração de aerossol.
- Escolher uma unidade de filtragem de ar HEPA com base na sua taxa de entrega de ar limpo (*clean air delivery rate* – CADR). O CADR é um padrão de desempenho estabelecido definido pela Associação de Fabricantes de Eletrodomésticos e relata a classificação de pés cúbicos por minuto do sistema sob as condições utilizadas. Quanto maior o CADR, mais rápido o filtro de ar funcionará para remover os aerossóis do ar.
- Colocar a unidade HEPA perto da cadeira do paciente, mas não atrás do operador. Verificar se o operador ou assistente não está posicionado entre a unidade e a boca do paciente. Posicionar a unidade para garantir que ela não aspire ou passe pela zona de respiração do operador ou assistente.
- Considerar o uso da luz ultravioleta germicida na zona superior da sala como um complemento às taxas mais altas de ventilação e limpeza do ar.
- Garantir a renovação do ar. Entretanto, janelas abertas, ao mesmo tempo em que possibilitam maior renovação

de ar em locais próximos a elas, também permitem que outros poluentes adentrem os ambientes, sobrecarregando os filtros e outros componentes do sistema de climatização, caso estejam ligados. Para ambientes maiores, as áreas mais afastadas das janelas não terão a mesma renovação.

É válido destacar, portanto, que as práticas básicas de biossegurança e a obediência às normas já existentes quanto a qualidade do ar contribuem, consideravelmente, não só para o combate ao novo coronavírus, mas também para combater qualquer patógeno, e devem ser seguidas.

COMO REALIZAR A GESTÃO DA QUALIDADE DO AR NO CONSULTÓRIO ODONTOLÓGICO?

Para realizar a gestão da qualidade do ar é essencial garantir o pleno cumprimento da regulamentações e leis relacionadas à qualidade do ar e à qualidade dos fatores associados, como a água e o controle de doenças. Caso haja discrepância entre as orientações, pela ordem jurídica, devem-se seguir em ordem decrescente de impacto as Leis, Portarias, Resoluções e Normas Técnicas.

Em caso do consultório odontológico ou clínica encontrar-se localizado em edifício comercial, é necessário estabelecer quem será o responsável pelo sistema de ar condicionado. Segundo a Associação Brasileira de Refrigeração, Ar-Condicionado, Ventilação e Aquecimento (ABRAVA), caso seja sistema central e a administração do edifício for a responsável, ela deve providenciar o Plano de Manutenção, Operação e Controle – PMOC e a Anotação de Responsabilidade Técnica – ART prescrito na Lei 13.589, de 4 de janeiro de 2018. O PMOC consiste no conjunto de documentos contendo todos os dados da edificação, do sistema de climatização, do responsável técnico registrado no CREA, assim como procedimentos e rotinas de manutenção comprovando sua execução. É essencial que o cirurgião-dentista responsável pelo consultório odontológico acompanhe o PMOC do edifício e reporte ao administrador do prédio em casos de irregularidades ou necessidades no seu consultório.

Nos casos em que o cirurgião-dentista é o responsável pela gestão dos sistemas de climatização, é indispensável manter uma agenda das visitas técnicas e garantir que as manutenções sejam realizadas no período indicado por profissional habilitado ou como prescrito por lei. O mesmo vale para manutenção de equipamentos odontológicos.

A gestão da qualidade da água está intimamente atrelada à gestão da qualidade do ar. Dessa maneira, o uso de água destilada, a descontaminação periódica do reservatório e a limpeza das linhas de água são práticas que contribuirão para a diminuição da contaminação no ambiente.

Cabe ao cirurgião-dentista responsável orientar a equipe quanto à necessidade das boas práticas de biossegurança a fim de diminuir os riscos de contaminação. A obrigatoriedade da vacinação e do uso de EPI deve ser reforçada. Além disso, instruir tanto a equipe quanto os pacientes a não comparecerem ao consultório caso estejam doentes. Essa é uma prática importante para o controle da propagação de patógenos.

Adicionalmente, o uso de tecnologias é encorajado quando cabível. Sensores para monitoramento da qualidade do ar de interiores pode ser uma estratégia conveniente para obtenção de uma leitura constante e em tempo real do ar respirado, assim como práticas descontaminantes, como uso de luz ultravioleta e água ozonizada.

É válido perceber, portanto, que alcançar um ar de qualidade no consultório odontológico resulta de um conjunto de práticas que permeiam fatores materiais e comportamentais, constituindo uma missão ética do cirurgião-dentista e equipe garantir um ambiente saudável para si e para os pacientes.

QUIZ BIOSSEGURO

1. São fatores que influenciam na composição do bioaerossol:
   A. Água do reservatório.
   B. Tipo de procedimento realizado.
   C. Microbiota do paciente.
   D. Todas as alternativas.

2. São medidas que podem minimizar a contaminação do ar, exceto:
   A. Uso de isolamento absoluto.
   B. Uso de sugador acoplado a bomba a vácuo.
   C. Bochecho pré-operatório com clorexidina.
   D. Compressor em local fechado, como banheiro.

3. Quanto à gestão da qualidade do ar é correto afirmar:
   A. Não há legislação no Brasil referente ao tema, então devem-se seguir orientações internacionais.
   B. Não há prazos pré-estabelecidos para manutenção de condicionadores de ar tipo mini*split* e janela, devendo-se seguir as recomendações do fabricante.
   C. A qualidade da água em nada interfere na qualidade do ar, devendo ser tratados como problemas distintos.
   D. É essencial a manutenção de um fluxo de ar turbulento a fim de evitar a propagação de patógenos.

4. É incorreto afirmar:
   A. Tanto pacientes quanto equipe odontológica podem servir de reservatórios ou hospedeiros para patógenos.

B. Segundo a legislação brasileira, o valor máximo recomendado para concentração de aerossol total no ambiente deve ser ≤ 80 μg/m³.
C. Além do baixo custo, filtros HEPA garantem a purificação do ar, podendo filtrar partículas, como esporos de fungos e vírus.
D. Bioaerossol é composto por líquidos e sólidos suspensos no ar e que contém ou foi gerado por qualquer organismo.

5. São medidas que podem ser empregadas para garantir a qualidade do ar no ambiente odontológico:
A. Utilizar purificadores de ar, esterilizar peças de mão, garantir fluxo turbulento.
B. Fazer bochecho pré-operatório, utilizar filtros HEPA, tratar linhas de água.
C. Utilizar campo cirúrgico, água destilada e água ozonizada.
D. Nenhuma das alternativas.

JOGANDO LIMPO

Na imagem, identifique os fatores em potencial para a contaminação do ar.

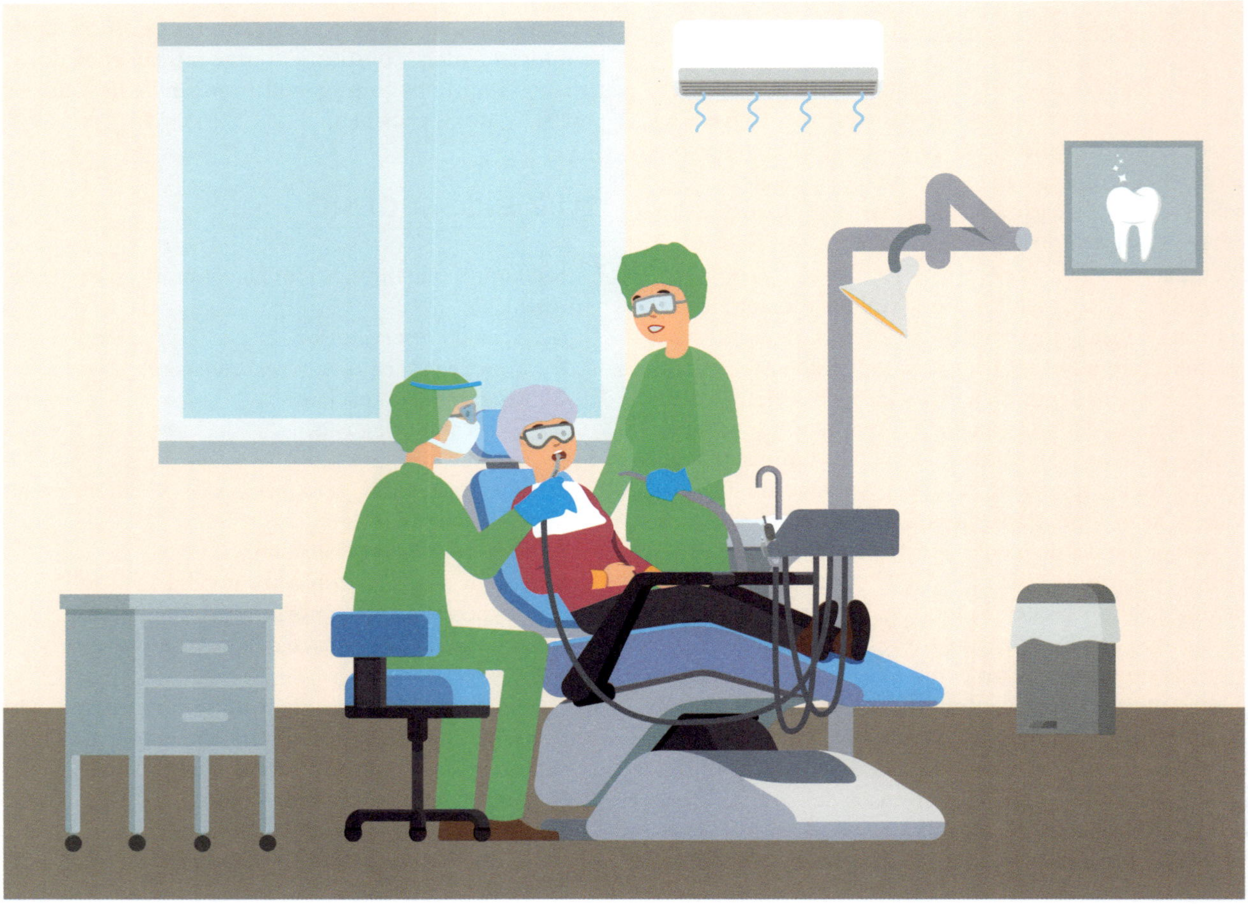

BIBLIOGRAFIA

1. Al Maghlouth A, Al Yousef Y, Al Bagieh N. Qualitative and quantitative analysis of bacterial aerosols. J Contemp Dent Pract. 2004;5(4):91-100.
2. Associação brasileira de refrigeração, ar-condicionado, ventilação e aquecimento. Pmoc: perguntas e respostas. 2020. Disponível em: https://abrava.com.br/a-abrava/pmoc-perguntas-e-respostas/ (acesso 27 jun 2020).
3. Barabari, Poyan; Moharamzadeh, Keyvan. Novel coronavirus (Covid-19) and dentistr: a comprehensive review of literature. Dentistry Journal, v. 8, n. 2, p. 53, 2020.
4. Bennett AM, Fulford MR, Walker JT, Bradshaw DJ, Martin MV, Marsh PD. Microbial aerosols in general dental practice. Br Dental J. 2000;189(12):664-7.
5. Bizzoca ME, Campisi G, Muzio L. Covid-19 pandemic: what changes for dentists and oral medicine experts? A narrative review and novel approaches to infection

containment. Int J Environmental Res Public Health. 2020;17(11):3793.
6. Borges LC. Biossegurança e segurança do paciente. São Paulo: Associação Brasileira de Odontologia; 2018. 52 p.
7. Brasil. Ministério da Saúde. Agência Nacional de Vigilância Sanitária. Serviços Odontológicos: prevenção e controle de riscos. Brasília: Ministério da Saúde; 2006. 156 p.
8. Brasil. Ministério da Saúde. Agência Nacional de Vigilância Sanitária. Nota Técnica Gvims/Ggtes/Anvisa n. 4, de 31 de março de 2020. Orientações para serviços de saúde: medidas de prevenção e controle que devem ser adotadas durante a assistência aos casos suspeitos ou confirmados de infecção pelo novo coronavírus (SARS-COV-2). Brasília: Ministério da Saúde; 2020.
9. Brasil. Ministério da Saúde. Agência Nacional de Vigilância Sanitária. Nota Técnica Sei/Cosan/Ghcos/Dire3/Anvisa, n. 51, de 13 de maio de 2020. Desinfecção de pessoas em ambientes públicos e hospitais durante a pandemia de Covid 19. Brasília: Ministério da Saúde; 2020.
10. Brasil. Conselho Federal de Odontologia. Código de Ética Odontológica. Aprovado pela Resolução CFO-118/2012. Brasília: Ministério da Saúde; 2012.
11. Brasil. Ministério da Saúde. Saúde de A a Z. Disponível em: https://www.saude.gov.br/saude-de-a-z?view=default (acesso 27 maio 2020).
12. Brasil. Ministério da Saúde. Portaria de Consolidação n. 5, de 28 de setembro de 2017. Consolidação das normas sobre as ações e os serviços de saúde do Sistema Único de Saúde. Brasília: Diário Oficial da União; 2017.
13. Brasil. Ministério da Saúde. Secretaria de Vigilância em Saúde. Coordenação-Geral de Vigilância em Saúde Ambiental. Portaria MS n. 518/2004. Brasília: Ministério da Saúde; 2005.
14. Brasil. Ministério do Meio Ambiente. Qualidade do ar: poluentes atmosféricos. Poluentes atmosféricos. Disponível em: https://www.mma.gov.br/cidades-sustentaveis/qualidade-do-ar/poluentesatmosf%C3%A9ricos.html. (acesso 21 maio 2020).
15. Brasil. Ministério do Trabalho e Emprego. Norma Regulamentadora n. 6, de 24 de outubro de 2018. Equipamento de proteção individual – EPI. Brasília: Diário Oficial da União; 2018.
16. Brasil. Ministério do Trabalho e Emprego. Norma Regulamentadora n. 7, de 10 de dezembro de 2018. Programa de Controle Médico de Saúde Ocupacional. Brasília: Diário Oficial da União; 2018.
17. Brasil. Ministério do Trabalho e Emprego. Norma Regulamentadora n. 15, de 11 de dezembro de 2019. Atividades e Operações Insalubres. Brasília: Diário Oficial da União; 2019.
18. Brasil. Ministério do Trabalho e Emprego. Norma Regulamentadora n. 32, de 31 de julho de 2019. Segurança e Saúde no Trabalho em Serviços de Saúde. Brasília: Diário Oficial da União; 2019.
19. Brasil. Norma Técnica n. 16401, de 04 de agosto de 2008. Instalações de ar-condicionado – Sistemas centrais e unitários Parte 1: Projetos das instalações. Brasília: ABNT; 2008.
20. Brasil. Resolução DC/Anvisa n. 9, de 16 de janeiro de 2003. Determina a publicação de orientação técnica elaborada por Grupo Técnico Assessor, sobre Padrões Referenciais de Qualidade do Ar Interior, em ambientes climatizados artificialmente de uso público e coletivo. Brasília: Diário Oficial da União; 2003.
21. Centers for Disease Control and Prevention. Guidance for dental settings during the Covid-19 response. 2020. Disponível em: https://emergency.cdc.gov/coca/calls/2020/callinfo_060320.asp (acesso 27 jun 2020).
22. Centers for Disease Control and Prevention. Interim infection prevention and control guidance for dental settings during the Covid-19 response. 2020. Disponível em: https://www.cdc.gov/coronavirus/2019-ncov/hcp/dental settings.html#EquipmentConsiderations (acesso 27 jun 2020).
23. Centers for Disease Control and Prevention. U.S. Department of Health & Human Services. Mold. 2020. Disponível em: https://www.cdc.gov/mold/faqs.htm (acesso 27 maio 2020).
24. Centers for Disease Control and Prevention. U.S. Department of Health And Human Services. Healthcare infection control practices advisory committee (HICPAC): guidelines for environmental infection control in health-care facilities. Atlanta, GA: CDC; 2003.
25. Centers for Disease Control and Prevention. U.S. National Library of Medicine. U.S. Department of Health & Human Services. Aspergillosis. 2020. Disponível em: https://medlineplus.gov/ency/article/001326.htm (acesso 27 maio 2020).
26. De Boer HEL, van Elzelingen-Dekker CM, van Rheenen-Verberg CM, Spanjaard L. Use of gaseous ozone for eradication of methicillin-resistant Staphylococcus aureus from the home environment of a colonized hospital employee. Infect Control Hosp Epidemiol. 2006;27(10):1120-2.
27. Dillow G. Gone to waste, or something to get your teeth into? Br Dental J. 2005;199(1):9-12.
28. ECRI Institute. Health devices evaluation of mobile high efficiency filter air cleaners (MHEFACs). 26 ed. Pennsylvania: ECRI; 1997. p. 367-88.
29. Empresa Brasileira de Pesquisa e Inovação Industrial. Nova tecnologia vai descontaminar até mil máscaras hospitalares em duas horas. 2020. Disponível em: https://embrapii.org.br/nova-tecnologia-vai-descontaminar-ate-mil-mascaras-hospitalares-em-duas-horas/ (acesso 23 jun 2020).
30. Figueiredo-Filho AO, Bem JSP, Sobrinho CRW, Souza FB. Microbiological Water Evaluation from Biofilm Adhered to Dental Unit Waterlines. Int J Odontostomat Temuco. 2019;13(3):357-62.
31. Graetz C, Bielfeldt J, Tillner A, Plaumann A, Dörfer CE. Spatter contamination in dental practices: how can it be prevented? Rev Med Chir Soc Med Nat. 2014:1122-34.
32. Gralton J, Tovey E, McLaws ML, Rawlinson WD. The role of particle size in aerosolised pathogen transmission: a review. J Infect. 2011;62(1):1-13.
33. Greenwood R. Adressing air quality in medical and dental offices with a focus on covid-19. Infection Control Tips, 2020. Color. Disponível em: https://masterseries.events/portfolio/addressing-air-quality-in-medical-and-dental-offices-with-a-focus-on-covid-19/ (acesso 21 maio 2020).
34. Hallier C, Williams DW, Potts AJC, Lewis MAO. A pilot study of bioaerosol reduction using an air cleaning system during dental procedures. Br Dental J. 2010;209(8):E14-E14.
35. Harrel SK, Molinari J. Aerosols and splatter in dentistry. J Am Dental Assoc. 2004;135(4):429-37.
36. Haslbeck K, Schwarz K, Hohlfeld JM, Seume JR, Koch W. Submicron droplet formation in the human lung. J Aerosol Sc. 2010;41(5):429-38.
37. He F, Deng Y, Li W. Coronavirus disease 2019: What we know? J Medical Virol. 2020;92(7):719-25.

38. Helmis CG, Tzoutzas J, Flocas HA. Indoor air quality in a dentistry clinic. Sci Total Environ. 2007;349-65.
39. Hinds WC. Aerosol technology: properties, behavior, and measurement of airborne particles. 2 ed. New York: Wiley; 1999. 504 p.
40. Huang R, Agranovski I, Pyankov O, Grinshpun S. Removal of viable bioaerosol particles with a low-efficiency HVAC filter enhanced by continuous emission of unipolar air ions. Indoor Air. 2008;18(2):106-12.
41. Jacks ME. A laboratory comparison of evacuation devices on aerosol reduction. J Dent Hyg. 2002;202-6.
42. Jain M, Mathur A, Mathur A, Mukhi PU, Ahire M, Pingal C. Qualitative and quantitative analysis of bacterial aerosols in dental clinical settings: risk exposure towards dentist, auxiliary staff, and patients. J Family Med Prim Care. p. 1003-1008. fev. 2020.
43. Jastak JT, Greenfield W. Trace contamination of anesthetic gases: a brief review. J Am Dental Assoc. 1977;95(4):758-62.
44. Laheij AM, Kistler JO, Belibasakis GN, Välimaa H, Soet JJ, European Oral Microbiology Workshop (EOMW) 2011. Healthcare-associated viral and bacterial infections in dentistry. J Oral Microbiol. 2012;4.
45. Li SC, Wang YC. Surface germicidal effects of ozone for microorganisms. AIHA. Fairfax; 2003. p. 533-7.
46. Lo Giudice R. The severe acute respiratory syndrome coronavirus-2 (SARS CoV-2) in dentistry. Management of biological risk in dental practice. Int J Environmental Res Public Health. 2020;17(9):3067.
47. Marui VC, Souto MLS, Rovai ES, Romito GA, Chambrone L, Pannuti CM. Efficacy of preprocedural mouthrinses in the reduction of microorganisms in aerosol. J Am Dental Assoc. 2019;150(12):1015-26.
48. Matsuyama M, Usami T, Masuda K, Niimi N, Otha M, Ueda M. Prevention of infection in dental procedures. J Hosp Infect. 1997;35:17-25.
49. Miller-Keane. Encyclopedia and dictionary of medicine, nursing, and allied health. 7 ed. Philadelphia: Saunders/Elsevier; 2003.
50. Monaghan NP. Emerging infections-implications for dental care. Br Dental J. 2016;221(1):13-5.
51. Morawska L, Johnson GR, Ristovski ZD, Hargreaves M, Mengersen K, Corbett S, et al. Size distribution and sites of origin of droplets expelled from the human respiratory tract during expiratory activities. J Aerosol Sci. 2009;40(3)256-69.
52. Mousavi MS, Hadei M, Majlesi M, Hopke PK, Yarahmadi M, Emam B, et al. Investigating the effect of several factors on concentrations of bioaerosols in a well-ventilated hospital environment. Environ Monit Assess. 2019;191(7):407.
53. Murdoch-Kinch CA, Andrews NL, Atwan S, Jude R, Gleason MJ, Molinari JA. Comparison of dental water quality management procedures. J Am Dental Assoc. 1997;128(9):1235-43.
54. National Institute for Occupational Safety and Health. Control of nitrous oxide in dental operatories. Cincinnati: Department of Health and Human Services. Publication n. DHHS (NIOSH); 2014. p. 94-129.
55. Nejatidanesh F, Khosravi Z, Goroohi H, Badrian H, Savabi O. Risk of contamination of different areas of dentist's face during dental practices. Int J Prev Med. 2013;4(5):611-5.
56. Panazon Ltda. Laudo de eficácia no combate a vírus do equipamento gerador de ozônio, modelo O3CARE M50, para reuso de máscaras. 2020. Disponível em: https://o3care.panozon.com.br/Laudo%20Unicamp%20Resumido%20-%20PNZ-MKT.05.03.40.003.R01.pdf (acesso 23 jun 2020).
57. Pastuszka JS, et al. The study of the sterilization of the indoor air in hospital/clinic rooms by using the electron wind generator. Int J Environmental Res Public Health. 2019;16(24):4935.
58. Sabino-Silva R, Jardim ACG, Siqueira WL. Coronavirus COVID-19 impacts to dentistry and potential salivary diagnosis. Clin Oral Invest. 2020;24(4):1619-21.
59. Sachdey R, Garg K, Singh G, Mehrotra V. Is safeguard compromised? Surgical mouth mask harboring hazardous microorganisms in dental practice. J Family Med Primary Care. 2020;759-63.
60. Amaranayake LP, Reid J, Evans D. The efficacy of rubber dam isolation in reducing atmospheric bacterial contamination. J Dent Child. 1989;6(56):442-4.
61. Siegel JD, Rhinehart E, Jackson M, Chiarello L, Committee HICPA. Guideline for isolation precautions: preventing transmission of infectious agents in healthcare settings. Atlanta: Center for Disease Control and Prevention; 2007.
62. Swaminathan Y. Aerosol: a prospective contaminant of dental environment! IOSR J Dental Medical Sci. 2013;45-50.
63. Szymańska J. Control methods of the microbial water quality in dental unit waterlines. Ann Agric Environ Med. 2003;1-4.
64. Szymańska J. Dental bioaerosol as an occupational hazard in a dentist's workplace. Ann Agric Environ Med J. 2007;203-7.
65. United States Environmental Protection Agency. Indoor air quality. 2020. Disponível em: https://www.epa.gov/report-environment/indoor-air-quality (acesso 23 jun 2020).
66. United States Environmental Protection Agency. Indoor air quality: scientific findings resource bank. Scientific Findings Resource Bank; 2020. Disponível em: https://iaqscience.lbl.gov/air-ozone (acesso 23 jun 2020).
67. Volgenant CMC, Soet JJ. Cross-transmission in the dental office: does this make you ill? Curr Oral Health Rep. 2018;221-8.
68. World Health Organization (WHO). Global strategy of asthma management and prevention. Genebra: World Health Organization; 1995.
69. World Health Organization (WHO). Infection prevention and control of epidemic and pandemic-prone acute respiratory diseases in health care. Genebra: World Health Organization; 2007.
70. World Health Organization (WHO) Guidelines for indoor air quality: dampness and mould. Copenhagen: WHO Regional Office for Europe; 2009.
71. Wu M, Chang YC. Covid-19 and its implications in dental care management against bioaerosol transmission. J Dental Sci. Advance online publication. 2020.
72. Yao M, Zhang L, Ma J, Zhou L. On airborne transmission and control of SARS-Cov-2. Sci Total Environ. 2020;731.
73. Yeargin T, Buckley D, Fraser A, Jiang X. The survival and inactivation of enteric viruses on soft surfaces: a systematic review of the literature. Am J Infect Control. 2016;44(11):1365-73.
74. Zemouri C, Soet H, Crielaard W, Laheji A. A scoping review on bio-aerosols in healthcare and the dental environment. Plos One. 2017;12(5):e0178007.
75. Zhang J, Zheng C, Xiao G, Zhou Y, Gao R. Examination of the efficacy of ozone solution disinfectant in inactivating SARs virus. Chinese Journal of Disinfection. 2004;21(1):27-28.

10

PROCESSAMENTO DE PRODUTOS PARA SAÚDE NA PRÁTICA ODONTOLÓGICA

Fábio Barbosa de Souza
Anaclara Ferreira Veiga Tipple

OBJETIVOS DE APRENDIZAGEM
O QUE VOCÊ VAI APRENDER NESTE CAPÍTULO:

1. Classificar os produtos para saúde (PPS) com base no risco, correlacionando-os com os processamentos indicados na assistência odontológica.
2. Conhecer os requisitos estruturais ligados ao processamento de PPS no serviço de saúde bucal.
3. Compreender e aplicar os procedimentos necessários à esterilização e desinfecção de PPS na prática odontológica.
4. Diferenciar os métodos de controle (monitoramento) voltados para a esterilização por vapor saturado sob pressão.
5. Entender o processamento das peças de mão odontológicas, visando aplicação prática.

POR QUE PROCESSAR MATERIAIS E INSTRUMENTOS NA ODONTOLOGIA?

A assistência em saúde nas diversas especialidades odontológicas frequentemente utiliza materiais e instrumentos que entram em contado com a cavidade bucal dos pacientes. Neste capítulo, esses materiais e instrumentos serão denominados produtos para a saúde (PPS), nomenclatura padronizada pela Agência Nacional de Vigilância Sanitária (ANVISA). Desse modo, esses PPS podem interagir com saliva, sangue, secreções, bioaerossóis, osso e, consequentemente, com um universo de microrganismos com os quais podem estar associados, como pudemos constatar no Capítulo 2, que trata sobre riscos biológicos. Considerando que a maioria desses PPS são reutilizáveis, o seu reuso requer a adoção de medidas para gerenciar o risco associado à transmissão de microrganismos, impedindo a contaminação cruzada e prevenindo as infecções associadas à assistência à saúde (IRAS). E a estratégia para gerenciamento desse risco biológico consiste no processamento de PPS.

Conforme a Resolução da Diretoria Colegiada (RDC) 15, documento publicado pela ANVISA, o processamento de PPS consiste em um conjunto de ações relacionadas à pré-limpeza, recepção, limpeza, secagem, avaliação da integridade e da funcionalidade, preparo, desinfecção ou esterilização, armazenamento e distribuição.

A terminologia PPS refere-se aos aparelhos, instrumentos, materiais ou acessórios usados no âmbito da saúde, inclusive no âmbito odontológico. Dentre eles, os passíveis de processamento são os fabricados a partir de matérias-primas e com conformação estrutural capazes de permitir repetidos processos de limpeza, preparo e desinfecção ou esterilização, até que percam a sua eficácia e funcionalidade.

DESINFETAR OU ESTERILIZAR, COMO DECIDIR?

Para saber que estratégia adotar, é necessário entender e diferenciar os possíveis caminhos de atuação. Já sabemos, conforme discutido no Capítulo 7, que a desinfecção é um processo de natureza química ou física, que elimina a maioria dos microrganismos patogênicos ou não, mas não necessariamente os endósporos bacterianos, em superfícies inanimadas. Já a esterilização representa o processo destinado a eliminar todas as formas de vida microbiana, incluindo endósporos bacterianos.

Para decidir sobre que processo implementar na prática diária do serviço de saúde, é fundamental entender a classificação de Spaulding, utilizada para definir o protocolo para o processamento de um PPS, considerando o potencial de risco em relação ao seu uso como critério de análise. Nessa classificação, os PPS são divididos em:

- Crítico: empregado em procedimentos invasivos com penetração de pele e mucosas adjacentes, tecidos subepiteliais e sistema vascular (p. ex., instrumentos cirúrgicos, curetas periodontais, fresas cirúrgicas). Também são considerados críticos todos os PPS diretamente conectados aos classificados como críticos (p. ex., cabo de bisturi, extensão de látex ou silicone adaptada à ponta do aspirador cirúrgico).
- Semicrítico: entram em contato com a pele não íntegra ou mucosas íntegras colonizadas (p. ex., espelho bucal, peças de mão, espátulas para compósitos).
- Não crítico: entram em contato com a pele íntegra ou não tem contato com o paciente (p. ex., protetor de tireoide, óculos de proteção, arco facial).

Como a presença de sangue em procedimentos odontológicos é bastante frequente em um atendimento, torna-se difícil a separação entre PPS semicríticos e críticos. Desse modo, há consenso na literatura que na prática odontológica todos os PPS semicríticos resistentes ao calor devem ser submetidos à esterilização. Se o PPS semicrítico for termossensível, submeter a uma desinfecção de alto nível, que será abordada ao final do capítulo.

No Quadro 1, podem ser visualizados exemplos de PPS relacionados a cada categoria de risco, assim como o

QUADRO 1 Processamento indicado para produtos para a saúde de acordo com a classificação de Spaulding

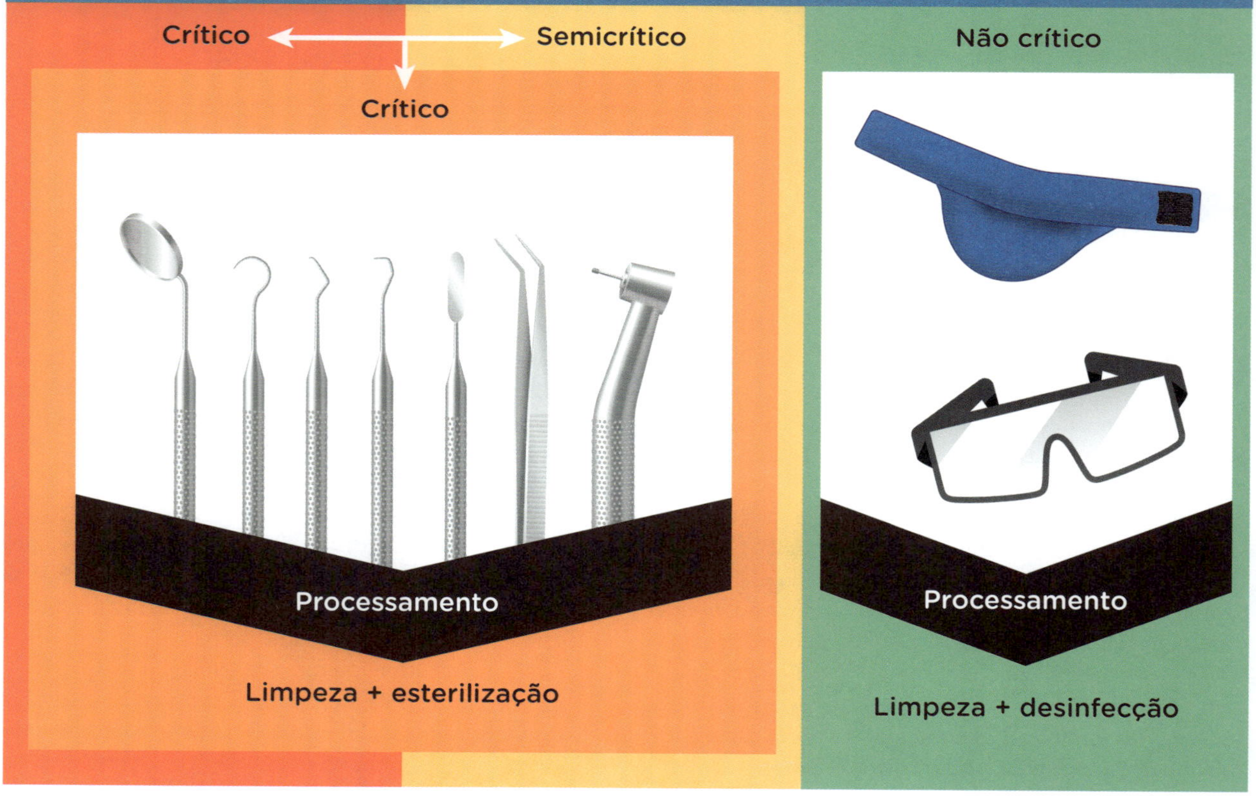

tipo de processamento específico indicado no âmbito da odontologia.

QUE MÉTODO DE ESTERILIZAÇÃO DEVEMOS UTILIZAR NA CLÍNICA ODONTOLÓGICA?

Todos os PPS críticos e semicríticos resistentes ao calor devem ser submetidos aos métodos de esterilização em autoclave por vapor saturado sob pressão (VSP), pelo uso de equipamentos devidamente regularizados junto à ANVISA. Assim, o cirurgião-dentista, responsável técnico do serviço de saúde bucal, deve se certificar sobre esse registro no momento da compra de qualquer equipamento destinado à esterilização.

De forma simplificada, a esterilização por VSP ocorre pelo aquecimento de uma câmara fechada, capaz de produzir calor úmido que elimina os microrganismos. Nesse processo físico, ocorre a transferência de calor latente por meio do vapor de água que leva à termocoagulação e à desnaturação de enzimas e proteínas da célula microbiana. É um método que utiliza como parâmetros: vapor, pressão, temperatura e tempo.

Para que a esterilização ocorra, é fundamental que o vapor atinja todas as superfícies dos PPS. Nesse sentido, a remoção do ar do interior da autoclave é essencial para garantir a eficácia do processo. Assim, as autoclaves podem ser classificadas de acordo com o método de eliminação do ar da câmara interna:

- **Método gravitacional**: a remoção do ar ocorre por gravidade. À medida que o vapor é gerado, o ar frio (mais denso), tende a sair por dreno localizado na parte inferior da câmara. Grande parte das autoclaves de mesa disponibilizadas ao mercado odontológico utilizam esse método (Figura 1A). Uma limitação das autoclaves gravitacionais reside na possibilidade de permanência de ar residual capaz de dificultar a distribuição adequada do vapor.
- **Método dinâmico:** o ar é removido por bomba de vácuo de pulso único (alto vácuo), ou pela associação de injeção forçada de pulsos de vapor e de vácuo. Possuem como vantagem a rápida penetração do vapor nas embalagens com baixa possibilidade de permanência de ar residual. Embora seja um sistema mais comum em autoclaves de grande porte (hospitalares), existem alguns modelos de pequeno porte, disponíveis no mercado, que podem ser utilizados no serviço de saúde bucal. Essas autoclaves ofereceriam maior segurança no uso, sendo uma tendência nos serviços de saúde (Figura 1B).

É POSSÍVEL REALIZAR ESTERILIZAÇÃO QUÍMICA NOS PPS TERMOSSENSÍVEIS?

O processo de esterilização química é extremamente complexo e sujeito ao erro humano. Embora existam substâncias químicas capazes de promover a eliminação de todas as formas de vida microbiana, inclusive os endósporos bacterianos, a esterilização química por meios líquidos em imersão está proibida no Brasil, de acordo com a Resolução n. 8, de 2009, publicada pela ANVISA. Dessa forma, quando for indicada a esterilização de itens termossensíveis, como em cirurgias para implante, por exemplo, sugere-se a terceirização do serviço por meio da contratação de empresas devidamente habilitadas junto aos órgãos sanitários, que realizam a esterilização por meio de métodos físico-químicos, a exemplo do gás óxido de etileno.

QUAIS OS REQUISITOS ESTRUTURAIS FUNDAMENTAIS PARA A PROCESSAMENTO DE PPS NA ODONTOLOGIA?

De acordo com RDC 15, a unidade funcional de um serviço de saúde destinada ao processamento de PPS é o Centro de Material e Esterilização (CME). Embora essa

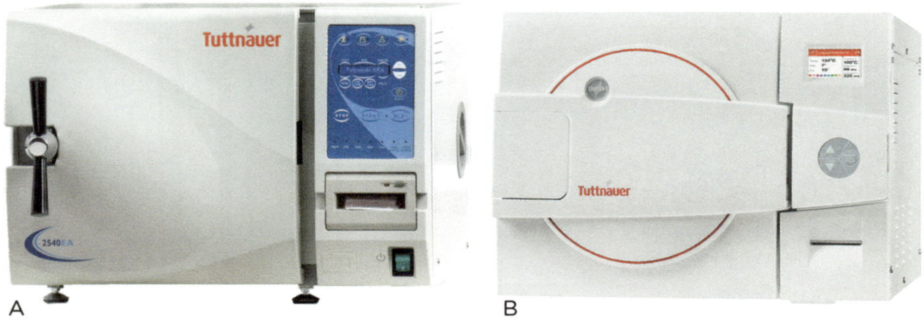

A B

FIGURA 1 Autoclaves de mesa que podem ser empregadas na prática odontológica. A: autoclave gravitacional; B: autoclave com sistema de bomba à vácuo.

Fonte: imagens gentilmente cedidas pela Sispack Medical Ltda.

centralização dos procedimentos em um espaço único represente um grande avanço para o controle de infecções nos serviços de saúde, mais frequentemente em hospitais, até setembro de 2020, momento final em que este livro foi escrito, as resoluções normativas não incluíam consultórios odontológicos em seu escopo. Mesmo assim, os Conselhos Regionais de Odontologia vêm se esforçando para estimular os cirurgiões-dentistas a adotarem padrões de qualidade capazes de oferecer o melhor cuidado aos pacientes. As principais vantagens da centralização são a padronização dos processos e controle dos riscos envolvidos, a qualificação dos recursos humanos e a redução dos custos operacionais. Dessa forma, apresenta-se como uma alternativa para clínicas que possuem três ou mais consultórios.

Mesmo que o atendimento odontológico ocorra em caráter ambulatorial, o responsável técnico pelo consultório ou clínica (cirurgião-dentista) deverá planejar, monitorar e registrar sistematicamente os controles de qualidade do processamento dos PPS, com o mesmo rigor que um serviço hospitalar.

No consultório odontológico, o processamento dos PPS deverá acontecer preferencialmente em uma área exclusiva e separada do local de atendimento clínico, principalmente devido à elevada geração de bioaerossóis existente nesse ambiente. Entretanto, quando não for possível essa separação, o que representa a grande parte dos estabelecimentos de saúde odontológicos do país, deve-se propor uma organização estrutural e do processo de trabalho de forma que o processamento dos PPS ocorra em uma sequência unidirecional, desde à recepção/preparo até o armazenamento (Figura 2).

Além dessa organização do processo de trabalho em sentido único, devem ser observados os seguintes pontos:

- A bancada de trabalho na área de lavagem/enxágue dos PPS deve ser de material resistente, não poroso.
- Pisos, teto e paredes devem ser lisos, sem rejunte e com resistência em relação à ação química e física resultante de produtos de limpeza e desinfecção.
- O espaço deve possuir pia exclusiva para higiene das mãos, com dispensadores de papel toalha e sabonete líquido.
- Na área de processamento, também é necessária a instalação de lixeiras para resíduos infectantes e coletores para resíduos perfurtocortantes.

EQUIPAMENTOS DE PROTEÇÃO INDIVIDUAL NO PROCESSAMENTO DOS PPS: QUAIS USAR?

Os cuidados relacionados ao processamento dos PPS se iniciam logo após o atendimento do paciente. Nesse

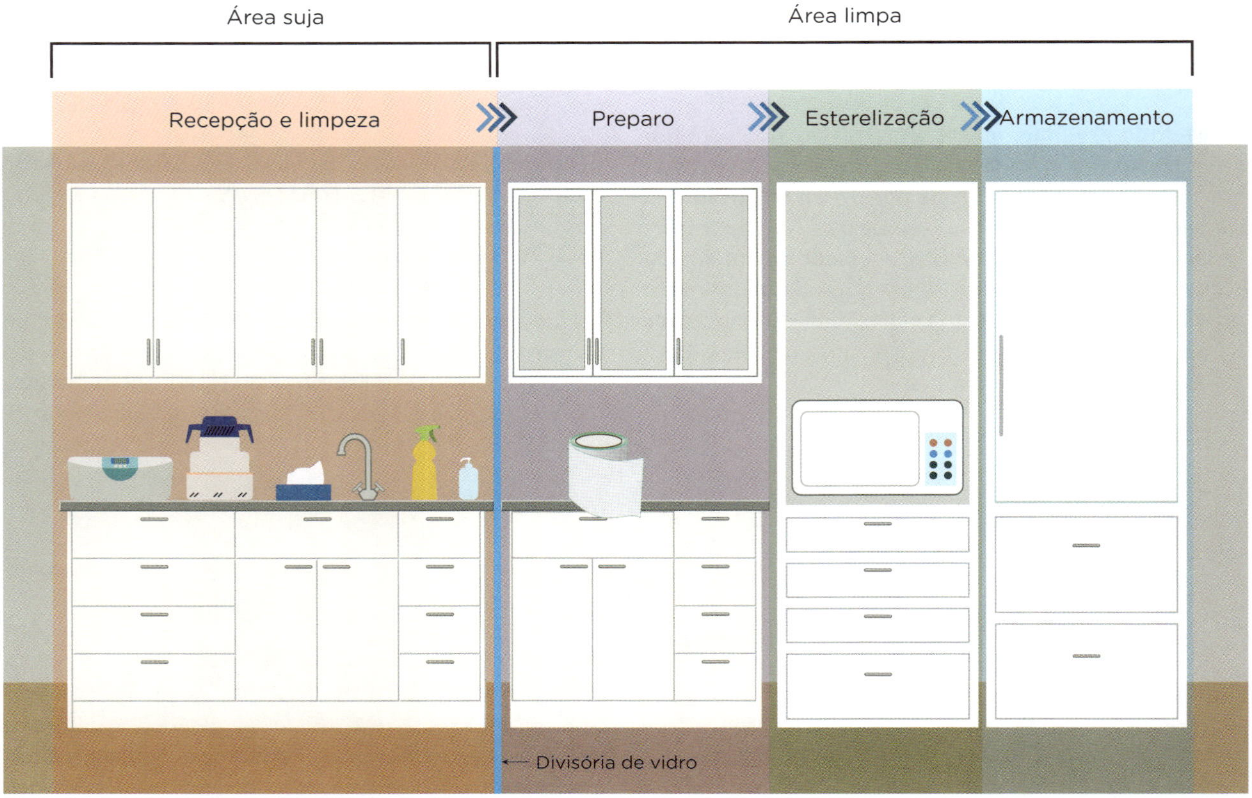

FIGURA 2 Desenho esquemático do fluxo unidirecional das etapas do processamento dos produtos para saúde em consultório odontológico.

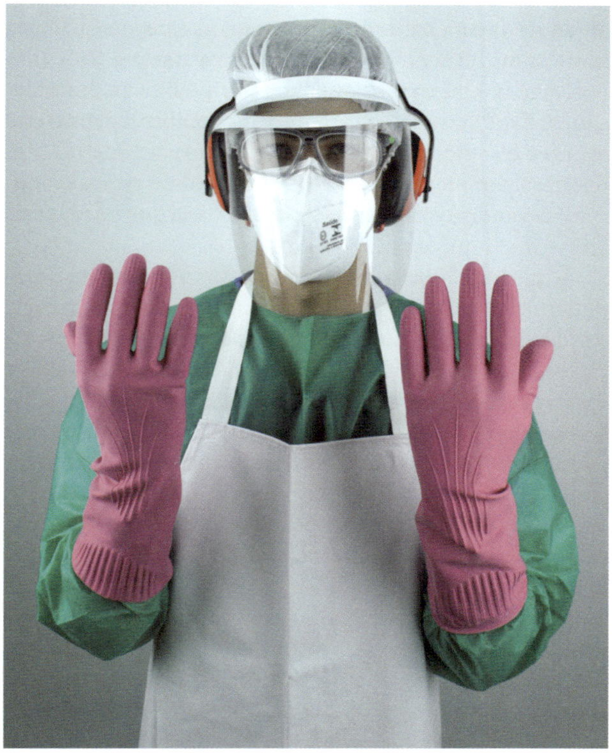

FIGURA 3 Equipamentos de proteção individual indicados para realização do processamento de produtos para saúde.

momento, os profissionais responsáveis pelo transporte dos instrumentos para a área de esterilização devem estar protegidos com as barreiras necessárias para fornecer proteção pessoal contra contaminantes e produtos químicos utilizados. Assim, conforme discutido no Capítulo 5, os equipamentos de proteção individual (EPI) recomendados são: jaleco, avental impermeável, óculos de proteção, respirador particulado (PFF2 ou PFF3) ou máscara N95, touca/gorro, sapatos fechados impermeáveis e luvas grossas de borracha de cano longo e protetor auricular (Figura 3).

COMO FAZER O PROCESSAMENTO DOS PPS?

Uma vez que o profissional que vai realizar a limpeza já está protegido(a) com os EPI recomendados, que em geral é o(a) auxiliar de saúde bucal (ASB), deve-se realizar o transporte dos instrumentos contaminados da área de atendimento até a bancada ou CME. Esse transporte deve ser realizado com recipiente fechado, à prova de vazamentos e perfurações, passível de limpeza e desinfecção, identificado com o símbolo de risco biológico (Figura 4). Essa prática tem a finalidade de evitar acidentes, facilitar o trabalho e permitir melhor organização.

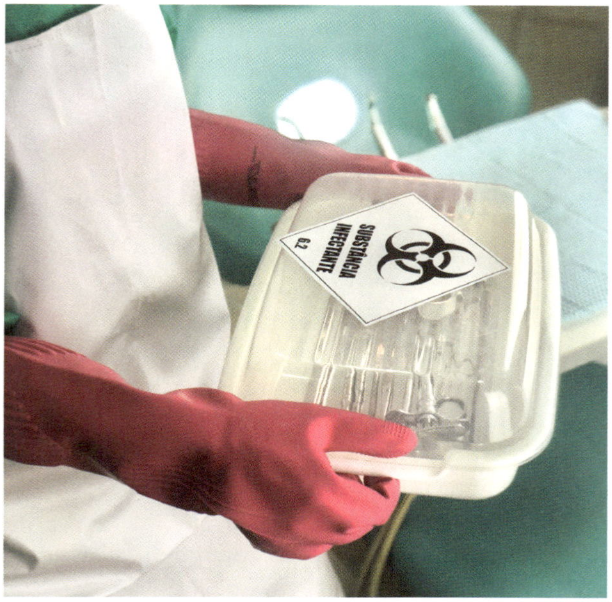

FIGURA 4 Recipiente para transporte de produtos para saúde, de plástico resistente, com tampa e símbolo de identificação de risco biológico.

Ao chegar à área de processamento, os PPS serão submetidos às etapas de:

- Recepção.
- Limpeza.
- Enxágue.
- Secagem.
- Preparo.
- Esterilização.
- Armazenamento.

A seguir, descreveremos essas fases considerando a método de esterilização em autoclave a vapor saturado sob pressão – VSP.

Recepção

A recepção é a etapa de organização inicial do processo de trabalho na área de processamento, na qual o operador irá conferir os instrumentos, abrir pinças e desmontar os PPS de múltiplas peças (Figura 5). A manipulação dos itens nessa etapa deve ser realizada com muito cuidado, visando a prevenção de acidentes com objetos perfurocortantes.

É importante destacar que resíduos gerados durante o atendimento (gazes, algodão, fio de sutura, tubetes anestésicos, materiais restauradores, lençol de borracha, discos abrasivos, materiais de moldagem, entre outros) não devem permanecer junto aos instrumentos quando chegarem à bancada de processamento. Eles devem ser segregados (separados) e descartados pelo cirurgião-dentista

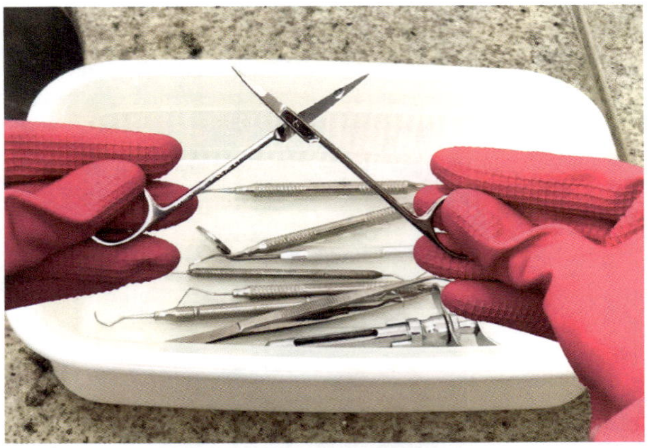

FIGURA 5 Abertura de pinças e desmontagem de instrumentos na fase de recepção do processamento.

no local da geração dos resíduos, conforme será discutido no Capítulo 11.

Limpeza

A limpeza é um conjunto de procedimentos empregados com a finalidade de remover sujidades (saliva, sangue, secreções, bioaerossóis, materiais dentários, entre outros), que podem ser de natureza orgânica ou inorgânica, aos quais estão associados microrganismos. Assim, essa etapa propiciará uma remoção mecânica, química ou térmica desse conteúdo de resíduos contaminados (carga microbiana), pelo uso de água, detergentes e acessórios. É considerada a etapa mais importante no processamento dos PPS. O seu grande objetivo é a redução da carga microbiana obtida pela eliminação da matéria orgânica (sangue, saliva), uma vez que nela os microrganismos proliferam-se com maior intensidade.

A ação mecânica necessária para remover as sujidades pode ocorrer de forma manual ou automatizada, visando abranger toda a superfície externa e interna, (caso exista lúmen) do PPS. A limpeza representa um pré-requisito indispensável, capaz de determinar o êxito da desinfecção ou esterilização, uma vez que possibilita o acesso dos agentes químico e/ou físico aos microrganismos. Além disso, os parâmetros para a esterilização são estabelecidos considerando a mínima carga microbiana que permanece após uma limpeza padrão ouro.

Recomenda-se que a limpeza dos PPS ocorra imediatamente após o uso. Se isso não ocorrer, a superfície dos instrumentos servirá como um local propício para a formação de biofilmes. No Capítulo 8, discutimos sobre a formação dessa massa (agregado tridimensional de células sésseis em meio a uma matriz de substâncias poliméricas extracelulares) no interior das tubulações (linhas d`água). Aqui, no contexto do processamento, quando ocorre a formação do biofilme, ele se adere fortemente às superfícies e suas células embutidas permanecem protegidas. Sua organização estrutural age como barreira física contra a ação de agentes físico-químicos, desinfetantes e esterilizantes. Assim, ao pensarmos na esterilização a VSP, esse agregado protege os microrganismos aderidos ao PPS do contato com o vapor.

Em função das particularidades inerentes à organização de cada serviço odontológico, nem sempre essa ação de limpeza imediata é possível. Alguns problemas graves estão associados a essa conduta: formação de biofilme e ressecamento das sujidades. Ambas resultarão em maior dificuldade para a sua remoção mecânica, podendo comprometer o processo de esterilização. Deixar os PPS imersos em solução detergente também não resolve o problema, pois também pode propiciar a formação de biofilme. O que fazer então quando esse adiamento for necessário? Duas práticas podem ser adotadas para manter a umidade e, com isso, evitar o ressecamento e a formação de biofilme, conforme descrito no Quadro 2.

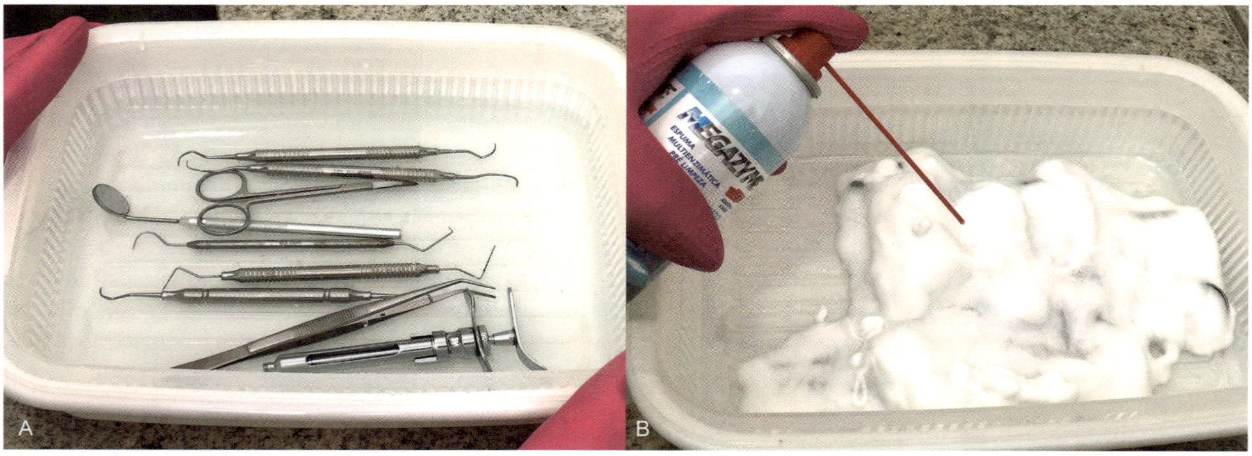

FIGURA 6 Pré-enxágue + manutenção de selo d`água (A) e uso de espuma (B) para manutenção da umidade dos instrumentos previamente ao processamento.

QUADRO 2 Práticas para manutenção da umidade dos produtos para saúde que não serão submetidos ao processamento imediatamente após o uso*

Opção 1	Realizar um pré-enxágue e manter os PPS sob selo d'água em recipiente plástico, com tampa (Figura 6-A).
Opção 2	Aplicar espuma, spray ou gel específico sobre os PPS para manutenção da umidade. Existem produtos no mercado para esse propósito (Figura 6-B).

* Recomenda-se que essa prática se restrinja a um turno de trabalho, no máximo.

QUE PRODUTO UTILIZAR PARA REALIZAR A LIMPEZA DOS PPS?

Para que a limpeza ocorra de fato, sem promover dano aos PPS ou mesmo deixar resíduos, é fundamental o uso de detergentes específicos para essa finalidade, comercializados em estabelecimentos destinados a produtos médico-odontológicos, devidamente regularizados junto à ANVISA. Os detergentes são compostos por agentes surfactantes que diminuem a tensão superficial da água, favorecendo a remoção de sujidade. Podem ser utilizados detergentes neutros, alcalinos ou enzimáticos (Figura 7).

Os detergentes enzimáticos são os agentes de limpeza mais empregados na odontologia, sendo fundamentais no processamento dos PPS. As enzimas hidrofílicas presentes em sua composição (protease, lipase e/ou amilase) facilitam a quebra da matéria orgânica e agem como catalisadores nas reações de decomposição e degradação das estruturas moleculares complexas em estruturas mais simples, facilitando a dissolução. Atuam sobre sangue, gordura, muco, saliva e proteínas em geral, produzindo um substrato mais fácil de ser removido. Os produtos disponíveis no mercado podem possuir mais de um tipo de enzima. Entretanto, ao utilizar detergentes enzimáticos com apenas um tipo de enzima, a ANVISA estabelece que seja a protease, pois atuam sobre proteínas, que estão presentes em grande proporção na sujidade clínica.

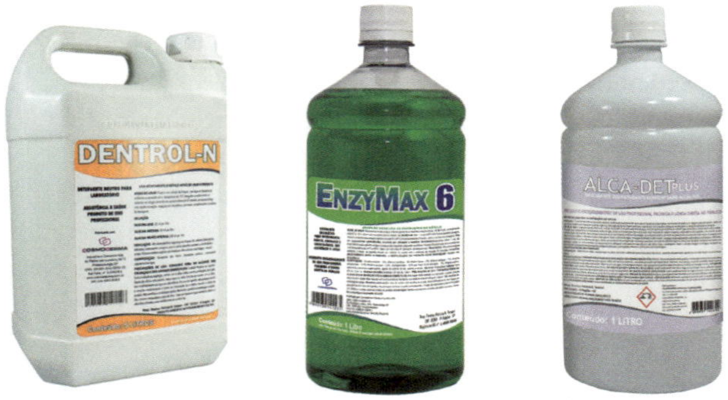

A B C

FIGURA 7 Detergentes indicados para a limpeza de produtos para saúde. A: neutro; B: enzimático; C: alcalino.

Fonte: Imagens gentilmente cedidas pela Sispack Medical Ltda.

Os detergentes alcalinos, por outro lado, atuam dissolvendo proteínas e gorduras, possuem pH alcalino (9 a 14) e agem no deslocamento de resíduos por emulsificação, saponificação e peptização. Não são muito comuns na prática odontológica e quase sempre demandam temperaturas específicas (entre 60 e 70°C) em associação com lavadoras ultrassônicas.

Detergentes neutros com registro na ANVISA também podem ser utilizados. Contudo, é importante destacar que eles não correspondem aos detergentes domésticos – adquiridos em supermercados – não devem ser utilizados sobre os PPS, pois possuem quantidade não padronizada de tensoativos e geram excesso de espuma, capazes de dificultar o processo de enxágue (ver Curtindo a biossegurança).

Independentemente do tipo de detergente utilizado, devem ser respeitadas as orientações do fabricante quanto à temperatura, à qualidade da água de diluição, à concentração, o tempo de imersão do PPS e a troca da solução detergente, sendo recomendada a cada uso. Sabe-se que a matéria orgânica dos instrumentos satura a solução reduzindo a sua eficiência e o uso continuado favorece o crescimento microbiano na solução, pois as proteínas do detergente enzimático podem ser nutrientes para microrganismos, favorecendo a formação de biofilme.

COMO PROCEDER A LIMPEZA DOS PPS?

Como citado anteriormente, o processo de limpeza pode ser manual ou automatizado. O método manual ocorre por meio de fricção de escovas descartáveis ou reutilizáveis, com cerdas firmes e macias, seguida de enxágue para remoção das sujidades. Nessa técnica, é proibido o uso de escovas abrasivas ou esponjas de aço, pois formam fissuras e ranhuras, aumentando áreas retentivas e favorecendo a adesão dos microrganismos, e consequentemente, a formação de biofilme. Já a limpeza automatizada, utiliza equipamentos como lavadoras ultrassônicas ou por jato de água sob pressão (termodesinfetadoras).

No Brasil, os aparelhos que utilizam jatos de água sob pressão em associação com termodesinfecção não estão disponíveis para o mercado odontológico. Por outro lado, as lavadoras ultrassônicas representam a melhor estratégia de limpeza para o serviço de saúde bucal, existindo no mercado aparelhos de pequenas proporções a custo acessível. Elas removem a sujidade dos instrumentos por meio de ação mecânica, química e térmica. São equipamentos que agem pela emissão de ondas sonoras inaudíveis que se propagam em meio líquido gerando bolhas microscópicas. Ao entrar em contato com a superfície do instrumento, as bolhas im-

CURTINDO A BIOSSEGURANÇA

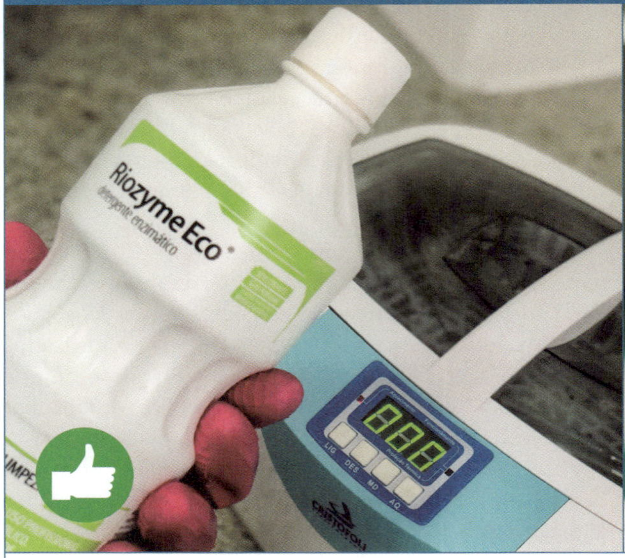

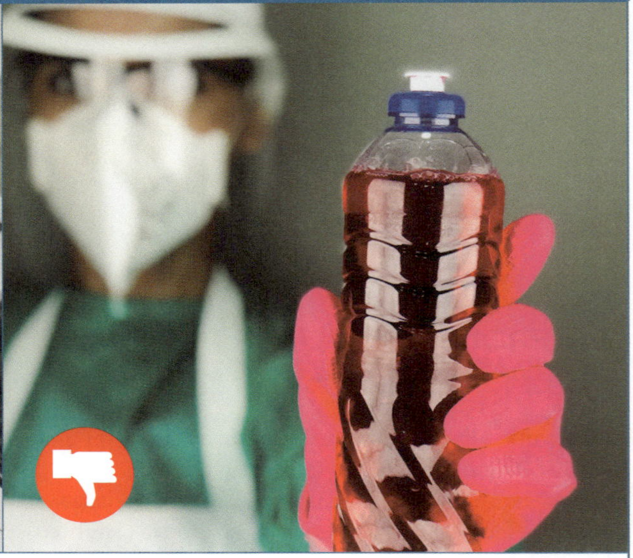

O uso de detergente enzimático para a limpeza dos instrumentos odontológicos é certeza de *like*. São produtos que atuam principalmente na dissolução das proteínas, principal componente das sujidades (sangue, saliva) presentes nos produtos para saúde usados na odontologia. Nunca utilize detergentes domésticos, pois, além de dificultarem o enxague, não são formulados para atuar sobre proteínas e sim sobre substâncias gordurosas (lipídios).

ATENÇÃO

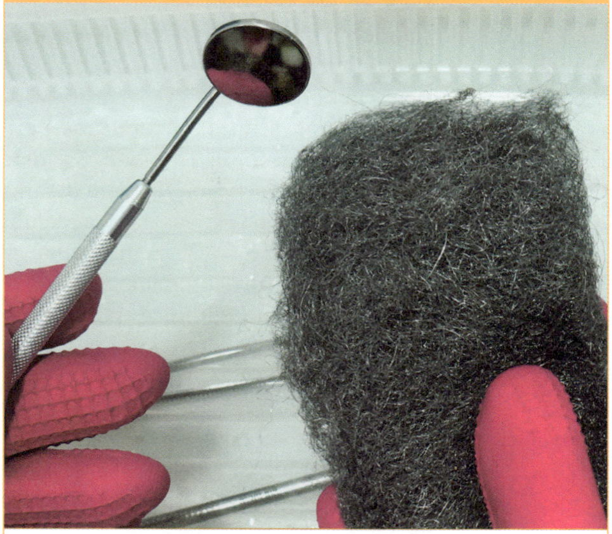

Na limpeza manual é proibido o uso de escovas abrasivas ou esponjas de aço, pois formam fissuras e ranhuras, aumentando áreas retentivas e favorecendo a adesão dos microrganismos, consequentemente, a formação de biofilme.

plodem e geram uma área localizada de vácuo que remove a sujidade aderida à superfície. Esse fenômeno é chamado cavitação ou vacuolização. O método automatizado tem como vantagem a menor exposição do trabalhador aos riscos de acidentes pelo manuseio dos PPS, além do fato de garantir maior controle de qualidade e reprodutibilidade.

O Quadro 3 descreve o passo a passo detalhado com os procedimentos indicados para realização da limpeza manual (Figura 8).

O Quadro 4 apresenta os passos da limpeza automatizada, para a qual recomendam-se as apresentações que permitem o aquecimento da água, pois tem efeito sinérgico potencializando a ação mecânica da limpeza.

Alguns instrumentos como os cortantes rotatórios são de difícil limpeza, tanto pelo *design*, quanto pela dificuldade operacional de manuseio devido ao pequeno tamanho. Dessa forma, devem receber atenção especial do operador, recomenda-se que sejam submetidos à dupla limpeza, manual seguida de automatizada.

Ressalta-se que todos os esforços devem ser empreendidos na etapa da limpeza visando impedir a formação de biofilmes, pois as evidências mostram que a remoção desse consórcio microbiano é praticamente impossível. A dificuldade aumenta quando se trata de PPS, no qual se desenvolve um biofilme de acumulação denominado *build-up*, quando o um produto passa rotineiramente pelas

QUADRO 3 Procedimentos para realização da limpeza manual de produtos para saúde na odontologia

- Dilua o detergente conforme as orientações do fabricante (Figura 8A).
- Realize a imersão dos PPS em detergente, abrindo pinças e instrumentos (Figura 8B).
- Preencha os lúmens dos PPS tubulares com a solução detergente.
- Aguarde o tempo de ação recomendado pelo fabricante (Figura 8C).
- Realize fricção mecânica submersa, de forma rigorosa e cuidadosa em cada item, com escovas de cerdas firmes, macias, com tamanho compatível com o PPS e de cabo longo (Figura 8D). Todas as superfícies devem ser submetidas à fricção, no mínimo 5 vezes do sentido proximal para o distal. Repita essa ação até que não haja sujidade visível.
- Realize limpeza das escovas e dos recipientes que acondicionam os insumos utilizados após cada turno de trabalho.
- Siga as orientações de descarte do detergente definida pelo fabricante.
- Acondicione os PPS lavados em recipiente plástico, destinado exclusivamente a essa finalidade, que deverá ser submetido à limpeza após cada uso.
- Inspecione diariamente as escovas e as substitua quando perderem a sua função.

QUADRO 4 Procedimentos para realização da limpeza com lavadora ultrassônica de produtos para saúde na odontologia

- Dilua o detergente conforme as orientações do fabricante.
- Realize a imersão dos PPS em detergente, abrindo pinças e instrumentos.
- Preencha os lúmens dos PPS tubulares com a solução detergente.
- Aguarde o tempo de ação recomendado pelo fabricante.
- Abasteça a lavadora ultrassônica com a solução de limpeza, de acordo com as recomendações do fabricante (Figura 9A).
- Abasteça a cesta da cuba ultrassônica com os instrumentos (Figura 9B).
- Abra as pinças e desmonte o instrumental que possua mais de uma peça (peças de mão ou micromotor).
- Respeite a capacidade do equipamento.
- Aguarde o tempo recomendado (Figura 9C).
- Utilize cassetes ou dispositivos perfurados específicos para acondicionar PPS de pequenas dimensões (brocas, limas) na cuba ultrassônica (Figura 9D).
- Após o tempo recomendado, remova o cesto da lavadora (Figura 9E).
- Siga as orientações de descarte do detergente definidas pelo fabricante.

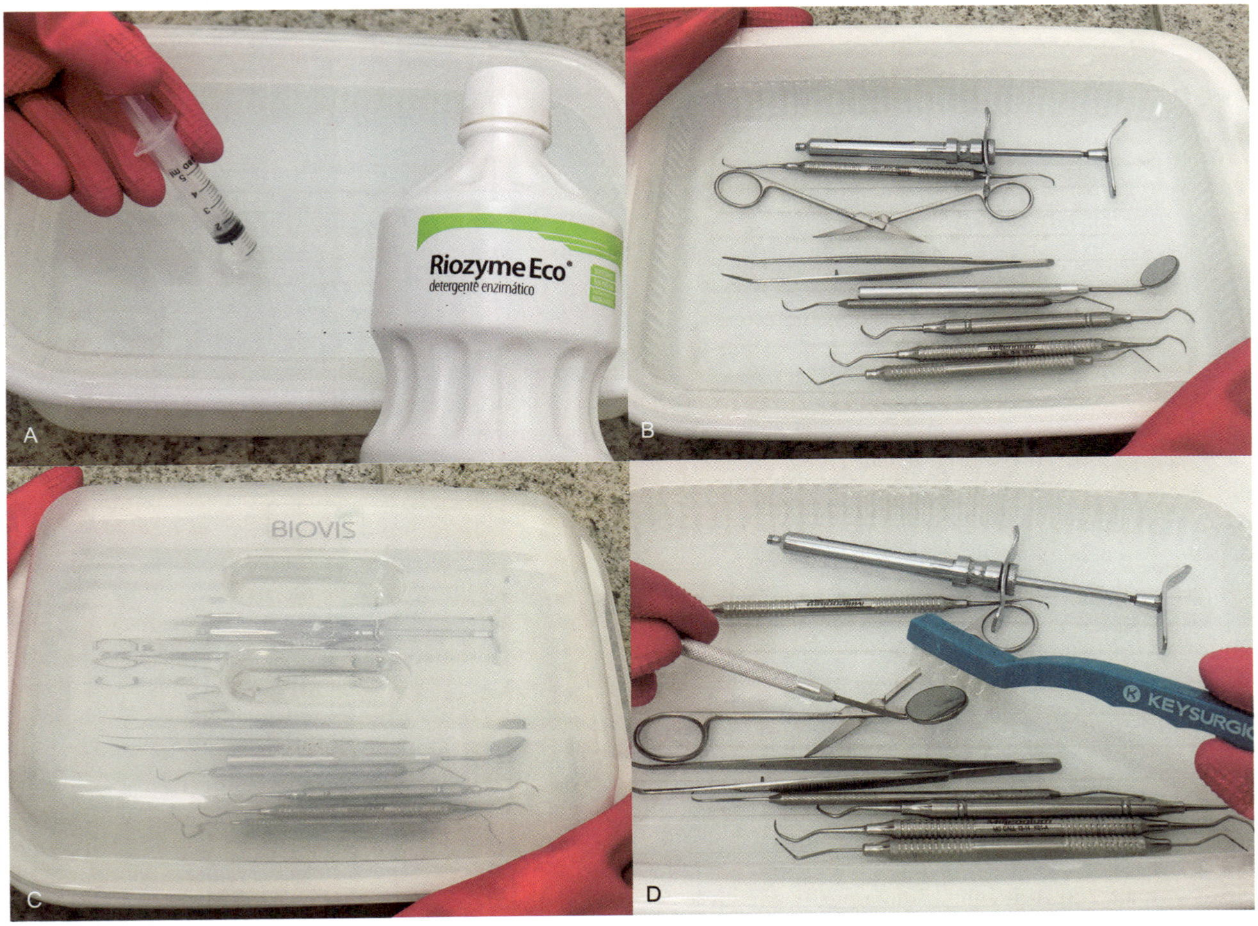

FIGURA 8 Limpeza manual: diluição do detergente enzimático (A); imersão dos instrumentos na solução (B) em recipiente com tampa (C); fricção com escovas específicas sob imersão na mesma solução (D).

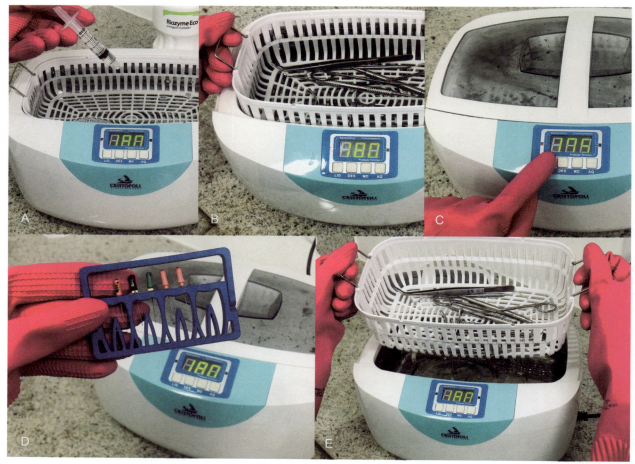

FIGURA 9 Limpeza com lavadora ultrassônica: abastecimento da cuba com a solução de limpeza - detergente enzimático (A); colocação dos instrumentos (B); fechamento do aparelho e espera pelo tempo recomendado fabricante (C); acondicionamento e limas em cassetes específicos (D); remoção do cesto da lavadora (E).

etapas de hidratação e de secagem. Como é o caso dos PPS que na rotina diária de uso e processamentos passam pela fase de hidratação no momento do uso, da limpeza e no ciclo da esterilização e subsequentemente secos ao final do ciclo e armazenamento até o próximo uso. Portanto, o caminho seguro é impedir que sejam formados, o que depende essencialmente da qualidade da limpeza.

Enxágue

O enxágue é etapa obrigatória para os dois métodos de limpeza citados e consiste na ação do fluxo de água com a finalidade de remover as sujidades desprendidas dos PPS, assim como retirar os resíduos dos detergentes utilizados. Os itens lavados devem ser submetidos inicialmente a um enxágue abundante com água potável (Figura 10). Recomenda-se que essa etapa seja complementada com um enxágue realizado com água tratada purificada, livre de contaminantes, endotoxinas e minerais (água deionizada). Entre os benefícios dessa prática, destacam-se a segurança do usuário/paciente quanto aos potenciais efeitos adversos das endotoxinas e o aumento da vida útil dos instrumentais, uma vez que estarão livres de sais e metais pesados.

Secagem

Secar os PPS representa a próxima etapa da sequência de ações para o processamento dos PPS e deve ser realizada meticulosamente, pois a umidade residual propicia o crescimento microbiano e pode provocar manchas nos PPS. Deve ser realizada com materiais absorventes que não liberem fibras (tecido ou papel toalha), aplicação de jatos de ar com ar medicinal comprimido ou máquinas de secagem térmica (Figura 11A). Considerando a ausência de lavandeira específica para tecidos utilizados em serviços de saúde, o uso de compressas não é uma opção viável. Assim, a opção mais operacional nos consultórios odontológicos é o emprego de papel toalha de boa qualidade, descartável e de uso único (Figura 11B). É importante destacar que a inspeção visual dos PPS deve ser conduzida durante e após

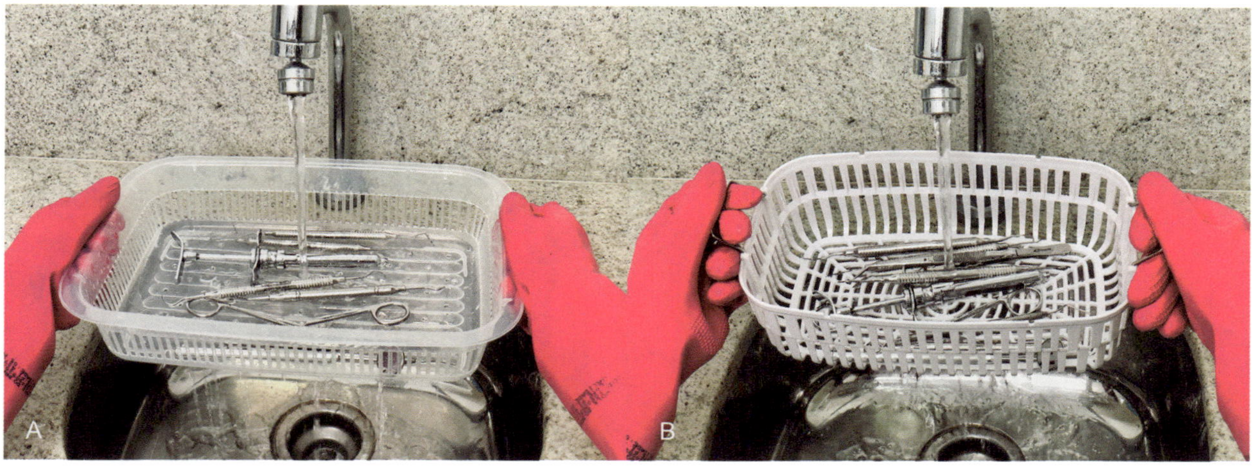

FIGURA 10 Enxágue com água potável dos produtos para saúde submetidos à limpeza manual (A) e em ultrassom (B).

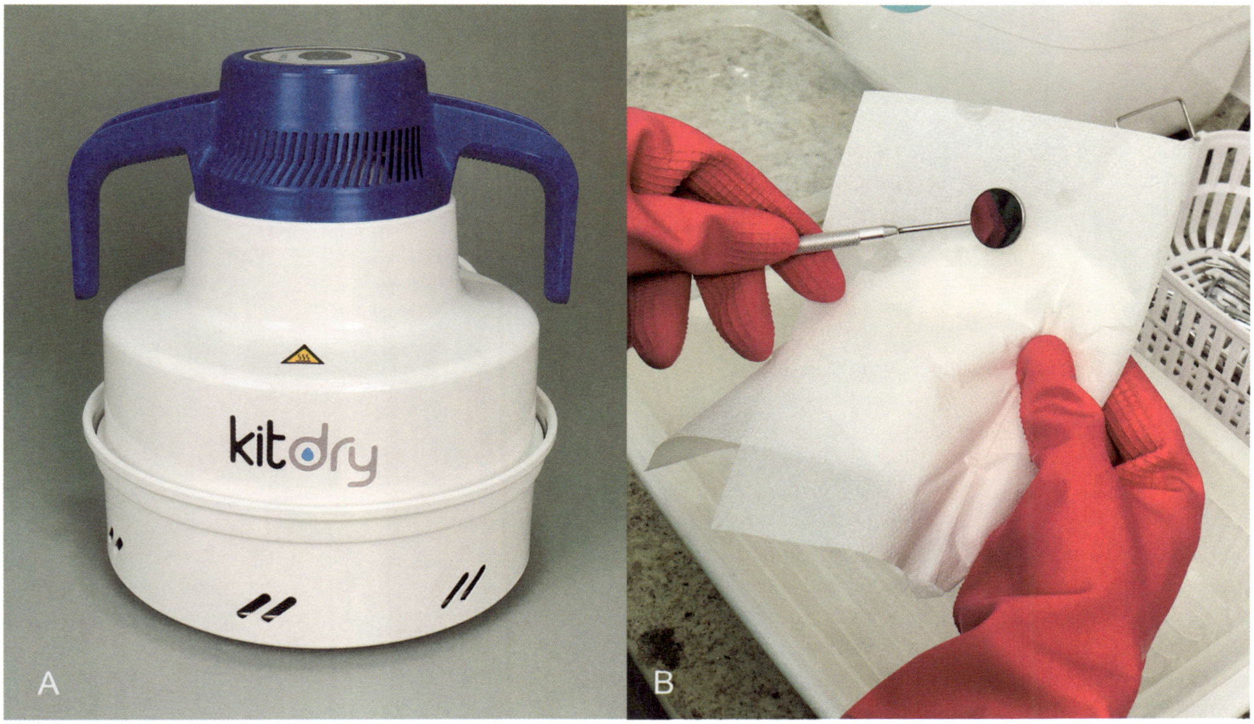

FIGURA 11 Secagem dos produtos para saúde com ar, com máquinas de secagem térmica (A) e papel toalha (B).

a secagem, sobre superfície clara e, caso sejam identificadas sujidades, o item deve ser submetido às etapas iniciais do processamento.

Preparo

O preparo dos PPS começa com a verificação da limpeza por meio de nova inspeção visual para identificação de matéria orgânica ou inorgânica nas superfícies dos itens. Para realização dessa ação, é necessária uma bancada de apoio para condução dos procedimentos, os quais estão descritos no Quadro 5 e ilustrados Figura 12.

A inspeção visual é parte importante do processamento, no entanto, existe um caráter subjetivo que depende do avaliador. Dessa forma, vale enfatizar um recurso disponível no mercado nacional de lentes intensificadoras acopladas à lâmpadas potentes que facilitam a inspeção cuidadosa, conforme recomenda a RDC 15 da ANVISA. O mercado

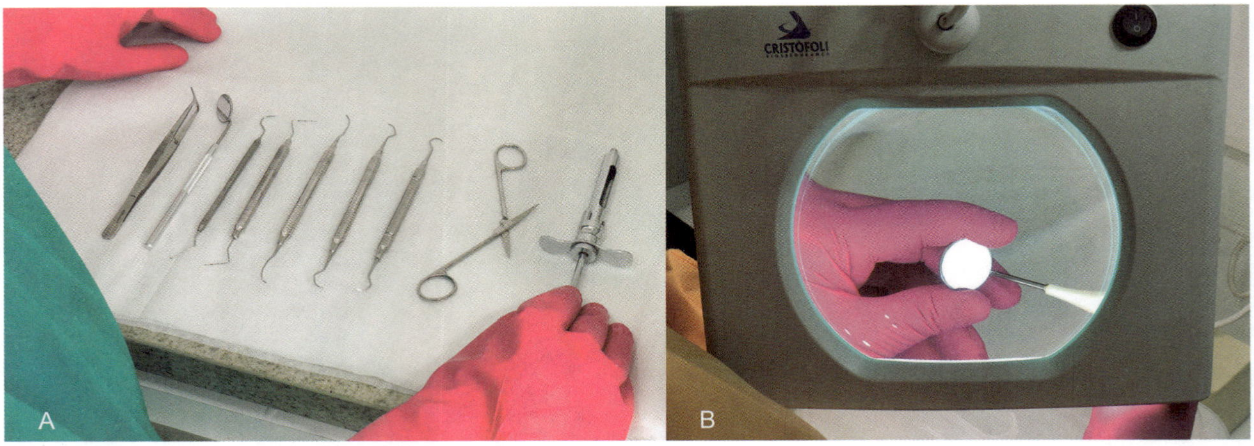

FIGURA 12 Disposição dos produtos para saúde em papel toalha sobre bancada (A) para realizar a inspeção visual com auxílio de lupas (B).

QUADRO 5 Procedimentos para realização da inspeção visual de produtos para saúde na odontologia

- Escolha uma bancada bem iluminada, proceda a limpeza e desinfecção, forre com papel toalha e acondicione os instrumentos sobre ela (Figura 12A).
- Utilize lentes intensificadoras de imagem (no mínimo 8 vezes) juntamente com boa iluminação ambiente (Figura 12B).
- Proceda inspeção cuidadosa dos PPS quanto à sua integridade, presença de sujidade, manchas e corrosão.
- Inspecione rigorosamente as reentrâncias, cremalheiras e serrilhas, caso haja a presença de sujeiras, a limpeza deverá ser refeita.
- Lubrifique peças articuladas quando necessário.
- Descarte itens com componentes quebrados, rachaduras, desgaste e mau funcionamento.

oferece testes que avaliam a presença de sujidade diretamente no PPS, por meio da identificação de proteínas por análises químicas e/ou físicas (Figura 13), que podem ser adotados visando a segurança do usuário do serviço, especialmente em especialidades que realizam procedimentos mais invasivos, como a cirurgia buco-maxilo-facial e a implantodontia.

Outra possibilidade é o emprego de métodos de verificação da limpeza específicos para as lavadoras ultrassônicas, baseados em métodos químicos e/ou físicos. Embora não exista uma exigência para o seu uso, são um coadjuvante no monitoramento do processo de limpeza automatizado (Figura 14).

A fase subsequente será o empacotamento (embalagem) dos PPS. Etapa que tem por finalidade proteger os PPS, permitir a esterilização e a manutenção da esterilidade dos instrumentos depois de terem sido processados. Embalar os instrumentos é uma etapa essencial para evitar a contaminação logo após a esterilização, durante o arma-

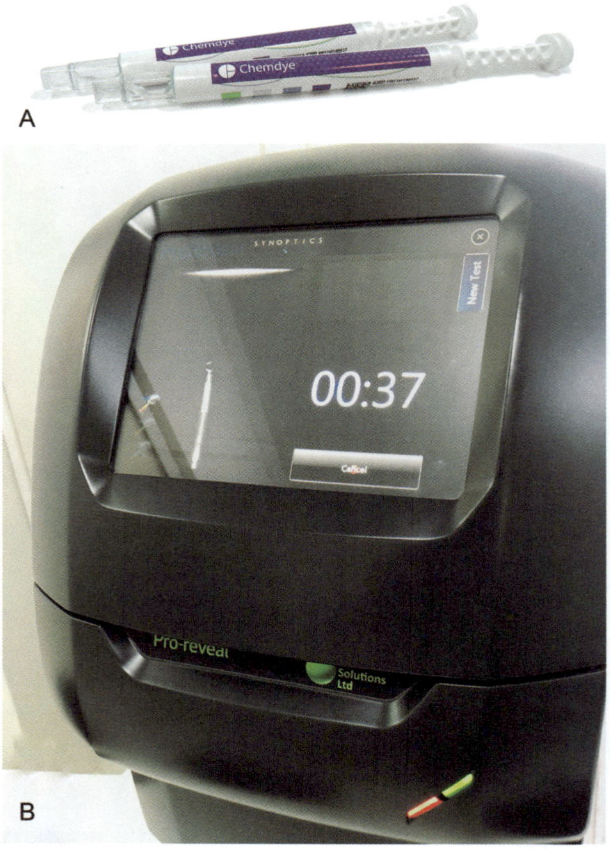

FIGURA 13 Análise da qualidade do processo de limpeza de produtos para saúde por meio de canetas de detecção de proteína (A); ou fluorescência – Pro-Reveal (B).

Fonte: imagem A gentilmente cedida pela Sispack Medical Ltda.

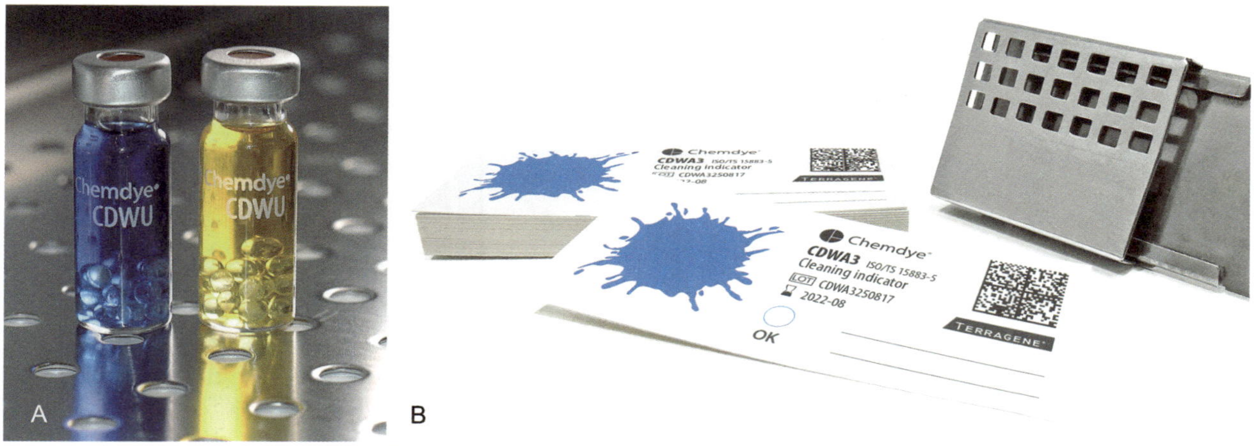

FIGURA 14 Sistemas de verificação da limpeza ultrassônica por meio do teste de cavitação – Chemdye® CDWU (A); ou indicadores químicos – CDWA-3 (B).

Fonte: imagens gentilmente cedidas pela Sispack Medical Ltda.

zenamento e na fase de distribuição para a área clínica. O Quadro 6 descreve as principais características necessárias às embalagens que serão submetidas à esterilização por VSP.

QUADRO 6 Características desejáveis para as embalagens indicadas para empacotamento de produtos para saúde a serem submetidos à esterilização em autoclave

- Fornecer uma barreira eficiente para microrganismos particulados e fluidos.
- Permitir a saída do ar e a penetração do vapor e ainda permitir a entrada do ar para a remoção posterior do vapor.
- Ser livre de ingredientes tóxicos e corantes.
- Resistir ao máximo aos danos que possam provocar rasgos, puncturas e delaminações.
- Possibilitar vedação hermética adequada.
- Desprender o mínimo de partículas sobre os PPS.
- Ser de uso prático e fácil.
- Possuir indicador químico de processo impregnado.

QUAIS EMBALAGENS SÃO INDICADAS PARA A ESTERILIZAÇÃO A VAPOR SATURADO SOB PRESSÃO?

O primeiro aspecto importante ao escolher a embalagem, também denominada de sistema de barreira estéril, para os PPS odontológicos é considerar a necessidade dos produtos serem regularizados junto à ANVISA. Além disso, é importante ressaltar que embalagens constituídas por papel jornal, papel Kraft, papel toalha, papel manilha e lâminas de alumínio, assim como embalagem tipo envelope de plástico transparente são proibidas e não podem ser utilizadas.

Considerando a esterilização por VSP, podem ser utilizados no empacotamento: papel grau cirúrgico; manta de *spunbonded/meltblown/spunbonded* (SMS); papel crepado; tecido de algodão; contêiner rígido.

Papel grau cirúrgico

O papel grau cirúrgico é uma barreira estéril constituída por celulose, descartável, de uso único e disponível comercialmente em envelopes ou rolos, em diversos tamanhos. É a embalagem mais recomendada para os PPS odontológicos considerando a qualidade, o custo acessível e facilidade operacional. Quando possui filme plástico transparente em uma das faces, opção bastante empregada na odontologia, permite visualização do conteúdo, além de possuir um indicador químico de exposição que indica quando o material foi exposto ao ciclo de esterilização. Em geral, os envelopes possuem fita adesiva própria para selamento (Figura 15A), enquanto a apresentação do formato de rolo requer a utilização de máquina seladora (Figura15B). Uma limitação para o seu uso está no empacotamento de PPS grandes, pesados ou pontiagudos, devido ao risco de perfuração da embalagem. Nesses casos, pode-se optar pela embalagem dupla, na qual o pacote deve ser montado com a parte do papel com papel e do filme plástico com filme plástico.

Manta de SMS

A manta de SMS é um não tecido constituído por 100% de polipropileno, em no mínimo três camadas (Figura 16). Assim como o papel grau cirúrgico, é de uso único, devendo ser descartado após o uso. Tem como vantagem ser uma barreira microbiana eficaz. A sua resistência mecânica dependerá da gramatura, que, na odontologia poderá entre leve ($< 25\ gm^2$) e média (26-70 g/m^2). O SMS apresenta grande permeabilidade ao vapor, é repelente a líquidos e possui baixo desprendimento de fibras. Uma limitação associada a esse material é a impossibilidade de visualização do conteúdo da embalagem. Vale destacar que, não tecidos disponibilizados comercialmente em papelaria ou lojas de

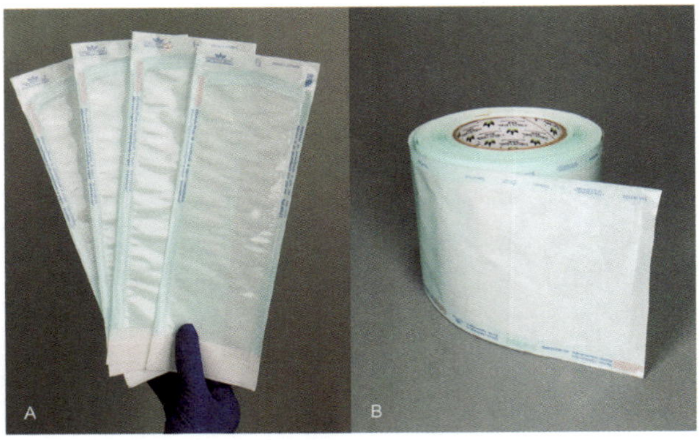

FIGURA 15 Embalagem em papel grau cirúrgico: envelopes autosselantes (A); tubos(B).

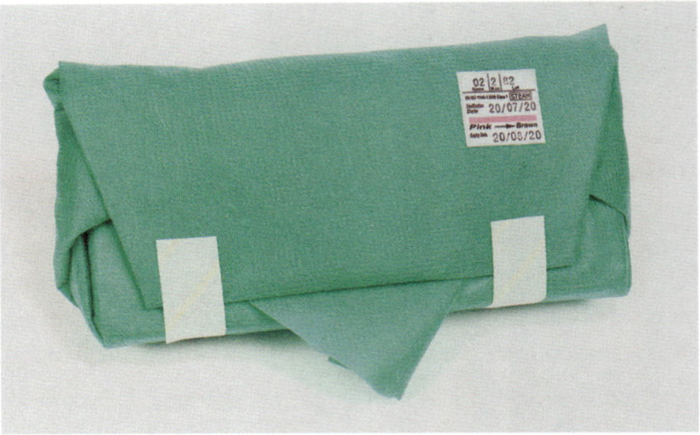

FIGURA 16 Embalagem com manta de SMS.

decoração não cumprem os requisitos básicos de barreira estéril, e não devem ser utilizados no processamento de PPS.

Papel crepado

O papel crepado ou papel encrespado é constituído por celulose, podendo ter fibras sintéticas associadas. É um material biodegradável, flexível e maleável. Assim como a manta de SMS, não permite visualização do conteúdo. Outra limitação é sua baixa resistência mecânica. Também é de uso único, com descarte indicado após o uso (Figura 17).

Tecido de algodão

O tecido constituído 100% de algodão cru (sarja T1 e T2), material ainda muito utilizado em instituições hospitalares, é uma possibilidade de embalagem para os PPS. Entretanto, na prática odontológica, será de difícil implementação, pois requer a lavagem após cada uso em lavanderias com autorização sanitária. Outra opção é a terceirização em lavanderias com alvará sanitário para essa finalidade. Nessas condições, o tecido representa um material de fácil manuseio, que produz embalagens com grande resistência. No entanto, como desvantagens, podem ser destacadas a baixa barreira microbiana e a alta absorção/permeabilidade a líquidos.

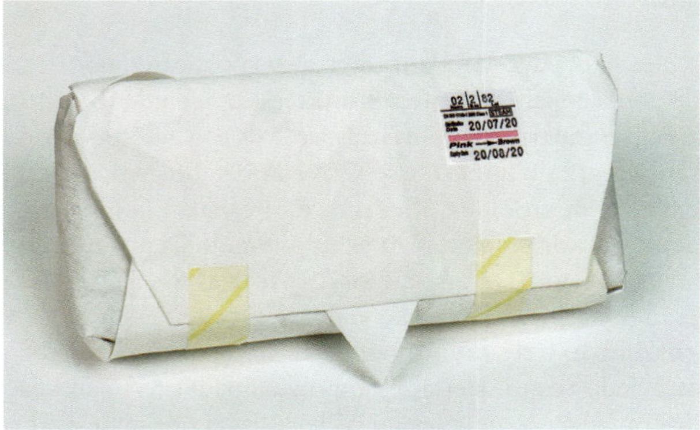

FIGURA 17 Embalagem em papel crepado.

Contêiner rígido

O contêiner rígido consiste em uma caixa constituída por alumínio, aço inox ou plástico, que acondiciona e, ao mesmo tempo, mantém os instrumentos esterilizados até o momento do uso. Possui áreas perfuradas, geralmente localizadas na tampa, para a saída do ar e para a entrada do vapor, que estão protegidas por filtros específicos, os quais podem ser descartáveis ou reutilizáveis. É uma embalagem que não requer invólucro externo. Suas vantagens são: facilidade de uso, reutilizável, alta resistência; segurança no transporte e na técnica de abertura. Por outro lado, representa uma embalagem de alto custo, e tem uma indicação limitada na odontologia, uma vez que deve ser utilizada em autoclaves com bomba de vácuo, ainda pouco disponíveis no mercado nacional para as autoclaves de mesa utilizadas na odontologia.

COMO REALIZAR O PREPARO DOS PPS?

O passo a passo para o preparo dos PPS está descrito no Quadro 6 e na Figura 20, com orientações direcionadas ao empacotamento com papel grau cirúrgico. Destaca-se que no caso de uso de caixas ou bandejas, elas devem ser perfuradas para facilitar a drenagem do ar frio, que ocorre por gravidade na maioria das autoclaves disponíveis para o mercado odontológico (autoclaves gravitacionais).

Ao optar pelo emprego da manta de SMS, papel crepado ou tecido de algodão, a realização das dobraduras visando um empacotamento e abertura asséptica são fundamentais e estão ilustradas nas Figuras 19 e 20. Para o uso dessas

QUADRO 6 Procedimentos para realização da etapa de preparo no processamento de produtos para saúde na odontologia

Acondicionamento
▪ Separe os PPS que serão acondicionados em cada caixa ou embalagem. ▪ Preencha caixas ou bandejas vazadas até 80% de sua capacidade. ▪ Forre o fundo de caixas com papel absorvente, gaze ou tapetes de silicone para proteção dos instrumentos (Figura 18A). ▪ Desmonte e abra as cremalheiras dos instrumentos (Figura 18B).
Embalagem (papel grau cirúrgico)
▪ Selecione o tamanho da embalagem conforme o tamanho da caixa ou da quantidade de PPS a serem empacotados. ▪ Certifique-se de que o conteúdo do envelope não ocupará espaço superior a 80% do volume interno. ▪ Recorte o papel, considerando: o tamanho do conteúdo, as larguras dos selamentos e a margem de 3 cm para abertura asséptica. ▪ Realize o selamento térmico em uma das extremidades do papel, conforme recomendação do fabricante da máquina seladora (Figura 18C). ▪ Insira a caixa ou os PPS na embalagem, com o indicador químico de esterilização (Classe V) (Figura 18D). ▪ Proceda o selamento da outra extremidade do papel. ▪ Certifique-se de que a largura do selamento tenha, no mínimo 6 mm; podendo ser em linha simples, dupla ou tripla (Figura 18E), em um dos lados. ▪ Identifique a embalagem por meio de rótulos ou etiquetas (Figura 18F).

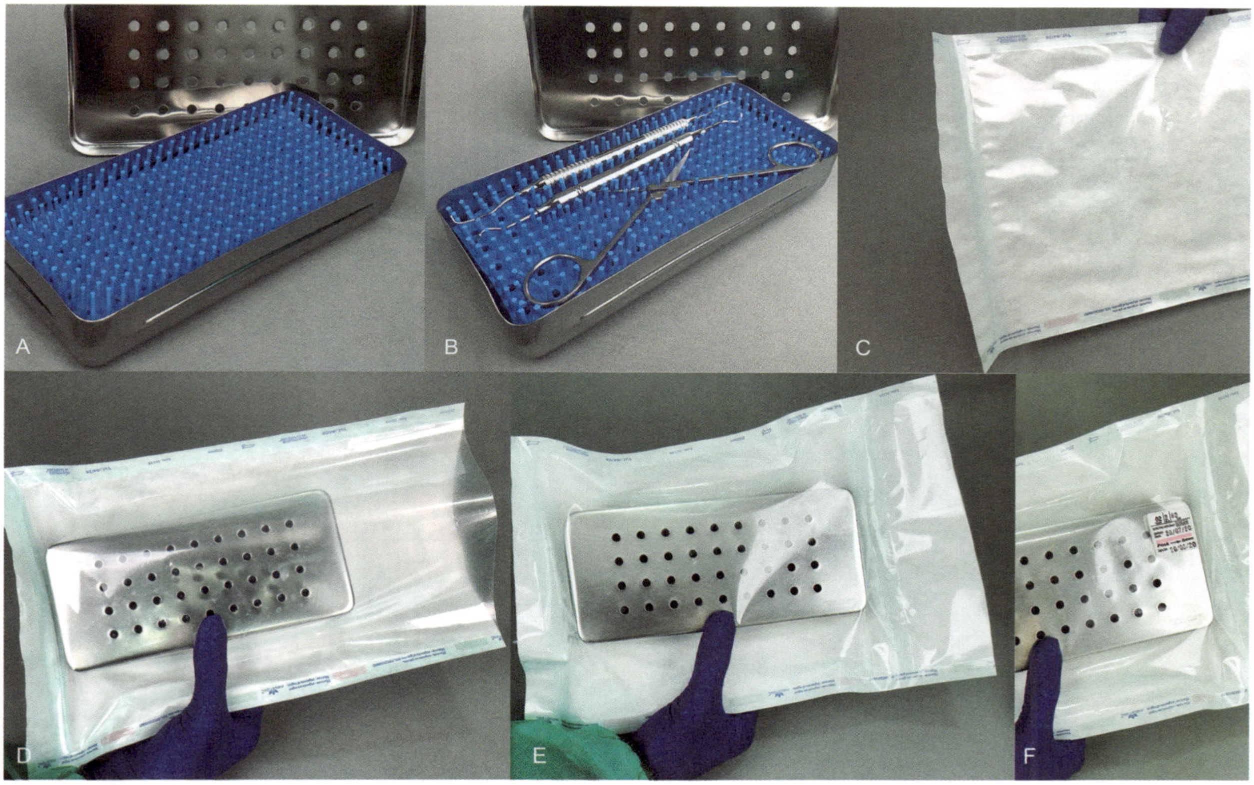

FIGURA 18 Etapa de preparo no processamento de produtos para saúde na odontologia. A: caixa metálica perfurada com tapete de silicone; B: acondicionamento dos instrumentos abertos; C: selamento de uma das extremidades do papel grau cirúrgico cortado; D: caixa inserida na embalagem; E: embalagem selada em ambos os lados, com margem para abertura asséptica; F: etiqueta de identificação.

embalagens, o pacote deverá ser realizado em duas camadas. Nas figuras a seguir observa-se a repetição dos passos para cada uma das camadas, cuja vantagem é facilitar a abertura asséptica, empregando-se duas folhas do material utilizado para a embalagem. Entretanto, a confecção do pacote poderá ser realizada com uma folha única em duas camadas.

A identificação da embalagem é muito importante para a rastreabilidade dos PPS. Ou seja, se for preciso acessar as informações relacionadas ao processamento, essa identificação permitirá o resgate do histórico das etapas realizadas. O rótulo ou etiqueta da embalagem devem possuir: nome do produto; número do lote; data da esterilização e data

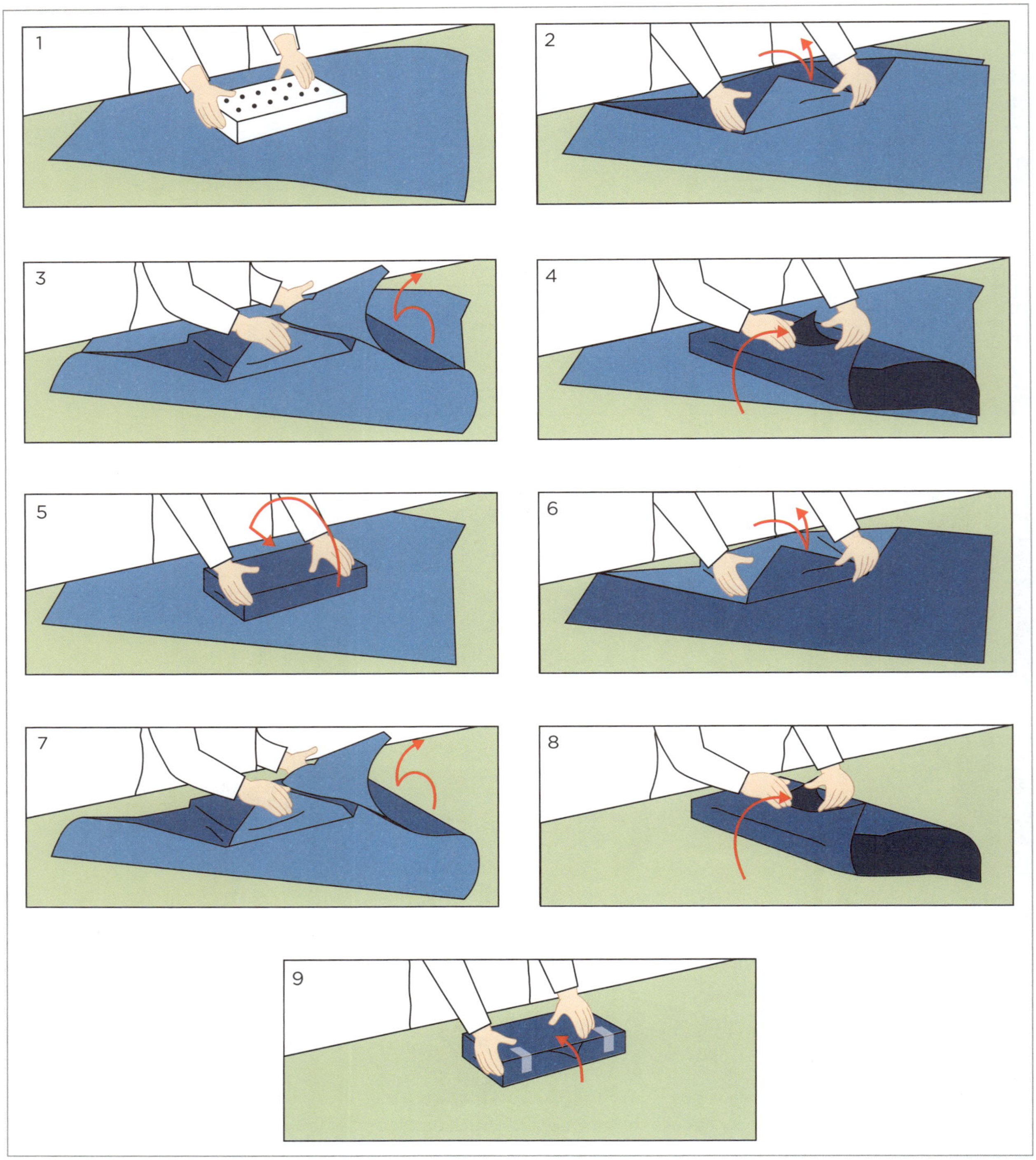

FIGURA 19 Sequência esquemática da dobradura para embalagem do tipo envelope.

Fonte: adaptado de AAMI, 2017.

limite de uso. Quando as etiquetas forem utilizadas no papel grau cirúrgico, deverão ser fixadas à face do filme plástico ou área externa da embalagem.

A identificação pode ser facilitada pelo uso de etiquetadoras, nas quais essas informações podem ser personalizadas. Alguns modelos de etiquetas possuem indicador químico de processo impregnado (Figura 21).

Destaca-se que a prática de escrever na face de papel da embalagem com grau cirúrgico é contraindicada, pois pode alterar a integridade da embalagem e, consequentemente

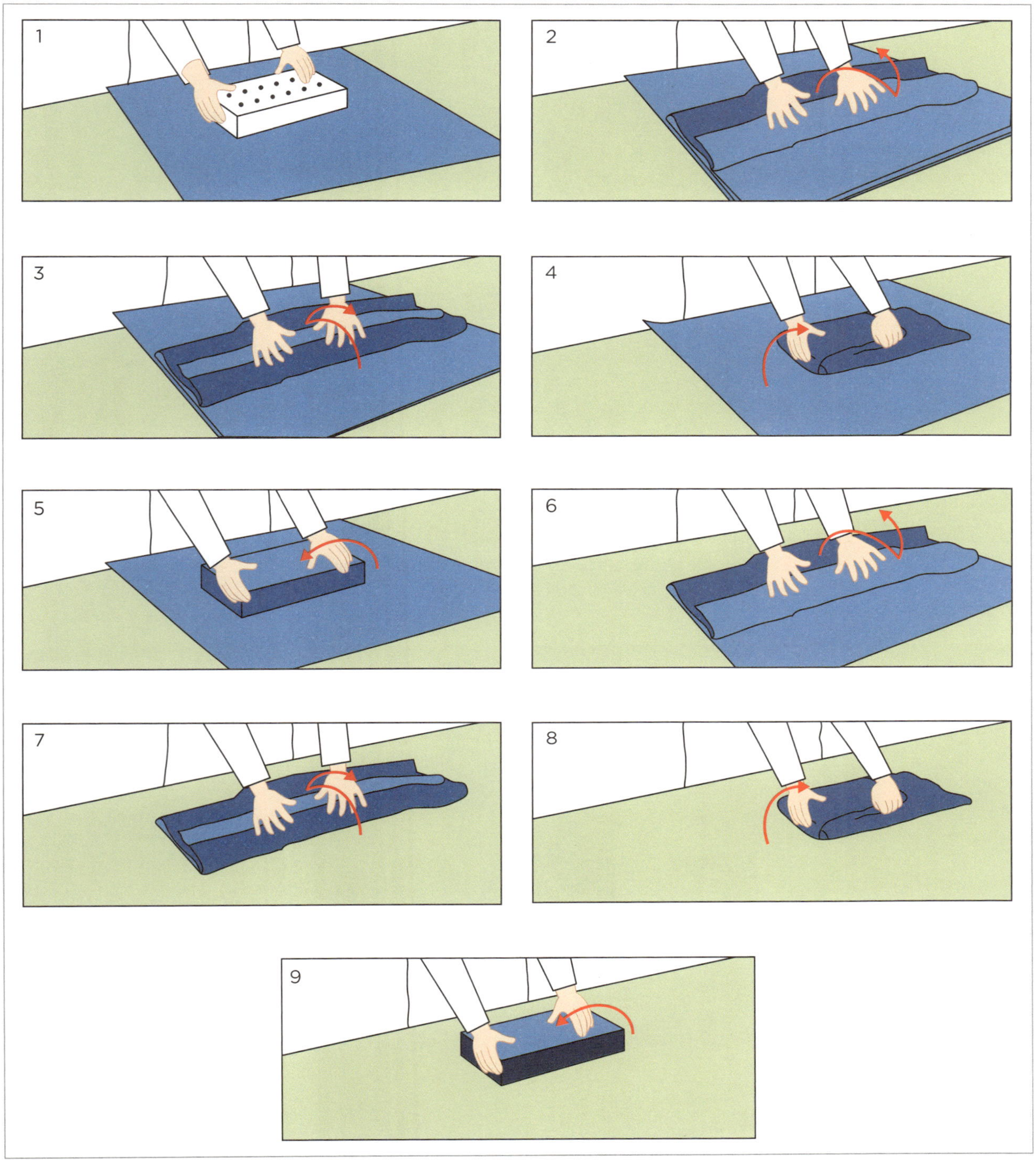

FIGURA 20 Sequência esquemática da dobradura para embalagem do tipo pacote. Poderá ser feita a confecção das duas embalagens sobrepostas de uma única vez.

Fonte: adaptado de AAMI, 2017.

comprometer a sua eficácia (ver Curtindo a Biossegurança). Para eliminar essa prática, muito comum durante o processamento de PPS na odontologia, podem ser utilizadas canetas específicas para identificação ou etiquetas confeccionadas com fitas resistentes ao vapor.

Esterilização

Uma vez que os PPS estão devidamente embalados, surge o momento de inseri-los na autoclave para a esterilização. Nessa etapa, convém apontar para a necessidade

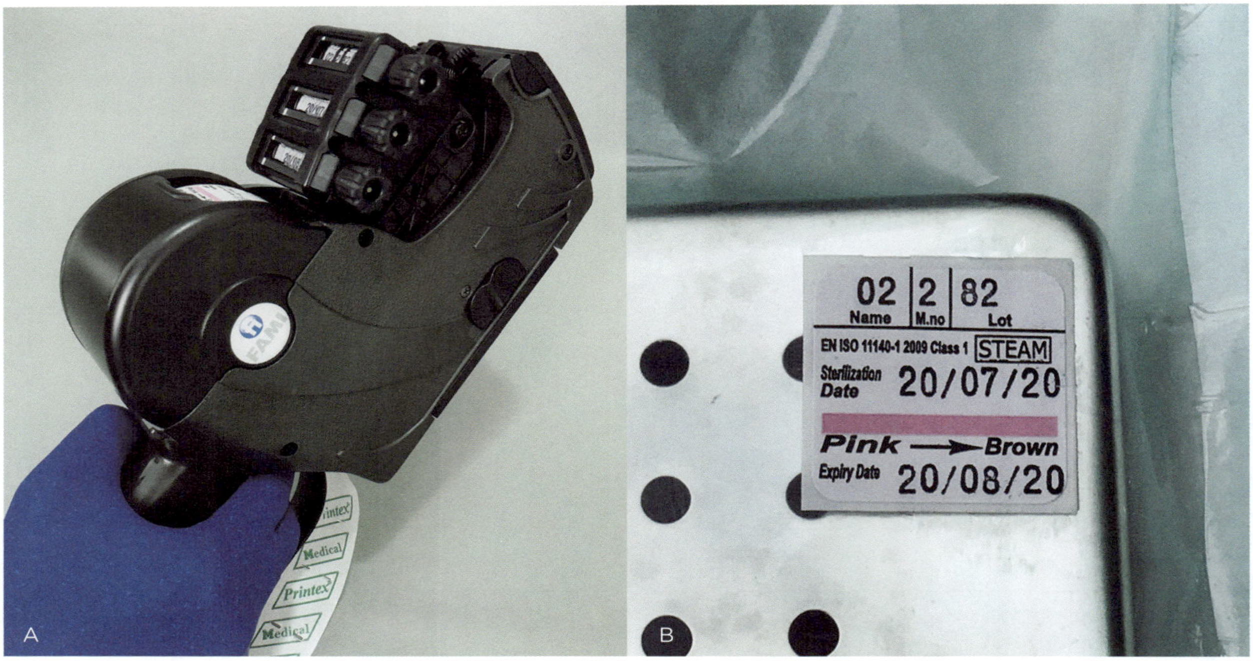

FIGURA 21 Máquina etiquetadora para embalagens destinadas ao processamento por VSP (A), com detalhe para o indicador químico impregnado à etiqueta (B).

CURTINDO A BIOSSEGURANÇA

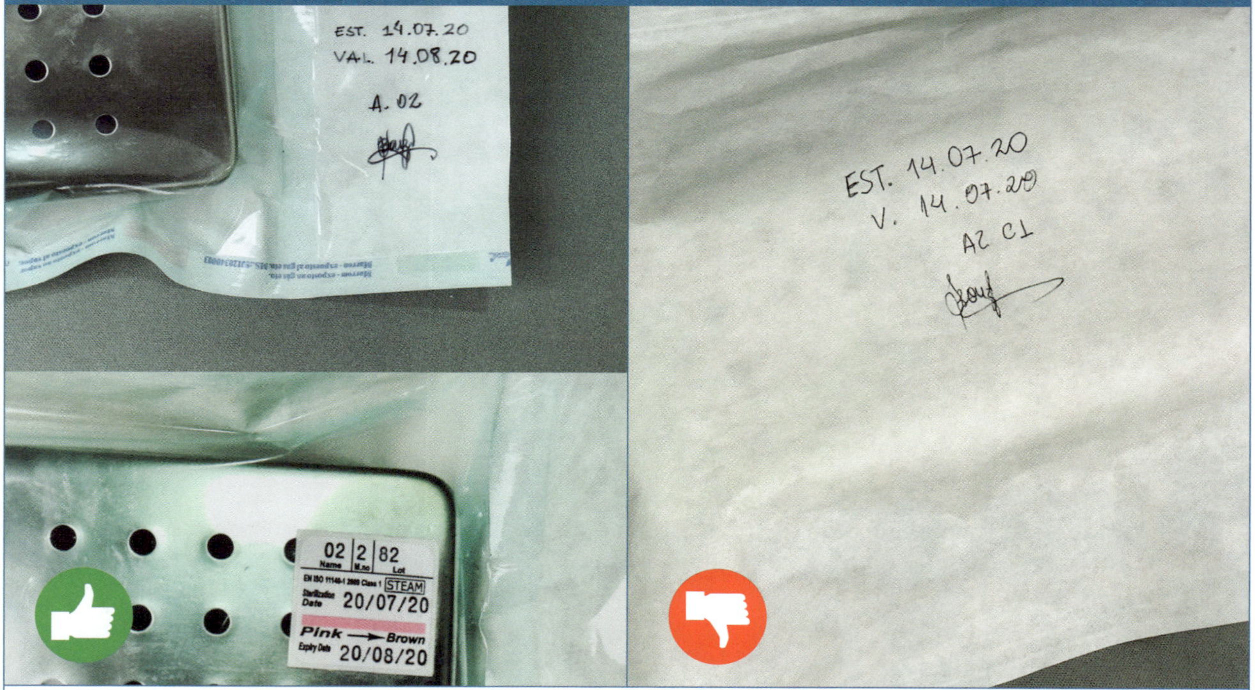

Quer um *like* na identificação da embalagem? Se for escrever no pacote, faça na face externa e utilize canetas específicas que não sejam tóxicas. Ou então, use etiquetas adesivas afixadas na face do filme plástico. E não escreva com caneta comum na parte do papel, pois isso pode danificar a estrutura das fibras, comprometendo a integridade da embalagem.

de se assegurar a qualidade da água que vai gerar o vapor. Assim, a água da rede de abastecimento público não deve ser utilizada para esse fim, pois pode apresentar grande concentração de íons e metais pesados, como o ferro, cobre, manganês, chumbo e cádmio, além de possuir pH muito ácido. No mercado, existem equipamentos destiladores portáteis, com preços acessíveis, que oferecerão maior segurança ao processo de esterilização (Figura 22). Para garantir a excelência na escolha da água destinada à formação do vapor, deve-se consultar as orientações fornecidas pelo fabricante da autoclave.

Outro fator importante a ser considerado no momento da esterilização são medidas relacionadas ao controle da qualidade do processo, também conhecidas genericamente como monitoramento. Propiciam a identificação e correção de falhas na esterilização, por meio de parâmetros físicos, químicos e biológicos.

O controle físico se caracteriza pelo registro dos parâmetros físicos de tempo, temperatura e pressão de cada ciclo de esterilização. Essas informações poderão ser obtidas a partir do visor do equipamento; por meio da impressão pela própria autoclave ou gravação digital. Vale lembrar que a consulta ao manual do equipamento é fundamental para o conhecimento dos padrões necessários para o processo de esterilização (Tabela 1).

O controle químico do processo de esterilização é componente importante do controle de qualidade e é realizado pelo uso de indicadores ou integradores. São constituídos por tiras de papel impregnadas com uma tinta termocrômica que muda de cor ou forma quando expostas à esterilização. Existem seis tipos de indicadores para o controle químico (Quadro 7), sendo os tipos I, II e V de maior aplicabilidade na prática odontológica.

O controle biológico do processo de esterilização é feito pela inativação de endósporos bacterianos, sendo adotado o mais resistente ao método. No caso da esterilização por VSP, são empregados os endósporos do *Geobacillus stearothermophilus*. Esses esporos são inseridos em tira ou disco acondicionados em ampolas autocontidas, que são submetidas ao ciclo de esterilização. Após esse processo, devem ser incubadas pelo tempo recomendado para a leitura para verificar se foram destruídos. Existem três gerações de indicadores biológicos, sendo os de segunda geração, que possuem melhor custo-benefício na prática odontológica.

A interpretação dos dados para esse indicador requer o uso de duas ampolas: um "teste" e outra "controle". A primeira é submetida à esterilização, enquanto a segunda não sofre ação do agente esterilizante. Após a esterilização da ampola teste, a barreira interna que se interpõe entre a tira ou disco de papel impregnado com o endósporo do meio de cultura é rompido, de modo a permitir interação

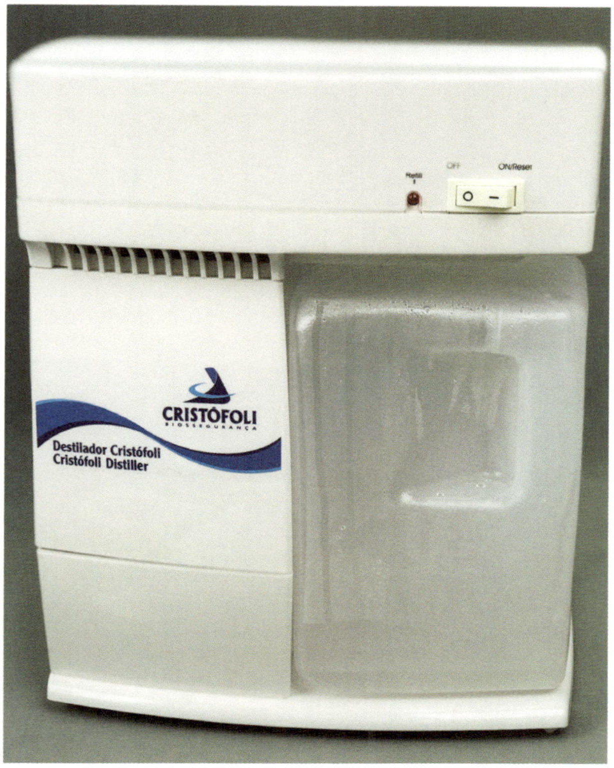

FIGURA 22 Destilador de mesa para uso na prática odontológica.

TABELA 1 Informações sobre os parâmetros físicos de esterilização, que servirão como referência de comparação com os dados registrados na fase de controle físico do processo de esterilização por VSP

Programas	Tempo médio de aquecimento	Temperatura e pressão de esterilização	Tempo de esterilização	Tempo de secagem (12 litros)	Tempo de secagem (21 litros)
1 - Instrumental embalado	10 a 35 min.	134°C/216 kPa (2,2 kgf/cm²)	10 min.	35 min.	45 min.
2 - Instrumental desembalado	10 a 35 min.	134°C/216 kPa (2,2 kgf/cm²)	6 min.	30 min.	40 min.
3 - Plásticos e algodão	8 a 35 min.	121°C/118 kPa (1,2 kgf/cm²)	30 min.	40 min.	50 min.
4 - Kit cirúrgico e tecidos	8 a 35 min.	121°C/118 kPa (1,2 kgf/cm²)	30 min.	50 min.	60 min.
5 - Líquidos	8 a 35 min.	121°C/118 kPa (1,2 kgf/cm²)	30 min.	-	-
Temperatura máxima de secagem: 121 ou 134°C (dependendo do programa escolhido)					

Fonte: Manual do autoclave - Fabricante: Cristófoli Equipamentos de Biossegurança Ltda.).

QUADRO 7 Indicadores para o controle químico do processo de esterilização

Tipo I Indicador de processo	Usado para indicar que o pacote foi diretamente exposto ao processo de esterilização e para diferenciar unidades processadas de não processadas. Está indicado em todos os pacotes. As tintas termocrômicas podem estar impregnadas em fitas adesivas ou incorporadas à embalagem do papel grau cirúrgico (Figura 24A, B).
Tipo II Indicadores para uso em testes específicos	O indicador *Bowie Dick* é um teste direcionado para autoclaves VSP com sistema de remoção dinâmica do ar (bomba de vácuo). Deve ser realizado diariamente, no primeiro ciclo do dia, com equipamento pré-aquecido e câmara vazia (Figura 24D).
Tipo V Indicadores integradores	Reage a todas as variáveis críticas do processo de esterilização (tempo, temperatura e presença de umidade), e têm a intenção de serem equivalentes ou exceder o desempenho de requisitos determinados na série ISO 11138 para indicadores biológicos (Figura 24C). Uso ideal no interior de todas as embalagens. Na impossibilidade, recomenda-se o uso, no mínimo, no maior pacote de cada ciclo. São obrigatórios para os PPS utilizados para cirurgias de implantes odontológicos.

Fonte: adaptado de WHO, 2006.

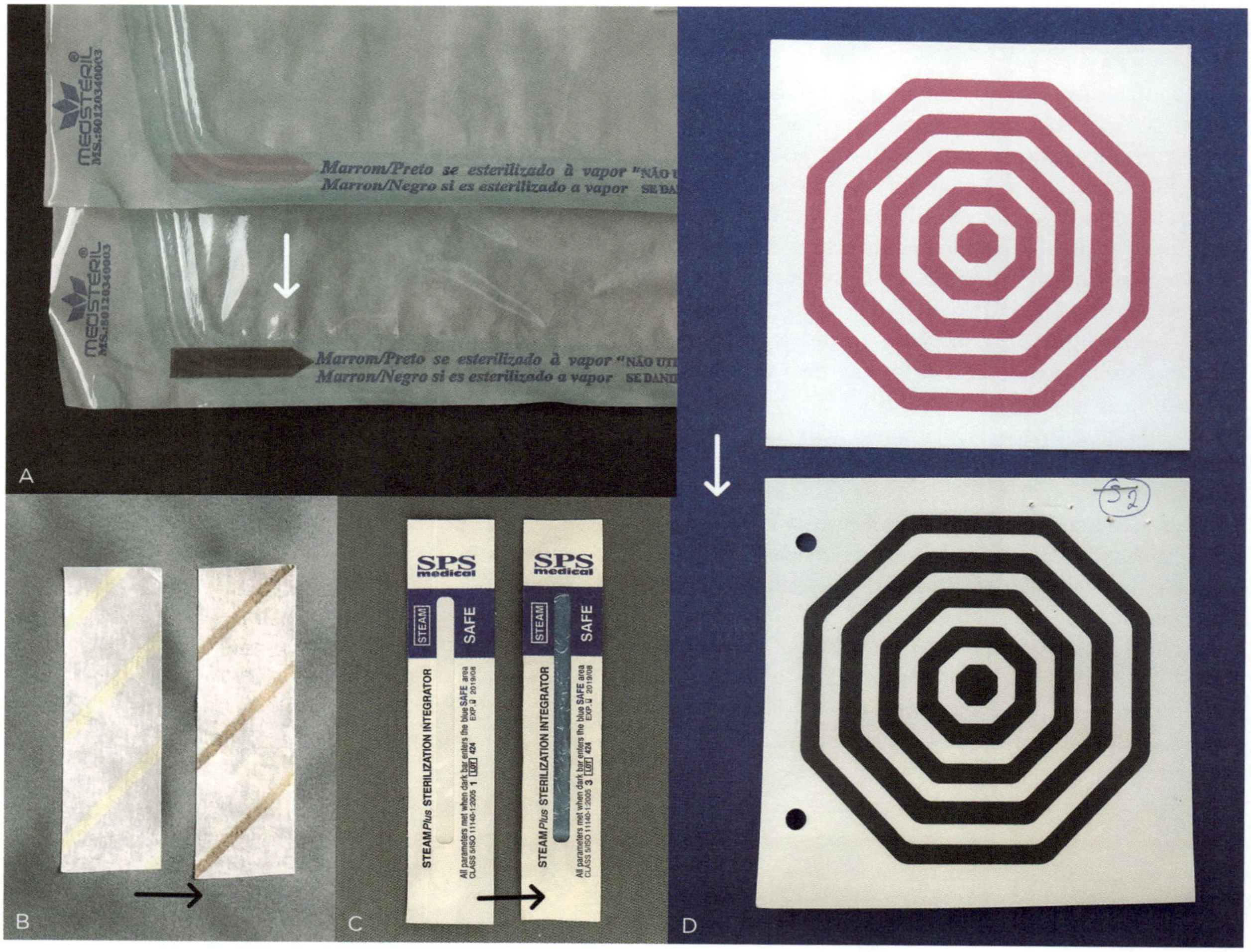

FIGURA 23 Exemplos de indicadores químicos do processo de esterilização em autoclave. A: indicador de processo Tipo I – impregnado à embalagem; B: indicador de processo Tipo I – fita zebrada; C: indicador integrador Tipo V; D: indicador Tipo II – *Bowie Dick*.

entre os dois. Após leve movimento da ampola, procede-se a incubação por 48 horas a 56°C. Realiza-se a leitura por mudança de coloração, proveniente da alteração do pH. A ampola "controle", de mesmo lote do "teste", é também submetida ao rompimento da barreira interna, incubada concomitantemente à ampola teste. O resultado esperado para uma autoclave em perfeito funcionamento é negativo para o "teste" e positivo para o "controle" (Figura 24).

O Quadro 8 descreve o passo a passo para realização da etapa de esterilização.

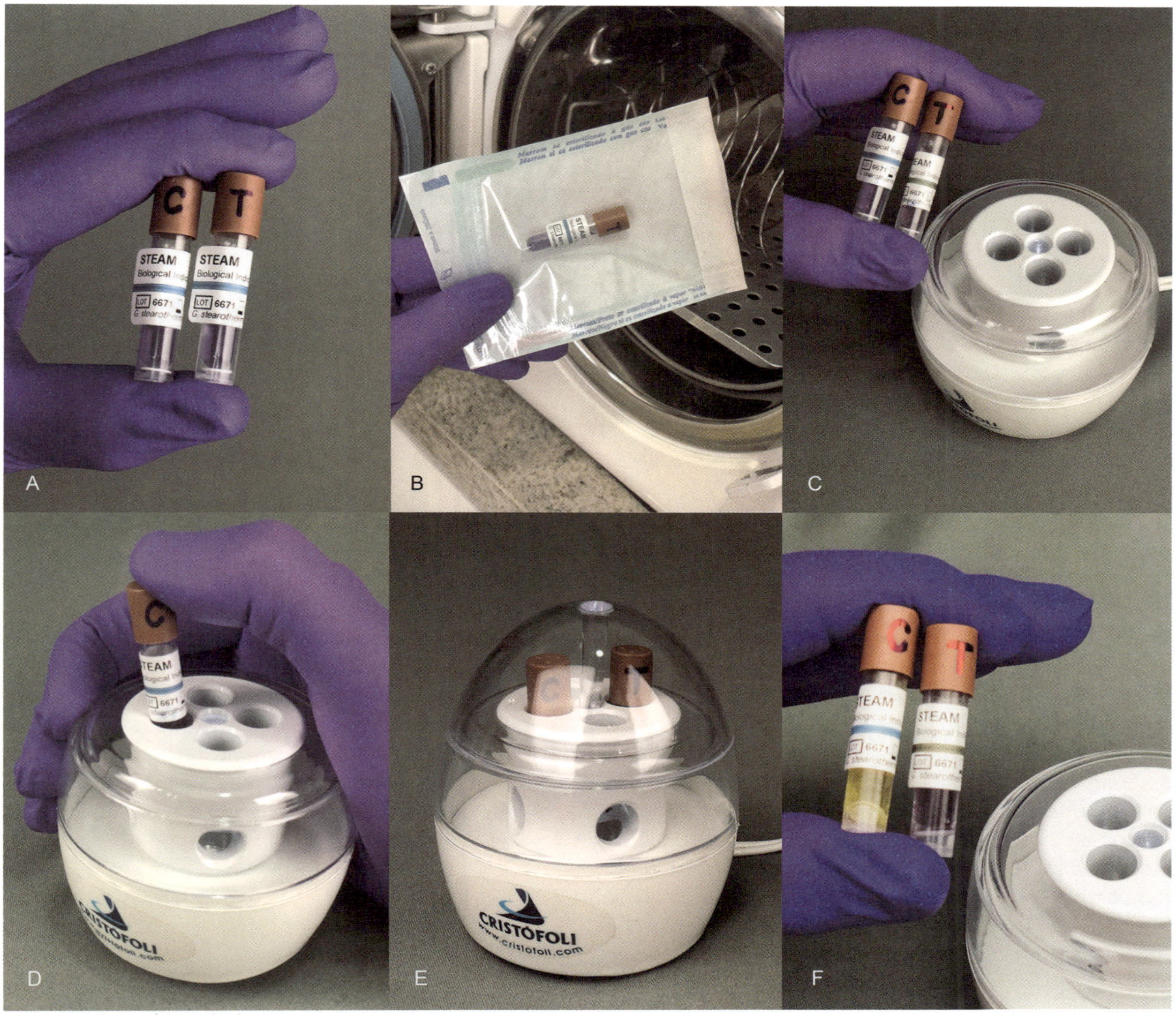

FIGURA 24 Passo a passo para uso de indicadores biológicos de segunda geração para monitoramento da esterilização por VSP. A: identificação das ampolas controle (c) e teste (t); B: embalagem e esterilização da ampola teste; C: ampolas prontas para acondicionamento na incubadora; D: rompimento da barreira interna da ampola teste e da ampola controle; E: incubação das ampolas; F: análise do resultado.

QUADRO 8 Procedimentos para realização da esterilização para o processamento de PPS na odontologia

- Adicione água na câmara interna da autoclave (Figura 26A). Consultar o manual do produto sobre a necessidade dessa etapa, assim como o tipo e o volume de água a serem utilizados.
- Preencha a câmara da autoclave com, no máximo, 80%; e com a capacidade mínima de 20%.
- Garanta o espaçamento entre os pacotes, posicionando-os preferencialmente na posição vertical. Existem dispositivos no mercado próprios para otimizar o espaço interno, dispondo os pacotes verticalmente (Figura 26B).
- Posicione cubas redondas com a parte côncava para baixo.
- Coloque os pacotes menores na parte superior e os maiores na porção inferior da câmara.
- Posicione os pacotes afastados das paredes da câmara.
- Feche a porta e inicie o ciclo.
- Após o término do ciclo:
  - Abra parcialmente a porta e aguarde o tempo recomendado pelo fabricante (10 a 15 minutos).
  - Retire as embalagens utilizando luvas de proteção térmica, e manipule os pacotes quando estiverem totalmente frios.
  - Verifique a integridade dos pacotes e presença de umidade. Ao identificar perda de integridade da embalagem e/ou umidade, realize todo o processamento novamente, desde o início, utilizando nova embalagem.

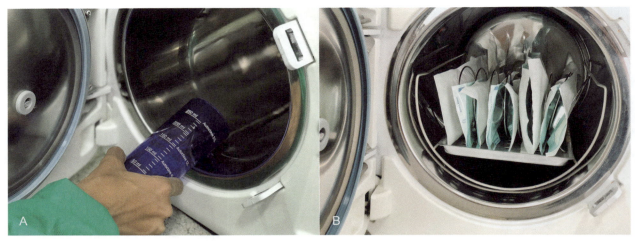

FIGURA 25 Detalhes relacionados à esterilização em autoclave. A: colocação da água destilada; B: disposição dos pacotes da posição vertical por meio de dispositivos de posicionamento para permitir melhor circulação do vapor entre as embalagens.

INSTALAÇÃO E MANUTENÇÃO DA AUTOCLAVE: COMO FAZER?

A instalação de autoclaves no âmbito hospitalar segue regulamentação rígida que inclui a validação da instalação do equipamento e regras que até o momento não incluem a odontologia. Entretanto, alerta para importância dessa etapa que deve ser realizada por empresa especializada. A autoclave a VSP é um equipamento médico muito complexo, cabendo ao fornecedor a garantia do seu funcionamento nas condições da instalação. Dessa forma, recomenda-se que o cirurgião-dentista, responsável técnico, assegure a instalação no contrato de compra, bem como quando houver a necessidade de mudança em casos de reformas.

Outra exigência para autoclaves de grande porte é a manutenção preventiva mensal. Embora ainda não se estenda à odontologia, realizar a manutenção preventiva uma vez ao ano será muito importante para garantir o funcionamento da autoclave e reduzir manutenções corretivas que causam transtornos no fluxo do atendimento. É

PARA REFLETIR

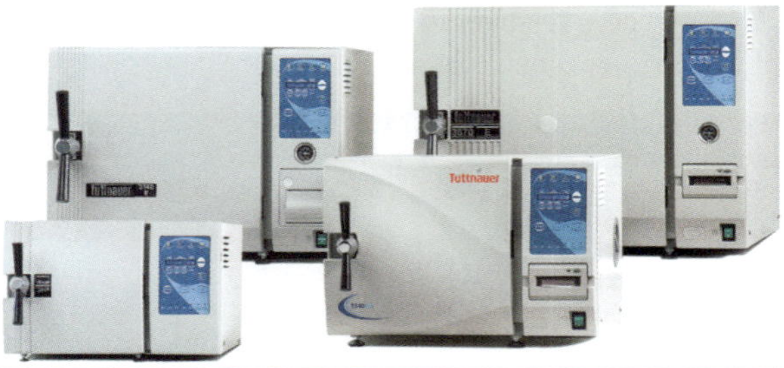

A autoclave é um equipamento muito complexo, cabendo ao fornecedor a garantia do seu funcionamento nas condições da instalação. Dessa forma, recomenda-se que o cirurgião-dentista, responsável técnico, assegure a instalação no contrato de compra, bem como quando houver a necessidade de mudança em casos de reformas.

ATENÇÃO

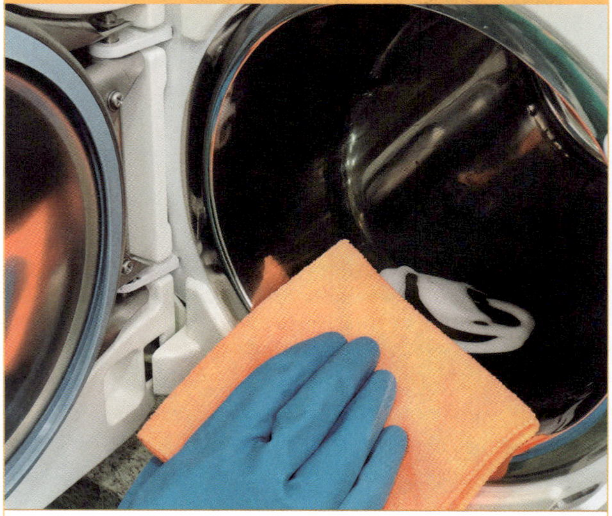

A limpeza da câmara interna da autoclave deve ser realizada diariamente. Essa prática aumentará a vida útil do equipamento, evitando obstruções do dreno com resíduos liberados pelas embalagens.

importante que esses procedimentos sejam comprovados e registrados para fins de auditorias sanitárias, sendo anotadas informações importantes como data do serviço, número e modelo do equipamento, descrição do serviço realizado, componentes substituídos e nome do técnico que realizou o serviço.

A manutenção rotineira das autoclaves no serviço de saúde bucal é uma prática necessária para assegurar a qualidade do processamento dos PPS. Recomenda-se que a limpeza da câmara interna dos esterilizadores seja realizada diariamente, uma vez que essa prática aumentará a vida útil, evitando obstruções do dreno com resíduos liberados pelo sistema de barreira estéril.

COMO REALIZAR O REGISTRO DAS INFORMAÇÕES REFERENTES AO CONTROLE (MONITORAMENTO) DO PROCESSO DE ESTERILIZAÇÃO?

O cirurgião-dentista responsável técnico pelo serviço de saúde bucal deverá treinar a equipe para que os registros do monitoramento físico (tempo, temperatura e pressão), químico e biológico (indicador biológico) sejam realizados regularmente, e mantidos em guarda pelo período de cinco anos. Essas informações podem ser organizadas por meio de um livro de registro.

Armazenamento

A guarda dos PPS esterilizados mostra-se tão importante quanto a própria esterilização. Isso porque o correto armazenamento será responsável pela manutenção da esterilidade dos PPS até o momento de sua utilização. As recomendações para essa etapa são:

- Realizar a guarda em local limpo, seco e sob proteção da luz solar direta.
- Submeter os pacotes ao mínimo manuseio.
- Não comprimir, torcer ou perfurar os pacotes.
- Armazenar os PPS em armários que proporcionem aos pacotes uma distância de 20-25 cm do piso, 45 cm do teto e 5 cm da parede para evitar a umidade decorrente dos processos de limpeza e o mofo.
- Organizar os pacotes para dar preferência ao uso de PPS com data de esterilização mais antiga, evitando tocar desnecessariamente no PPS com data mais recente.
- Eleger um armário exclusivo para a guarda de PPS esterilizados no próprio consultório, para não misturar com produtos de uso único, adquiridos já esterilizados.
- Realizar limpeza e desinfecção semanal do armário.

POR QUANTO TEMPO UM PPS SE MANTÉM ESTERILIZADO? QUAL O TEMPO DE VALIDADE IDEAL?

Uma vez esterilizados, se os pacotes contendo PPS forem armazenados corretamente e não forem manuseados, a esterilidade poderá ser assegurada por um longo período. A determinação de um tempo específico de validade é complexo e dependerá das condições de guarda de cada serviço, em função disso, são definidos os prazos pelos órgãos sanitários. Desse modo, é importante consultar o setor de Vigilância Sanitária do município no qual o consultório/clínica estiver instalado, com o objetivo de seguir o tempo regulamentado em nível local.

PEÇAS DE MÃO: COMO PROCEDER O PROCESSAMENTO?

As peças de mão, de baixa ou alta rotação, possuem espaços internos inacessíveis para a fricção direta durante a limpeza de rotina, representando um desafio para as boas práticas de controle de contaminação cruzada. Mesmo que as áreas internas das peças de mão não entrem em contato direto com as superfícies contaminadas da cavidade bucal, evidências científicas têm demonstrado a contaminação no interior desses equipamentos após a utilização. Essa contaminação tem sido atribuída principalmente ao refluxo, que consiste em uma pressão negativa criada na peça de mão, fazendo com que material biológico do paciente possa fluir de volta para o aparelho. Equipamentos mais recentes têm sido desenvolvidos com dispositivos antirrefluxo, no entanto, não eliminam completamente os contaminantes no interior das turbinas.

Embora as peças de mão sejam consideradas PPS semicríticos, a esterilização por VSP é indicada por órgãos sanitários nacionais e internacionais, após cada uso clínico, método que tem sido comprovado pela ciência. Por esse motivo, as peças de mão existentes no mercado permitem o processo de esterilização, o que não justifica a não esterilização por receio de dano ao equipamento.

Em função da complexidade das peças de mão odontológicas, têm sido desenvolvidos equipamentos de limpeza e lubrificação, com o objetivo de otimizar a remoção de sujidades, nas superfícies externas e internas das peças de mão (Figura 26). Os equipamentos disponíveis no mercado possuem capacidade de limpeza variáveis para promoção da limpeza nos instrumentos. Assim, esses aparelhos mostram-se como uma tecnologia muito válida, contudo, requerem maior padronização quanto aos requisitos mínimos de ação, visando o aprimoramento.

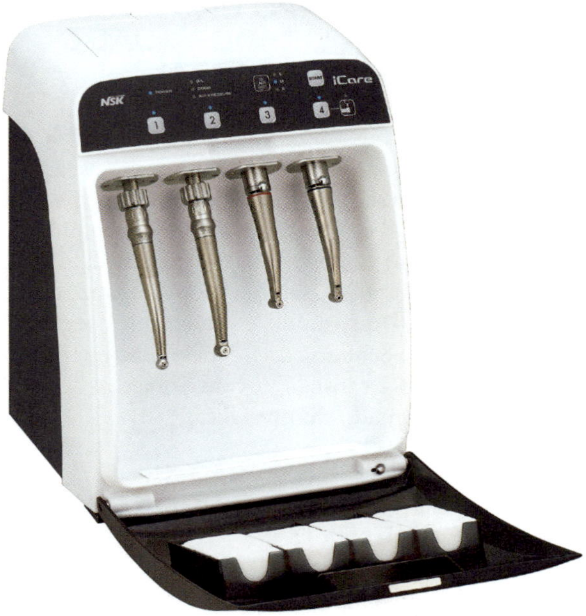

FIGURA 26 Equipamento para limpeza e lubrificação de peças de mão.

Fonte: iomagem gentilmente cedida pela NSK Brasil Ltda.

Mesmo com o desenvolvimento desses equipamentos, a lavagem manual das peças de mão odontológicas ainda é a estratégia de limpeza mais frequente nos serviços de saúde bucal. Considerando a necessidade de processamento das turbinas de alta ou baixa rotação a cada paciente, a manutenção de níveis de segurança para minimizar a contaminação cruzada exige um planejamento do serviço de saúde para aquisição de equipamentos rotatórios compatíveis com a quantidade de pacientes a serem atendidos. Ou seja, ter uma única peça de mão que é submetida à desinfecção a cada paciente é uma prática inadmissível.

A Figura 27 ilustra o passo a passo para realização do processamento da turbina odontológica de alta rotação, um dos equipamentos mais utilizados pelo cirurgião-dentista. Deve-se considerar que outros tipos de peça de mão (contra-ângulos, peças retas) também devem ser submetidos ao processo de esterilização por VSP.

E QUANTO AOS MÉTODOS DE DESINFECÇÃO DOS PPS, QUE RECOMENDAÇÕES SEGUIR?

Considerando que a desinfecção será o método de descontaminação adotado para os PPS não críticos, a recomendação é que sejam utilizados agentes de ação intermediária, utilizando-se os produtos e técnicas de limpeza descritos nesse capítulo, em associação com as técnicas de desinfecção relatadas no Capítulo 7. Assim, como citado no início do texto, a desinfecção está indicada para PPS semicrítico que sejam termossensíveis. Para aqueles termorresistentes, recomenda-se a esterilização por facilidade operacional. Para a prática odontológica, indica-se o uso de produtos químicos desinfetantes de alto nível, cujo agente disponível para emprego na assistência odontológica é o ácido peracético. O glutaraldeído, durante muito tempo, foi utilizado na assistência odontológica. Entretanto, atualmente, devido ao seu caráter tóxico e carcinogênico, o uso tem sido desaconselhado, inclusive com proibição de utilização na odontologia, em alguns estados brasileiros.

Acido peracético

O ácido peracético é um agente oxidante disponível sob a forma líquida e em pó, com o pH variando entre fabricantes. O seu mecanismo de ação ocorre após imersão dos PPS por meio da desnaturação das proteínas e alteração da permeabilidade da parede celular dos microrganismos.

É utilizado em concentrações que variam de 0,1 a 0,2%, com o tempo de contato de 5 a 15 minutos, a depender da concentração. É um produto instável, particularmente quando diluído. Após sua preparação, deve ser usado dentro de 24 horas. O Quadro 9 descreve as vantagens e desvantagens para utilização desse produto.

QUADRO 9 Vantagens e desvantagens relacionadas ao uso do ácido peracético como desinfetante para PPS
Vantagens
▪ Atividade antimicrobiana de amplo espectro. ▪ Modo de ação muito rápido. ▪ Não produz resíduos tóxicos. ▪ Não exige ativação. ▪ Permanece eficaz na presença de matéria orgânica. ▪ Não coagula sangue ou fixa tecido à superfícies. ▪ Mais eficaz que glutaraldeído para penetrar matéria orgânica, como biofilme.
Desvantagens
▪ Corrosivo para cobre, latão, bronze, aço puro e ferro galvanizado, mas esses efeitos podem ser reduzidos com aditivos e modificações de pH. ▪ Pode causar lesão ocular e na pele (especialmente soluções concentradas) e causa irritação das membranas mucosas.

Fonte: adaptado de WHO, 2006.

Para realização da desinfecção com ácido peracético, após as etapas de limpeza, enxágue e secagem, consulte a bula do produto e realize o passo a passo conforme a recomendação do fabricante.

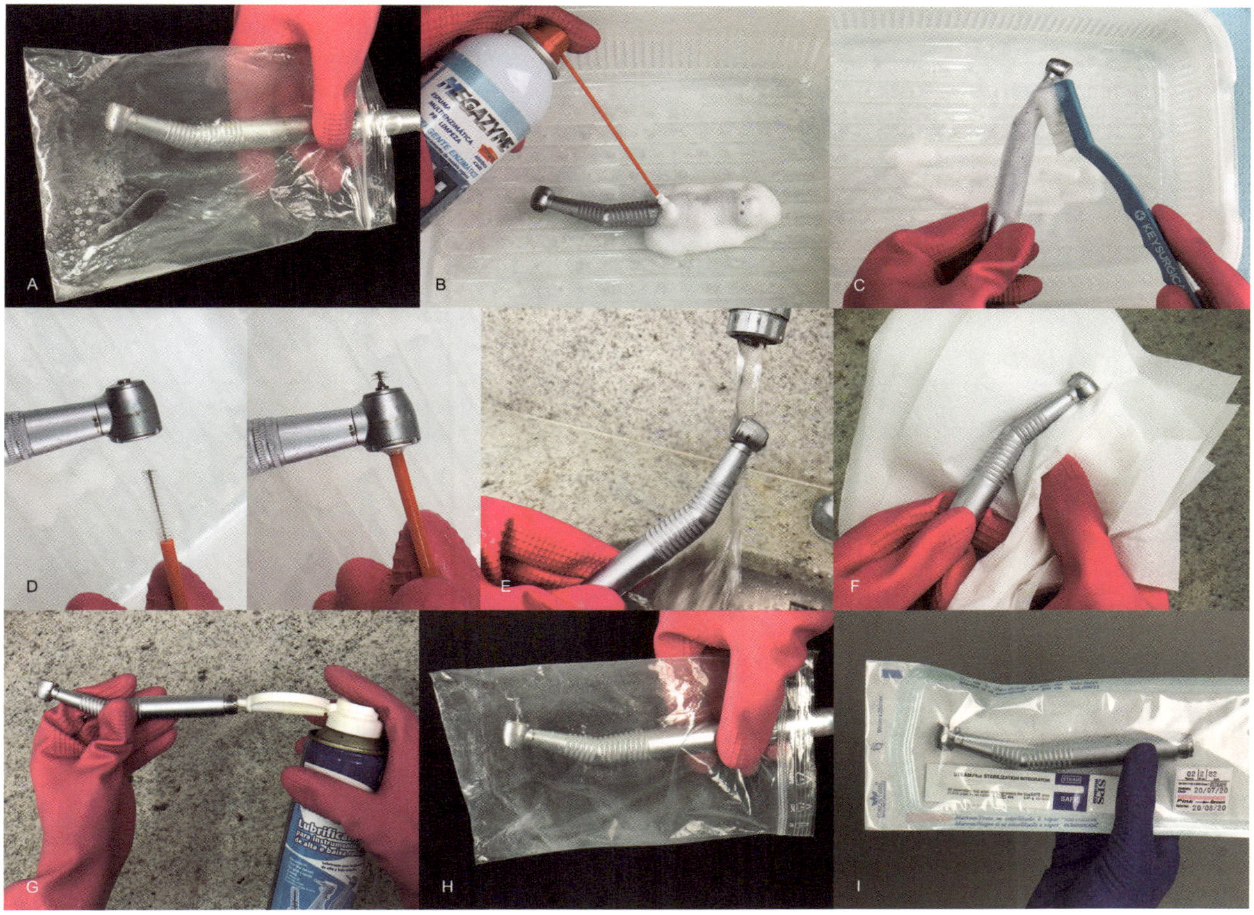

FIGURA 27 Etapas para o processamento da turbina de alta rotação. A: acionamento por 30 segundos (ar/água) logo após o atendimento clínico; B: aplicação do detergente enzimático em espuma pelo tempo recomendado pelo fabricante; C: fricção com escova da face externa; D: limpeza do local de posicionamento das brocas com escova interdental; E: lavagem da cabeça e corpo em água corrente para remoção do detergente enzimático; F: secagem; G: lubrificação; H: remoção do excesso de lubrificante por meio do acionamento da turbina por 20 segundos (ar); I: embalagem com papel grau cirúrgico.

QUIZ BIOSSEGURO

1. Ao realizar uma cirurgia para aumento de coroa clínica, junto aos instrumentais cirúrgicos há também o espelho bucal, que não entra em contato direto com osso ou tecido conjuntivo. Como poderemos classificá-lo de acordo com o risco (Classificação de Spaulding)?
   A. Crítico.
   B. Não-crítico.
   C. Semi-crítico.
   D. Super crítico.

2. Assinale a alternativa que traz a sequência correta das etapas para processamento dos produtos para saúde.
   A. Recepção – Limpeza – Enxágue – Secagem – Preparo – Esterilização – Armazenamento.
   B. Limpeza – Enxágue – Secagem – Preparo – Recepção – Esterilização – Armazenamento.
   C. Preparo – Enxágue – Secagem – Limpeza – Recepção – Esterilização – Armazenamento.
   D. Preparo – Enxágue – Secagem – Limpeza – Esterilização – Armazenamento – Recepção.

3. Que técnica de limpeza promover melhores resultados com menor risco para os operadores?
   A. Manual com escova.
   B. Manual com esponja.
   C. Automatizada em máquina de ultrassom.
   D. Automatizada em autoclave.

4. Marque a opção que traz uma característica desejável para as embalagens indicadas para empacotamento de

produtos para saúde a serem submetidos à esterilização em autoclave?

A. Desprender partículas sobre os PPS.
B. Possuir indicador biológico de processo impregnado.
C. Fornecer uma barreira eficiente para vapor e fluidos.
D. Fornecer uma barreira eficiente para microrganismos particulados e fluidos.

5. Antes de iniciar a limpeza da turbina de alta rotação, que manobra é fundamental para reduzir a sujidade no interior da peça de mão?

A. Lubrificar.
B. Utilizar óleo lubrificante biodegradável.
C. Acionamento da peça de mão sob refrigeração, por 30 segundos.
D. Realizar a pré-lavagem com detergente enzimático sob imersão.

JOGANDO LIMPO

Analise a imagem a seguir e identifique cinco problemas associados à embalagem submetida ao processo de esterilização em autoclave.

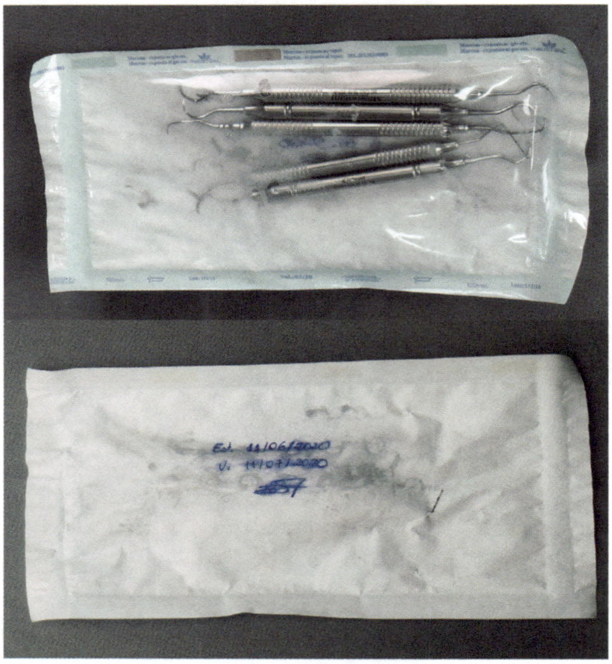

Problemas:

1. ______________________________
2. ______________________________
3. ______________________________
4. ______________________________
5. ______________________________

BIBLIOGRAFA

1. Alfa MJ, Nemes R. Manual versus automated methods for cleaning reusable accessory devices used for minimally invasive surgical procedures. J Hosp Infect. 2004;58(1):50-8.
2. Alvarenga CF, Reis C, Tipple AFV, Paiva EMM, Sasamoto SAA. Efetividade de um protocolo de processamento na esterilização de canetas de alta rotação em autoclave gravitacional. Rev Eletr Enf. 2011;13(3):560-5.
3. Association for Advancement of Medical Instrumentation/American National Standards. Comprehensive guide to steam sterilization and sterility assurance in health care facilities. Arlington: AAMI; 2017.
4. Association of Perioperative Registered Nurses. Guideline for perioperative practice. Denver: AORN; 2017.
5. Brasil. Ministério da Saúde. Agência Nacional de Vigilância Sanitária. Resolução RDC n. 15, de 15 de março de 2012. Dispõe sobre requisitos de boas práticas para o processamento de produtos para saúde e dá outras providências. Brasília: Diário Oficial da União; 2012.
6. Brasil. Agência Nacional de Vigilância Sanitária. Resolução de Diretoria Colegiada – RDC n. 50, de 21 de fevereiro de 2002. Dispõe sobre o regulamento técnico para planejamento, programação, elaboração e avaliação de projetos físicos de estabelecimentos assistenciais de saúde. Brasília: Diário Oficial da União; 2002. Disponível em: https://www20.anvisa.gov.br/segurancadopaciente/index.php/legislacao/item/rdc-50-de-21-de-fevereiro-de-2002 (acesso 13 jul 2020).
7. Brasil. Agência Nacional de Vigilância Sanitária. Serviços odontológicos: prevenção e controle de riscos. Brasília: Ministério da Saúde; 2006.

8. Chin JR, Miller CH, Palenik CJ. Internal contamination of air-driven low-speed handpieces and attached prophy angles. J Am Dent Assoc. 2006;137(9):1275-80.
9. Chin JR, Westerman AE, Palenik CJ, Eckert SG. Contamination of handpieces during pulpotomy therapy on primary teeth. Pediatr Dent. 2009;31(1):71-5.
10. Costa LC, Olson N, DeGagne P, Franca R, Tipple AFV, Alfa M. A new buildup biofilm model that mimics accumulation of material in flexible endoscope channels. J Microbiol Methods. 2016;127:224-9.
11. Dello Russo N. Understanding prions. J Am Dent Assoc. 2004;135:278.
12. Herd S, Chin J, Palenik CJ, Ofner S. The in-vivo contamination of air-driven low-speed handpieces with prophylaxis angles. J Am Dent Assoc. 2007;138(10):1360-5.
13. Kohn WG, Collins AS, Cleveland JL, Harte JA, Eklund KJ, Malvitz DM. Guidelines for infection control in dental health-care settings - 2003. MMWR Recomm Rep. 2003;52:1-61.
14. Lacerda RA. Controle de infecção em centro cirurgico fatos, mitos e controversias. São Paulo: Revista SOBECC; 2003.
15. Lewis DL, Arens M, Appleton SS, Nakashima K, Ryu J, Boe RK, et al. Cross-contamination potential with dental equipment. Lancet. 1992;340(8830):1252-4.
16. Matsuyama M, Usami T, Masuda K, Niimi N, Otha M, Ueda M. Prevention of infection in dental procedures. J Hosp Infec. 1997;35(1):17-25.
17. Miller CH. Controle de infecção e gerenciamento de produtos perigosos para a equipe de saúde bucal. 6 ed. Rio de Janeiro: Elsevier; 2018. p. 320.
18. Mills SE, Kuehne JC, Bradley DVJr. Bacteriological analysis of highspeed handpiece turbines. J Am Dent Assoc. 1993;124:59-62.
19. Montebugnoli L, Dolci G. Effectiveness of two devices designed to prevent retraction in a high-speed handpiece. J Prost Dent. 2000;84(2):225-8.
20. Muscarella LF. Sterilizing dental equipment. Nat Med. 1995;1:1223-5.
21. Offner D, Brisset L, Musset AM. Cleaning of dental handpieces: a method to test its efficiency, and its evaluation with a washerdisinfector-lubricator-dryer. Dent Open J. 2016;3(1):10e6.
22. Offner D, Brisset L, Musset AM. Evaluation of the mechanical cleaning efficacy of dental handpieces. J Hosp Infect. 2019;103(1):e73-e80.
23. Padoveze MC, Quelhas MC, Nakamura MHY. Métodos físicos de esterilização. In: Padoveze MC, Graziano KU. Limpeza, desinfecção e esterilização de artigos de serviços de saúde. 1 ed. São Paulo: APECIH - Associação Paulista de Estudos e Controle de Infecção Hospitalar; 2010. p. 108-25.
24. Pratt LH, Smith DG, Thornton RH, Simmons JB, Depta BB, Johnson RB. The effectiveness of two sterilization methods when different precleaning techniques are employed. J Dent. 1999;27:247-8.
25. Smith A, Smith G, Lappin DF, Baxter HC, Jones A, Baxter RL. Dental handpiece contamination: A proteomics and surface analysis approach. Biofouling. 2014;30(1):29-39.
26. Smith G, Smith A. Microbial contamination of used dental handpieces. Am J Infect Control. 2014;42(9):1019-21.
27. SOBECC. Diretrizes de práticas em enfermagem cirúrgica e processamento de produtos para a saúde. 7 ed. São Paulo: SOBECC/Associação Brasileira de Enfermeiros de Centro Cirúrgico, Recuperação Anestésica e Centro de Material Esterilização; 2017.
28. Spaulding EH. Chemical disinfection of medical and surgical materials. In: Laurence CA, Block SS. Desinfection, sterilization, and preservation. Philadelphia: Lea & Febiger; 1968. p. 517-31.
29. Takeiti MH, Graziano KU. Inovações tecnológicas no processamento da limpeza de artigos médicos. Rev SOBECC. 2000;5(1):12-7.
30. Tipple AFV, Christóforo BLB, Pontes DO, et al. Protocolo de enfermagem no processamento de produtos para saúde. In: Rosso CFW, Bezerra ALQ, Ribeiro LCM, et al. Protocolo de enfermagem na atenção primária à saúde no Estado de Goiás. 3 ed. Goiânia: Conselho Regional de Enfermagem de Goiás; 2017.
31. Vickery K, Ngo QD, Zou J, Cossat YE. The effect of multiple cycles of contamination, detergent washing, and disinfection on the development of biofilm in endoscope tubing. Am J Infect Control. 2009;37:470-5.
32. Weber DJ, Rutala WA. Assessing the risk of disease transmission to patients when there is a failure to follow recommended disinfection and sterilization guidelines. Am J Infect Control. 2013;41(5).
33. World Health Organization. Decontamination and reprocessing of medical devices for health-care facilities. Genebra: WHO Document Production Services; 2016.

11

GERENCIANDO RESÍDUOS NA CLÍNICA ODONTOLÓGICA

Cristina Dutra Vieira

OBJETIVOS DE APRENDIZAGEM

O QUE VOCÊ VAI APRENDER NESTE CAPÍTULO:

1. Conhecer a classificação e os principais grupos de resíduos gerados na odontologia.
2. Identificar a simbologia internacional associada a cada um dos grupos de resíduos.
3. Entender o risco associado aos grupos de resíduos e a melhor forma de prevenção de acidentes.
4. Saber a importância, a necessidade e também como elaborar o plano de gerenciamento de resíduos de sua instituição ou consultório privado.
5. Planejar de forma adequada as etapas do gerenciamento dos resíduos gerados, para cada um dos diversos grupos.
6. Compreender quais são e a utilização dos equipamentos de proteção individual para a equipe que realiza o manejo dos resíduos.
7. Planejar e realizar treinamentos para toda a equipe que atua no manejo dos resíduos.
8. Propor temas e estabelecer a periodicidade dos treinamentos.
9. Ter noções sobre a importância da contratação de empresas de gerenciamento de resíduos.
10. Estabelecer uma postura mais correta e ambientalmente adequada em relação aos resíduos gerados no ambiente de trabalho.

DURANTE AS ATIVIDADES CLÍNICAS DA ODONTOLOGIA QUAIS RESÍDUOS SÃO GERADOS?

No Brasil, no ano de 2018, foram geradas 79 milhões de toneladas de resíduos sólidos urbanos, com um aumento de pouco menos de 1% em relação ao ano anterior. No mesmo ano, os resíduos gerados nos serviços de saúde, incluindo os da odontologia, foram estimados em 252.948 toneladas, representando 1,2 quilo por habitante ao ano. O volume representa uma redução de 1,55% em relação ao ano anterior (1,94% em termos per capita). Apesar dos números aparentemente animadores, observou-se, ainda, que 36,2% dos municípios brasileiros deu destinação inadequada a esses resíduos, levando-os sem tratamento prévio aos lixões, aterros e valas sépticas, dentre outros.

A prática odontológica gera quantias significativas de resíduos clínicos e perigosos, além dos materiais potencialmente recicláveis, resíduos semelhantes aos domiciliares e restos de alimentos. A Figura 1 mostra diversos grupos de resíduos gerados na odontologia, sem a segregação. Vale ressaltar que esta etapa é essencial e será responsável pela minimização do volume de resíduos e também do risco associado.

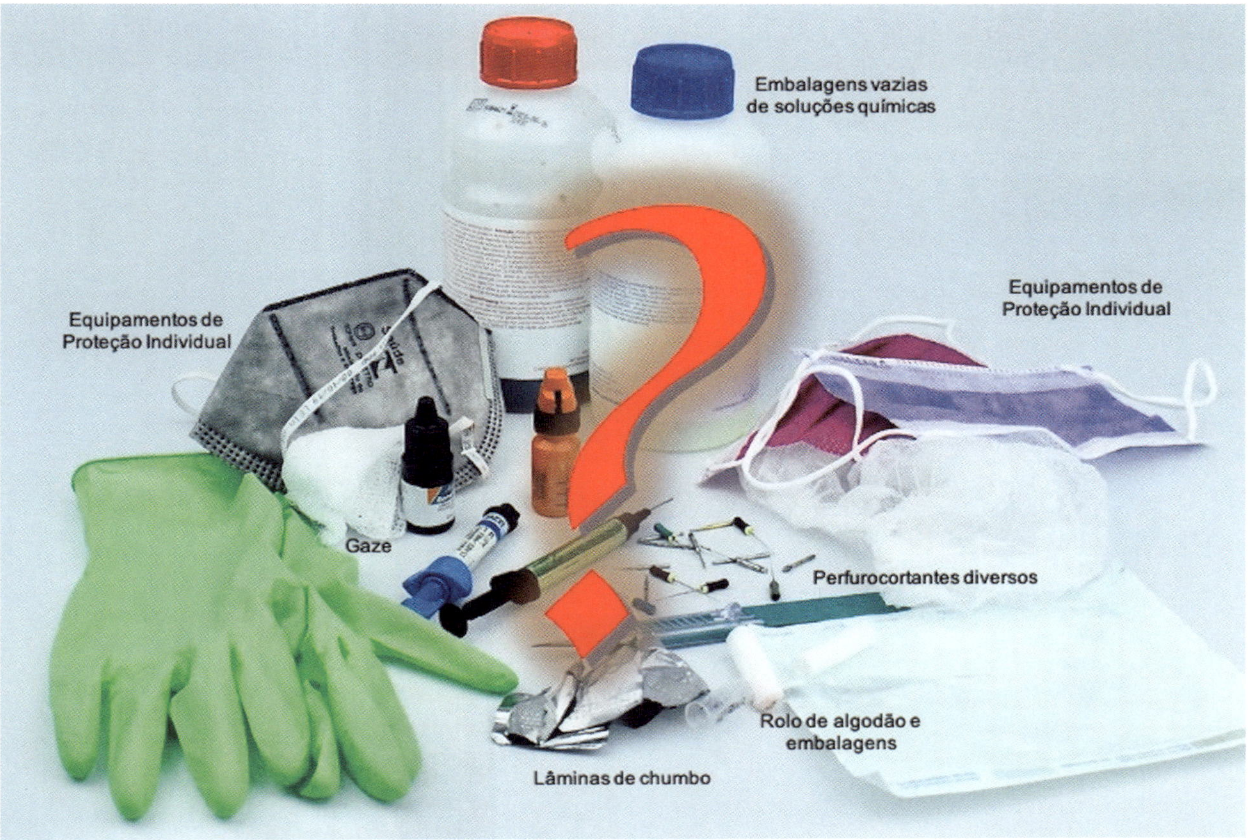

FIGURA 1 Os resíduos de diversos grupo gerados na odontologia devem ser primeiramente classificados – o profissional deve ficar atento à classificação, assim como para não misturar os materiais.
Imagem gentilmente cedida pelo Prof. Dr. Fábio de Souza.

Atualmente a literatura informa que esses materiais precisam ser gerenciados adequadamente devido ao seu impacto na sustentabilidade ambiental e também na minimização da emissão de carbono. A equipe da odontologia tem a responsabilidade legal e profissional de assegurar que os resíduos gerados sejam corretamente gerenciados de modo a não poluir o meio ambiente ou causar danos à saúde humana e animal.

A literatura mostra que cerca de 80% dos resíduos gerados durante as atividades da odontologia não são potencialmente infecciosos (p. ex., papel toalha, embalagens de produtos, sacolas plásticas, tecido, gesso, lâminas de chumbo oriundas dos filmes radiográficos, dentre outros) e/ou semelhantes aos gerados nos domicílios (p. ex., copos descartáveis, revistas/jornais, canetas esferográficas, fósforos, esponjas, escovas de dentes, papel, papelão). Esses materiais poderiam ser descartados como resíduos comuns ou ainda encaminhados para reciclagem. A separação (segregação) inadequada faz com que esses resíduos sejam também descartados incorretamente, aumentando custos nos serviços de saúde e elevando a quantidade de resíduos potencialmente infectantes.

A Tabela 1 mostra a classificação dos principais resíduos gerados nos ambientes da odontologia, a simbologia internacional adotada e algumas observações pertinentes a cada um dos grupos. A tabela foi elaborada conforme a legislação federal vigente. A referida resolução será mencionada em alguns outros pontos, ao longo do presente capítulo.

OS RESÍDUOS GERADOS NA ODONTOLOGIA SÃO REGULADOS PELA LEGISLAÇÃO?

A Resolução da Diretoria Colegiada – RDC n. 222, publicada em 28 de março de 2018, veio regulamentar as boas práticas de gerenciamento dos resíduos de serviços de saúde (RSS), e refere-se a todos os serviços geradores de RSS cujas atividades envolvam qualquer etapa do gerenciamento, sejam instituições públicas ou privadas, civis ou militares, com fins filantrópicos, incluindo as que exercem ações de ensino e pesquisa.

Uma vez que as atividades da odontologia estão relacionadas à atenção à saúde humana, os materiais descartados

TABELA 1 Resíduos gerados durante as atividades odontológicas, considerando os procedimentos clínicos e cirúrgicos

Grupos	Classificação	Simbologia	Observações
A	Possível presença de agentes biológicos que, por suas características, podem representar risco de infecção.	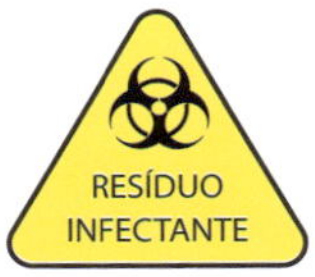	Possibilidade de geração em atendimentos clínicos e cirúrgicos.
B	Resíduos contendo produtos químicos que podem apresentar risco à saúde pública ou ao meio ambiente, dependendo de suas características de inflamabilidade, corrosividade, reatividade e toxicidade.	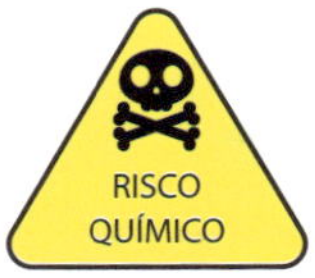	Possibilidade de geração em atendimentos clínicos e cirúrgicos.
C	Rejeitos radioativos.	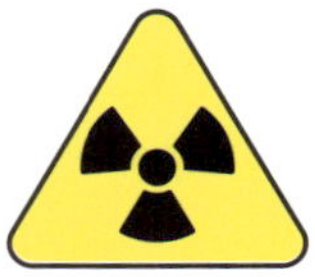	Não gerados na odontologia.
D	Não apresentam risco biológico, químico ou radiológico à saúde ou ao meio ambiente, podendo ser equiparados aos resíduos domiciliares.	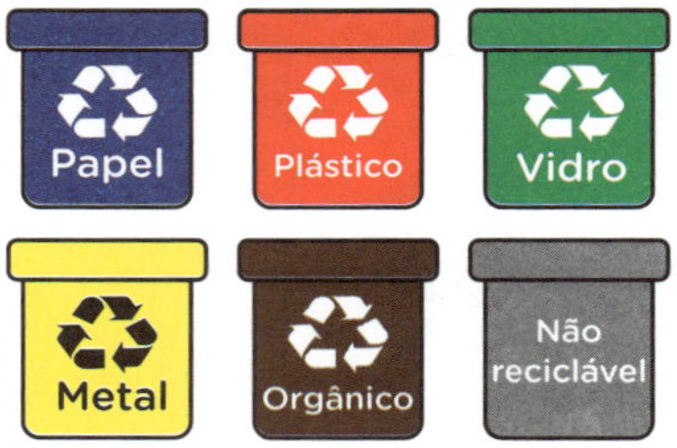	Não devem ter contato com resíduos de outros grupos.
E	Resíduos perfurocortantes ou escarificantes, como agulhas, ampolas de vidro, brocas, limas endodônticas, fios ortodônticos cortados, próteses bucais metálicas inutilizadas, pontas diamantadas, lâminas de bisturi, lancetas e espátulas.	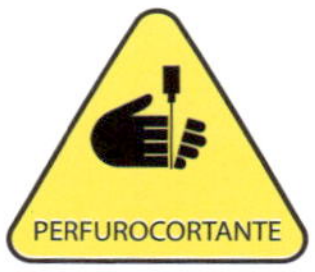	Possibilidade de geração em atendimentos clínicos e cirúrgicos.

Fonte: RDC Avisa NR-222, 2018.

devem ser regulados conforme a legislação federal. Deve-se, ainda, consultar e estar sempre atento às legislações estaduais e municipais, caso existam. Os manuais governamentais vigentes e as atualizações da legislação devem ser também conhecidos pelos profissionais de saúde, incluindo os da odontologia.

OS PROFISSIONAIS DA ODONTOLOGIA DEVEM ELABORAR UM PLANO PARA GERENCIAR OS RESÍDUOS GERADOS?

Conforme a legislação em vigor, todos os serviços geradores devem dispor de um Plano de Gerenciamento de RSS (PGRSS), que deve obedecer às regulamentações federais, estaduais, municipais ou do Distrito Federal.

O PGRSS é o documento que aponta e descreve as ações relacionadas ao gerenciamento dos RSS, observando suas características e riscos. Todas as etapas, iniciando com a geração dos resíduos e passando pela identificação, segregação, acondicionamento, coleta, armazenamento, transporte, destinação e disposição final ambientalmente adequada devem ser contempladas no plano (Figura 2). Deve, também, incluir as ações de proteção à saúde pública, do trabalhador e do meio ambiente.

QUAIS AS ETAPAS RELEVANTES NO GERENCIAMENTO DOS DIVERSOS GRUPOS DE RESÍDUOS E O QUE INCLUI CADA UMA DELAS?

As etapas do gerenciamento dos RSS foram citadas anteriormente e são detalhadas a seguir. A geração é o ponto no qual o resíduo é descartado e é fundamental, que nesse momento, já se possa fazer a segregação, propiciando a minimização do volume de resíduos, reduzindo custos

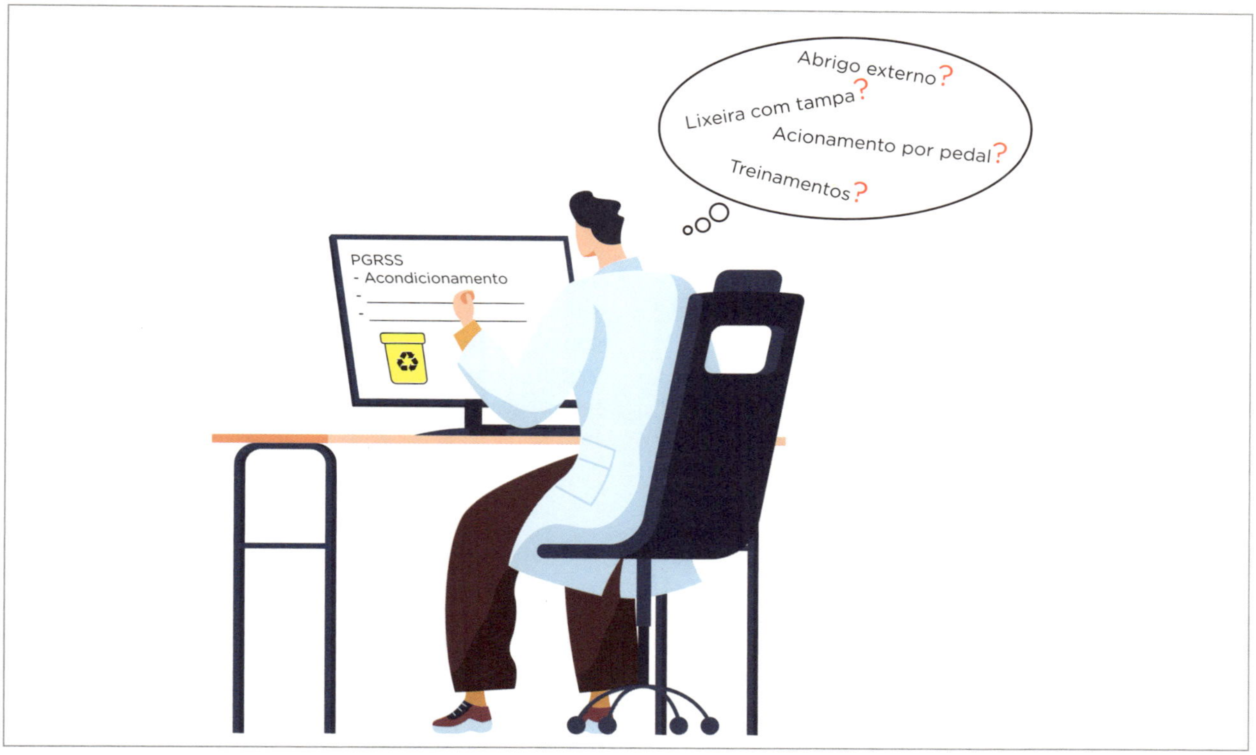
Abrigo externo?
Lixeira com tampa?
Acionamento por pedal?
Treinamentos?
PGRSS
- Acondicionamento

FIGURA 2 O profissional ou a equipe responsável pela elaboração do plano de gerenciamento dos resíduos de serviços de saúde (PGRSS) deve levantar previamente questões relativas ao gerenciamento e incluir todas as etapas relacionadas ao manejo dos resíduos. É o momento de esclarecer as dúvidas com base em manuais, legislações e evidências científicas.

e permitindo o descarte e tratamento mais assertivos e ambientalmente adequados.

Identificação

Inclui as medidas que permitem o reconhecimento dos riscos presentes nos resíduos acondicionados, de forma bastante clara e legível e em tamanho proporcional aos sacos, coletores e seus ambientes de armazenamento.

Segregação

É a separação dos diversos resíduos, de acordo com a classificação citada na Tabela 1, conforme as características físicas, químicas, biológicas, o estado físico e, especialmente, os riscos envolvidos.

Acondicionamento

Refere-se à ação de embalar os resíduos, separadamente, em sacos ou recipientes que evitem vazamentos. Quando indicado, o vasilhame deve ser resistente à punctura, ruptura e tombamento. Devem, também, ser física e quimicamente adequados ao conteúdo acondicionado.

Coleta

Consiste na remoção dos RSS, usando técnicas que asseguram a preservação das condições de acondicionamento.

Armazenamento

É a guarda de coletores de resíduos. Pode ser externa (em ambiente exclusivo com acesso facilitado para a coleta externa), interna (para resíduos contendo substâncias químicas, em condições estabelecidas na legislação e nas normas aplicáveis) e temporária (para os RSS, em ambiente vizinho aos pontos de geração, com objetivo de agilizar a coleta no interior dos serviços e otimizar o deslocamento dos coletores do ponto gerado ao ponto de apresentação para a coleta externa).

Transporte

Interno: transferência interna dos RSS, dos pontos gerados até o abrigo temporário ou o abrigo externo.

Externo: retirada dos RSS do abrigo externo até a unidade de tratamento ou outro destino; ou ainda disposição final ambientalmente adequada, empregando técnicas que preservem as condições de acondicionamento.

Destinação

Abrange a reutilização, reciclagem, compostagem, recuperação e o aproveitamento energético ou outras destinações admitidas pelos órgãos competentes, entre elas a disposição final ambientalmente adequada, observando normas operacionais específicas de modo a evitar danos ou riscos à saúde pública e à segurança e a minimizar os impactos ambientais adversos.

Disposição final

Consiste no arranjo ordenado de rejeitos em aterros, considerando as normas operacionais específicas de modo a evitar danos ou riscos à saúde pública e à segurança e também a minimizar os impactos ambientais adversos.

COMO ELABORAR O PGRSS NA CLÍNICA ODONTOLÓGICA?

De acordo com legislação vigente, o PGRSS deve contemplar todas as etapas de planejamento de recursos físicos e materiais, bem como incluir a capacitação dos recursos humanos envolvidos. O plano deve ser supervisionado e mantido atualizado de acordo com a periodicidade estabelecida pelo responsável por sua elaboração e implantação. A Tabela 2 mostra os pontos importantes nas etapas da construção do PGRSS e os itens que devem ser contemplados durante sua elaboração e, posteriormente, na execução.

TABELA 2 Elaboração do plano de gerenciamento dos resíduos de serviços de saúde (PGRSS)

Etapas prévias	Conteúdo do PGRSS	Manutenção – PGRSS
Consultar a legislação federal, estadual, municipal ou do Distrito Federal (quando couber) atualizadas.	Discorrer sobre os procedimentos relativos ao gerenciamento dos RSS em cada uma das etapas anteriormente mencionadas.	O plano deve ser periodicamente monitorado e mantido atualizado.
Estimar a quantidade de geração de resíduos, para cada um dos grupos citados na Tabela 1. A estimativa deve ser realizada por grupo de resíduo, para cada setor, quando aplicável, por meio de avaliação do volume ou por pesagem.	Contemplar ações a serem adotadas em situações de emergência e acidentes decorrentes do gerenciamento dos RSS.	A periodicidade da atualização será definida pelo responsável por sua elaboração e implantação.
Serviços que gerem apenas resíduos do grupo D, poderão ter seu PGRSS substituído por uma notificação dessa condição ao órgão de vigilância sanitária competente, seguindo as orientações locais.	Incluir as medidas de controle integrado de vetores e pragas urbanas, incluindo a tecnologia utilizada e a periodicidade de sua realização.	O serviço gerador de RSS com licenças sanitárias individuais, deve ter um PGRSS único que contemple todos os serviços existentes. Obs.: em edificações não hospitalares com serviços individualizados, os RSS dos grupos A e E podem ter o armazenamento externo de forma compartilhada.
Atenção: novos geradores de RSS tem o prazo de 180 dias, a partir do início do funcionamento, para apresentar o seu PGRSS.	Detalhar os programas de capacitação desenvolvidos pelas unidades geradoras de RSS e do setor de limpeza e conservação, com documento comprobatório dessas atividades (em meio físico ou eletrônico e mantido por cinco anos),	Uma cópia do PGRSS deve permanecer à disposição dos órgãos de vigilância sanitária ou ambientais, dos funcionários, dos pacientes ou do público em geral.
	Apresentar a cópia do contrato de prestação de serviços e da licença ambiental das empresas prestadoras de serviços (relativos aos RSS); comprovação de operação de venda ou de doação dos RSS destinados à recuperação, reciclagem, compostagem e logística reversa* (o último contrato mencionado, deve ser apresentado em meio físico ou eletrônico e mantido por cinco anos).	O gerador de RSS é o responsável por elaborar, implantar, implementar e monitorar o plano, que poderá ser terceirizado.

* Definido na legislação como fonte de desenvolvimento econômico e social incluindo um conjunto de ações, procedimentos e meios destinados a viabilizar a coleta e a restituição dos resíduos sólidos ao setor empresarial, para que seja realizado o reaproveitamento, em seu ciclo ou em outros ciclos produtivos, ou outra destinação final ambientalmente adequada. Fonte: RDC Anvisa NR-222, 2018.

EXISTEM ORIENTAÇÕES GERAIS PARA O GERENCIAMENTO DOS RSS?

Para o gerenciamento dos diversos grupos de RSS, a legislação recomenda as seguintes medidas para as etapas iniciais de segregação, acondicionamento e identificação.

RSS em estado sólido

- Quando em estado sólido e não houver orientação específica, devem ser acondicionados em saco de material impermeável, resistente à ruptura e vazamento.
- Os limites de peso e volume de cada saco devem ser respeitados, bem como a capacidade de 2/3, assegurando a integridade da embalagem e seu fechamento seguro.
- Ao atingir esse limite (2/3 da capacidade), os sacos devem ser substituídos; ou ainda a cada 48 horas, independentemente do volume, com o objetivo de manter o conforto ambiental e a segurança dos usuários do serviço e os profissionais.
- Em presença de RSS do grupo A de fácil putrefação, recomenda-se a substituição dos sacos a cada 24 horas, independente do volume de resíduos descartados.
- Os sacos para os RSS do grupo A sem obrigatoriedade de tratamento são de cor branco leitosa e devem ser encaminhados para disposição final ambientalmente adequada (Figura 3A).
- Já os sacos para os RSS do grupo A com obrigatoriedade de tratamento devem ser de cor vermelha (Figura 3B).
- A legislação federal vigente permite que os sacos vermelhos sejam substituídos pelos de cor branco leitoso, sempre que a legislação estadual, municipal ou do Distrito Federal exigir o tratamento indiscriminado de todos os RSS do grupo A, exceto o subgrupo A5.
- O contenedor do saco deve ser de material liso, lavável, resistente à punctura, ruptura, vazamento e tombamento; deve ser provido de tampa com acionamento por pedal (sem contato manual), com cantos arredondados (Figura 4).
- Se a substituição do saco contendo os RSS ocorrer imediatamente após a geração, não há necessidade de tampa nos coletores.
- O esvaziamento ou reaproveitamento dos sacos *é proibido*!
- Os RSS do grupo B (químicos) em estado sólido, devem ser descartados em recipiente de material rígido, resistente e compatível com as características do produto, devendo ser adequadamente acondicionados e identificados.

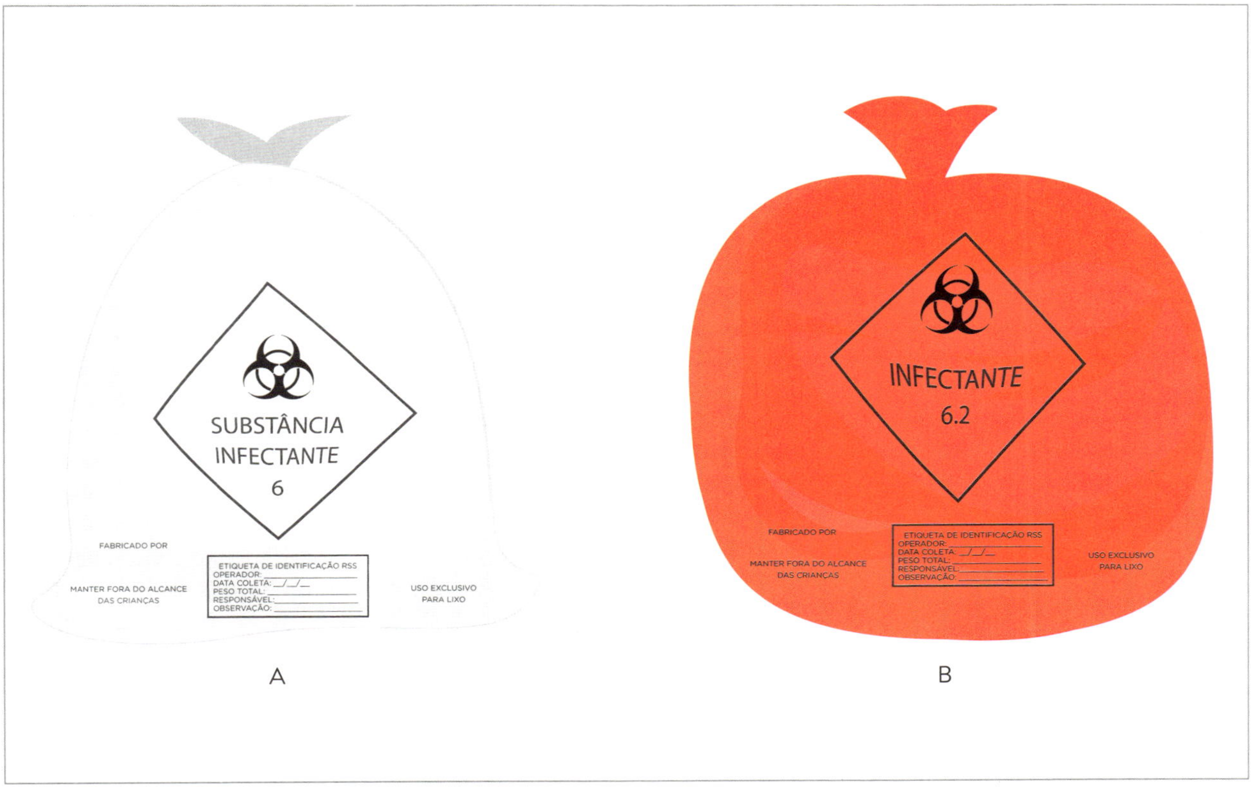

FIGURA 3 Sacos indicados para acondicionamento dos resíduos de serviços de saúde (RSS). A: grupo A sem obrigatoriedade de tratamento; B: grupo A com obrigatoriedade de tratamento.

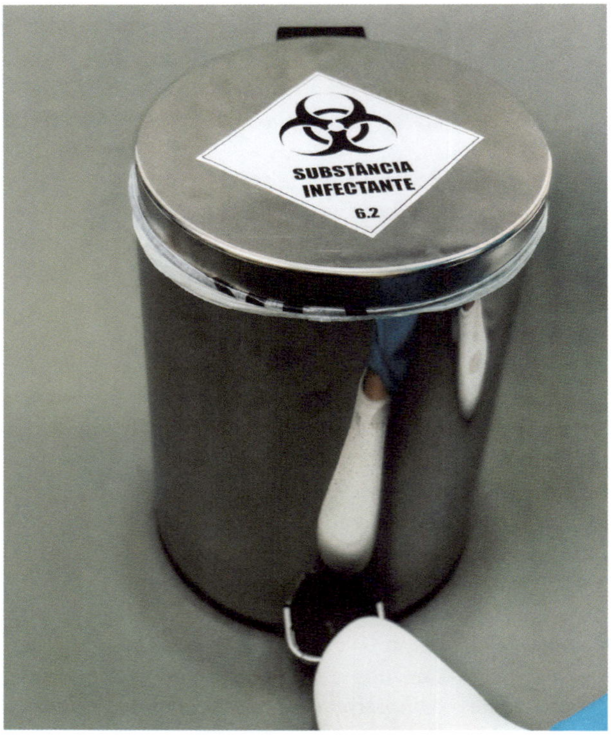

FIGURA 4 Contenedor (lixeira) para receber o saco de acondicionamento para os resíduos de serviços de saúde (RSS).

Imagem gentilmente cedida pelo Prof. Dr. Fábio de Souza.

- Os RSS do grupo D devem ser acondicionados conforme as orientações de órgãos locais e sua identificação deve ser afixada nos carros de coleta e locais de armazenamento.

RSS em estado líquido

- O recipiente deve ser constituído de material compatível com o líquido armazenado, resistente, rígido e estanque, provido de tampa que permita a contenção do resíduo, sendo adequadamente identificado.

Para as etapas de Coleta e Transporte Internos, as orientações a seguir são citadas na legislação federal:

- Devem existir rotas e horários pré-definidos, em coletores adequadamente identificados.
- Os coletores devem ser de material liso, rígido, lavável, com tampa articulada, cantos e bordas arredondadas (Figura 5).
- Os coletores com capacidade acima de 400 L devem possuir válvula de dreno no fundo.

As etapas de Armazenamento Interno, Temporário e Externo, devem seguir as orientações da legislação federal, a seguir:

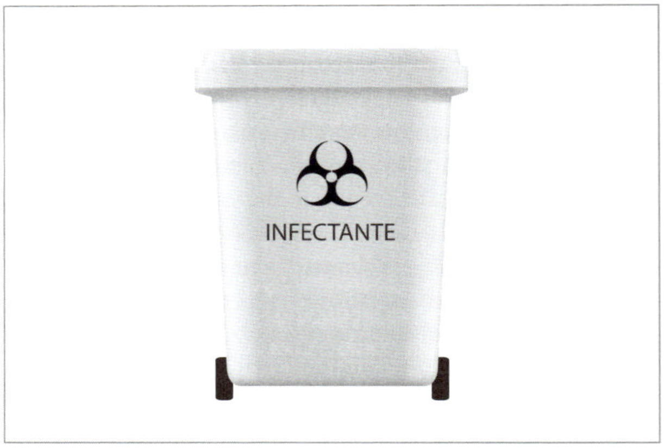

FIGURA 5 Carro coletor de resíduos de serviços de saúde (RSS), com a simbologia internacional de resíduos infectantes.

- Os sacos de acondicionamento de RSS devem ser mantidos, obrigatoriamente, dentro de coletores com a tampa fechada.
- Toda a rotina e os procedimentos relativos ao armazenamento interno devem estar contemplados no PGRSS.
- O abrigo para o armazenamento temporário deve ter:
  - Pisos e paredes revestidos de material resistente, lavável e impermeável.
  - Ponto de iluminação artificial, com tomada elétrica alta, ponto de água e ralo sifonado com fechamento.
  - As áreas de ventilação, quando existentes, devem possuir tela de proteção contra roedores e vetores.
  - A porta deve ter largura compatível com a dimensão dos coletores existentes.
  - Identificação visível: "Abrigo Temporário de Resíduos".
- O armazenamento temporário não será necessário quando o fluxo de recolhimento e transporte assim o justificarem.
- Quando a área física for compatível, o expurgo ou a sala de utilidades, poderão ser utilizados para o armazenamento temporário dos RSS dos grupos A, E e D e devem ser identificados como "Abrigo Temporário de Resíduos".
- Quando armazenados por mais de 24 horas, os RSS de rápida decomposição e putrefação devem ser submetidos a algum método de conservação.
- Quando indicado, o abrigo para o armazenamento externo deve:
  - Permitir fácil acesso ao transporte interno e também aos veículos de coleta externa.
  - Possuir dimensão adequada à capacidade de armazenagem mínima equivalente à ausência de coleta regular, atendendo à periodicidade de coleta para cada um dos grupos de RSS.
  - Ter piso, paredes e teto de material lavável, resistente e de fácil higienização e cujas aberturas de ventilação

sejam recobertas com telas protetoras contra acesso de vetores e roedores.
- Ser identificado de acordo com os RSS armazenados.
- Ter acesso restrito às pessoas envolvidas no gerenciamento dos RSS.
- A porta do local deve abrir para fora e ter dimensões compatíveis com a dos coletores utilizados e possuir proteção inferior contra roedores e vetores.
- Conter ponto de iluminação, canaletas para escoar os efluentes de lavagem, direcionadas à rede de esgoto e ter ralo sifonado com tampa.

- Na odontologia, quando houver necessidade de construção e utilização de um abrigo externo para os RSS do grupo B, deverá ser consultada a legislação pertinente.
- Ressalta-se que as etapas de coleta e transporte externo dos RSS devem ser compatíveis com os Planos Municipais e do Distrito Federal de Gestão Integrada de Resíduos Sólidos e as demais normativas pertinentes.

A Destinação dos RSS que não apresentarem risco biológico, químico ou radiológico podem ser enviados para reciclagem, recuperação, reutilização, compostagem, aproveitamento energético ou logística reversa. Já os rejeitos (resíduo sólido que, esgotadas todas as possibilidades de tratamento e recuperação, não apresente outra possibilidade que não a disposição final ambientalmente adequada) sem a presença de risco biológico, químico ou radiológico, devem ser encaminhados para disposição final ambientalmente adequada.

QUAIS OS CUIDADOS COM A CLASSIFICAÇÃO E O GERENCIAMENTO DOS RESÍDUOS DE SERVIÇOS DE SAÚDE INCLUÍDOS NO GRUPO A?

Os resíduos do grupo A possuem uma subclassificação e, na odontologia podem ser gerados os resíduos descritos a seguir. Para a classificação completa, consultar a legislação vigente.

Subgrupo A1

Culturas e estoques de microrganismos; resíduos resultantes da atividade de ensino e pesquisa ou atenção à saúde de indivíduos com suspeita ou certeza de contaminação biológica por agentes classe de risco 4 (agentes biológicos que representam elevado risco individual, com grande possibilidade de transmissibilidade de um indivíduo a outro, não existindo medidas preventivas e de tratamento para esses agentes), microrganismos com relevância epidemiológica e risco de disseminação ou causador de doença emergente que se torne epidemiologicamente importante ou cujo mecanismo de transmissão seja desconhecido; recipientes e materiais resultantes do processo de assistência à saúde, contendo sangue ou líquidos corpóreos na forma livre.

Subgrupo A2

Carcaças, peças anatômicas, vísceras e outros resíduos provenientes de animais submetidos a processos de experimentação.

Não gerados na odontologia.

Subgrupo A3

Peças anatômicas (membros) do ser humano.

Produto de fecundação sem sinais vitais.

Não gerados na odontologia.

ATENÇÃO

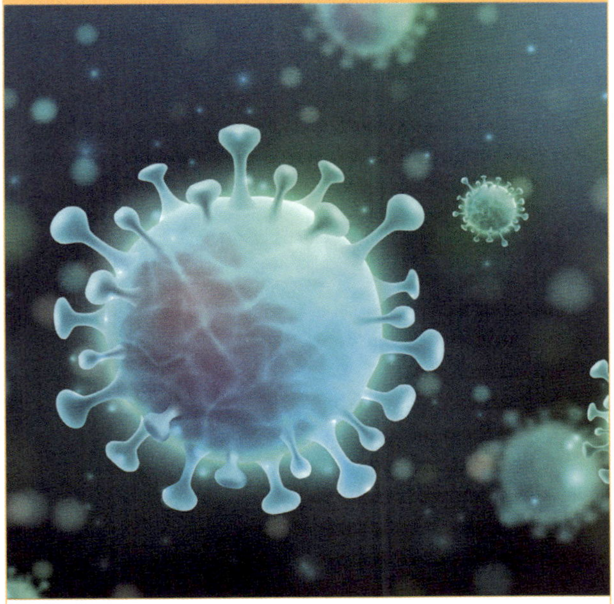

Em face à pandemia atribuída ao novo coronavírus, denominado SARS-CoV-2, a literatura informa que esse microrganismo é enquadrado como agente biológico classe de risco 3 (classificação que inclui diversas bactérias, vírus e fungos, além do SARS-CoV-2). A transmissão desse novo vírus é de alto risco individual e moderado para a comunidade.

Os RSS provenientes da assistência a pacientes suspeitos ou confirmados de infecção pelo novo coronavírus (Covid-19) devem ser enquadrados no subgrupo A1.

SARS: síndrome respiratória aguda grave; Cov: coronavírus.
Fonte: Anvisa, 2020.

Subgrupo A4

Recipientes e materiais resultantes do processo de assistência à saúde, que não contenham sangue ou líquidos corpóreos na forma livre.

Órgãos (p. ex.: dentes) e tecidos, e outros resíduos provenientes de procedimentos cirúrgicos.

Subgrupo A5

Tecidos de alta infectividade para príons.

QUAL O POTENCIAL RISCO DOS RESÍDUOS DO GRUPO A?

Estudos comprovam a sobrevivência de diversos microrganismos no interior dos RSS gerados na odontologia. Bactérias e fungos podem sobreviver por períodos além dos estabelecidos para a coleta dos sacos e também podem conter genes de resistência a diversos antimicrobianos. Por esse motivo, deve-se considerar o risco biológico desses materiais e seu adequado gerenciamento é imperativo.

Para facilitar o entendimento do potencial risco dos resíduos classificados nesse grupo, alguns pontos das etapas do gerenciamento desses materiais serão considerados a seguir, na Tabela 3. As demais informações referentes a Identificação, Segregação, Acondicionamento, Coleta e Armazenamento, bem como o Transporte, Destinação e Disposição Final podem ser localizadas nas perguntas mencionadas anteriormente.

QUAIS OS CUIDADOS COM O GERENCIAMENTO DOS RESÍDUOS DE SERVIÇOS DE SAÚDE INCLUÍDOS NO GRUPO B?

Para se delinear o gerenciamento desse grupo de resíduos, deve-se atentar para a periculosidade das substâncias presentes, decorrentes das características de inflamabilidade, corrosividade, reatividade e toxicidade. Essas características podem ser encontradas nas Fichas de Informações de Segurança de Produtos Químicos (FISPQ), não se aplicando aos produtos farmacêuticos e cosméticos. O profissional da odontologia deve solicitar a FISPQ da solução química adquirida ao repre-

TABELA 3 Algumas recomendações quanto ao gerenciamento dos resíduos classificados no grupo A, considerando o risco, quando pertinente

	Subgrupos			
	A1	A2 e A3	A4	A5
Etapas do gerenciamento	Acondicionamento: de acordo com o processo de tratamento.	Não gerados na odontologia	Acondicionamento: em saco branco leitoso.	Acondicionamento: em saco vermelho duplo e contidos em recipiente exclusivo adequadamente identificado.
	Tratamento: por processos validados para a redução ou eliminação da carga microbiana, em equipamento compatível com Nível III* de inativação microbiana.		Tratamento: de acordo com a legislação federal vigente, não há necessidade de tratamento prévio. Deve-se consultar a legislação municipal ou estadual para certificar-se da conduta adequada. Dentes**: quando encaminhados para um laboratório para avaliação de cor ou tamanho, devem receber limpeza e desinfecção com desinfetante de nível intermediário; quando utilizados para fins didáticos em faculdades, devem receber limpeza e esterilização por meio de autoclave e serem manuseados pelos estudantes com o uso do EPI adequado; ou podem ser disponibilizados ao paciente, mediante solicitação.	Tratamento: incineração.
	Disposição final: após tratamento, deve-se encaminhar os rejeitos para disposição final ambientalmente adequado.		Disposição final: deve ser ambientalmente adequado.	

* Inativação de bactérias vegetativas, fungos, vírus lipofílicos e hidrofílicos, parasitas e micobactérias com redução ≥ 6 Log10, e inativação de esporos do *B. stearothermophilus* ou de esporos do *B. subtilis* com redução igual ou maior que 4Log10.
Fonte: ** CDC, 2003; RDC Anvisa NR-222, 2018.

ATENÇÃO

A Associação Brasileira de Normas Técnicas – ABNT (NBR 14725-4) afirma que a FISPQ deve conter, obrigatoriamente, todas as informações listadas abaixo, na mesma ordem descrita.

1. Identificação do produto e da empresa.
2. Identificação de perigos.
3. Composição e informações sobre os ingredientes.
4. Medidas de primeiros-socorros.
5. Medidas de combate a incêndio.
6. Medidas de controle para derramamento ou vazamento.
7. Manuseio e armazanamento.
8. Controle de exposição e proteção individual.
9. Propriedades físicas e químicas.
10. Estabilidade e reatividade.
11. Informações toxicológicas.
12. Informações ecológicas.
13. Considerações sobre tratamento e disposição.
14. Informações sobre transporte.
15. Regulamentações.
16. Outras informações.

sentante comercial ou ao fabricante para gerenciar o descarte do resíduo ou mesmo da embalagem, quando necessário. A FISPQ é importante também para o conhecimento das medidas a serem adotadas diante de um acidente ou ainda para a proteção de toda a equipe de trabalho.

QUAL O POTENCIAL RISCO DOS RESÍDUOS DO GRUPO B?

Considerando apenas os prováveis resíduos do referido grupo gerados na odontologia, a Tabela 4 traz orientações para o profissional da área.

QUAIS OS CUIDADOS COM A CLASSIFICAÇÃO E O GERENCIAMENTO DOS RESÍDUOS DE SERVIÇOS DE SAÚDE INCLUÍDOS NO GRUPO D?

Esse grupo de RSS deve ser, preferencialmente, encaminhado para reutilização, recuperação, reciclagem, compostagem, retornado ao fabricante por meio de logís-

TABELA 4 Recomendações quanto ao gerenciamento dos resíduos classificados no grupo B, considerando o risco, quando pertinente

Resíduo gerado	Recomendações
Reveladores	Tratamento: neutralização até pH entre 7 a 9; posteriormente devem ser lançados na rede coletora de esgoto com tratamento, atendendo às determinações dos órgãos de meio ambiente e do serviço de saneamento.*
Fixadores	Tratamento: podem ser submetidos ao processo de recuperação da prata ou ainda para tratamento antes da disposição final ambientalmente adequada.
Mercúrio (Hg)	Hg (forma líquida): deve ser acondicionado em recipientes estanques e inquebráveis, sob selo d'água e encaminhados para recuperação ou para outra destinação que esteja de acordo com as regras definidas pelo órgão ambiental competente.
RSS (estado sólido)	Se possuírem características de periculosidade e forem considerados rejeitos, devem ser dispostos em aterro de resíduos perigosos – classe I.**
RSS (estado líquido)	Se possuírem características de periculosidade, devem ser tratados antes da disposição final ambientalmente correta. A legislação específica deve ser consultada a partir do conhecimento do agente químico a ser descartado.
Desinfetantes	Desinfetantes à base de cloro e quaternário de amônio, utilizados em larga escala nos serviços de saúde podem formar compostos secundários altamente tóxicos. Se os compostos de cloro forem utilizados em um local não ventilado, podem gerar o gás cloro que pode reagir com compostos orgânicos. Assim, boas práticas de utilização dessa solução química são necessárias para evitar uma elevada concentração do gás no ambiente, mantendo limites de segurança para os trabalhadores.
Embalagens e materiais contaminados	Quando contaminados por RSS do grupo B, devem ser submetidos ao mesmo manejo do produto químico que os contaminou. Atenção: apenas embalagens vazias de produtos químicos sem periculosidade podem ser encaminhadas para processos de reciclagem.

(continua)

TABELA 4 Recomendações quanto ao gerenciamento dos resíduos classificados no grupo B, considerando o risco, quando pertinente (*continuação*)

Resíduo gerado	Recomendações
Pilhas, baterias e acumuladores de carga	Deve ser realizado conforme as normas ambientais vigentes.
Lâmpadas fluorescentes	As lâmpadas a serem descartadas devem ser armazenadas em local seco, preferencialmente nas caixas da embalagem original para proteger contra eventuais choques. Devem, ainda, ser reidentificadas para não serem confundidas com caixas de lâmpadas novas. Podem ser encaminhadas para locais de coleta ou empresas que propiciem o tratamento e a destinação final ambientalmente adequados.

* O tratamento desse efluente pode ser realizado por empresa contratada ou *in loco*. Caso o profissional opte por realizar no próprio serviço de saúde, a neutralização da solução reveladora poderá ser feita com o acido acético (vinagre). Há a recomendação de seu uso, mas sempre monitorado por uma fita indicadora de pH (até atingir os valores entre 7 e 9). Deve-se adicionar para cada um litro de revelador, 10 L de água e 100 mL de vinagre comum. ** Local de disposição final de resíduos perigosos no solo, sem causar danos ou riscos à saúde pública, minimizando os impactos ambientais e utilizando procedimentos específicos de engenharia para seu confinamento.
Fonte: Anvisa, 2006; Kaster et al., 2012; WHO, 2014; RDC Anvisa NR-222, 2018.

tica reversa ou pode ser direcionado para aproveitamento energético. Quando não for possível, devem ser classificados como rejeitos. Os rejeitos sólidos devem ser dispostos de modo ambientalmente correto, de acordo com as normas vigentes; e os efluentes líquidos podem ser lançados em rede coletora de esgotos, atendendo também às normas ambientais e as diretrizes estabelecidas pelo serviço de saneamento do município (Figura 6).

De acordo com a legislação federal vigente, todos os materiais e artigos utilizados na área de trabalho que não apresentem sinais ou suspeita de contaminação química, biológica ou radiológica, estão enquadrados como RSS desse grupo e assim devem ser gerenciados.

As etapas de segregação, acondicionamento e identificação dos coletores, para fins de reciclagem, quando couber, devem estar descritos no PGRSS.

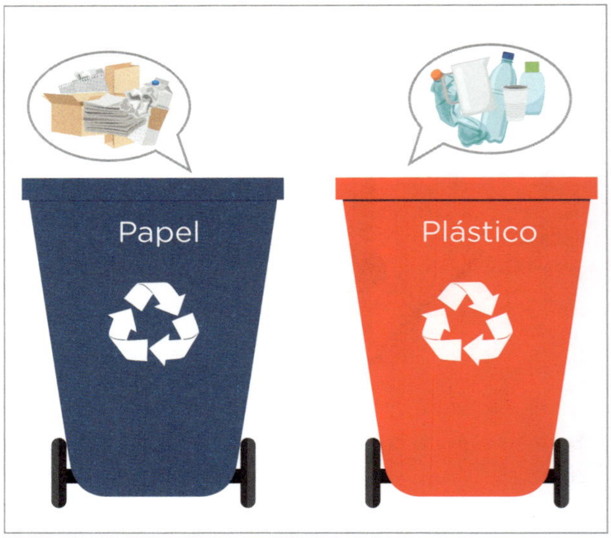

FIGURA 6 Resíduos do grupo D, gerados no ambiente odontológico, passíveis de segregação e reciclagem (desde que não entrem em contato com secreções durante o atendimento clínico).

QUAIS OS CUIDADOS COM A CLASSIFICAÇÃO E O GERENCIAMENTO DOS RESÍDUOS DE SERVIÇOS DE SAÚDE INCLUÍDOS NO GRUPO E?

De acordo com a Organização Mundial da Saúde (OMS), 16 bilhões de injeções são administradas ao redor do mundo, no entanto, nem todas as agulhas e seringas são adequadamente descartadas. Os acidentes com perfurocortantes em países com baixa ou média renda *per capta* responderam, ainda, no ano de 2010, por 33.800 novos casos de infecção pelo vírus da imunodeficiência adquirida (HIV), 1,7 milhões de novas infecções pelos vírus da hepatite B (HBV) e 315 mil da hepatite C (HCV). Ainda, segundo a OMS, as injúrias causadas por agulhas contaminadas representam os riscos de 30, 1,8 e 0,3% de uma pessoa tornar-se infectada pelos HBV, HCV e HIV, respectivamente. Há que se pensar no risco adicional para os catadores de resíduos, prática ainda comum em muitas regiões do mundo, incluindo o Brasil.

Para minimizar riscos aos trabalhadores dos serviços de saúde, à população e ao meio ambiente, os RSS incluídos nesse grupo devem, obrigatoriamente, ser descartados em coletores identificados, rígidos, providos de tampa, resistentes à punctura, ruptura e vazamento (Figura 7).

Os referidos recipientes devem ser substituídos conforme a demanda do setor ou quando o nível de preenchimento atingir 3/4 da capacidade ou de acordo com as instruções do fabricante, sendo proibidos seu esvaziamento manual e seu reaproveitamento. O não cumprimento da capacidade de preenchimento pode aumentar consideravelmente o risco de acidentes, principalmente no momento do descarte (ver Curtindo a Biossegurança).

QUAL O POTENCIAL RISCO DOS RESÍDUOS DO GRUPO E?

O risco do manuseio inadequado dos resíduos do grupo E está bem fundamentado na literatura. Todo o resíduo

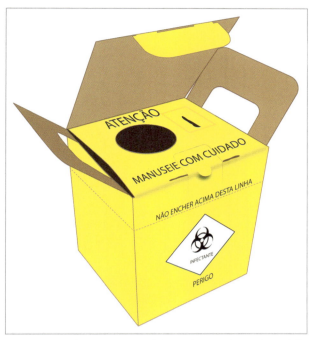

FIGURA 7 Coletor para resíduos de serviços de saúde (RSS) do grupo E.

infectante deve ser considerado potencialmente contaminado por uma variedade de microrganismos patogênicos. Isso se deve à impossibilidade de determinar, no momento em que o resíduo foi gerado, a presença ou ausência de microrganismos. Os resíduos que não são gerenciados adequadamente podem penetrar no corpo humano por diversas rotas, incluindo a perfuração, abrasão ou corte da pele por materiais perfurocortantes. Pode ocorrer ainda a transmissão através das mucosas, inalação e ingestão.

De acordo com a OMS, a transmissão de doenças, e seu respectivo controle, é estabelecido a partir de uma sequência de eventos denominada "cadeia de infecção", como discutido anteriormente no Capítulo 2. Cada elo dessa "cadeia" deve estar presente e conectado em uma determinada ordem para que a infecção ocorra. O manejo correto dos RSS pode ser visto como uma das medidas de controle de infecções. É importante ressaltar que ao quebrar qualquer elo dessa cadeia irá se prevenir a ocorrência de infecções, como visto no Capítulo 2, embora as medidas relacionadas aos RSS sejam frequentemente direcionadas ao estágio denominado "modo de transmissão".

Alguns cuidados com os RSS classificados nesse grupo estão descritos na Tabela 5.

CURTINDO A BIOSSEGURANÇA

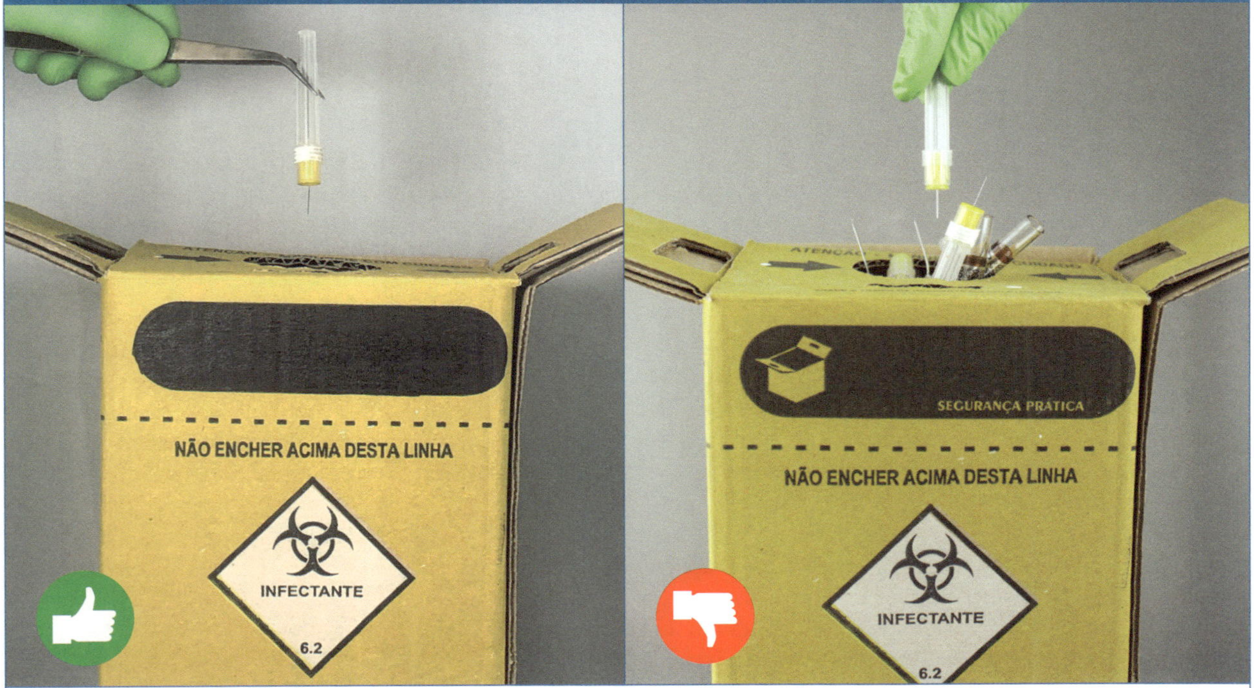

Seguir a recomendação de preenchimento do coletor em, no máximo, 3/4 da sua capacidade sempre vai merecer o nosso *like*. Não se deve ultrapassar esse limite em hipótese alguma, pois o excesso de resíduos elevará o risco para acidentes, principalmente no momento do descarte.

Imagens gentilmente cedidas pelo Prof. Dr. Fábio de Souza.

TABELA 5 Recomendações quanto ao gerenciamento dos resíduos classificados no grupo E, considerando o risco, quando pertinente

RSS grupo E	Recomendações
Cuidados de segurança	É vedado o reencape e a desconexão manual de agulhas. Sempre que possível, devem ser utilizados perfurocortantes com dispositivo de segurança.
Limites dos coletores de perfurocortantes	Deve-se atentar para o limite máximo de enchimento localizado 5 cm abaixo do bocal. Deve permanecer em suporte exclusivo (Figura 8A), em uma altura que permita a correta visualização da abertura para realizar o descarte. O suporte deve ser compatível com as dimensões do coletor (Figura 8B). Quando houver necessidade do transporte manual do recipiente de segregação, deve ocorrer de forma que não exista contato com outras partes do corpo, sendo vedado o arrasto.
Atenção à contaminação por outros agentes	Se contaminados por agentes químicos e substâncias radioativas, devem ter seu manejo de acordo com cada classe de risco associada.

Fonte: NR-32, 2005; adaptado de RDC Anvisa NR-222, 2018.

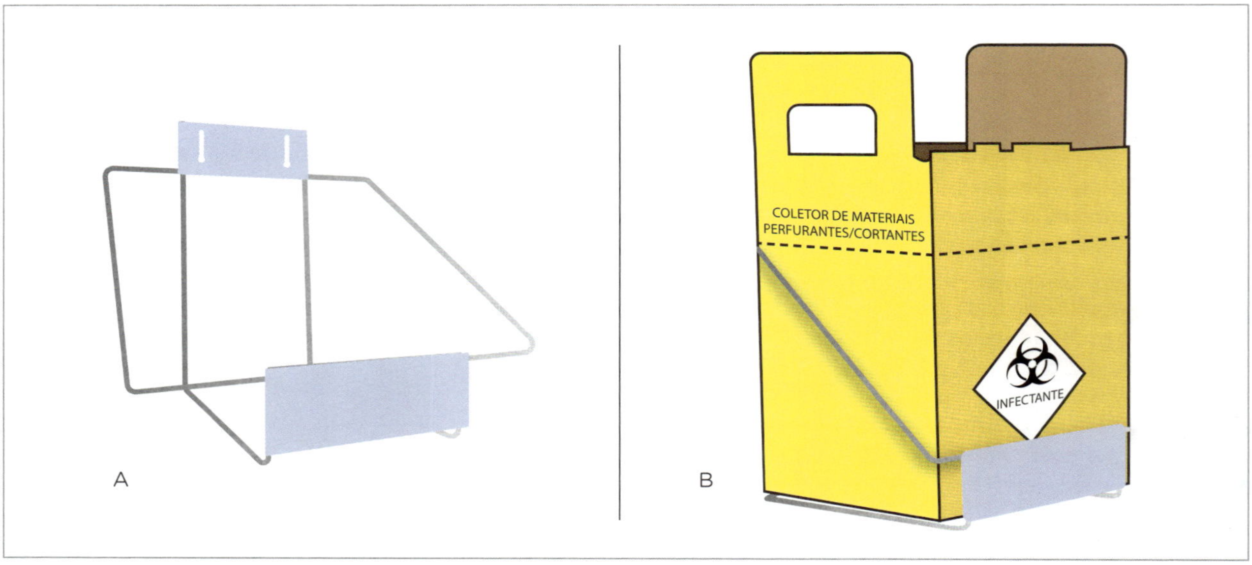

FIGURA 8 Exemplo de suporte para coletor destinado ao descarte de resíduos de serviços de saúde (RSS) do grupo E (A), ressalta-se que deve sempre ser compatível com as dimensões do coletor (B). O cálculo das dimensões deve ser determinado a partir do volume de resíduos perfurocortantes gerado.

QUAIS OS EQUIPAMENTOS DE PROTEÇÃO INDIVIDUAL MAIS ADEQUADOS AOS PROFISSIONAIS QUE GERENCIAM OS RESÍDUOS?

Os equipamentos de proteção individual (EPI) são definidos como dispositivos ou produtos, de uso individual utilizados pelo trabalhador, com o objetivo de conferir proteção aos riscos susceptíveis de ameaçar a segurança e a saúde do profissional. Seu uso durante as atividades laborais não somente é obrigatório como essencial para a segurança e a manutenção da saúde do profissional.

Ao ingressar em qualquer serviço da odontologia para exercer suas atividades, o profissional deve receber do empregador capacitação para o uso adequado dos EPI, além dos temas mencionados a seguir, devendo as informações serem ministradas de forma continuada. O treinamento deverá ser comprovado; e esse comprovante deve ser mantido no local de trabalho, à disposição da inspeção do trabalho.

Os EPI indicados para a equipe de limpeza e conservação estão indicados na Figura 9.

ATENÇÃO

Os trabalhadores que gerenciam os RSS não devem deixar o local de trabalho com os equipamentos de proteção individual e as vestimentas utilizadas em suas atividades laborais.

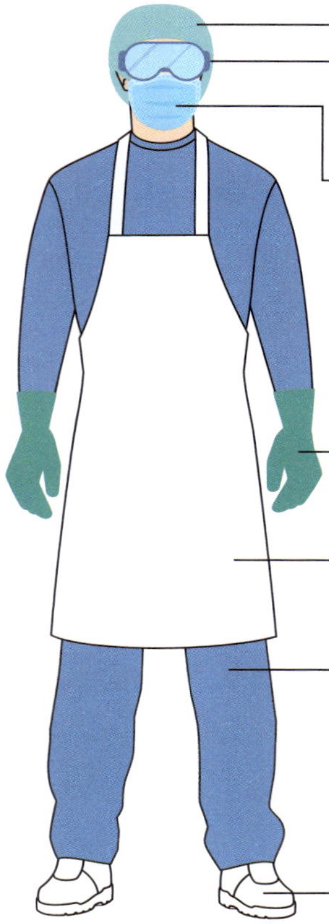

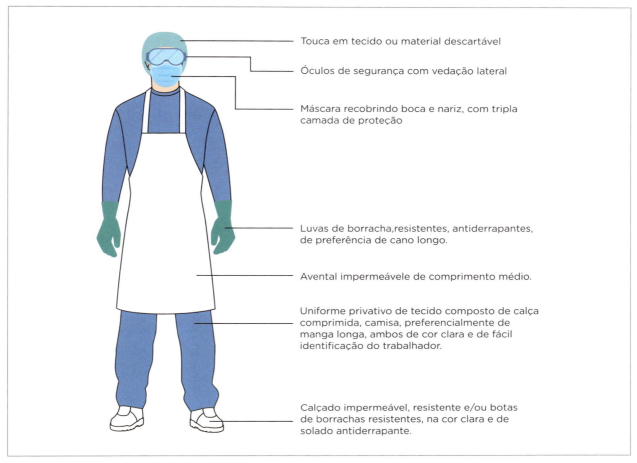

FIGURA 9 Esquema com os equipamentos de proteção individual recomendados para os profissionais que realizam o manejo dos resíduos de serviço de saúde.

Fonte: Anvisa, 2010.

Todos os equipamentos devem ser mantidos em perfeita higiene e estado de conservação e, no momento da aquisição, deve-se assegurar a existência de certificação de aprovação (CA), junto à Secretaria do Trabalho do Ministério da Economia ou o registro junto ao Ministério da Saúde; ou ainda a regularização junto à Agência de Vigilância Sanitária. O dentista deverá supervisionar o uso correto por toda a equipe.

Aos profissionais que participam do manejo dos resíduos, deve-se orientar medidas gerais de higiene e cuidado pessoal, como:

- Cabelos longos devem estar presos durante toda a jornada de trabalho.
- As unhas devem ser curtas e limpas.
- Os calçados devem ser fechados e baixos.
- O uso de cosméticos é proibido.
- Adereços (pulseiras, colares, relógios e anéis) devem ser evitados.
- Lentes de contato não podem ser manuseadas durante a jornada de trabalho e devem ser protegidas por óculos de proteção.
- Atentar-se ao levantamento e transporte de pesos.
- Não comer, beber e fumar durante a jornada de trabalho.
- Não armazenar alimentos ou objetos pessoais (bolsas ou roupas) na área técnica.

QUAIS OS EQUIPAMENTOS DE PROTEÇÃO COLETIVA (EPC) MAIS ADEQUADOS AOS PROFISSIONAIS QUE GERENCIAM OS RESÍDUOS?

Alguns equipamentos estão indicados, no entanto, muitas vezes não se aplicam a um consultório odontológico. Para a equipe que gerencia os RSS estão indicados a presença de lava-olhos (Figura 10A), que deve ser usado para a lavagem dos olhos em casos de respingos acidentais. Os extintores de incêndio (Figura 10B), que devem

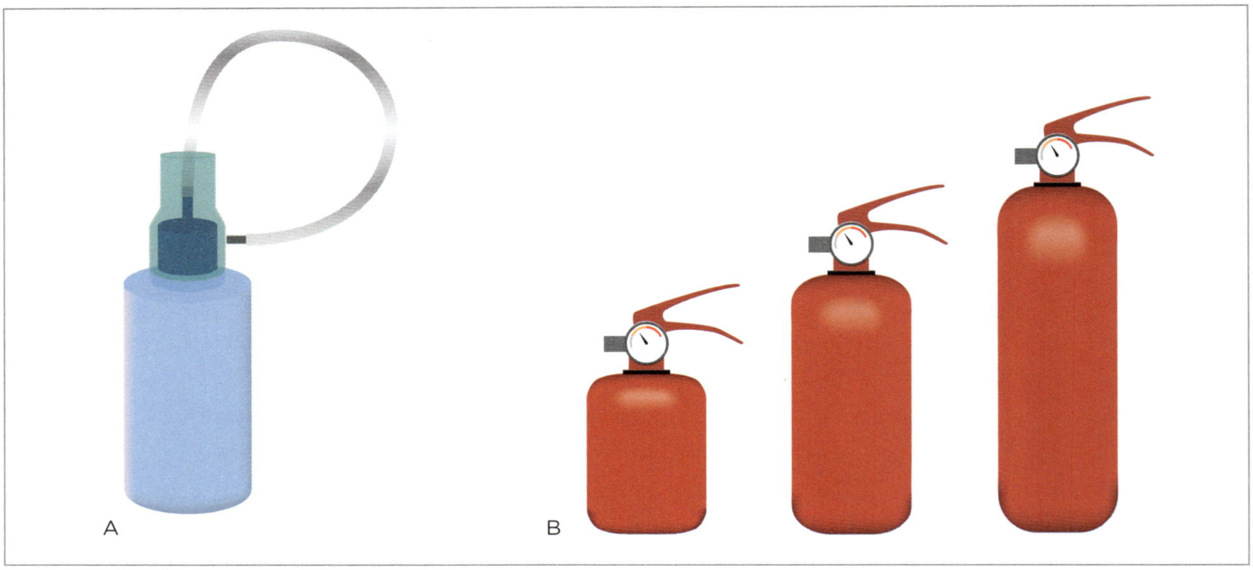

FIGURA 10 Equipamentos de proteção coletiva indicados para profissionais que gerenciam resíduos. A: lava-olhos; B: extintor de incêndio universal, tipo ABC.

ser usados em acidentes envolvendo fogo e a equipe deve receber treinamento para tal.

Recomenda-se também a vacinação de todos os profissionais que atuam na equipe de limpeza e conservação, sendo uma medida eficaz e prevista na legislação. A Tabela 6 traz uma adaptação do Calendário de Vacinação recomendado pela Sociedade Brasileira de Imunizações para o período de 2020-2021, para todos os profissionais de saúde, incluindo a equipe de apoio, manutenção e conservação dos ambientes.

QUAL O RISCO OCUPACIONAL DO GERENCIAMENTO INADEQUADO DOS RESÍDUOS GERADOS NAS ATIVIDADES CLÍNICAS DA ODONTOLOGIA?

Em presença de derramamento de material biológico (sangue, urina, secreções e vômito) em piso ou bancada, o profissional deverá coletar todo o material derramado com papel toalha ou papel absorvente e descartar no coletor para resíduos infectantes. Quando houver cacos de vidro, deve-se recolhê-los com o auxílio de uma pinça e pá de lixo. Os fragmentos devem ser descartados em coletor específico para material perfurocortante. A seguir, a área deve ser limpa com água e sabão e posteriormente ser submetida à desinfecção por meio de uma solução desinfetante. Todo o trabalho deve ser realizado com o uso de EPI.

Caso ocorra derramamento de material químico no chão, não deve ser colocado nenhum outro composto químico ou desinfetante no local. Deve-se procurar o dentista para saber como proceder (conduta vai diferir conforme o

TABELA 6 Recomendações de vacinação para a equipe de apoio, manutenção e limpeza

Vacinas indicadas	Esquemas e recomendações
Tríplice viral (sarampo, caxumba e rubéola)	Em profissionais com esquema completo, não há evidências que justifiquem uma terceira dose como rotina, podendo ser considerada em situações de risco epidemiológico, como surtos de caxumba e/ou sarampo.
Hepatite A	Hepatite A: esquema de duas doses, 0-6 meses.
Hepatite B	Hepatite B: esquema de três doses, 0-1-6 meses.
Hepatites A e B	Hepatite A e B: esquema de três doses, 0-1-6 meses. A vacina combinada é uma opção e pode substituir a vacinação isolada.
Tríplice bacteriana acelular do tipo adulto (difteria, tétano e coqueluche) – dTpa ou dTpa-VIP	Esquema de vacinação básico completo: reforço com dTpa 10 anos após a última dose. Esquema de vacinação básico incompleto: uma dose de dTpa a qualquer momento e completar a vacinação básica com uma ou duas doses de dT de forma a totalizar três doses de vacina contendo o componente tetânico. Não vacinados e/ou histórico vacinal desconhecido: uma dose de dTpa e duas doses de dT no esquema 0-2-4 a 8 meses. A dTpa pode ser substituída por dTpa-VIP ou dT, dependendo da disponibilidade.

(continua)

TABELA 6 Recomendações de vacinação para a equipe de apoio, manutenção e limpeza (*continuação*)

Vacinas indicadas	Esquemas e recomendações
Varicela (catapora)	Para suscetíveis: duas doses com intervalo de um a dois meses.
Influenza (gripe)	Dose única anual. Quando disponível, a vacina influenza 4V é preferível à vacina influenza 3V, mesmo em gestantes, por conferir maior cobertura das linhagens circulantes. Na impossibilidade de uso da vacina 4V, utilizar a vacina 3V.

Fonte: adaptado de Sociedade Brasileira de Imunizações (SBIm), 2020/2021.

produto químico derramado) e fazer uso do EPI indicado. O consultório ou serviço de odontologia deve possuir as prováveis condutas em seu manual de normas e rotinas e treinar os profissionais de toda a equipe em como proceder. Um resumo das condutas a serem adotadas pelo profissional da equipe da odontologia, incluindo os responsáveis pelo manejo dos RSS pode ser encontrado na Figura 11.

Para maiores detalhes do fluxograma correto e a especificidade das condutas diante de acidentes de trabalho com material biológico, consultar o Capítulo 6.

Os resíduos gerados podem representar ainda riscos químicos, pelo derramamento ou quebra de frascos contendo substâncias químicas. Os referidos riscos podem ocorrer durante a coleta interna e limpeza dos ambientes ainda quando do transporte para o armazenamento externo, quando houver. Para prevenir esse risco, os profissionais devem receber treinamento e fazer uso do EPI adequado. Os trabalhadores devem saber identificar os recipientes de forma correta e sempre solicitar autorização dos outros profissionais da odontologia quando houver necessidade de descarte de qualquer resíduo encontrado nas bancadas do consultório. Finalmente, o risco ergonômico pode ocorrer quando houver levantamento e transporte manual de peso, posturas inadequadas, movimentos repetitivos e/ou quedas. Para minimizar esses riscos, devem ser utilizados carrinhos apropriados para o transporte dos RSS. Nunca se deve levantar mais de 20 kg por vez, não dobrando a coluna ao se abaixar, mas flexionando os joelhos com a coluna ereta.

COMO DEVE SER REALIZADO O TREINAMENTO DA EQUIPE QUE GERENCIA OS RESÍDUOS CLÍNICOS DA ODONTOLOGIA?

De acordo com a legislação vigente, diversos temas devem ser utilizados nos treinamentos com a equipe que irá gerenciar/realizar o manejo dos RSS. Seguem listados a seguir os conhecimentos que o profissional deverá adquirir nos treinamentos a serem ministrados.

- Noções de biossegurança e da regulamentação vigente relativa aos RSS.
- Visão básica de controle de infecção e de contaminação química.
- Sistema de gerenciamento e prática de segregação dos diversos grupos de RSS.
- Percepção geral do plano de gerenciamento de RSS.
- Definição, classificação, identificação e risco dos diversos grupos de RSS.

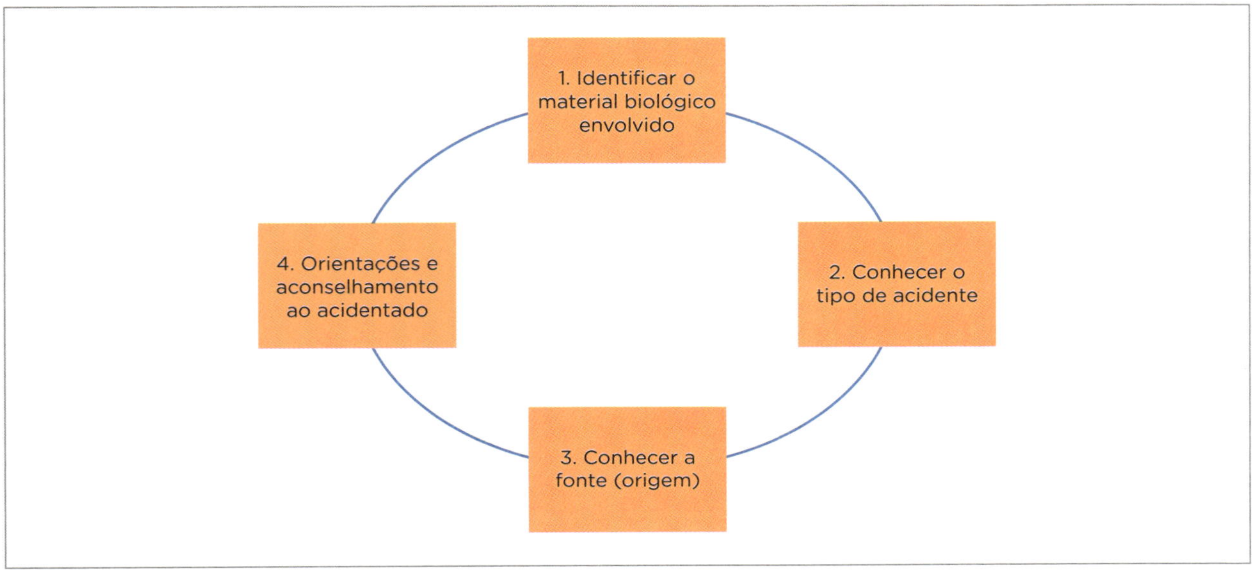

FIGURA 11 Recomendações de conduta em caso de acidente de trabalho com exposição a material biológico.

Fonte: Adaptado de Ministério da Saúde, 2019.

- Simbologia, expressões e padrões de cores adotados.
- Conhecimento do local de armazenamento e dos abrigos, se existentes, e a utilização dos coletores dos RSS, bem como de suas responsabilidades e tarefas.
- Uso dos EPC, e noções de higiene pessoal e dos ambientes.
- Medidas a serem adotadas em caso de acidentes laborais e nas situações emergenciais.
- Medidas para reduzir a geração de RSS e promover a reutilização de materiais.

A periodicidade dos treinamentos deve ser estabelecida previamente e os profissionais devem receber a capacitação antes de iniciar suas atividades no consultório, empresa ou instituição e sempre que ocorrer qualquer mudança nas condições de exposição dos profissionais aos agentes físicos, químicos e/ou biológicos. Poderão ser utilizadas dinâmicas de grupo, palestras, filmes motivacionais cujo conteúdo possa sensibilizar a equipe e encontros informais para reforçar e aprimorar o conhecimento (Figura 12).

QUAIS CUIDADOS DEVEM SER TOMADOS NO MOMENTO DA CONTRATAÇÃO DE UMA EMPRESA PARA TRANSPORTE, TRATAMENTO E DESTINAÇÃO FINAL DOS RESÍDUOS?

A empresa que irá transportar, tratar e dar a destinação final ambientalmente adequada dos RSS deverá possuir licença juntos aos órgãos ambientais competentes. As empresas que realizam o tratamento devem possuir também a licença de operação. A cópia das licenças e do contrato celebrado entre a empresa e o dentista ou instituição de saúde deverão integrar o PGRSS. O transporte dos RSS do abrigo externo ou local e armazenamento interno até o veículo que irá coletar os resíduos deve ser feito de forma cuidadosa e os profissionais devem fazer uso do equipamento de proteção individual pertinente (Figura 13).

De acordo com a Política Nacional de Resíduos Sólidos, as pessoas físicas e jurídicas são responsáveis pela contratação de serviços de coleta, armazenamento, transporte, transbordo, tratamento ou destinação final de resíduos sólidos, ou de disposição final de rejeitos. Não estando isentos da responsabilidade por danos que vierem a ser provocados pelo gerenciamento inadequado dos respectivos resíduos ou rejeitos.

Por esse motivo, é essencial que os profissionais da odontologia contratem empresas idôneas e se certifiquem de que os contratos estão sendo executados adequadamente.

O QUE É DESTINAÇÃO E DISPOSIÇÃO FINAL AMBIENTALMENTE CORRETA E COMO O DENTISTA DEVE ESTAR ATENTO A ESSE PONTO?

De acordo com a legislação e literatura, a destinação final ambientalmente adequada abrange a reutilização, a reciclagem, a compostagem, a recuperação e o aproveitamento energético ou outras destinações admitidas pelos órgãos competentes, dentre elas a disposição final, observando normas operacionais específicas de modo a evitar danos ou riscos à saúde pública e à segurança e a minimizar os impactos ambientais adversos.

Já a disposição final ambientalmente correta inclui o encaminhamento ordenado de rejeitos em aterros, atentando para as normas operacionais específicas, de modo

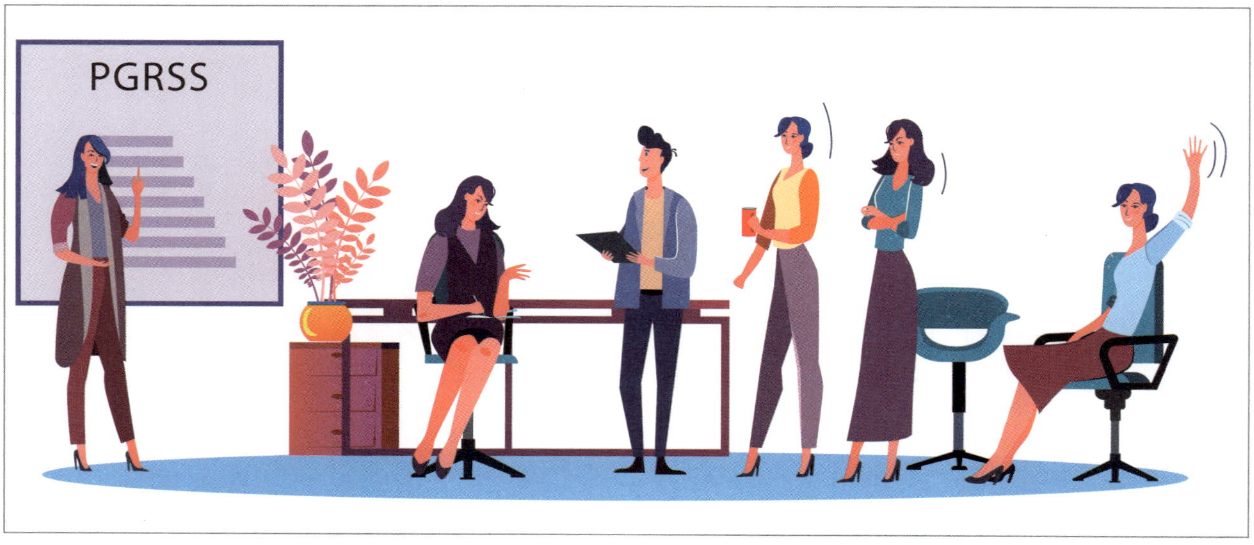

FIGURA 12 Reuniões periódicas para revisão do PGRSS com auxílio de cartazes ou projeções.

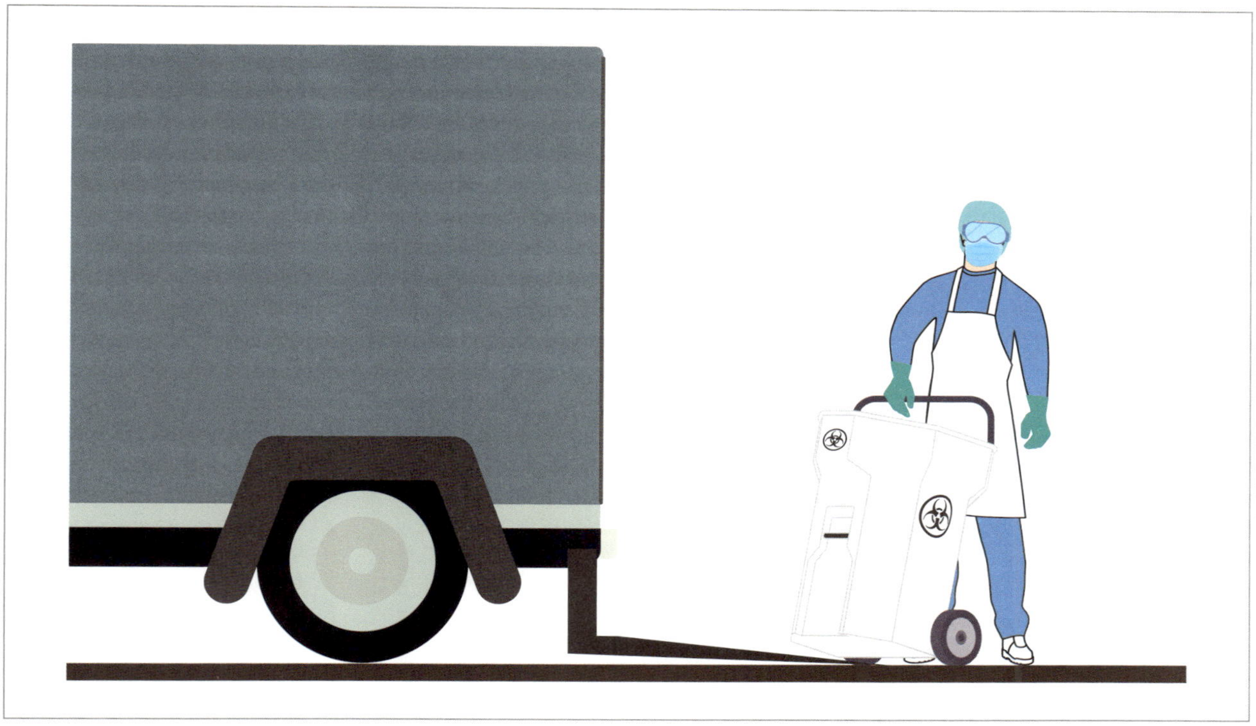

FIGURA 13 Transporte externo dos RSS sendo realizado pela equipe de empresa contratada para implementar o tratamento dos resíduos.

a evitar danos ou riscos à saúde pública e à segurança e a minimizar os impactos ambientais adversos. O dentista, como profissional de saúde, deve estar atento a esses passos finais do gerenciamento de seus resíduos, atuando como um agente de proteção e preservação do meio ambiente, adotando práticas seguras.

QUANDO DEVE SER INICIADO O APRENDIZADO SOBRE O GERENCIAMENTO ADEQUADO DOS RSS E QUAL SUA IMPORTÂNCIA?

A discussão de todas as questões relacionadas aos RSS deveria ser incluída ainda na formação acadêmica do profissional. Esse conhecimento seria uma ferramenta essencial para que as ações que envolvem o manejo dos resíduos sejam adequadas, desde a minimização até a disposição final correta.

O ensino sobre os RSS nos cursos de graduação da área da saúde, incluindo a odontologia, deverá fornecer o embasamento necessário para uma reflexão e o comprometimento com a formação de profissionais éticos, mais conscientes e com compromisso social, atuando de forma responsável com o meio ambiente.

Há comprovação na literatura tanto da relevância da adoção do ensino sobre os RSS na estrutura curricular nos cursos de odontologia quanto por parte dos estudantes.

PARA REFLETIR

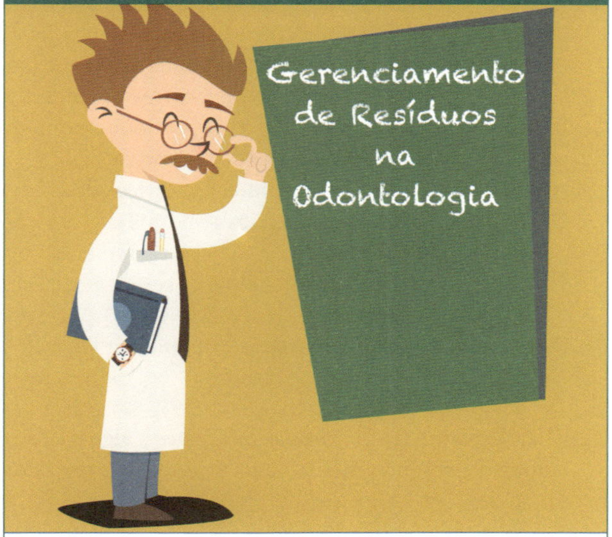

O ensino sobre os RSS nos cursos de graduação da área da saúde, incluindo a odontologia, deverá fornecer o embasamento necessário para uma reflexão e o comprometimento com a formação de profissionais éticos, mais conscientes e com compromisso social, atuando de forma responsável com o meio ambiente.

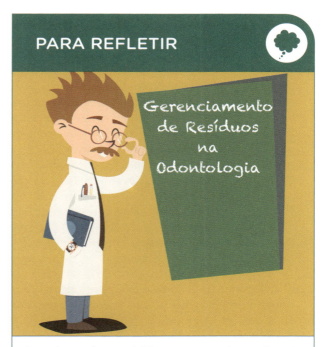

Esses últimos consideram relevante e apoiam a implementação de programas de educação ambiental no currículo dos cursos de odontologia e a inclusão desse conteúdo ainda na graduação.

QUIZ BIOSSEGURO

1. Durante a realização de procedimentos clínicos e cirúrgicos odontológicos são gerados resíduos dos grupos A e E. Assinale a opção que melhor define esses grupos.
   A. Grupo A: aqueles com a provável presença de agentes biológicos que, por suas características, podem representar risco de infecção e do grupo E incluem materiais perfurocortantes ou escarificantes.
   B. Grupo A: aqueles com a provável presença de agentes biológicos que, por suas características, podem representar risco de infecção e do grupo E os rejeitos radioativos.
   C. Grupo A: aqueles que não apresentam risco biológico, químico ou radiológico à saúde ou ao meio ambiente, podendo ser equiparados aos resíduos domiciliares e do grupo E os que contém produtos químicos que podem apresentar risco à saúde pública ou ao meio ambiente.
   A. Grupo A: aqueles com a provável presença de agentes químicos que, por suas características, podem representar risco de infecção e do grupo E incluem materiais perfurocortantes ou escarificantes.

2. De acordo com a legislação em vigor, todos os serviços geradores devem elaborar, aprovar e deixar disponível para a fiscalização, um documento contendo as normas e as rotinas do gerenciamento de todos os materiais a serem descartados. Assinale a resposta que contém adequadamente o nome desse documento.
   A. Plano de manejo dos resíduos de serviços de saúde.
   B. Plano de gerenciamento dos resíduos de serviços de saúde.
   C. Plano de normas do manejo dos resíduos de serviços de saúde.
   D. Manual de normas e rotinas do gerenciamento dos resíduos de serviços de saúde.

3. Correlacione as duas colunas referentes a algumas das etapas do gerenciamento dos resíduos dos serviços de saúde:

A. ( ) Segregação	1. Inclui as medidas que permitem o reconhecimento dos riscos presentes nos resíduos acondicionados, de forma bastante clara e legível e em tamanho proporcional aos sacos, coletores e seus ambientes de armazenamento.
B. ( ) Identificação	2. É a separação dos diversos resíduos, de acordo com a classificação, conforme as características físicas, químicas, biológicas, o estado físico e, especialmente, os riscos envolvidos.
C. ( ) Acondicionamento	3. Consiste na remoção dos RSS, usando técnicas que asseguram a preservação das condições de acondicionamento.
D. ( ) Coleta	4. Refere-se à ação de embalar os resíduos, separadamente, em sacos ou recipientes que evitem vazamentos.

4. Os resíduos classificados no subgrupo A4 devem ser acondicionados:
   A. Em saco plástico branco leitoso.
   B. Em saco plástico vermelho.
   C. Em saco plástico azul ou verde.
   D. Não necessitam de acondicionamento.

5. Os equipamentos de proteção individual utilizados pela equipe que maneja os resíduos de serviços de saúde devem englobar os itens:
   A. Touca, óculos, máscara, avental e botas de borracha.
   E. Touca, óculos, máscara, avental impermeável, luvas e botas de borracha.
   F. Touca, óculos, máscara, calça comprida e blusa, avental impermeável, luvas e botas de borracha.
   G. Touca, óculos, máscara, calça comprida e blusa, avental impermeável e botas de borracha.

JOGANDO LIMPO

Escreva no diagrama as respostas correspondentes aos números e letras abaixo:

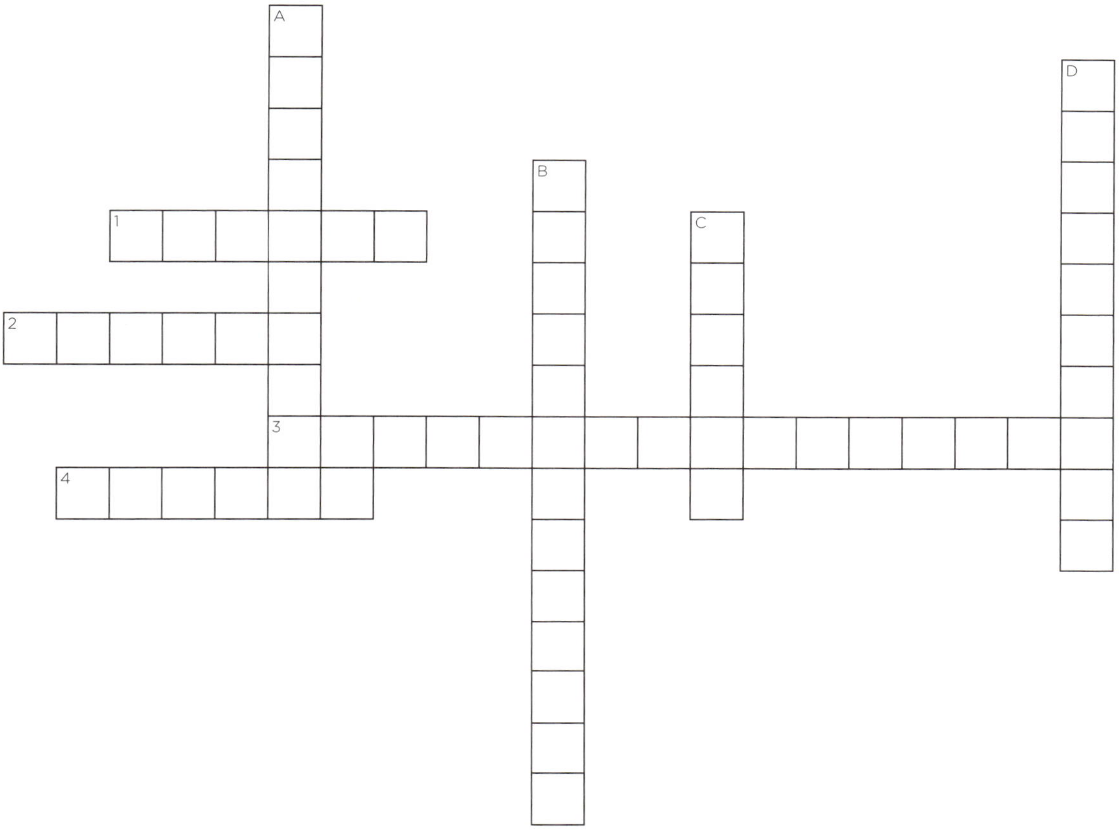

Números

1. Etapa que consiste na remoção dos RSS, usando técnicas que asseguram a preservação das condições de acondicionamento.
2. Grupo de resíduos com a possível presença de agentes biológicos que, por suas características, podem representar risco de infecção.
3. Ação de embalar os resíduos, separadamente, em sacos ou recipientes que evitem vazamentos. Quando indicado, o vasilhame deve ser resistente à punctura, ruptura e tombamento. Devem, também, ser física e quimicamente adequados ao conteúdo acondicionado.
4. Grupo de resíduos que não apresentam risco biológico, químico ou radiológico à saúde ou ao meio ambiente, podendo ser equiparados aos resíduos domiciliares.

Letras

A. Separação dos diversos grupos de resíduos, de acordo com a classificação adotada na legislação nacional, considerando as características físicas, químicas, biológicas, o estado físico e, especialmente, os riscos envolvidos.

B. Etapa essencial no gerenciamento de resíduos e que inclui as medidas que permitem o reconhecimento dos riscos presentes nos resíduos acondicionados, de forma bastante clara e legível e em tamanho proporcional aos sacos, coletores e seus ambientes de armazenamento.

C. Grupo de resíduos que contém produtos químicos que podem apresentar risco à saúde pública ou ao meio ambiente, dependendo de suas características de inflamabilidade, corrosividade, reatividade e toxicidade.

D. Subgrupo de resíduos que inclui os recipientes e materiais resultantes do processo de assistência à saúde, que não contenham sangue ou líquidos corpóreos na forma livre.

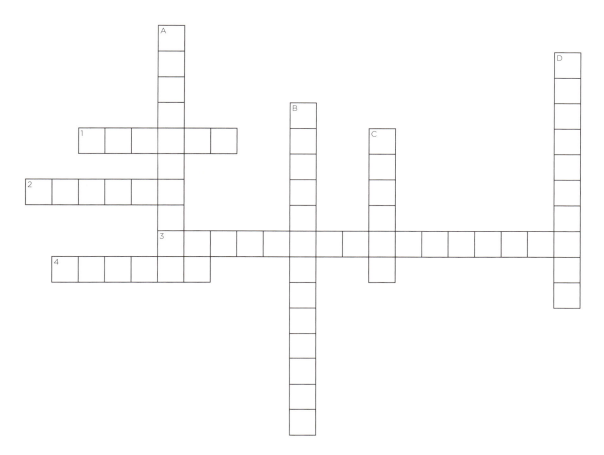

BIBLIOGRAFIA

1. Associação Brasileira de Empresas de Limpeza Pública e Resíduos Especiais. Panorama dos Resíduos Sólidos no Brasil 2018/2019. São Paulo: ABRELPE; 2019. 68 p.
2. Associação Brasileira de Normas Técnicas. NBR 14725-4. Produtos químicos – Informações sobre segurança, saúde e meio ambiente Parte 4: Ficha de informações de segurança de produtos químicos (FISPQ). Rio de Janeiro: ABNT; 2009. 21 p.
3. Agência Nacional de Vigilância Sanitária. Nota Técnica GVIMS/GGTES/ANVISA n. 04/2020 Orientações para Serviços de Saúde: medidas de prevenção e controle que devem ser adotadas durante a assistência aos casos suspeitos ou confirmados de infecção pelo novo coronavírus (Sars-Cov-2). Brasília: Anvisa. 2020. 92 p.
4. Brasil. Lei n. 12.305, de 2 de agosto de 2010. Política Nacional de Resíduos Sólidos. 3. ed. Brasília: Câmara dos Deputados; 2017. 80 p.
5. Brasil. Ministério da Saúde. Agência Nacional de Vigilância Sanitária. Manual de gerenciamento de resíduos de serviços de saúde. Brasília: Ministério da Saúde; 2006. 182 p.
6. Brasil. Ministério da Saúde. Agência Nacional de Vigilância Sanitária. Segurança do Paciente em Serviços de Saúde Limpeza e Desinfecção de Superfície. Brasília: Ministério da Saúde, 2010. 120 p.
7. Brasil. Ministério da Saúde. Secretaria de Ciência, Tecnologia e Insumos Estratégicos. Departamento do Complexo Industrial e Inovação em Saúde. Classificação de risco dos agentes biológicos. 3 ed. Brasília: Ministério da Saúde; 2017. 48 p.
8. Brasil. Ministério da Saúde. Secretaria de Vigilância em Saúde. Coordenação-Geral de Desenvolvimento da Epidemiologia em Serviços. Guia de Vigilância em Saúde: volume único. 3 ed. Brasília: Ministério da Saúde; 2019. 741 p.
9. Brasil. Ministério do Trabalho e do Emprego. Portaria MTb Nr. 877, de 24 de outubro de 2018 – NR 6 – Equipamento de Proteção Individual – EPI. Diário Oficial da União: Brasília, DF, ano 2018.
10. Brasil. Ministério do Trabalho e do Emprego. Portaria MTE Nr. 485, de 11 de novembro de 2005 – NR 32 – Segurança e Saúde no Trabalho em Serviços de Saúde. Brasília: Diário Oficial da União; 2005.
11. Brasil. Resolução da Diretoria Colegiada – RDC n. 222, de 28 de março de 2018. Regulamenta as boas práticas de gerenciamento dos resíduos de serviços de saúde e dá outras providências. Brasília: Diário Oficial da União; 2018.
12. Brasil. Resolução de Diretoria Colegiada – RDC n. 349, de 19 de março de 2020. Define os critérios e os procedimentos extraordinários e temporários para tratamento de petições de regularização de equipamentos de proteção individual, de equipamentos médicos do tipo ventilador pulmonar e de outros dispositivos médicos identificados como estratégicos pela Anvisa, em virtude da emergência de saúde pública internacional decorrente do novo Coronavírus e dá outras providências. Brasília: Diário Oficial da União; 2020.
13. Carvalho BM, Prata-Alonso RR. Segurança do trabalhador no gerenciamento de resíduos sólidos. Rev Eletr Ed Fac Araguaia. 2017;11:261-83.
14. Centers for Disease Control and Prevention. Guidelines for infection control in dental health-care settings. MMWR. 2003;52(RR-17).
15. Costa ECL. Manejo de resíduos de serviços de saúde: manual básico de procedimentos. Brasília: Câmara dos Deputados; 2012. 39 p.
16. Duane B, Ramasubbu D, Harford S, Swan J, Croasdale K, Stancliffe R. Environmental sustainability and waste within the dental practice. Br Dental J. 2019;226(8):611-8.
17. Kaster FPB, Lund RG, Baldissera EFZ. Gerenciamento dos resíduos radiológicos em consultórios odontológicos da cidade de Pelotas (RS, Brasil). Arq Odontol. 2012;48(4):242-50.
18. Leal CAG. Biossegurança e gerenciamento de resíduos de serviços de saúde: a importância na formação do profissional da odontologia na perspectiva da saúde humana e ambiental. Rev ABENO. 2015;15(2):82-94.
19. Maia BGMO, Sousa EB, Oliveira NJB. Estudo de caso: uso dos EPI nos coletores de resíduos hospitalares de uma empresa na cidade de redenção-PA. XXXVI Encontro Nacional de Engenharia De Produção. Contribuições da Engenharia de Produção para Melhores Práticas de Gestão e Modernização do Brasil. Paraíba: João Pessoa; 2016.
20. Matoso BSM, Souza LN. Guia de orientações para o descarte de resíduos de serviços odontológicos. 2 ed. Belo Horizonte: FOUFMG; 2018. 16 p.
21. Sociedade Brasileira de Imunizações. Calendário de vacinação SBIm ocupacional: recomendações da Sociedade Brasileira de Imunizações (SBIm). São Paulo: SBIm; 2020/2021. 2p.
22. Souza ACP, Costa IFS, Enoque PHG, Vieira CD, Oliveira CAS. Conhecimento e adoção de estratégias ecológicas na graduação em odontologia. Rev ABENO. 2019;19(2):144-55.
23. Tagliaferri TL, Vieira CD, De Carvalho MAR, Ladeira LCD, Magalhães PP, Farias LM, et al. Phenotypic and genotypic characterization of clinically relevant bacteria isolated from dental waste and waste workers' hands, mucosas and coats. Letters Appl Microbiol. 2017;6(4):306-12.
24. Vieira CD, De Carvalho MAR, De Menezes Cussiol NA, Alvarez-Leite ME, Dos Santos SG, et al. Composition analysis of dental solid waste in Brazil. Waste Manag. 2009;29(4):1388-91.
25. Vieira CD, Tagliaferri TL, De Carvalho MAR, Magalhães PP, Dos Santos SG, Farias LM. Improving dental waste management: waste volume and treatment costs reduction. An eight-years overview. A Glance at the World / Waste Manag. 2016;50(I-III).
26. Vieira CD, Tagliaferri TL, De Carvalho MAR, Resende-Stoianoff MA, Holanda RA, Magalhães TFF, et al. Investigating cross-contamination by yeast strains from dental solid waste to waste-handling workers by DNA sequencing. Microbiol Open. 2017;7(e554).
27. World Health Organization. Health-care waste. 2018. Disponivel em: https://www.who.int/news-room/fact-sheets/detail/health-care-waste (acesso 5 jun 2020).
28. World Health Organization. Safe management of wastes from health-care activities. 2 ed. Malta: WHO Library Cataloguing-in-publication data; 2014. 329 p.

PARTE II
BIOSSEGURANÇA E AS ESPECIALIDADES ODONTOLÓGICAS

12 CONTROLANDO OS RISCOS NA RADIOLOGIA ODONTOLÓGICA

13 OS PORQUÊS DA BIOSSEGURANÇA NA CIRURGIA E TRAUMATOLOGIA BUCO-MAXILO-FACIAL

14 ODONTOLOGIA HOSPITALAR: COMO OFERECER UM ATENDIMENTO SEGURO PARA PACIENTES E PROFISSIONAIS?

15 TÓPICOS DE BIOSSEGURANÇA EM PERIODONTIA E IMPLANTODONTIA

16 ABORDAGENS BIOSSEGURAS NA DENTÍSTICA

17 BIOSSEGURANÇA EM REABILITAÇÃO ORAL COM PRÓTESES DENTÁRIAS

18 PRINCÍPIOS DE BIOSSEGURANÇA APLICADOS À CLÍNICA ENDODÔNTICA

19 BIOSSEGURANÇA EM ODONTOPEDIATRIA

20 BIOSSEGURANÇA EM ORTODONTIA

21 HARMONIZAÇÃO OROFACIAL: ABORDAGENS BIOSSEGURAS PARA RESULTADOS DE EXCELÊNCIA

12

CONTROLANDO OS RISCOS NA RADIOLOGIA ODONTOLÓGICA

Andrea dos Anjos Pontual de Andrade Lima
Andréa Gonçalves
Eduarda Helena Leandro do Nascimento
Fábio Barbosa de Souza
Flavia Maria de Moraes Ramos Perez
Marcelo Gonçalves
Maria Luiza dos Anjos Pontual

OBJETIVOS DE APRENDIZAGEM
O QUE VOCÊ VAI APRENDER NESTE CAPÍTULO:

1. Conhecer e aplicar os procedimentos necessários na preparação do ambiente para realização de exames radiográficos.
2. Identificar os equipamentos de proteção individual a serem utilizados pelos profissionais durante a realização de exame radiográfico em odontologia.
3. Compreender os cuidados essenciais antes, durante e após o exame radiográfico, utilizando posicionadores para receptores de imagem.
4. Identificar as etapas para a realização do processamento radiográfico a fim de se evitar contaminação.

QUAL A RELAÇÃO ENTRE BIOSSEGURANÇA E RADIOPROTEÇÃO?

A biossegurança odontológica abrange os estudos e procedimentos que visam evitar ou controlar os riscos envolvidos durante a prática clínica, desencadeados não apenas por agentes biológicos como por agentes químicos e físicos (Figura 1).

Nesse sentido, ao realizarmos exames radiográficos, estaremos lidando com a contaminação cruzada, com a produção de resíduos durante o processamento de filmes radiográficos, assim como com as barreiras e procedimentos necessários para proteção de equipe e pacientes em relação à radiação. Dessa forma, a biossegurança em radiologia odontológica desempenha um papel muito importante para a segurança das pessoas e do ambiente, devendo abranger tanto as questões sobre o controle de contaminação cruzada na obtenção de radiografias, como também os meios de radioproteção.

COMO O CONSULTÓRIO ODONTOLÓGICO DEVE SER PROJETADO PARA QUE SE EXERÇA A PRÁTICA SEGURA DA RADIOLOGIA?

Para a montagem de um consultório odontológico que possua um aparelho de raios X intraoral, é necessário seguir as normativas e regulamentações previstas pela Agência de Vigilância Sanitária (Brasil, 2019a; 2019b). O projeto básico de arquitetura deve ser apresentado à autoridade sanitária competente e conter informações a respeito da relação de equipamentos emissores de radiação X e suas localizações, assim como a planta baixa do consultório, presença de janelas, mesas e mobiliário relevantes, *layout* da sala, dentre outras.

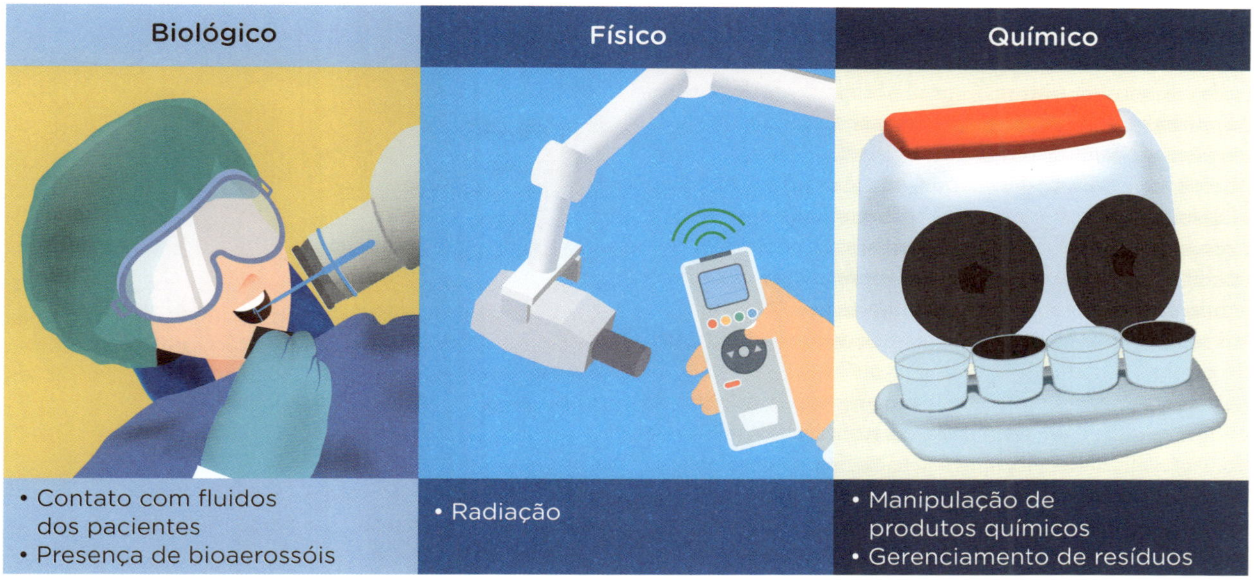

FIGURA 1 Riscos relacionados à radiologia odontológica.

O projeto das instalações e a avaliação de desempenho do equipamento de raios X devem ser executados de modo a garantir que nenhuma exposição individual exceda os limites de dose recomendados. Normalmente, são utilizados materiais de construção convencionais, como tijolo ou concreto, cujas espessuras são suficientes para que haja a proteção necessária, sem a necessidade de revestir as paredes com chumbo. É recomendado que o equipamento de radiografia intraoral seja instalado em um consultório ou sala com dimensões suficientes que permita a equipe se manter à distância de, pelo menos, dois metros do cabeçote e do paciente. Não é necessária a aprovação do projeto de blindagem para consultórios odontológicos que disponham apenas de equipamento de radiografia intraoral (Figura 2).

Em clínicas odontológicas com sala exclusiva para realização das radiografias intraorais, esta deve ser de-

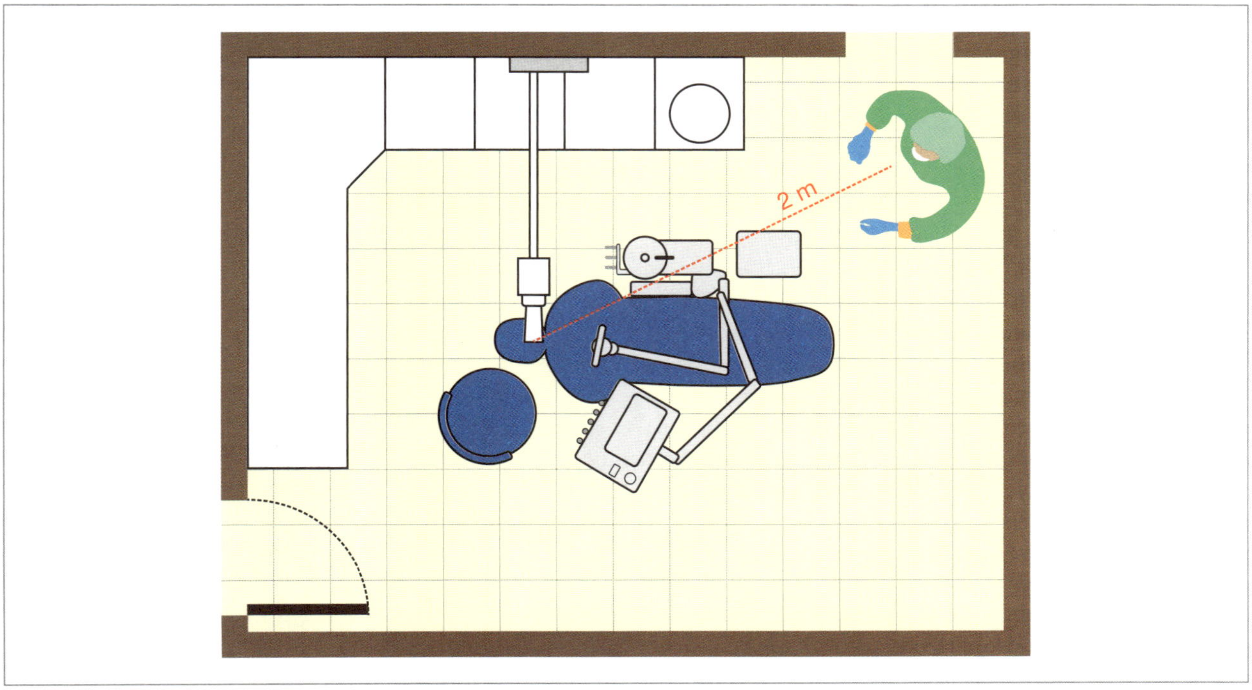

FIGURA 2 Posicionamento seguro do operador ao realizar exame radiográfico, considerando a localização do aparelho e do direcionamento/sentido do feixe.

vidamente identificada com o símbolo internacional da radiação ionizante na porta, acompanhado das inscrições "raios X, entrada restrita ou proibida a entrada de pessoas não autorizadas" (Figura 3A), além de sinalização luminosa vermelha, posicionada em local visível e acima da porta, que deve ser acionada quando há exposição à radiação (Figura 4). Outras orientações essenciais que devem estar presentes e visíveis aos pacientes são: "Paciente, exija e use corretamente a vestimenta plumbífera, durante o procedimento radiológico"; "Mulheres gestantes ou com suspeita de gravidez, favor informar o profissional antes do exame" (Figura 3B).

Após as instalações estarem prontas com o aparelho de raios X na sala, o próximo passo é a realização dos testes de aceitação e levantamento radiométrico. Esses procedimentos devem ser realizados por laboratórios ou empresas especializados e devidamente credenciados pelos órgãos competentes. Os testes de aceitação são realizados para assegurar que o aparelho de raios X está em conformidade com o que prega as normativas e resoluções vigentes, além de verificar se há vedação adequada na câmara escura, em locais em que a mesma é utilizada, e se a imagem radiográfica gerada possui alta qualidade e é obtida com a menor dose de radiação possível.

O levantamento radiométrico consiste na mensuração das doses na sala onde se encontra o equipamento, assim como nas áreas adjacentes de modo a garantir que os limites equivalentes de dose ambiental permitidos não sejam excedidos.

EM QUAIS ETAPAS PARA A REALIZAÇÃO DE UM EXAME RADIOGRÁFICO AS MÃOS DEVEM SER HIGIENIZADAS?

As mãos devem ser higienizadas antes de realizar qualquer procedimento; antes de providenciar o material que será utilizado para o exame radiográfico do paciente (receptor de imagem, copo plástico para armazenamento, rolinho de algodão, posicionadores radiográficos intraorais); previamente à organização da mesa de trabalho e antes da colocação de luvas, gorro/touca e máscara.

Como os procedimentos em radiologia exigem o uso de luvas, recomenda-se manter as unhas naturais curtas e não usar unhas artificiais ou extensores de unhas.

Se houver necessidade de interromper o atendimento do paciente, as luvas devem ser removidas e as mãos higienizadas. Outra opção consiste em calçar sobreluvas em cima das luvas contaminadas sem sair da área de exame, por exemplo, numa necessidade de buscar algum suprimento para terminar o exame radiográfico, porém essas sobreluvas devem estar de fácil acesso para evitar contaminação cruzada.

As mãos devem estar higienizadas e sem luvas para manipulação do prontuário do paciente, cartela de radiografias ou teclado do computador/notebook. Se houver necessidade de manipulação desses itens com luvas, eles devem estar protegidos com barreiras plásticas de PVC.

As luvas devem ser removidas com cuidado após o atendimento do paciente e o mesmo par não podem ser usado para tratar mais de um paciente.

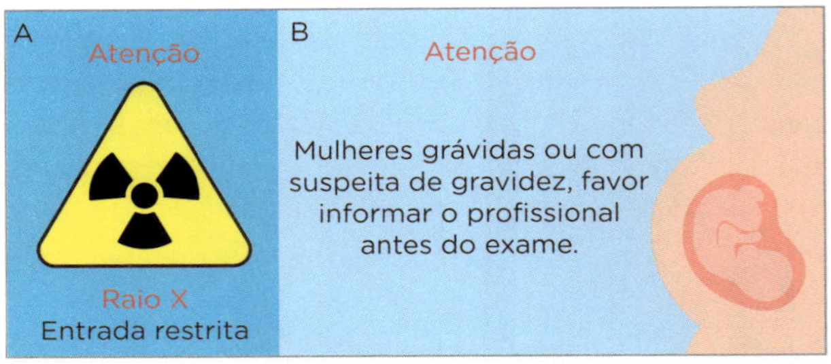

FIGURA 3 Sinalizações necessárias em salas exclusivas para realização de radiografias intraorais. A: símbolo internacional de radiação ionizante e informações gerais. B: avisos direcionados a gestantes ou mulheres com suspeita de gravidez.

COMO PREPARAR O AMBIENTE PARA REALIZAÇÃO DE EXAMES RADIOGRÁFICOS?

Para diminuir o risco de contaminação por bioaerossóis produzidos durante o atendimento, recomenda-se o uso de antissépticos bucais pelo paciente, especialmente os de clorexidina, antes do atendimento.

Durante a realização do exame radiográfico, o profissional toca com as mãos enluvadas em equipamentos e materiais, sendo que alguns deles podem e devem ser esterilizados em autoclave (instrumentos críticos). Em contrapartida, outros equipamentos disponibilizados para a realização dos exames radiográficos não podem ser autoclavados e, por esse motivo, devem ser submetidos a limpeza e desinfeção ou serem protegidos com barreiras removíveis a cada uso. Um exemplo clássico de equipamento que não permite a autoclavagem é o cilindro do aparelho de raios X.

Procedimentos para técnicas intraorais

A barreira de proteção mais comumente utilizada para proteger as superfícies do aparelho de raios X é o filme de PVC (*polyvinyl chloride*). Antes de iniciar o exame radiográfico, deve-se revestir as seguintes superfícies com filme de PVC: cabeçote e partes do braço do aparelho de raios X que são manipuladas durante a realização das técnicas; disparador; apoio de cabeça e dos braços da cadeira do paciente; mesa de apoio (na qual serão colocados os receptores de imagem). A mesa de apoio também pode ser protegida com papel toalha descartável, guardanapo descartável ou campo cirúrgico esterilizado (Figura 4).

A fim de agilizar a realização dos exames radiográficos, os receptores de imagens intraorais, convencionais ou digitais, podem ser previamente embalados com barreira plástica descartável. Os filmes radiográficos intraorais convencionais vêm da fábrica numa embalagem plástica; sobre essa embalagem, indica-se o uso de outra barreira de proteção, que pode ser confeccionada com o uso de filme de PVC ou podem ser utilizados sacos plásticos comercializados para outras finalidades, como os saquinhos plásticos pré-fabricados (Figura 5).

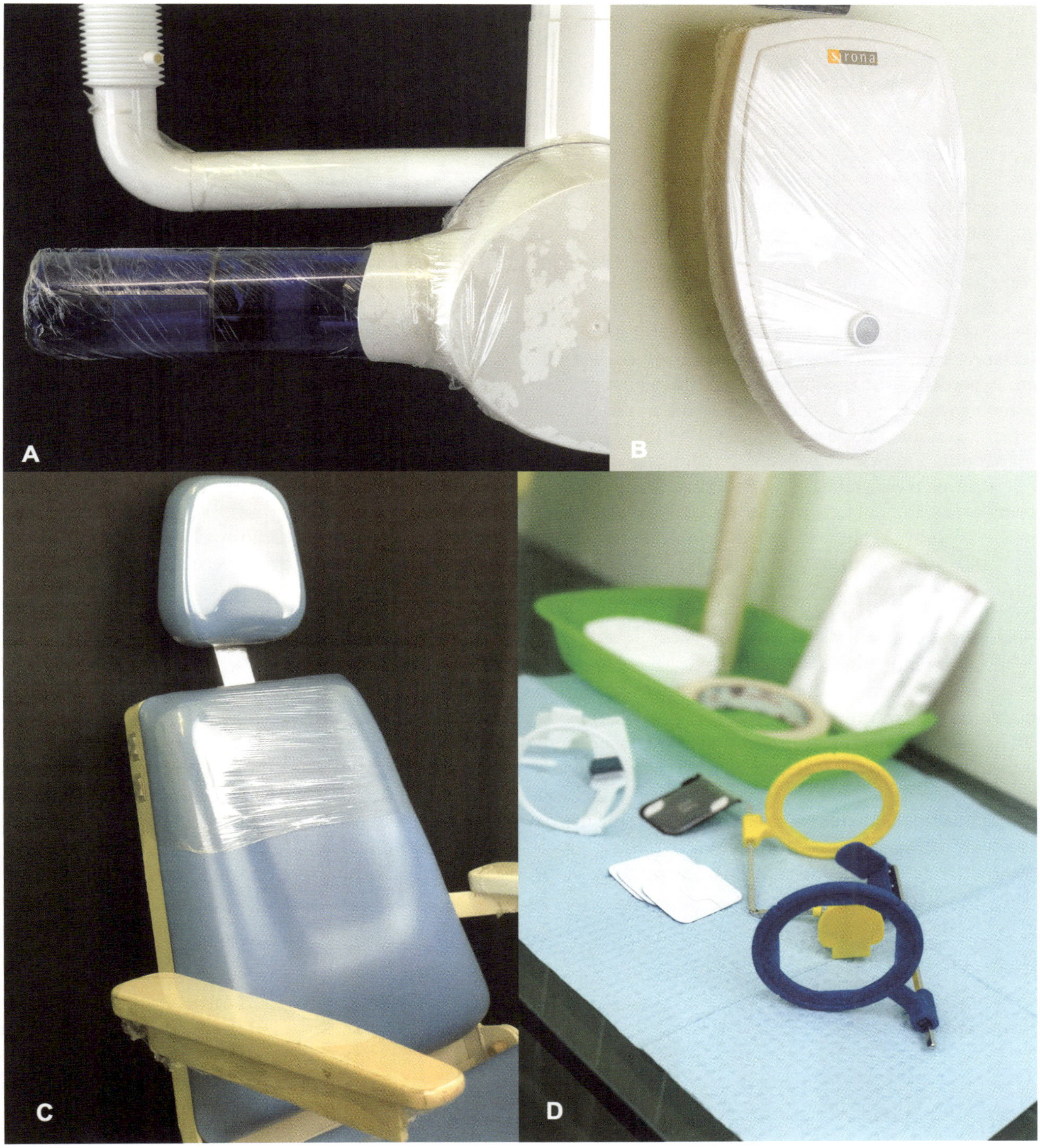

FIGURA 4 Colocação de barreiras para proteção do ambiente visando a realização de radiografias. Barreiras plásticas: cabeçote e parte do braço do aparelho de raios X (A); disparador (B); apoio de cabeça e apoio dos braços da cadeira do paciente (C). Barreira de papel: mesa de apoio (D).

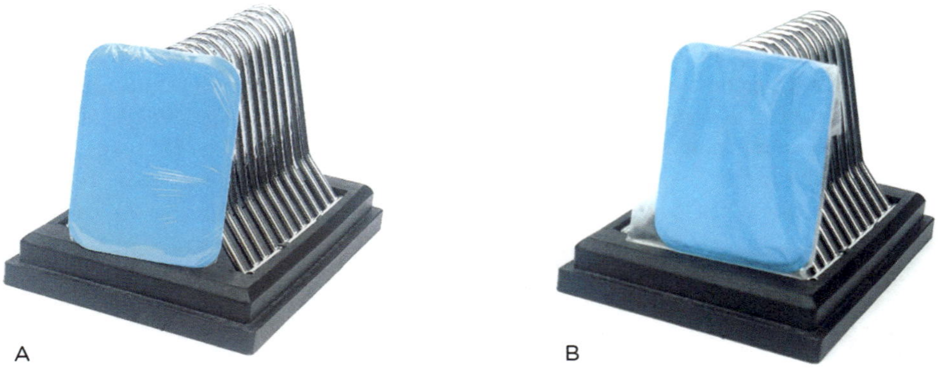

A B

FIGURA 5 Colocação de barreiras para proteção de filme radiográfico convencional com PVC (A) e sacos plásticos pré-fabricados (B).

Os receptores de imagem digital intraoral, do tipo placa de fósforo, são protegidos com barreira que consiste numa embalagem plástica descartável na forma de envelope, cuja função principal é a de impedir a entrada de luz durante o exame radiográfico. Esses receptores de imagem digital intraoral são reutilizados várias vezes e não podem ser, em hipótese alguma, submetidos a altas temperaturas como no processo de autoclavagem. A contaminação dos receptores digitais pode ocorrer no momento em que são preparados (limpeza e embalagem) para uso quando o operador estiver usando luvas contaminadas e/ou com contato da saliva do paciente durante a remoção do envelope de barreira protetora para realizar o processamento da imagem e, eventualmente, se houver perfurações no envelope da barreira plástica protetora. Se o envelope da barreira plástica for contaminado ou perfurado, o mesmo deve ser descartado.

Considerando o custo do envelope da barreira plástica protetora da placa de fósforo, pode-se optar por inserir a placa de fósforo no envelope de barreira e depois embalá-la em saco plástico transparente (Figura 6). Assim, após o uso, descarta-se somente o plástico transparente e a barreira plástica protetora não deve ser tocada com luvas contaminadas para serem reutilizadas. Ademais, antes de sua reutilização, deve-se verificar se a barreira plástica protetora não foi contaminada com saliva, rasgada ou perfurada. Os receptores de imagem digital do tipo sensor sólido geralmente são embalados com o saco plástico transparente mais longo para cobrir parte do fio que pode entrar em contato com a face do paciente durante o exame radiográfico.

Após ter realizado o exame radiográfico, as barreiras plásticas protetoras que revestiram as superfícies são descartadas diretamente em lixeira com o auxílio de luvas de utilidade, cuidadosamente, a fim de não contaminar a superfície que está abaixo dessa barreira plástica. Caso ocorra alteração na integridade das barreiras ou quando existir sujeira nessas superfícies, deve-se proceder limpeza e desinfecção, conforme descrito no Capítulo 7 deste volume.

Convém destacar que as superfícies do avental e protetor de tireoide, confeccionados em borracha plumbífera e a superfície da mesa de trabalho também deverão ser submetidas a descontaminação.

Procedimentos para técnicas extraorais

A radiografia panorâmica é uma das técnicas radiográficas mais solicitadas pelos cirurgiões dentistas e, geralmente, é realizada em Serviço Especializado de Radiologia Odontológica. Durante a realização desse exame radiográfico, assim como qualquer outro tipo de exame extraoral, incluindo telerradiografias e técnicas tomográficas, o paciente

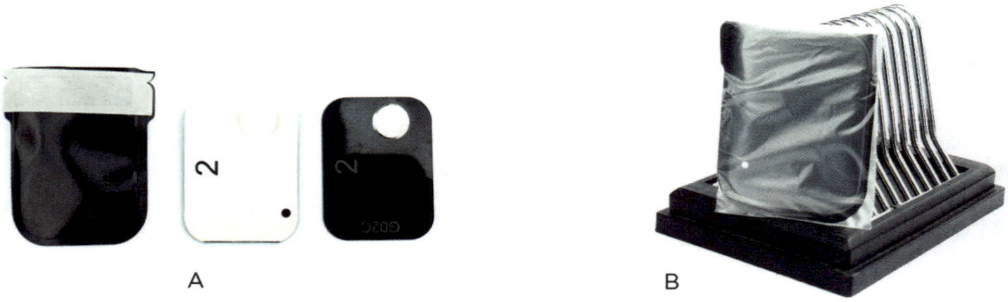

A B

FIGURA 6 Montagem da placa de fósforo dentro do envelope plástico (A) e posteriormente dentro da embalagem de saco plástico transparente (B).

permanecerá imóvel e com a face apoiada em suportes para o mento e para a fronte, os quais também devem ser previamente protegidos com barreiras descartáveis. Vale ressaltar que, nas telerradiografias, o paciente é posicionado no equipamento e duas olivas são encaixadas bilateralmente na abertura do canal auditivo, a fim de possibilitar o correto posicionamento. Essas olivas devem ser previamente protegidas com barreiras plásticas (Figura 7A). O local de apoio das mãos do paciente deve ser também protegido com barreiras. No exame radiográfico panorâmico, o paciente é solicitado a morder um bloco de mordida que permite o posicionamento dos arcos no centro da camada de imagem, e esse bloco deve ser rigorosamente embalado para prevenção de contaminação cruzada. No caso de pacientes edêntulos na região anterior, pode-se utilizar um apoio chamado mentoneira (Figura 7B), que também deve ser embalado para prevenção de contaminação na área de contato com a pele do paciente.

PROTEÇÃO DE PROFISSIONAIS E PACIENTES EM RELAÇÃO AO RISCO BIOLÓGICO ASSOCIADO À RADIAÇÃO IONIZANTE: COMO PROCEDER?

O objetivo básico da radioproteção é reduzir o potencial de efeitos estocásticos – relativos à dose de radiação recebida – a um nível aceitável quando os benefícios dessa exposição são considerados. Para tanto, os cuidados de proteção radiológica se baseiam em três princípios, descritos a seguir:

- Justificação: o benefício da exposição à radiação supera qualquer risco associado.
- Otimização, também conhecida por princípio ALARA (*as low as resonably achievable*): preconiza que a exposição total deve ser tão baixa quanto razoavelmente possível, com fatores econômicos e sociais levados em consideração.
- Limitação de dose individual: os limites de dose são aplicados a cada indivíduo para garantir que ninguém seja exposto a um nível inaceitavelmente de alto risco.

Para os procedimentos de proteção do paciente, devem ser levados em consideração o aparelho, o profissional (justificação do exame, execução da técnica, processamento radiográfico e uso de posicionadores e receptores de imagem mais sensíveis à radiação) e a correta utilização das vestimentas plumbíferas.

Aparelho

Quanto ao aparelho de raios X intraoral, os raios X devem ser acionados por um sistema de disparo que permita emissão de radiação X somente por meio da pressão no disparador para exposição no tempo selecionado, possibilitando a interrupção a qualquer momento. Durante a exposição, um sinal sonoro deve ser acionado durante o período de emissão de raios X.

Esses aparelhos devem possuir quilovoltagem nominal mínima de 60 kVp e devem apresentar uma filtração total permanente não inferior ao equivalente a 1,5 mm de alumínio. O sistema de colimação deve garantir um

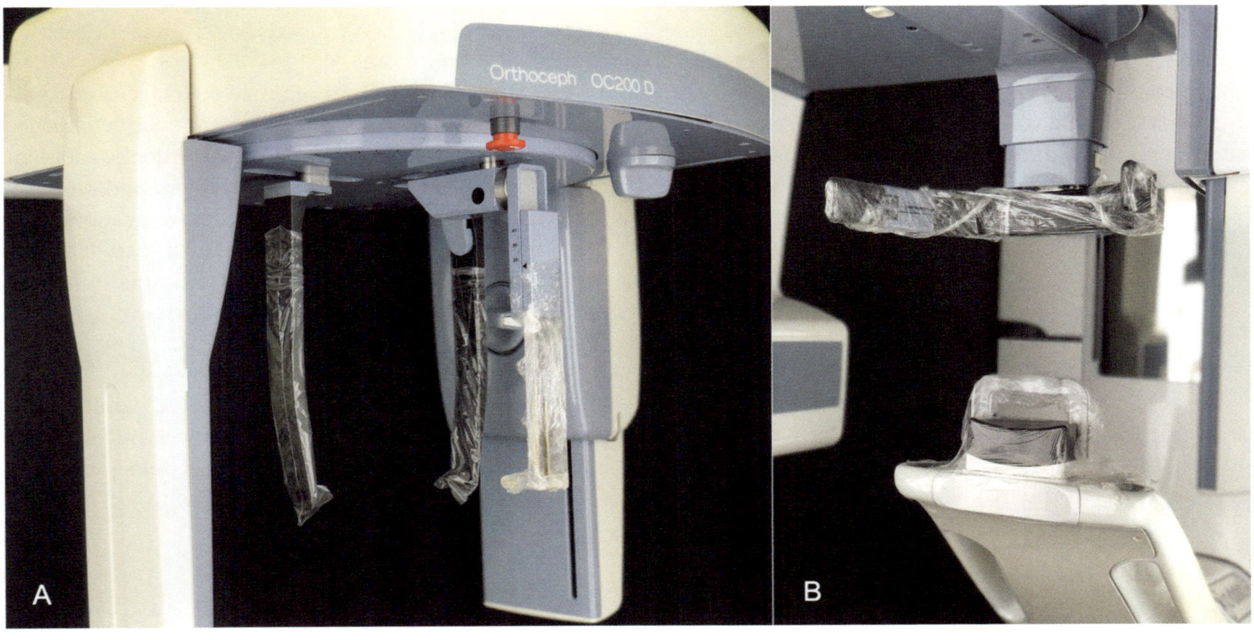

FIGURA 7 Barreiras plásticas de proteção nas olivas (A) e apoio da região do frontal e mentoneira (B).

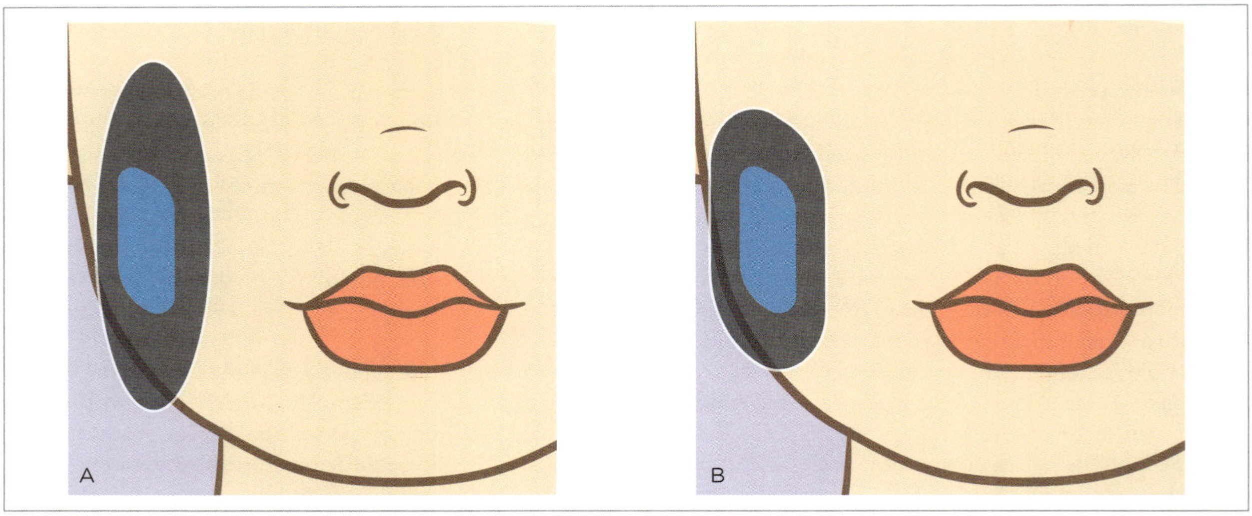

FIGURA 8 Na representação da utilização da colimação circular, observa-se, em A, na porção escurecida, a área total exposta e em azul, a região necessária para exposição do receptor de imagem. Em B, utilizando a colimação retangular, a área exposta de forma desnecessária é reduzida sem prejuízo da exposição do receptor de imagem.

diâmetro do campo de até 6 cm (maior que 4 cm e menor que 8 cm) na extremidade de saída do localizador. Para tanto, os aparelhos devem exibir uma distância mínima de 18 cm entre o ponto focal e a extremidade do cilindro localizador, nos aparelhos com 60 kVp enquanto nos aparelhos com tensão entre 60 e 70 kVp, essa distância deve ser de 20 cm. Além disso, é preferível a colimação retangular ao invés da colimação circular dos equipamentos, pois a área requerida para exposição do receptor de imagem é retangular e uma colimação circular expõe de forma desnecessária mais porções da face do paciente (Figura 8). O sistema de colimação reduz a dose Kerma* no ar em até 60% e a radiação dispersa em até 80% nos órgãos radiossensíveis. Caso o aparelho não apresente colimação retangular, há a possibilidade do profissional lançar mão de colimadores retangulares universais ou kits retangulares que já vem com alguns aparelhos para serem utilizados na extremidade do tubo.

PROFISSIONAL (JUSTIFICAÇÃO DO EXAME, EXECUÇÃO DA TÉCNICA, PROCESSAMENTO RADIOGRÁFICO)

Cabe ao profissional, a correta indicação e justificação do exame na prevenção de exposição do paciente a doses de radiação desnecessárias. Para alcançar esse objetivo, deve-se seguir o princípio da justificativa, ter critérios na solicitação de exames e seguir protocolos de solicitação. Em caso de dúvidas na realização ou solicitação de determinado exame de imagem, o profissional deve se questionar se determinado exame pode alterar o planejamento de um tratamento.

Outra forma de proteção é a aplicação do princípio ALARA em seu consultório ou clínica odontológica. Quanto à execução da técnica radiográfica, o profissional deve realizá-la de forma atenta e otimizada, procurando utilizar dispositivos posicionadores para evitar erros de enquadramento e de movimentação. O uso adequado desses dispositivos, de acordo com os tipos de receptores e técnicas radiográficas intraorais que se pretende realizar, é outro fator importante.

Devem ser utilizados receptores de imagens que possuam maior sensibilidade a uma menor dose de radiação e que proporcione padrão de qualidade adequado. Nos casos dos filmes radiográficos convencionais, deve-se selecionar os mais sensíveis disponíveis no mercado, sendo, portanto, os de sensibilidade E/F e F. No caso de placas de armazenamento de fósforo ou sensores sólidos, ambos possuem maior sensibilidade que os filmes radiográficos, principalmente os sensores sólidos.

Ainda, a utilização de filmes convencionais demanda maior tempo e cuidado na obtenção das radiografias, uma vez que é necessário realizar a etapa de processamento radiográfico químico. Infelizmente, apesar de ser de fácil execução, são frequentes os erros nessa etapa. Então, para evitar erros

* Kerma (*kinetic energy released per unit mass*) é a soma da energia cinética das partículas carregadas liberadas por radiação ionizante ou não ionizante, como os fótons e nêutrons, para um determinado volume com massa. Em radiologia, a produção de radiação de frenagem (*bremsstrauhlung*) é ínfima, sendo numericamente iguais Kerma no ar e dose absorvida.

e garantir a padronização das imagens, recomenda-se que o processamento radiográfico seja realizado pelo método temperatura/tempo, devendo o serviço dispor de câmara escura totalmente opaca, cronômetro, termômetro de imersão e tabela do processamento. Dessa forma, as câmaras escuras portáteis não devem possuir qualquer visor transparente, para impedir a entrada de luz externa durante o processamento e consequente velamento da imagem radiográfica.

Quando é necessário a aquisição de radiografia intraoral em gestantes, pode-se realizar a técnica radiográfica necessária para o tratamento, desde que não ultrapasse o limite de dose anual de 1 mSv. Vale salientar que apenas 1% da dose de radiação para radiografia intraoral atinge o feto numa paciente que não fizer uso de avental de chumbo, o que não será o caso e, por isso, haverá redução ainda maior da dose. Em termos de comparação, um estudo verificou que o acúmulo da radiação recebido durante duas horas de voo resultaria numa exposição à radiação da mesma ordem de grandeza que a estimativa da dose fetal em exames odontológicos.

A restrição de dose anual no feto vale também para a dose ocupacional. Nesse caso, a profissional deve notificar formalmente o responsável legal pelo serviço ou a chefia imediata, para que a mesma seja afastada das atividades que lidam com a execução da técnica radiográfica.

Proteção do profissional ou equipe

O profissional, evitando as repetições de imagens radiográficas, diminui exposições às radiações ionizantes desnecessárias. Adicionalmente, para a proteção da equipe de saúde bucal, deve-se levar em consideração o seu posicionamento em relação ao paciente e a fonte de radicação durante a exposição e a necessidade de monitoração de dose individual.

Durante a exposição, o profissional deverá se posicionar atrás de um biombo com visor plumbífero para então efetuar disparo. A posição do biombo deve permitir ao operador eficaz comunicação e observação visual do paciente e a visualização de pessoas que possam adentrar na sala.

Na ausência desse biombo, o profissional deverá se afastar ao máximo da área controlada, que corresponde em torno de 1,5 m do cabeçote de raios X e do paciente, sendo recomendado, portanto, no mínimo 2 m. Por isso, o fio do botão disparador do aparelho deve apresentar pelo menos 2 m de comprimento. No desenho esquemático exposto na Figura 9, na qual é ilustrado o alcance da radiação secundária, observa-se que a exposição máxima geralmente estará na direção do feixe primário quando sai do paciente. A radiação dispersa máxima será inversa, ou seja, entre 90 e 180 graus a partir do feixe primário quando ele entra no paciente. Geralmente, a posição de exposição mínima será a 45 graus do feixe primário ao sair do paciente, podendo o profissional se posicionar numa angulação entre 90 e 135 graus em relação ao feixe primário.

Enquanto permanecer na área controlada, todo indivíduo ocupacionalmente exposto deve usar dosímetro individual durante sua jornada de trabalho. No entanto, a obrigatoriedade do uso de dosímetro individual é

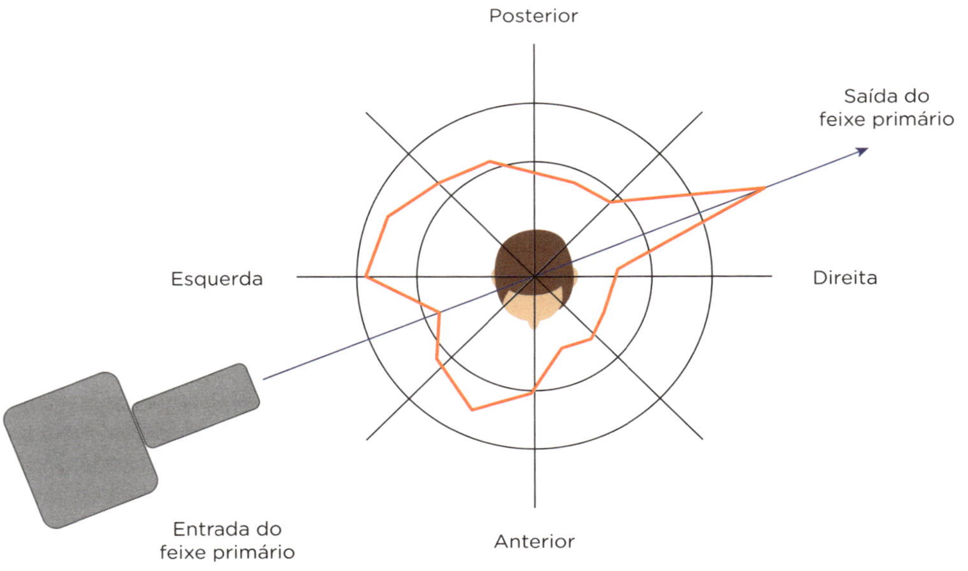

FIGURA 9 Desenho esquemático de uma exposição em função da posição do paciente e o feixe primário. Considerando que o centro representa o paciente, há uma maior quantidade de radiação secundária para trás da saída do feixe primário, por isso as posições recomendadas para exposições mínimas (cruzamentos) estão em 45 graus do feixe de saída.

dispensada para o consultório odontológico isolado que possua apenas um equipamento de raios X intraoral, com carga de trabalho máxima estimada em até 4 mA minutos/semana.

Na utilização de dosímetro individual, ele deve ser identificado, usado individualmente e trocado mensalmente. Quando não estiver em uso, deve ser mantido junto ao dosímetro padrão em local seguro da área livre, em conformidade com as instruções de uso do fabricante, sob a guarda do responsável legal ou por profissional designado por ele.

QUE EQUIPAMENTOS DE PROTEÇÃO INDIVIDUAL DEVEM SER UTILIZADOS PELOS PROFISSIONAIS DURANTE A REALIZAÇÃO DE RADIOGRAFIAS ODONTOLÓGICAS?

Antes de iniciar qualquer procedimento, o profissional deve higienizar as mãos, vestir jaleco, máscara, óculos de proteção, gorro ou touca e, sobre o jaleco de tecido, vestir um avental descartável. Antes do exame radiográfico intraoral, o profissional deve abrir o envelope de posicionadores previamente esterilizado sobre a mesa de trabalho, calçar luvas e montar os posicionadores. Após calçar as luvas, não se deve tocar em outras superfícies que não sejam o receptor de imagem, cabeçote do aparelho de raios X embalado, posicionadores e na boca do paciente. Antes de levar o receptor de imagem com o posicionador à boca do paciente, o profissional já deve estabelecer o tempo de exposição ajustando o seletor no painel de controle do aparelho de raios X previamente protegido com barreira de filme de PVC para evitar contaminação.

O uso de avental de borracha plumbífera pelo profissional durante os exames radiográficos odontológicos ocorrerá se estiver utilizando um aparelho de raios X portátil.

QUE CUIDADOS DEVEM SER TOMADOS QUANTO AO AVENTAL E COLAR DE TIREOIDE PLUMBÍFERO?

Todos os pacientes que serão submetidos a exames radiográficos devem ser protegidos com avental e colar de tireoide, confeccionados com material que possua equivalência a 0,25 mm de chumbo. Os aventais devem ser de tamanho adequado para uso pediátrico ou adulto. Na necessidade de um acompanhante para auxílio durante a técnica radiográfica, seja para conter, confortar ou ajudar o paciente, o acompanhante também deve ser protegido com avental de chumbo para exercer essa função, uma vez que essa tarefa é proibida ao profissional e equipe. Cabe ressaltar que apenas nesse caso é permitida a presença do acompanhante na realização da técnica radiográfica.

Os protetores devem ser mantidos de modo a preservar a sua integridade. Quando não utilizados, devem ser guardados em posição vertical, em suportes apropriados, ou estirados na horizontal. Em hipótese nenhuma podem ser dobrados, para que não haja danos na sua estrutura. É importante que as vestimentas plumbíferas estejam livres de rasgos e dobras (Figura 10). Dentre os requisitos para se manter o controle de qualidade, há a necessidade de passar por avaliações a cada dois anos, para verificação da sua integridade.

Após o atendimento de cada paciente, é preciso realizar a limpeza e desinfecção das vestimentas plumbíferas. Pode ser utilizado um pano macio embebido em água e sabão e, após enxágue e secagem da superfície, desinfetar com um desinfetante de nível intermediário, ou então um desinfetante de superfícies fixas e artigos não críticos.

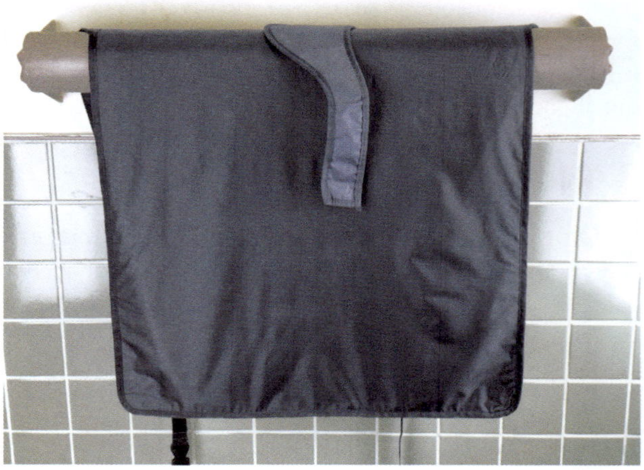

FIGURA 10 Armazenamento correto de avental e protetor de tireoide de borracha plumbífera.

POSICIONADORES PARA RECEPTORES DE IMAGEM: QUAIS OS CUIDADOS ESSENCIAIS ANTES, DURANTE E APÓS O EXAME RADIOGRÁFICO?

O uso de posicionadores de receptor de imagem para exames radiográficos intraorais periapicais é recomendado pela RDC 330, pois fica proibido manter o receptor de imagem durante a exposição com as mãos, com exceção das técnicas necessárias em radiologia odontológica intraoral.

O profissional deve verificar se os posicionadores para exames radiográficos intraorais estão limpos e esterilizados antes do uso, observando, inclusive, a data de validade da esterilização e a integridade da embalagem. Considerando que os posicionadores estão adequados para uso, o profissional com as mãos limpas deve abrir o envelope grau cirúrgico contendo os posicionadores sobre a mesa de trabalho, sem encostar-se em seus componentes e descartar o envelope grau cirúrgico no cesto de lixo comum (não infectante) (Figura 11).

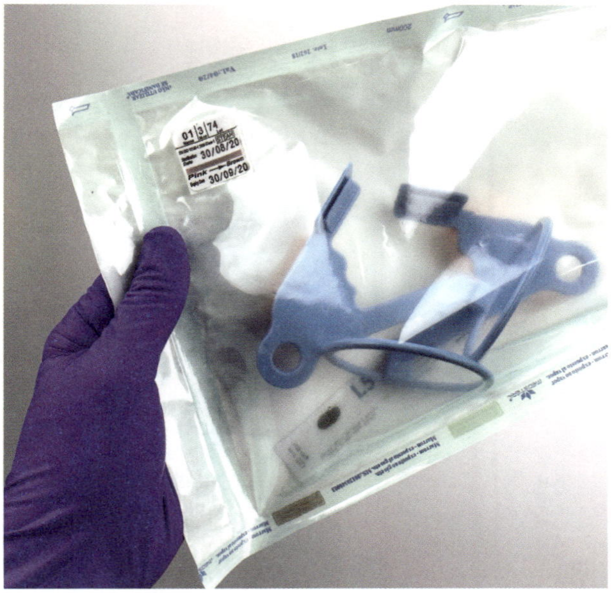

FIGURA 11 Envelope grau cirúrgico esterilizado contendo os posicionadores radiográficos.

Durante o exame radiográfico, o profissional somente deve utilizar os posicionadores se estiver de luvas e, ainda, deve mantê-los sobre a mesa de trabalho a cada região radiografada. Ao término do exame radiográfico, os posicionadores devem ser submetidos aos processos de limpeza, embalagem e esterilização.

Em alguns locais, não é possível esterilizar os posicionadores a cada uso. Essas são situações de exceção. Portanto, nesses casos excepcionais, o procedimento deve seguir a orientação descrita a seguir: antes de radiografar cada região de dentes, os posicionadores contendo o receptor de imagem devem ser inseridos num saco plástico espesso limpo, sem perfurações e amarrado a fim de evitar contato da saliva do paciente com o posicionador e receptor de imagem. Para cada região a ser radiografada, o procedimento deve ser repetido e o saco substituído. Na sequência, realiza-se o procedimento de limpeza da mesma forma descrita anteriormente. Após a lavagem e a secagem dos posicionadores, realiza-se a desinfecção. Se o profissional observar que a barreira plástica foi perfurada durante o uso, obrigatoriamente os posicionadores utilizados devem ser autoclavados.

COMO REALIZAR O PROCESSAMENTO RADIOGRÁFICO DE FORMA SEGURA?

O processamento radiográfico pode ser dividido em manual e digital. Segundo legislação vigente, em radiologia odontológica intraoral, podem ser utilizadas câmaras escuras portáteis de processamento manual confeccionadas em material opaco se o serviço dispuser de cronômetro, termômetro, tabela de revelação e demais recursos para garantir o processamento, conforme as instruções de uso dos fabricantes. Durante o exame, o receptor de imagem deve estar protegido com barreira plástica e deve ser desembalado conforme for sendo utilizado dentro de um recipiente descartável (copo plástico) sem ser tocado para não o contaminar. Em seguida, o profissional deve realizar o processamento com luvas limpas, evitando a contaminação do local do processamento pelo receptor de imagem livre de saliva.

Para realizar o processamento radiográfico manual, o profissional deve estar usando jaleco, máscara, óculos de proteção, luvas e gorro. Antes de iniciar o procedimento, a câmara escura portátil deve ser inspecionada externa e internamente a fim de comprovar seu estado de limpeza. A tampa deve ser aberta e um recipiente vazio (copo de plástico) e outro com os receptores de imagem devem ser inseridos no interior da câmara escura portátil. O recipiente vazio receberá os resíduos provenientes das embalagens dos filmes. Somente depois que os dois recipientes estiverem dentro da câmara escura portátil, o profissional deve calçar luvas limpas e iniciar o processamento radiográfico,

ATENÇÃO

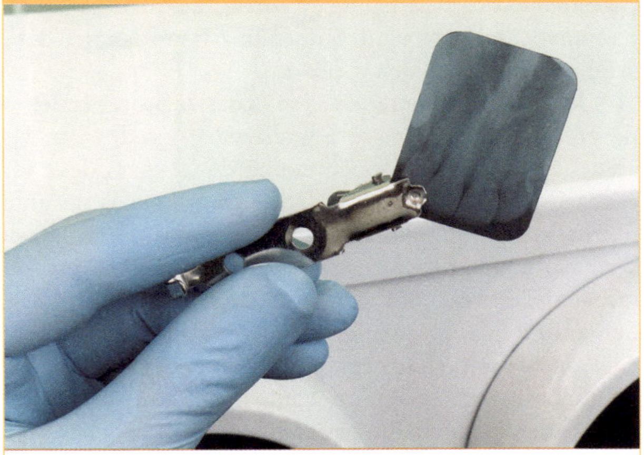

A manipulação do receptor de imagem e o processamento radiográfico devem ser conduzidos com luvas limpas, que evitarão a contaminação do local do processamento pelo receptor de imagem de saliva.

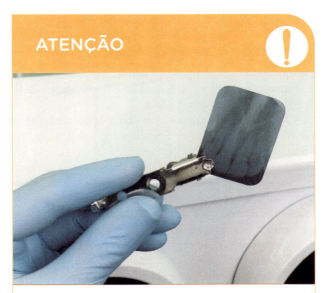

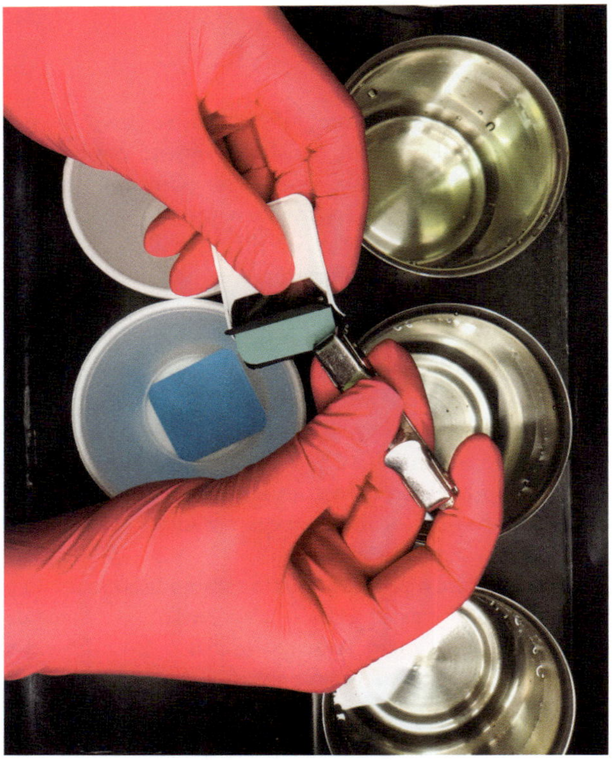

FIGURA 12 Câmara escura portátil aberta mostrando recipientes no interior.

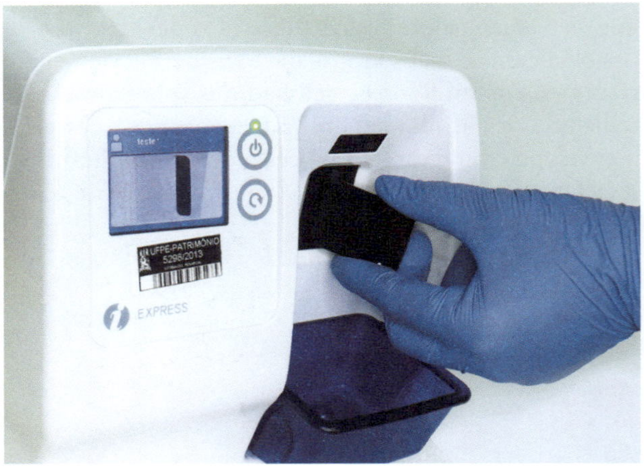

FIGURA 13 Uso de luvas limpas para a inserção do receptor de imagem no leitor.

introduzindo as mãos enluvadas pelas mangas da câmara escura portátil (Figura 12). Ao terminar o processamento radiográfico, o profissional deve retirar as luvas com as mãos ainda dentro da câmara escura portátil, inserindo-as naquele recipiente destinado aos resíduos e, somente então, deve remover as mãos de dentro da câmara escura portátil. Dessa forma, evita-se a contaminação das mangas da câmara escura portátil. Em seguida, o profissional deve lavar as mãos com água e sabão.

Os recipientes contendo as soluções de processamento devem ser higienizados com água e sabão a cada troca das soluções. O mesmo procedimento de lavagem deve ser realizado nas colgaduras individuais utilizadas durante o processamento manual. A câmara escura portátil deve ser desinfetada diariamente e lavada com água e sabão semanalmente ou com maior frequência dependendo da demanda de uso e presença de sujeira visível.

Considerando que nesses procedimentos de processamento radiográfico nenhum equipamento ou material foi contaminado, não há necessidade de esterilizá-los.

No processamento do receptor de imagem do tipo digital ou durante a realização de um exame tomográfico, o profissional deverá, preferencialmente, calçar luvas limpas e o teclado do computador e o mouse deverão ser revestidos com barreiras de filme de PVC (trocar a cada paciente) (Figura 13).

AS SOLUÇÕES (REVELADOR, ÁGUA, FIXADOR) PODEM SER UM VEÍCULO DE CONTAMINAÇÃO DURANTE O PROCESSAMENTO RADIOGRÁFICO?

Análises de filmes convencionais e das soluções de processamento radiográfico apontaram que microrganismos presentes no filme radiográfico são transferidos para as soluções, permanecendo nas radiografias após o processamento, mesmo depois da etapa de secagem. Ressalta-se que a solução fixadora é a mais contaminada e que as soluções podem permanecer contaminadas mesmo após 48 horas de inatividade. Portanto, o processamento radiográfico é uma etapa de risco e pode ser a fonte de contaminação cruzada durante o atendimento de pacientes.

No momento do processamento radiográfico de filmes intraorais convencionais, lixeiras distintas devem estar disponíveis a fim de se conseguir fazer o descarte correto dos resíduos das embalagens dos filmes, ou seja, a embalagem plástica e o papelão preto devem ser destinados na mesma lixeira, e a lâmina de chumbo deve ser destinada em outra lixeira. Ambos os descartes, apesar de não estarem contaminados, se o protocolo sugerido foi seguido, devem ser armazenados conforme será descrito na Tabela 1 neste capítulo e ter destino em lixo contaminado e uma empresa especializada em gerenciamento de resíduos deve ser contratada a fim de removê-lo. Essas empresas especializadas em gerenciamento de resíduos objetivam a coleta, o tratamento e providenciam o destino correto do resíduo, respeitando o meio ambiente.

Para os materiais e equipamentos utilizados no processamento radiográfico manual, especificamente os recipientes e a câmara escura portátil que não podem ser esterilizadas, os procedimentos de controle de infecção devem ser seguidos a fim de evitar contaminação nessa etapa final de aquisição da radiografia convencional.

QUAL A IMPORTÂNCIA DO CONTROLE DE INFECÇÃO NOS SISTEMAS RADIOGRÁFICOS DIGITAIS? COMO ELE DEVE SER REALIZADO?

O filme radiográfico pode ser substituído por um sensor digital sólido ou por uma placa de armazenamento de fósforo para aquisição radiográfica digital. O controle de infecção durante a utilização desses dois tipos de receptores de imagem digital deve receber atenção especial, uma vez que esses receptores são reutilizados a cada novo paciente e não podem ser esterilizados.

Os receptores intraorais digitais devem ser protegidos com barreiras de proteção plásticas resistentes à ruptura para evitar contaminação cruzada. Nos receptores sólidos, essa barreira deve proteger tanto o sensor quanto a parte do cabo que entra em contato com a face do paciente. Nas placas de armazenamento de fósforo, as barreiras devem ser seladas e, por esse sistema apresentar uma etapa adicional durante a aquisição da imagem (leitura da placa de fósforo ou escaneamento), deve-se redobrar a atenção durante a manipulação da barreira para evitar a contaminação da placa e do *scanner* e, consequentemente, a contaminação cruzada.

A utilização de uma segunda barreira plástica, como o protetor de dedo de látex antiestático (*finger coat*), é recomendada por ser uma opção simples, acessível e eficiente para minimizar a contaminação por microrganismos da microbiota oral. Ademais, recomenda-se utilização dos posicionadores para realização das técnicas radiográficas intraorais, com objetivo de reduzir o risco de ruptura das barreiras durante a manipulação do receptor durante o posicionamento na região a ser radiografada.

Para diminuir a quantidade de bactérias nas barreiras de proteção de receptores digitais, antes da sua remoção, deve-se realizar a descontaminação com uma solução desinfetante que não seja inativada por matéria orgânica e, em seguida, permitir que essa barreira seque antes do procedimento da remoção do receptor do interior das barreiras. O profissional deve ter cuidado especial durante essa etapa para evitar ruptura da barreira e exposição desse receptor digital à saliva do paciente. Além disso, na prática clínica, especialmente em clínicas que realizam o atendimento de muitos pacientes e/ou com equipe composta por muitos indivíduos, deve-se realizar treinamento e supervisão frequentes para que essa etapa não seja negligenciada.

Apesar da utilização de duas barreiras e da realização da desinfecção, antes da remoção do receptor, evitar a contaminação durante o atendimento radiográfico, pois os receptores de imagem podem ser contaminados por microorganismos que fazem parte da microbiota da pele humana, especialmente por bactérias do gênero *Staphylococcus*. Assim, a manipulação dos receptores de imagem sem luva antes e após o atendimento do paciente também é uma fonte potencial de contaminação, como ao revestir os receptores com novas barreiras para o atendimento de um novo paciente sem a utilização de luvas. Nas placas de fósforo, a etapa de escaneamento das placas aumenta ainda mais esse risco em razão da necessidade de manipulação para introdução no escâner.

No caso de contaminação após ruptura da barreira, os sensores sólidos podem ser descontaminados por meio da utilização de produtos desinfetantes simplificados, que promovem limpeza e desinfecção em passo único (ver Capítulo 7).

Por outro lado, quando a placa de armazenamento de fósforo é contaminada, embora alguns fabricantes indiquem a viabilidade da desinfecção com álcool isopropílico, há grande possibilidade de causar degradação, riscos e arranhões nesse processo, os quais produzem artefatos na imagem radiográfica digital, chegando a inutilizar o receptor. Em alguns países, recomenda-se a esterilização diária dessas placas por gás de óxido de etileno, entretanto, o emprego desse método não é viável para clínicas de radiologia ou consultórios odontológicos no Brasil.

Recentemente, um sistema digital de placa de armazenamento de fósforo para aquisição de imagens intraorais incorporou um mecanismo interno de desinfecção por radiação ultravioleta durante o transporte das placas no interior do escâner (Scan eXam™). De acordo com o fabricante, esse mecanismo desativa tanto os vírus quanto as bactérias presentes nos receptores e, assim, evita a contaminação cruzada.

Nos Quadros 1, 2 e 3 (no final deste capítulo), há sugestões dos procedimentos a serem seguidos quando são utilizados os receptores digitais no atendimento de pacientes para aquisição de radiografias intraorais.

O QUE CONSIDERAR SOBRE A LIMPEZA E DESINFECÇÃO DAS SUPERFÍCIES DURANTE O ATENDIMENTO RADIOGRÁFICO?

Todos os serviços de radiologia ou consultórios devem preparar os ambientes para suas atividades, realizando limpeza, desinfecção e conservação das superfícies e equipamentos permanentes, como piso, paredes, divisórias, portas, maçanetas, teto, aparelhos de raios X, bancadas, pias, cadeira, computador (quando são utilizados sistemas digitais), dentre outros.

Para que a limpeza atinja seus objetivos, é imprescindível a utilização de produtos denominados saneantes, como detergentes. Quando há matéria orgânica nas superfícies dos equipamentos, recomenda-se a limpeza com água e com detergente (categoria de produto saneante) e, posteriormente, a utilização de desinfetante.

Para o controle de infecção, rotineiramente, pode-se combinar a utilização de barreiras de proteção e os procedimentos de limpeza e desinfecção das superfícies dos equipamentos após o atendimento do paciente. Quando os procedimentos de desinfecção são utilizados exclusivamente, observa-se a aquisição de menos equipamentos e materiais, resultando na redução da quantidade de resíduos gerados.

No entanto, a etapa de desinfecção requer a utilização de os todos equipamentos de proteção individual (óculos de proteção, luvas de borracha, máscara, gorro e avental impermeável), com o objetivo de proteger o profissional responsável por essa etapa do contato com os produtos químicos e agentes infecciosos e, quando realizada de forma adequada, demanda tempo. Além disso, deve-se ter cuidado ao selecionar o produto que será utilizado nas superfícies, pois alguns são corrosivos, tóxicos e podem danificar os equipamentos.

A água e o detergente devem ser utilizados para a remoção de sujidades nos ambientes do consultório ou clínica de radiologia que não apresentam contaminação com matéria orgânica, como corredores, almoxarifado, área administrativa e recepção. No caso da desinfeção dos pisos, deve-se realizar a técnica de varredura úmida, seguida de procedimentos de ensaboar, enxaguar e secar essa superfície. A varredura úmida é recomendada para evitar a dispersão de microrganismos por meio das partículas de pó e pode ser realizada com *mops* ou rodo e panos para limpeza de pisos.

Na etapa de desinfecção, inicialmente, é necessário selecionar o desinfetante compatível com a superfície que será desinfetada e toalhas de papel, pano para limpeza descartável ou gaze. Há duas técnicas que podem ser utilizadas na desinfecção das superfícies dos equipamentos utilizados no consultório ou em serviços de radiologia odontológica, são elas: a técnica de borrifar-esfregar-borrifar e a técnica de esfregar-descartar-esfregar, como previamente descritas no Capítulo 7.

As soluções desinfetantes do tipo quaternários de amônio, compostos liberadores de cloro ativo ou oxidantes podem ser utilizadas após a limpeza das superfícies fixas. Nesse caso, deve-se realizar desinfecção e, posteriormente, o enxague e a secagem. Por outro lado, quando os álcoois são escolhidos como substância desinfetante para superfícies, o profissional deve realizar a fricção do material sobre a superfície a ser limpa e desinfetada e, ainda, aguardar a superfície secar antes de utilizar o equipamento.

As superfícies externas dos equipamentos de raios X podem ser limpas e desinfetadas. Alguns fabricantes de aparelhos de raios X recomendam que não sejam utilizadas substâncias que contenham fenol, ácido peracético, peróxidos, hipoclorito de sódio ou agentes à base de iodo. Geralmente, a lista de soluções compatíveis com as superfícies de aparelhos de raios X é informada pelos fabricantes no manual dos equipamentos e/ou site da empresa.

Durante a limpeza e desinfecção dessas superfícies, deve-se ter cuidado ao se utilizar soluções desinfetantes e água, visto que esses líquidos podem atingir e danificar os componentes elétricos dos aparelhos de raios X. Dessa forma, recomenda-se a remoção da sujeira visível com a utilização de um pano de limpeza descartável ou com papel toalha umedecido com água e detergente e, em seguida, deve-se realizar a desinfecção da superfície por meio da fricção de um outro pano de limpeza descartável ou papel toalha umedecido com substância desinfetante indicada pelo fabricante do equipamento.

Alguns componentes dos aparelhos de raios X extrabucais podem ser esterelizados por meio de calor úmido. Assim, ao adquirir um equipamento, o profissional deve verificar e seguir todas as recomendações do fabricante em relação aos procedimentos de limpeza, desinfecção e/ou esterelização. Recomenda-se, ainda, que os serviços de radiologia e consultórios odontológicos estabeleçam o cronograma de periodicidade e de frequência de limpeza e desinfecção.

COMO MINIMIZAR A CONTAMINAÇÃO CRUZADA RELACIONADA AO USO DAS COLGADURAS?

Colgaduras são usadas durante o processamento manual de filmes radiográficos convencionais e, apesar de não entrarem em contato direto com o paciente, podem ser contaminadas por fluidos orais durante sua manipulação. Para minimizar o risco de infecção cruzada relacionado a seu uso, alguns procedimentos devem ser levados em consideração.

As colgaduras podem permanecer livres de contaminação caso o profissional utilize barreiras de proteção envolvendo o filme radiográfico durante a aquisição da imagem e, na etapa de processamento, descarte essas barreiras e manipule as colgaduras sempre com luvas limpas. Caso ocorra a contaminação do envoltório plástico do filme, esse deve ser limpo/desinfetado antes do processamento. Dessa maneira, a colgadura permanecerá descontaminada e sua manipulação não representará um risco de infecção cruzada.

No entanto, em uma outra possível situação, pode haver contaminação da colgadura caso o profissional a manipule com uma luva contaminada, seja durante o processamento radiográfico ou depois dele, durante a interpretação da imagem em um ambiente clínico. Nesse caso, a colgadura precisará ser submetida ao processamento, desde a pré-limpeza até a esterilização, se o material for compatível, tal como os posicionadores radiográficos. Para que haja minimização dos riscos e um melhor controle de infecção durante o uso de colgaduras, é interessante que clínicas de radiologia e consultórios odontológicos que realizam radiografias intraorais convencionais implementem um sistema regular de limpeza e esterilização desses dispositivos (ver Curtindo a biossegurança).

COMO MANIPULAR E DESCARTAR COM SEGURANÇA OS RESÍDUOS GERADOS EM UM ATENDIMENTO NA RADIOLOGIA?

Todos os resíduos resultantes do atendimento radiográfico na odontologia são considerados resíduos sólidos de saúde. Esses resíduos se destacam dos demais pelo impacto ambiental e pelo risco à saúde da população. Portanto, merecem atenção especial em todas as fases de manejo, ou seja, durante a segregação, a identificação, o acondicionamento, o armazenamento, a coleta, o transporte e a disposição final.

Durante o atendimento de pacientes para a aquisição de radiografias, em especial com a utilização de técnicas radiográficas intraorais, tem-se a geração de resíduos dos grupos A, B e D. Como abordado no Capítulo 11, os resíduos do tipo A são aqueles com possível presença de agentes biológicos. Já os classificados no grupo B são resíduos contendo produtos químicos que apresentam periculosidade à saúde ou ao meio ambiente. Aqueles agrupados no grupo D são considerados resíduos que não apresentam risco biológico, ou seja, são semelhantes aos resíduos domiciliares (Figura 14).

Segregação, acondicionamento e identificação

Os resíduos devem ser segregados pelos profissionais no momento da sua geração e esse procedimento deve ser realizado de acordo com a sua classificação.

Quando o exame radiográfico utiliza o filme radiográfico convencional como receptor de imagem, é necessária a utilização dos seguintes equipamentos e materiais: filme radiográfico, aparelho de raios X, posicionadores, luvas de procedimento, máscara, gorro, avental, óculos de proteção, barreiras de proteção, colgaduras, soluções de processamento, papel toalha e copo descartável (opcional).

Nos serviços de radiologia odontológica ou nos consultórios que utilizam receptores radiográficos digitais em substituição aos filmes radiográficos, o processamento químico é eliminado e, assim, não são produzidos os resíduos

CURTINDO A BIOSSEGURANÇA

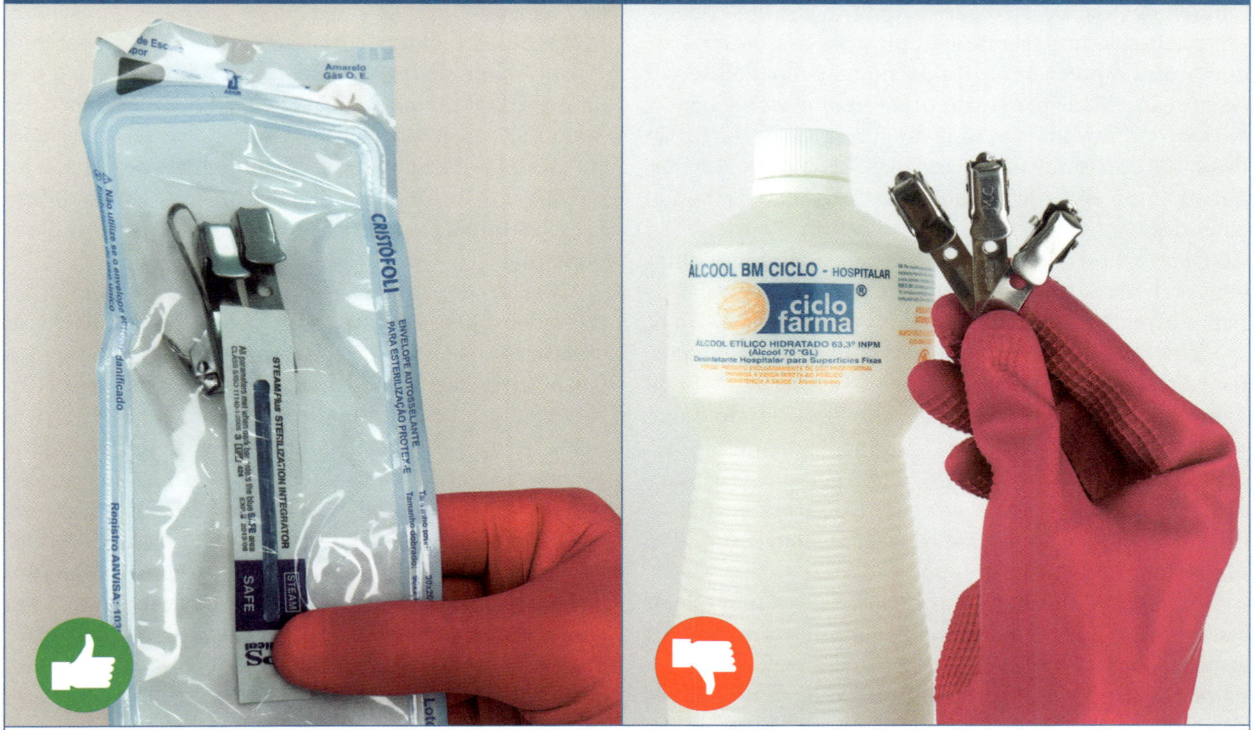

Por mais que as colgaduras sejam um item com baixa possibilidade de contaminação, quando do cuidadoso controle de infecção, a sua esterilização é uma prática recomendada, principalmente pela possibilidade de manuseio clínico com luvas utilizadas no paciente. Assim, esterilizar as colgaduras merece o nosso *like*, ao contrário da aplicação de métodos químicos de desinfecção.

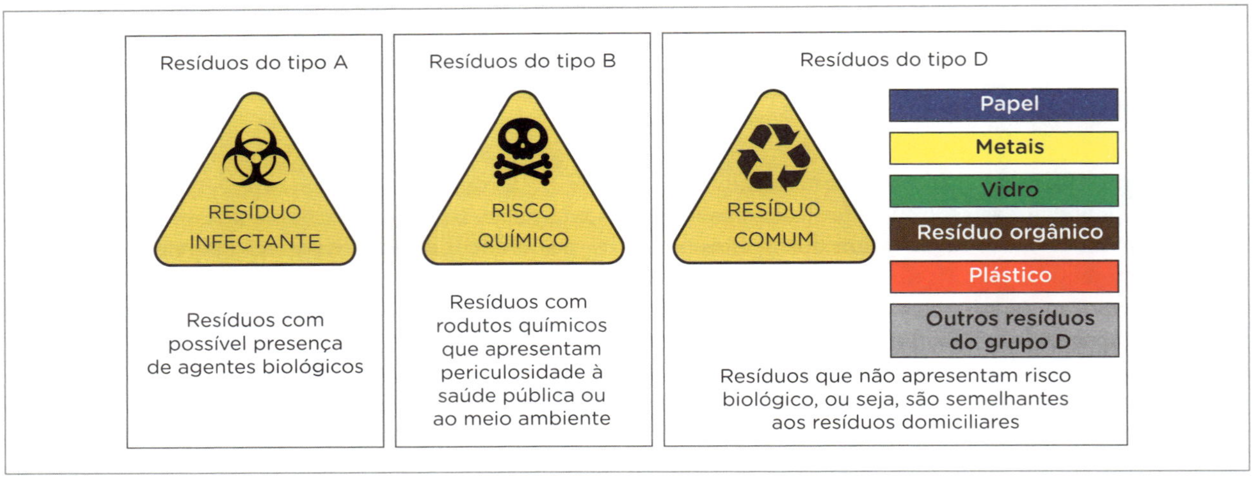
Resíduos do tipo A
RESÍDUO INFECTANTE
Resíduos com possível presença de agentes biológicos
Resíduos do tipo B
RISCO QUÍMICO
Resíduos com rodutos químicos que apresentam periculosidade à saúde pública ou ao meio ambiente
Resíduos do tipo D
RESÍDUO COMUM
Papel
Metais
Vidro
Resíduo orgânico
Plástico
Outros resíduos do grupo D
Resíduos que não apresentam risco biológico, ou seja, são semelhantes aos resíduos domiciliares

FIGURA 14 Tipos de resíduos gerados durante o atendimento radiográfico.

químicos provenientes dessa etapa e da utilização do filme radiográfico (p. ex., lâmina de chumbo e filme descartado por erro de técnica ou processamento). A Tabela 1 apresenta a segregação e acondicionamento adequado dos resíduos gerados durante o atendimento de pacientes na aquisição de radiografias.

Na segregação de todos os tipos de resíduos sólidos gerados no atendimento radiográfico, deve ser respeitado o limite de peso do saco para garantir a sua integridade. Outra questão importante é a utilização desses sacos até que ocorra o preenchimento de, no máximo, dois terços de sua capacidade para garantir o fechamento adequado. No caso de resíduos de saúde do grupo A, a substituição dos sacos deve ser realizada, no máximo, a cada 48 horas, quando o preenchimento dos dois terços não é atingido antes desse intervalo.

Dentro do serviço de radiologia ou de clínicas odontológicas, a sala de utilidades ou expurgos pode ser utilizada para o armazenamento dos resíduos dos grupos A, E e D, sendo necessário que o ambiente comporte os coletores e, também, a identificação dessa sala com a inscrição "Abrigo Temporário de Resíduos". No caso dos resíduos do grupo B, a legislação permite que o armazenamento interno seja realizado no local nos quais eles foram gerados. Quando a distância entre o ponto de geração e o de armazenamento externo justifique, a etapa de armazenamento temporário dos resíduos pode ser dispensada.

Em relação aos resíduos do grupo B, deve-se respeitar a segregação e incompatibilidade química dos resíduos armazenados. O abrigo externo utilizado para o armazenamento deve apresentar identificação com a simbologia de risco associado à periculosidade desse tipo de resíduos. Esse ambiente deve, também, possuir caixa de retenção ou outra forma de contenção validada, sistema elétrico e de combate a incêndio.

Transporte externo e destinação

Alguns dos resíduos gerados durante o atendimento para aquisição de radiografias podem ser reutilizados e reciclados, como as lâminas de chumbo e os filmes radiográficos descartados e os resíduos do grupo D. Quando isso ocorre, os gastos com tratamento podem ser reduzidos, assim como a quantidade de rejeitos resultantes desse atendimento.

Os filmes radiográficos descartados por apresentarem erros ou qualidade insuficiente para o diagnóstico e as lâminas de chumbo devem ser encaminhados para coleta ou reciclagem por empresa com licença de operação. Apenas quando esgotadas as possibilidades de tratamento e recuperação, esses resíduos químicos sólidos devem ser encaminhados para aterros sanitários para resíduos perigosos.

No caso das soluções de processamento, as soluções reveladoras devem ser tratadas, podendo ser submetidas ao processo de neutralização para alcançar pH entre 7 e 9 e, posteriormente, podem ser descartadas na rede coletora de esgoto com tratamento, atendendo às diretrizes estabelecidas pelos órgãos ambientais e de saneamento. Já as soluções fixadoras, após serem submetidas ao processo de recuperação da prata, devem ser encaminhadas para tratamento antes da disposição final.

Os resíduos do grupo D podem ser encaminhados para reciclagem, recuperação, reutilização, compostagem, aproveitamento energético e encaminhados para disposição final adequada. Após esgotadas todas essas possibilidades, os rejeitos sólidos desse grupo devem ser dispostos conforme a norma vigente e os líquidos na rede coletora de esgoto.

O gerenciamento dos resíduos produzidos no atendimento de saúde é descrito no Capítulo 11.

TABELA 1 Segregação e acondicionamento adequado dos resíduos gerados durante o atendimento de pacientes na aquisição de radiografias

Classificação	Resíduo	Acondicionamento: sacos	Acondicionamento: recipiente
Grupo A (resíduos A4)	Luvas de procedimento contaminadas com saliva e/ou sangue. Barreiras de proteção de superfície para aparelhos de raios X e receptores de imagem. Máscaras, avental descartável e gorros com contaminação visível.	Sacos brancos leitosos, de material resistente a ruptura e impermeável, com identificação de resíduo de risco biológico.	Recipiente coletor de material liso, resistente a punctura ruptura, vazamento e tombamento. O coletor deve possuir tampa provida de sistema de abertura sem contato manual e cantos arredondados. Deve-se, ainda, identificar o coletor com o símbolo de risco biológico.
Grupo D	Máscaras, avental descartável e gorros (sem contaminação visível). Material de escritório Papel toalha. Copo descartável. Invólucro plástico de filme radiográfico sem contaminação.	Sacos impermeáveis sem a obrigatoriedade de identificação.	Recipiente identificado com símbolo de material reciclável para os resíduos destinados à reciclagem ou reutilização. A identificação deve ser realizada nos recipientes, usando símbolo de resíduo reciclável, código de cores e suas correspondentes nomeações (papel, metal, vidro, resíduo orgânico ou plástico). Para os demais resíduos do grupo D, deve ser utilizada a cor cinza nos recipientes.
Grupo B (sólido)	Lâmina de chumbo. Filmes radiográficos.	Cada um desses resíduos sólidos do grupo B deve ser segregado, acondicionado e identificado separadamente.	Recipiente com tampa constituído de material rígido, resistente e compatível com o resíduo. O recipiente deve ser identificado de acordo com as normas dos resíduos do tipo B, com o símbolo e a frase de risco associado à periculosidade do resíduo químico.
Grupo B (líquido)	Soluções de processamento radiográfico.	As soluções fixadoras e reveladoras devem ser segregadas, acondicionadas e identificadas separadamente.	Recipiente constituído de material compatível com o líquido que será armazenado e com tampa que garanta a contenção do resíduo. Esse recipiente deve ser resistente, rígido e impermeável. O recipiente deve ser identificado de acordo com as normas dos resíduos do tipo B, com o símbolo e a frase de risco associado à periculosidade do resíduo químico.

QUAL A IMPORTÂNCIA DA MANUTENÇÃO PREVENTIVA (CALIBRAÇÃO) DOS EQUIPAMENTOS RADIOGRÁFICOS? COM QUE FREQUÊNCIA REALIZAR?

O profissional que trabalha com equipamentos de raios X deve estabelecer um programa para assegurar a alta qualidade das imagens radiográficas geradas, assim como garantir a proteção aos pacientes, profissionais e ao público em geral.

O termo controle/garantia de qualidade refere-se a um programa de avaliação periódica da performance de todos os equipamentos e passos envolvidos na produção da imagem radiográfica, de modo a atender o que prega o princípio de ALARA, com doses de radiação tão baixas quanto razoavelmente exequíveis.

Periodicamente, um técnico especializado deve realizar inúmeros testes de desempenho, que abrangem desde a verificação do aparelho de raios X e todas as suas especificidades, como também a inspeção da câmara escura, avaliação da integridade dos equipamentos de proteção individual, a qualidade da imagem e o levantamento radiométrico.

Os testes relacionados ao aparelho de raios X devem incluir: avaliação da radiação de fuga do cabeçote a cada quatro anos e verificação da distância foco-pele, camada semi-redutora, exatidão da tensão do tubo, tempo de exposição e verificação do tamanho de campo, a cada dois anos.

Com frequência também bianual, há a necessidade de avaliação da vedação da câmara escura, da presença de artefatos, da qualidade da imagem radiográfica e da efetividade do apagamento da imagem residual dos receptores digitais.

Entretanto é importante salientar que os próprios profissionais responsáveis podem realizar avaliações mensais na câmara escura, por meio do teste da moeda, que consiste em colocar dentro da câmara escura, uma moeda sobre uma película radiográfica aberta e esperar o tempo equivalente a um processamento radiográfico. Após, realiza-se o processamento dessa película. Se a imagem da moeda aparecer, indica que há entrada de luz. Outra avaliação rotineira importante consiste na verificação da integridade das placas de fósforo, pois com o uso há o aparecimento de arranhões, que podem comprometer a imagem radiográfica.

O levantamento radiométrico deve ser realizado a cada quatro anos ou quando houver qualquer modificação na infraestrutura ou nos equipamentos presentes na clínica.

COMO LIDAR COM OS RISCOS ASSOCIADOS À MANIPULAÇÃO E ARMAZENAMENTO DAS PELÍCULAS PROCESSADAS?

Após o processamento dos filmes radiográficos convencionais ou mesmo a impressão de radiografias digitais, normalmente existe a necessidade de manipular o exame para interpretação da imagem e posterior armazenamento junto ao prontuário do paciente.

Em primeiro lugar, é importante esclarecer que a manipulação e armazenamento cuidadosos do filme são importantes para que não haja a necessidade de repetição do exame, o que levaria a uma exposição adicional do paciente à radiação e, consequentemente, aumentaria os riscos biológicos relacionados aos raios X.

No que diz respeito ao controle de infecção, à princípio o filme radiográfico deve ser tratado como um objeto livre de contaminação. Portanto, em um atendimento odontológico, o profissional deve estar atento para evitar a contaminação do filme durante sua manipulação. Para isso, deve-se manuseá-lo com as mãos limpas ou utilizar as barreiras de proteção (Figura 15), como as sobreluvas, além de atentar para que o filme não entre em contato com superfícies contaminadas, como a bancada de trabalho do cirurgião-dentista. Esses cuidados são fundamentais para minimizar o risco de contaminação cruzada decorrente da contaminação do filme e de todas as superfícies com as quais ele entraria em contato, como o negatoscópio e os prontuários de atendimento.

Caso o filme radiográfico seja acidentalmente contaminado durante sua manipulação, a lavagem com água e sabão associado à desinfecção com álcool 70° podem ser realizadas, embora sejam necessários mais estudos para estabelecer protocolos que comprovem sua eficácia sem que haja influência na qualidade da imagem ao longo do tempo.

CONTROLE DE INFECÇÃO APÓS O SURGIMENTO DA COVID-19: PARA A RADIOLOGIA ODONTOLÓGICA, O QUE MUDA NA PRÁTICA?

No ano de 2020, o risco de infecção pelo novo coronavírus (SARS-CoV-2) passou a ser uma preocupação

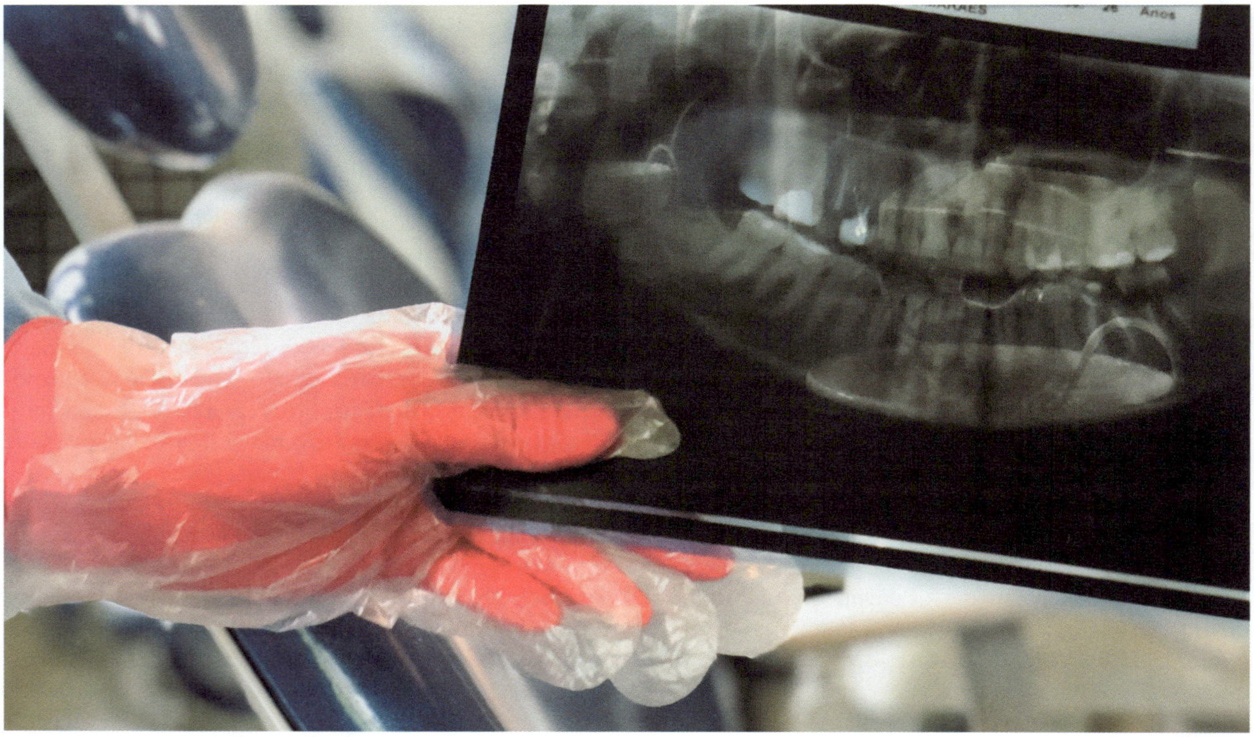

FIGURA 15 Uso de sobreluvas para manipulação do filme radiográfico. Indicada para as situações em que o operador permanece com as luvas clínicas.

adicional para os profissionais e pacientes na prática da radiologia odontológica. Isso porque existe uma alta carga viral nas vias aéreas superiores de pessoas infectadas, sendo a saliva e as gotículas respiratórias fontes potenciais de disseminação da doença. Dessa maneira, o surgimento da Covid-19 trouxe uma série de questionamentos sobre os procedimentos de biossegurança que devem ser adotados na radiologia odontológica.

Vale ressaltar que as recomendações, a seguir, são voltadas especificamente ao atendimento de pacientes durante a pandemia. Após esse período, os profissionais devem seguir as orientações e atualizações de procedimentos de biossegurança estabelecidas pelos órgãos responsáveis, por meio de normativas nacionais e internacionais.

Atendimentos durante a pandemia ou surtos epidêmicos

De acordo com as recomendações da Organização Mundial da Saúde e da Agência Nacional de Vigilância Sanitária (ANVISA), no período da pandemia ou mesmo em possíveis novos surtos epidêmicos da doença, cuidados adicionais e essenciais à prática segura devem ser direcionados a todos os pacientes que necessitarem de assistência odontológica, o que inclui a realização de exames por imagem.

A primeira mudança estritamente voltada para a radiologia odontológica é relativa à indicação dos exames. Dependendo da necessidade do paciente, sempre que possível deve-se priorizar a realização de exames extraorais, como radiografia panorâmica e TCFC. Assim, a realização de radiografias intraorais ficou restrita aos casos em que são fundamentais imagens com maior nitidez e detalhe ou quando a realização dos demais exames não é viável ou justificável do ponto de vista biológico. Já para pacientes internados em hospitais e que necessitam de exame radiográfico de urgência, o uso de aparelhos de raios X intraorais portáteis deve ser considerado.

A paramentação do profissional durante o atendimento do paciente e realização das técnicas radiográficas também exige uma série de cuidados adicionais. Embora não haja produção de aerossóis na prática da radiologia odontológica, os posicionadores intraorais podem induzir tosse e, consequentemente, a formação do aerossol. Além disso, o profissional está susceptível ao contato com saliva e gotículas respiratórias devido à proximidade entre ele e o paciente para a realização dos procedimentos. Por isso, assim como em outros procedimentos odontológicos, a aquisição de imagens intraorais requer o cumprimento das orientações de controle de infecção Covid-19 propostas pela OMS e ANVISA. Tais orientações incluem a utilização de EPI apropriados para a equipe de radiologia, que consistem em gorro descartável, óculos de proteção com protetores laterais sólidos, protetor facial, respirador PFF2/N95 ou equivalente, capote ou avental de mangas longas e impermeável (estrutura impermeável e gramatura de 50 g/m^2) e luvas de procedimento.

Para a realização das técnicas extraorais, embora não haja orientação específica na área da odontologia, os profissionais podem seguir as recomendações destinadas para a aquisição de imagens na área médica. Assim, devem ser utilizados EPI padrão, como jaleco e máscara cirúrgica. Para o atendimento de pacientes com síndrome gripal, suspeitos ou confirmados de infecção por SARS-CoV-2, está indicada a utilização de avental, luvas, máscara cirúrgica e óculos ou protetor facial.

Considerando que o momento de desparamentação é umas das principais vias de contaminação do profissional de saúde, o cumprimento de todos os passos de higiene de mãos entre a retirada de cada EPI é essencial.

Atendimentos após a pandemia

Infelizmente, o final do período da pandemia não representa o fim do risco de contágio pela Covid-19, nem mesmo elimina a possibilidade de que novos patógenos possam surgir. Assim como ocorreu em outros momentos históricos, acredita-se que a pandemia atual irá modificar diversos paradigmas no atendimento de saúde como todo, incluindo a radiologia odontológica. Assim, espera-se que alguns dos procedimentos de biossegurança adotados para controle de infecção da Covid-19 sejam utilizados de forma padrão futuramente, como o uso de protetores faciais, máscaras do tipo PFF2/N95 e aventais impermeáveis.

Para que os profissionais estejam sempre atualizados quanto aos cuidados de biossegurança necessários de acordo com o momento de saúde pública em que se encontra a sociedade, torna-se essencial o acompanhamento e cumprimento das recomendações dos órgãos nacionais e internacionais responsáveis, como a ANVISA e a OMS, respectivamente.

APARELHOS DE RAIOS X PORTÁTEIS: OS RISCOS SUPERAM OS BENEFÍCIOS?

Os equipamentos de raios X portáteis eram inicialmente máquinas desenvolvidas e modificadas para uso na medicina em missões militares e humanitárias em áreas remotas de difícil acesso de infraestrutura e energia elétrica ou com grande variação de corrente desta. Como exemplo de aplicação, esses sistemas foram utilizados com sucesso para fins de identificação após a catástrofe do tsunami no sudeste da Ásia em dezembro de 2004.

Esses aparelhos proporcionam a obtenção de radiografias com padrão de qualidade similar e com semelhante confiabilidade que os aparelhos de base fixa ou móvel. No entanto, é preciso explicar um pouco de suas características e/ou limitações que o impossibilitam para o uso na rotina clínica. Alguns aparelhos de raios X portáteis intraorais lembram uma câmera fotográfica, outros uma espingarda ou até mesmo um secador de cabelo (Figura 16) e possuem peso considerável por volta de 2,2 a 5 kg, podendo aumentar o risco de movimento durante a exposição, já que é mantido pelas mãos do operador. Além dessas características, esses aparelhos possuem uma taxa de dose (miliamperagem e quilovoltagem menor, filtração e comprimento do cilindro localizador) menor que os aparelhos intraorais de base móvel ou fixa.

Pela necessidade da manutenção do equipamento pelo operador durante a exposição, ele acaba sendo exposto à radiação espalhada. Para reduzir um pouco a radiação retroespalhada, o aparelho de raios X portátil intraoral possui uma blindagem interna. Essa blindagem deve ser posicionada a no máximo 1 cm da extremidade do dispositivo, constituída de um material com equivalência de 0,25 mm de chumbo e apresentar um diâmetro mínimo de 15,2 cm.

Além da blindagem, outro fator que pode reduzir a dose de radiação é a posição do operador durante a exposição. A posição que menos proporciona dose de radiação aos órgãos críticos ao operador é a manutenção do aparelho com as mãos estendidas, longe do corpo, ao nível do peito ou sob o queixo, paralela ao solo e ativado a uma distância fornecida pelo comprimento dos braços. Entretanto, mesmo que o operador utilize a posição recomendada, ou seja, segurando o equipamento ao nível do peito ou sob o queixo, o aparelho fica na altura de órgãos sensíveis como mama, glândulas salivares, tireoide e cristalino, e esses órgãos também são afetados pela radiação espalhada. Somente alguns tipos desses aparelhos proporcionam a possibilidade de serem mantidos em tripé, porém alguns autores relataram que seu uso em um suporte ou dispositivo de parede, ativado a partir de uma distância adequada ou atrás de uma barreira é razoavelmente impossível.

Diante do aumento de riscos principalmente em relação ao profissional, a Academia Europeia de Radiologia Dentomaxilofacial publicou, em 2015, um protocolo sobre a utilização desse tipo de aparelho. De acordo com o protocolo, esses aparelhos não devem ser utilizados na rotina do consultório odontológico, devendo ser utilizados apenas em casos específicos em que o uso do equipamento de raios X de base fixa ou móvel é impraticável, como:

- Trabalhos em área remota, como operações militares no exterior.
- Cuidados odontológicos em áreas rurais em países em desenvolvimento ou áreas isoladas sem instalações odontológicas.
- Blocos cirúrgicos onde não há equipamento de raios X de base móvel e o paciente encontra-se sob anestesia geral ou sedação. Vale salientar que uma avaliação de risco é aconselhada em relação ao manuseio e uso, principalmente em situações em que o paciente está na posição supina, como em uma sala de operações, para considerar o risco de derrubar o aparelho de raios X na cabeça do paciente.
- Salas de emergência, leitos de pacientes, ou outras condições de impossibilidade de mobilidade do paciente.
- Asilos e *home care*.

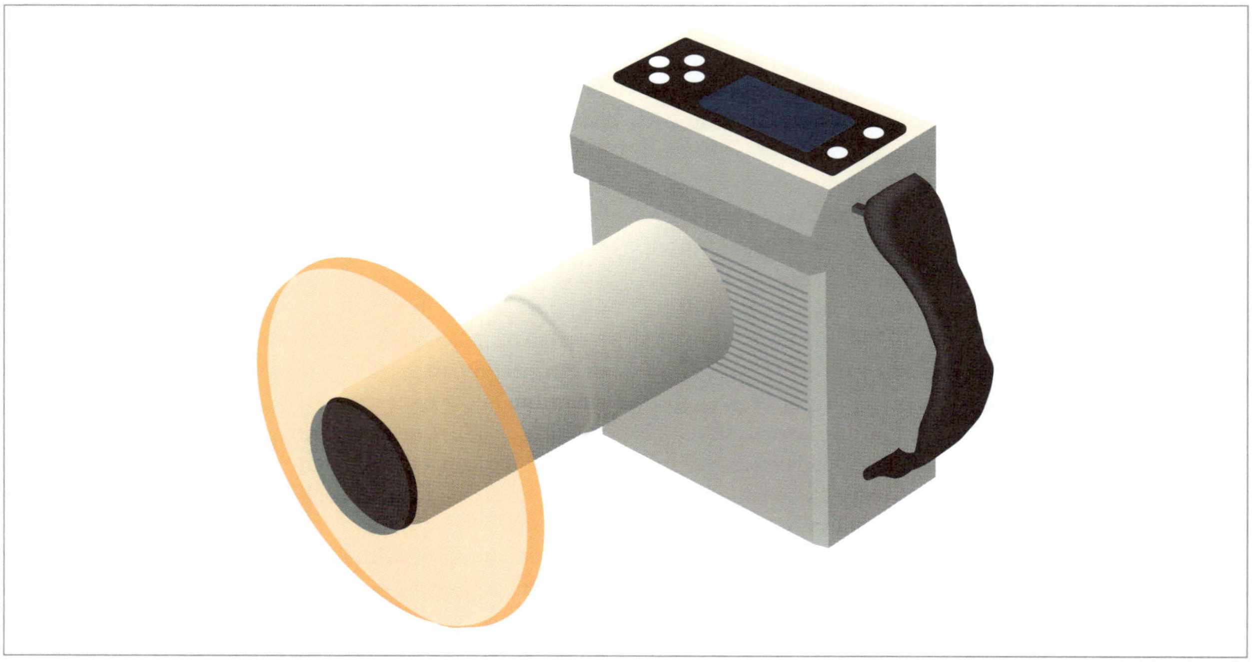

FIGURA 16 Aparelho de raios X portátil (ilustração).

- Instalações do centro de detenção, onde as pessoas são fisicamente confinadas e não podem se facilmente transferidas.

Na área forense pode ser utilizado em desastres em massa ou acidentes fatais, nos quais indivíduos devem ser identificados no local ou nas instalações sem equipamentos de raios X de base móvel ou fixa montados. Além da odontologia, são aplicados em outras áreas como em escavações de sítios arqueológicos e na medicina veterinária.

Cabe ressaltar que o manuseio do equipamento deve ser realizado por profissional treinado, sendo necessário o uso de avental de chumbo e aconselhada utilização de dosímetros para garantir a continuidade de baixa dose de exposição à radiação. Os profissionais devem ter cuidado com a segurança e o armazenamento seguro do aparelho, não permitindo o acesso de pessoas não autorizadas enquanto não estiver em uso, bloqueando o acesso ao local (sala, armário, contêiner, estojo).

Demais meios de redução de dose de radiação também devem ser aplicados aos aparelhos de raios X portátil.

QUADRO 1 Sequência de procedimentos durante o atendimento para aquisição de radiografias intraorais utilizando filme radiográfico convencional
Calçar um par de luvas.
Adaptar o filme no posicionador radiográfico esterilizado (considerando que o filme foi previamente envolvido por duas barreiras plásticas).
Realizar a técnica radiográfica.
Retirar o filme do posicionador.
Descontaminar a superfície externa da barreira que entrou em contato com a saliva do paciente com solução desinfetante de passo único.
Retirar as barreiras sem tocar na superfície do invólucro plástico do filme radiográfico, deixando cair em uma superfície limpa (copo plástico).
Remover as luvas.
Higienizar as mãos.
Conferir o estado de limpeza da câmara escura e o estado e o nível das soluções de processamento nos recipientes.
Posicionar o copo com o filme a ser processado no interior da câmara escura portátil.
Posicionar no interior da câmara escura portátil um segundo copo vazio para a segregação dos resíduos da embalagem do filme durante o processamento.
Calçar novo par de luvas (limpas).
Realizar o processamento radiográfico.
Remover as luvas com as mãos ainda no interior da câmara escura (colocando-as no copo dos resíduos).
Quando a imagem radiográfica está adequada para o diagnóstico, deve-se realizar a remoção das barreiras com luvas limpas e desinfecção das superfícies.

Portanto, é indicado o uso de colimação retangular, de filmes radiográficos de maior sensibilidade ou o uso de receptores digitais de forma a minimizar a dose de radiação necessária e tempos de exposição menores que 1 segundo.

EM RESUMO, NA PRÁTICA DIÁRIA PARA REALIZAÇÃO DE EXAMES RADIOGRÁFICOS, QUE PASSO A PASSO SEGUIR?

Nos Quadros 1, 2 e 3, têm-se sugestões dos procedimentos a serem seguidos quando são utilizados filme radiográfico convencional e os receptores digitais no atendimento de pacientes para aquisição de radiografias intraorais. No Quadro 4, são observados os procedimentos necessários para a aquisição de radiografias extraorais adquiridas com sensores sólidos ou tomografia computadorizada de feixe cônico.

QUADRO 2 Sequência de procedimentos durante o atendimento para aquisição de radiografias intraorais utilizando placa de armazenamento de fósforo
Calçar um par de luvas.
Adaptar o receptor de imagem digital no posicionador radiográfico esterilizado (considerando que a placa foi previamente envolvida por duas barreiras plásticas).
Realizar a técnica radiográfica.
Retirar a placa do posicionador.
Descontaminar a superfície externa da barreira que entrou em contato com a saliva do paciente com solução desinfetante de passo único.
Retirar a barreira externa sem tocar na barreira interna, deixando o receptor cair em uma superfície limpa (papel toalha ou copo plástico).
Remover as luvas.
Levar a placa utilizando essa toalha de papel ou copo descartável para a sala de processamento.
Higienizar as mãos.
Registrar os dados do paciente no *software* do sistema digital.
Calçar novo par de luvas.
Remova a placa do envelope da barreira de plástico.
No caso de suspeita de contaminação microbiana nos sistemas sem mecanismo de desinfecção UV, deve-se realizar a desinfecção com desinfetante simplificado antes do escaneamento.
Inserir a placa no escâner evitando o contato com a placa.
Envolver a placa nas duas barreiras plásticas.
Armazenar as placas prontas para o uso em recipiente limpo.
Quando a imagem radiográfica está adequada para o diagnóstico, deve-se realizar a remoção das barreiras com luvas limpas e desinfecção das superfícies dos equipamentos.

QUADRO 3 Sequência de procedimentos durante o atendimento para aquisição de radiografias intraorais utilizando sensor sólido
Cadastrar os dados do paciente no *software* do sistema digital.
Calçar um par de luvas.
Adaptar o receptor de imagem digital no posicionador radiográfico esterilizado (considerando que o sensor foi previamente envolvido nas duas barreiras).
Realizar a técnica radiográfica.
Retirar o sensor do posicionador.
Descontaminar a superfície externa da barreira que entrou em contato com a saliva do paciente com solução desinfetante de passo único.
Retirar a barreira externa sem tocar na barreira interna, apoiando o receptor em uma superfície limpa (papel toalha).
Remover as luvas.
Higienizar as mãos.
Calçar novo par de luvas.
No caso de suspeita de contaminação microbiana, realizar a desinfecção.
Preparar o sensor para ser utilizado (duas barreiras plásticas).
Armazenar o sensor em recipiente limpo.
Quando a imagem radiográfica está adequada para o diagnóstico, deve-se realizar a remoção das barreiras com luvas limpas e desinfecção das superfícies dos equipamentos.

QUADRO 4 Sequência de atendimento para obtenção de radiografias extrabucais (sensor sólido) ou tomografia computadorizada de feixe cônico
Cadastrar o paciente.
Proteger com barreiras plásticas as superfícies do aparelho que entram em contato com a pele e/ou mucosa do paciente e/ou com a mão do profissional durante o posicionamento.
Proteger com barreiras plásticas o teclado e o mouse do computador.
Calçar um par de luvas.
Posicionar o paciente.
Realizar a aquisição radiográfica.
Verificar a qualidade da imagem obtida. No caso de necessidade de repetição, o profissional realiza a correção necessária (p. ex., no posicionamento do paciente) e realiza nova exposição.
Calçar sobreluvas, retirar as barreiras plásticas sem tocar nas superfícies dos equipamentos.
Realizar limpeza com toalha de papel umedecido com água e sabão (quando ocorrer contaminação).
Desinfetar as superfícies com solução desinfetante compatível com o equipamento por meio da técnica de esfregar-descartar-esfregar ou borrifar-esfregar-borrifar.
Remover as luvas.
Higienizar as mãos.

QUIZ BIOSSEGURO

1. Antes de iniciar o exame radiográfico, o profissional deve:
   A. Lavar as mãos e embalar as superfícies que terá contato manual.
   B. Montar a mesa clínica com os posicionadores.
   C. Retirar os plásticos que envolvem os filmes radiográficos.
   D. Somente a e b estão corretas.

2. Assinale a alternativa que identifica os cuidados essenciais que devem ser tomados com os posicionadores para receptores de imagem antes, durante e após o exame radiográfico:
   A. Lavagem dos posicionadores com escova de dentes de cerdas duras após o uso utilizando água e detergente neutro, após passarem por um processo de limpeza automatizada com detergente enzimático.
   B. Observação da data de validade da esterilização e da integridade da embalagem dos posicionadores antes do uso.
   C. Montagem dos posicionadores para realização dos exames radiográficos usando luvas.
   D. Somente a, b e c estão corretas.

3. Em relação às normas de radioproteção, marque a alternativa correta:
   A. Em caso de necessidade, recomenda-se que o profissional faça a contenção de pacientes para a realização da técnica radiográfica.
   B. Na impossibilidade da utilização de biombos, o profissional deverá permanecer a 2 metros de distância e atrás do paciente ou do cabeçote do aparelho de raios X.
   C. O princípio da otimização ou ALARA deve sempre ser seguido e é aplicado quando evitamos possíveis erros durante a obtenção de uma radiografia.
   D. É recomendado o uso de aparelhos intrabucais com quilovoltagem a partir de 40 kVp.

4. Em relação aos aparelhos de raios X portáteis, assinale V ou F nas sentenças abaixo:
   A. ( ) Esses aparelhos não devem ser utilizados na rotina do consultório odontológico.
   B. ( ) A dose de radiação é maior do que nos aparelhos convencionais de base fixa.
   C. ( ) As radiografias obtidas possuem padrão de qualidade inferior *às* obtidas nos aparelhos convencionais.
   D. ( ) O uso do avental de chumbo é necessário pelo profissional durante a utilização do equipamento.
   E. ( ) Seu uso é indicado em asilos, *home care* e nos cuidados odontológicos em áreas rurais ou remotas.

5. O manejo dos resíduos sólidos de saúde na odontologia merece atenção especial em todas as fases de manejo, ou seja, durante a segregação, a identificação, o acondicionamento, o armazenamento, a coleta, o transporte e a disposição final. Em relação a destinação final dos resíduos gerados durante a aquisição de radiografias, relacione as colunas a seguir:
   - A. Resíduos sólidos gerados durante o atendimento para aquisição de radiografias que podem ser reutilizados e reciclados por empresa com licença de operação.
   - B. Devem ser submetidas ao processo de recuperação da prata, devem ser encaminhadas para tratamento antes da disposição final.
   - C. Quando esgotadas as possibilidades de tratamento e recuperação, esses resíduos devem ser encaminhados para aterros sanitários para resíduos perigosos.
   - D. Devem ser encaminhados para reciclagem, recuperação, reutilização, compostagem, aproveitamento energético e encaminhados para disposição final adequada.
   - E. Devem ser submetidas ao processo de neutralização para alcançar pH entre 7 antes do descarte.

   ( ) Resíduos do grupo D
   ( ) Lâminas de chumbo
   ( ) Soluções reveladoras
   ( ) Soluções fixadoras
   ( ) Resíduos do grupo B
   ( ) Filmes radiográficos

JOGANDO LIMPO

Caça palavras

1. Devem estar higienizadas e sem luvas para manipulação do prontuário do paciente, cartela de radiografias ou teclado do computador/notebook em radiologia odontológica?
2. Antes de realizar um exame radiográfico intraoral quais das seguintes superfícies em **negrito** não devem ser revestidas com filme de PVC: **cabeçote** e partes do **braço** do aparelho de raios X, **disparador**; **apoio** de cabeça e dos braços da **cadeira** do paciente; **avental** de borracha plumbífera e **mesa** de apoio.
3. Os ____________ de imagem não podem ser utilizados sem barreira plástica protetora descartável.
4. No caso de contaminação após ruptura da barreira, os sensores sólidos podem ser descontaminados por meio da utilização de produtos desinfetantes ____________, que promovem limpeza e desinfecção em passo único.
5. Qual equipamento de proteção individual não foi citado e deve ser utilizado pelos profissionais durante a realização de exames radiográficos na odontologia: jaleco, óculos de proteção, gorro ou touca e, sobre o jaleco de tecido, um avental descartável.

As palavras estão escondidas na horizontal, vertical e diagonal.

U	O	A	C	S	S	F	N	S	M	S	A	T	F	I	N	E	L
T	N	H	E	X	E	T	E	F	M	L	V	R	T	N	E	N	G
W	O	M	T	N	P	H	P	A	L	O	E	A	I	T	O	H	M
N	A	K	R	H	R	O	C	A	O	N	N	A	N	M	R	Ã	R
R	I	G	E	P	O	T	N	R	U	N	T	N	O	Á	O	H	I
Y	I	S	I	M	P	L	I	F	I	C	A	D	O	S	A	U	I
E	N	A	O	T	T	N	N	N	O	C	L	A	S	C	L	C	O
L	A	A	P	E	A	O	L	O	E	R	E	A	G	A	R	N	L
O	H	H	E	U	O	I	R	E	C	E	P	T	O	R	E	S	T
E	D	O	O	I	A	R	N	W	L	T	I	V	E	A	R	T	L
T	H	I	D	H	O	S	I	H	M	T	D	L	U	T	O	C	A
E	O	E	L	R	A	H	E	O	A	P	N	H	I	N	R	R	E

BIBLIOGRAFIA

1. Bachman CE, White JM, Goodis HE, Rosenquist JW. Bacterial adherence and contamination during radiographic processing. Oral Surg Oral Med Oral Pathol. 1990;70(5):669-73.
2. Berkhout WE, Suomalainen A, Brullmann D, Jacobs R, Horner K, Stamatakis HC. Justification and good practice in using handheld portable dental X-ray equipment: a position paper prepared by the European Academy of DentoMaxilloFacial Radiology (EADMFR). Dentomaxillofac Radiol. 2015;44(6):20140343.
3. Brasil. Agência Nacional de Vigilância Sanitária. Ministério da Saúde. Resolução - RDC N. 330, de 20 de dezembro de 2019. Brasília: Diário Oficial da União; 2019a. 16 p.
4. Brasil. Agência Nacional de Vigilância Sanitária. Nota Técnica GVIMS/GGTES/Anvisa N. 04/2020: Orientações para serviços de saúde: medidas de prevenção e controle que devem ser adotadas durante a assistência aos casos suspeitos ou confirmados de infecção pelo novo coronavírus (SARS-CoV-2). Brasília: Anvisa; 2020. 92 p.
5. Brasil. Agência Nacional de Vigilância Sanitária. Gerência de Vigilância de Monitoramento de Serviços de Saúde. Gerência Geral de Tecnologia e Serviços de Saúde. Nota Técnica N. 01/2018 Gvims/Ggtes/Anvisa: orientações gerais para higiene das mãos em serviços de saúde. Brasília: Anvisa; 2018. 16 p.
6. Brasil. Agência Nacional de Vigilância Sanitária. Ministério da Saúde. Instrução Normativa N. 57, de 20 de Dezembro de 2019. Brasília: Diário Oficial da União; 2019b. 131 p.
7. Brasil. Ministério do Meio Ambiente. Resolução n. 358, de 29 de abril de 2005. Dispõe sobre o tratamento e a disposição final dos resíduos de serviços de saúde e dá outras providências. Brasília: Diário Oficial da União; 2005. p. 614-21.

8. Brasil. Ministério da Saúde. Resolução RDC N. 306, de 7 de dezembro de 2004. Dispõe sobre o regulamento técnico para o gerenciamento de resíduos de serviços de saúde. Brasília: Diário Oficial da União; 2004.
9. Brasil. Ministério da Saúde. Agência Nacional de Saúde. Serviços odontológicos: prevenção e controle de riscos. Tecnologia em Serviços de Saúde. 1 ed. Brasília: Anvisa; 2006. 156 p.
10. Charuakkra A, Prapayasatok S, Janhom A, Verochana K, P Mahasantipiya. Infection control and patient discomfort with an alternative plastic barrier in intraoral digital radiography. Dentomaxillofac Radiol. 2017;46(2):20160253.
11. Dave M, Coulthard P, Patel N, Seoudi N, Horner K. Letter to the Editor: Use of dental radiography in the COVID-19 Pandemic. J Dent Res. 2020;99(9):1112.
12. De Souza TM, De Castro RD, De Vasconcelos LC, Pontual AD, Perez FMMR, Pontual MLA. Microbial contamination in intraoral phosphor storage plates: the dilemma. Clin Oral Investig. 2017;21(1):301-7
13. Fernandes LMPDSR, Zapata RO, Rubira-Bullen IRF, Capelozza AL. Microbiologic cross-contamination and infection control in intraoralconventional and digital radiology. RGO. 2013;61(4).
14. Hokett SD, Honey JR, Ruiz F, Baisden MK, Hoen MM. Assessing the effectiveness of direct digital radiography barrier sheaths and finger cots. J Am Dent Assoc. 2000;131(4):463-7.
15. Hoogeveen RC, Hazenoot B, Sanderink GC, Berkhout WE. The value of thyroid shielding in intraoral radiography. Dentomaxillofac Radiol. 2016;45(5):20150407.
16. Hoogeveen RC, Meertens BR, Berkhout WER. Precision of aiming with a portable X-ray device (Nomad Pro 2) compared to a wall-mounted device in intraoral radiography. Dentomaxillofac Radiol. 2019;48(5):20180221.
17. Hunter A, Kalathingal S, Shrout M, Plummer K, Looney S. The effectiveness of a pre-procedural mouthrinse in reducing bacteria on radiographic phosphor plates. Imaging Sci Dent. 2014;44(2):149-54.
18. Iwawaki A, Otaka Y, Asami R, Ozawa T, Izawa M, Saka H. The study of protection of operators and surrounding workers at the time of using portable intraoral X-ray unit. Leg Med. 2018;33:66-71.
19. Silva JMF, Daroz BG, Peyneau PD, Pereira TCR, Azevedo-Vaz SL. Erros cometidos por estudantes de odontologia de uma universidade pública brasileira na realização de radiografias periapicais. Rev ABENO. 2016;16(10):99.
20. Kalathingal S, Youngpeter A, Minton J, Shrout M, Dickinson D, Plummer K, et al. An evaluation of microbiologic contamination on a phosphor plate system: is weekly gas sterilization enough? Oral Surg Oral Med Oral Pathol Oral Radiol Endod. 2010;109(3):457-62.
21. Magill D, Ngo NJH, Felice MA, Mupparapu M. Kerma area product (KAP) and scatter measurements for intraoral X-ray machines using three different types of round collimation compared with rectangular beam limiter. Dentomaxillofac Radiol. 2019;48(2)20180183.
22. Makdissi J, Pawar RR, Johnson B, Chong BS. The effects of device position on the operator's radiation dose when using a handheld portable X-ray device. Dentomaxillofac Radiol. 2016;45(3):20150245.
23. National Council on Radiation Protection and Measurements. Recommendations National Council on Radiation Protection and Measurements. (NCRP report ; no. 145). Brand John W, G. J. S., Edwards Marc, Lurie Alan G, Katz Jerald O. , White Stuart C. . National Council on Radiation Protection and Measurements 7910 Woodmont Avenue, Suite 400 / Bethesda, MD 20814, EUA: 191 p. 2004.
24. Miller CH. Controle de infecção e gerenciamento de produtos perigosos para a equipe de saúde bucal. 6 ed. São Paulo: Elsevier; 2019. 336 p.
25. Pontual MLA, Pontual AA, Salazar-Silva JR, D'assunção FLC. Evaluación de la calidad de las radiografias periapicales obtenidas en la clínica de endodoncia por alunos de pré-grado. Acta Odontol Venezolana. 2011;41(4):10.
26. Rottke D, Gohlke L, Schrodel R, Hassfeld S, Schulze D. Operator safety during the acquisition of intraoral images with a handheld and portable X-ray device. Dentomaxillofac Radiol. 2018;47(3):20160410.
27. Organização Mundial da Saúde. Diretrizes da OMS sobre higienização das mãos na assistência à saúde (versão preliminar avançada). Genebra: OMS; 2005.
28. Organização Mundial da Saúde. Organização Panamericana de Saúde. Salve vidas. Higienize suas mãos higiene das mãos na assistência à saúde extra-hospitalar e domiciliar e nas instituições de longa permanência. Um guia para a implementação da estratégia multimodal da OMS para a melhoria da higiene das mãos e da abordagem "Meus 5 Momentos para a Higiene das Mãos". Brasília: Anvisa; 2014.
29. Singh G, Sood A, Kaur A, Gupta D. Pathogenesis, clinical features, diagnosis, and management of radiation hazards in dentistry. Open Dent J. 2018;12:742-52.
30. Smith R, Tremblay R, Wardlaw GM. Evaluation of stray radiation to the operator for five hand-held dental X-ray devices. Dentomaxillofac Radiol. 2019;48(5):20180301.
31. Stanczyk DA, Paunovich ED, Broome JC, Fatone MA. Microbiologic contamination during dental radiographic film processing. Oral Surg Oral Med Oral Pathol. 1993;76(1):112-9.
32. Wenzel A, Frandsen E, Hintze H. Patient discomfort and cross-infection control in bitewing examination with a storage phosphor plate and a CCD-based sensor. J Dent. 1999;27(3):243-6.
33. White SCP, Michael J. Radiologia oral: fundamentos e interpretação. Rio de Janeiro: Elsevier; 2015.
34. World Health Organization. Modes of transmission of virus causing COVID-19:implications for IPC precaution recommendations. Genebra: WHO; 2020a.
35. World Health Organization. Rational use of personal protective equipment (PPE) for coronavirus disease (COVID-19). Genebra: WHO; 2020b.
36. Zenobio EG, Zenobio MA, Azevedo CD, Nogueira MDS, Almeida CD, Manzi FR. Assessment of image quality and exposure parameters of an intraoral portable X-rays device. Dentomaxillofac Radiol. 2019;48(3):20180329.

13

OS PORQUÊS DA BIOSSEGURANÇA NA CIRURGIA E TRAUMATOLOGIA BUCO-MAXILO-FACIAL

Eduardo Sanches Gonçales
Emerson Filipe de Carvalho Nogueira
Pedro Henrique de Souza Lopes
Fábio Barbosa de Souza

OBJETIVOS DE APRENDIZAGEM
O QUE VOCÊ VAI APRENDER NESTE CAPÍTULO:

1. Compreender a importância dos cuidados com a biossegurança em cirurgia oral e maxilo-facial, bem como entender as possíveis complicações, quando as normas não são cumpridas.
2. Reconhecer as excepcionalidades encontradas nos centros cirúrgicos hospitalares referentes a biossegurança.
3. Adotar as medidas de controle de riscos nos mais variados momentos (pré, trans e pós operatório), visando uma menor possibilidade de contaminação para profissionais e pacientes submetidos a cirurgia oral.

PORQUE FALAR SOBRE ESTE ASSUNTO?

Desde 1975, quando regulamentada pela Resolução CFO 54/1975, a especialidade odontológica Cirurgia e Traumatologia Buco-Maxilo-Facial (CTBMF) relaciona-se com hospitais, uma vez que, já naquela época, seu objetivo era o diagnóstico e tratamento cirúrgico das doenças, traumatismos, lesões e anomalias congênitas ou adquiridas do aparelho mastigatório, anexos e estruturas craniofaciais associadas, sob anestesia local ou geral, levando à necessidade e possibilidade de internar e conduzir o tratamento de pacientes em âmbito hospitalar.

Considerando então que desde a metade dos anos 70 e apesar de todas as especialidades odontológicas poderem realizar intervenções em ambiente hospitalar, a principal representante da odontologia dentro de hospitais tem sido a CTBMF. Percebe-se também que com o passar dos anos, suas competências foram parcialmente alteradas, porém a necessidade e a possibilidade de procedimentos em ambiente hospitalar tem apresentado forte relação com o escopo da especialidade (Resoluções CFO 185/93 e 63/2005), uma vez que tais procedimentos possuem indicação de hospitalização devido às condições sistêmicas (comorbidades, por exemplo) dos pacientes, porte cirúrgico dos casos e/ou sua gravidade (infecções odontogênicas que interferem negativamente com a respiração do paciente, por exemplo).

A Resolução CFO 63/2005, de abril de 2005, que aprovou a Consolidação das Normas para Procedimentos nos Conselhos de Odontologia, definiu a Cirurgia e traumatologia buco-maxilo-faciais como uma especialidade odontológica, com as seguintes competências: implantes, enxertos, transplantes, reimplantes, biópsias, cirurgias com finalidade protética, cirurgias com finalidade ortodôntica, cirurgia ortognática, diagnóstico e tratamento cirúrgico de cistos, afecções radiculares e perirradiculares, doenças das glândulas salivares, doenças da articulação temporomandibular, lesões de origem traumática na área buco-maxilo-facial, má-formações congênitas e/ou adquiridas dos maxilares e da mandíbula, tumores benignos e malignos da cavidade bucal (atuação integrada com equipe médica especializada em oncologia) e distúrbios neurológicos relacionados ao complexo maxilofacial (em colaboração com médico neurologista ou neurocirurgião). Ressalta-se que a mesma resolução supracitada estabeleceu que cirurgiões-dentistas podem realizar cirurgias sob anestesia geral em ambiente hospitalar e que somente poderão ser realizadas, em consultórios ou ambulatórios, cirurgias passíveis de serem executadas sob anestesia local, o que traz à tona uma subdivisão empírica da CTBMF: a possibilidade ou necessidade de cirurgias ambulatoriais, realizadas no consultório odontológico, sob anestesia local, e as cirurgias hospitalares, normalmente realizadas sob anestesia geral (conduzida pelo médico anestesista e sua equipe). Mas, o que diferencia uma da outra? Quando se indica um procedimento ambulatorial ou hospitalar? A resposta é: as condições sistêmicas do paciente e o porte da cirurgia. Por exemplo: uma extração dentária, em paciente jovem e hígido pode ser realizada em ambulatório, enquanto a mesma extração, em paciente idoso e comprometido sistemicamente, ou criança não colaborativa, pode ter indicação para hospitalização. Cistos pequenos em pessoas saudáveis podem ser enucleados em ambulatório, porém cistos muito grandes, mesmo em pessoas saudáveis, podem ter a necessidade de hospitalização e anestesia geral. Por outro lado, existem procedimentos, como a exérese de tumores maiores, cirurgia para correção de deformidades faciais, enxertos ósseos com área doadora extra-orais e as cirurgias de fraturas de face, que são exclusivamente realizadas em ambiente hospitalar e sob anestesia geral.

Assim, o objetivo deste capítulo é esclarecer os porquês da biossegurança na CTBMF, além de oferecer caminhos para a prática da CTBMF de forma segura. Dessa forma, foram organizadas perguntas relevantes apresentadas ao longo da prática cirúrgica, ensino e pesquisa diários em CTBMF. Este não se trata de um capítulo de perguntas e respostas tipo "livro para estudar para concursos", mas sim uma ampla análise de dúvidas, respondidas com um desenvolvimento também amplo e integral da resposta, com intuito de desenvolver no leitor, pensamento crítico a respeito do assunto biossegurança em CTBMF.

QUAIS AS PECULIARIDADES RELACIONADAS À BIOSSEGURANÇA EM AMBIENTES AMBULATORIAIS E HOSPITALARES?

No contexto operacional da CTBMF, vislumbram-se dois tipos de ambientes de atendimento: consultório odontológico (procedimentos ambulatoriais e com anestesia local) e hospitalar (procedimentos maiores, geralmente sob anestesia geral), não existindo peculiaridades entre ambas, pois considera-se que o ambiente cirúrgico necessita de esterilização de qualquer material, instrumental ou insumos que entrem em contato com o paciente, independentemente do tipo de ambiente ou de procedimento cirúrgico. Trata-se de erro de grande importância, do ponto de vista da biossegurança, acreditar que o fato de se realizar exodontia "simples" em consultórios odontológicos, difere de uma fratura de face, enxertos ou cirurgia ortognática em hospital. Ou seja, a mesma desinfecção da sala de atendimento cirúrgico deve ser realizada em ambos ambientes; os mesmos equipamentos de proteção individual (EPI), como gorro, máscara, óculos, avental cirúrgico esterilizado, luvas esterilizadas, devem ser utilizados pelos profissionais na mesma sequência de uso/paramentação. Os campos (de mesa, paciente, protetores de mangueira, barreiras etc.) devem ser esterilizados, assim como gazes, compressas, instrumentais, brocas, órteses, próteses, insumos e demais itens que entrem em contato com o paciente e/ou participarem do procedimento cirúrgico propriamente dito (Figura 1).

PARA REFLETIR

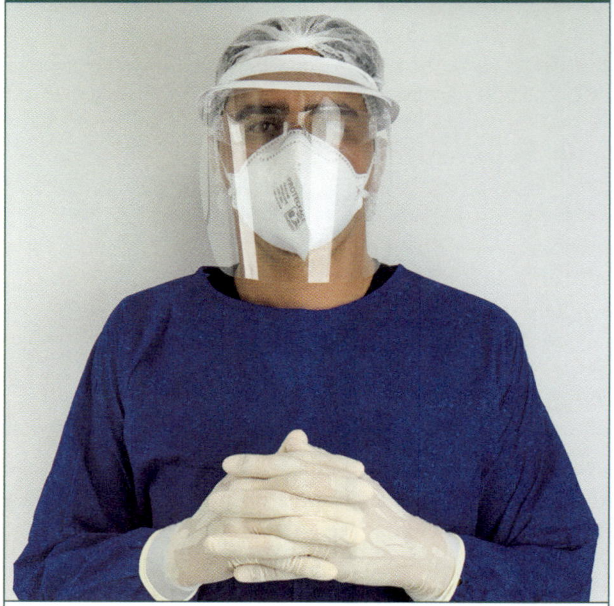

Trata-se de erro de grande importância, do ponto de vista da biossegurança, acreditar que o fato de se realizar exodontia "simples" em consultórios odontológicos difere de uma fratura de face, enxertos ou cirurgia ortognática em hospital. Ou seja, a mesma desinfecção da sala de atendimento cirúrgico deve ser realizada em ambos ambientes, os mesmos EPI devem ser utilizados pelos profissionais na mesma sequência de uso/paramentação.

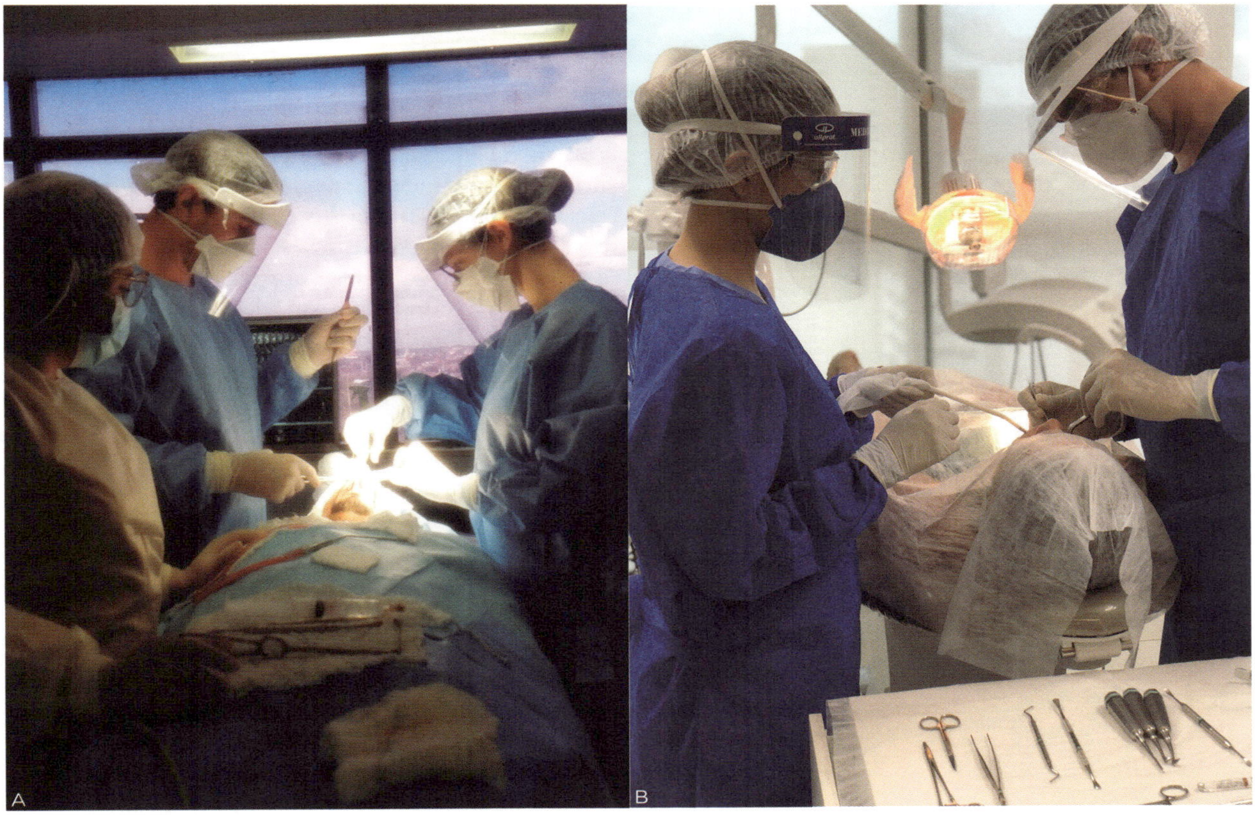

FIGURA 1 Realização de procedimentos em Cirurgia e Traumatologia Buco-Maxilo-Facial (CTBMF) em ambiente hospitalar (A) e ambulatorial (B), destacando-se a necessidade de rigor em relação ao controle de infecção em ambas situações.

O leitor menos acostumado com a prática da biossegurança relacionada à CTBMF independente do ambiente, pode ficar perplexo com as afirmações citadas, porém destaca-se que o ambiente do consultório odontológico, em função da dispersão de aerossóis contaminados por sangue e saliva por todo o ambiente da sala de atendimento clínico ou cirúrgico, pode ser considerado igualmente ou até mais contaminado do que o ambiente de centro cirúrgico hospitalar, onde são realizados inúmeros procedimentos diferentes e muitos deles que não produzem aerossóis, pelo menos não tão intensos quanto os produzidos pela alta-rotação odontológica, por exemplo.

POR QUE DEVEMOS NOS PREOCUPAR COM A BIOSSEGURANÇA NAS CIRURGIAS ORAIS?

Importante ressaltar que a esterilização é o processo que visa destruir ou eliminar todas as formas de vida microbiana, inclusive esporos, sendo essa a razão para que, em todos os procedimentos cirúrgicos, tudo que entra em contato com o paciente/procedimento propriamente dito, deve estar isento de microrganismos (fungos, bactérias, vírus e príons). Essa também é a razão (microrganismos) para entendermos porque devemos nos preocupar com a biossegurança nas cirurgias orais, uma vez que eles estão presentes nas secreções orgânicas humanas, especialmente no sangue e na saliva, podendo ser transmitidos entre os pacientes, entre paciente e equipe de saúde (cirurgião-dentista e auxiliares) e entre a equipe de saúde e os pacientes.

Destaca-se que um beijo de 10 segundos pode transmitir cerca de 80 milhões de bactérias simplesmente por estarem na boca, podendo algumas serem ou tornarem-se patogênicas. O ambiente microbiano oral é formado por mais de 700 espécies de bactérias e 80 espécies de fungos que possuem relevante participação no bem-estar da cavidade oral, e apesar disso, se as condições de defesa do indivíduo, dentre outras, não forem adequadas, podem tornar-se patogênicos. Além de que, os vírus da caxumba, sarampo, rubéola, meningite, hepatites B e C, HIV, gripe comum, gripe H1N1 e Covid-19 foram isolados na saliva, e príons encontrados na saliva têm sido relacionados com doenças degenerativas neurológicas específicas, exigindo atenção e cuidado com o ciclo de esterilização dos profissionais da odontologia e de algumas especialidades médicas.

Salienta-se que as defesas do hospedeiro são importantes no processo de manutenção da saúde e desenvolvimento de doenças, e que, tratando-se de cirurgias, um dos principais fatores locais de defesa do hospedeiro, que é o revestimento

ATENÇÃO

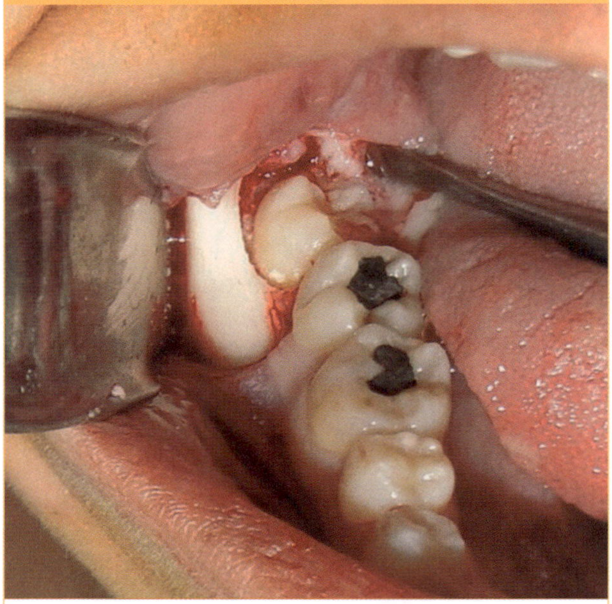

A cavidade oral está colonizada por uma série de microrganismos (bactérias, vírus, fungos). Dentre eles, podem estar presentes patógenos capazes de desencadear doenças, como caxumba, sarampo, rubéola, meningite, hepatites B e C, HIV, gripe comum, gripe H1N1 e Covid-19. Desse modo, as medidas de controle de infecção são fundamentais para evitar a contaminação.

epitelial da pele e mucosas, é inevitavelmente removido, expondo ao meio tecidos que antes encontravam-se protegidos. Além do revestimento epitelial da pele e das mucosas, a secreção e drenagem de substâncias, como saliva, lágrima e outras secreções orgânicas humanas, destacam-se como defesas locais. Ainda relacionando-se com as chamadas defesas do hospedeiro, as imunoglobulinas (anticorpos) e fagocitose promovida por algumas células (imunidade celular), compõem "as linhas de defesa do nosso organismo".

Considerando que as principais portas de entrada do nosso organismo são os epitélios da pele (quando encontra-se lesado, por um ferimento perfurocortante, por exemplo) e das mucosas oculares, respiratória, gastrointestinal (boca, inclusive) e genitourinária, e que a odontologia é uma profissão de alto risco biológico, torna-se imprescindível a esterilização dos itens que farão parte da cirurgia, bem como o uso de EPI (inclusive gorro e óculos), respeitando-se os protocolos de esterilização e utilização, respectivamente, e demais orientações especiais de biossegurança, para evitar acidentes, com o objetivo de anular a transmissão de microrganismos entre pacientes e/ou equipe de saúde.

OS RISCOS PODEM SER MINIMIZADOS NA PRÁTICA CIRÚRGICA?

Sabe-se que a odontologia, em especial a CTBMF e demais especialidades cirúrgicas, principalmente pela necessidade premente de uso de instrumentos de corte de tecidos duros passíveis de gerar aerossóis, é uma profissão de altíssimo risco biológico. Dessa forma, tais riscos podem ser minimizados na prática cirúrgica por meio de medidas de precaução padrão (independentemente de diagnóstico confirmado ou não de doença infecciosa transmissível no indivíduo fonte) na assistência a todos os pacientes, como: higienizar as mãos antes e após o contato com o paciente e entre procedimentos distintos realizados no mesmo paciente; manipular cuidadosamente o material perfurocortante; não reencapar, entortar, quebrar ou retirar as agulhas das seringas; transferir os materiais e artigos com atenção e utilizando-se bandeja; manter as caixas de descarte em locais visíveis, de fácil acesso e não preenchê-las acima do limite de 2/3 de sua capacidade total.

Além disso, o transporte dos resíduos deve ser realizado com muito cuidado e as superfícies devem ser descontaminadas com uso de desinfetantes e os instrumentos devem ser submetidos à limpeza, desinfecção e/ou esterilização. O profissional não deve tocar olhos, nariz, boca, máscara ou cabelo durante a realização dos procedimentos ou manipulação de materiais orgânicos, além de não comer, beber ou fumar no ambiente clínico/cirúrgico; durante o uso de luvas, não atender telefones, abrir portas ou tocar com as mãos em quaisquer locais, passíveis de contaminação ou não.

Destaca-se ainda, a necessidade de vacinação como forma de minimização dos riscos de aquisição de doenças infecciosas em ambiente profissional, porém não existem vacinas para prevenir todas as doenças existentes. O calendário vacinal da rede pública brasileira, disponibiliza aos adultos, profissionais da saúde ou não, as vacinas para hepatite B, febre amarela, tríplice viral (previne sarampo, caxumba e rubéola), dupla adulto (dT) (previne difteria e tétano) e pneumocócica 23 valente (previne pneumonia, otite, meningite e outras doenças causadas pelo pneumococo), além de campanhas, como contra influenza (gripe), por exemplo.

Sabe-se também que a esterilização de todos os itens usados em cirurgias é uma condição fundamental para minimizar os riscos de contaminação, especialmente entre pacientes. Nesse contexto, salienta-se que a esterilização é apenas uma etapa do processamento dos instrumentais, que devem ser lavados, secados, inspecionados, preparados e embalados antes de serem esterilizados e armazenados para posterior uso. Destaca-se que a desinfecção, por eliminar apenas a maioria dos microrganismos, somente reduz sua quantidade nas superfícies desinfetadas, consistindo erro de grave monta o uso de itens desinfetados em procedimentos cirúrgicos, sejam eles da CTBMF ou de qualquer outra especialidade cirúrgica, odontológica ou não.

A desinfecção, portanto, deve restringir-se às superfícies não esterilizáveis, especialmente às do ambiente clínico/cirúrgico, como o assoalho, superfície da cadeira, refletores e bancadas, especialmente pelo alto potencial de contaminação desse ambiente (e da equipe de cirurgia envolvida), decorrente dos aerossóis dos procedimentos odontológicos. Reduzem-se os riscos de contaminação pelos aerossóis com auxiliares bem treinados e sucção de alta potência, dentre outras ações.

CUIDADOS PRÉ-OPERATÓRIOS: POR ONDE COMEÇAR?

Ora, se a fonte de microrganismos potencialmente patogênicos e transmissores de doenças infecciosas são as pessoas, os cuidados pré-operatórios relacionados com a biossegurança em CTBMF devem começar com rigorosa avaliação pré-operatória dos indivíduos candidatos a submeterem-se à procedimento cirúrgico, seja ele qual for. Neste contexto, a avaliação visa diagnosticar pacientes com doenças infectocontagiosas, permitindo assim que os mesmos sejam atendidos com protocolo de proteção, tanto da equipe cirúrgica/profissional, quanto do próprio paciente. Sabe-se, por exemplo, que os índices de pessoas HIV+ vem aumentando em determinados grupos específicos, e estima-se que cerca de 135 mil brasileiros desconhecem estar com o vírus HIV, o que justifica a importância de adequada avaliação pré-operatória das pessoas.

Os cuidados de desinfeção das superfícies, esterilização dos materiais (campos, instrumentais etc.), além da higiene das mãos e uso de EPI, como comentado anteriormente neste capítulo, se fazem extremamente necessários nesse ponto, pois tudo já deve estar preparado antes do procedimento cirúrgico. Torna-se redundante descrever novamente a relevância de aspectos já abordados anteriormente; por isso, enfatizaremos a higiene das mãos, pois podem transmitir doenças infecciosas, decorrente do contato com superfícies, pele, mucosa e secreções contaminadas por inúmeros microrganismos. Dessa forma, a higiene das mãos, especialmente no ambiente de cirurgia, odontológica ou não, cerca-se de cuidados especiais.

É NECESSÁRIO USAR ÁGUA, SABÃO E ESCOVAÇÃO PARA A PREPARAÇÃO PRÉ-CIRÚRGICA DAS MÃOS?

Em serviços de saúde, preconiza-se "cinco momentos" para higienização das mãos devido ao risco de transmissão de microrganismos:

- Antes de entrar em contato com o paciente.
- Antes de realizar procedimento asséptico.
- Após o risco de exposição a fluidos corporais.
- Após contato com o paciente.
- Após tocar superfícies próximas ao paciente. Destaca-se que a preparação pré-cirúrgica das mãos refere-se à higiene das mesmas antes de realizar procedimento asséptico.

Salienta-se que, antes de realizar a higiene das mãos, os profissionais de serviços de saúde devem remover quaisquer tipos de adornos das mãos e punho, como anéis, alianças, pulseiras, relógios, além de estar com as unhas curtas, bem cuidadas e limpas.

Os objetivos do preparo pré-operatório ou antissepsia pré-cirúrgica das mãos são eliminar ou reduzir as microbiotas das mãos e antebraços dos profissionais e proporcionar efeito residual na pele das mãos, além de reduzir a liberação de bactérias da pele das mãos da equipe cirúrgica para a ferida cirúrgica aberta, em caso de punção despercebida da luva cirúrgica.

Existem dois tipos básicos de preparos pré-cirúrgicos das mãos: a antissepsia cirúrgica realizada com água; e a antissepsia cirúrgica com produto à base de álcool. Na primeira técnica, o antisséptico degermante (escovação optativa) deve durar de 3 a 5 minutos para o primeiro procedimento do dia e de 2 a 3 minutos para os procedimentos subsequentes, quando são realizadas dentro de 1 hora após a primeira antissepsia, utilizando-se para isso, além do antisséptico degermante, água, esponja estéril, antisséptico degermante e compressa estéril (para secagem), sendo que a água pode ser de torneira que abra e feche com o cotovelo, joelho, pés ou fotossensor. Já a segunda técnica deve seguir sempre o tempo de duração recomendado pelo fabricante do produto, além da sequência: ponta dos dedos, mãos, antebraços e cotovelos; levando, em média, 60 segundos de cada vez; deve-se repetir a sequência o número de vezes que atinja a duração total recomendada pelo fabricante. O passo a passo para a realização de ambas as técnicas estão descritas no Capítulo 4.

A Organização Mundial da Saúde (OMS) tem desencorajado o uso de escovação na preparação pré-cirúrgica das mãos, pois estudos falharam em evidenciar efeito antimicrobiano decorrente do uso de escovas, apesar do seu uso ser considerado benéfico em mãos visivelmente sujas, principalmente antes de procedimentos cirúrgicos. Parece ser consenso que, caso existam sujidades nas mãos, elas podem ser lavadas com água, sabão (no caso da antissepsia cirúrgica, com degermantes à base de clorexidina 2% ou polivinilpirrolidona-iodo) e escovação, que nesse contexto, pode ser executada quando o profissional realiza a antissepsia pré-cirúrgica das mãos. Quando a escovação for realizada, deve-se preferir esponjas destinadas a esse fim, descartáveis e macias (Figura 2).

Após término da cirurgia, as luvas cirúrgicas devem ser retiradas, assim como o avental cirúrgico; as mãos devem ser lavadas com sabonete líquido e água, principalmente na presença de sujidade, como resíduo de pó/talco ou flui-

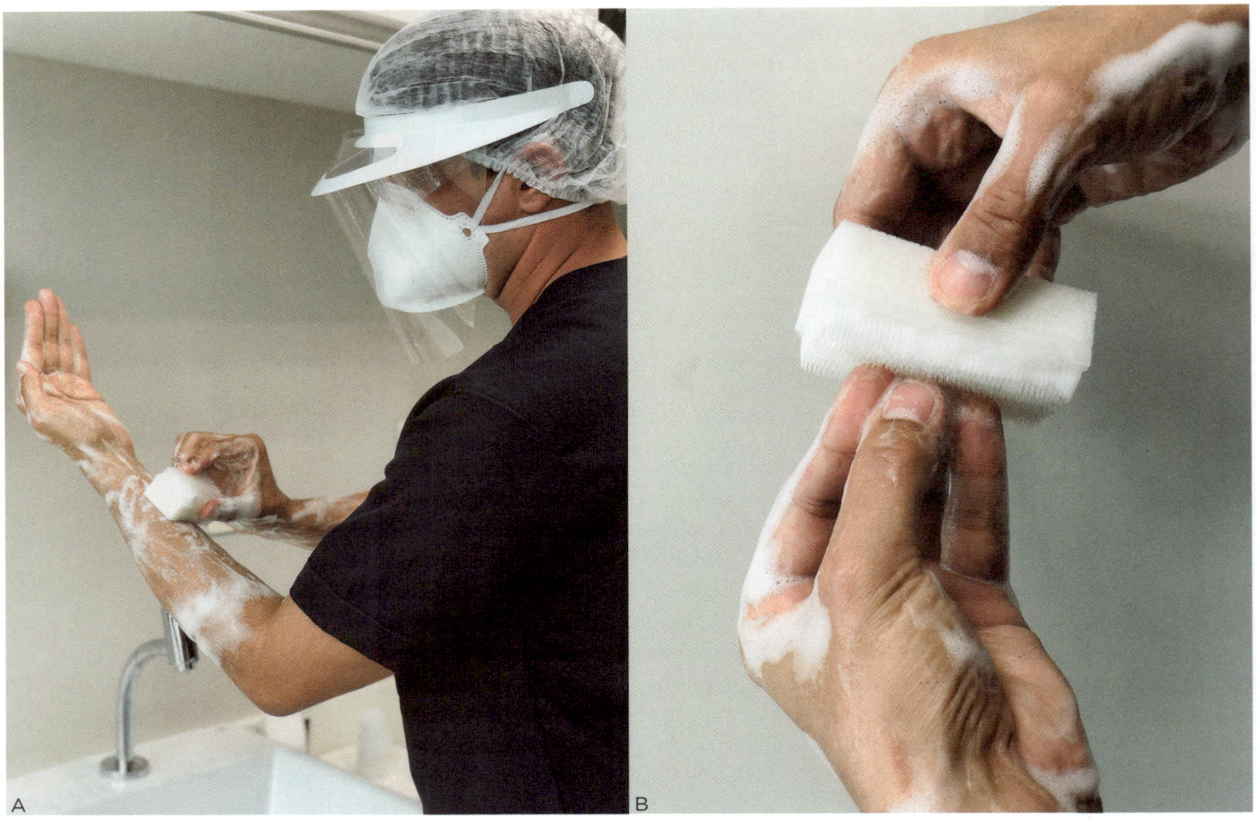

FIGURA 2 Utilização de esponja para antissepsia cirúrgica das mãos (A). O uso das cerdas, caso necessário, deve se restringir a região das unhas (B).

dos corporais. Recomenda-se, após lavar e secar as mãos, colocação de luva de procedimento para retirar e lavar os óculos de proteção, retirar e descartar máscara e gorro; após isso, retiram-se as luvas de procedimento e lavam-se as mãos novamente.

COMO PROCEDER COM OS TUBETES ANESTÉSICOS?

Se, no ambiente cirúrgico, seja da CTBMF ou de qualquer outra especialidade cirúrgica da odontologia, é essencial o uso de itens esterilizados nos procedimentos, a utilização de tubetes anestésicos para anestesia local odontológica desinfetados trata-se de inconveniente muito relevante. Não existem no mercado brasileiro tubetes de anestésicos com a superfície externa esterilizada, e apenas seu conteúdo interno, a solução anestésica propriamente dita, é esterilizada. Destaca-se que a desinfeção é o processo que reduz a quantidade de microrganismos das superfícies e, portanto, não os elimina totalmente. Assim, se os tubetes de anestésico local são uma fonte de contaminação, como proceder?

Apesar de considerar o uso de álcool 70% eficaz na redução de microrganismos de superfícies de tubetes, sempre é necessário lembrar que não elimina 100% dos microrganismos, mantendo o risco de contaminação dos pacientes. Apesar disso, o uso do álcool 70% deve dar-se por fricção, em três etapas intercaladas pelo tempo de secagem natural, totalizando 10 minutos, uma vez que é considerado tuberculicida, bactericida, fungicida e virucida, porém não esporicida. Não se recomenda a imersão dos tubetes em álcool 70%, pois pode levar à contaminação da solução anestésica pelo álcool (ver Curtindo a Biossegurança).

Considerando que o ideal seria a utilização de tubetes de anestésicos esterilizados, e que eles não existem no Brasil, a substituição dos tubetes por ampolas e da seringa carpule por seringas *Luer Lock* descartáveis, e das agulhas de carpule por agulhas descartáveis de calibre e comprimentos adequados para a técnica anestésica a ser empregada, associada à remoção fracionada (somente na quantidade a ser utilizada) da solução anestésica, pode ser uma alternativa para o ato de levarmos o tubete desinfectado para a mesa cirúrgica. Pesa contra essa importante mudança de paradigma, o fato de não existirem todas as soluções anestésicas empregadas por cirurgiões-dentistas apresentadas em frascos/ampolas.

Ainda nesse contexto, destaca-se que as agulhas para seringa carpule não possuem embalagem esterilizada; apenas a agulha propriamente dita é esterilizada. Assim, idealmente, não se deve desinfectar a embalagem externa

CURTINDO A BIOSSEGURANÇA

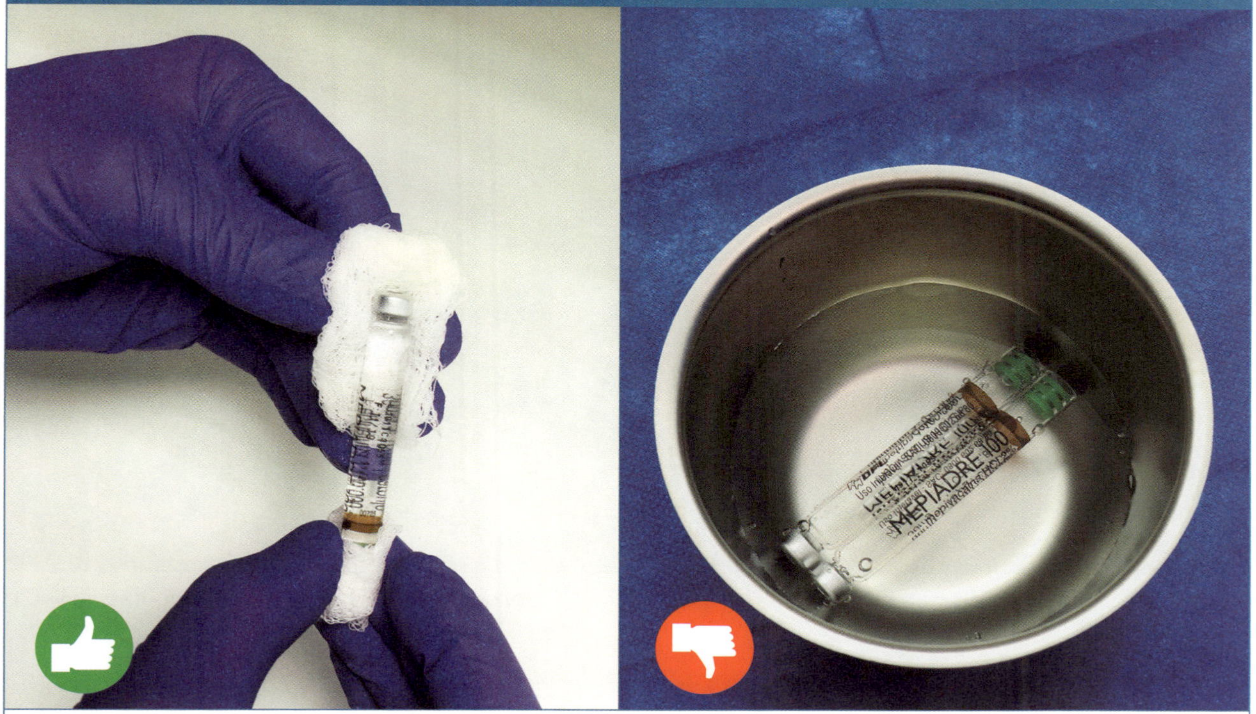

A desinfecção por fricção das superfícies externas do tubete anestésico é fundamental para evitar a contaminação e merece o nosso *like*. Já a imersão em desinfetante é uma prática a ser desaconselhada, uma vez que o produto pode penetrar no tubete e contaminar a solução anestésica.

da agulha para colocá-la sobre a mesa operatória, e sim abri-la, e o operador ou auxiliar, calçando luvas estéreis, removê-la do invólucro plástico, ou com a mão ou com pinça, e rosqueá-la na carpule.

Salienta-se que os produtos para utilização em saúde, especialmente na CTBMF, costumam vir esterilizados e protegidos por uma embalagem interna, também esterilizada, e outra externa, não esterilizada. A regra, ao abrir esses produtos, deve ser a mesma costumeiramente respeitada pelos profissionais ao usarem luvas estéreis: a "mão esterilizada" somente toca em "lugares estéreis", ou seja, pode-se tocar na embalagem externa não esterilizada com a mão higienizada e sem luvas, apenas para abrir e expor o conteúdo esterilizado para alguém que, usando todos os EPI e luvas estéreis, possa pegar o conteúdo esterilizado, sem contaminá-lo.

COMO ABRIR AS EMBALAGENS DE FORMA SEGURA?

Os materiais e os medicamentos utilizados durante a cirurgia oral e maxilofacial (suturas, anestésicos locais, lâminas de bisturi e as seringas com agulhas) são esterilizados pelo fabricante, com uma variedade de técnicas, incluindo o uso de gases, autoclavagem, filtração e irradiação. Para manter a esterilização, o cirurgião-dentista deve apenas remover adequadamente o material ou a droga do seu recipiente. A maioria desses materiais cirúrgicos são duplamente embalados. As diretrizes de técnica de abertura não são amplamente padronizadas nos consultórios e hospitais, e é aceitável que seja realizada de duas formas.

Na primeira, um profissional fora do campo cirúrgico abre a embalagem externa virada para o campo esterilizado deixando que a embalagem interior esterilizada caia sobre o campo cirúrgico esterilizado. A embalagem externa é projetada para ser manuseada de uma forma não esterilizada e geralmente é selada de um modo que permite a um indivíduo sem jaleco, enluvado ou não, desembrulhar e transferir o material ainda envolto na embalagem interior esterilizada (Figura 3).

Na segunda opção, um circulante (alguém que prepara a sala e sem capote cirúrgico esterilizado) manipula apenas a parte externa da embalagem, apresentando a embalagem interna esterilizada a alguém no campo cirúrgico, paramentado, para que ele possa remover cuidadosamente o

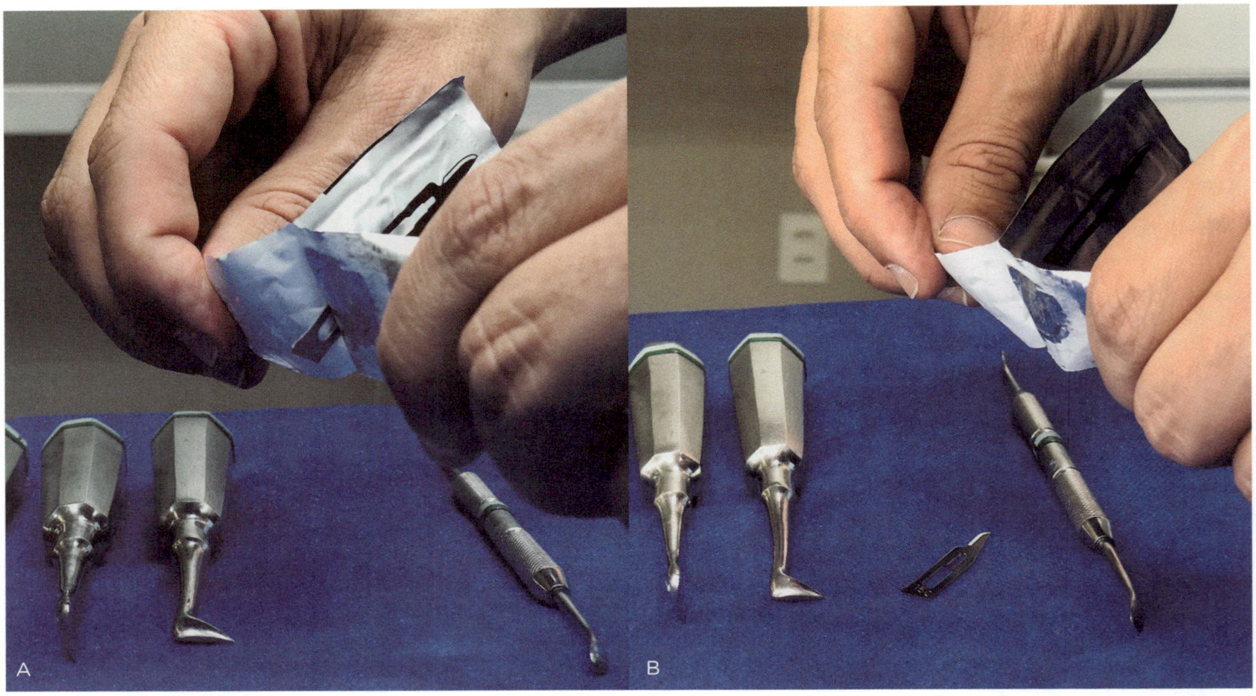

FIGURA 3 Abertura de embalagem de forma asséptica (A), deixando o produto esterilizado cair sobre o campo cirúrgico (B).

conteúdo interno. O raciocínio para essa abordagem é que as embalagens devem ser apresentadas à pessoa já paramentada para evitar a contaminação do conteúdo, pois as bordas da embalagem podem enrolar e o conteúdo da embalagem pode ser contaminada por arestas não estéreis (Figura 4).

Lâminas de bisturi são tratadas de forma semelhante, podendo ser colocadas no campo (de longe, sem tocá-lo) ou manuseada de forma asséptica por outra pessoa. O objetivo final é reduzir a incidência de contaminação do dispositivo durante sua manipulação.

EXPOR TODOS OS MATERIAIS ESTERILIZADOS AO AMBIENTE NO INÍCIO DA CIRURGIA OFERECE ALGUM PERIGO?

Considerando que possam existir microrganismos alojados em partículas em suspensão no ambiente da cirurgia, o material esterilizado não deve ficar exposto ao meio ambiente desnecessariamente. Assim, torna-se lícito acreditar que os materiais e instrumentais devem ser expostos imediatamente antes do seu uso, o que não é muito prático sob o ponto de vista de tempo operatório e do fluxo de procedimentos em pacientes diferentes. Sugere-se, portanto, que a montagem de mesa inicie-se próximo ao início do procedimento, porém sem atrasá-lo, e que, na necessidade de aguardar-se com a mesma montada, essa fique coberta por campo esterilizado, que deve ser descartado no momento do início da cirurgia. Agulhas de anestesia, fios de sutura, implantes, drenos, por exemplo, devem ser abertos no momento de sua utilização.

COMO FAZER A ANTISSEPSIA DE PELE E TECIDOS BUCAIS?

A preparação do local cirúrgico refere-se ao tratamento pré-operatório da pele e cavidade oral do paciente dentro da clínica ou na sala cirúrgica, e reduz claramente o risco de infecção pós-operatória. A preparação inclui não apenas o local da incisão cirúrgica pretendida, mas também uma área mais ampla da pele do paciente. O objetivo desse procedimento é reduzir a carga microbiana na pele e na boca do paciente, tanto quanto possível antes da incisão da barreira tecidual íntegra. Sendo assim, deve-se primeiramente realizar a antissepsia intraoral, seguida da antissepsia extraoral, até enfim a colocação do campo operatório fenestrado e início do procedimento cirúrgico.

Para a antissepsia intraoral é entregue ao paciente 10 mL de antisséptico bucal, e orientado o bochecho por 1 minuto. O digluconato de clorexidina 0,12% é um dos agentes antissépticos mais empregados no bochecho pré-operatório de cirurgia na cavidade oral. Os trabalhos mostram um bom poder de evidência que o uso de clorexidina, com concentrações de 0,12 ou 0,2%, diminui o risco de alveo-

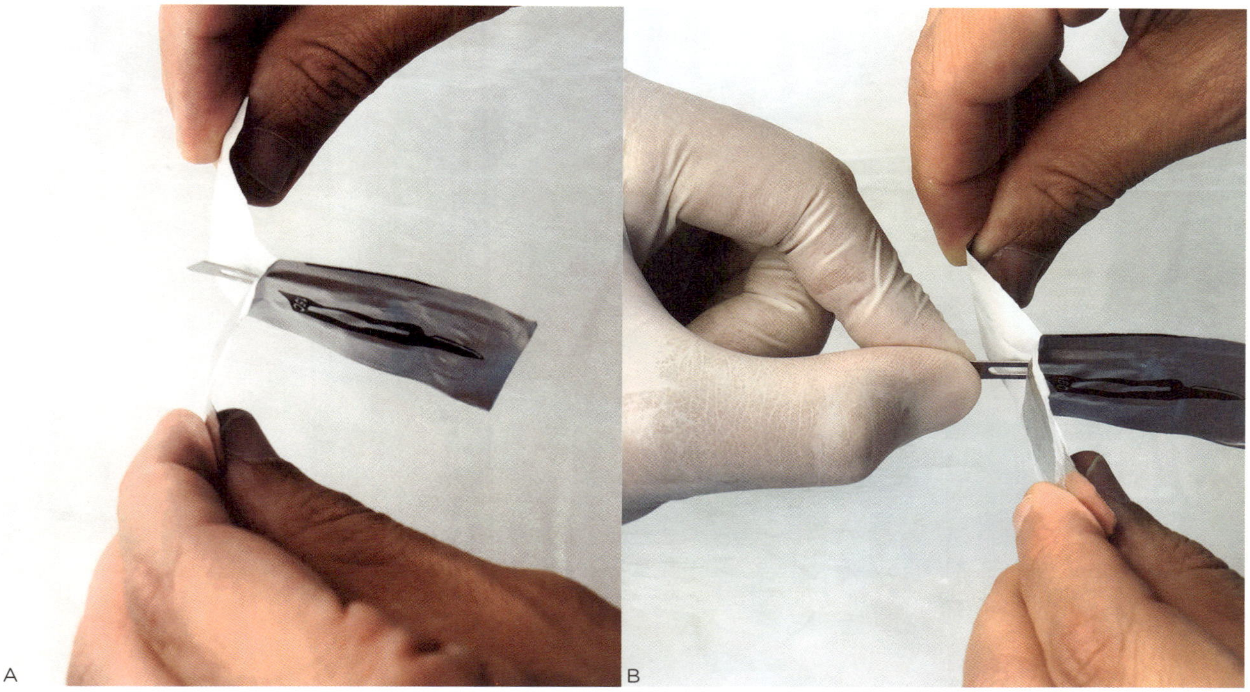

FIGURA 4 Abertura de embalagem de forma asséptica (A), para retirada do produto esterilizado por operador paramentado com luvas esterilizadas (B).

lite e infecção bacteriana após a extração dentária. Esse antisséptico possui uma ampla atividade antibacteriana, é ativo contra organismos gram-positivos e gram-negativos, anaeróbios facultativos, aeróbios e leveduras, além de possuir baixa toxicidade e alta afinidade à mucosa oral, o que lhe permite durar mais na boca do que os outros enxaguatórios bucais. A alta substantividade na membrana mucosa permite que a clorexidina seja liberada gradualmente por um período de 8 a 12 horas. O bochecho com digluconato de clorexidina auxilia não apenas a remoção mecânica dos restos alimentares, como também apresenta importante função antimicrobiana. Devido a importância dessa ação mecânica, pode-se realizar também a fricção mecânica de gaze embebida em antisséptico, bem como a escovação dos dentes do paciente com gel de clorexidina, seguido da limpeza geral depois com gaze úmida, principalmente em pacientes submetidos a anestesia geral.

Após a antissepsia da cavidade oral é feita a antissepsia na região extraoral. A pele não pode ser esterilizada porque aproximadamente 20% da microbiota residente está fora do alcance dos antissépticos. O objetivo da preparação cirúrgica da pele com antissépticos é remover microrganismos transitórios e patogênicos na superfície da pele e reduzir a flora residente a um nível baixo. Entre eles, clorexidina e iodopovidona são os preferidos em várias instituições. A forma correta dessa etapa está demonstrada na Figura 5.

A seleção da solução antisséptica da pele antes da cirurgia é um passo importante para prevenir infecções no local da cirurgia. O iodopovidona possui uma atividade antimicrobiana de amplo espectro contra bactérias gram-positivas e gram-negativas, vírus, fungos e protozoários. Seu baixo preço e sua atividade antimicrobiana de amplo espectro fizeram com que essa solução permanecesse por muito tempo como um dos antissépticos mais utilizados, principalmente em países em desenvolvimento. Com base na literatura, o iodopovidona demonstrou ser inativada pelo sangue e associada a manchas e irritações na pele. Além disso, ele precisa de um tempo médio de secagem de três minutos para uma função ideal.

A clorexidina, normalmente nas concentrações de 2 ou 4%, embora mais caro que o iodopovidona, representa uma ótima opção de agente antisséptico para pele, pois tem início de ação mais rápido que a iodopovidona e possui atividade persistente na presença de fluidos corporais. Essa substância apresenta efeito bactericida, interrompendo o potencial da membrana celular, causando desequilíbrio osmótico e levando à morte celular. Alguns estudos destacam seu rápido início em certas bactérias com efeito máximo em 20 segundos contra alguns microrganismos. O efeito antibacteriano pode durar até 48 horas na pele. Na aplicação tópica, a clorexidina mostra a capacidade de ligar as proteínas do tecido humano (pele e mucosas) com absorções sistêmicas e corporais limitadas, e não afetada pela presença de fluidos corporais como sangue. Como a clorexidina não tem cor, é difícil identificar na pele do paciente após a aplicação, além disso, seu preço mais alto comparado ao iodopovidona, associado ao risco de lesão de córnea, causaram a potencial desvantagem dessa pre-

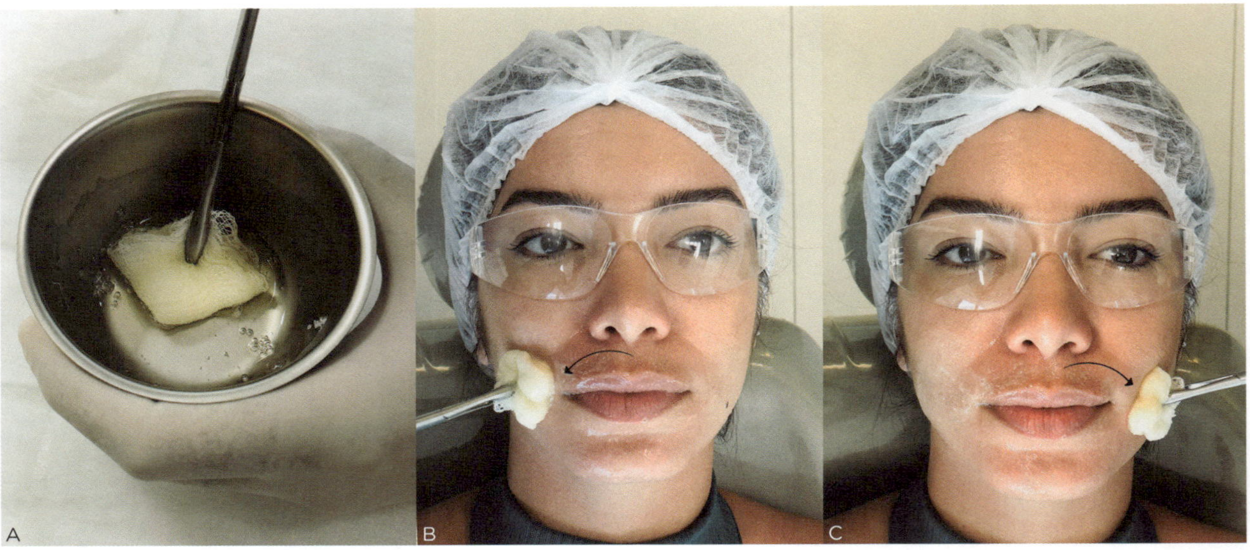

FIGURA 5 Antissepsia da região extraoral. A: embebição de gaze com o antisséptico; B: fricção unidirecional mediolateral direita; C: fricção unidirecional mediolateral esquerda.

paração. No entanto, a baixa taxa de irritação da pele e sua interação efetiva contra bactérias tornaram essa preparação uma das mais indicadas atualmente.

COMO REALIZAR A PARAMENTAÇÃO CIRÚRGICA DE FORMA SEGURA?

A ocorrência de contaminação da vestimenta estéril durante a paramentação cirúrgica não é incomum, acontecendo principalmente com os acadêmicos e profissionais com pouca rotina em procedimentos operatórios. Por exemplo, a falha na biossegurança pode levar microrganismos patogênicos desse local para a região da cirurgia, aumentando o risco de infecção, que pode, em alguns casos, evoluir para abscessos, celulite ou até mesmo óbito. Diante disso, para evitar essas falhas, é de extrema importância todo cuidado nessa fase que antecipa a cirurgia propriamente dita.

Manter uma sequência lógica na paramentação auxilia numa melhor manutenção dos campos livres de contaminação e está constituída por duas fases: a pré-cirúrgica e a cirúrgica. A sequência de paramentação deve seguir uma ordem específica, como visualizado na Figura 6.

O passo a passo para a colocação e retirada do avental cirúrgico e das luvas esterilizadas são muito importantes para a manutenção de um procedimento com o mínimo de contaminação. Nesse sentido, as Figuras 7 e 8 descrevem as boas práticas de paramentação desses EPI.

Vale ressaltar que após a paramentação completa, a luva cirúrgica não deve entrar em contato com óculos, gorro, celular, ou qualquer área sem a devida proteção. Áreas que podem ser tocadas sem grandes preocupações são as revestidas com o material estéril (capote, mesa, mangueira, foco etc.), instrumentais e equipamentos estéreis, e no paciente limitando-se apenas ao sítio cirúrgico.

Uma outra recomendação que tem se seguido, e que vale comentar, é o uso da roupa privativa, ou também chamado pijama cirúrgico. Essa vestimenta faz com que seu uso fique restrito ao consultório (ou hospital), minimizando o transporte de microrganismos para outros ambientes. O pijama cirúrgico só deve ser usado no consultório, e não devemos deambular com ele nas ruas, muito menos nos nossos lares. Ou seja, devemos vesti-lo apenas no consultório antes dos procedimentos, e ao término dos atendimentos, devemos remover e colocá-lo em saco plástico fechado até que seja lavado e pronto para uso novamente. Lembrem-se que o pijama cirúrgico não é uma roupa estéril, dessa forma todas as etapas descritas nesse tópico devem ser seguidas rigorosamente.

LUVAS CIRÚRGICAS: PROTEÇÃO REAL? QUEM DEVE USAR?

As luvas não são necessárias no contato social, anamnese, medição da pressão sanguínea ou procedimentos similares. As diretrizes mundiais estipulam que luvas não estéreis são apropriadas para exames e procedimentos não cirúrgicos (p. ex., remoção de sutura), ou seja, sempre que houver possibilidade de contato com sangue, saliva, mucosa ou superfície contaminada, o profissional deve utilizar luvas.

Já as luvas esterilizadas devem ser usadas para procedimentos críticos, como os cirúrgicos. Embora as luvas não protejam contra perfurações de agulhas, está comprovado que "podem diminuir a penetração de sangue em até 50% do seu volume, e seu uso reduz o risco de infecção,

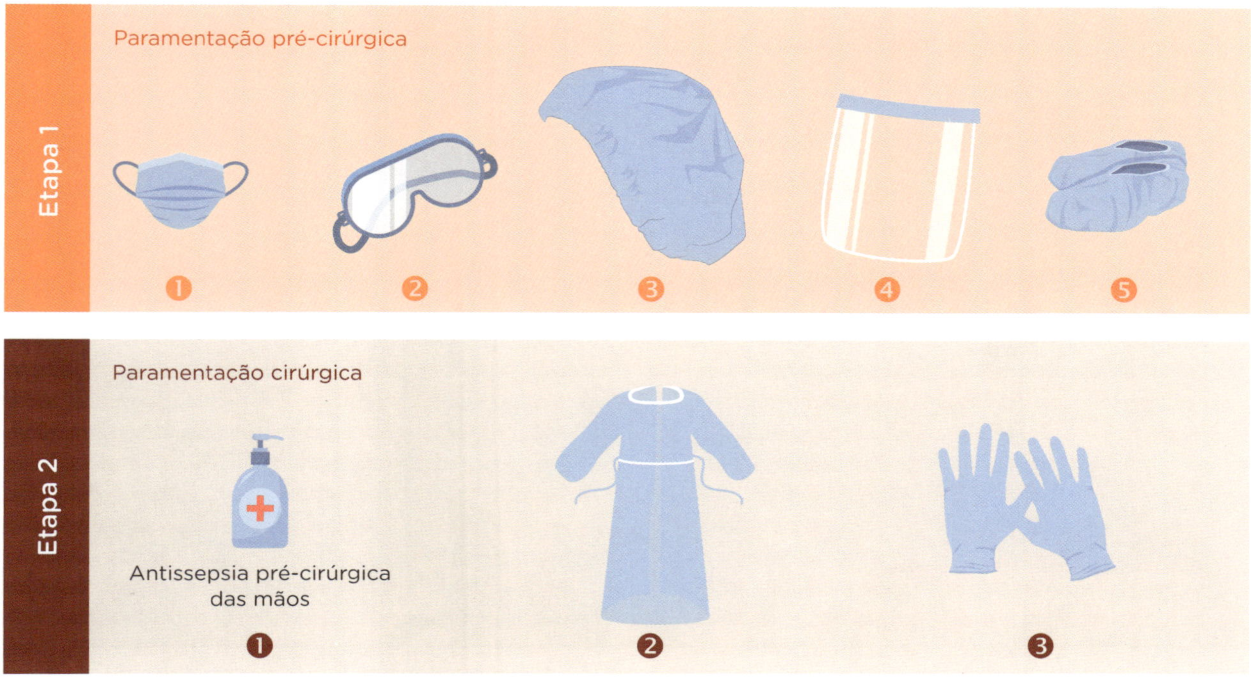

FIGURA 6 Sequência de paramentação. Etapa 1 – Pré-cirúrgica: (1) proteção respiratória; (2) óculos de proteção; (3) touca; (4) protetor facial; (5) pro-pé. Etapa 2 – Cirúrgica: (1) antissepsia pré-cirúrgica das mãos; (2) avental ou capote esterilizado; (3) luvas esterilizadas.

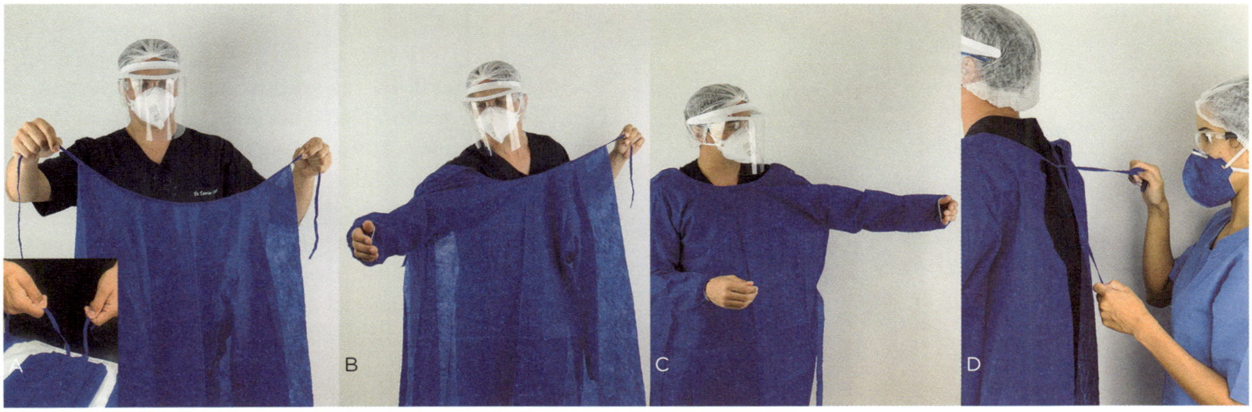

FIGURA 7 Sequência de paramentação do avental cirúrgico: (A) manipule o avental pelas alças; (B e C) vista os braços com manipulação pelas alças; (D) solicite amarração da parte posterior pela equipe auxiliar.

impedindo a transferência de bactérias cutâneas para o local cirúrgico. Além disso, no ambiente dinâmico em que são usadas, as luvas funcionam como uma barreira bidirecional quando permanecem intactas. Outro motivo do uso de luvas esterilizadas para procedimentos cirúrgicos inclui uma menor probabilidade de perfuração, porque são formuladas para atender aos mais altos requisitos de resistência à tração possíveis.

Recomenda-se a substituição das luvas cirúrgicas nas situações descritas no Quadro 1.

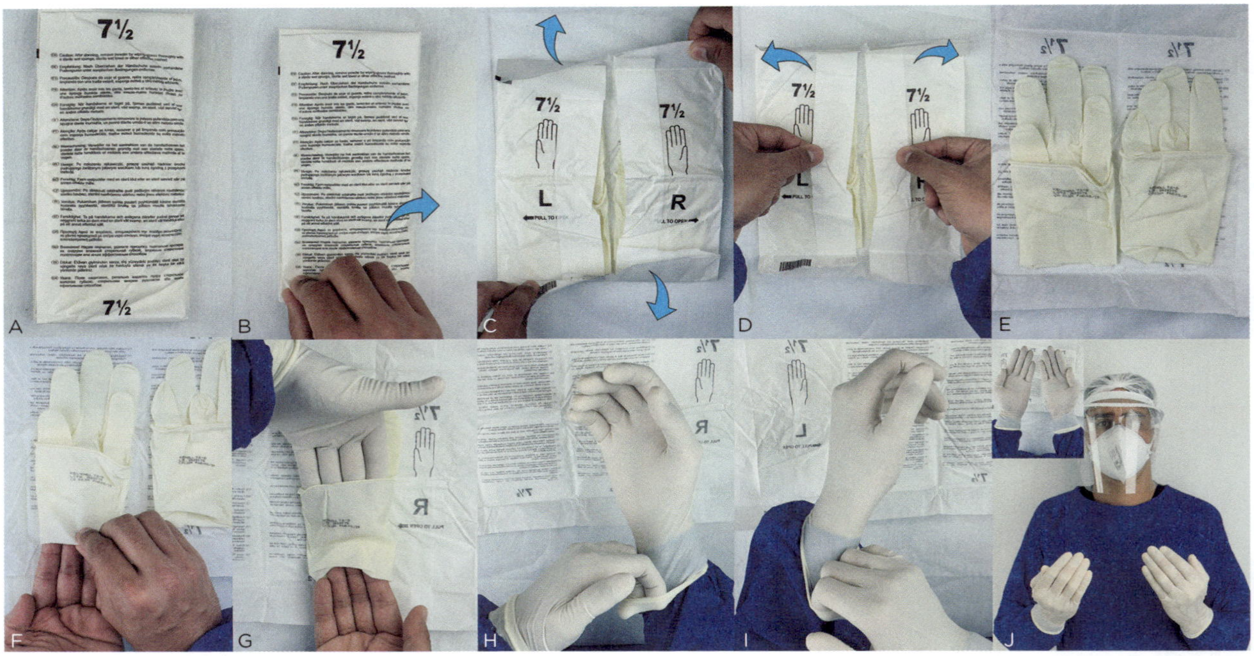

FIGURA 8 Sequência de paramentação das luvas cirúrgicas: (A) abra assepticamente a embalagem externa e disponha em campo cirúrgico; (B, C, D) abra a embalagem interna pelas dobraduras, (E) até expor as luvas – mão esquerda e mão direita; (F) segure uma das luvas pelo punho e introduza a mão correspondente, localizando os dedos da luva e puxando para posição e deixe a dobra da luva virada; (G) introduza os dedos da mão enluvada sob a dobra do punho da outra luva; (H) puxe a luva para realizar a adaptação da mão e dedos, desdobrando a região do punho, sobre o avental; (I) desdobre a região do punho da primeira luva, sobre o avental; (J) luvas vestidas e paramentação completa do cirurgião-dentista.

QUADRO 1 Situações indicadas para a realização da troca das luvas
Ocorrência ou suspeita de contaminação.
Quando as luvas se tornarem escorregadias.
Quando é possível visualizar ou suspeita-se de perfuração.
Imediatamente após contato com metilmetacrilato.
Quando a luva apresenta-se muita suja por sangue ou outras secreções.
Após 90 minutos de duração do procedimento.

COMPOSIÇÃO DA EQUIPE DE TRABALHO EM MOMENTOS CIRÚRGICOS: QUAL A IMPORTÂNCIA/NECESSIDADE DE UM SEGUNDO AUXILIAR?

As cirurgias orais em consultório odontológico podem ser realizadas com um ou dois auxiliares, e por conta das exigências operatórias, jamais deve-se iniciar uma cirurgia sem auxiliar. O segundo auxiliar pode também ser chamado de circulante, uma vez que ficará circulando atendendo outras necessidades fora do campo operatório. O circulante não precisará de capote cirúrgico esterilizado, porém é indispensável o uso de EPI.

De modo geral, apenas um auxiliar é suficiente para as cirurgias de pequeno e médio porte realizadas no consultório. Um circulante se torna mais importante quando existe uma maior possibilidade de abertura de vários materiais durante a cirurgia, como múltiplos implantes dentários, enxertos, coleta de sangue para uso do L-PRF, entre outros procedimentos. Na ausência do circulante, e na necessidade de abrir algum material esterilizado, o auxiliar poderá fazê-lo, desde que lave novamente as mãos e sua luva seja trocada por uma nova.

Já em ambiente hospitalar, devido ao porte da cirurgia, normalmente se faz necessário, além do cirurgião, o 1º auxiliar (às vezes também um 2º auxiliar) e instrumentador, bem como o circulante, geralmente um técnico em enfermagem, responsável por toda atividade fora do campo operatório.

QUAIS OS CUIDADOS NECESSÁRIOS PARA MINIMIZAR A CONTAMINAÇÃO NO TRANSOPERATÓRIO CIRÚRGICO?

Além do máximo cuidado com esterilização dos instrumentos, desinfecção do consultório, preparo do paciente e da equipe cirúrgica, é importante que os profissionais envolvidos se esforcem para minimizar a contaminação cruzada. O objetivo desses cuidados é prevenir que qualquer organismo proveniente da equipe cirúrgica ou de outros pacientes adentre a ferida do paciente. Uma vez esterilizados ou desinfetados, esses instrumentos devem ser organizados de maneira que limitem a probabilidade de contaminação por organismos estranhos à flora oral e maxilofacial do paciente durante a cirurgia.

Após a antissepsia das mãos e paramentação cirúrgica completa, os profissionais paramentados deverão evitar rigorosamente que as luvas cirúrgicas estéreis entrem em contato com qualquer superfície ou objeto não esterilizado fora do campo operatório. As luvas cirúrgicas devem tocar apenas áreas estéreis e as regiões onde a antissepsia foi realizada no paciente, e em caso de contaminação, as luvas devem ser substituídas por luvas estéreis novas.

Os campos operatórios têm função de barreira mecânica contra os microrganismos encontrados nas superfícies contaminadas, e portanto, seu uso correto tem extrema importância nas etapas de biossegurança dos procedimentos cirúrgicos.

Protetor de refletor deve ser usado para facilitar a manipulação pelo cirurgião e auxiliar. Na sua ausência, a manipulação poderá ser feita por alguém fora do campo operatório. Barreiras protetoras esterilizadas de mangueira e de peça reta (ou turbina de alta rotação) devem ser usadas. Enquanto os equipamentos não estiverem sendo utilizados, as mangueiras devem ser seguradas pelo auxiliar, ou repousadas em campo cirúrgico esterilizado. Jamais deverão retornar ao suporte na cadeira odontológica, pelo risco de contaminação.

Também deve-se tomar cuidado para que a umidade excessiva não chegue aos campos, e se os mesmos se tornarem saturados, eles poderão permitir que bactérias provenientes da superfície não esterilizada, abaixo do campo, entrem em contato com os instrumentos esterilizados. Nesses casos, em campos cirúrgicos extremamente úmidos ou molhados, devem ser trocados ou fazer a utilização de campos impermeáveis que são confeccionados com uma camada plástica junto ao TNT.

QUAIS OS CUIDADOS ESSENCIAIS AO MANUSEAR OS ARTIGOS PERFUROCORTANTES?

As lesões percutâneas causadas por instrumentos perfurocortantes representam um dos riscos ocupacionais ao profissional de saúde. Esses danos podem expor o profissional a infecções por patógenos associados a altas morbi-mortalidades, como o vírus da hepatite B, hepatite C ou vírus da imunodeficiência adquirida (HIV). A Organização Mundial da Saúde estima que 39% das infecções por hepatite C, 37% das infecções por hepatite B e cerca de 4% das infecções causadas por HIV no ano de 2000 foram causadas por acidentes ocupacionais.

O cirurgião-dentista frequentemente é exposto ao risco de acidente por instrumentos perfurocortantes causados principalmente durante a prática clínica, como a manipulação da agulha durante o contato com o paciente (p. ex., anestesia local), durante utilização de instrumentos perfurocortantes no ato operatório (p. ex., descoladores, extratores, bisturi, sondas exploratórias), transpondo o instrumental de uma mão para outra ou durante a entrega ao auxiliar, no qual pode haver contato inesperado com objeto perfurocortante geralmente posicionado de forma não usual (p. ex, agulha gengival direcionada ao cirurgião; agulha de sutura presa ao porta-agulha e direcionada para cima), entre diversas outras situações.

A prevenção desses acidentes durante a prática clínica é baseada em comportamentos e destina-se à redução de exposição aos riscos biológicos de maneira a reeducar a equipe, tornando sua rotina mais segura, adotando medidas para a substituição no uso de agulhas e outros perfurocortantes. Quando for tecnicamente possível, adotar controles de engenharia no ambiente (p. ex., coletores de descarte), adotar o uso de material perfurocortante com dispositivo de segurança, quando existente, disponível e tecnicamente possível (p. ex., BD Eclipse® *needle*; Ultra Safety Plus XL®).

Ainda se trata de um desafio no design de seringas tipo carpule com dispositivos de segurança, visto que é comum a necessidade de reutilização durante o procedimento, dificultando seu descarte após o término da primeira utilização, fazendo com que a mesma permaneça na mesa cirúrgica. A NR-32 contraindica o reencape e a manipulação manual/digital de agulhas, sendo orientado a utilização de porta-agulhas no momento da montagem e desmontagem.

Durante a anestesia local, principalmente em crianças ou pessoas que têm medo excessivo de agulhas (ecmofobia), o profissional deve manipular de forma cuidadosa o conjunto carpule/agulha, observar o comportamento do paciente ou possíveis inquietações, manter a mão dominante apoiada para que em um possível movimento abrupto do paciente seja diminuído o risco de lesão, e evitar o uso dos dedos para o afastamento de tecidos moles. Além disso, dobras nas agulhas devem ser evitadas, diminuindo a chance de erro na manipulação por estar a agulha em uma direção não coincidente com o corpo da carpule, além da fadiga do material causar maiores chances de uma fratura.

A utilização dos dedos para a retração de tecidos moles (lábios, bochecha, língua) durante o ato operatório, mais comumente durante a anestesia local, é aparentemente desnecessária e aumenta o risco de acidentes biológicos. A utilização dos instrumentais para o afastamento dos tecidos não implica em maior dificuldade durante a técnica nem em sua reprodutibilidade, e a implementação dos instrumentais (afastadores de Minessota ou Farabeuf; espelho bucal) mesmo para bloqueio do nervo alveolar inferior não deveria dificultar o aprendizado dos acadêmicos de odontologia, além de ser facilmente adaptada à prática clínica de profissionais mais experientes.

Cuidados com a manipulação durante a montagem da lâmina de bisturi auxiliado pelo porta-agulha, inserção e remoção das brocas, correto acondicionamento de instrumentos perfurocortantes e seu descarte em embalagem apropriada, o correto uso do EPI necessário antes, durante e depois do procedimento cirúrgico devem fazer parte da rotina operatória, tornando objeto de atenção permanente.

QUAIS SÃO AS ESTRATÉGIAS PARA REALIZAR A IRRIGAÇÃO DE FORMA SEGURA?

Múltiplos dispositivos odontológicos semicríticos que entram em contato com mucosas utilizam ar ou linhas de água da unidade odontológica, entre eles estão as peças de mão de alta e baixa rotação. A contaminação das linhas de água por microrganismos está documentada na literatura e níveis críticos em amostras de água são frequentemente relatados. Esses microrganismos são geralmente espécies não patogênicas organizadas em biofilme; entretanto, patógenos oportunistas, como *Pseudomonas aeruginosa*, *Legionella pneumophila* sorogrupo 1 e *Mycobacterium nontubeculosis* podem ser detectados, sendo reportados casos de infecção associado a eles (ver Capítulo 2).

Evidências apontam para esses instrumentos na transmissão de doenças mesmo após a esterilização, confirmando a hipótese de retração de fluidos orais nos compartimentos internos dos dispositivos e nas linhas de água indicando que o material retido durante o uso no paciente pode ser expelido intraoralmente durante usos subsequentes.

Dessa forma não se recomenda, durante a realização de cirurgias orais, o uso das linhas de água da unidade de trabalho, sendo incentivada a utilização de motores elétricos ou piezoelétricos que possuam sistema de irrigação fechado, esterilizável, descartável, nos quais possam ser acoplados as peças de mão (Figura 9).

Outra maneira de contornar essa contaminação das linhas de água do equipamento é o uso apenas do sistema pneumático da unidade odontológica, devendo a irrigação ser feita manualmente com auxílio de uma seringa *luer-lock* descartável e utilizando líquidos estéreis, como soro fisiológico ou água destilada. Nessa situação, deve-se evitar forças excessivas ao pressionar o êmbolo, com o objetivo de diminuir o risco de acidentes e formação de aerossol/*spray*. As peças de mão devem ser esterilizadas de acordo com as instruções dos fabricantes e a lubrificação deve ser realizada antes da esterilização, já que o óleo lubrificante não se encontra esterilizado.

COMO ANULAR A CONTAMINAÇÃO CRUZADA NOS SISTEMAS DE SUCÇÃO DE ALTA POTÊNCIA (BOMBA A VÁCUO)?

A utilização da sucção é parte essencial do tratamento odontológico e é usada para remover fluidos, como sangue ou saliva; e detritos, como partículas de dente, cálculo dentário e amálgama dental da cavidade oral durante procedimentos odontológicos. Além disso, aplica-se para minimizar a liberação de bioaerossóis produzidos durante o uso de brocas, instrumentos de corte e pontas ultrassônicas. A aspiração que utilizamos geralmente é fornecida por um sistema a vácuo integrado a unidade da cadeira odontológica e é usada continuamente, trocando-se apenas

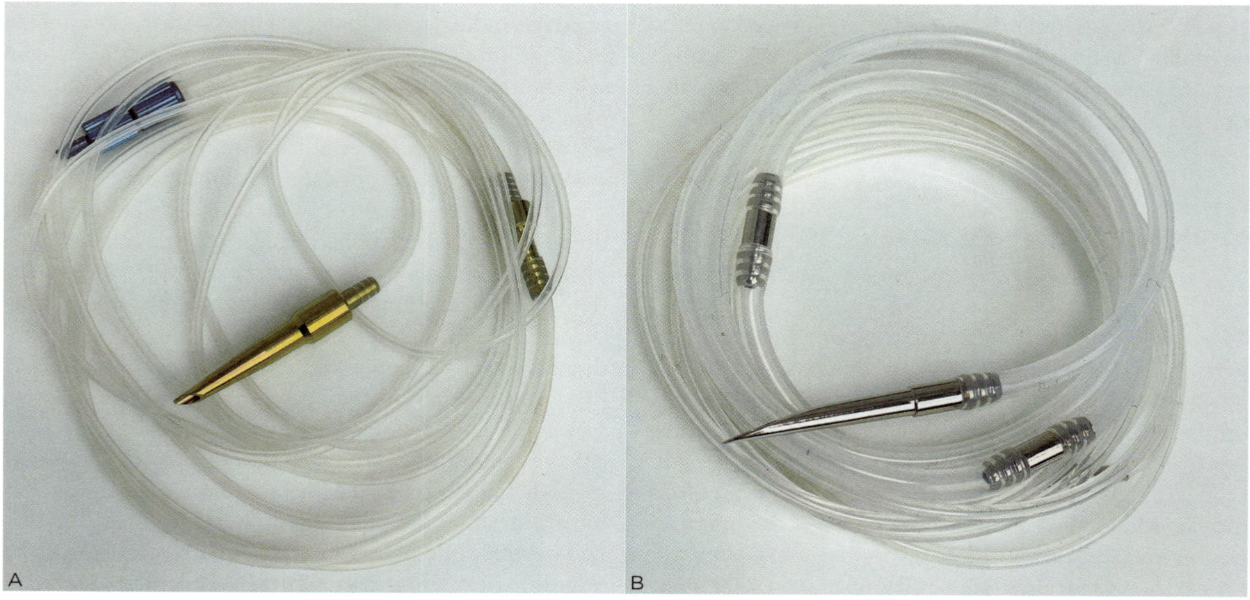

FIGURA 9 Linhas de água para irrigação do campo operatório: descartáveis (A); esterilizáveis (B).

a ponta de sucção (metálica, esterilizada, reutilizável ou descartável) entre os pacientes.

Os sistemas de sucção das unidades dentárias devem ser desinfetados regularmente, 1 a 2 vezes ao dia, com um agente desinfetante não surfactante, conforme recomendado pelo fabricante do equipamento. É recomendável que, entre os pacientes, as mangueiras de sucção sejam lavadas com água limpa. Na prática, o processo de desinfecção comumente envolve a aspiração de um volume de desinfetante através das mangueiras de sucção (Figura 10).

No entanto, a ponta de sucção, seja conectada ao compressor do equipo odontológico ou a uma bomba de sucção específica de alta potência, possui vários componentes reguladores para permitir o controle da força e geralmente são conectadas às mangueiras por meio de adaptadores, criando junções e áreas que não serão atingidas pelo processo de desinfecção por aspiração. Idealmente, as peças da mangueira de sucção deveriam ser desmontadas, sendo realizada limpeza para remoção de maiores sujidades, desinfetadas e esterilizadas após cada paciente para garantir a descontaminação adequada.

Os sistemas de sucção possuem um componente de filtro geralmente localizado no corpo principal ou na unidade auxiliar da unidade de trabalho para capturar grandes partículas de detritos aspirados pelas mangueiras de sucção. Os fabricantes recomendam que esses filtros sejam removidos, limpos e desinfetados diariamente e substituídos, se danificados ou rasgados. Problemas de corrosão, vazamento e biofilme associados a ponta de sucção e adaptadores de sucção da unidade de trabalho são comuns e devem ter atenção para sua manutenção, já que as condições de umidade existentes nos sistemas de sucção dentária são propícias ao crescimento e proliferação de biofilmes microbianos.

O uso combinado de desinfecção por aspiração utilizando hipoclorito de sódio e desmontagem rotineira das peças que constituem a ponta de sucção com imersão em solução à base de quaternário de amônia, deve fornecer um meio eficaz para minimizar os riscos potenciais de infecção por sucção dental, eliminando fontes de contaminação.

COMO PROCEDER COM OS DENTES EXTRAÍDOS?

Idealmente, um dente extraído deve ser devolvido ao paciente após a limpeza e desinfecção do mesmo. Caso o paciente não o desejar, o dente poderá ser doado para fins

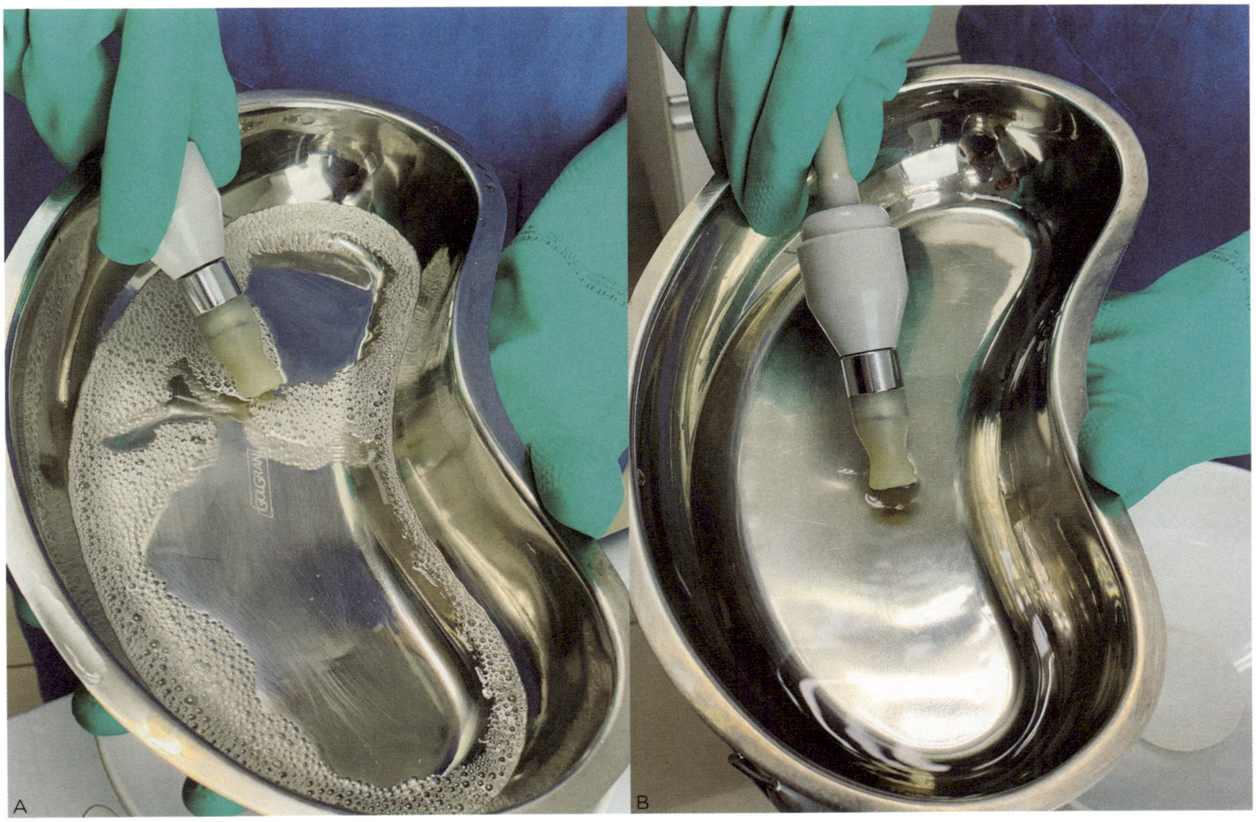

FIGURA 10 Etapas para realização de limpeza e desinfecção das tubulações dos sistemas de sucção. A: sucção de detergente enzimático ou alcalino por um minuto; B: sucção de solução desinfetante, como hipoclorito de sódio, por 1 minuto.

de educação ou pesquisa, porém certos requisitos devem ser seguidos. A utilização de dentes humanos extraídos em pesquisas está condicionada à doação dos mesmos pelo paciente, especialmente quando destinado a pesquisa. A coleta e o termo de doação deverão ser obtidos pelo pesquisador responsável, seguindo o protocolo da pesquisa.

Dentes extraídos ocasionalmente coletados para uso em treinamento educacional devem ser limpos, com a remoção visível de sangue e resíduos maiores; e mantidos em estado hidratado em um recipiente fechado durante o transporte, sendo preferencialmente rotulado com o símbolo de risco biológico.

Esses dentes deverão ser autoclavados antes de sua utilização acadêmica e conservados em água ou soro fisiológico, sendo aceitável esse processo para que a presença de microrganismos possa ser eliminada, porém isso não dispensa a necessidade de uso de EPI durante sua manipulação e transporte. Dentes autoclavados não parecem alterar suas propriedades físicas o suficiente para comprometer a experiência durante a aprendizagem.

Dentes extraídos contendo restaurações de amálgama não devem ser esterilizados pelo calor devido ao potencial risco à saúde pela evaporação e exposição ao mercúrio. Se o dente extraído possui restaurações de amálgama, imersão em solução de ácido peracético a 0,2%, por 10 minutos, deve ser eficaz na desinfecção das estruturas internas e externas. Se utilizado formaldeído, deve-se seguir as normas de segurança quanto à manipulação desse líquido por questões de segurança e saúde ocupacional, conforme regulamentação da Anvisa.

Os dentes extraídos que serão descartados estão sujeitos às Normas Técnicas para Exposição a Materiais Biológicos. A Anvisa considera os dentes extraídos material potencialmente infeccioso que deve ser descartado em recipientes para resíduos biológicos (saco branco identificado com risco biológico), porém dentes extraídos contendo amálgama não devem ser colocados em um recipiente para resíduos biológicos que possam ser incinerados para descarte final (p. ex., lixo comum ou recipientes para objetos cortantes), sendo orientado consultar os regulamentos estaduais e locais sobre o descarte de amálgama. O ideal é entrar em contato com a empresa responsável pela coleta para informar-se sobre suas políticas e instruções de manuseio.

QUAIS OS CUIDADOS/RISCOS EM CASOS DE BIÓPSIA?

Para proteger as pessoas que manipulam e transportam amostras de biópsia, cada amostra deve ser colocada em um recipiente com tampa segura para transporte, devendo-se ter cuidado ao coletar a amostra para evitar contaminação na parte externa do recipiente. Se a parte externa do recipiente estiver visivelmente contaminada, deve ser limpa e desinfetada e/ou colocada em uma bolsa impermeável. O recipiente deve ser rotulado com o símbolo de risco biológico durante o armazenamento, transporte, remessa e descarte.

Por não serem estéreis, os frascos coletores não podem ser colocados sobre campos cirúrgicos estéreis, mesmo durante o procedimento ou ao seu final, pois contaminariam o campo, ou seriam contaminados pelo mesmo (p. ex., por sangue ou saliva que estejam sobre o campo, ao final do procedimento).

Recomenda-se o uso de gorro ou touca, máscara, óculos de proteção e luvas ao manipular as peças no laboratório, especialmente durante a macroscopia. O instrumental usado para isso deve estar limpo e desinfetado com álcool 70%, e a superfície de trabalho também deve ser limpa e desinfetada após a macroscopia. O formol deve ser descartado de acordo com as normas da Política Nacional de Resíduos Sólidos.

COMO REALIZAR A DESPARAMENTAÇÃO DA EQUIPE DE TRABALHO?

A importância na padronização da equipe no momento da desparamentação é fundamental para evitar a contaminação por fluidos biológicos aderidos ao EPI e deve seguir a seguinte sequência:

1. Retirar luvas primeiramente puxando-a pelo lado externo do punho com os dedos da mão oposta, em seguida segure a luva removida com a outra mão enluvada e toque a parte interna do punho da mão enluvada com o dedo indicador oposto (sem luvas) e retire a outra luva, desprezando-as no lixo infectante (Figura 11).
2. Retirar o avental descartável com cuidado para não contaminar a roupa e desprezá-lo no lixo infectante (Figura 12).
3. Higienizar as mãos.
4. Remover o protetor facial tocando delicadamente na extremidade lateral, próxima à região auricular.
5. Remover o gorro puxando pela parte posterior e descartar.
6. Remover os óculos de proteção na extremidade lateral, próxima à região auricular.
7. Higienizar as mãos.
8. Remover a máscara tocando apenas nos elásticos e descartar.
9. Retirar pro-pés e descartar.
10. Higienizar as mãos.

Durante a desparamentação deve-se: colocar protetor facial e óculos de proteção em saco plástico para posterior desinfecção:

1. Utilizar água e sabão/detergente.

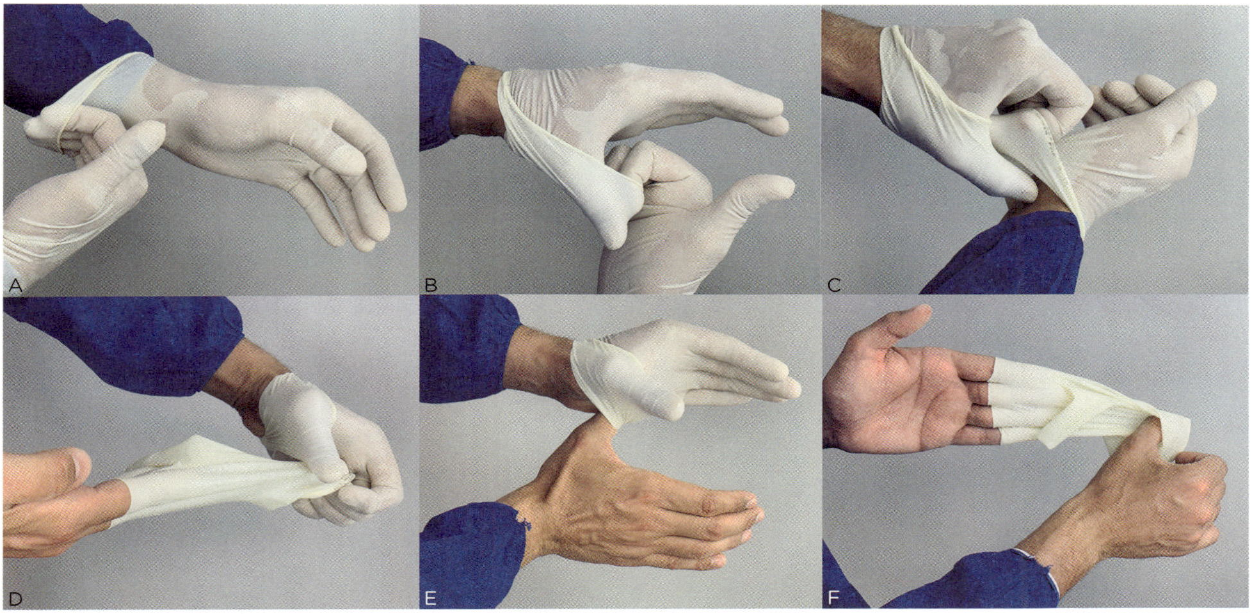

FIGURA 11 Sequência de desparamentação das luvas cirúrgicas: (A) puxe a parte externa do punho da mão esquerda; (B) adapte a parte externa do punho ao polegar da mão esquerda, expondo a face interna; (C) coloque o polegar enluvado da mão esquerda na face interna do punho; (D) puxe a luva da mão direita e descarte; (E) adapte o polegar da mão direita à face interna da luva da mão esquerda; (F) remova a luva da mão esquerda e descarte.

2. Proceder a secagem manual com material absorvente limpo e macio.
3. Realizar a desinfecção com álcool 70% realizando a fricção por 30 segundos iniciando pela parte interna e depois externa.
4. Embalar ou armazenar em recipiente limpo destinado para sua guarda.

EXISTE UM LIMITE SEGURO EM RELAÇÃO AO NÚMERO DE PESSOAS NO AMBIENTE CIRÚRGICO?

A origem da maioria das infecções das feridas cirúrgicas (IFC) é proveniente da microbiota endógena da pele do paciente, membranas mucosas e vias respiratórias, gastrointestinais ou tratos urogenitais. Outras fontes de infecção para o paciente incluem a propagação de patógenos pelos membros da equipe cirúrgica, pelo ambiente da sala de operações (incluindo o ar), e instrumentos e materiais trazidos para o campo esterilizado pelo pessoal auxiliar.

As diretrizes do Centro de Controle de Doenças de 1999 para prevenção de IFC em ambiente hospitalar demonstra que o número de pessoas que entram na sala de operações pode contribuir para o desenvolvimento microbiano na sala operatória. Políticas a respeito dessas práticas têm sido publicadas desde 2008 e recomendam o controle do tráfego dentro da sala operatória e destaca como uma das principais práticas que podem contribuir para a redução da IFC.

No bloco cirúrgico, deve-se utilizar roupas de uso restrito e o acesso ser limitado ao número de pessoas, sendo o controle de tráfego na sala de operações um fator importante na redução da quantidade de partículas no ar que venha a ter contato com o campo esterilizado e evitando a contaminação local.

Práticas como manter um estoque de material em sala para reduzir as aberturas das portas, limitar a entrada de pessoal desnecessário e manutenção de uma área limpa ao redor do microambiente próximo ao ato operatório estão entre os importantes fatores na prática cirúrgica para proteção e a qualidade do ar da sala de cirurgia e, portanto, auxiliando a prevenção de infecções. Além disso, o número de pessoas envolvidas no procedimento deve ser o mínimo possível.

DESMITIFICAÇÃO DA BIOSSEGURANÇA CIRÚRGICA: É POSSÍVEL?

Os procedimentos odontológicos, especialmente quando tratamos de procedimentos cirúrgicos, devem respeitar rigorosamente critérios, padrões e protocolos de biossegurança, a fim de minimizar o risco de infecções da ferida operatória, em que o cirurgião não pode sob nenhuma hipótese, ignorar normas e cuidados no pré, trans e pós-

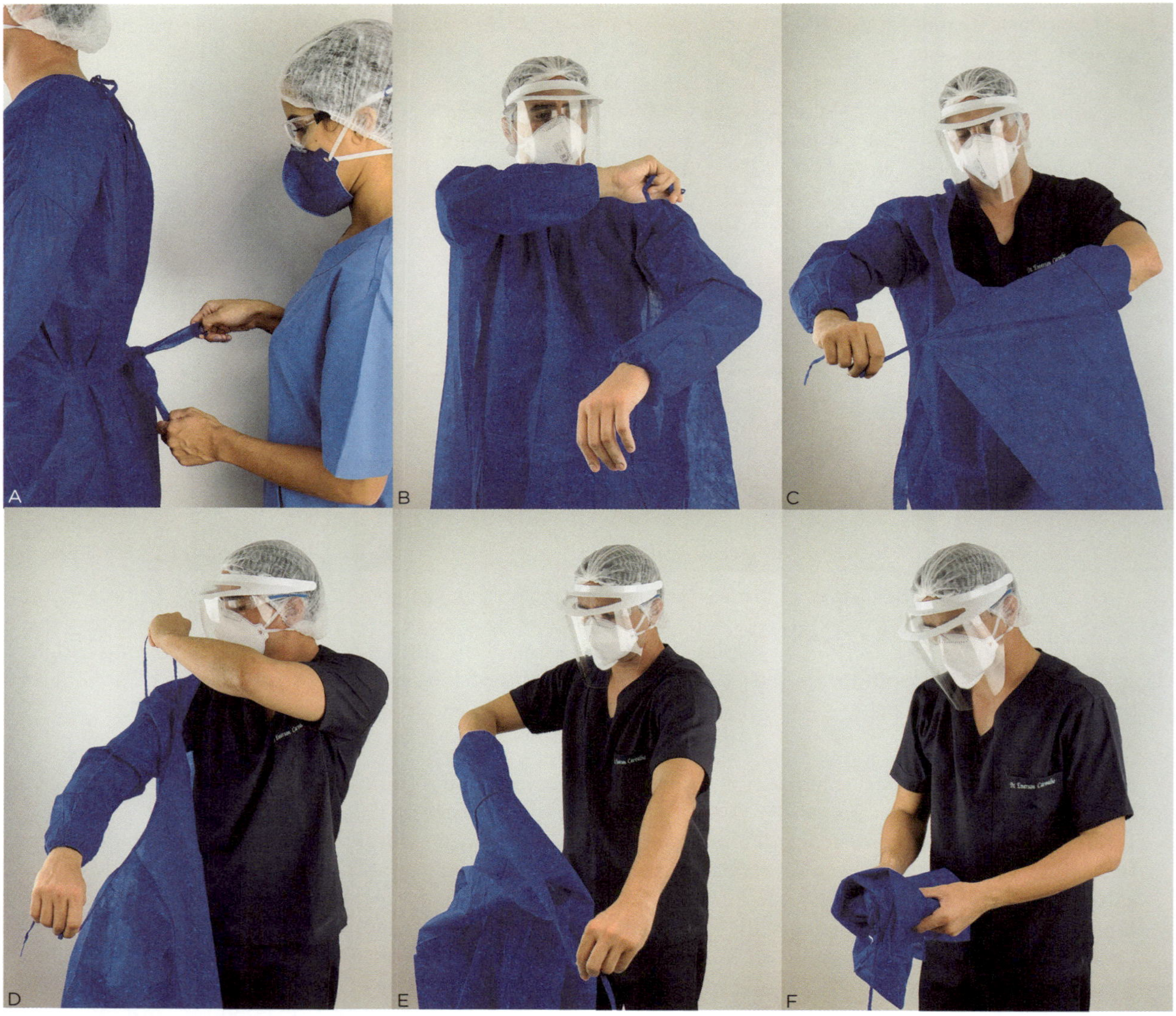

FIGURA 12 Sequência de desparamentação do avental cirúrgico: (A) solicite que os nós posteriores sejam desatados pela equipe auxiliar; (B) segure a alça posterior superior esquerda do avental com a mão direita; (C) puxe e remova a manga esquerda do avental; (D) segure a alça posterior superior direita do avental com a mão esquerda; (E) remova a manga direita do avental; (F) dobre o avental pelas faces internas e descarte.

-operatório, do contrário estaremos negligenciando o tratamento do nosso paciente.

Atuar em áreas com vasta microflora, como a região buco-maxilo-facial, com procedimentos invasivos, tornam imperativo o seguimento rigoroso de todos os cuidados, e o uso de antibióticos não devem justificar o abandono das boas práticas, ao contrário, devem ser vistos como incentivos para que não se transporte microrganismos que não estejam presentes naquele habitat, evitando com isso possíveis infecções.

Além disso, deve-se observar que os riscos de contaminação são cruzados; portanto, a saúde do profissional e toda a equipe, que estão sob sua responsabilidade, estão inclusas nesses argumentos, e o uso de equipamentos obrigatórios de proteção individual não pode ser um instrumento de relaxamento na atenção aos cuidados necessários, uma vez que as cirurgias buco-maxilo-faciais apresentam grandes riscos de contaminação, inclusive sendo maiores quando comparados a outras especialidades odontológicas.

QUIZ BIOSSEGURO

1. Orienta-se que a degermação pré-operatória das mãos deve ser feita com:
   A. Álcool 100%.
   B. Clorexidina 0,12%.
   C. Álcool 70%.
   D. Clorexidina 2%.
   E. Detergente enzimático.

2. Recomenda-se a paramentação nas situações cirúrgicas na seguinte sequência:
   A. Higiene das mãos – Colocação das luvas cirúrgicas – Colocação do capote – Colocação dos EPI.
   B. Higiene das mãos – Colocação do EPI – Colocação do avental/capote – Colocação das luvas cirúrgicas.
   C. Colocação do EPI – Higiene das mãos – Colocação do avental/capote – Colocação das luvas cirúrgicas.
   D. Higiene das mãos – Colocação do EPI – Colocação das luvas cirúrgicas – Colocação do avental/capote.
   E. Colocação do EPI – Colocação do avental/capote – Higiene das mãos – Colocação das luvas cirúrgicas.

3. Quando devemos trocar as luvas?
   A. Ocorrência ou suspeita de contaminação.
   B. Quando é possível visualizar ou suspeitar de perfuração.
   C. Imediatamente após contato com metilmetacrilato.
   D. Após 90 minutos de duração do procedimento.
   E. Todas as afirmações acima.

4. Sobre os dentes removidos após exodontia. Não devemos jamais:
   A. Limpar, desinfectar e entregar ao paciente.
   B. Doar a instituições de pesquisa.
   C. Descartar em recipiente para resíduo biológico.
   D. Descartar em recipiente de lixo comum.
   E. Nenhuma das respostas anteriores.

5. Que sequência deve seguir a desparamentação do cirurgião:
   A. Retirar o avental cirúrgico – Retirar as luvas cirúrgicas – Remover o protetor facial – Remover os óculos – Remover a máscara – Remover o gorro.
   B. Retirar o avental cirúrgico – Retirar as luvas cirúrgicas – Remover o protetor facial – Remover a máscara – Remover os óculos – Remover o gorro.
   C. Remover o protetor facial – Retirar as luvas cirúrgicas – Retirar o avental cirúrgico – Remover os óculos – Remover a máscara – Remover o gorro.
   D. Retirar as luvas cirúrgicas – Remover o protetor facial – Retirar o avental cirúrgico – Remover os óculos – Remover a máscara – Remover o gorro.
   E. Retirar as luvas cirúrgicas – Retirar o avental cirúrgico – Remover o protetor facial – Remover o gorro – Remover os óculos – Remover a máscara.

JOGANDO LIMPO

Analise a imagem abaixo e identifique 7 erros referentes à biossegurança no momento cirúrgico.

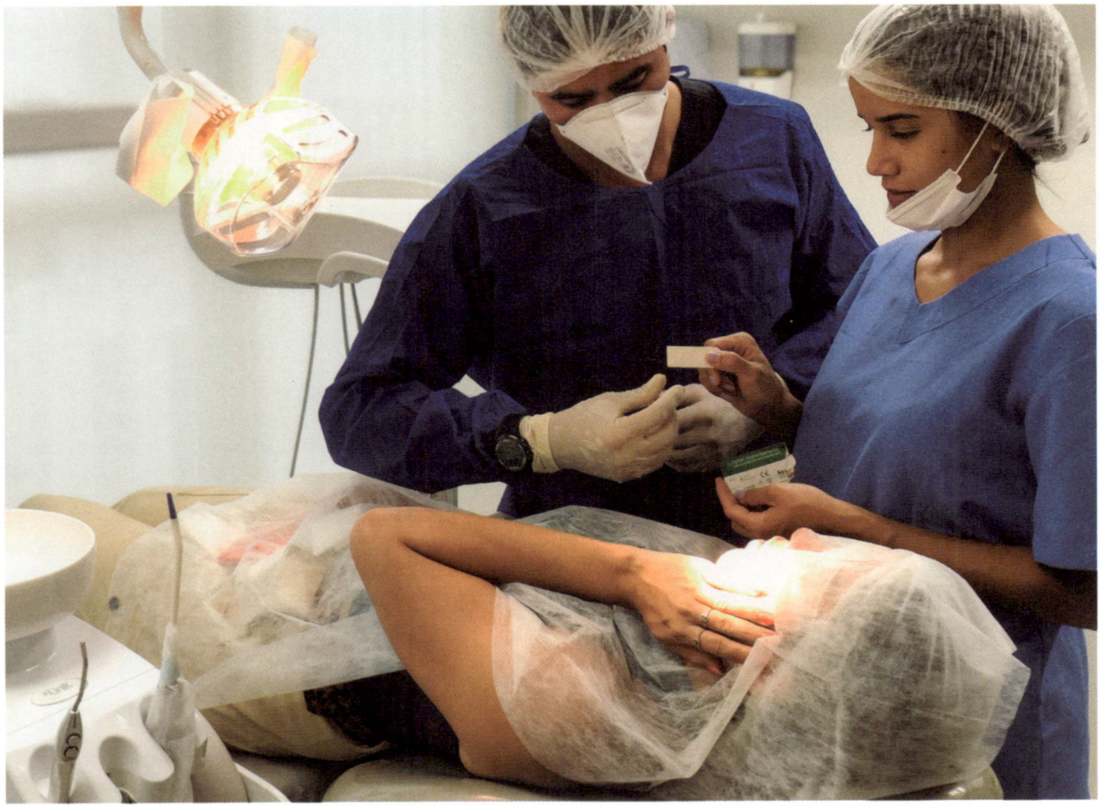

BIBLIOGRAFIA

1. Adeyemo WL, Ogunlewe MO, Ladeinde AL, Bamgbose BO. Are sterile gloves necessary in nonsurgical dental extractions? J Oral Maxillofac Surg. 2005;63:936-40.
2. Anggrahita T, Wardhana A, Sudjatmiko G. Chlorhexidine-alcohol *versus* povidone-iodine as preoperative skin preparation to prevent surgical site infection: a meta-analysis. Med J Indones. 2017;26:54-61.
3. Arduino PG, Gambino A, Cabras M, Sciannameo V, Nimot Y, Karimi D, et al. Effect of two different alcohol-free chlorhexidine formulations in mouthrinses on the immediate postoperative period for oral mucosal biopsies. J Oral Sci. 2020;28;62(2):202-5.
4. Ayoub F, Quirke M, Conroy RMM, Hill ADK. Chlorhexidine-alcohol *versus* povidone-iodine for pre-operative skin preparation: A systematic review and meta-analysis. Int J Surg Open. 2015;1:41-6.
5. Boyle MA, O'Donnell MJ, Russell RJ, Galvin N, Swan J, Coleman DC. Overcoming the problem of residual microbial contamination in dental suction units left by conventional disinfection using novel single component suction handpieces in combination with automated flood disinfection. J Dent. 2015;43(10):1268-79.
6. Brasil. Ministério da Saúde. Agência Nacional de Vigilância Sanitária. Serviços odontológicos: prevenção e controle de riscos. Brasília: Anvisa; 2006.
7. Brasil. Ministério do Trabalho e Emprego. NR 32 - Segurança e saúde no trabalho em serviços de saúde. Brasília: MTE; 2005. Disponível em: http://www.fiocruz.br/biosseguranca/Bis/manuais/legislacao/NR-32.pdf (acesso 18 ago 2020).
8. Brasil. Ministério da Saúde. Saúde de A a Z. Vacinação: quais são as vacinas, para que servem, por que vacinar, mitos. Brasília: Ministério da Saúde. Disponível em: http://www.saude.gov.br/saude-de-a-z/vacinacao/vacine-se#-calendario (acesso 18 maio 2020).
9. Brasil. Ministério da Saúde. Agência Nacional de Vigilância Sanitária. RDC n. 42. Brasília: Ministério da Saúde. 2010. Disponível em: https://bvsms.saude.gov.br/bvs/saudelegis/anvisa/2010/res0042_25_10_2010.html (acesso maio 2020).
10. Brasil. Ministério da Saúde. Agência Nacional de Vigilância Sanitária. Anexo 1: protocolo para a prática de higiene das mãos em serviços de saúde. Brasília: Ministério da Saúde; 2013. Disponível em: https://www20.anvisa.gov.br/segurancadopaciente/index.php/publicacoes/item/higiene-das-maos (acesso 2 jun 2020).
11. Brasil. Agência Nacional de Vigilância Sanitária. Medidas de Prevenção de Infecção Relacionada à Assistência à Saúde. Brasília: Anvisa; 2017. Disponível em: http://portal.anvisa.gov.br/documents/33852/3507912/Caderno+4+-+Medidas+de+Preven%C3%A7%C3%A3o+de+Infec%C3%A7%C3%A3o+Relacionada+%C3%A0+Assist%C3%AAncia+%C3%A0+Sa%C3%BAde/a3f23dfb-2c54-4e64-881c-fccf9220c373 (acesso 2 jun 2020).
12. Brasil. Agência Nacional de Vigilância Sanitária. Segurança do paciente em serviços de saúde: higienização das mãos. Brasília: Anvisa; 2009. Disponível em: https://www20.anvisa.gov.br/segurancadopaciente/index.php/publicacoes/item/seguranca-do-paciente-higienizacao-das-maos (acesso 2 jun 2020).
13. Campos JADB, Camos FBG, Santos MVA. Biossegurança na odontologia. Rev Uniara. 2006;19:51-8.
14. CHUTTER JR. The rationale and method for autoclaving anesthetic cartridges for surgical trays. Oral Surg Oral Med Oral Pathol Oral Radiol Endod. 2008;105(1):1-4.
15. Chye RML, Perrotti V, Piattelli A, Iaculli F, Quaranta A. Effectiveness of different commercial chlorhexidine-based mouthwashes after periodontal and implant surgery: a systematic review. Implant Dent. 2019;28(1):74-85.
16. Coleman DC, O'Donnell MJ, Shore AC. A novel automated waterline cleaning system that facilitates effective and consistent control of microbial biofilm contamination of dental chair unit waterlines: a one-year study. J Dent. 2006;34:648-61.
17. Conselho Federal de Odontologia (CFO). Portaria CFO n. 54/1975. Brasília: CFO; 1975. Disponível em: https://www.jornaldosite.com.br/arquivo/leisaude/bucomaxilo.htm (acesso 2 jun 2020).
18. Conselho Federal de Odontologia (CFO). Resolução CFO-185/1993. Brasília: CFO; 1993. Disponível em: http://website.cfo.org.br/wp-content/uploads/2009/10/consolidacao.pdf (acesso 2 jun 2020).
19. Conselho Federal de Odontologia (CFO). Resolução CFO-63/2005. Brasília: CFO; 2005. Disponível em: http://website.cfo.org.br/wp-content/uploads/2009/10/consolidacao.pdf (acesso 2 jun 2020).
20. Davies BM, Patel HC. Systematic review and meta-analysis of preoperative antisepsis with combination chlorhexidine and povidone-iodine. Surg J. 2016;2(3):70-7.
21. Faran SMA, Tanwir F. Oral microbial habitat a dynamic entity. J Oral Biol Craniofac Res. 2012;2(3):181-7.
22. Gonçales ES, Godoy SAL, Tripodi J. Manual de biossegurança. 2 ed. Bauru: Universidade de São Paulo; 2014.
23. Guzel A, Tuncer Ozekinci, Umit Ozkan, Yusuf Celik, Adnan Ceviz, Deniz Belen. et al. Evaluation of the skin flora after chlorhexidine and povidone-iodine preparation in neurosurgical practice. Surg. Neurol., v. 71, p. 207–210. 2009.
24. Kim K, Zhu M, Munro JT, Young SW. Glove change to reduce the risk of surgical site infection or prosthetic joint infection in arthroplasty surgeries: a systematic review. ANZ J Surg. 2019;89(9):1009-15.
25. Kort R, Caspers M, van de Graaf A, van Egmond W, Keijser B, Roeselers G. Shaping the oral microbiota through intimate kissing. Microbiome. 2014;2(41):1-8.
26. Offner D, Brisset L, Musset A. Evaluation of the mechanical cleaning efficacy of dental handpieces. J Hosp Infect. 2019;103:73-80.
27. Organização Mundial da Saúde. Global guidelines for the prevention of surgical site infection. Geneva: OMS; 2018. Disponível em: https://www.ncbi.nlm.nih.gov/books/NBK536431/ (acesso 4 abr 2020).
28. Ortiz B. Cerca de 135 mil pessoas desconhecem que estão com HIV no país, diz Ministério da Saúde. G1, Rio de Janeiro, 29 nov. 2019. Disponível em: https://g1.globo.com/bemestar/noticia/2019/11/29/cerca-de-135-mil-pessoas-vivem-com-hiv-no-pais-estima-ministerio-da-saude.ghtml (acesso 18 mai 2020).
29. Perez P, Bush TR, Hong HG, Pan W, Miller L, Bix L. Reducing levels of medical device contamination through package redesign and opening technique. PLoS ONE. 2018;13(11):1-13.
30. Petti S, Moroni C, Messano GA, Polimeni A. Detection of oral streptococci in dental unit water lines after therapy with air turbine handpiece: biological fluid retraction more frequent than expected. Future Microbiol. 2013;8(3):413-21.
31. Pinto FMG, Bruna CQM, Camargo TC, Marques M, Silva CB, Sasagawa SM, et al. The practice of disinfection of

high-speed handpieces with 70% w/v alcohol: An evaluation. Am J Infect Control. 2017;45(1):e19-22.

32. Raghavan SL, Panneerselvam E, Mudigonda SK, Raja KKVB. Protection of an intraoral surgical wound with a new dressing: a randomised controlled clinical trial. Br J Oral Maxillofac Surg. 2020;58(7):766-70.
33. Rautemaa R, Nordberg A, Wuolijoki-Saaristo K, Meurman JH. Bacterial aerosols in dental practice – a potential hospital infection problem? J Hosp Infect. 2006;64(1):76-81.
34. Sánchez FR, Andrés CR, Calvo IA. Does chlorhexidine prevent alveolar osteitis after third molar extractions? Systematic review and meta-analysis. J Oral Maxillofac Surg. 2017;75(5):901-14.
35. Sasaki J, Imazato S. Autoclave sterilization of dental handpieces: A literature review. J Prosthodont. 2020;64:239-42.
36. Sebastiani FR, Dym H, Kirpalani T. Infection control in the dental office. Dent Clin N Am. 2017;61(2):435-57.
37. Smith G, Smith A. Microbial contamination of used dental handpieces. Am J Infect Control. 2014;42:1019-21.
38. Sushma B, Gugwad S, Pavaskar R, Malik SA. Prions in dentistry: A need to be concerned and known. J Oral Maxillofac Pathol. 2016;20(1):111-4.
39. Spreadborough P, Lort S, Pasquali S, Popplewell M, Owen A, Kreis I, et al. A systematic review and meta-analysis of perioperative oral decontamination in patients undergoing major elective surgery. Perioper Med. 2016;5(6):1-7.
40. Weaver JM. Confirmed transmission of hepatitis C in an oral surgery office. Anesth Prog. 2014;61(3):93-4.
41. World Health Organization. Guidelines on hand hygiene in health care: first global patient safety challenge clean care is safer care. Geneva: WHO; 2009. Disponível em: https:apps.who.int/iris/bitstream/handle 10665/44102/9789241597906_eng.pdf;jsessionid=D-18BA495AEEBB80BE3B91241ACDF9156sequence=1 (acesso maio 2020).

14

ODONTOLOGIA HOSPITALAR: COMO OFERECER UM ATENDIMENTO SEGURO PARA PACIENTES E PROFISSIONAIS?

Wanessa Teixeira Bellissimo-Rodrigues
Mayra Gonçalves Menegueti
Teresa Márcia Nascimento de Morais
Fernando Bellissimo-Rodrigues

OBJETIVOS DE APRENDIZAGEM

O QUE VOCÊ VAI APRENDER NESTE CAPÍTULO:

1. Reconhecer a importância da adoção de medidas de biossegurança no cenário hospitalar.
2. Compreender as particularidades do atendimento odontológico realizado em ambiente hospitalar.
3. Compreender como deve ser a interação do cirurgião-dentista com os demais profissionais que atuam no hospital.
4. Conhecer os benefícios e riscos advindos da atuação do cirurgião-dentista em hospitais.
5. Adotar estratégias para prevenção da transmissão cruzada de microrganismos entre pacientes, destes para profissionais e vice-versa.

QUAIS SÃO AS PECULIARIDADES DOS PACIENTES ATENDIDOS EM AMBIENTE HOSPITALAR?

Uma das principais peculiaridades do atendimento odontológico realizado em ambiente hospitalar é o perfil clínico dos pacientes, principalmente aqueles internados em unidades de terapia intensiva (UTI). São pacientes gravemente enfermos, geralmente acometidos simultaneamente por várias patologias e em uso de múltiplos medicamentos e dispositivos.

Além disso, esses pacientes possuem uma prevalência maior de doenças infectocontagiosas, o que aumenta as chances de transmissão cruzada de microrganismos, entre pacientes e destes para os profissionais envolvidos em seu cuidado. Como fator complicador, muitos deles apresentam comprometimento importante da imunidade, como os portadores de *diabetes mellitus*, submetidos a transplante de órgãos, em uso de corticoides sistêmicos, entre tantas outras condições, resultando num risco maior de contrair infecções. Também não é incomum que pacientes internados em instituições hospitalares estejam infectados por microrganismos multidroga resistentes, havendo casos nos quais inexistam droga capaz de debelar a infecção que os acomete, prejudicando sobremaneira a evolução clínica e a recuperação (Figura 1).

Por todos esses fatores, são pacientes que apresentam uma complexidade sistêmica diferenciada quando comparados àqueles atendidos em consultórios fora do ambiente hospitalar. Essa complexidade clínica demanda por parte dos cirurgiões-dentistas conhecimentos específicos e estudo cuidadoso e individualizado do caso, para que seja planejado, juntamente com a equipe médica, um tratamento odontológico customizado para o perfil clínico de cada paciente.

Outro ponto importante é o foco de atuação do cirurgião-dentista. No ambiente hospitalar, as intervenções

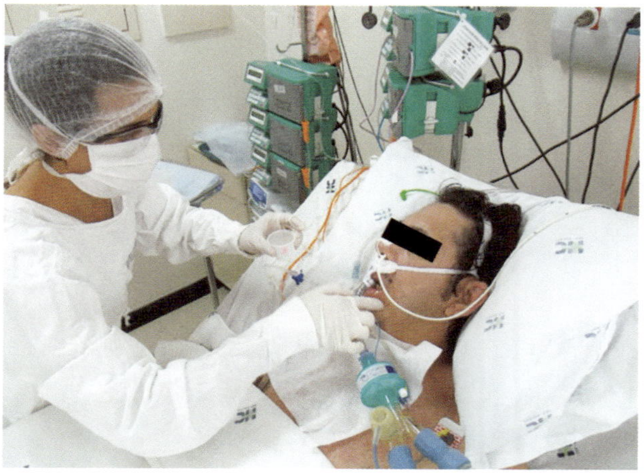

FIGURA 1 Atendimento odontológico a paciente de unidade de terapia intensiva (UTI).

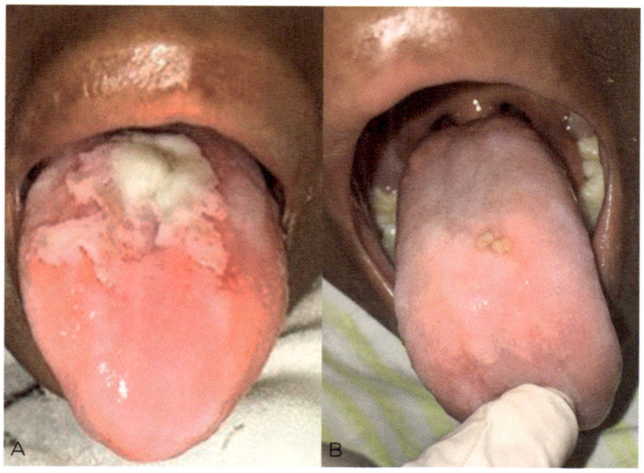

FIGURA 2 Lesões bucais associados ao tratamento quimioterápico. A: mucosite pós-tratamento com metotrexato associado à citarabina em paciente portador de leucemia. B: cinco dias após início da laserterapia e recuperação medular gradativa.

Fonte: foto gentilmente cedida pela Dra. Karem Loureiro Weigert.

são direcionadas para redução de sítios de infecção e/ou inflamação instalados na cavidade bucal, como tratamento de doenças periodontais, intervenção em dentes com comprometimento endodôntico, em raízes residuais, em dentes cariados, remoção de aparelhos ortodônticos quando da presença de lesões em tecidos moles causadas pelos bráquetes, entre outros. Esse direcionamento decorre do fato de que essas condições podem causar repercussões sistêmicas importantes, comprometendo o quadro clínico geral do paciente e consequentemente a recuperação de sua saúde.

Além da atenção dada às condições bucais que podem provocar repercussões sistêmicas, a via inversa também é outro foco da atuação. Algumas doenças sistêmicas, ou mesmo a terapia medicamentosa empregada para que sejam debeladas, podem provocar manifestações na cavidade bucal que necessitam da intervenção do cirurgião-dentista para que sejam solucionadas ou minimizadas. Exemplo disso são as lesões bucais associados ao pênfigo vulgar e ao tratamento quimioterápico (Figura 2), entre outras.

Pelas razões apontadas, demandas eletivas apresentadas por pacientes hospitalizados, como resolução de problemas estéticos, protéticos, correções ortodônticas, entre outras, não estão entre as prioridades de tratamento odontológico e devem, portanto, aguardar a recuperação do paciente e serem realizadas em momento oportuno, fora do ambiente hospitalar.

COMO O CIRURGIÃO-DENTISTA DEVE INTERAGIR COM OS DEMAIS PROFISSIONAIS DA SAÚDE DURANTE O CUIDADO AO PACIENTE HOSPITALIZADO?

Para que o cirurgião-dentista possa exercer adequadamente sua profissão junto à equipe interprofissional de assistência hospitalar, e o paciente se beneficiar dessa atuação, é preciso que sua interação com os demais profissionais e com os serviços de apoio seja de mútua cooperação (Figura 3).

Sendo assim, o cirurgião-dentista deve planejar o cronograma dos atendimentos odontológicos com a equipe de enfermagem da unidade para que o horário a eles reservado não coincida com aquele destinado ao banho, às visitas médicas, realização de exames complementares (radiografias, ressonância magnética, tomografia, entre outros), exercícios de fisioterapia, entre tantos outros.

Outro ponto importante é a interação do cirurgião-dentista com a equipe médica. Após o exame clínico e o levantamento da demanda de tratamento odontológico, é preciso discussão com o médico do paciente para que seja traçado um plano de tratamento, levando-se em consideração a condição clínica de base, riscos e benefícios dos procedimentos odontológicos e momento adequado para sua execução na curva de evolução do paciente.

Para exemplificar, um paciente internado na UTI, em instabilidade hemodinâmica, pode se beneficiar de cuidados de higiene bucal, mas deverá aguardar o momento oportuno para a intervenção, por exemplo em um dente com cárie. Entretanto, se um dente cariado evoluir com formação de abscesso periapical agudo e o paciente apresentar instabilidade hemodinâmica (choque séptico), sua remoção imediata será necessária à sobrevivência desse paciente. Nessas situações, é necessária cautelosa reflexão de ambos os profissionais, médico e cirurgião-dentista, antes da tomada de decisão.

O diálogo com a equipe médica também deverá ocorrer quando o cirurgião-dentista identifica a necessidade de terapia medicamentosa, tópica ou sistêmica, para tratamento

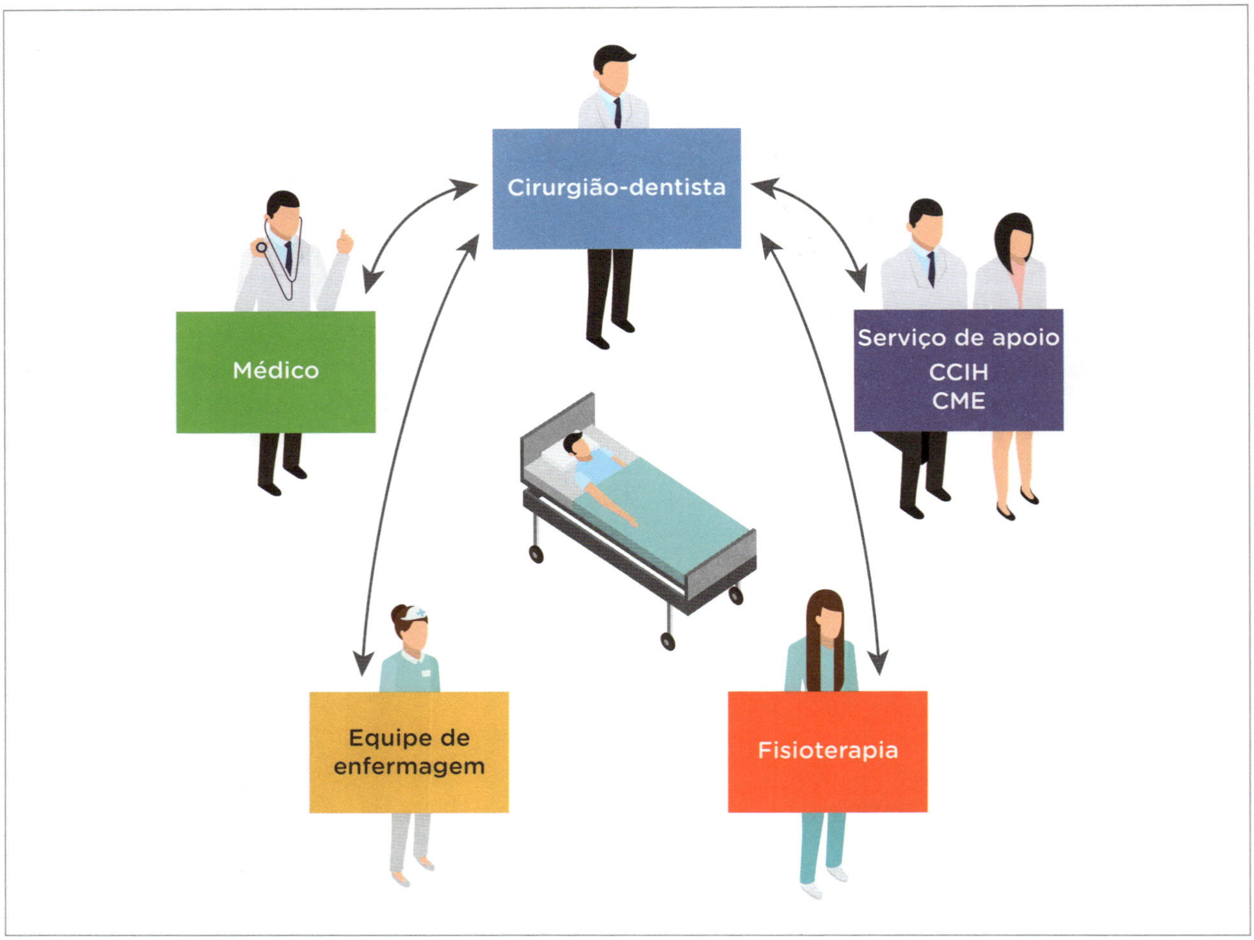

FIGURA 3 Interação do cirurgião-dentista com os demais profissionais e serviços de apoio do hospital. CCIH: comissão de controle de infecção hospitalar; CME: centro de material e esterilização.

de patologias bucais em pacientes internados, uma vez que a prescrição de medicamentos durante a internação é de responsabilidade da equipe médica. Nesse sentido, o cirurgião-dentista deverá discutir com o médico possíveis interações entre drogas, adequação da posologia ao *status* funcional do paciente (insuficiência renal ou hepática), assim como a escolha da via de administração da droga.

Vale ressaltar que a prescrição no ambiente hospitalar de drogas como antimicrobianos é limitada pela normatização preconizada pela Comissão de Controle de Infecção Hospitalar (CCIH) que leva em consideração o perfil epidemiológico do hospital e os níveis de resistência bacteriana da instituição.

Além da interação com as equipes de enfermagem e médica, o diálogo com os profissionais de fisioterapia é importante para a prevenção de eventos adversos, como a broncoaspiração de secreções orofaríngeas em pacientes sob intubação orotraqueal (IOT). Caso esse evento ocorra, poderá desencadear infecções do trato respiratório baixo e comprometer sobremaneira o quadro clínico do paciente. Uma das formas de prevenção desse evento é a checagem anteriormente ao tratamento odontológico, pelos fisioterapeutas e enfermeiros, da pressão do *cuff*, assegurando assim o vedamento adequado da traqueia. Essa pressão deverá permanecer entre 18 a 22 mmHg ou 25 a 30 cmH_2O.

Será preciso discutir também com a equipe de fisioterapia se pacientes em uso de máscara de ventilação não invasiva (VNI) podem permanecer sem a máscara para serem atendidos e o melhor momento para que isso ocorra.

DE QUE FORMA PACIENTES HOSPITALIZADOS SE BENEFICIAM DA ATUAÇÃO DO CIRURGIÃO-DENTISTA?

A atuação do cirurgião-dentista junto às equipes interprofissionais de assistência hospitalar vem crescendo no país e no mundo, e produz benefícios tanto para a condição bucal como sistêmica dos pacientes internados.

Uma das estratégias para se melhorar a condição bucal desses pacientes é a elaboração e implementação pelo cirurgião-dentista, em parceria com a equipe de enfermagem, de um protocolo específico de higiene bucal. A capacitação de enfermeiros e técnicos, de acordo com esse protocolo, propicia um cuidado de higiene uniforme e de qualidade a pacientes sem autonomia para executá-lo.

A remoção mecânica do biofilme depositado sobre dentes, saburra lingual e secreções ressecadas aderidas às mucosas bucais, além de proporcionar conforto e bem-estar aos pacientes, é fundamental para manter a cavidade bucal saudável incluindo dentes, tecidos periodontais e mucosas (Figura 4).

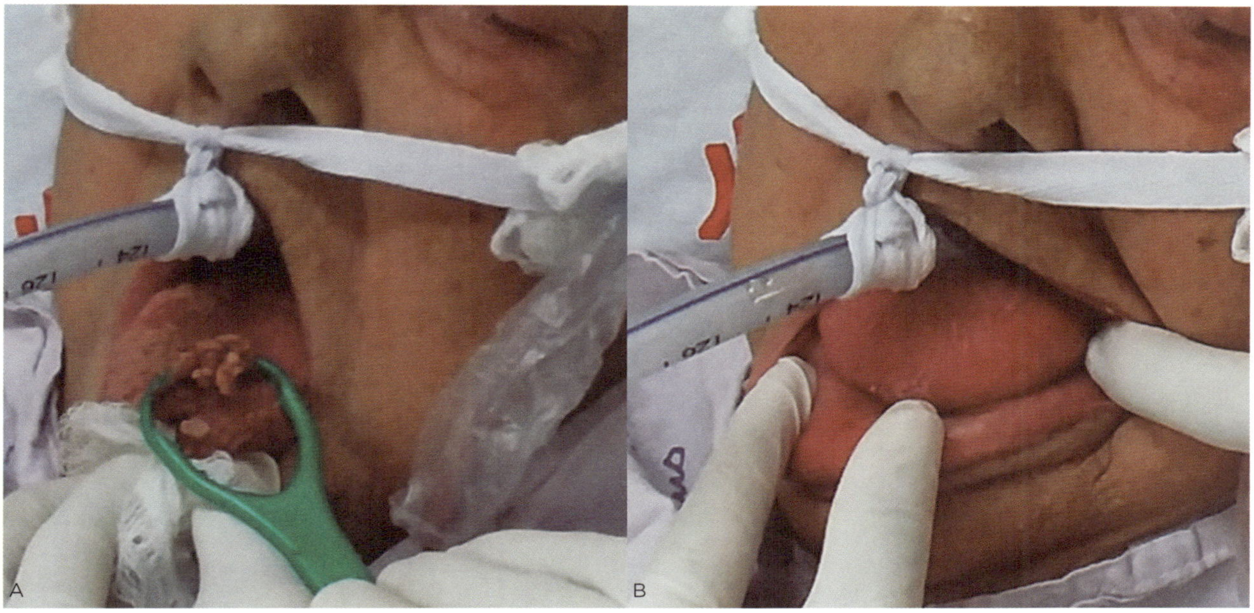

FIGURA 4 Higiene bucal de paciente internada em UTI. A: remoção de saburra lingual. B: cavidade bucal higienizada.

Além do cuidado com a higiene, a melhora da condição bucal dos pacientes (ver Curtindo a Biossegurança) também é alcançada quando o cirurgião-dentista atua eliminando sítios de infecção bacteriana ativos, como a extração de dentes com cáries extensas e/ou com comprometimento endodôntico e controle de doenças periodontais, como a gengivite e periodontite (Figura 5).

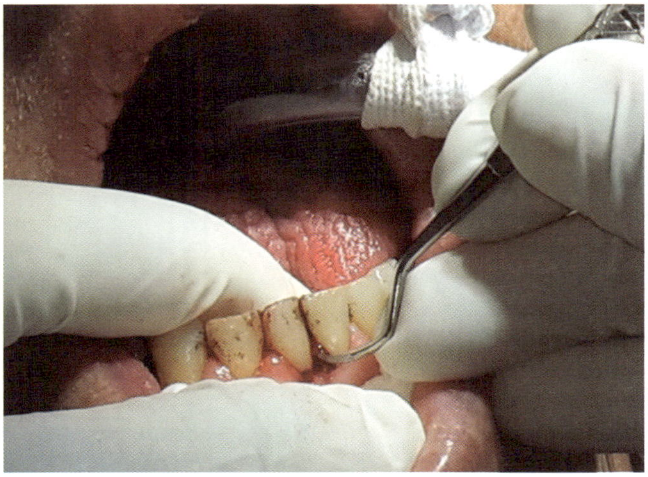

FIGURA 5 Tratamento periodontal em paciente de unidade de terapia intensiva (UTI).

CURTINDO A BIOSSEGURANÇA

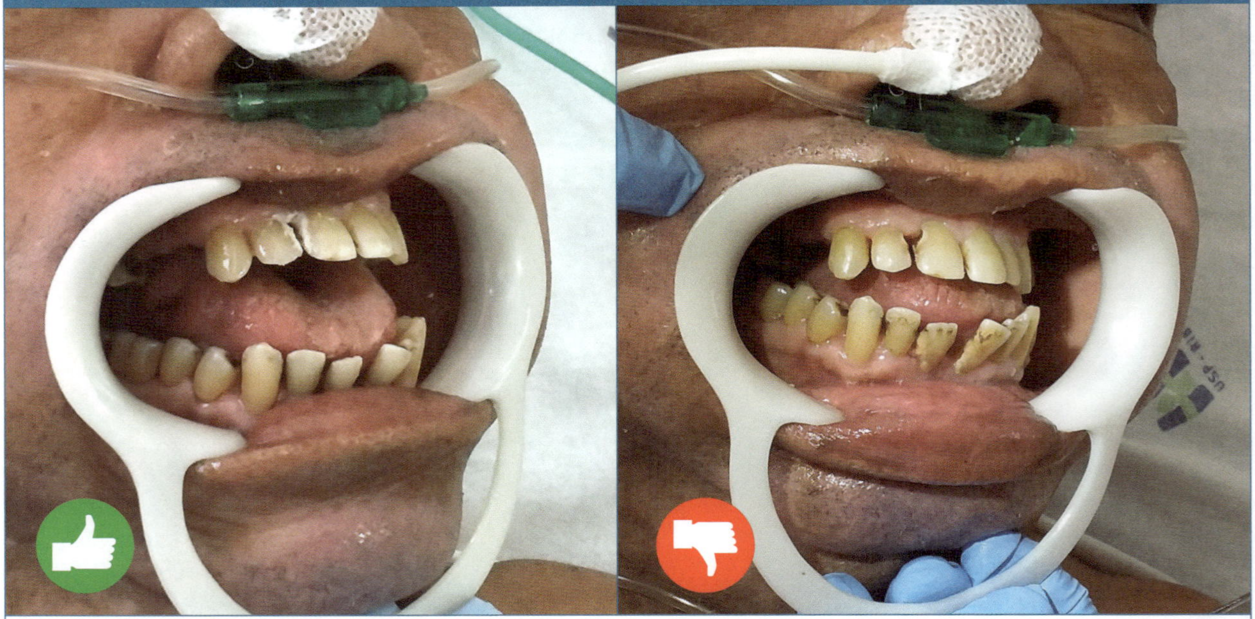

O tratamento odontológico de pacientes internados na UTI é sinônimo de *like*. Proporciona conforto e bem-estar, sendo fundamental para que se tenha a saúde da cavidade bucal durante todo o período de internação.

Outra importante atuação do cirurgião-dentista é no diagnóstico preciso e início rápido do tratamento de lesões bucais, como as infecções virais provocadas pelo herpes vírus humano tipo 1 (HSV-1), citomegalovírus (CMV) e Epstein Barr vírus (EBV); e ainda as infecções fúngicas, como a candidíase atrófica crônica (Figura 6), entre outros.

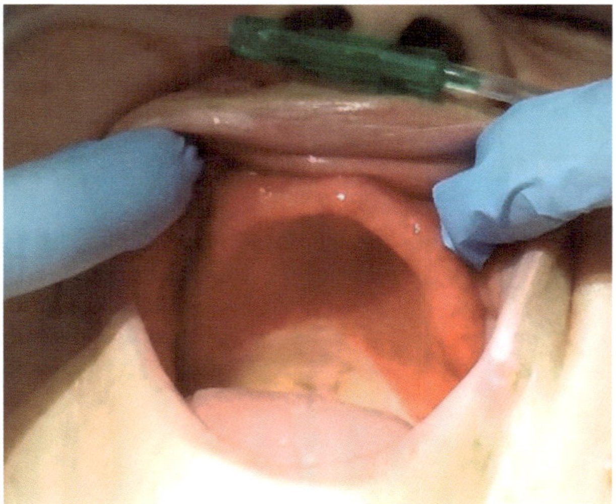

FIGURA 6 Candidíase atrófica crônica em paciente de unidade de terapia intensiva (UTI).

PARA REFLETIR

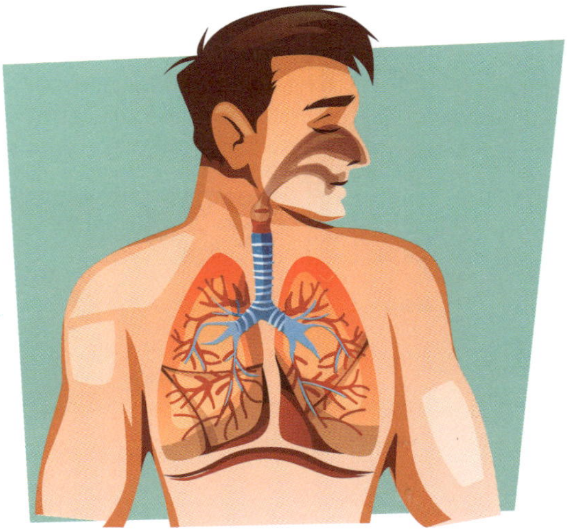

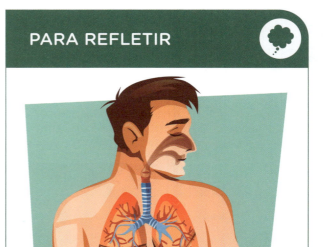

Um dos objetivos mais relevantes da atuação do cirurgião-dentista no paciente crítico é, por meio da melhoria da condição bucal, contribuir para a prevenção das infecções do trato respiratório.

Um dos objetivos mais relevantes da atuação do cirurgião-dentista no paciente crítico é, por meio da melhoria da condição bucal, contribuir para a prevenção das infecções do trato respiratório.

O principal fator de risco para a instalação dessas infecções é a ventilação mecânica. Em pacientes entubados, a microbiota bucal sofre alterações e passa a albergar microrganismos mais virulentos capazes de produzir biofilme na superfície dos dentes e do tubo traqueal (Figura 7), podendo, a partir destes, migrar para as vias aéreas e produzir infecções, como a pneumonia associada à ventilação mecânica (PAV). Essa infecção, além de agravar o quadro clínico do paciente e causar diretamente a morte de aproximadamente 13% dos acometidos, produz um impacto financeiro considerável na economia hospitalar, visto que demanda uso de medicamentos de elevado custo e prorroga a permanência na unidade.

Como estratégia de prevenção de infecções respiratórias em pacientes ventilados mecanicamente tem sido proposta, há duas décadas, a aplicação tópica bucal de substâncias como a clorexidina. Entretanto, tem se observado na literatura resultados conflitantes quando à sua efetividade e, mais recentemente, estudos têm associado sua aplicação ao aumento do risco de óbito entre esses pacientes. Esses achados fizeram com que importantes entidades como a Sociedade Europeia de Medicina Intensiva (ESICM) e a Sociedade Europeia de Microbiologia Clínica e Doenças Infecciosas (ESCMID), entre outras, não mais recomende em seus *guidelines* o uso indiscriminado dessa substância durante a higiene bucal de pacientes em ventilação mecânica.

Uma alternativa para o uso seguro da clorexidina em pacientes críticos é sua indicação terapêutica e aplicação cuidadosa pelo cirurgião-dentista, restrita a pacientes que dela podem se beneficiar, como os portadores de doença periodontal, e não mais de forma indiscriminada durante a higiene bucal.

Além de contribuir para a prevenção das infecções respiratórias, acredita-se que a melhora da condição bucal dos pacientes internados possa contribuir também para a prevenção de doenças cardiovasculares, como o infarto agudo do miocárdio (IAM), uma vez que estudos demonstram forte associação entre a doença periodontal e a ocorrência desse evento.

Não apenas o infarto, mas estudos de revisão e metanálise apontam uma maior prevalência de periodontite em pacientes que sofreram acidente vascular cerebral isquêmico (AVCi) e a consideram um fator de risco para sua ocorrência.

Diante do exposto, a atuação do cirurgião-dentista promovendo a melhoria da condição bucal dos pacientes, aliada às demais medidas implementadas pela equipe interdisciplinar, são estratégias determinantes para o restabelecimento da saúde de pacientes hospitalizados.

QUAIS SÃO OS RISCOS ADVINDOS DA ATUAÇÃO DO CIRURGIÃO-DENTISTA EM HOSPITAIS?

Conforme discutido anteriormente, muitos são os benefícios da atuação do cirurgião-dentista no ambiente hospitalar, entretanto muitos são também os riscos advindos dessa atuação, caso o tratamento odontológico não seja adequadamente planejado e executado.

Habitualmente, nas instituições hospitalares o profissional atende pacientes gravemente enfermos e eventual-

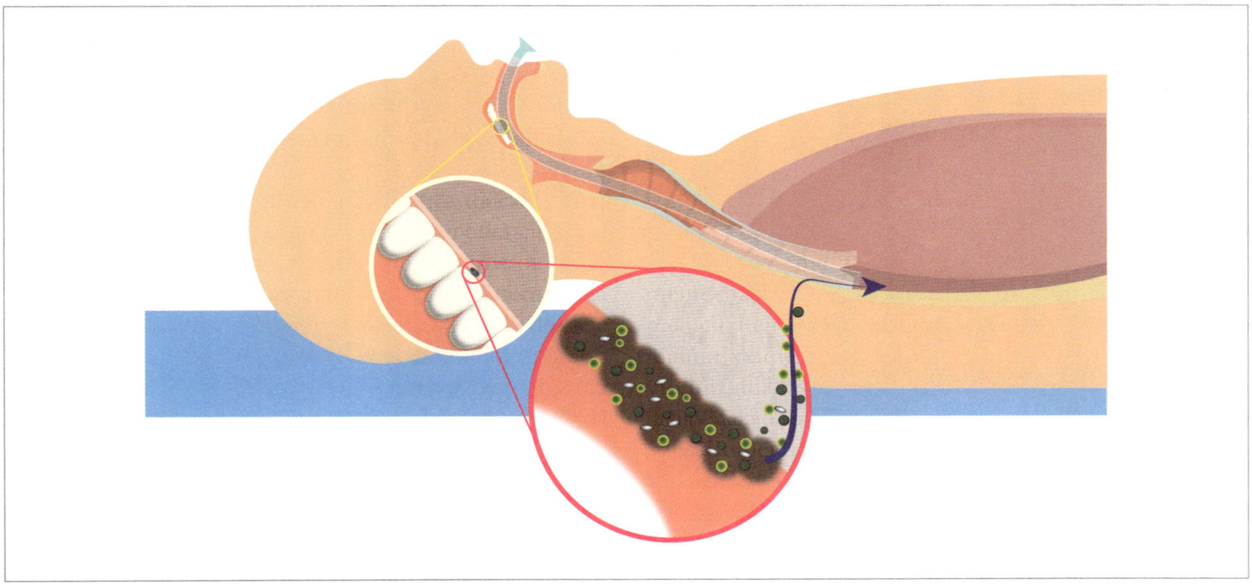

FIGURA 7 Formação de biofilme em dentes e tubo orotraqueal em paciente de UTI ventilado mecanicamente.

mente portadores de doenças infectocontagiosas como as hepatites B e C, síndrome da imunodeficiência adquirida (Aids), tuberculose, gripe H_1N_1, Covid-19, entre outras. Nesse cenário, pode atuar tanto como fonte desses agentes infecciosos para outros profissionais e outros pacientes, como receptor desses agentes.

A presença de alguns desses microrganismos patogênicos na saliva, secreções respiratórias ou sangue dos pacientes, contato frequente do cirurgião-dentista com esses fluidos, ao uso corriqueiro de instrumental perfurocortante e à proximidade paciente-profissional, durante os atendimentos odontológicos, aumentam as chances de exposição desses profissionais a riscos biológicos.

Outro aspecto a ser considerado é que nos pacientes entubados, internados em UTI, o acesso às estruturas da cavidade bucal e sua visualização são dificultados pela presença de dispositivos, como a sonda orogástrica e o tubo orotraqueal (Figura 8). Situações que demandam cuidado redobrado por parte dos cirurgiões-dentistas durante os tratamentos odontológicos, para evitar acidentes ocupacionais ou mesmo o deslocamento do tubo ou da sonda.

Além do risco biológico, os profissionais que atendem à beira do leito se expõem constantemente a riscos ergonômicos e devem, portanto, ficar atentos à postura de trabalho de modo a evitar danos às estruturas do sistema musculoesquelético (Figura 9).

POR QUE SE PREOCUPAR COM A BIOSSEGURANÇA NO AMBIENTE HOSPITALAR?

Por todos os motivos elencados anteriormente, o cirurgião-dentista, no exercício da assistência odontológica hospitalar, atua em um ambiente com considerável risco

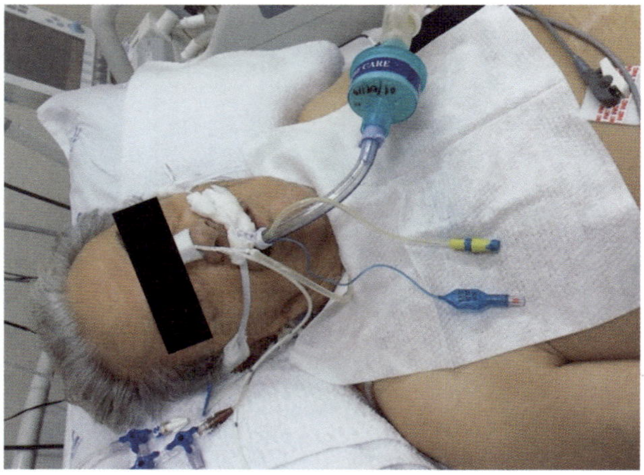

FIGURA 8 Dispositivos instalados em paciente de UTI: cateter venoso central, tubo orotraqueal com aspiração subglótica, sonda nasoentérica e sonda orogástrica.

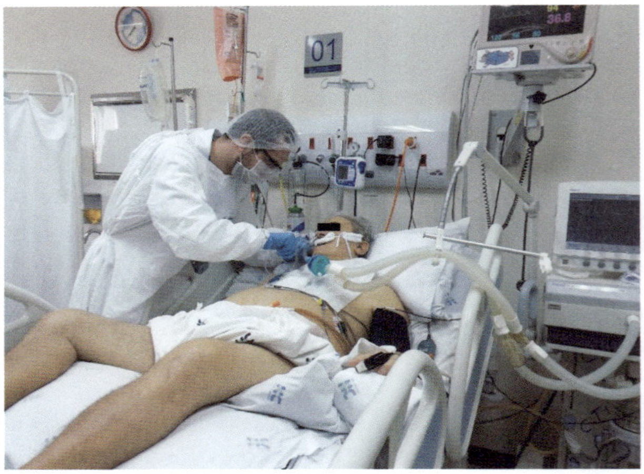

FIGURA 9 Postura inadequada do cirurgião-dentista durante atendimento beira leito: exagerada flexão anterior do tronco e do pescoço.

biológico e passível de disseminação de doenças infectocontagiosas.

O risco da propagação de microrganismos se faz presente desde a chegada do profissional ao leito, permanece durante o atendimento do paciente e continua mesmo após a sua saída do leito (Figura 10).

Uma das estratégias para se minimizar esses riscos é a adoção integral de medidas básicas de biossegurança denominadas precauções padrão. Essas medidas, amplamente discutidas nos capítulos iniciais deste livro, foram elaboradas há mais de quatro décadas pelo Centro de Controle e Prevenção de Doenças (CDC) e devem ser adotadas durante o atendimento de todos os pacientes. As principais medidas são:

- Higiene das mãos.
- Utilização de EPI.
- Higiene respiratória/etiqueta ao tossir.
- Segurança no uso de perfurocortantes.
- Práticas seguras durante injeção de medicação.
- Reprocessamento de produtos para saúde.
- Limpeza e desinfecção de superfícies.

Desde o início da pandemia da Covid-19, a importância da adoção dessas medidas tem sido mundialmente reiterada e amplamente divulgada por órgãos sanitários, entidades de classe e governamentais para que haja conscientização, entre profissionais da área da saúde, sobre a necessidade de sua implementação durante o cuidado a pacientes.

Além das precauções padrão, é importante que o cirurgião-dentista conheça as medidas de precaução baseadas na transmissão de agentes infecciosos e saiba como se portar diante da sinalização de alguma delas no leito dos pacientes hospitalizados. São medidas adicionais de prevenção e necessárias quando as rotas de transmissão de alguns

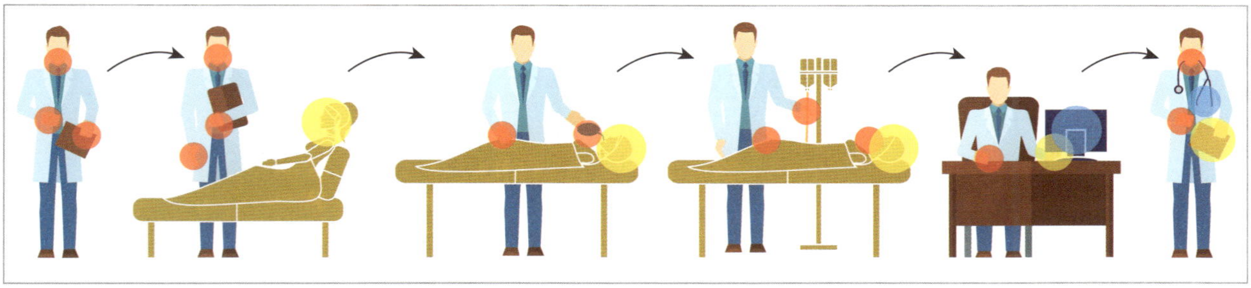

FIGURA 10 Riscos de propagação de microrganismos no ambiente hospitalar.

microrganismos não são completamente interrompidas pela implementação somente das precauções padrão.

A adoção de medidas de biossegurança direcionadas aos riscos ergonômicos também devem ser implementadas pelos cirurgiões-dentistas para que o processo de trabalho possa ser planejado de forma adequada, resultando em uma maior produtividade e menor dano às estruturas musculoesqueléticas.

QUAIS SÃO AS ESTRATÉGIAS PARA REDUÇÃO DE RISCOS BIOLÓGICOS DURANTE O EXERCÍCIO DA ODONTOLOGIA HOSPITALAR?

Composição da equipe de trabalho

A composição adequada da equipe de trabalho é uma importante medida para se reduzir a transmissão cruzada de microrganismos durante o tratamento odontológico realizado em hospitais. Nesse sentido, o trabalho realizado com apoio de auxiliares é fundamental para se evitar a contaminação de materiais, equipamentos odontológicos e mobiliário por fluidos biológicos oriundos dos pacientes.

Os procedimentos odontológicos simples poderão ser executados com a ajuda de apenas um auxiliar indireto ou circulante de sala que ficará encarregado de compor a mesa clínica com materiais e instrumentos necessários ao atendimento, repor material, realizar anotações, entre outros, dispensando a presença do auxiliar direto ou instrumentador (Figura 11).

Em procedimentos mais complexos, como cirurgias, o cirurgião-dentista contará com o apoio do auxiliar instrumentador que ficará restrito ao campo operatório auxiliando na execução do procedimento, além do auxiliar circulante de sala (Figura 12).

As equipes de trabalho poderão ser compostas pelos seguintes profissionais, além do cirurgião-dentista: técnico em saúde bucal (TSB), auxiliar em saúde bucal (ASB) ou ainda, na posição de auxiliar circulante de sala, técnico em enfermagem previamente treinado.

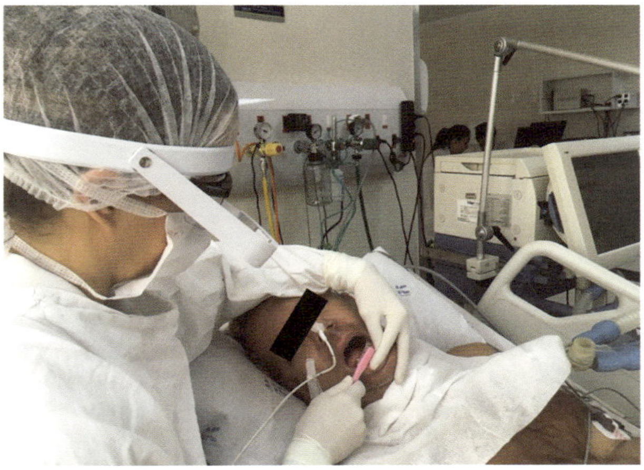

FIGURA 11 Atendimento odontológico beira leito com apoio apenas de auxiliar circulante de sala.

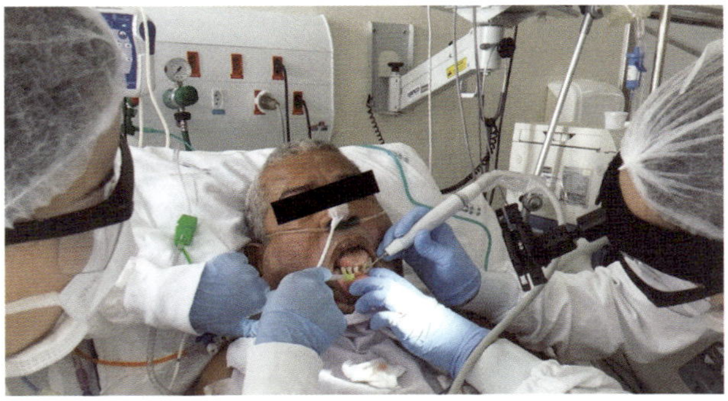

FIGURA 12 Atendimento odontológico beira leito com apoio de auxiliar direto e de circulante de sala.

Higiene de mãos

Em estabelecimentos de assistência à saúde, a higiene de mãos deve ser executada segundo o princípio da Organização Mundial da Saúde (OMS) intitulado *My five moments for hand hygiene* (Figura 13), que descreve as cinco indicações mais frequentes para sua realização.

Os 5 momentos para a HIGIENIZAÇÃO DAS MÃOS

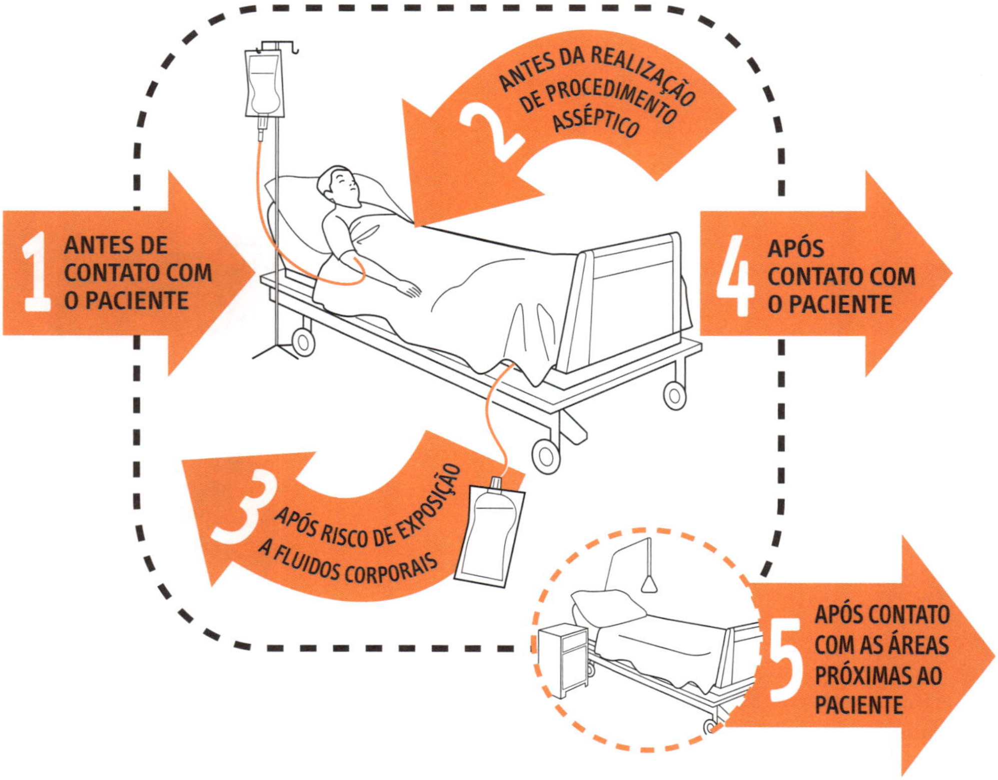

1 ANTES DE CONTATO COM O PACIENTE	QUANDO? Higienize as mãos antes de entrar em contato com o paciente. POR QUÊ? Para a proteção do paciente, evitando a transmissão de microrganismos presentes nas mãos do profissional e que podem causar infecções.
2 ANTES DA REALIZAÇÃO DE PROCEDIMENTO ASSÉPTICO	QUANDO? Higienize as mãos imediatamente antes da realização de qualquer procedimento asséptico. POR QUÊ? Para a proteção do paciente, evitando a transmissão de microrganismos das mãos do profissional para o paciente, incluindo os microrganismos do próprio paciente.
3 APÓS RISCO DE EXPOSIÇÃO A FLUIDOS CORPORAIS	QUANDO? Higienize as mãos imediatamente após risco de exposição a fluidos corporais (e após a remoção de luvas). POR QUÊ? Para a proteção do profissional e do ambiente de assistência imediatamente próximo ao paciente, evitando a transmissão de microrganismos do paciente a outros profissionais ou pacientes.
4 APÓS CONTATO COM O PACIENTE	QUANDO? Higienize as mãos após contato com o paciente, com as superfícies e objetos próximos a ele e ao sair do ambiente de assistência ao paciente. POR QUÊ? Para a proteção do profissional e do ambiente de assistência à saúde, incluindo as superfícies e os objetos próximos ao paciente, evitando a transmissão de microrganismos do próprio paciente.
5 APÓS CONTATO COM AS ÁREAS PRÓXIMAS AO PACIENTE	QUANDO? Higienize as mãos após tocar qualquer objeto, mobília e outras superfícies nas proximidades do paciente – mesmo sem ter tido contato com o paciente . POR QUÊ? Para a proteção do profissional e do ambiente de assistência à saúde, incluindo superfícies e objetos imediatamente próximos ao paciente, evitando a transmissão de microrganismos do paciente a outros profissionais ou pacientes.

WORLD ALLIANCE for PATIENT SAFETY · Organização Pan-Americana da Saúde · Organização Mundial da Saúde · SUS Sistema Único de Saúde · ANVISA Agência Nacional de Vigilância Sanitária · Ministério da Saúde · BRASIL UM PAÍS DE TODOS GOVERNO FEDERAL · World Health Organization

A OMS agradece ao Hospital Universitário de Genebra (HUG), em especial aos membros do Programa de Controle de Infecção, pela participação ativa no desenvolvimento deste material.

FIGURA 13 Indicações de higiene de mãos.

Fonte: ANVISA.

Serão descritos, a seguir, os cinco momentos com adaptação para a odontologia.

- Momento 1: deve ser executado imediatamente antes de qualquer contato com o paciente.
- Momento 2: é aquele que antecede os procedimentos invasivos, incluindo contato com mucosa ou pele não íntegra, ou seja, antecede qualquer intervenção odontológica clínica ou cirúrgica.
- Momento 3: deve ocorrer após exposição das mãos a fluidos biológicos, como nos casos de ruptura das luvas durante um procedimento ou mesmo de respingo de secreções dos pacientes nas mãos ou luva dos profissionais.
- Momento 4: após qualquer contato com o paciente.
- Momento 5: após contato com as imediações do paciente, por exemplo, a unidade do leito, puxadores de armários, mesa auxiliar, entre outras.

A higiene das mãos pode ser realizada por dois diferentes métodos. Um deles é a lavagem das mãos em água corrente e sabão líquido, necessária sempre que houver sujidade visível nas mãos. O outro método é a antissepsia com formulação alcoólica, líquida, em gel ou ainda em espuma. Este é o método de escolha quando não há sujidade visível nas mãos e o paciente não possui escabiose ou colite pseudomembranosa. A higiene das mãos com formulação alcoólica apresenta maior eficácia microbiológica quando comparado à lavagem das mãos com sabão líquido, menor tempo, maior praticidade e menor irritação à pele do profissional.

Nesse sentido, a padronização do uso de luvas não talcadas, em estabelecimentos de assistência à saúde deve ser estimulada para viabilizar o uso de formulação alcoólica mesmo após a retirada da luva, contribuindo assim para a adesão dos profissionais a essa medida.

A higiene das mãos é recomendada tanto em procedimentos clínicos como cirúrgicos. Em procedimentos clínicos, a higiene simples das mãos se for realizada com solução alcoólica consistirá na aplicação de uma porção de 2 a 4 mL da solução, de acordo com o tamanho da mão, e fricção de toda sua superfície durante pelo menos 20 segundos, incluindo o dorso, palma, ponta de dedos, polegares e concavidade da palma da mão. Se a higiene for realizada com água e sabão consistirá na aplicação de uma porção de sabão líquido nas mãos úmidas e fricção de toda sua superfície durante 40 a 60 segundos, incluindo o dorso, palma, ponta de dedos, polegares e concavidade da palma da mão. O passo a passo para realização das técnicas estão descritos e ilustrados no Capítulo 4 deste livro.

Assim como na higiene simples, o preparo cirúrgico das mãos com formulação alcoólica apresenta vantagens adicionais em relação ao preparo com água corrente e degermantes, como o iodopovidona (PVP-I) ou clorexidina, devido à sua maior eficácia microbiológica, menor irritação da pele, menor tempo para realização da técnica e economia de água.

Para tanto, o profissional deve aplicar sequencialmente três porções de 5 mL da formulação alcoólica, sendo 5 mL para a antissepsia de cada um dos antebraços e mais 5 mL para antissepsia das mãos, de acordo com a sequência de passos descrita no Capítulo 13, que dura em média 60-90 segundos. Essa sequência poderá ser repetida 2 ou 3 vezes, se necessário, para atingir o tempo de aplicação recomendado pelo fabricante da formulação alcoólica. Ressalta-se que as mãos devem estar limpas e se as unhas apresentarem sujidade o uso da escova é indicado.

De forma resumida, os componentes mais importantes para uma prática adequada de higiene de mãos com solução alcoólica em estabelecimentos da saúde são: o momento a ser executada, o volume utilizado, a técnica empregada e ainda o tempo de aplicação da solução.

Quando não houver disponibilidade de solução alcoólica, o preparo pré-operatório das mãos poderá ser realizado com água e antisséptico degermante, de acordo com a técnica da Agência Nacional de Vigilância Sanitária (ANVISA). A escovação com antisséptico deve durar de 3 a 5 minutos para a primeira cirurgia e de 2 a 3 minutos para as cirurgias subsequentes. O uso das cerdas deve ser exclusivo para escovação das unhas.

Assim como no ambiente extra-hospitalar, os profissionais envolvidos no cuidado de pacientes internados deverão manter unhas sempre curtas, não sendo permitido o uso de unhas postiças, de porcelana ou ainda adereços nos esmaltes. Os profissionais devem ainda retirar pulseiras, relógios, anéis ou alianças anteriormente ao início de suas atividades. Com isso, previne-se o acúmulo e a proliferação de bactérias sob unhas e anéis e permite que a substância antisséptica atinja toda a superfície das mãos.

Paramentação da equipe de odontologia em ambiente hospitalar de acordo com a recomendação contida nas precauções padrão

Como o cirurgião-dentista deve se paramentar para realizar procedimentos odontológicos clínicos?

Durante os atendimentos clínicos, não cirúrgicos, realizados em ambiente hospitalar, o cirurgião-dentista deve se paramentar conforme descrito a seguir (Figura 14).

Paramentação do cirurgião-dentista:

- Higienize as mãos:
  1º Vista o avental de manga longa.
  2º Coloque máscara cirúrgica ou respirador PFF2/N95.
  3º Coloque o protetor ocular.
  4º Coloque o gorro

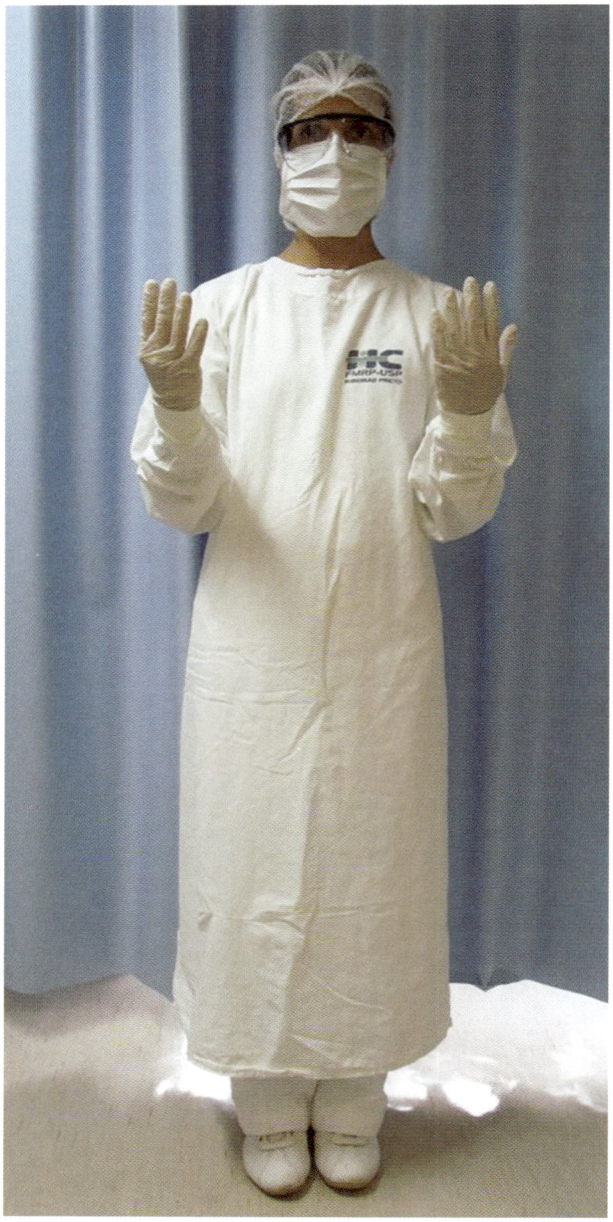

FIGURA 14 Paramentação do cirurgião-dentista para realização de procedimento odontológico não cirúrgico em paciente de UTI.

5º Coloque o protetor facial (EPI adicional).
- Higienize as mãos.

6º Calce as luvas.

A paramentação do auxiliar direto deverá seguir os mesmos padrões do cirurgião-dentista, sendo exigido o mesmo do circulante de sala quando participar de qualquer ação no atendimento clínico ou ainda manusear materiais ou instrumental contaminados.

Durante a montagem da mesa de atendimento, clínico ou cirúrgico, o circulante de sala deverá paramentar-se apenas com gorro e máscara cirúrgica e durante a reposição de estoque de materiais e anotações relacionados ao atendimento não é necessário uso de EPI. Entretanto, deve-se verificar se a condição clínica do paciente exige medidas específicas de prevenção como, por exemplo, uso de respirador PFF2/N95.

Ao final do atendimento odontológico, os EPI devem ser removidos de modo a evitar a contaminação do profissional. Para tanto, é necessário realizar a higiene de mãos entre a retirada de um EPI e outro, levando-se em consideração o pior cenário de contaminação dos mesmos, e na sequência descrita abaixo.

Desparamentação da equipe de odontologia:

1º Retire as luvas.
- **Higienize as mãos.**

2º Retire o avental de manga longa.
- **Higienize as mãos.**

3º Retire o protetor facial (EPI adicional).
- **Higienize as mãos.**

4º Retire o gorro.
- **Higienize as mãos.**

5º Retire o protetor ocular.
- **Higienize as mãos.**

6º Retire a máscara cirúrgica ou o respirador PFF2/N95.
- **Higienize as mãos.**

Quais são as características dos EPI e como deve ser seu uso?

Avental

O avental utilizado no ambiente hospitalar é fornecido pela instituição e deve possuir mangas longas, punho e ser impermeável (gramatura mínima de 50 g/m²). Em procedimentos cirúrgicos deve ser utilizado o avental estéril.

Em situações de escassez de aventais, como vivenciado na pandemia da Covid-19, admite-se a utilização de avental de menor gramatura, mínimo 30 g/m², desde que o fabricante assegure que esse produto seja impermeável.

O avental deve ser trocado após cada atendimento. Caso seja de tecido, será encaminhado para reprocessamento; e se for descartável será dispensado como resíduo infectante. O jaleco de uso pessoal não deve ser usado para essa finalidade, pois trata-se de um uniforme de trabalho e não um EPI.

Gorro

O gorro deve cobrir adequadamente os cabelos (devidamente presos), e orelhas e poderá ser trocado a cada período de atendimento ou quando visivelmente contaminado por algum tipo de secreção do paciente. Seu descarte deve ser realizado em lixeira para resíduos infectantes.

Máscara cirúrgica

A máscara cirúrgica deve possuir camada tripla e ser trocada sempre que houver respingo acidental de fluidos biológicos sobre ela ou quando apresentar umidade. Seu descarte deve ser realizado em lixo infectante.

Luvas

As luvas deverão ser sempre trocadas após cada atendimento e descartadas em lixo infectante. Em atendimentos clínicos não cirúrgicos, recomenda-se o uso de luvas de procedimento.

Em procedimentos invasivos, como cirurgias odontológicas e endodontia, é recomendado o uso de luvas estéreis como medida de prevenção de infecção do sítio operatório.

Protetor ocular/protetor facial

O uso do protetor facial garante maior proteção da face do profissional da saúde e é especialmente recomendado durante atendimentos odontológicos que resultem na formação de aerossóis e em situações especiais, como atendimento a pacientes portadores de doenças infectocontagiosas com mecanismo de transmissão pouco conhecido.

O protetor facial deverá ser desinfetado após cada atendimento odontológico com álcool 70%, polihexametilbiguanida ou outro desinfetante de nível intermediário, autorizado pela ANVISA, quando não houver contaminação visível de sua superfície. No entanto, se o mesmo apresentar sujidade visível, o profissional de saúde deve acondicioná-lo em recipiente ou saco plástico para ser encaminhado ao expurgo ou área destinada a limpeza e desinfecção de materiais. A mesma recomendação vale para o protetor ocular.

Calçado

Em relação ao tipo de calçado, é importante que seja fechado, cubra todo o dorso do pé e não possua cadarço. O uso de sapatilhas não oferece a proteção adequada, pois embora sejam fechadas não cobrem o dorso dos pés.

Precauções baseadas na transmissão

Pacientes hospitalizados e portadores (ou suspeitos) de determinadas doenças infectocontagiosas requerem a adoção de medidas adicionais para prevenção da transmissão cruzada de agentes infecciosos. Essas medidas, denominadas precauções baseadas na transmissão, devem ser adotadas por todos os profissionais da saúde envolvidos no cuidado do paciente e são indicadas e descontinuadas pela CCIH da instituição com sinalização na porta do quarto do paciente, em seu leito e prontuário.

É importante que o cirurgião-dentista reconheça essa sinalização ao abordar um paciente hospitalizado, para que possa implementar a precaução adequada em cada caso, protegendo, dessa forma, a si mesmo e a seus pacientes.

Ressalta-se que dois ou mais tipos de precaução podem ser indicados para um mesmo paciente e sua implementação é compulsória a todos os profissionais da saúde envolvidos em seu cuidado.

As medidas de precauções baseadas na transmissão envolvem:

- Precauções por contato.
- Precauções respiratórias para gotículas.
- Precauções respiratórias para aerossóis.

Quando são indicadas precauções por contato e quais são as recomendações a serem seguidas?

A adoção de medidas de precauções por contato, forma mais frequente de isolamento aplicada em hospitais, é recomendada para se prevenir a disseminação de patógenos transmitidos por contato direto ou indireto mediado por roupas, instrumentos ou equipamentos.

As precauções por contato são indicadas em diversas situações (Figura 15), sendo as mais frequentes no ambiente hospitalar:

- Infecção ou colonização por bactérias multidroga resistentes, em qualquer sítio corporal.
- Colite pseudomembranosa.
- Gripe H1N1.
- Covid-19.
- Escabiose.
- Pediculose.
- Varicela, entre outros.

As principais medidas de precauções por contato estão descritas a seguir:

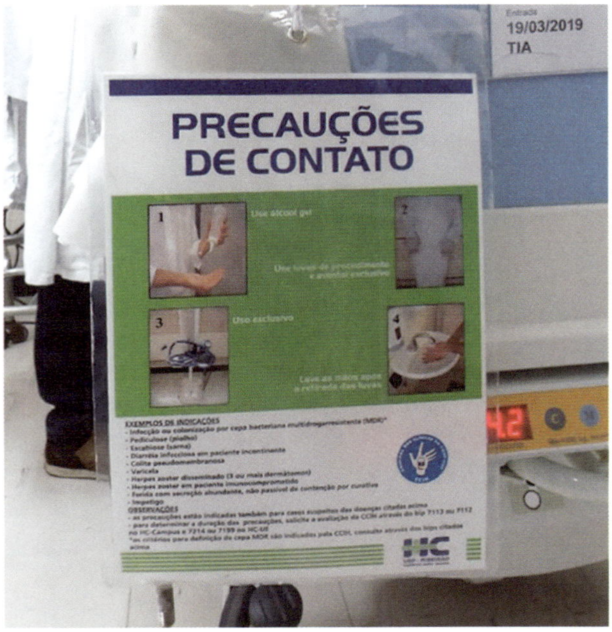

FIGURA 15 Sinalização de precauções por contato afixada em leito de paciente de unidade de terapia intensiva (UTI).

- Internação do paciente em quarto privativo ou compartilhado com outros pacientes portadores do mesmo patógeno. Se possível, o atendimento odontológico deverá ser prestado no próprio quarto do paciente para minimizar sua saída desse ambiente controlado. Caso isso não seja possível, as precauções por contato também deverão ser aplicadas durante o transporte do paciente.
- Limpeza e desinfecção pelo menos duas vezes ao dia da unidade do leito com desinfetante de nível intermediário, como etanol 70%, polihexametilbiguanida (PHMG) ou outro desinfetante de nível intermediário.
- Utilização de EPI.
    - Durante os procedimentos odontológicos o cirurgião-dentista deve seguir as recomendações contidas nas precauções padrão e paramentar-se com máscara cirúrgica, luvas, protetor ocular e/ou protetor facial, gorro e avental, conforme a Figura 18, mostrada anteriormente.
    - Além disso, o uso de luvas de procedimento também é recomendado para qualquer contato com o paciente, mesmo que com pele íntegra, e também para contato com as imediações do paciente (unidade do leito).
    - Os profissionais devem utilizar o avental de mangas longas, fornecido pelo hospital, para qualquer contato com o paciente. Ele deve ser de uso exclusivo para cada paciente e preferencialmente descartáveis de tecido não tecido (TNT) descartáveis. Opcionalmente, poderá se empregar aventais de tecido, que deverão ser encaminhados à lavanderia hospitalar tão logo o atendimento tenha se encerrado.

Quando são indicadas as precauções respiratórias para gotículas e quais são as recomendações a serem seguidas?

A adoção de medidas de precauções respiratórias para gotículas é recomendada para se prevenir a disseminação de patógenos transmitidos por gotículas de secreção respiratória expelidas pelo paciente durante a fala, tosse, ou espirro, ou ainda produzidas pelo próprio tratamento odontológico (Figura 16).

Devido ao fato das gotículas serem partículas relativamente grandes e pesadas, superiores a 5 µm, seu alcance é pequeno e a transmissão exige proximidade, em geral,

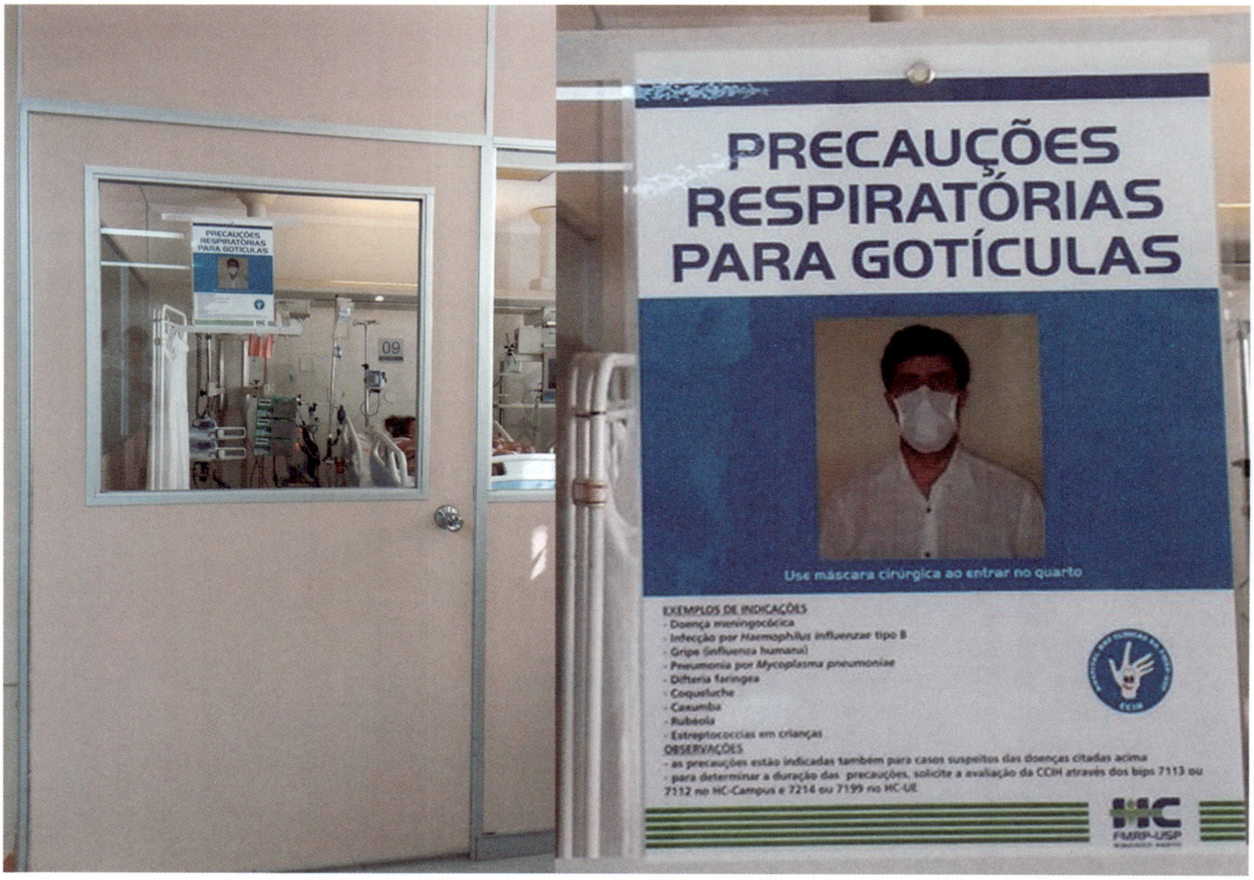

FIGURA 16 Sinalização de precaução respiratória para gotículas afixada na porta do quarto de paciente internado em unidade de terapia intensiva (UTI).

de no máximo 1,5 m de distância entre o paciente fonte e a pessoa susceptível. Caso essas gotículas atinjam a mucosa nasal, bucal ou ocular de uma pessoa susceptível, profissional da saúde ou outro paciente, podem ocasionar a transmissão de microrganismos causadores de doenças infectocontagiosas.

As precauções respiratórias para gotículas são indicadas, principalmente, nas seguintes situações:

- Doença meningocócica.
- Pneumonia causada por *Mycoplasma pneumoniae.*
- Gripe H1N1.
- Covid-19.
- Caxumba.
- Rubéola.
- Coqueluche, entre outras.

As precauções respiratórias para gotículas envolvem as situações descritas a seguir:

- Internação do paciente em quarto privativo ou compartilhado com pacientes portadores do mesmo patógeno. Se possível, o atendimento odontológico deverá ser prestado no próprio quarto do paciente para minimizar sua saída desse ambiente controlado. Caso isso não seja possível, as precauções respiratórias deverão ser aplicadas durante o transporte do paciente.
- Utilização de EPI:
  - Uso de máscara cirúrgica, com camada tripla, pelo paciente quando ele for transportado para fora do quarto de isolamento.
  - Durante os procedimentos odontológicos, o cirurgião-dentista deve seguir as recomendações contidas nas precauções padrão, ou seja, paramentar-se com máscara cirúrgica, luvas, protetor ocular e/ou protetor facial, gorro e avental, conforme mostrado na Figura 14.
  - Além disso, a máscara cirúrgica deve ser utilizada sempre que os profissionais da saúde entrarem no quarto do paciente e deve ser removida apenas quando saírem, descartando-as em lixo infectante. Devem ser trocadas a cada duas horas de atendimento ou sempre que úmidas ou sujas.

Quando são indicadas as precauções respiratórias para aerossóis e quais são as recomendações a serem seguidas?

A adoção de medidas de precauções respiratórias para aerossóis é recomendada para se prevenir a disseminação de patógenos transmitidos por minúsculas partículas de secreção respiratória aerosolizadas no ar ambiente, após a tosse ou espirro do paciente acometido (Figura 17).

Devido ao fato dessas partículas serem muito pequenas, inferiores a 5 μm, e leves, seu alcance em distância é grande e a transmissão pode se dar pela inalação delas num mesmo ambiente, mesmo que não haja proximidade

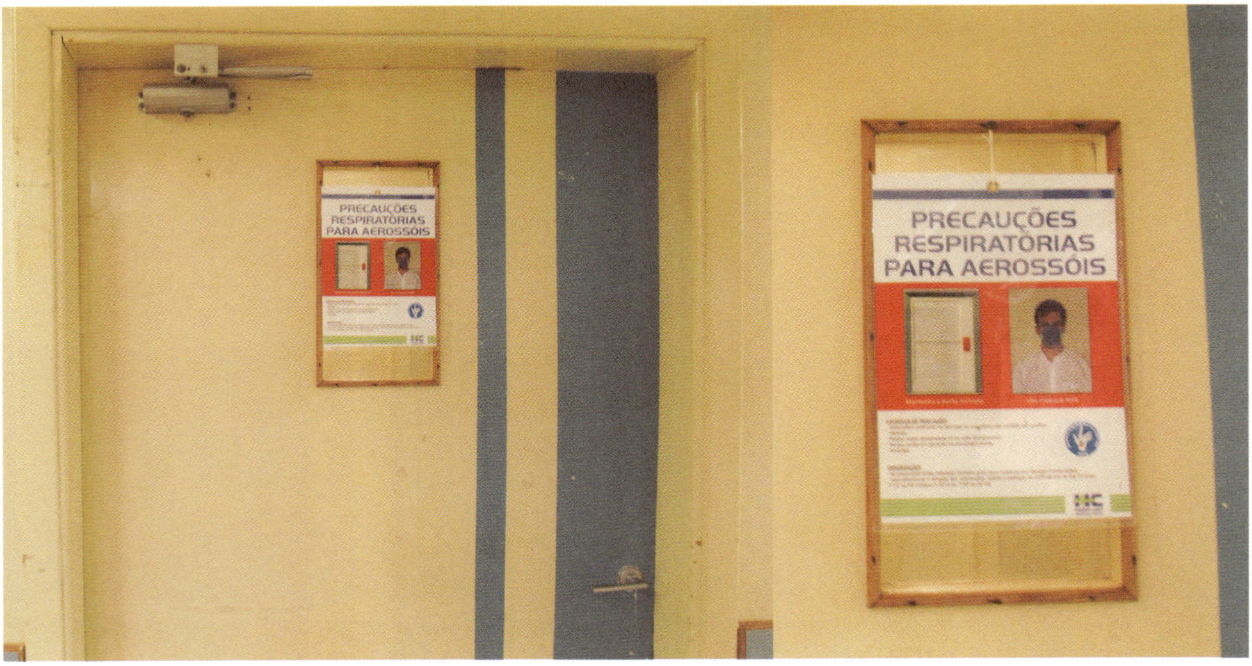

FIGURA 17 Sinalização de precaução respiratória para aerossóis afixada na porta do quarto de paciente internado.

entre o paciente fonte e a pessoa susceptível. Podem ainda permanecer em suspensão no ar por algumas horas, mesmo após a saída do paciente fonte do ambiente e ser amplamente dispersas pelas correntes aéreas.

As precauções para aerossóis são indicadas, principalmente, nas seguintes situações:

- Tuberculose pulmonar ou laríngea.
- Sarampo.
- Varicela.
- Herpes-zóster disseminado.
- Pacientes imunocomprometidos com herpes-zóster, entre outros.
- Pacientes portadores de gripe H1N1 ou Covid-19, quando forem submetidos a procedimentos odontológicos devido ao risco de aerossolização.

As precauções respiratórias para aerossóis envolvem as situações descritas a seguir.

- Internação do paciente em quarto privativo ou compartilhado com pacientes portadores do mesmo patógeno. O quarto deve possuir antecâmara (Figura 18), e pode se utilizar de um sistema de pressão negativa de ar como medida de proteção adicional, bem como filtro HEPA (*high efficiency particulate arrestance*). As portas externas e internas da antecâmara devem ser equipadas com mola de fechamento automático e nunca devem ser abertas simultaneamente. Nessas circunstâncias, o atendimento odontológico deverá ser prestado no próprio quarto do paciente, já que os consultórios odontológicos habitualmente não são preparados para receber esse tipo de paciente.
- Utilização de EPI:
  - Uso de máscara cirúrgica, com camada tripla, pelo paciente quando ele for transportado para fora do quarto de isolamento.
  - Durante os procedimentos odontológicos, o cirurgião-dentista deve seguir as recomendações contidas nas precauções padrão e paramentar-se com luvas, protetor ocular e/ou protetor facial, gorro e avental. Além disso, o cirurgião-dentista deve utilizar respirador com eficiência mínima de filtragem de 94%, como a PFF-2/ N95, específica para proteção contra aerossóis.

O respirador tipo PFF-2/N95 deve ser utilizado sempre que os profissionais da saúde entrarem no quarto do paciente e deve ser removido apenas quando saírem desse ambiente.

Caso a reutilização do respirador seja necessária em decorrência, por exemplo, de escassez no mercado, os profissionais de saúde devem inspecioná-lo cuidadosamente antes de cada uso para avaliar sua integridade.

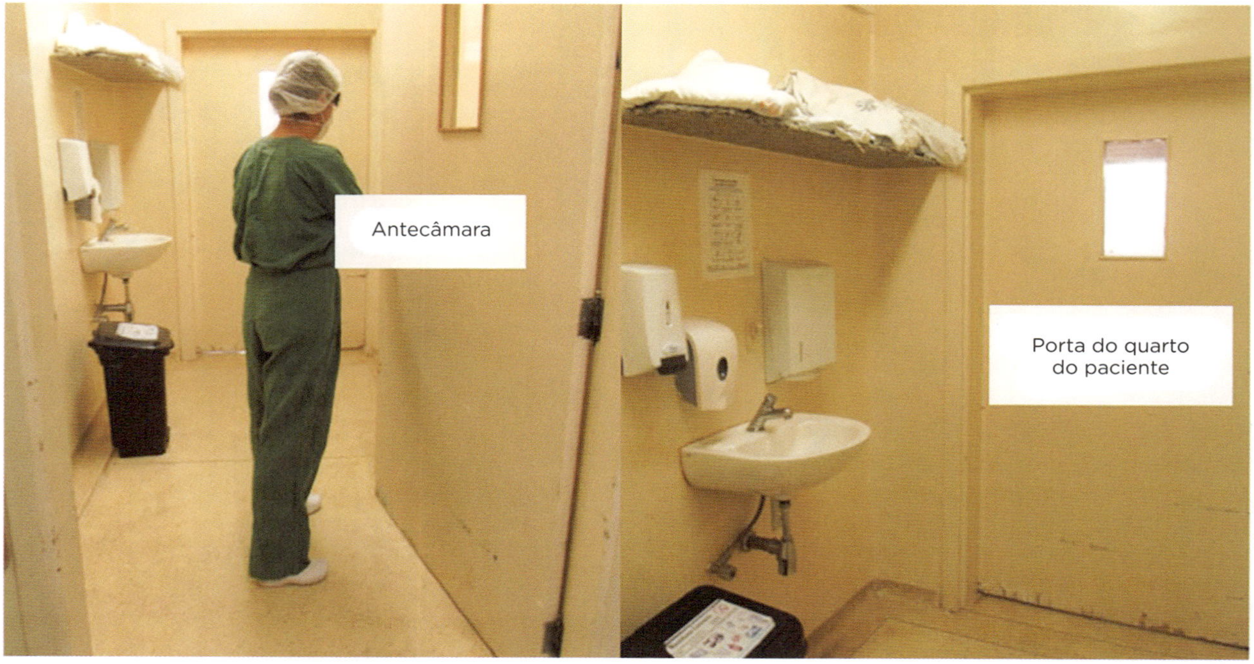

FIGURA 18 Quarto com antecâmara para internação de pacientes com indicação de isolamento respiratório para aerossóis. À esquerda da imagem, profissional abre a porta da antecâmara para mostrar a porta de acesso ao quarto do paciente.

O respirador deverá ser descartado quando:

- Apresentar-se úmido, sujo, rasgado, amassado ou com vincos.
- Não houver vedação adequada à face do usuário após inspiração e expiração forçada.
- Houver saturação do filtro.
- Utilizados sem protetor facial durante procedimentos odontológicos que resultem na produção de aerossóis.

Nas situações de reuso, o respirador deve ser acondicionado de forma a mantê-lo íntegro, limpo, e seco para o próximo uso, podendo ser utilizado um saco ou envelope de papel, embalagens plásticas ou em sua própria embalagem, desde que não fiquem hermeticamente fechadas. Além disso, devem estar identificadas com o nome do profissional. Os elásticos deverão ser acondicionados de forma a não serem contaminados e de modo a facilitar a retirada da máscara da embalagem; e, se no processo de remoção da máscara houver contaminação da parte interna, ela deverá ser descartada imediatamente no lixo infectante.

Sobre o número máximo de reusos do protetor respiratório, o CDC recomenda que seja limitado em até cinco usos por dispositivo, desde que a doença não seja transmitida também por contato. No Brasil, a ANVISA orienta que a CCIH da instituição de saúde estabeleça procedimento operacional próprio sobre guarda, reuso e descarte do protetor, devendo-se levar em consideração o tipo de patógeno, o tempo de exposição, características do ambiente (tamanho da área física, tipo de ventilação, entre outros) e disponibilidade.

Quando se indica o ambiente protetor e quais são as recomendações a serem seguidas?

O ambiente protetor é recomendado para a prevenção de infecções fúngicas em pacientes portadores de doenças hemato-oncológicas submetidos a transplante de medula óssea (TMO) alogênico, especialmente nos primeiros 100 dias após o transplante. A inalação de ar comum não filtrado, que habitualmente contém concentrações variáveis de fungos como *Aspergillus* spp., por esses pacientes pode ter consequências fatais.

As precauções do ambiente protetor envolvem as situações descritas a seguir.

- Alocação do paciente em quarto privativo ou compartilhado com pacientes portadores da mesma necessidade, que deve possuir: filtro HEPA, fluxo de ar unidirecional, pressão de ar positiva em relação ao corredor, ventilação com pelo menos 12 trocas de ar por hora, selamento de portas, janelas e pontos de fiação, piso e paredes lisas e laváveis.
- Proibição da entrada de flores e plantas vivas.
- Utilização de máscara cirúrgica comum pelos profissionais e visitantes que entrarem no quarto do paciente.
- Caso esses pacientes necessitem de atendimento odontológico, o procedimento deverá ser realizado no próprio quarto do paciente, já que os consultórios odontológicos habitualmente não são preparados para receber esse tipo de paciente. Entretanto, na impossibilidade de se realizar o atendimento no quarto, seguir as recomendações descritas abaixo.
  - O paciente deverá utilizar respirador PFF-2/N95 durante o seu transporte.
  - Durante os procedimentos odontológicos o cirurgião-dentista deve seguir as recomendações contidas nas precauções padrão e paramentar-se com luvas, máscara cirúrgica, protetor ocular e/ou protetor facial, gorro e avental de manga longa.

Imunização dos profissionais da saúde

A conduta relacionada à imunização no ambiente hospitalar não diferirá das recomendações para a equipe de saúde bucal de uma forma geral (ver Capítulo 3). No entanto, vale enfatizar que outras vacinas podem ser indicadas em situações epidêmicas, na gestação, ou se o profissional apresentar maior susceptibilidade a doenças infecciosas (idoso, portador de *diabetes mellitus*, asma, asplenia, insuficiência renal ou hepática, entre outras).

A composição do calendário vacinal também leva em consideração a epidemiologia das doenças (ocorrência de surtos), a região geográfica e ainda fatores individuais, podendo assim sofrer variações.

Reprocessamento de artigos, limpeza e desinfecção de materiais e equipamentos no ambiente hospitalar

Diferentemente do que ocorre em consultórios odontológicos fora do ambiente hospitalar, nos quais o cirurgião-dentista é o responsável exclusivo por todas as medidas de biossegurança adotadas, nas instituições hospitalares essa responsabilidade é compartilhada com os serviços de apoio disponíveis, como a CCIH e Central de Materiais e Esterilização (CME).

Assim sendo, o cirurgião-dentista deve recorrer à CCIH, sempre que julgar necessário, para discutir assuntos relacionados à padronização de produtos e procedimentos empregados para limpeza e desinfecção de superfícies, materiais e equipamentos do consultório odontológico. Já os procedimentos de limpeza, desinfecção ou esterilização do instrumental odontológico, utilizado durante os atendimentos odontológicos, serão executados pela CME. Cuidados específicos requeridos durante os processos de reprocessamento, por instrumental ou equipamentos utilizados pelo cirurgião-dentista, deverão ser comunicados à CME.

ATENÇÃO

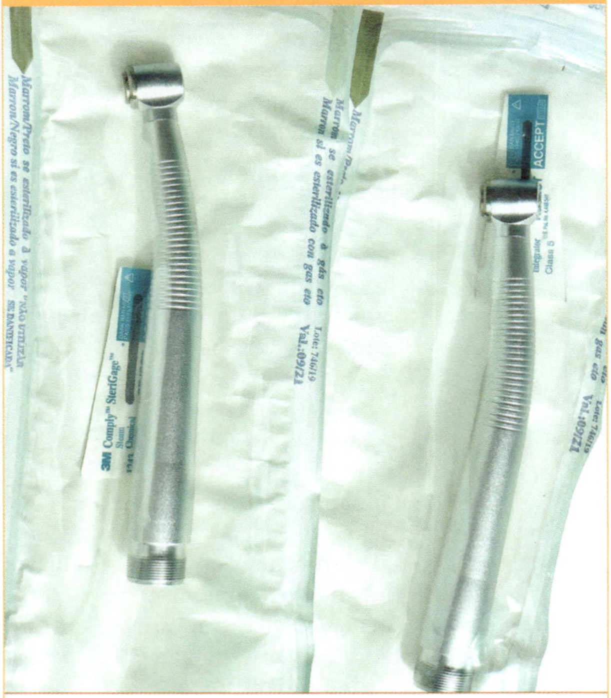

A esterilização de todas as peças de mão (alta e baixa rotação, peça reta e peças de mão do equipamento de ultrassom e profilaxia) após cada atendimento é uma medida muito importante no controle da transmissão cruzada de microrganismos em qualquer estabelecimento de assistência odontológica.

A esterilização de todas as peças de mão (alta e baixa rotação, peça reta e peças de mão do equipamento de ultrassom e profilaxia) após cada atendimento é uma medida muito importante no controle da transmissão cruzada de microrganismos em qualquer estabelecimento de assistência odontológica. A desinfecção externa dessas peças com agentes químicos é arriscada do ponto de vista do risco biológico e insuficiente para se garantir segurança no atendimento odontológico subsequente.

Outra medida auxiliar é o emprego de barreiras impermeáveis, como filme plástico (PVC) ou tecido não tecido (TNT) sobre equipamentos e materiais de uso odontológico cuja limpeza e desinfecção sejam dificultadas pela sua conformação espacial.

As barreiras deverão ser removidas após cada atendimento, as superfícies desinfetadas com luvas limpas e novas barreiras recolocadas para que se possa garantir a efetividade da medida. A colocação de novas barreiras poderá ser realizada utilizando-se luvas ou com as mãos sem luvas.

QUAIS SÃO AS ESTRATÉGIAS PARA SE REDUZIR RISCOS ERGONÔMICOS ADVINDOS DO ATENDIMENTO ODONTOLÓGICO BEIRA LEITO?

Uma importante medida para se atenuar os riscos ergonômicos decorrentes da atuação do cirurgião-dentista beira leito é o planejamento do processo de trabalho.

É preciso levar em consideração que nessa condição de trabalho, realizado na sua grande maioria na posição em pé, os impactos causados ao sistema musculoesquelético podem ser ainda maiores que aqueles associados aos atendimentos ambulatoriais executados na posição sentada. Nesse sentido, deve ser realizado um ajuste da jornada de trabalho e ser previsto um intervalo no período de atendimento.

Além disso, o tratamento odontológico deve ser realizado a 4 ou 6 mãos para se evitar que o cirurgião-dentista realize movimentos danosos ao sistema musculoesquelético, como inclinações laterais, flexões, torções e extensões da coluna.

A disposição do mobiliário também deve ser planejada. Nesse sentido, a mesa auxiliar deve ser passível de deslocamento, posicionada próxima às pessoas que prestam diretamente o cuidado ao paciente e também próxima ao leito, sem, no entanto, tocá-lo.

O planejamento adequado dos procedimentos odontológicos é outra estratégia importante para que durante a montagem da mesa clínica sejam colocados todos os itens necessários ao atendimento do paciente. A manipulação de gavetas e a movimentação do profissional auxiliar para fora do leito ou quarto em busca de itens faltantes devem ser evitadas para que não se comprometa a produtividade do trabalho e também o controle de infecção cruzada.

QUIZ BIOSSEGURO

1. Analise as assertivas abaixo e assinale a alternativa correta:
    I. As medidas de precaução baseadas na transmissão de agentes patogênicos no ambiente hospitalar envolvem as precauções por contato, precauções respiratória para gotículas e precauções respiratórias para aerossóis. Essas medidas devem ser adotadas por todos os profissionais da saúde envolvidos no cuidado do paciente.
    II. Durante o atendimento odontológico a pacientes portadores de tuberculose, sarampo e varicela recomenda-se o uso de luvas, gorro, protetor ocular e/ou protetor facial, máscara cirúrgica com camada tripla e avental de manga longa.
    III. As medidas de precauções por contato são recomendadas para se prevenir a disseminação de patógenos transmitidos por contato direto ou indireto mediado por roupas, instrumentos ou equipamentos. Essa

medida deve ser aplicada quando do atendimento odontológico a pacientes com infecção ou colonização por bactérias multidroga resistentes em qualquer sítio corporal.

IV. O ambiente protetor é recomendado para a prevenção de infecções fúngicas em pacientes portadores de doenças hemato-oncológicas submetidos a transplante de medula óssea (TMO) alogênico. Esses pacientes são alocados em quarto privativo ou compartilhado com pacientes portadores da mesma necessidade, que deve possuir filtro HEPA, fluxo de ar unidirecional, pressão de ar positiva em relação ao corredor, ventilação com pelo menos 12 trocas de ar por hora, selamento de portas, janelas e pontos de fiação, piso e paredes lisas e laváveis.

A. Todas as alternativas são verdadeiras.
B. Apenas I e III são verdadeiras.
C. Apenas I e IV são verdadeiras.
D. Apenas I, III e a IV são verdadeiras.

2. Em relação a higiene de mãos, assinale a alternativa correta:
   A. Os momentos recomendados pela OMS para que se realize a higiene de mãos em estabelecimentos de assistência à saúde são: antes e após qualquer contato com o paciente, após exposição das mãos à fluidos biológicos, imediatamente antes de qualquer intervenção odontológica e após contato com as imediações dos pacientes.
   B. A higiene das mãos com solução alcoólica deve ser o método de escolha em estabelecimentos de assistência à saúde até mesmo na presença de sujidade visível nas mãos.
   C. A higiene das mãos quando do atendimento a pacientes com escabiose ou colite pseudomembranosa deverá ser realizada com formulação alcoólica.
   D. A higiene das mãos com água e sabão consiste na aplicação de uma porção de sabão líquido nas mãos úmidas e fricção de toda sua superfície durante 20 segundos, incluindo dorso, palma, ponta de dedos, polegares e concavidade da palma da mão.

3. São exemplos de medidas de controle da transmissão cruzada de infecções em ambiente hospitalar:
   I. Realização dos atendimentos odontológicos com apoio de auxiliares.
   II. Esterilização das peças de mão é recomendada apenas após o atendimento odontológico a pacientes portadores de doenças infectocontagiosas, como hepatites B e C e Aids.
   III. Imunização dos profissionais da saúde contra doenças passíveis de prevenção por essa estratégia.
   IV. Adoção de medidas de biossegurança como precauções padrão e medidas de precaução baseadas na transmissão de agentes patogênicos.

   A. Todas as alternativas são verdadeiras.
   B. Apenas I, II e III são verdadeiras.
   C. Apenas I, III e IV são verdadeiras.
   D. Apenas II, III e a IV são verdadeiras.

4. Em relação à interação do cirurgião-dentista com as demais equipes e serviços do hospital, assinale a alternativa incorreta:
   A. O cronograma dos atendimentos odontológicos deverá ser discutido com a equipe de enfermagem da unidade para que o horário a eles reservado não coincidida com outras demandas do paciente.
   B. Os procedimentos de limpeza, desinfecção ou esterilização do instrumental odontológico utilizado durante o atendimento odontológico de pacientes internados são executados pelo cirurgião-dentista.
   C. Uma das medidas de prevenção da broncoaspiração de secreções orofaríngeas durante atendimento odontológico a pacientes entubados é a checagem com a equipe de fisioterapia se a pressão do *cuff* está adequada.
   D. A prescrição de medicamentos a pacientes internados é de responsabilidade da equipe médica.

5. São exemplos de atuação do cirurgião-dentista em ambiente hospitalar.
   I. Elaboração e implementação, em parceria com a equipe de enfermagem, de um protocolo específico de higiene bucal.
   II. Extração de dentes com cáries extensas e/ou com comprometimento endodôntico.
   III. Diagnóstico e tratamento de lesões bucais.
   IV. Controle de doenças periodontais como a gengivite e periodontite.

   A. Todas as alternativas.
   B. Apenas a alternativa I, II e III.
   C. Apenas a alternativa I, III e IV.
   D. Apenas a alternativa II, III e a IV.

JOGANDO LIMPO

Selecione os EPI e a ordem correta de paramentação do cirurgião-dentista para realização do atendimento odontológico para cada um dos pacientes descritos abaixo.

Paciente A

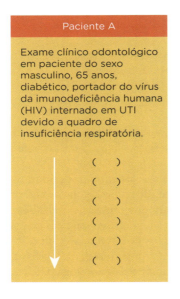

Exame clínico odontológico em paciente do sexo masculino, 65 anos, diabético, portador do vírus da imunodeficiência humana (HIV) internado em UTI devido a quadro de insuficiência respiratória.

( )
( )
( )
( )
( )
( )

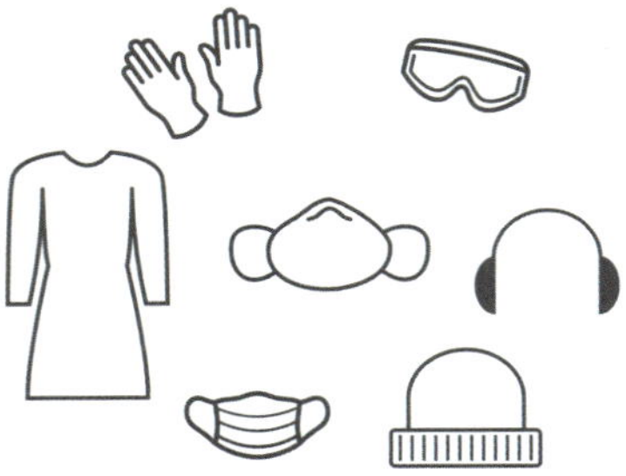

(1) Avental de manga longa não estéril
(2) Avental de manga longa estéril
(3) luvas de procedimento
(4) luvas cirúrgicas
(5) Máscara cirúrgica
(6) Respirador PFF2/N95
(7) Protetor ocular
(8) Protetor facial
(9) Gorro)

Paciente B

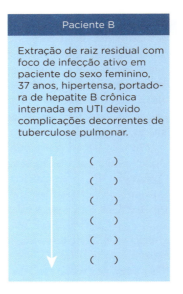

Extração de raiz residual com foco de infecção ativo em paciente do sexo feminino, 37 anos, hipertensa, portadora de hepatite B crônica internada em UTI devido complicações decorrentes de tuberculose pulmonar.

( )
( )
( )
( )
( )
( )

BIBLIOGRAFIA

1. AAS JA, et al. Defining the normal bacterial flora of the oral cavity. J Clin Microbiol. 2005;43(11):5721-32.
2. Bellissimo-Rodrigues WT, Machado AA, Bellissimo-Rodrigues F, Nascimento MMP. Prevalence of hepatitis B and C among Brazilian dentists. Infect Control Hosp Epidemiol. 2006;27(8):887-88.
3. Bellissimo-Rodrigues WT, Bellissimo-Rodrigues F, Machado AA, Occupational exposure to biological fluids among a cohort of Brazilian dentists. Int Dental J. 2006;56(6):332-7.
4. Bellissimo-Rodrigues WT, Bellissimo-Rodrigues F, Machado AA. Infection control practices among a cohort of Brazilian dentists. Int Dental J. 2009;59(1):53-8.
5. Bellissimo-Rodrigues F, Bellissimo-Rodrigues W.T. Ventilator-associated pneumonia and oral health. Rev Soc Bras Med Tropical. 2012;45(5):543-4.
6. Bellissimo-Rodrigues WT, Menegueti MG, Gaspar GG, Nicolini EA, Auxiliadora-Martins M, Basile-Filho A, et al. Effectiveness of a dental care intervention in the prevention of lower respiratory tract nosocomial infections among intensive care patients: a randomized clinical trial. Infect Control Hosp Epidemiol. 2014;35(11):1342-8.
7. Bellissimo-Rodrigues, W.T, Menegueti MG, Gaspar GG, Souza HCC, Auxiliadora-Martins M, Basile-Filho A, et al. Is it necessary to have a dentist within an intensive care unit team? Report of a randomized clinical trial. Int Dental J. 2018;68(6):420-7.
8. Bellissimo-Rodrigues WT, Menegueti MG, Macedo LD, Basile-Filho A, Martinez R, Bellissimo-Rodrigues F. Oral mucositis as a pathway for fatal outcome among critically ill patients exposed to chlorhexidine: post hoc analysis of a randomized clinical trial. Crit Care. 2019;23(1):382.
9. Boyce JM, Kelliher S, Vallande N. Skin irritation and dryness associated with two hand-hygiene regimens: soap-and-water hand washing versus hand antisepsis with an alcoholic hand gel. Infect Control Hosp Epidemiol. 2000;21(7):442-8.
10. Brasil. Ministério da Saúde. Agência Nacional de Vigilância Sanitária. Medidas de prevenção de infecção relacionada à assistência à saúde. 2017. Disponível em: http://portal.anvisa.gov.br/documents/33852/3507912/Caderno+4+-+Medidas+de+Preven%C3%A7%C3%A3o+de+Infec%C3%A7%C3%A3o+Relacionada+%C3%A0+Assist%C3%AAncia+%C3%A0+Sa%C3%BAde/a3f23dfb-2c54-4e64-881c-fccf9220c373 (acesso 5 jun 2020).
11. Brasil. Ministério da Saúde. Agência Nacional de Vigilância Sanitária. Nota Técnica GVIMS/GGTES/Anvisa N. 04/2020. Orientações para serviços de saúde: medidas de prevenção e controle que devem ser adotadas durante a assistência aos casos suspeitos ou confirmados de infecção pelo novo coronavírus (SARS-Cov-2). Disponível em: http://portal.anvisa.gov.br/documents/33852/271858/Nota+T%C3%A9cnica+n+04-2020+GVIMS-GGTES-ANVISA/ab598660-3de4-4f14-8e6f-b9341c196b28 (acesso 3 jun 2020).
12. Brasil. Ministério da Saúde. Agência Nacional de Vigilância Sanitária. Segurança do paciente em serviços de saúde: higienização das mãos. Brasília: Mistério da Saúde; 2009.
13. Brasil. Ministério da Saúde. Calendário Vacinal – Instrução Normativa 2020. Disponível em: https://www.saude.gov.br/images/pdf/2020/marco/04/Instru----o-Normativa-Calend--rio-Vacinal-2020.pdf (acesso 3 jun 2020).
14. Centers for Disease Control and Prevention. Guidelines for infection control in dental health-care settings. Mor-

bidity and Mortality Weekly Report. Recommendations and Reports. 2003;52(RR-17):1-66.

15. Centers for Disease Control and Prevention. Guideline for isolation precautions: preventing transmission of infectious agents in healthcare Settings. 2007. Disponível em: https://www.cdc.gov/infectioncontrol/guidelines/isolation/index.html (acesso 3 jun 2020).
16. Centers for Disease Control and Prevention. Interim infection prevention and control recommendations for patients with suspected or confirmed coronavirus disease 2019 (Covid-19) in healthcare settings. 2020. Disponível em: https://www.cdc.gov/coronavirus/2019-ncov/hcp/infection-control-recommendations.html (acesso 3 jun 2020).
17. Centers for Disease Control and Prevention. Summary of infection prevention practices in dental settings: basic expectations for safe care. US Department of Health and Human Services. 2016. Disponível em: https://www.cdc.gov/oralhealth/infectioncontrol/pdf/safe-care2.pdf (acesso 2 jun 2020).
18. Checchi L, Montebugnoli L, Samaritani S. Contamination of the turbine air chamber: a risk of cross-infection. J Clin Periodontol. 1998;25(8):607-11.
19. Chin JR, Miller CH, Palenik CJ. Internal contamination of air-driven low-speed handpieces and attached prophy angles. J Am Dental Assoc. 2006;137(9):1275-80.
20. Chugtai AA, Seale H, Islam S, Owais M, Macintyre CR. Policies on the use of respiratory protection for hospital health workers to protect from coronavirus disease (Covid-19). Int J Nurs Studies. 2020;138. Disponível em: https://doi.org/10.1016/j.ijnurstu.2020.103567 (acesso 5 abr 2020).
21. Dental Supplement, Campanella V, Oberti L, Gabrione F, González-Valero L, Hernández-Martínez V, et al. Periodontitis and cerebrovascular disease: a new novel in medicine. J Biol Regulators Homeostatic Agents. 2019;33:135-44.
22. Dental Supplement, Mummolo S, Severino M, Campanella V, Barlattani AJr, Quinzi V, et al. Periodontal disease in subjects suffering from coronary heart disease. J Biol Regul Homeost Agents. 2019;33(3 Suppl.1):73-82.
23. Deschepper M, Waegeman W, Eeckloo K, Vogelaers D, Blot S. Effects of chlorhexidine gluconate oral care on hospital mortality: a hospital-wide, observational cohort study. Int Care Med. 2018;44(7):1017-26.
24. Fagundes, N.C.F, Almeida APCSC, Vilhena KFB, Magno MB, Maia LC, Lima RR. Periodontitis as a risk factor for stroke: a systematic review and meta-analysis. Vasc Health Risk Manag. 2019;15:519-32.
25. Heo SM, Haase EM, Lesse AJ, Gill SR, Scannapieco FA. Genetic relationships between respiratory pathogens isolated from dental plaque and bronchoalveolar lavage fluid from patients in the intensive care unit undergoing mechanical ventilation. Clin Infect Dis. 2008;47(12):1562-70.
26. Liu, W, Cao Y, Dong L, Zhu Y, Wu Y, Lv Z, et al. Periodontal therapy for primary or secondary prevention of cardiovascular disease in people with periodontitis. Cochrane Database Syst Rev. 2019;12(12):1-46.
27. Morais TMN, Silva A, Avi ALRO, Souza PHR, Knobel E, Camargo LFA. A Importância da atuação odontológica em pacientes internados em unidade de terapia intensiva. Rev Bras Ter Intens. 2006;18(4):412-7.
28. Oklahoma State Department of Health. Dental healthcare-associated transmission of Hepatitis C: final report of public health investigation and response. Oklahoma; 2013. 97 p.
29. Radcliffe RA, Bixler D, Moorman A, Hogan VA, Greenfield VS, Gaviria DM. Hepatitis B virus transmissions associated with a portable dental clinic, West Virginia, 2009. J Am Dent Assoc. 2013;144(10):1110-8.
30. Siegel JD, Rhinehart E, Jackson M, Chiarello L, Healthcare Infection Control Practices Advisory Committee. 2007 guideline for isolation precautions: preventing transmission of infectious agents in healthcare settings. Disponível em: https://www.cdc.gov/infectioncontrol/guidelines/isolation/index.html (acesso 3 jun 2020).
31. Sorbello MEL, El-Boghdadly K, Di Giacinto I, Cataldo R, Esposito C, Falcetta S, et al. The Italian coronavirus disease 2019 outbreak: recommendations from clinical practice. Anaesthesia. 2020;75(6):724-32.
32. Torres A, Niederman MS, Chastre J, Ewig S, Fernandez-Vandellos P, Hanberger H, et al. International ERS/ESICM/ESCMID/ALAT guidelines for the management of hospital-acquired pneumonia and ventilator-associated pneumonia: guidelines for the management of hospital-acquired pneumonia (HAP)/ventilator-associated pneumonia (VAP). Eur Respir J. 2017;50(3):1700582.
33. World Health Organization. Guidelines on hand hygiene in health care. First global patient safety challenge clean care is safer care. Geneva: WHO; 2009. 270 p.
34. World Health Organization. Rational use of personal protective equipment (PPE) for coronavirus disease (COVID-19): interim guidance. 2020. Disponível em: https://apps.who.int/iris/handle/10665/331215 (acesso 3 jun 2020).
35. World Health Organization. Advice on the use of masks in the context of COVID-19. 2020. Disponível em: https://apps.who.int/iris/handle/10665/331693 (acesso 3 jun 2020).

15

TÓPICOS DE BIOSSEGURANÇA EM PERIODONTIA E IMPLANTODONTIA

Carlos Frederico de Moraes Sarmento
Daniela da Silva Feitosa
Mariana Fampa Fogacci
Renato Corrêa Viana Casarin
Fábio Barbosa de Souza

OBJETIVOS DE APRENDIZAGEM

O QUE VOCÊ VAI APRENDER NESTE CAPÍTULO:

1. Reconhecer a importância do controle de riscos e as principais fontes de contaminação em periodontia/implantodontia.
2. Aplicar os conceitos apresentados, de forma a preparar o ambiente de trabalho para um atendimento biosseguro, considerando as peculiaridades da periodontia e da implantodontia.
3. Adotar estratégias visando a redução do risco de contaminação da equipe de trabalho e dos pacientes durante o atendimento na prática de periodontia e implantodontia.
4. Compreender de que maneira é necessário alterar as condutas de controle de infecção e biossegurança em função de diferentes situações da prática clínica dessas áreas de atuação.
5. Refletir sobre a biossegurança em periodontia e implantodontia pós Covid-19.

QUAL A IMPORTÂNCIA DO CONTROLE DE RISCOS EM PERIODONTIA/IMPLANTODONTIA?

A periodontia é a especialidade que tem como objetivo o estudo dos tecidos de suporte e circundantes dos dentes e seus substitutos; o diagnóstico, a prevenção, o tratamento das alterações nesses tecidos e das manifestações das condições sistêmicas no periodonto; e a terapia de manutenção para o controle da saúde (CFO, 2012). A implantodontia, por sua vez, é a especialidade que tem como objetivo a implantação, na mandíbula e na maxila, de materiais aloplásticos destinados a suportar próteses unitárias, parciais ou removíveis e próteses totais (CFO, 2012).

Tanto na periodontia quanto na implantodontia, os procedimentos podem ser subdivididos em clínicos e cirúrgicos. Sobre os clínicos, as duas especialidades precisam lidar com o controle de biofilme bucal (dentário ou peri-implantar) e a remoção de cálculo, em procedimentos preventivos ou terapêuticos, em relação a dentes e tecidos periodontais, ou implantes e tecidos peri-implantares, para a manutenção da saúde. O controle do biofilme bucal realizado em consultório e a remoção de cálculo, ocorrem por meio de procedimentos, como profilaxia dentária (instrumentos rotatórios ou jatos abrasivos), raspagem supragengival ou subgengival (instrumentos manuais, sônicos ou ultrassônicos), ou até mesmo dispositivo a laser ablativo. São realizados ainda procedimentos cirúrgicos, que vão desde gengivectomia à instalação de implantes.

O ambiente oral é inerentemente banhado por saliva que mantém a boca constantemente úmida, cujos fluidos são contaminados por uma infinidade de microrganismos. O biofilme bucal, supragengival e subgengival, é uma das principais fontes desses microrganismos. No entanto, não se deve esquecer que a boca também faz parte da orofaringe. Como integrante desse complexo, a cavidade bucal abriga bactérias e vírus do nariz, garganta e trato respiratório. Dessa forma, vários patógenos podem estar presentes na saliva e nos fluidos orais. Consequentemente, qualquer procedimento odontológico que tenha potencial de aerossolizar a saliva irá contaminar o ar com microrganismos de algumas ou de todas essas fontes (Figura 1).

A maioria dos procedimentos clínicos e cirúrgicos em periodontia e implantodontia usam instrumentação que produzirá partículas transportadas pelo ar, a partir do local onde o instrumento é usado. Instrumentos rotatórios, instrumentos sônicos e ultrassônicos, e jatos abrasivos produzem mais aerossóis visíveis. O *spray* de água geralmente é a porção do aerossol que é mais visível a olho nu e é notado pelo paciente e pela equipe odontológica. Além disso, procedimentos em periodontia e implantodontia, com frequência provocam sangramento, e sabe-se que o sangue também está presente nos aerossóis durante esses procedimentos.

Os procedimentos clínicos e cirúrgicos em periodontia e implantodontia que podem provocar sangramento, poderão ainda promover uma bacteriemia transitória, uma vez que as bactérias da cavidade bucal e do biofilme bucal, poderão ganhar a circulação sanguínea através de ulcerações no epitélio que reveste o sulco gengival ou bolsa periodontal.

Dessa forma, é fundamental o controle de riscos em periodontia/implantodontia, para prevenção de contaminação do paciente, entre pacientes, e entre pacientes e profissionais, bem como para o sucesso dos tratamentos realizados.

QUAL O PAPEL DO BIOAEROSSÓIS COMO FONTES DE CONTAMINAÇÃO EM PERIODONTIA/ IMPLANTODONTIA?

As possíveis rotas para a propagação de microrganismos durante procedimentos de periodontia e implantodontia são o contato direto com fluidos corporais de paciente infectado, contato com superfícies do ambiente ou instrumentos contaminados e contato com partículas infecciosas que se mantém em suspensão no ar.

Muitos dos procedimentos realizados em periodontia e implantodontia utilizam instrumentos, como peças de mão de alta velocidade, instrumentos rotatórios, instrumentos sônicos ou ultrassônicos, em que o atrito com o dente ou implante geraria calor excessivo. Sem um líquido de refrigeração, o calor pode causar danos aos tecidos. Portanto, para evitar ganho de calor, é consenso universal utilizar água, ou soro fisiológico, para resfriamento das estruturas bucais, ao executar procedimentos odontológicos, incluindo preparação de dentes, profilaxia e cirurgia oral. As substâncias líquidas utilizadas, junto ao movimento desses instrumentos, no entanto, podem gerar aerossóis. Quando combinados com fluidos corporais via cavidade bucal, como sangue e saliva, são criados bioaerossóis. Esses bioaerossóis são comumente contaminados com bactérias, fungos e vírus, e têm o poten-

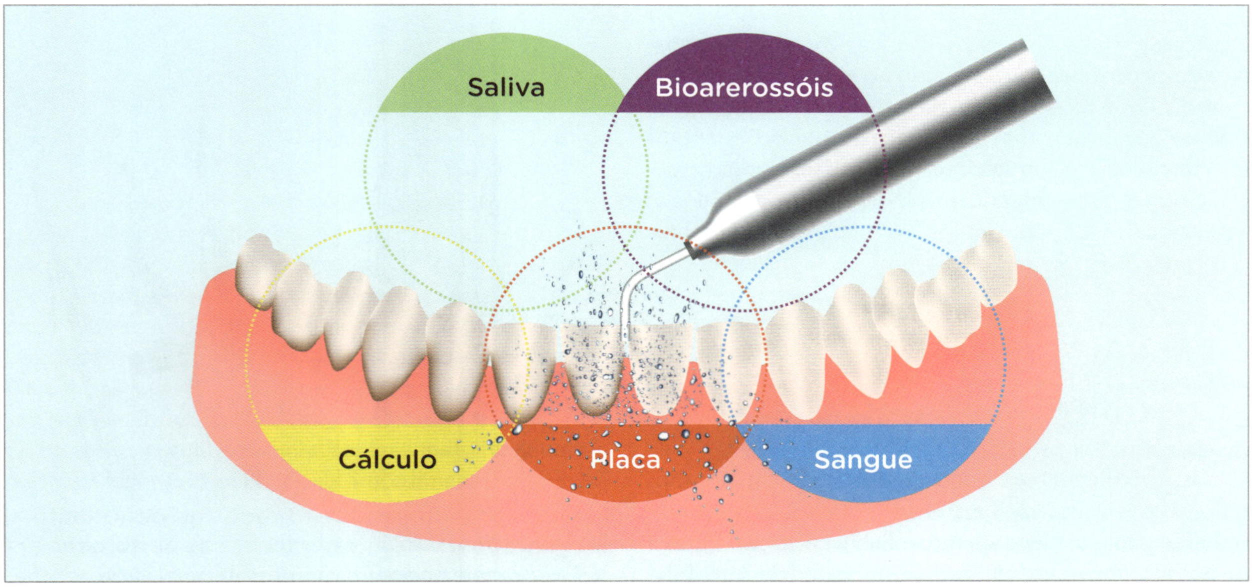

FIGURA 1 Tratamento periodontal e as fontes de microrganismos associadas.

cial de flutuar no ar por um período considerável, podendo ser inalados pelos dentistas ou outros pacientes. Mesmo na ausência do líquido de refrigeração, ainda há geração de aerossol e respingos formados a partir de pequenas quantidades de sangue e saliva.

A composição dos aerossóis dentários provavelmente varia de acordo com cada paciente e local da operação. Contudo, é razoável supor que componentes da saliva, de secreções nasofaríngeas, do biofilme dental, do sangue, dos componentes dentários e de qualquer material usado nos procedimentos odontológicos, como substâncias abrasivas estejam presentes nos aerossóis dentários. No passado, os estudos geralmente concentravam-se no número de bactérias presentes em aerossóis dentários; entretanto, estudos recentes analisaram presença de componentes sanguíneos em aerossóis. Diversos estudos apontam o debridamento ultrassônico como obviamente associado ao aumento dos níveis de contaminação do ar, sendo um dos maiores produtores de contaminantes transportados pelo ar na odontologia.

Durante o uso de instrumentos ultrassônicos, encontra-se contaminação máxima no braço direito do operador e no braço esquerdo do assistente. Também é estabelecida contaminação na cabeça, tórax e superfície interna da máscara facial do operador e do ASB. Verificou-se em estudos prévios que este aerossol permanece no ar por até 30 minutos após o procedimento. Os dispositivos sônicos são tão eficazes quanto os ultrassônicos na remoção do biofilme, mas apresentam um risco maior à saúde do profissional odontológico em relação à formação de gotículas.

Estudos apontam ainda que o setor de periodontia em uma clínica odontológica frequentemente é o que apresenta as mais elevadas contagens de bactérias após uma sessão de trabalho quando comparado com os setores de prótese, endodontia ou cirurgia.

Além disso, existe o potencial de um contaminante ser aerotransportado e entrar no sistema de ventilação, espalhando-se para áreas da instalação nas quais as barreiras de proteção não são usadas. Microrganismos também podem colonizar equipamentos odontológicos e tubulações de água e formar biofilmes no seu interior. Por isso, atenção especial deve ser dada à manutenção e desinfecção de todos os equipamentos utilizados em periodontia e implantodontia.

COMO ESTAR PREPARADO PARA O TRABALHO BIOSSEGURO NOS PROCEDIMENTOS CLÍNICOS EM PERIODONTIA E IMPLANTODONTIA?

Os procedimentos relacionados a periodontia e implantodontia possuem semelhanças no preparo do ambiente de trabalho para um atendimento seguro e eficaz no controle de infecção. Inicialmente, devem ser seguidas as medidas precauções padrão, que incluem:

- Higiene das mãos.
- Uso de EPI, como luvas, máscaras, proteção para os olhos e aventais, destinados a impedir a exposição da pele e membranas mucosas ao sangue e outros materiais potencialmente infecciosos.
- Limpeza e desinfecção adequadas do equipamento de assistência ao paciente.
- Limpeza e desinfecção de superfícies ambientais.
- Prevenção de lesões por meio de controles de engenharia ou práticas de trabalho mais seguras.

Vale ressaltar que existem peculiaridades para o atendimento especializado em periodontia e implantodontia que devem ter atenção do profissional. Um dos pontos importantes é que os procedimentos de diagnóstico, tratamento e cirurgia incluem diversos instrumentos perfurocortantes (Figura 2).

Embora as lesões percutâneas entre os dentistas tenham apresentado decréscimo nos últimos anos, é possível notar que lesões ocorrem enquanto as mãos de um dentista estão fora da boca do paciente, incluindo o preparo do ambiente de trabalho. A maioria das lesões entre dentistas em geral foi causada por brocas, seguidas por agulhas de seringa e outros instrumentos cortantes, todos potencialmente envolvidos nos procedimentos relacionados à periodontia e implantodontia.

Para a área de periodontia também deve-se notar um importante cuidado com a projeção de aerossóis, gerados a partir de equipamentos comuns na prática clínica, como aparelhos ultrassônicos e sônicos, jatos de bicarbonato e caneta de alta e baixa rotação. Algumas atitudes simples podem auxiliar na redução da contaminação oriunda desses aparelhos, contribuindo para uma atividade biossegura. No caso específico para a colocação de implantes, deve-se notar que são necessários equipamentos como motor de

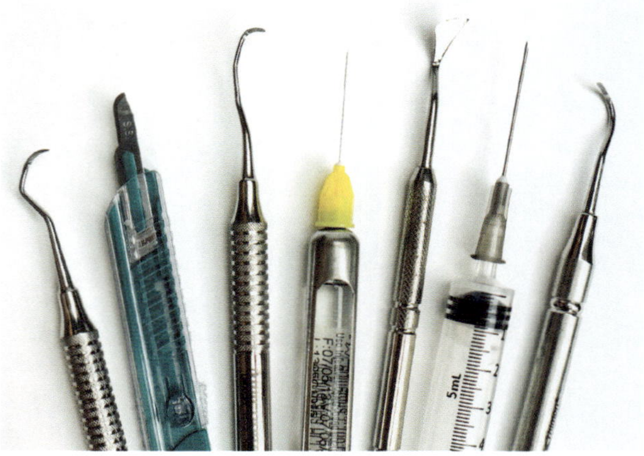

FIGURA 2 Instrumentos utilizados na periodontia e implantodontia com características perfurocortantes, representando um maior potencial para acometimento de acidentes.

implante, e cuidados específicos devem ser tomados para manter a cadeia biossegura durantes os procedimentos. Assim, alguns passos, como adequado acondicionamento do motor, limpeza das mangueiras e preparo prévio dos equipamentos são essenciais.

AO ATENDERMOS IDOSOS, PORTADORES DE DOENÇAS CRÔNICAS NÃO TRANSMISSÍVEIS OU PACIENTES COM FATORES DE RISCO PARA ESSAS DOENÇAS, DEVEMOS TER CONDUTAS ESPECÍFICAS DE BIOSSEGURANÇA?

Em pacientes idosos, os tecidos periodontais de suporte podem ser mantidos com saúde. A perda desses tecidos, e a perda dentária não são uma consequência obrigatória da idade. Respostas inflamatórias descontroladas são fisiopatológicas e associadas a muitas doenças, como cardiopatias, doenças vasculares, diabetes e periodontite. Existem, no entanto, evidências de que sinais de inflamação podem ser recorrentes se a higiene bucal não for mantida em níveis satisfatórios. Dessa forma, a perda de destreza que pode ocorrer com o envelhecimento, contribui para o acúmulo de biofilme dental, tendo a inflamação do periodonto como consequência. Com o envelhecimento, uma grande variedade de outras doenças podem também ser diagnosticadas. Idosos estão ainda sujeitos à imunossenescência, o envelhecimento imunológico associado ao progressivo declínio da função imune, o que aumenta sua suscetibilidade para infecções, doenças autoimunes e câncer, em média, após os 60 anos de idade.

Tanto em relação a pacientes idosos, quanto a pacientes portadores de doenças crônicas não transmissíveis, a bacteriemia decorrente dos tratamentos em periodontia e implantodontia poderia ser uma preocupação. Entretanto, a literatura indica que a bacteriemia transitória decorrente dos procedimentos odontológicos acontece de forma semelhante após atividades diariamente realizadas pelos pacientes, como escovação e uso do fio dental.

A profilaxia antibiótica pode ser necessária e indicada para alguns pacientes, o que será detalhado adiante.

A PRESCRIÇÃO DE ANTIBIÓTICOS SISTÊMICOS É NECESSÁRIA PARA PREVENÇÃO E CONTROLE DE INFECÇÕES?

A profilaxia antibiótica consiste na administração de antibióticos a pacientes que não apresentam evidências de infecção, com o intuito de prevenir a colonização de bactérias e suas complicações no período pós-operatório. Porém, deve ser indicada para pacientes que apresentam determinadas patologias ou condições de risco, que aumentariam a chance de acometimento por infecções graves em locais distantes (p. ex., endocardite infecciosa e infecções nas próteses articulares), secundárias à bacteriemia introduzida durante o atendimento odontológico. No entanto, vale ressaltar que a bacteriemia transiente que ocorre nos procedimentos odontológicos apresenta taxa semelhante a atividades diárias de saúde, como escovação e uso do fio dental.

Indicações

Segundo a Academia Dentária Americana (ADA), a profilaxia antibiótica para os procedimentos odontológicos que envolvem manipulação de tecido gengival ou mucosa bucal, como procedimentos periodontais cirúrgicos e não cirúrgicos, bem como implantes dentais, está indicada para pacientes com as condições descritas no Quadro 1.

QUADRO 1 Condições que indicam a profilaxia antibiótica em pacientes a serem submetidos a procedimentos em periodontia e implantodontia

Profilaxia antibiótica – indicações
1. Válvulas cardíacas protéticas, incluindo implantadas por próteses transcateter e homoenxertos
2. Material protético utilizado para reparo de válvula cardíaca, como anéis e cordas de anuloplastia
3. Endocardite infecciosa anterior
4. Cardiopatia congênita cianótica não reparada ou congênita reparada, doença cardíaca, com *shunts* residuais ou regurgitação valvular no local ou adjacente ao local de uma prótese
5. Transplante cardíaco com regurgitação valvar devido a uma estrutura valvular anormal

Fonte: https://www.ada.org/en/member-center/oral-health-topics/antibiotic-prophylaxis

Mesmo com indicações mais restritas e específicas para um perfil de população com maior risco, dentistas ainda são os responsáveis por um grande número de prescrições de antibiótico. Contudo, quando analisado o perfil do paciente e o procedimento a ser executado, a maior das prescrições se mostraram desnecessárias, fenômeno que pode elevar o risco de resistência bacteriana e geração de superbactérias. Essa taxa de prescrição desnecessária de antibióticos se mostrou alta em diversos países, indicando uma necessidade de conscientização global.

Além disso, a grande porcentagem de prescrições tem sido justificada por motivos não relacionados a condição sistêmica do paciente, por exemplo, atendimento de pacientes mais idosos, desconhecimento das indicações atualizadas, aumento do número de implantes dentais e até mesmo insegurança, indicando antibióticos como substituto da cirurgia oral.

Assim, deve ser ressaltado que o uso de antibioticoterapia profilática deve seguir as recomendações precisas de

PARA REFLETIR

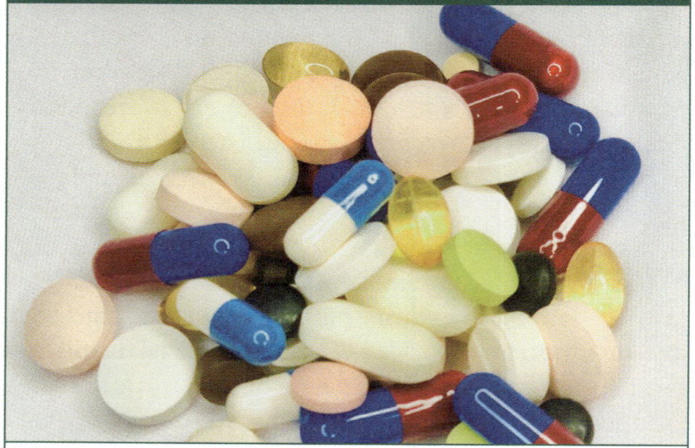

Prescrições desnecessárias podem levar o risco de resistência bacteriana e gerar superbactérias. O uso de antibioticoterapia profilática deve seguir as recomendações precisas de indicação e nunca ser utilizada para compensar uma falha no preparo do paciente, material e equipamentos no que se refere aos cuidados relacionados ao controle de infecções.

indicação e nunca ser utilizada para compensar uma falha no preparo do paciente, material e equipamentos no que se refere aos cuidados relacionados ao controle de infecções.

Protocolos

O regime profilático recomendado pela American Heart Association (AHA) está descrito no Quadro 2.

Em um outro contexto, têm-se buscado avaliar também o impacto da antibioticoterapia nas taxas de falhas precoce dos implantes – aquela que ocorre durante o período de osseointegração e antes da instalação protética. Evidências científicas sugerem que a prescrição de antibióticos, uma hora antes da cirurgia de colocação de implantes dentários pode promover redução da falha dos implantes colocados em condições normais. Um estudo indicou que apenas o uso de uma dose prévia de antimicrobiano sistêmico poderia trazer benefício na taxa de falha, ao tempo que a prescrição pós-operatória não mostrou benefício adicional. Embora haja certa indicação na literatura para o benefício do uso pré-operatório, existe pouco consenso quanto ao protocolo medicamentoso. Amoxicilina 3 g, amoxicilina 2 g e até mesmo clindamicina foram citados para benefícios para a terapia implantar em sua fase inicial de cura.

Em vista da falta de consenso, fica clara a necessidade de maiores estudos para confirmação dessa indicação, uma vez que ainda há fatores de confundimento que precisam ser esclarecidos, como presença de fatores sistêmicos e protocolo cirúrgico. Assim, dentro das evidências atuais, a decisão para a indicação da terapia antibiótica pré-operatória com o intuito de reduzir perda precoce de implantes deve ser avaliada tomando como indicadores características clínicas e individuais de cada caso.

BOCHECHOS COM SOLUÇÕES ANTISSÉPTICAS PREVIAMENTE AO ATENDIMENTO CLÍNICO: POR QUE E COMO PROCEDER?

Tanto os pacientes quanto os profissionais de odontologia podem servir de hospedeiros para microrganismos; os pacientes e os profissionais podem servir de reservatório de microrganismos patogênicos e ambos podem ser infectados devido ao seu envolvimento em tratamentos odontológicos. Entretanto, estudos recentes sobre essas diferentes rotas de transmissão ressaltam sobre os possíveis riscos para os profissionais durante o tratamento odontológico. Além dessa via de contaminação paciente-profissional, durante

QUADRO 2 Regimes de profilaxia antibiótica sistêmica recomendados pela American Heart Association

Regime: dose única 30 a 60 minutos antes do procedimento

Administração	Agente	Adultos	Crianças
Oral	Amoxicilina	2 g	50 mg/kg
Incapazes de tornar a medicação por via oral	Ampicilina ou cefalexina ou cefradoxil	2 g IM ou IV + 1 g IM ou IV	50 mg/kg IM ou IV 50 mg/kg IM ou IV
Oral para alérgicos à penicilinas ou ampicilinas	Cefalexina* ou clindamicina ou claritromicina ou azitromicina	2 g 600 mg 500 mg	50 mg/kg 20 mg/kg 15 mg/kg
Alérgicos à penicilinas ou ampicilinas incapazes de tomar a medicação por via oral	Cefazolina* ou clindamicina	1 g IM ou IV 600 mg IM ou IV	50 mg/kg IM ou IV 20 mg/kg IM ou IV

*As cefalosporinas não devem ser usadas em crianças com história de reação alérgica imediatas às penicilinas, pelo risco de alergia cruzada. IM: intramuscular; IV: intravenoso. Fonte: https://www.ada.org/en/member-center/oral-health-topics/antibiotic-prophylaxis

os procedimentos odontológicos, ocorre a disseminação da carga microbiana oral para a corrente sanguínea, caracterizando uma bacteriemia transitória, que pode, como visto anteriormente, levar a condições adversas em pacientes de risco.

Embora os antissépticos bucais sejam utilizados na periodontia como coadjuvantes no controle químico do biofilme dentário, no contexto do controle de infecções, o uso de bochechos com soluções antissépticas pré-operatórios teria por objetivo a redução da carga microbiana oral reduzindo uma possível transmissão direta de doenças oriundas do paciente a profissionais (p. ex., reduzindo a contaminação do aerossol gerado nos procedimentos), bem como modular a bacteriemia transitória ocorrida.

Uso de bochechos para redução da contaminação no aerossol

O aerossol gerado por procedimento odontológico é uma fonte potencial de contaminação cruzada no consultório odontológico. Aerossóis são partículas líquidas ou sólidas, com menos de 5 micrômetros de diâmetro, que ficam suspensas no ar por períodos prolongados e podem conter bactérias orais comuns (como espécies de estreptococos, espécies de *Actinomyces*, *Veillonella parvula* e *Fusobacterium nucleatum*), bactérias patogênicas (como *Mycobacterium tuberculosis*, *Legionella pneumophilia* e *Staphylococcus*), vírus (como HIV, hepatite B, vírus da hepatite C, vírus do herpes simplex, vírus da gripe, rinovírus e tipos diversos de coronavírus – como o SARS-CoV-2, responsável pela Covid-19), entre outros agentes infecciosos. Uma vez aerossolizados, existe a possibilidade de que esses organismos sejam inalados ou transmitidos por contato direto com a mucosa conjuntival, nasal ou oral do profissional de saúde. É importante ressaltar que os microrganismos aerossolizados permanecem suspensos no ambiente do consultório odontológico por até 4 horas após um procedimento odontológico, o que traz à luz a necessidade de se planejar cuidadosamente como os profissionais e auxiliares atuem a fim de evitar exposição ao remover o equipamento de proteção após a consulta do paciente.

Muitos procedimentos odontológicos, como o uso de raspadores ultrassônicos, peças de mão de baixa e alta velocidade e seringas tríplices, geram aerossol e respingos, que podem atingir uma distância de 1 a 3 metros de sua fonte, causando contaminação de superfícies distantes. Nesse sentido, enxaguatórios bucais pré-procedimento podem ser utilizados para reduzir significativamente o número de microrganismos no aerossol dental. Em relação ao produto utilizado, antissépticos como clorexidina (considerado o padrão-ouro), cloreto de cetil-piridineo, óleos essenciais e produtos naturais podem reduzir significativamente o número de microrganismos no aerossol oral. Ademais, estudos têm mostrado que o bochecho com clorexidina tem promovido maior redução no número de microrganismos.

Uso de bochechos para redução de bacteriemia transitória

A bacteriemia pode ser induzida por hábitos diários simples, como higiene bucal e mastigação ou por procedimentos mais invasivos, sendo influenciada pelo perfil da microbiota, a gravidade da inflamação e a infecção local afetam a bacteriemia. A ocorrência de bacteriemia durante os procedimentos periodontais e instalação de implantes tem sido amplamente avaliada na literatura. Em periodontia, uma revisão de literatura mostrou que 49,4% dos pacientes submetidos a procedimentos periodontais apresentam bacteriemia. Em cirurgias de instalação de implantes, mostrou que a taxa de ocorrência de bacteriemia transitória quando implantes são instalados em pacientes saudáveis foi de 6,7% após 30 segundos da inserção do implante e 3,3% após 15 minutos da finalização dos procedimentos.

Entretanto, um único bochecho com clorexidina a 0,12%, prévio ao procedimento, não é capaz de reduzir a ocorrência de bacteriemia entre indivíduos com diferentes perfis de doenças periodontais. Sobre o uso de iodo-povidine (PVPI) como bochecho pré-operatório, um estudo concluiu que apenas 11% dos pacientes com doença periodontal submetidos a instrumentação subgengival e bochecho com PVPI apresentaram bacteriemia, contra 53% do grupo controle (bochecho placebo), mostrando um potencial benefício desse agente. Contudo, ainda é restrito o número de estudos para determinar um protocolo definitivo.

Em relação a colocação de implantes, bochecho de clorexidina 0,2%, 1 hora antes do procedimento, promoveu a não detecção de culturas positivas após a incisão e deslocamento dos retalhos. Entretanto, a baixa taxa de bacteriemia que ocorre sem intervenção não permite afirmar o total efeito protetor do procedimento pré-operatório nessa redução. Vale ressaltar que essa proteção à bacteriemia engloba amplos procedimentos, uma vez que cirurgias com técnicas de inserção guiada mostraram menor morbidade, tempo e extensão cirúrgica além da redução da bacteriemia (aproximadamente 3,05 vezes menos chance), indicando que não apenas o uso e sim o planejamento e cuidados pré, pós e transoperatórios adequados podem ter efeito na redução dessas taxas.

Em conclusão, para procedimentos periodontais e de colocação de implantes, o uso de bochechos prévios para redução de bacteriemia transitória parece trazer um discreto benefício, devendo o clínico avaliar características do paciente e procedimento para a decisão clínica.

SOLUÇÕES PARA BOCHECHOS À BASE DE ÁLCOOL: PROTEÇÃO OU AGRESSÃO?

Historicamente, uma discussão acerca da eficácia e segurança do uso de bochechos contendo em sua formulação diversos níveis de álcool tem sido feita e tem gerado mudanças na prescrição e conduta dos fabricantes. Se por um lado, ao contrário da percepção comum, bochechar com um produto que contenha álcool em níveis encontrados nos enxaguatórios bucais não fornece nenhum benefício clínico, a inclusão de álcool no antisséptico bucal limitou seu uso em certas populações de pacientes, como crianças, alcoolistas, pessoas com fortes preferências gustativas, aquelas de certas crenças religiosas e pacientes com mucosite oral. Apesar de alguns efeitos indesejáveis para alguns, como sensação de queimação, não há razão para evitar o uso de antissépticos bucais com álcool, desde que sejam utilizados após orientação adequada por profissionais de odontologia e instruções do fabricante.

A alegada correlação entre câncer bucal (pelo aumento de acetaldeído na cavidade oral) e antissépticos bucais à base de álcool apresenta fraca, contraditória e inconsistente evidência na literatura. Estudos *in vitro*, consolidam essa afirmação, não identificando danos citotóxicos significativos em células tratadas com antissépticos bucais contendo álcool. Assim, a utilização de agentes contendo álcool nas indicações descritas não parece ocasionar um risco considerável no que tange citotoxicidade e teratogenicidade relevantes.

No entanto, o uso crônico e contínuo, por vários anos e com frequência alta, parece alterar essa relação de segurança. Em 2012, um grupo de pesquisadores fez uma revisão sistemática que investigou o efeito de enxaguatórios sobre o aumento de risco de câncer bucal, por meio de estudos epidemiológicos e chegaram à conclusão de que o câncer bucal e da orofaringe não tem relação com os antissépticos bucais contendo álcool. Contudo, mais recentemente e com um número maior de estudos e tempo de avaliação, o mesmo grupo de autores realizou uma análise conjunta de 8.981 casos de câncer de cabeça e pescoço e 10.090 controles de 12 estudos de caso-controle com informações sobre o uso de enxaguatório bucal. Nessa análise observou-se evidências de uma associação do uso em longo prazo e em altas doses de antisséptico bucal com o risco de câncer de cabeça e pescoço, potencialmente relacionado ao teor alcoólico de muitos desses produtos. Contudo, não foi possível identificar se essa relação afeta diferentemente populações com risco aumentado, como fumantes e etilistas, e população sem fatores de risco, necessitando de maiores e adequados estudos. Um exemplo foi a ausência de relação de risco em indivíduos que nunca fumaram ou ingeririam álcool, ao mesmo tempo que fumantes e etilistas não mostraram relação de risco significante.

COMO MINIMIZAR OS RISCOS ASSOCIADOS À SONDAGEM/ RASPAGEM PERIODONTAL COM INSTRUMENTOS MANUAIS?

Considerando que a biossegurança em odontologia tem por finalidade a redução dos riscos, boas práticas no uso de instrumentos sempre deverão ser levadas em consideração para o estabelecimento de um atendimento odontológico seguro.

O trauma mecânico aos tecidos moles da cavidade oral durante a realização de procedimentos clínicos está associado a dor/desconforto trans e pós-operatório, maior sangramento, cicatrização mais lenta, assim como, a um aumento do risco de infecção e bacteriemia. Assim, a prevenção do trauma excessivo durante a sondagem e raspagem passa essencialmente pela observação dos princípios básicos a serem seguidos na realização de cada procedimento.

Sondagem periodontal

Na sondagem, mais especificamente aquela realizada com sondas convencionais (1ª geração), um primeiro aspecto é a escolha de uma sonda periodontal que não seja excessivamente volumosa (seja de secção transversal redonda, achatada ou retangular) e o entendimento que há uma relação inversamente proporcional entre o diâmetro da sonda e a força necessária para se fazer a sondagem. Os diâmetros das pontas das sondas convencionais disponíveis comercialmente estão entre 0,4-1 mm, com um estudo apontando 0,6 mm como aquele que permite maior precisão para se determinar a profundidade de sondagem.

Existe, no entanto grande variação nos diâmetros dos mesmos tipos de sonda (p. ex., Williams, PCP-UNC15 ou OMS) de acordo com o fabricante, além de uma aparente dificuldade de certas companhias em manterem a padronização de tais diâmetros. Uma solução prática é considerar que a tensão ideal que uma sonda deve ter durante o movimento da entrada do sulco até parar no fundo da bolsa é de 0,50 N/cm^2, o que corresponde àquela gerada por uma força na ponta da sonda suficiente para baixar a face palmar do polegar em 1-2mm. Para se evitar trauma aos tecidos e erros de medição, deve-se ainda, portanto, não utilizar forças excessivas, além de ter o cuidado de inserir a sonda em um ângulo correto, ou seja, paralela à superfície radicular (Figura 3).

Raspagem periodontal

Para a raspagem, deve haver, primeiramente, um esforço consciente de evitar o contato das bordas cortantes das curetas com os tecidos moles gengivais. Algo intrinsicamente relacionado a isso é a utilização de foices apenas para raspagem supra gengival, devendo a técnica sub gengival ser realizada com curetas sítio específicas (p. ex., Gracey), que além de acessarem regiões profundas com mais facilidade, possuem pontas ativas com apenas uma borda cortante. O risco de trauma excessivo e acidentes perfurocortantes também diminui, quando se trabalha com instrumentos afiados, porque a força necessária para se obter uma raspagem eficaz, é menor, o que, por sua vez, reduz a chance de perda de controle do instrumento.

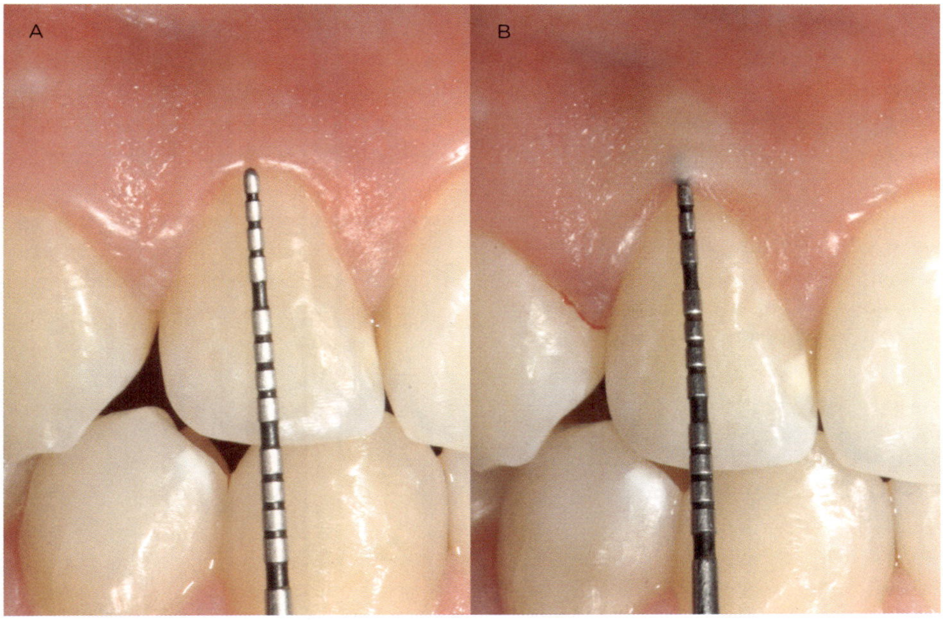

FIGURA 3 Práticas seguras para realização da sondagem periodontal. A: seleção da sonda com diâmetro entre 0,4-1 mm; B: inserção da sonda paralela à superfície radicular com pressão não superior a 2 mm.

Para um adequado controle do instrumento durante a raspagem, além da empunhadura em caneta modificada, um outro princípio fundamental é a obtenção de um apoio adequado para a mão/dedos. O ideal é que seja feito em um dente adjacente à área sendo raspada, mas caso isso não seja possível tem que se buscar um local alternativo (p. ex., hemiarcada oposta, apoio interarcada). O terço final da face lateral da ponta ativa deve então ser adaptado (supragengivalmente) à superfície dentária, evitando o contato com o tecido gengival. Para a inserção da cureta no sulco/bolsa, a ponta ativa deve ser colocada em um ângulo fechado de 0 a 40° de forma que a face superior da ponta ativa fique virada para a superfície dentária. Uma vez levada à profundidade desejada, a borda cortante da ponta ativa é adaptada na interface dente/cálculo e a sua face superior posicionada, formando um ângulo entre 60-80° em relação ao dente. A ativação do instrumento para a remoção de cálculo e o alisamento radicular envolve movimentos apenas curtos e moderados, respectivamente, com o cuidado da manutenção da angulação correta, independentemente da direção em que eles são realizados (verticais, horizontais, oblíquos). Todos os outros aspectos relativos à biossegurança/ergonomia padrões (p. ex., posicionamento do operador/paciente, obtenção de visibilidade adequada e outros) contribuem também para uma maior segurança e eficácia dos procedimentos clínicos aqui discutidos.

COMO REDUZIR O RISCO DE CONTAMINAÇÃO A PARTIR DOS BIOAEROSSÓIS DURANTE O USO DO ULTRASSOM E EQUIPAMENTOS PARA PROFILAXIAS COM JATOS DE AR?

Tanto a utilização do ultrassom, quanto a realização da profilaxia (com jatos de ar com bicarbonato ou glicina) em periodontia geram aerossóis que contêm secreções orgânicas, aumentando, assim, o risco de transmissão de doenças infectocontagiosas. A redução do risco de contaminação envolve a aplicação de quatro estratégias que, à medida que vão sendo sobrepostas, vão aumentando o nível de proteção. Tais estratégias são:

- Aplicação de barreiras.
- Adoção de bochechos pré-procedimentos.
- Emprego da técnica *cupping* para o afastamento da bochecha.
- Uso de aspiradores sugadores de alta potência.

O primeiro nível de prevenção, portanto, consiste na aplicação de barreiras, que, como já amplamente discutido no Capítulo 5, consiste na utilização dos Equipamentos de Proteção Individual (EPI) pelo profissional e pelo paciente, bem como, a proteção com material estéril de qualquer superfície clínica que não pode ser adequadamente esterilizada ou desinfetada. Para as particularidades de cada tipo de EPI e informações mais detalhadas de como devem ser utilizadas o leitor deve consultar o Capítulo 5 deste livro.

Em um segundo nível de prevenção tem-se a realização de bochechos pré-procedimentos. Tem sido demonstrado que tanto a clorexidina 0,12% (padrão), quanto antissépticos à base de óleos essenciais têm a capacidade de reduzir o número de bactérias viáveis em aerossóis gerados pelo ultrassom quando bochechados 30 segundos antes da raspagem (bochecho pré-procedimento). Tais efeitos se referem à ação desses antissépticos apenas contra microrganismos na saliva ou soltos na cavidade oral, não evitando a contaminação do aerossol por bactérias do sangue e de sítios periodontais que são liberados quando se faz raspagem subgengival.

Uma terceira estratégia ou nível de prevenção, portanto, é a de se tentar evitar, ao máximo, a saída do aerossol de dentro da cavidade oral até o momento que possa ser removido de uma forma adequada. Uma manobra clínica que pode ser utilizada para tal fim é o afastamento da bochecha ou lábio (necessários para a instrumentação) por uma técnica conhecida como *cupping*. Nessa técnica, a bochecha ou lábio do paciente é retraído e depois posicionado para frente (bochecha) ou para baixo (lábio) formando uma espécie de copo que "retém" parte do aerossol, reduzindo, assim, a quantidade que sai da cavidade oral.

Em um quarto nível de prevenção, tem-se a utilização dos chamados sugadores de alta potência ligados a bombas de vácuo, e diferem dos aspiradores de saliva principalmente pelo seu orifício de captação de maior diâmetro e pela capacidade de remoção de um volume de ar significativamente superior. Há um número de estudos indicando que esses sugadores conseguem aspirar mais de 90% dos aerossóis produzidos pelo ultrassom. Os aspiradores de alta potência disponíveis comercialmente são dispositivos intraorais, cujos orifícios de aspiração devem ser posicionados o mais próximo possível da origem do aerossol, sem, no entanto, tocar a ponta do ultrassom ou os tecidos adjacentes (Figura 4).

Os diferentes dispositivos podem variar em relação ao peso (de maneira geral ainda são considerados muito pesados) comprimento e angulação. Alguns também possuem características que buscam facilitar a utilização por profissionais que trabalham sem um auxiliar, incluindo cânulas com odontoscópio, a possiblidade de serem acoplados à ponta do ultrassom ou, ainda sistemas com múltiplas funções (p. ex., iluminação + afastamento de tecidos + aspiração) (Figura 5).

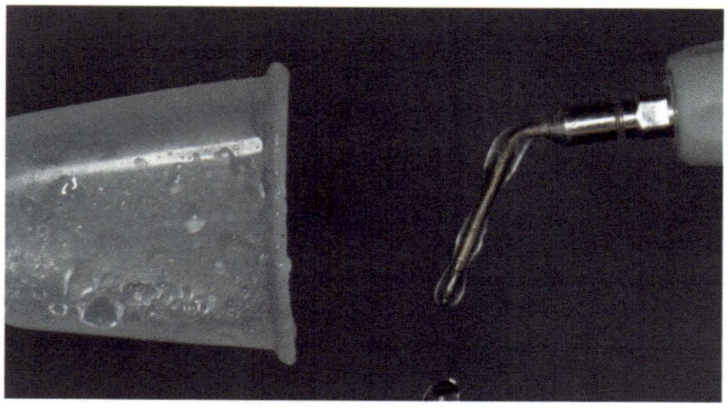

FIGURA 4 Sugador de alta potência em ação durante uso de pontas ultrassônicas.

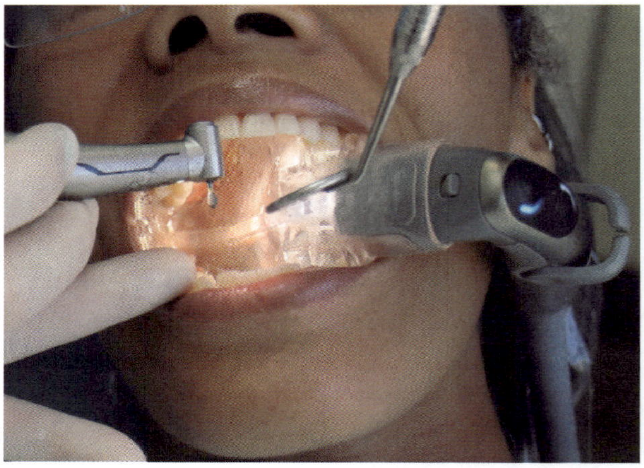

FIGURA 5 Sistema de sucção de alta potência com adaptador capaz de fornecer aspiração, iluminação e afastamento dos tecidos.

Fonte: imagem gentilmente cedida pela ZyrisTM.

Mais recentemente têm surgido aspiradores de alta potência para aerossóis extraorais que são acoplados a afastadores labiais e posicionados perto na entrada da cavidade oral, logo acima do lábio inferior. Embora haja evidência de que possam funcionar tão bem quanto os dispositivos intraorais, não são, até o momento, amplamente disponibilizados comercialmente (Figura 6).

No presente momento, parece ser imprescindível a utilização desses dispositivos em qualquer procedimento odontológico que gere aerossóis. Em alguns estados dos Estados Unidos e províncias do Canadá, por exemplo, a lei já obriga a utilização destes quando o ultrassom e dispositivos de jatos de ar são empregados. Diante da falta de uma terapia definitiva para a síndrome respiratória associada a Covid-19 e o risco de transmissão de outros microrganismos, parece ser prudente que essa medida passe a ser também adotada no Brasil.

ANTISSÉPTICOS PODEM SER ADICIONADOS ÀS SOLUÇÕES IRRIGADORAS INDICADAS PARA REFRIGERAÇÃO DE EQUIPAMENTOS?

Equipamentos sônicos, ultrassônicos, jato de bicarbonato, motores de implante, motores elétricos e equipo para alta e baixa rotação utilizam-se de água ou soro fisiológico com finalidades de refrigeração, lavagem ou, então, como

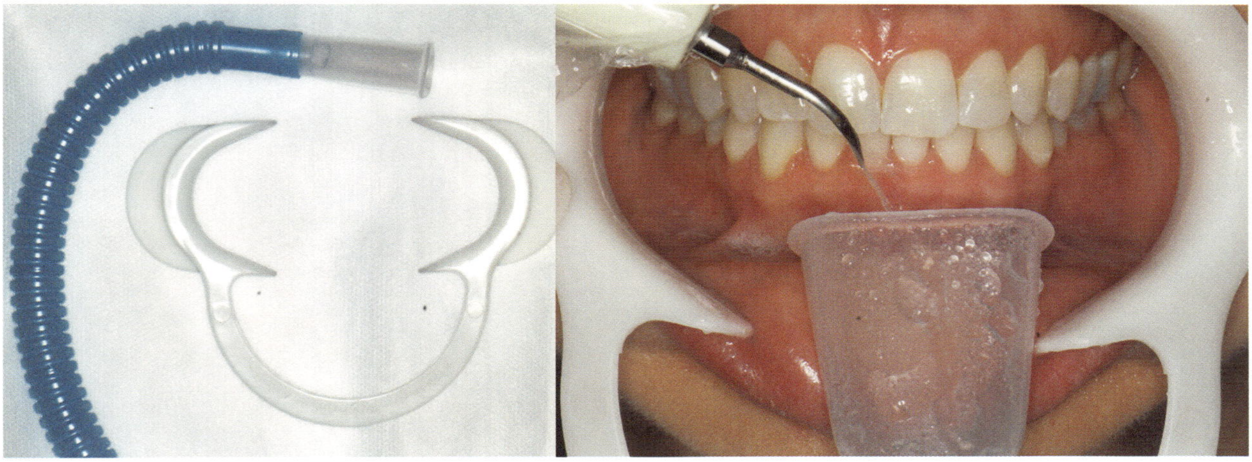

FIGURA 6 Sistema de sucção de alta potência com adaptar para afastador labial na região anterior.

veículo de suspensão para polimento/profilaxia dental com jato de ar abrasivo (bicarbonato de sódio, pó de glicina). Nas últimas décadas, no entanto, tem havido crescente interesse na utilização de soluções irrigadoras que também tenham uma atividade antimicrobiana. Elas são facilmente administradas por meio de aparelhos com reservatórios próprios para soluções ou podem ainda serem adicionadas ao soro fisiológico quando este for a solução primária utilizada para refrigeração/lavagem.

A administração de soluções irrigadoras com atividade antimicrobiana por meio desses equipamentos tem sido estudada em relação a capacidade de promover um número de benefícios, entre os quais: a prevenção de infecção do sítio operatório; redução da contaminação dos aerossóis gerados; diminuição de bacteriemia pós-operatória, assim como o potencial em promover resultados adicionais em termos de melhoria de parâmetros clínicos. Uma vantagem de se usar essas soluções antimicrobianas com o ultrassom é a possibilidade de administrá-las no ambiente subgengival, agindo, portanto, sobre uma região que um bochecho pré-procedimento não consegue acessar. As soluções mais estudadas têm sido a clorexidina, a iodopovidona e soluções à base de óleos essenciais.

O que a evidência atual permite concluir é que nenhuma dessas soluções produz melhoria de parâmetros clínicos periodontais quando comparadas ao uso do ultrassom apenas com água destilada. Por outro lado, tanto a administração subgengival de gluconato de clorexidina 0,12%, quanto iodopovidona 2%, via ultrassom, diminui o número de bactérias presentes no aerossol gerado. Há também evidência de que a solução de iodopovidona quando aplicada como solução irrigadora no ambiente sub gengival durante o uso do ultrassom reduz o nível da bacteriemia pós-operatória.

É importante destacar que a adição de substâncias químicas às linhas de água requer a consulta ao fabricante dos equipamentos, uma vez que pode provocar danos à unidade de trabalho (tubulações, conexões, peças de mão). Para maiores informações sobre a qualidade da água na prática odontológica, consulte o Capítulo 8.

Diferentemente da profilaxia com jato de bicarbonato de sódio, que só pode ser utilizado supragengivalmente (pela alta abrasividade e elevado potencial de dano a dentina e cemento), o pó de glicina (baixa abrasividade) é também indicado para remoção de biofilme não/pouco mineralizado sub gengival e hoje é o padrão de referência nesse tipo de aplicação. Em relação a soluções irrigadoras antimicrobianas incluídas no procedimento de profilaxia/polimento com jato de ar, existe um trabalho mostrando que uma formulação contendo o abrasivo eritritol + clorexidina possui atividade antimicrobiana e antibiofilme superior ao do pó de glicina, mas esse estudo foi realizado *in vitro* e, portanto, a questão ainda requer investigação adicional.

A solução irrigadora mais comumente usada em micromotores de implante é o soro fisiológico, sendo a bolsa do soro conectada ao aparelho por meio de uma mangueira e a solução bombeada pelo aparelho para a administração no sítio cirúrgico. Essa solução deverá ser esterilizada. Já os instrumentos sônicos para remoção de cálculo, micromotores elétricos e equipos para alta e baixa rotação são utilizados, via de regra, no ambiente supra gengival, tendo a água destilada como solução irrigadora, não requerendo, portanto, o uso de soluções antimicrobianas quando um bochecho pré-procedimento com antissépticos é realizado.

A prática comum do acréscimo de antisséptico bucal à bolsa de soro por meio da porta de injeção ou até mesmo no reservatório da unidade de trabalho deve ser desaconselhada. Essa conduta pode promover uma contaminação pela introdução de um produto não esterilizado ao soro e, além disso, promoverá uma grande diluição do antisséptico, não compatível com a concentração ideal para ação antimicrobiana proposta pelo fabricante. Adicionalmente, representa uma medida que não possui evidências científicas para o emprego clínico (ver Curtindo a Biossegurança).

CURTINDO A BIOSSEGURANÇA

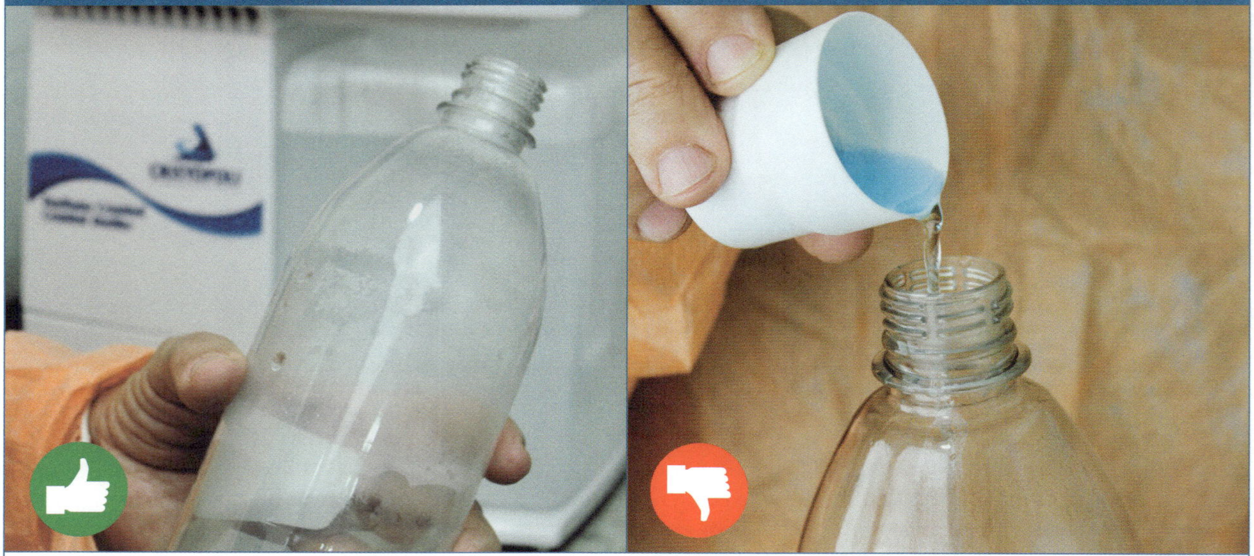

O uso de água esterilizada ou destilada para a refrigeração dos procedimentos em periodontia que são mediados por equipamentos sônicos, ultrassônicos e jato de bicarbonato sempre é motivo para *like*. Já a adição de antissépticos bucais no reservatório é prática completamente contraindicadas, por poder causar danos aos equipamentos e não ter benefício clínico comprovado.

QUAIS AS ROTINAS DE BIOSSEGURANÇA EM ENXERTOS AUTÓGENOS E DE BIOMATERIAIS, BEM COMO IMPLANTES E OUTROS DISPOSITIVOS?

O uso de enxertos na periodontia e/ou implantodontia deve ser planejado previamente ao procedimento para que, antes do preparo do campo de trabalho e instrumentos, equipamentos e materiais já estejam disponíveis para o uso durante a cirurgia. Assim, evitar-se-á que durante o processo haja a necessidade de abertura e preparo. No entanto, em casos nos quais haja o diagnóstico e/ou alteração de planejamento no momento da cirurgia, haverá a necessidade de que um terceiro operador (circulante), adequadamente protegido e paramentado, faça a abertura dos materiais, sem que o cirurgião dentista e auxiliar direto deixem o campo cirúrgico.

Para as cirurgias com implantes, aplicar-se-á protocolo semelhante. Uma vez que exames tomográficos prévios, análise crítica do caso clínico e adequado planejamento tenham sido realizados, será possível determinar com maior segurança e efetividade qual implante será utilizado no procedimento, podendo ser preparado para utilização no momento da montagem da mesa. No entanto, nas situações clínicas com necessidade de mudança imediata de protocolo, será preciso a participação de outro operador no processo, para evitar a contaminação cruzada.

OS COMPONENTES PARA IMPLANTES SÃO ESTERILIZADOS PELO FABRICANTE E PRONTOS PARA USO?

Desde a fase cirúrgica para a instalação do implante até a instalação da prótese, diversos componentes do implante e da prótese são utilizados. Esses componentes incluem os parafusos de cobertura, cicatrizadores ou transmucosos e pilares protéticos. Para moldagem e confecção do modelo, podem ainda ser utilizados transferidores ou *transfers*, cassetes ou *copings* de impressão e análogos.

Nem todos os componentes do implante e da protése são esterilizados pelo fabricante. Portanto, é fundamental observar os símbolos indicativos na embalagem (Figura 7).

Os componentes não esterilizados, mesmo que não tenham sido levados à cavidade bucal, devem obrigatoriamente ser submetidos aos processos de limpeza, desinfecção e esterilização, conforme descrito no Capítulo 10 e respeitando as indicações do fabricante, por exemplo os limites de temperatura.

Com relação aos componentes para implante e protéticos, os cuidados durante o manuseio objetivam o controle de infecção e a longevidade e eficiência. Com a finalidade de garantir a longevidade e eficiência, componentes ou instrumentos de materiais diferentes não devem ser imersos em soluções degermantes juntos, bem como não devem ser esterilizados em contato na mesma embalagem. Essas

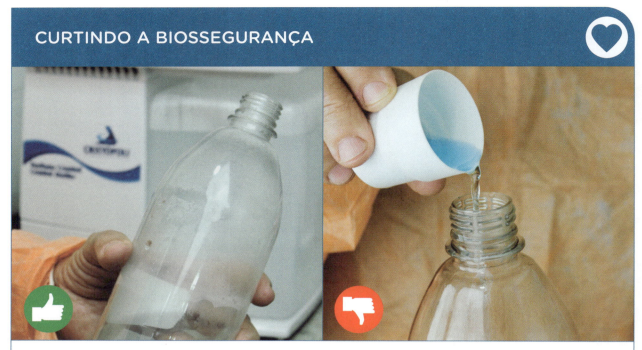

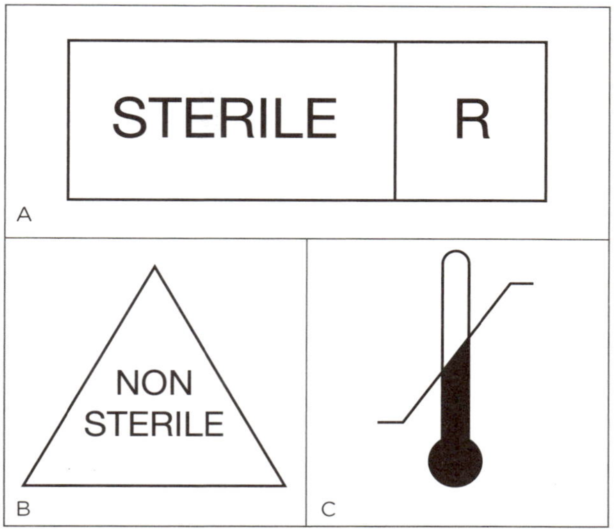

FIGURA 7 Símbolos apresentados nas embalagens de componentes para implantes ou para prótese que indicam: a) produto esterilizado por radiação; b) produto não esterilizado; c) temperaturas mínima e máxima recomendadas para esterilização.

ATENÇÃO

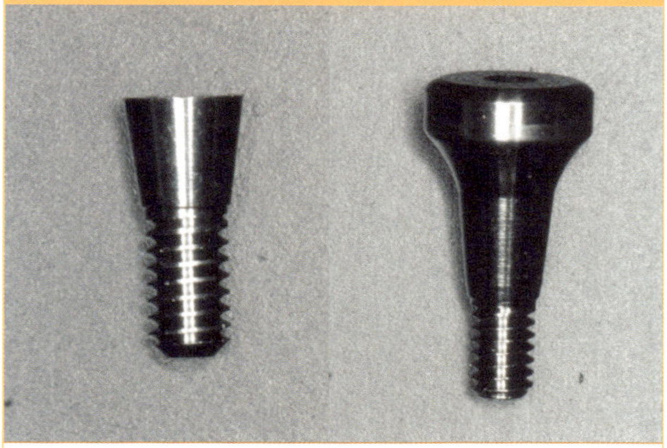

Os métodos para limpeza e esterilização usados em parafusos de cobertura e cicatrizações não promovem completa remoção dos contaminantes e, consequentemente, podem ser responsáveis por contaminação cruzada.

TABELA 1 Condutas para desinfecção de componentes para implante e protéticos, conforme o material constituinte

Material	Condutas
Aço inoxidável	Não utilizar substâncias contendo cloro, ácido oxálico, peróxido de hidrogênio (H_2O_2).
Titânio	Não utilizar substâncias contendo ácidos oxidantes (ácido nítrico, ácido sulfúrico e ácido oxálico) ou peróxido de hidrogênio (H_2O_2).
Alumínio	Não utilizar substâncias ácidas ou alcalinas ou agentes de limpeza com pH 5-9.
Plástico	Não utilizar substâncias que contêm solventes orgânicos (álcoois, éteres, cetonas e benzinas), peróxido de hidrogênio, aldeídos ou alógenos (cloro, iodo e bromo).

ações podem promover corrosão por contato. Para prevenir corrosão ou deformação dos componentes, a solução para desinfecção deve ser selecionada de acordo com o material do componente (Tabela 1).

Por fim, os componentes devem ser utilizados apenas para seu propósito e o armazenamento feito em armários fechados, protegidos de poeira, umidade e insetos.

É POSSÍVEL REUTILIZAR COMPONENTES PARA IMPLANTES?

Recomenda-se não reutilizar componentes para implantes e protéticos. A reutilização desses itens aumenta o risco de falha, uma vez que a funcionalidade não pode ser assegurada. Há também risco de contaminação entre pacientes.

Tradicionalmente, parafusos de cobertura e transmucosos/cicatrizadores têm sido reutilizados por cirurgiões-dentistas por razões econômicas. Os defensores dessa prática sugerem que os fabricantes indicam uso único por considerar apenas sua margem de lucro e chamam atenção para a questão ambiental.

De fato, informações limitadas estão disponíveis na literatura acerca desse tema presente na rotina do dentista clínico. Não existem estudos clínicos que avaliem as consequências da reutilização dos componentes para implantes e protéticos, como infecções, perdas ósseas, complicações mecânicas, falha dos implantes ou danos ao paciente. Dessa maneira, a recomendação se baseia em estudos que avaliaram os componentes que permaneceram por períodos variáveis na boca de pacientes submetidos à fase cirúrgica de instalação de implantes. Sugere-se que os métodos de rotina para limpeza e esterilização usados em parafusos de cobertura e cicatrizadores não promoveram completa remoção dos contaminantes e, consequentemente, poderiam ser responsáveis por contaminação cruzada.

A acurácia dos cassetes ou *copings* de moldagem utilizados nas técnicas diretas e indiretas não se mostrou sensível a possíveis mudanças nas propriedades da sua superfície quando submetidos à limpeza e esterilização por até 12 vezes. Entretanto, não foram encontrados estudos que avaliassem a eficiência na remoção de contaminantes e ausência de risco de contaminação cruzada, caso esses itens venham a ser reutilizados. Portanto, se os símbolos a seguir estiverem presentes na embalagem de componentes protéticos, a reutilização não pode ser considerada segura (Figura 8).

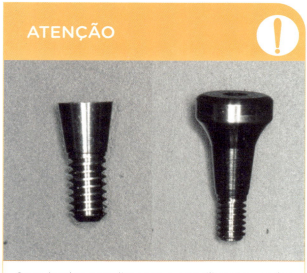

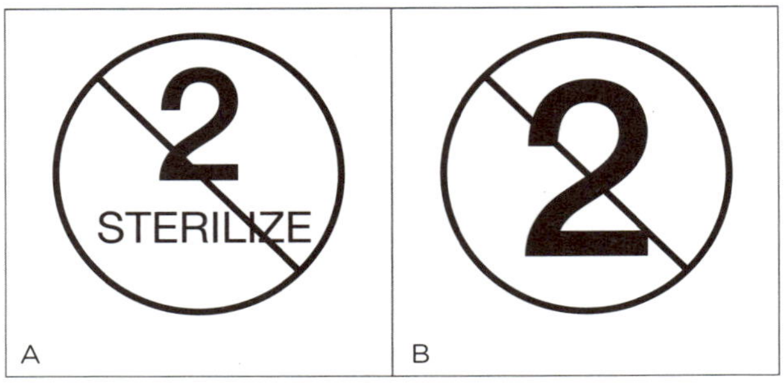

FIGURA 8 Símbolos apresentados nas embalagens de componentes para implantes ou protéticos que indicam: a) não reutilizar; b) não reesterilize.

GUIA CIRÚRGICO NA IMPLANTODONTIA: COMO MINIMIZAR A CONTAMINAÇÃO CRUZADA?

Os guias cirúrgicos permitem ao cirurgião-dentista a instalação de implantes na posição ideal. Devem ser rígidos, estáveis, possibilitar acesso à irrigação, bem como ser reutilizáveis. Os guias podem ser confeccionados utilizando principalmente três materiais: placa acrílica prensada à vácuo, resina acrílica autopolimerizável e resina composta fotopolimerizável. Pela praticidade, é comum que os guias sejam confeccionados em resina acrílica autopolimerizável. A resina fotopolimerizável, por sua vez, tem se tornado mais popular pelo advento das cirurgias guiadas, com o objetivo de reproduzir a posição do implante planejada virtualmente.

Os guias cirúrgicos podem ser contaminados por patógenos extrabucais, por exemplo, durante a fabricação no consultório ou no laboratório protético. Como esses dispositivos têm contato com sangue, tecidos moles, osso e fluidos orais dos pacientes durante os procedimentos cirúrgicos em implantodontia, sendo classificados como itens críticos, devem ser esterilizados. Se a esterilização for inadequada, microrganismos do guia podem facilmente penetrar na área da cirurgia, causando inflamação e afetar negativamente o sucesso da osseointegração e a vida útil do implante.

Como as resinas são materiais termossensíveis, questionamentos acerca da possibilidade de alterações dimensionais dos guias cirúrgicos decorrentes da esterilização são frequentes. Contudo, poucos estudos investigaram se a esterilização e a desinfecção promovem alterações dimensionais significativas nos guias cirúrgicos ou diminuem a sua acurácia. Considera-se acurácia em cirurgia guiada como a transposição da posição planejada no *software* para o implante instalado na boca do paciente.

Estudos recentes têm demonstrado que guias cirúrgicos feitos em consultório e manufaturados não sofrem alterações dimensionais significativas após esterilização em autoclave a 121°C por 20 minutos e, portanto, não danificam os guias. Além disso, investigações têm evidenciado que a imersão em clorexidina não é eficiente em promover descontaminação dos guias. Soluções de álcool 80 e 70%, respectivamente, apresentaram maior eficiência de descontaminação que a clorexidina. Contudo, essas informações se basearam em estudos *in vitro* que incluíram uma variedade limitada de bactérias, e, portanto, não oferecem absoluta segurança sobretudo devido à superfície rugosa dos dispositivos. Assim, considera-se ainda que a desinfecção pode eliminar muitos patógenos, mas não altos níveis de esporos bacterianos.

Diante do exposto, para oferecer uma prática segura, com o mínimo de contaminação, recomenda-se o uso de guias com materiais compatíveis com a esterilização em autoclave (Figura 9).

AS BROCAS UTILIZADAS EM CIRURGIAS PERIODONTAIS E DE IMPLANTE SÃO DE USO ÚNICO OU REUTILIZÁVEIS?

As brocas utilizadas em cirurgias periodontais e de implantes são reutilizáveis. Com relação ao risco de trans-

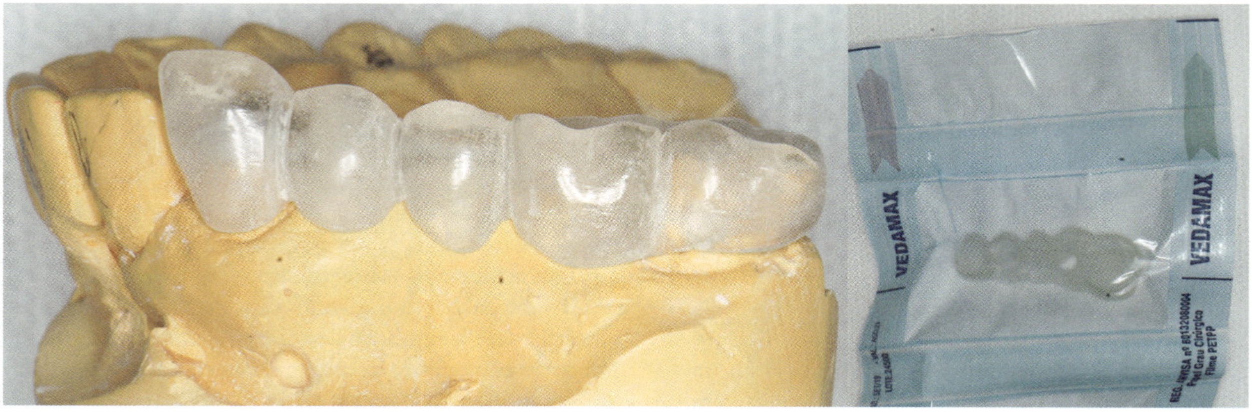

FIGURA 9 Guia cirúrgico submetido aos processos de limpeza e esterilização em autoclave.

missão de infecções, são elencadas como dispositivos críticos, já que penetram nos tecidos, no sistema vascular e em órgãos isentos de microrganismos próprios. Portanto, oferecem alto risco de contaminação cruzada e devem ser esterilizadas.

As brocas cirúrgicas (p. ex., brocas carbide, diamantadas, níquel-titânio) têm uma topografia complexa e, consequentemente, de difícil limpeza/remoção dos contaminantes, como tecidos necróticos, saliva, sangue e possíveis patógenos. Em adição, a esterilização por autoclave, método mais utilizado em consultórios odontológicos, reconhecidamente promove alterações geométricas na superfície das brocas, induzidas pela oxidação ou corrosão decorrentes do processo. Dessa maneira, a esterilização, bem como o repetido uso levam à diminuição da eficiência de corte e aumento do risco de fratura. Considerando os efeitos indesejáveis dos procedimentos de esterilização, alguns autores começam a discutir soluções como limitar a quantidade de reutilizações das brocas ou a opção por brocas de uso único para instalação de implantes, ainda pouco difundidas. Consenso a respeito da melhor proposta ainda não existe.

O aquecimento gerado durante a preparação da loja óssea para instalação de implantes dentários além de 47ºC, por mais de um minuto, pode promover necrose do tecido ósseo incompatível com a osseointegração. O desenho, o material, a perda da eficiência de corte, a velocidade das brocas para implantes durante a perfuração, a pressão exercida, a presença e o tipo de irrigação, assim como a qualidade do osso e a técnica cirúrgica estão relacionados ao aquecimento. Acredita-se que as brocas para implantes podem ser reutilizadas no mínimo em 10 (dez) procedimentos cirúrgicos. Alguns estudos *in vitro* não observaram superaquecimento mesmo após 50 usos e diversos ciclos de esterilização. Entretanto, ao considerar que o aquecimento tem uma natureza multifatorial e os estudos analisam os fatores isolados, é comum a orientação de reutilização das brocas para implantes no máximo 10 vezes, sendo uma utilização contada como a perfuração para um implante. Para facilitar o controle, manter um *checklist* com a descrição das brocas e o número de usos é uma alternativa.

Como apresentado tradicionalmente, o preparo do leito receptor para instalação de implantes é realizado de maneira incremental, com múltiplas brocas que aumentam gradualmente de diâmetro e são reutilizáveis. Na última década, tem sido discutido um protocolo para instalação de implantes às custas de uma broca de uso único (descartável) com alto poder de corte. Foram observadas altas taxas de sucesso e sobrevida de implantes instalados com esse protocolo de broca de uso único, que apresenta como principais vantagens a simplicidade técnica e a economia de tempo. Sugere-se que implantes instalados com broca de uso único apresentam resposta biomecânica e histológica similar aos implantes instalados com perfuração por brocas múltiplas. Entretanto, os protocolos de instalação de implantes com brocas de uso único são ainda pouco difundidos entre os cirurgiões-dentistas. A reutilização dessa broca é contraindicada, uma vez que o sucesso da técnica não pode ser garantido.

AS PEÇAS DE MÃO E AS PONTAS DOS EQUIPAMENTOS SÔNICOS E ULTRASSÔNICOS UTILIZADOS EM PERIODONTIA PODEM SER SUBMETIDOS À LIMPEZA, DESINFECÇÃO E ESTERILIZAÇÃO?

Um dos componentes centrais da terapia periodontal é a remoção do biofilme bacteriano e do cálculo. Os instrumentos sônicos utilizados para essa finalidade operam com o ar comprimido do equipamento odontológico, de maneira semelhante às turbinas de alta rotação. Considerando a diversidade de formatos dos equipamentos apresentados por inúmeras empresas, os cuidados relacionados à limpeza, desinfecção e esterilização devem seguir as orientações do fabricante.

Como regra geral, imediatamente após a utilização desses dispositivos no atendimento a um paciente, deve-se remover as pontas sônicas ou ultrassônicas utilizadas, com ou sem o auxílio de chaves, a depender do modelo do instrumento. As pontas devem ser lavadas com água e detergente neutro para remoção de qualquer resíduo. O uso de soluções de desinfecção, bem como soluções de limpeza ultrassônica é desaconselhado. As pontas devem ser secas e acondicionadas em cassetes ou caixas apropriadas para esterilização ou em embalagens para esterilização em autoclave, conforme protocolo definido no Capítulo 10.

As peças de mão costumam ser também passíveis de remoção e devem ser desmontadas. Deve-se fazer a limpeza com água e detergente neutro, enxágue, secagem, lubrificação, embalagem e esterilização em autoclave.

Alguns outros cuidados devem ser considerados com relação aos instrumentos sônicos e ultrassônicos:

- A peça de mão deve estar sempre com o fluxo de água aberto durante o funcionamento do equipamento. Caso contrário, as pontas e o próprio equipamento podem ser danificados.
- Durante a instrumentação, as pontas devem ser posicionadas lateralmente em contato com o dente. Em adição, a ponta quando ativada não deve ser mantida em posição estática sobre qualquer parte da superfície do dente.
- Deve-se verificar periodicamente sinais de desgaste das pontas, uma vez que, com o uso, elas inevitavelmente precisam ser substituídas.

Uma ponta nova realiza o movimento com amplitude máxima, o que parece garantir boa superfície de contato da ponta com a superfície dentária ou do cálculo. Uma ponta com 1 mm de desgaste proporciona uma área de contato menor e sugere-se que a eficiência cai para aproximadamente 75%. Quando a ponta atinge o nível de desgaste de 2 mm ou mais, o profissional perde em performance, uma vez que a eficiência estimada cai para aproximadamente 50%. Alguns equipamentos oferecem uma espécie de régua para medição do desgaste que deve ser utilizado. Quando esse dispositivo não estiver disponível, a atenção do cirurgião-dentista deve ser periódica.

COMO REDUZIR A CONTAMINAÇÃO CRUZADA EM MOTORES E CONTRA-ÂNGULOS PARA IMPLANTE?

As superfícies externa e interna dos contra ângulos podem ter contato com fluidos corporais do paciente, como saliva e sangue. Sugere-se que apenas a esterilização por autoclave pode não ser um meio totalmente efetivo para descontaminar as partes internas, se não houver adequada limpeza e desinfecção prévia. Além disso, ainda é comum a resistência dos cirurgiões-dentistas em submeter peças de mão (alta rotação, baixa rotação, contra-ângulos para implantes etc.) ao processo de esterilização devido ao custo elevado dos equipamentos, à falta de informação e por, muitas vezes, possuírem número insuficiente para atendimento dos pacientes. O receio em causar danos ao instrumento também constitui justificativa. Observa-se que na ausência de adequados procedimentos de lubrificação, o desempenho de peças de mão pode ser prejudicado. Assim, a principal medida para longevidade desses instrumentos é a adequada lubrificação.

Para diminuir o risco de contaminação cruzada e contribuir com a longevidade do contra-ângulo para implantes, a seguir estão listados os cuidados relacionados à limpeza, desinfecção e esterilização:

1. Remover a broca da peça de mão.
2. Escovar (escova com cerdas macias) a peça de mão em água corrente.
3. Conectar ao micromotor em baixa rotação.
4. Imergir a peça de mão em uma unidade com água destilada e acionar o pedal por 2 minutos ou mais.
5. Repetir a operação, trocando a água até que não se observe mais resíduos no copo.
6. Limpar externamente com água e detergente neutro.
7. Desmontar o contra-ângulo.
8. Lubrificar as partes do contra-ângulo separadamente.
9. Após a lubrificação, esterilizar em autoclave.
10. Antes de utilizar o contra-ângulo, acioná-lo durante alguns segundos para eliminar o excesso de óleo.

Os motores para implante também estão sujeitos à contaminação por microrganismos patogênicos provenientes da cavidade bucal do paciente por meio do contato direto do toque das mãos enluvadas do profissional e do pessoal auxiliar, de respingos de sangue e saliva e do aerossol que nele se depositam.

A limpeza das superfícies deve ser realizada com água e sabão neutro e a desinfecção com álcool 70%. Como os motores apresentam áreas vulneráveis sujeitas a danos elétricos, recomenda-se o recobrimento dessas superfícies com campos esterilizados para os procedimentos cirúrgicos e barreiras impermeáveis durante a realização de procedimentos clínicos. Essas barreiras devem ser trocadas a cada paciente. Têm a vantagem de permitir a utilização de solução irrigadora estéril, externa ao motor, e em muitos casos descartável.

QUAL A MELHOR FORMA PARA EMBALAR OS INSTRUMENTAIS EM PERIODONTIA?

O material da embalagem de produtos destinados à esterilização deve permitir a penetração do agente esterilizante e servir como barreira microbiana, impedindo os microrganismos do contato com o interior do pacote. Considerando que o processo em autoclave é o método mais difundido nos consultórios e serviços odontológicos, a utilização de embalagens e envelopes compostos por papel grau cirúrgico e filmes laminados de polipropileno é bastante frequente.

Os cassetes ou caixas perfuradas metálicas ou de aço inoxidável com fixação do conteúdo (cassetes) protegem os instrumentos contra o atrito e, dessa maneira, podem contribuir para sua longevidade. Além disso, os cassetes impedem que haja a perfuração da embalagem pelas pontas ativas dos instrumentos, especialmente as curetas, durante o processamento, o que comprometeria a manutenção da esterilidade (Figura 10).

Os porta-brocas, por sua vez, protegem as embalagens contra rupturas. O uso dos cassetes ou porta-brocas não elimina a necessidade de embalagem, que pode também ser feita de maneira prática e eficiente utilizando as embalagens e envelopes descritos anteriormente.

As brocas devem ser esterilizadas em embalagens ou envelopes de esterilização pequenos, pois se não forem embalados, há o risco de serem sugados e causar obstrução da válvula e tubulação da autoclave.

Nunca improvise embalagens. A esterilização dos instrumentos e materiais em periodontia e implantodontia precisa garantir a penetração do vapor e a ausência de contaminantes. A manutenção da esterilização durante o armazenamento também deve ser garantida. Evite confeccionar pacotes grandes e densos que podem levar à falha no processo de esterilização.

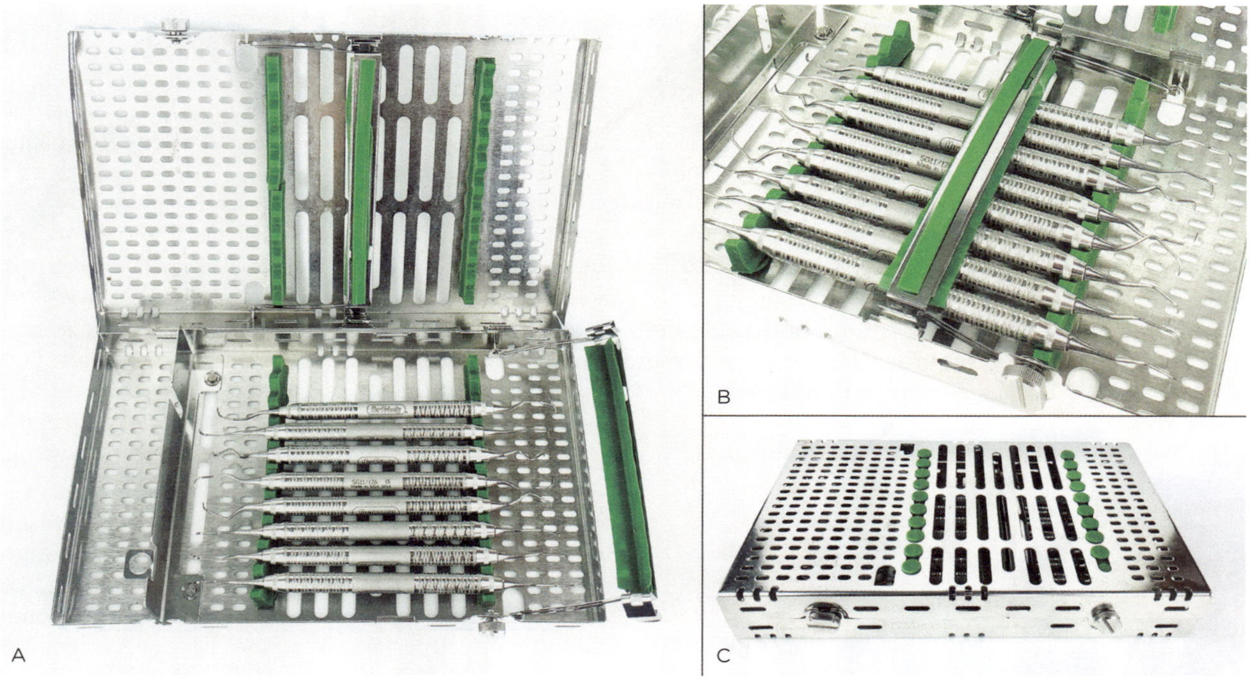

FIGURA 10 Cassete de aço inoxidável para disposição dos instrumentos para esterilização. A: disposição das curetas; B: detalhe do sistema de fixação; C: caixa fechada e pronta para a embalagem.

CONSIDERANDO A BIOSSEGURANÇA, COMO DEVE SER REALIZADA A AFIAÇÃO DOS INSTRUMENTOS MANUAIS UTILIZADOS EM PERIODONTIA?

O ideal é se fazer a afiação utilizando um protocolo de esterilização dupla, em que os instrumentos manuais são esterilizados numa primeira etapa para evitar uma possível contaminação do profissional, afiados e depois novamente esterilizados para poderem ser utilizados clinicamente. Não há evidência que essa segunda esterilização seja capaz de promover alterações na ponta ativa que interfira na afiação previamente realizada. Caso se perceba que houve a perda do fio de corte durante o atendimento, é preferível que o instrumento seja substituído por outro esterilizado que tenha indicação idêntica.

Muitas escolas ainda ensinam a possibilidade de se fazer a afiação durante o atendimento, frequentemente sob o argumento de que o protocolo com a dupla esterilização não é prático, não só pelo maior tempo para a "preparação" dos instrumentos, mas também porque, em alguns casos de difícil remoção do cálculo, a perda do fio de corte ocorreria repetidamente, implicando na utilização de vários instrumentos na mesma sessão. Como uma esterilização adequada de pedras cerâmicas pode ser conseguida por meio de protocolos convencionais, a quantidade de partículas soltas de pedra/metal, pós-afiação, na ponta ativa do instrumento ou nos tecidos periodontais é mínima, e não restringiriam, a princípio, essa prática.

Apesar disso e do fato que a incidência de acidentes perfurocortantes durante a afiação parece ser menor que a associada à realização de procedimentos periodontais intraorais (p. ex., anestesia local, raspagem), é inegável que há um risco aumentado na afiação durante o atendimento e, principalmente, por isso não deve ser realizada. Outros aspectos ainda a serem considerados são que uma barra de teste não pode ser utilizada para a avaliação da afiação (o plástico/acrílico não resiste a autoclavagem) e o tempo consumido.

A recomendação mais prudente, portanto, é que a afiação seja sempre realizada antes da sessão de atendimento (com o protocolo de dupla esterilização) (Figura 11), o que está em acordo, por exemplo, com as normas atuais do College of Dental Hygenists of Alberta (CDRHA) e adotadas pela Universidade de Alberta, Canadá, que proíbe a afiação durante o atendimento, impondo, inclusive sanções disciplinares aos profissionais que a realizam.

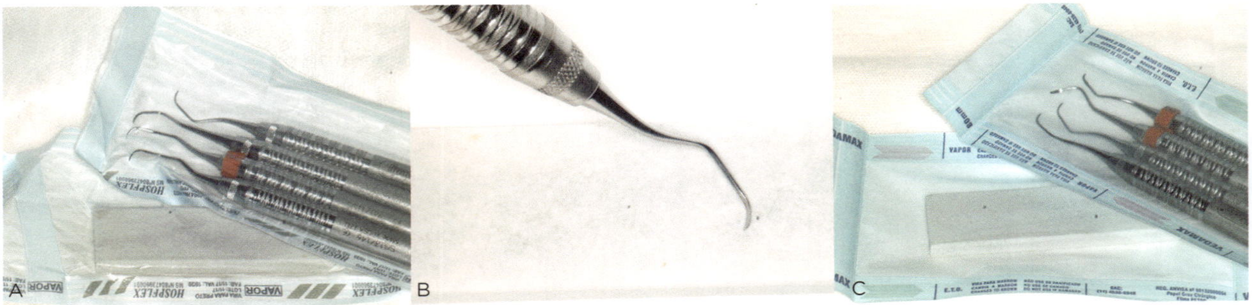

FIGURA 11 Protocolo de esterilização dupla da pedra de afiação. A: esterilização da pedra; B: afiação dos instrumentais; C: nova esterilização para uso durante o procedimento clínico, caso necessário.

QUAIS OS CUIDADOS QUE SE DEVE TER PARA A MANUTENÇÃO DA INTEGRIDADE DAS PONTAS ATIVAS DOS INSTRUMENTOS UTILIZADOS PARA RASPAGEM?

A manutenção da integridade das pontas ativas dos instrumentos para raspagem é essencial, tanto porque favorece a eficiência do procedimento, quanto para minimizar o risco de acidentes durante o atendimento.

Antes de se discutir os cuidados a serem tomados, no entanto, é importante lembrar que, pela necessidade de sempre se trabalhar com instrumentos afiados, há um desgaste progressivo da ponta ativa, até um ponto em que não devem ser mais utilizados, sob o risco de fraturarem. Tem sido estimado que a vida útil de uma cureta de aço inoxidável bem mantida é de aproximadamente 15-18 meses, embora o tempo varie em função de fatores, como a frequência de uso e a frequência e a qualidade da afiação.

Em relação, então, aos cuidados para manutenção da integridade das pontas, são principalmente de duas ordens: associados à afiação e aqueles associados à esterilização.

Por mais paradoxal que possa parecer, a afiação frequente contribui de forma significativa para o prolongamento da vida útil do instrumento. Recomenda-se que o instrumento seja afiado toda vez que for utilizado. Quando essa orientação é seguida, a afiação é fácil e rápida porque vai ser conseguida com apenas poucos movimentos sobre a pedra (4-5), utilizando mínima pressão. Por outro lado, quando se deixa para afiar apenas quando a perda de corte é claramente visível/sentida, maior desgaste de metal é necessário e há uma maior dificuldade de se manter a anatomia correta do instrumento, diminuindo respectivamente a vida útil do instrumento ou em alguns casos deixando o instrumento prontamente inutilizável. Ou seja, a frequência adequada de afiação, junto com outros aspectos, faz parte da técnica "correta" de afiação dos instrumentos.

Tem sido demonstrado que à medida que o número de ciclos de esterilização vai aumentando, aumenta também a probabilidade de fratura da ponta ativa das curetas periodontais. Possíveis efeitos do acúmulo de ciclos de esterilização incluem a oxidação e a diminuição da resistência do metal. Um cuidado especial que se deve ter, portanto, diz respeito à limpeza adequada do instrumento antes da esterilização. Restos orgânicos na superfície do instrumento não só aumentam o risco de infecção, como também causam corrosão. A remoção da matéria orgânica pode ser realizada tanto por meio de limpeza ultrassônica (ideal), quanto manualmente (pré-lavagem e lavagem). Para a limpeza ultrassônica, as curetas, quando viável, devem ser colocadas em cassetes próprios de limpeza e esterilização (Figura 10), evitando o atrito de umas contra as outras durante o processo, eliminando, assim, um outro fator que pode contribuir para a redução da vida útil dos instrumentos. Com os instrumentos organizados nesses sistemas, as pontas ativas podem ainda ser facilmente inspecionadas para detecção, por exemplo, de corrosão, trincas, grau de desgaste e perda de anatomia.

BIOSSEGURANÇA EM PERIODONTIA E IMPLANTODONTIA PÓS-COVID-19: MUDANÇAS OU REAFIRMAÇÃO DE PROTOCOLOS?

A retomada dos atendimentos odontológicos clínicos pós-Covid-19 é um desafio para os profissionais. Houve reafirmação de todos os protocolos de biossegurança preexistentes, porém algumas adequações adicionais foram necessárias, como explicitado neste livro.

Para a periodontia, a British Society of Periodontology publicou algumas orientações referentes à instrumentação manual e ao tratamento periodontal não gerador de aerossol. Há um aconselhamento especificamente para quais aspectos do cuidado periodontal poderiam ser tratados sem geração de aerossol enquanto os níveis de risco na comunidade ainda são relativamente altos. Além disso, a Tabela 2, a seguir, foi elaborada para auxiliar os profissionais, descrevendo o nível de risco associado a cada procedimento e o EPI apropriado necessário.

TABELA 2 Retomada das atividades clínicas em periodontia - riscos associados às etapas de tratamento

Passo 1					
	Risco				
Tratamento	Baixo	Moderado	Alto	Justificativa	EPI
Exame e avaliação de risco.	X			• Risco insignificante de geração de aerossol, se a seringa tríplice não for utilizada (use gaze e rolos de algodão). • Considere filmes extraorais em pacientes intolerantes a intraorais. • Informação escrita para o paciente. • A higiene oral pode ser demonstrada extraoralmente em um modelo. • Podem ser prescritos conselhos escritos e verbais.	2
Radiografias.	X				2
Diagnóstico e plano de tratamento.	X				2
Orientações de higiene bucal.	X				2
Aconselhamento para cessação de tabagismo e modificações de estilo de vida.	X				2
Índice de placa (evidenciador).	X			Mínimo risco de geração de aerossol. Potencial risco de dispersão. Uso de cuspideira.	2
Índices de sangramento.	X				2
Correção de fatores retentivos de biofilme sem utilizar alta rotação ou com o uso da baixa rotação (sem irrigação) e dentes secos em isolamento relativo.		X		Mínimo risco de geração de aerossol. Sucção alto volume e sugador de saliva.	2
Raspagem supragengival com instrumentação manual.		X		Mínimo risco de geração de aerossol. Sucção alto volume.	2
Profilaxia de baixa rotação (sem irrigação) e dentes secos em isolamento relativo.		X		Mínimo risco de geração de aerossol. Potencial risco de dispersão. Sucção alto volume.	2
Correção de fatores retentivos de biofilme com alta rotação.			X	Alto risco de geração de aerossol. Sucção alto volume.	3
Raspagem supragengival utilizando instrumentos sônicos, ultrassônicos, jato de ar.			X		3
Passo 2					
Instrumentação subgengival manual incluindo uso de antimicrobianos adjuvantes.		X		Mínimo risco de geração aerossol. Sucção alto volume.	2
Drenagem manual de abcesso periodontal.		X			2
Instrumentação subgengival utilizando instrumentos sônicos, ultrassônicos, jato de ar.			X	Alto risco de geração de aerossol. Sucção alto volume.	3
Passo 3					
Terapia cirúrgica sem uso de instrumentos sônicos, ultrassônicos (p. ex., biópsia).		X		Mínimo risco de geração aerossol. Sucção alto volume.	2
Terapia cirúrgica com uso de instrumentos sônicos, ultrassônicos.			X	Alto risco de geração de aerossol. Potencial risco de dispersão. Sucção alto volume.	3
Passo 4					
Terapia periodontal de suporte com instrumentação manual/debridamento supra e subgengival.		X		Mínimo risco de geração aerossol.	2
Terapia periodontal de suporte com uso de instrumentos sônicos, ultrassônicos/debridamento supra e subgengival.			X	Alto risco de geração de aerossol. Sucção alto volume.	3

EPI 2: sem geração de aerossol; EPI 3: geração de aerossol. Quando se utilizar a sucção de alta potência, os sugadores de saliva também são necessários para remover o líquido acumulado na orofaringe.

QUIZ BIOSSEGURO

1. O ambiente oral é inerentemente banhado por saliva que mantém a boca constantemente úmida. Os fluidos na boca são contaminados por bactérias e vírus. O biofilme bucal, supragengival e subgengival, é uma das principais fontes desses organismos. No entanto, não se deve esquecer que a boca também faz parte da orofaringe. Como parte desse complexo, a boca abriga bactérias e vírus do nariz, garganta e trato respiratório. Sobre a contaminação após procedimentos odontológicos é correto afirmar que:
   A. Vários patógenos, como vírus e bactérias podem estar presentes na saliva e nos fluidos orais. Qualquer procedimento odontológico que tenha potencial de aerossolizar a saliva irá contaminar o ar com microrganismos de algumas ou de todas essas fontes.
   B. Dos vários patógenos na cavidade bucal, somente bactérias podem estar presentes na saliva. Qualquer procedimento odontológico que tenha potencial de aerossolizar a saliva irá contaminar o ar com esses microrganismos.
   C. Dos vários patógenos na cavidade bucal, os vírus não se encontram presentes na saliva. Dessa forma, não há risco de contaminação viral após procedimentos odontológicos que tenham potencial de aerossolizar a saliva.
   D. Patógenos como vírus e bactérias podem estar presentes na saliva e nos fluidos orais. Qualquer procedimento odontológico que tenha potencial de aerossolizar a saliva irá contaminar o ar com microrganismos de algumas ou de todas essas fontes, entretanto esse risco não pode ser mitigado.

2. Sobre os procedimentos realizados em periodontia e implantodontia, analise as sentenças:
   I. Instrumentos utilizados, como peças de mão de alta velocidade, instrumentos rotatórios, instrumentos sônicos ou ultrassônicos, em que o atrito com o dente ou implante geraria calor excessivo, necessitam de líquido de refrigeração, para evitar danos aos tecidos.
   II. Para evitar ganho de calor, é consenso universal utilizar água ou soro fisiológico para resfriamento das estruturas bucais, ao executar procedimentos odontológicos, incluindo preparação de dentes, profilaxia oral e cirurgia oral. As substâncias líquidas utilizadas, junto ao movimento desses instrumentos, no entanto, podem gerar aerossóis.
   III. Quando combinados com fluidos corporais via cavidade bucal, como sangue e saliva, são criados bioaerossóis. Esses bioaerossóis são comumente contaminados com bactérias, fungos e vírus, e têm o potencial de flutuar no ar por um período considerável, podendo ser inalados pelos dentistas ou outros pacientes.
   IV. Mesmo na ausência de água, ainda há grande quantidade de aerossol e respingos formados a partir de pequenas quantidades de sangue e saliva.

   Estão corretas:
   A. I, II e III.
   B. I, III e IV.
   C. I, II e IV.
   D. I, II, III e IV.

3. Em relação à biossegurança, existem peculiaridades para o atendimento especializado em periodontia e implantodontia que devem ter atenção do profissional. Procedimentos de diagnóstico, tratamento e cirurgia incluem diversos instrumentos perfurocortantes. Sobre os cuidados para a prevenção de acidentes é correto afirmar que:
   A. Lesões podem ocorrer enquanto as mãos de um dentista estão fora da boca do paciente, incluindo o período de preparo do ambiente de trabalho.
   B. A maioria das lesões entre dentistas em geral é causada por agulhas de seringa.
   C. A ergonomia durante os procedimentos não é capaz de reduzir lesões.
   D. O preparo dos instrumentais pré, trans e pós-atendimento é importante para a organização, mas não é capaz de auxiliar na prevenção de acidentes.

4. A profilaxia antibiótica consiste na administração de antibióticos a pacientes que não apresentam evidências de infecção, com o intuito de prevenir a colonização de bactérias e suas complicações no período pós-operatório. Porém, deve ser indicada para pacientes que apresentam determinadas patologias ou condições de risco. São indicações para profilaxia antibiótica:
   I. Pacientes portadores de cardiopatia congênita cianótica não reparada ou congênita reparada devem receber a profilaxia antibiótica.
   II. Pacientes com transplante cardíaco com regurgitação valvar devido a uma estrutura valvular anormal.
   III. História de endocardite infecciosa anterior.
   IV. Pacientes portadores de válvulas cardíacas protéticas, incluindo implantadas por próteses transcateter e homoenxertos.

   Estão corretas:
   A. I, II e III.
   B. I, III e IV.
   C. I, II e IV.
   D. I, II, III e IV.

5. O uso de bochechos com soluções antissépticas pré-operatórios é frequentemente proposto com o objetivo de reduzir a carga microbiana oral reduzindo uma possível

transmissão direta de doenças oriundas do paciente a profissionais. Nesse contexto, é possível afirmar que:

A. O uso de enxaguatórios bucais pré-procedimento não conseguem reduzir significativamente o número de microrganismos no aerossol dental.
B. Todos as classes de enxaguatórios antissépticos possuem o mesmo grau de efeito sobre a redução microbiana bucal.
C. O enxaguatório com clorexidina não parece apresentar melhores resultados que enxaguatórios de outras classes, em relação à redução do número de microrganismos na cavidadebucal.
D. O uso de bochechos previamente aos procedimentos odontológicos reduz a contaminação pelo aerossol gerado nos procedimentos, bem como podem modular a bacteriemia transitória.

JOGANDO LIMPO

Para letras iguais, símbolos iguais. Resolvido o jogo, surgirá, na casa em destaque, um dos pilares para o exercício seguro da odontologia.

1. Disseminação hematogênica de microrganismos. A literatura indica que pode acontecer de forma transitória tanto pós-procedimentos odontológicos quanto após atividades diariamente realizadas pelos pacientes, como escovação e uso do fio dental.
2. Contaminados com bactérias, fungos e vírus, têm o potencial de flutuar no ar por um período considerável, podendo ser inalados pelos dentistas ou outros pacientes. São comumente gerados pela combinação de substâncias líquidas junto ao movimento dos instrumentos odontológicos e combinados com fluidos corporais via cavidade bucal, como sangue e saliva.
3. Pode ser formado pela colonização de microrganismos no interior de equipamentos odontológicos e canos de água. Por isso, atenção especial deve ser dada à manutenção e desinfecção de todos os equipamentos utilizados em periodontia e implantodontia.
4. O uso desses bochechos no pré-operatório teria por objetivo reduzir a infecção pelo aerossol, pela diminuição da carga microbiana oral reduzindo uma possível transmissão direta de doenças oriundas do paciente a profissionais.
5. Procedimento com a utilização de curetas, em que deve haver um esforço consciente para evitar o contato das bordas cortantes das curetas com os tecidos moles gengivais. Para um adequado controle do instrumento durante esse procedimento, além da empunhadura em caneta modificada, um outro princípio fundamental é a obtenção de um apoio adequado para a mão/dedos.
6. Procedimento realizado para exame dos tecidos periodontais com instrumento específico que não pode ser excessivamente volumoso, seja de secção transversal redonda, achatada ou retangular.
7. Necessária durante a prática clínica, é capaz de melhorar a efetividade dos procedimentos e, ao mesmo tempo, reduzir lesões.
8. Procedimentos odontológicos que utilizam esse tipo de equipamento geram aerossol e respingos. Há evidências de que o aerossol dental pode atingir uma distância de 1 a 3 metros de sua fonte, causando contaminação de superfícies distantes.
9. Característica dos diversos instrumentos utilizados em periodontia e implantodontia, nos procedimentos de diagnóstico, tratamento e cirurgia, que podem causar lesões percutâneas nos profissionais, caso haja descuido durante seu manuseio.
10. Necessária para o quarto nível de prevenção, acontece por equipamentos ligados a bombas de vácuo, remove um volume de ar significativo. Consegue eliminar mais de 90% dos aerossóis produzidos pelo ultrassom.
11. Especialidade que tem como objetivo o estudo dos tecidos de suporte e circundantes dos dentes e seus substitutos, o diagnóstico, a prevenção, o tratamento das alterações nesses tecidos e das manifestações das condições sistêmicas no periodonto, e a terapia de manutenção para o controle da saúde.
12. Necessária para reduzir o risco de trauma excessivo e acidentes perfurocortantes por manuseio dos instrumentos. Quando bem realizada, a força necessária para se obter uma raspagem eficaz, é menor, o que, por sua vez, reduz a chance de perda de controle do instrumento.
13. O especialista dessa área atua nas seguintes competências: a) diagnóstico das condições das estruturas ósseas dos maxilares; b) diagnóstico das alterações das mucosas bucais, e das estruturas de suporte dos elementos dentários; c) técnicas e procedimentos de laboratório relativos aos diferentes tipos de prótese a serem executadas sobre os implantes; d) técnicas cirúrgicas especificas ou afins nas colocações de implantes; e) manutenção e controle dos implantes; e, f) realização de enxertos ósseos e gengivais e de implantes dentários no complexo maxilo-facial.

							*	#	◊	λ	@	Σ	@	¥	†	#			
						*	†	¤	#	@	Σ	¤	‡	‡	☖	†	‡		
					*	†	¤	Φ	†	□	¥	@							
			#	π	λ	†	‡	‡	∫	Ω	λ	†	◊	¤	‡				
					Σ	#	‡	Ω	#	⧗	@	¥							
	‡	¤	π	·	#	⧗	@	¥											
					@	Σ	⧗	¤	π	¤	¥	†	#						
							≡	□	λ	Σ	#	‡	‡	¤	¥				
			Ω	@	Σ	Φ	≡	Σ	¤	_	◊	¤	Σ	λ	#	π	λ	@	‡
							#	‡	Ω	†	Σ	#	Ψ	θ	¤				
Ω	@	Σ	†	¤	·	¤	π	λ	†	#									
			#	Φ	†	#	Ψ	θ	¤										
			†	¥	Ω	□	#	π	λ	¤	·	¤	π	λ	†	#			

BIBLIOGRAFIA

1. Alikhasi M, Bassir SH, Naini RB. Effect of multiple use of impression copings on the accuracy of implant transfer. Int J Oral Maxillofac Implants. 2013;28(2):408-14.
2. Olive FL, Allsobrook BDS, Leichter J, Holborow D, Swain M. Descriptive study of the longevity of dental implant surgery drills. Clin Implant Dent Related Res. 2011;13(3):244-54.
3. American Academy of Periodontology. Glossary of periodontal terms. Chicago: American Academy of Periodontology; 2001.
4. American Dental Association. Sterilization and disinfection of dental Instruments. Disponível em: https://www.ada.org/~/media/ADA/Member%20 Center/Files/cdc_sterilization.ashx.
5. American Dental Association. Antibiotic prophylaxis prior to dental procedures. Disponível em https://www.ada.org/en/member-center/oral-health-topics/antibiotic-prophylaxis
6. Andrade ED, Groppo FC, Volpato MC, Rosalen PL, Ranali J, Kriger L, et al. Farmacologia, anestesiologia e terapêutica em odontologia. Serie Abeno. Odontologia essencial. Parte básica. São Paulo: Artes Médicas; 2013.
7. Arabaci T, Cicek Y, Canakci CF. Sonic and ultrasonic scalers in periodontal treatment: a review. Int J Dent Hygiene. 2007;5(1):2-12.
8. Babu R, Menon N. Reusability of implant impression copings - an in vitro study to evaluate the accuracy of implant transfer. Int J Ther Applicat. 2016;33:100-4.
9. Balejo RDP, Cortelli JR, Costa FO, Cyrino RM, Aquino DR, Cogo-Müller K, et al. Effects of chlorhexidine preprocedural rinse on bacteremia in periodontal patients: a randomized clinical trial. J Appl Oral Sci. 2017;25(6):586-95.
10. Bettach R, Taschieri S, Boukhris G, Del Fabbro M. Implant survival after preparation of the implant site using a single bur: a case series. Clin Implant Dentistry Related Res. 2015;17(1):13-21.
11. Bidra AS, Kejriwal S, Bhuse K. Should healing abutments and cover screws for dental implants be reused? A systematic review. J Prosthodontics. 2020;29(1):42-8.
12. Boffetta P, Hayes RB, Sartori S, Lee YCA, Muscat J, Olshan A, et al. Mouthwash use and cancer of the head and neck: a pooled analysis from the International Head and Neck Cancer Epidemiology Consortium (INHANCE). Eur J Cancer Prev. 2016;25(4):344.
13. Bowen DM, Pieren JA. Darby and walsh dental hygiene e-book: theory and practice. Cambridge: Elsevier Health Sciences; 2019.
14. Boyd LD, Mallonee LF, Wyche CJ, Halaris JF. Wilkins' clinical practice of the dental hygienist. Massachusetts: Jones & Bartlett Learning; 2019.
15. British Society of Periodontology. Back to work - risks associated with steps of treatment. 2020. Disponível em https://www.bsperio.org.uk/news/bsp-helping-you--get-back-to-work
16. Carlson BK. Pacemakers and dental devices. J Am Dental Assoc. 2010; 141(9):1052-3.
17. Centers for Disease Control and Prevention. Coronavirus disease 2019 (COVID-19): Dental settings interim infection prevention and control guidance for dental settings during the COVID-19 response. Disponível em: https://www.cdc.gov/coronavirus/2019-ncov/hcp/dental-settings.html

18. Kohn WG, Collins AS, Cleveland JL, Harte JA, Eklund KJ, Malvitz DM, et al. Guidelines for infection control in dental health-care settings – 2003. MMWR Recomm Rep. 2003;52(RR-17):1-61.
19. Chew M, Tompkins G, Tawse-Smith A, Waddell JN, Ma S. Reusing titanium healing abutments: comparison of two decontamination methods. Int J Prosthodont. 2018;31(6):613-8.
20. Chung EM, Sung EC, Wu B, Caputo AA. Comparing cutting efficiencies of diamond burs using a high-speed electric handpiece. Gen Dent. 2006;54(4):254-7.
21. Conselho Federal de Odontologia. Consolidação das normas para procedimentos nos Conselhos de Odontologia. Brasília: CFO; 2012.
22. Cosyn J, Miremadi SR, Sabzevar MM, De Bruyn H. Clinical effects of an essential oil solution used as a coolant during ultrasonic root debridement. Int J Dent Hyg. 2013;11(1):62-8.
23. Cowling BJ, Dennis KM, Fang VJ, Suntarattiwong P, Olsen SJ, Levy J. et al. Aerosol transmission is an important mode of influenza A virus spread. Nat Commun. 2013;4(1):1-6.
24. Crossley GH, Poole JE. More about pacemakers. J Am Dent Assoc. 2010;141(9):1053.
25. De Pedro D, Puglisi R, Levi P, Pascual A, Nart J. In vitro evaluation of the effect of chemical and thermal stress of the mechanical properties of periodontal curettes under simulated conditions of sharpening wear. Oral Health Prev Dent. 2017;15(4):379-84.
26. Carvalho ACGS, Queiroz TP, Okamoto R, Margonar R, Garcia IRJr, Magro Filho O. Evaluation of bone heating, immediate bone cell viability, and wear of high-resistance drills after the creation of implant osteotomies in rabbit tibias. Int J Oral Maxillofac Implants. 2011;26(6):1193-201.
27. Drago L, Del Fabbro M, Bortolin M, Vassena C, De Vecchi E, Taschieri S. Biofilm removal and antimicrobial activity of two different air-polishing powders: an in vitro study. J Periodontol. 2014;85(11):e363-9.
28. Drisko CL, Cochran DL, Blieden T, Bouwsma OJ, Cohen R, Damoulis P. Position paper: sonic and ultrasonic scalers in periodontics. Research, Science and Therapy Committee of the American Academy of Periodontology. J Periodontol. 2000;71(11):1792-1801.
29. Emmons L, Wu C, Shutter T. High-volume evacuation: Aerossols it's what you can't see that can hurt you. Disponível em: https://www.rdhmag.com/patient-care/article/16409779/highvolume-evacuation-aerosolsits-what-you-cant-see-that-can-hurt-you (acesso 28 maio 2020).
30. Eriksson AR, Albrektsson T. Temperature threshold levels for heat-induced bone tissue injury: a vital-microscopic study in the rabbit. J Prosthetic Dent. 1983;50(1):101-7.
31. Fais LMG, Pinelli LAP, Adabo GL, Silva RHBT, Marcelo CC, Guaglianoni DG. Influence of microwave sterilization on the cutting capacity of carbide burs. J Applied Oral Sci. 2009;17(6):584-9.
32. Gandini S, Negri E, Boffetta P, La Vecchia C, Boyle P. Mouthwash and oral cancer risk quantitative meta-analysis of epidemiologic studies. Ann Agricultural Environmental Med. 2012;19(2).
33. Garnick JJ, Silverstein L. Periodontal probing: probe tip diameter. J Periodontol. 2000;71(1):96-103.
34. Gehrke SA, Bettach R, Aramburú JS, Prados-Frutos JCJr, Del Fabbro M, Shibli JA. Peri-implant bone behavior after single drill versus multiple sequence for osteotomy drill. BioMed Res Int. 2018.
35. George MD, Donley TG, Preshaw PM. Ultrasonic periodontal debridement: theory and technique. New Jersey: John Wiley & Sons; 2014.
36. .Graumann SJ, Sensat ML, Stoltenberg JL. Air polishing: a review of current literature. Am Dental Hygienists' Assoc. 2013;87(4):173-80.
37. Hämmerle CH, Stone P, Jung RE, Kapos T, Brodala N. Consensus statements and recommended clinical procedures regarding computer-assisted implant dentistry. Int J Oral Maxillofacial Implants. 2009;24:126.
38. Holtfreter B, Alte D, Schwahn C, Desvarieux M, Kocher T. Effects of different manual periodontal probes on periodontal measurements. J Clin Periodontol. 2012;39(11):1032-41.
39. Horliana AC, Chambrone L, Foz AM, Artese HP, Rabelo Mde S, Pannuti CM. Dissemination of periodontal pathogens in the bloodstream after periodontal procedures: a systematic review. PLoS One. 2014;9(5):e98271.
40. Izzetti R, Nisi M, Gabriele M, Graziani F. COVID-19 transmission in dental practice: brief review of preventive measures in Italy. J Dental Res. 2020;99(9):1030-8.
41. Jacks ME. A laboratory comparison of evacuation devices on aerosol reduction. J Dent Hygiene. 2002;76(3):202-6.
42. Jawade R, Bhandari V, Ugale G, Taru S, Khaparde S, Kulkarni A, et al. Comparative evaluation of two different ultrasonic liquid coolants on dental aerosols. J Clin Diag Res. 2016;10(7):ZC53.
43. Journal of Periodontology. Position paper update. J Periodontol. 2007;78(8):1476.
44. Klyn SL, Cummings DE, Richardson BW, Davis RD. Reduction of bacteria-containing spray produced during ultrasonic scaling. Gen Dent. 2001;49(6):648-52.
45. Lea SC, Landini G, Walmsley AD. Displacement amplitude of ultrasonic scaler inserts. J Clin Periodontol. 2003;30(6):505-10.
46. Lea SC, Landini G, Walmsley AD. The effect of wear on ultrasonic scaler tip displacement amplitude. J Clin Periodontol. 2006;33(1):37-41.
47. Leggat PA, Smith DR. Prevalence of percutaneous exposure incidents amongst dentists in Queensland. Australian Dent J. 2006;51(2):158-61.
48. Lemos-Júnior CA, Villoria GEM. Reviewed evidence about the safety of the daily use of alcohol-based mouthrinses. Braz Oral Res. 2008;22:24-31.
49. Louropoulou A, Slot DE, van Der Weijden FA. Titanium surface alterations following the use of different mechanical instruments: a systematic review. Clin Oral Implants Res. 2012;23(6):643-58
50. Lynch MC, Cortelli SC, McGuire JA, Zhang J, Ricci-Nittel D, Mordas CJ, et al. The effects of essential oil mouthrinses with or without alcohol on plaque and gingivitis: a randomized controlled clinical study. BMC Oral Health. 2018;18(1):1-10.
51. Manual de utilização do usuário – Cavitron Select: o jeito inteligente de remover cálculos.
52. Marei HF, Alshaia A, Alarifi S, Almasoud N, Abdelhady A. Effect of steam heat sterilization on the accuracy of 3D printed surgical guides. Implant Dent. 2019;28(4):372-377.
53. Meng L, Hua F, Bian Z. Coronavirus disease 2019 (COVID-19): emerging and future challenges for dental and oral medicine. J Dental Res. 2020;99(5):481-7.
54. Mensi M, Cochis A, Sordillo A, Uberti F, Rimondini L. Biofilm removal and bacterial re-colonization inhibition of a novel erythritol/chlorhexidine air-polishing powder on titanium disks. Materials. 2018;11(9):1510.

55. Misch CE. Prótese sobre implantes dentais. São Paulo: Elsevier; 2015.
56. Moharamzadeh K, Franklin KL, Brook IM, van Noort R. Biologic assessment of antiseptic mouthwashes using a three – dimensional human oral mucosal model. J Periodontol. 2009;80(5):769-75.
57. Nield-Gehrig JS. Fundamentals of periodontal instrumentation & advanced root instrumentation. Philadelphia: Lippincott Williams & Wilkins; 2008..
58. Paramashivaiah R, Prabhuji MLV. Mechanized scaling with ultrasonics: Perils and proactive measures. J Indian Soc Periodontol. 2013;17(4):423.
59. Peng X, Xu X, Li Y, Cheng L, Zhou X, Ren B. Transmission routes of 2019-nCoV and controls in dental practice. Int J Oral Sci. 2020;12(1):1-6.
60. Porto AN, Borges ÁH, Semenoff-Segundo A, Raslan SA, Pedro FL, Jorge AO, et al. Effect of repeated sterilization cycles on the physical properties of scaling instruments: a scanning electron microscopy study. J Int Oral Health. 2015;7(5):1
61. Radi IA, Hassaan A. Which is the best antibiotic prophylaxis protocol to prevent early implant failures? Evidence-Based Dent. 2019;20(4):105-6.
62. Ramachandra SS, Mehta DS, Sandesh N, Baliga V, Amarnath J. Periodontal probing systems: a review of available equipment. Compend Contin Educ Dent. 2011;32(2):71-7.
63. Retamal-Valdes B, Soares GM, Stewart B, Figueiredo LC, Faveri M, Miller S, et al. Effectiveness of a pre-procedural mouthwash in reducing bacteria in dental aerosols: randomized clinical trial. Braz Oral Res. 2017;31.
64. Roedig JJ, Shah J, Elayi CS, Miller CS. Interference of cardiac pacemaker and implantable cardioverter-defibrillator activity during electronic dental device use. J Am Dental Assoc. 2010;141(5):521-6..
65. Sahrmann P, Manz A, Attin T, Zbinden R, Schmidlin PR. Effect of application of a PVP-iodine solution before and during subgingival ultrasonic instrumentation on post-treatment bacteraemia: a randomized single-centre placebo-controlled clinical trial. J Clin Periodontol. 2015;42(7):632-9.
66. Santos AJS, Silva GG, Morais EF, Leite RB, Pinheiro JC, Souza LMA, et al. Analysis of dimensional standardization of periodontal probes: a comparative study. J Dent Oral Health. 2019;6(304):1-9.
67. Sebastiani FR, Dym H, Kirpalani T. Infection control in the dental office. Dental Clin. 20147;61(2):435-57.
68. Sennhenn S, Weustermann S, Mergeryan H, Jacobs H, Borg-Von Z, Kirchner B. Preoperative sterilization and disinfection of drill guide templates. Clin Oral Invest. 2008;12(2):179-87.
69. Serio FG, Hawley CE. Manual of clinical periodontics. Hudson: Lexicomp; 2014.
70. Shigeoka AA, Sendyk DI, Souza DFM, Naclério-Homem MG, Deboni MCZ. Esterilização de guias em resina acrílica por plasma de peróxido de hidrogênio: estudo dimensional linear. Rev Cirurgia Traumatologia Buco--maxilo-facial. 2013;13(3):95-102.
71. Smith PN, Palenik C J, Blanchard SB. Microbial contamination and the sterilization/disinfection of surgical guides used in the placement of endosteal implants. Int J Oral Maxillofacial Implants. 2011;26(2)..
72. Spaulding EH. Chemical disinfect of medical and surgical materials. In: Lawrence C, Block SS. Disinfection, sterilization, and preservation. Philadelphia: Lea & Febiger; 1968. p. 517-31..
73. Stacchi C, Berton F, Porrelli D, Lombardi T. Reuse of implant healing abutments: comparative evaluation of the efficacy of two cleaning procedures. Int J Prosthodontics. 2018;31(2).
74. Suda KJ, Calip GS, Zhou J, Rowan S, Gross AE, Hershow RC. Assessment of the appropriateness of antibiotic prescriptions for infection prophylaxis before dental procedures, 2011 to 2015. JAMA. 2019;2(5):e193909.
75. Török G, Gombocz P, Bognár E, Nagy P, Dinya E, Kispélyi B. Effects of disinfection and sterilization on the dimensional changes and mechanical properties of 3D printed surgical guides for implant therapy-pilot study. BMC Oral Health. 2020;20(1):19.
76. Trenter SC, Walmsley AD. Ultrasonic dental scaler: associated hazards. J Clin Periodontol. 2003;30(2):95-101.
77. Van der Sluijs M, Van der Sluijs E, Van der Weijden F, Slot DE. The effect on clinical parameters of periodontal inflammation following non-surgical periodontal therapy with ultrasonics and chemotherapeutic cooling solutions: a systematic review. J Clin Periodontol. 2016;43(12):1074-85.
78. Vercruyssen M, Hultin M, Van Assche N, Svensson K, Naert I, Quirynen M. Guided surgery: accuracy and efficacy. Periodontol. 2000;66(1):228-46.
79. Wiebe CB, Hoath BJ, Owen G, Bi J, Giannelis G, Larjava HS. Sterilization of ceramic sharpening stones. J Can Dent Assoc. 2017;83(h11):1488-2159.
80. Xu H, Zhong L, Deng J, Peng J, Dan H, Zeng X. et al. High expression of ACE2 receptor of 2019-nCoV on the epithelial cells of oral mucosa. Int J Oral Sci. 2020;12(1):1-5.
81. Zemouri C, de Soet H, Crielaard W, Laheij A. A scoping review on bio-aerosols in healthcare and the dental environment. PloS One. 2017;12(5):e0178007.

16

ABORDAGENS BIOSSEGURAS NA DENTÍSTICA

Carina Sinclér Delfino da Cunha
Eduardo Bresciani
Fábio Barbosa de Souza
Wanessa Christine de Souza Zaroni

OBJETIVOS DE APRENDIZAGEM
O QUE VOCÊ VAI APRENDER NESTE CAPÍTULO:

1. Identificar os produtos críticos, semicríticos, não críticos e descartáveis utilizados nos procedimentos clínicos de rotina em dentística.
2. Conhecer os procedimentos e dúvidas mais frequentes da especialidade no assunto biossegurança.

POR QUE PRECISAMOS TER UM OLHAR CUIDADOSO QUANTO AO CONTROLE DE RISCOS NA DENTÍSTICA?

A dentística é a especialidade da odontologia que trata de problemas associados a episódios de sensibilidade e à possível perda de estrutura dentária, seja relacionada a lesões cariosas ou a processos não cariosos. Por lidar com a cavidade bucal, atuando em superfícies mineralizadas, os profissionais que exercem a prática da dentística estão sujeitos a riscos biológicos (contato com secreções, saliva, sangue, formação de bioaerossóis), riscos químicos (manuseio de ácidos, substâncias cáusticas, tóxicas, corrosivas), riscos físicos (utilização de fontes de luz) e de acidentes (emprego de instrumentos cortantes) (Figura 1). Além disso, o grande número de bisnagas, pincéis e espátulas frequentemente utilizadas na dentística levantam um alerta para a necessidade de práticas biosseguras.

Como em toda atividade odontológica, os riscos de contaminação cruzada nunca podem ser menosprezados. Adicionalmente, no elenco de atividades preventivas e terapêuticas dessa especialidade, vários aspectos relacionados à biossegurança devem ser abordados, porque além dos inúmeros instrumentos críticos, semicríticos e não críticos, ainda temos a utilização cada vez mais frequente de fotografia odontológica, magnificação, emprego de métodos de moldagem, escaneamento, jateamento, entre outros.

Para praticar a dentística de forma segura todas as respostas às perguntas a seguir devem ser executadas, pois foram elaboradas pensando no dia a dia dessa especialidade, com o intuito de reduzir os riscos envolvidos ao menor nível possível.

AO INICIAR O PLANEJAMENTO ESTÉTICO, QUE CUIDADOS DEVEM SER TOMADOS QUANTO AOS EQUIPAMENTOS PARA REGISTROS FOTOGRÁFICOS?

A utilização de equipamentos para registro de imagem vem cada vez mais sendo empregados em odontologia. Os objetivos principais para o uso desses equipamentos estão

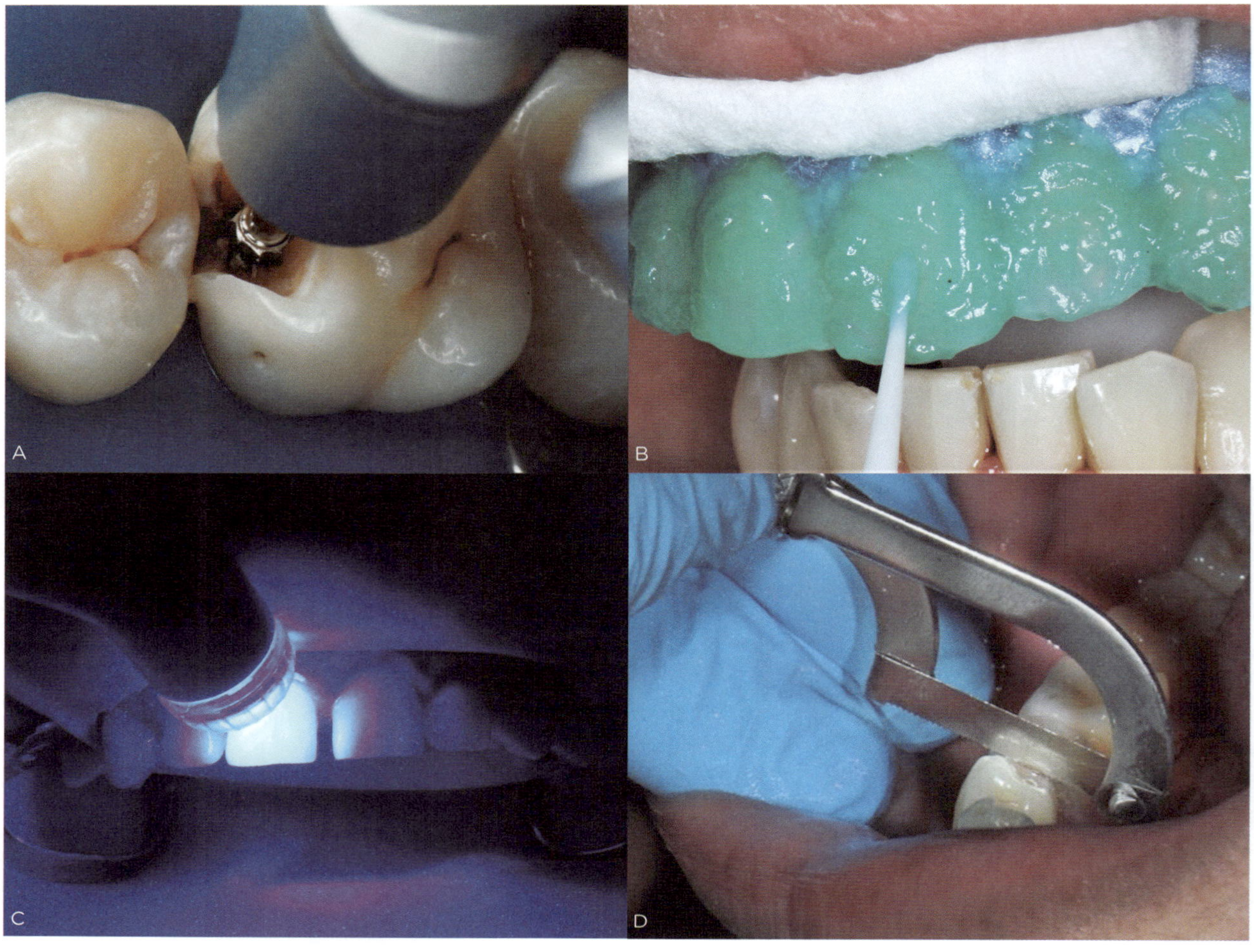

FIGURA 1 Situações que representam risco na dentística. A: remoção de tecido cariado – risco biológico; B: manipulação de agentes clareadores – risco químico; C: emprego de luz para fotoativação – risco físico; D: uso de serra – risco de acidente.

relacionados à técnicas de diagnóstico e também à técnicas restauradoras mais detalhadas, assim como orientação dos pacientes e melhor adesão aos tratamentos propostos.

Os principais acessórios para a fotografia intrabucal, como espelhos, contrastes e afastadores labiais, entram em contato com a mucosa, íntegra ou não. São considerados produtos semicríticos quando entram em contato com a mucosa íntegra e geralmente é a situação encontrada durante o planejamento estético. Nesses casos, a esterilização em autoclave é preferível, mas a desinfecção de nível intermediário ou superior pode ser empregada. Nessa última proposta de descontaminação, após a realização dos protocolos de limpeza e desinfecção, o material deve ser lavado com água estéril ou soro fisiológico e seco com um método que não o recontamine, sendo depois devidamente embalado.

Esses acessórios ainda podem ser críticos quando em contato com mucosa não íntegra, em situações de documentação de procedimentos cirúrgicos, por exemplo. Nesses casos, a autoclavagem é obrigatória. Quando da utilização de procedimentos de autoclavagem, realizar a lavagem com sabão neutro e a secagem adequada com pano de microfibra para evitar riscos e áreas de manchamento com deposição mineral. Existem relatos que esses instrumentos, principalmente os espelhos e afastadores, deformam-se ou mancham com esse processo.

Para os equipamentos não críticos, como câmera fotográfica, celular, flashes e rebatedores, o uso de desinfetante de superfícies fixas e artigos não críticos é necessário, lembrando que esses equipamentos são geralmente plásticos e podem se danificar dependendo da solução utilizada. Para manusear esses equipamentos durante o tratamento odontológico, o dentista deve remover as luvas ou usar sobreluvas como barreira de proteção para evitar contaminação cruzada. Se o procedimento for cirúrgico, uma terceira pessoa manuseando o equipamento fotográfico é necessária. Barreiras de filme plástico nos equipamentos que estão sendo tocados (câmera ou celular) podem ser utilizadas (Figura 2).

Para as câmeras intrabucais, existe contato direto com esse equipamento e mucosas íntegras ou não íntegras.

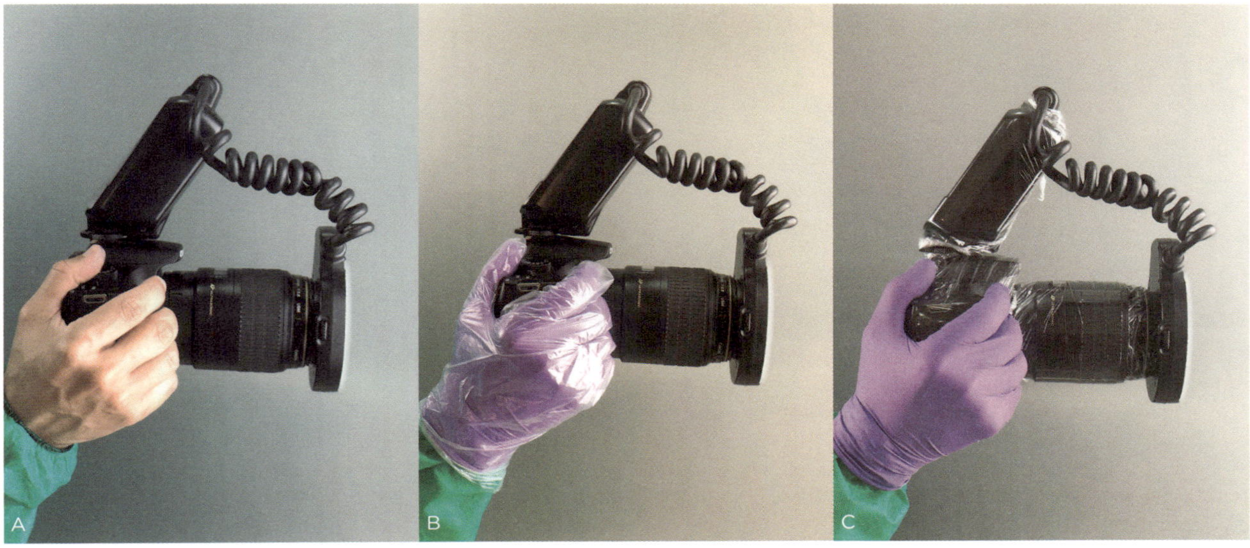

FIGURA 2 Medidas para controle da contaminação na manuseio de equipamento fotográfico. A: empunhadura da câmera sem luvas; B: empunhadura da câmera com luvas e sobre luvas; C: uso de barreiras no equipamento.

Porém, esses equipamentos não podem ser esterilizados e a desinfecção pode interferir no seu funcionamento pela deterioração na superfície protetora das lentes. Por isso, há necessidade de utilização de barreiras. Existem barreiras disponíveis no comércio e também pode-se fabricar a barreira com filme plástico. A única preocupação é formar uma camada uniforme na área de visualização da câmera para não atrapalhar seu funcionamento. Além da utilização das barreiras, limpeza e desinfecção dos componentes não protegidos, como cabos, deve ser realizada. É também indicada pela maioria dos fabricantes a associação do emprego de barreiras e a subsequente desinfecção com soluções de nível intermediário das partes protegidas. Existem câmeras que possuem um protetor da lente que é removível e esterilizável, sendo preferível esse procedimento associado à desinfecção do corpo do instrumento.

MOCK-UP A PARTIR DE MODELOS LABORATORIAIS: COMO REDUZIR A CONTAMINAÇÃO CRUZADA?

O ensaios restaurador, bastante conhecido como *mock-up*, representa um recurso muito utilizado na dentística com a finalidade de permitir ao paciente a pré-visualização do resultado final do tratamento, ainda na fase de planejamento, sem que nenhum desgaste dentário seja realizado. Essa técnica pode ser realizada dela deposição direta de material restaurador sobre as superfícies ou com auxílio de guias de silicone obtidas a partir de modelos submetidos a um enceramento diagnóstico.

Quando da realização de *mock-ups* com guias em silicone para planejamentos estéticos, a implementação de uma prática segura consistirá em cuidados relacionados à sua limpeza e desinfeção, uma vez que esse dispositivo entrará em contato com dentes e mucosas. É imprescindível que esse tratamento seja realizado antes do primeiro uso, com o intuito de anular a transmissão de microrganismos provenientes da manipulação do modelo nas etapas laboratoriais. Adicionalmente, o modelo encerado também deverá ser descontaminado, conforme método descrito no capítulo 17.

A guia de silicone entra em contato com o paciente durante a prova e o ensaio restaurador e, como essa guia pode ser utilizada em sessões subsequentes, deverá passar por descontaminação antes de ser guardada.

As guias devem ser lavadas em água corrente, para remoção de possíveis secreções, e imersas em solução 0,2% de ácido peracético, por 10 minutos. Após esse período, devem ser lavadas e secas antes de serem embaladas em grau cirúrgico para uso futuro (Figura 3).

Existem relatos de que a nebulização tanto de ácido peracético, quanto de glutaraldeído leva a distorções nas impressões, por isso a imersão é preferível. Durante o atendimento, o cirurgião-dentista (CD) deve evitar tocar com luvas contaminadas o modelo e colocá-lo em áreas supostamente limpas ou que não receberiam desinfecção futura, como gavetas e maletas.

COMO REDUZIR OS RISCOS DE CONTAMINAÇÃO DURANTE O REGISTRO DE COR?

A tomada de cor é muito frequente na dentística, principalmente pelo fato de tratamentos clareadores e restaurado-

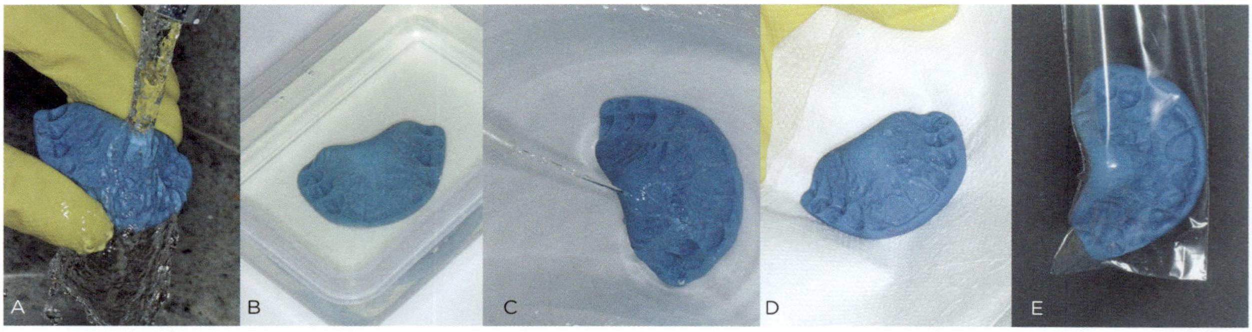

FIGURA 3 Sequência de descontaminação da guia de silicone. A; lavagem em água corrente; B: imersão em ácido peracético 0,2%; C: enxágue; D: secagem; E: armazenamento.

res necessitarem desse passo. Tanto a escala VITA quanto os equipamentos de espectrofotometria (VITA *Easyshade*) são utilizados para essa finalidade e são considerados produtos semicríticos, pois pode entrar em contato com a mucosa e superfícies dentárias. Portanto, no mínimo, a desinfecção de nível intermediário se faz necessária.

Em relação à escala VITA, a sua base não pode ser autoclavada, sendo somente as escalas passíveis de tal processo. Para a desinfecção, de acordo com o fabricante, desinfetantes à base de fenóis, peróxido de hidrogênio, iodeto, metil etil cetona ou clorofórmio devem ser evitados por danificarem a escala. Dessa forma, as escalas devem ser autoclavadas quando entrarem em contato com mucosas; caso contrário, podem ser desinfetadas com álcool 70%. A base da escala deve ser protegida com barreira de plástico filme associada à desinfecção com etanol 70% antes e após a colocação, como descrito anteriormente.

Além do possível contato desses instrumentos com a mucosa do paciente, a equipe de saúde bucal precisa tomar cuidado com o manuseio dos mesmos. A utilização desses equipamentos acontece durante o tratamento (geralmente após a profilaxia dentária) e a manipulação deve ser feita com novas luvas ou com barreiras de proteção para a luva ou para o instrumento (sobreluva ou barreiras plásticas, respectivamente).

A utilização de barreiras similares às reportadas anteriormente para as câmeras intrabucais devem ser utilizadas para o VITA *Easyshade* (*infection control shield*), seguindo as recomendações do fabricante, uma vez que esse equipamento não poderia ser imerso em solução desinfetante de alto nível, nem autoclavado. Para o emprego dessa barreira o equipamento é desinfetado com álcool 70% e a barreira colocada em posição. Deve-se certificar que a barreira está completamente lisa e regular na ponta de leitura do equipamento para evitar erros de aferição.

Se a ponta do equipamento com a barreira entrar em contato com o paciente, não se deve tocar no bloco calibrador com a mesma barreira. As barreiras são de uso único e descartáveis. O emprego de barreiras para a escala VITA seria interessante para evitar o contato com o paciente, porém o procedimento requer a remoção de escalas específicas da base durante o uso, o que inviabilizaria essa prática.

Caso não haja contato da escala com os pacientes, elas podem ser desinfetadas. Em relação à desinfecção, apesar de existirem relatos de que os agentes desinfetantes interferem na estabilidade de cor das escalas VITA, considerando 2 a 3 anos de uso, estas influências são imperceptíveis ao olho humano.

PREPAROS MINIMAMENTE INVASIVOS COM USO DE JATEAMENTO: COMO ATUAR DE FORMA BIOSSEGURA?

O jateamento em procedimentos minimamente invasivos é utilizado principalmente para asperizar a superfície dentária ou de restaurações a serem reparadas, objetivando uma melhor adesão. Considerando que esse equipamento não penetra, mas entra em contato com tecidos, caracteriza-se como um produto semicrítico. Como o fabricante contraindica a utilização de autoclavagem ou ainda o uso de desinfetantes de alto nível, sendo recomendável somente o uso de álcool 70%, alguns aspectos devem ser considerados. Uma barreira de plástico de PVC deve ser colocada no equipamento e no cabo antes de sua utilização. Após a utilização, deve-se remover a barreira sem contaminar o equipamento e realizar a desinfecção com álcool 70%, friccionando em três momentos consecutivos, intercalados pelo momento de secagem do produto.

Durante a aplicação do jato, utilizar métodos de sucção para evitar formação de aerossóis e também dissipação de óxido de alumínio no ambiente e sobre o paciente.

Uso de motor elétrico/multiplicador: que cuidados devemos ter?

O motor elétrico vem sendo usado frequentemente em várias especialidades da odontologia, como cirurgia, implantodontia, endodontia e também nas especialidades restauradoras. Esses equipamentos não podem ser desinfetados com soluções de alto nível ou autoclavados, uma vez que são equipamentos elétricos. Por esse motivo, a aplicação de barreiras de filme de PVC são obrigatórias para que o equipamento possa ser desinfetado corretamente entre as utilizações. Os cabos, o *display* e os encaixes devem receber a barreira plástica. O contra ângulo geralmente utilizado na ponta é de encaixe, que deve apresentar barreira e, ao final do procedimento, ser autoclavado. Após a remoção das barreiras, os cabos, *display* e encaixes devem ser desinfetados com álcool 70%.

COMO UTILIZAR O ISOLAMENTO DO CAMPO OPERATÓRIO COMO ALIADO NA REDUÇÃO DA EXPOSIÇÃO DE RISCOS AO PACIENTE?

O isolamento do campo operatório pode ser feito de várias maneiras, porém, quando realizado com dique de borracha mostra-se mais efetivo na redução da exposição de riscos aos pacientes.

Dentre as vantagens da utilização desse procedimento, destacam-se:

- Diminuição de deglutição e aspiração de instrumentos ou dispositivos odontológicos, como limas endodônticas, brocas, soluções, medicamentos, entre outros.
- Proteção das mucosas e da língua de dilacerações, principalmente com o uso de brocas.
- Maior no sucesso das restaurações adesivas, já que a umidade exerce influência sobre a sensibilidade da técnica.
- Redução do espalhamento de gotículas e formação de aerossóis, ambos com possibilidade de contaminação da equipe odontológica, superfícies do ambiente de atendimento, assim como outros pacientes, caso os procedimentos de desinfecção de superfície não sejam realizados adequadamente.

Dentre as doenças com potencial de transmissão por gotículas e aerossóis, têm-se as doenças associadas ao trato respiratório, como pneumonia, tuberculose, influenza, SARS (síndrome respiratória aguda) e mais recentemente a Covid-19, uma vez que o vírus é encontrado na saliva e glândulas salivares.

A redução na formação de bioaerossóis com o uso do isolamento absoluto chega a ser de 70% (Figura 4), sendo maior no raio de um metro da cabeça do paciente. Além dessa diminuição, a contaminação por saliva e fluidos é reduzida, limitando-se somente ao campo visualizado durante o procedimento, como os microrganismos do dente a ser tratado.

Mesmo com o uso do isolamento absoluto, em muitas situações na prática clínica, faz-se necessária a utilização de equipamentos que propiciam a geração de partículas

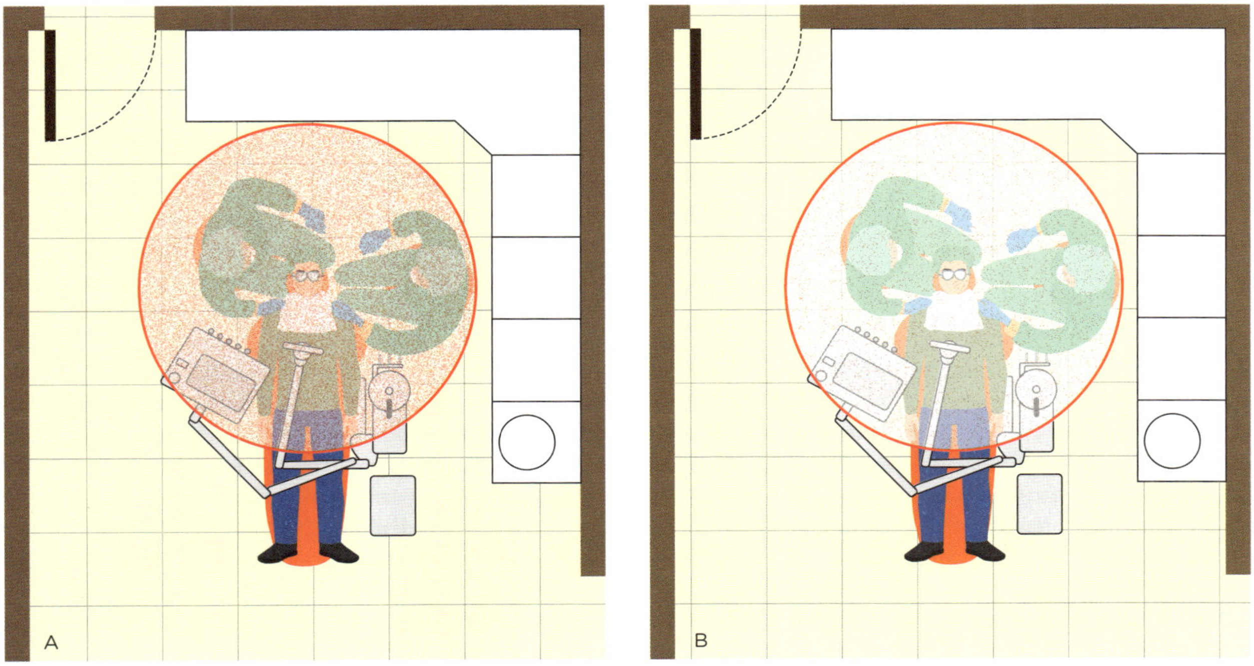

FIGURA 4 Visão esquemática comparativa da influência do isolamento absoluto sobre a formação de bioaerossóis no raio de 1 m. A: grande produção de bioaerossóis devido à ausência de isolamento; B: redução de 70% na quantidade de bioaerossóis.

(seringa tríplice, turbinas de alta rotação). Nesse sentido, foram desenvolvidos dispositivos de sucção de alta potência para serem utilizados junto ao isolamento absoluto, o que torna o trabalho mais prático e com menor disseminação de gotículas (Figura 5).

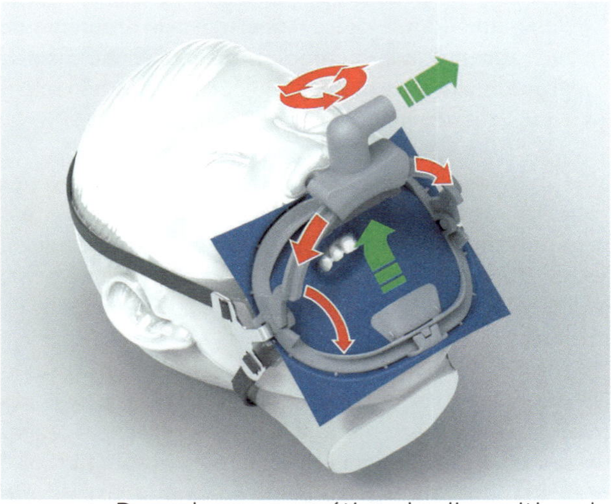

FIGURA 5 Desenho esquemático do dispositivo de sucção de alta potência acoplado ao arco dental.

Fonte: https://www.castellini.com/en/prevention/

Existem relatos relacionados à fratura de grampos durante os procedimentos restauradores, porém os mesmos resistem até 300 ciclos de esterilização e a gravura da marca ou tipo do grampo pode ser o iniciador da fratura. Traumas gengivais são os riscos do emprego desse protocolo, especialmente em dentes semi-irrompidos, que podem ser minimizados pela escolha adequada do instrumento, conforme o tipo, localização e grau de irrupção dentárias.

O LENÇOL DE BORRACHA DEVE SER DESINFETADO ANTES DO USO? E OS ARCOS, COMO PROCEDER?

O lençol de borracha deve ser empregado utilizando-se a mesma filosofia do uso das luvas de procedimento não estéreis. Ou seja, é um material de uso único e deve ser descartado após o uso. Não se faz necessária a etapa de desinfecção prévia do dique de borracha. Quanto aos arcos de isolamento, se forem metálicos, são passíveis de limpeza, empacotamento e esterilização por calor; e se forem plásticos, será preciso seguir as recomendações dos fabricantes quanto à possibilidade de esterilização por calor ou então de procedimento de limpeza, imersão em desinfetante de alto nível e posteriormente embalado. Existem também a opção na qual o lençol e o arco fazem parte de um único produto, que é descartado após a utilização. Essa opção traz praticidade e segurança à técnica de isolamento, uma vez que elimina a fase de descontaminação do arco (Figura 6).

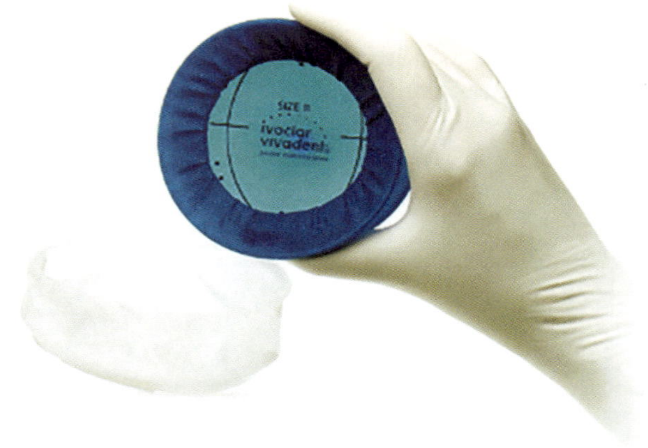

FIGURA 6 Lençol de borracha e arco em um único produto (*OptraGate*).

Fonte: Ivoclar Vivadent AG, Liechtenstein.

COMO ATUAR DE FORMA SEGURA DURANTE A CONFECÇÃO E REMOÇÃO DE RESTAURAÇÕES EM AMÁLGAMA?

O mercúrio, metal que está presente na composição do amálgama dentário, evapora à temperatura ambiente e tem alta potência de toxicidade. Quando o amálgama é removido, pode haver a vaporização e dispersão de partículas de mercúrio e ocorrer a inalação, ingestão ou o contato com a pele do paciente e da equipe de saúde bucal, acarretando efeitos colaterais como danos neurológicos. O risco de contaminação do meio ambiente com o mercúrio também deve ser considerado, devido ao descarte incorreto dos resíduos de amálgama. Sendo assim é necessário estabelecer um protocolo para a manipulação com vistas a minimizar os riscos e visando proteger a equipe odontológica, o paciente e o meio ambiente.

Para minimizar a exposição ao mercúrio, deve-se ter uma série de cuidados, como:

- O piso do ambiente deverá ser impermeável, sem poros e trincas, e de fácil limpeza.
- A equipe deve estar paramentada com todos os EPI clínicos.
- O paciente deve estar utilizando óculos de proteção e babador.
- O amalgamador deve ser de cápsulas e ficar guardado em local isento de calor, longe da autoclave e distante do aparelho de ar condicionado, para evitar a forma-

ção e dissipação dos vapores de mercúrio. Cuidados especiais deverão ser tomados no momento de usar o amalgamador, evitando acidentes. Após trituração, deve-se observar se há vestígios de mercúrio na fita e a remoção da cápsula deve ocorrer somente após a parada completa do motor.

- Ao se abrir e utilizar o conteúdo da cápsula, evitar que os restos de material tenham contato com outra superfície ou que caiam no chão.
- Uso de cápsulas que apresentam menor relação possível de mercúrio na liga (p. ex., ligas esféricas com alto teor de cobre).
- Uso de isolamento absoluto para evitar queda de amálgama na cavidade bucal, levando-se em consideração que a mucosa do assoalho da cavidade é altamente permeável.
- Mercúrio, amálgama ou qualquer equipamento usado com amálgama nunca devem ser aquecidos, portanto deve-se atentar para os cuidados com refrigeração durante acabamento e polimento de restaurações de amálgama.
- As clínicas e os locais de manuseio devem ser bem ventilados. Nesse contexto, a utilização de ar condicionado deve ser sempre na posição de renovação do ar.
- Os resíduos de amálgama não utilizados nas restaurações devem ser guardados em recipientes inquebráveis e hermeticamente fechados, contendo água no seu interior e com rótulo padronizado com o símbolo de substância tóxica, acrescidos da expressão: "RESÍDUO QUÍMICO". Tais resíduos, para serem armazenados, devem estar isentos de algodões, gazes, palitos, lâminas de matriz de aço e quaisquer outros tipos de contaminantes.
- As cápsulas devem ser estocadas e encaminhadas para recuperação.
- É recomendável a análise mercurial anual para toda a equipe odontológica, assim como a dosagem ambiental.

O Quadro 1 descreve os cuidados a serem tomados quando for necessária a remoção de uma restauração de amálgama.

QUADRO 1 Cuidados essenciais a serem tomados para remoção de restaurações de amálgama
A equipe deve estar paramentada com todos os EPI clínicos.
O paciente deve estar utilizando óculos de proteção e babador.
Uso obrigatório de isolamento absoluto.
Uso de brocas carbide novas para cortar mais rápido e gerar menor aquecimento (ver Curtindo a Biossegurança).
Uso de água gelada no reservatório do equipo, pois se a temperatura for menor, menos mercúrio é emanado da restauração.
Uso de sucção de alta potência durante o processo de remoção da restauração para que o mercúrio emanado não entre em contato com as pessoas e permaneça no consultório.
O lençol de borracha do isolamento absoluto deve ser descartado como resíduo químico.
A pele acidentalmente contaminada pelo mercúrio deve ser lavada cuidadosamente com água e sabão.

CURTINDO A BIOSSEGURANÇA

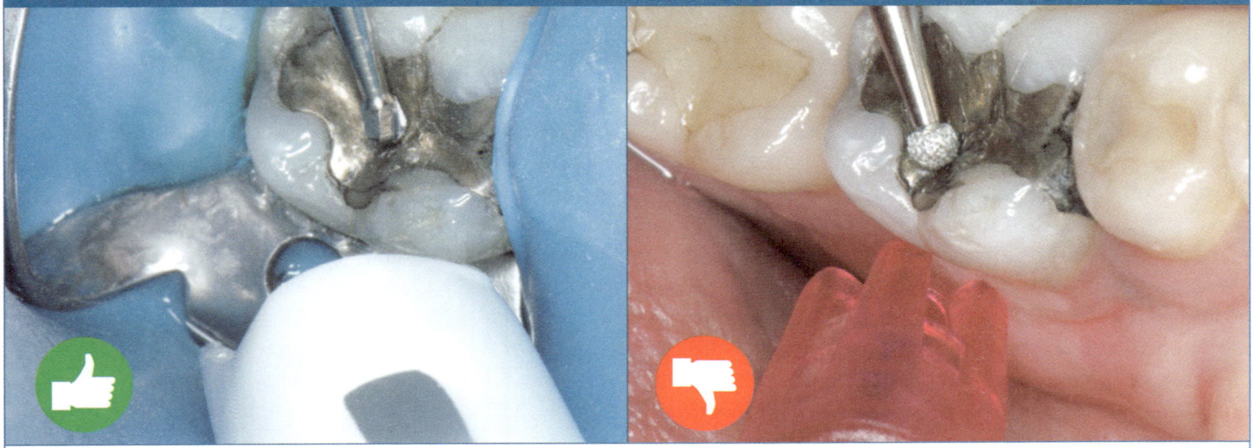

A remoção do amálgama dentário é um momento crítico devido ao grande risco para a contaminação por mercúrio. Desse modo, remover uma restauração da forma correta (isolamento absoluto, sucção de alta potência, broca carbide) sempre vai resultar em um *like*. Ao realizar essa manobra sob condições inadequadas (isolamento relativo, ponta diamantada, sucção comum), a segurança no procedimento é reduzida significativamente.

COMO PROTEGER O PACIENTE DURANTE O MANEJO DO COMPLEXO DENTINOPULPAR?

De acordo com o novo consenso de remoção seletiva de dentina cariada, sabe-se que o melhor mecanismo de manutenção da vitalidade pulpar é evitar ao máximo a sua exposição durante o preparo da cavidade. A remoção seletiva da dentina, com permanência de tecido firme ou até mesmo amolecido, é preferível principalmente em cavidades profundas. Dessa forma, uma camada maior que 0,5 mm de dentina é deixada sobre as paredes de fundo, resultando em não necessidade de utilizar qualquer procedimento ou material odontológico com a finalidade de proteção e manutenção da vitalidade pulpar. Essa é a melhor forma de manejo e manutenção da vitalidade pulpar.

Os casos de necessidade de emprego de técnicas e materiais para manutenção da vitalidade pulpar são considerados exceção com essa nova filosofia. Casos diagnosticados clinicamente como polpa vital até pulpite reversível podem necessitar de métodos para manutenção da vitalidade pulpar quando há proximidade acentuada com o tecido (< 0,5 mm) ou em casos de exposição.

O primeiro cenário acontece quando há remoção excessiva de dentina cariada (geralmente remoção não seletiva), ou quando ocorre remoção seletiva de lascas grandes de tecido são removidas perdendo-se o controle do momento de parar a remoção de forma segura, e também em situações de traumas com grande envolvimento de estruturas dentárias. Nesses casos (proteção indireta), usualmente se indicava os cimentos de hidróxido de cálcio, porém por conta de sua solubilidade e evidências científicas da não necessidade desse material para o sucesso restaurador, sua utilização é questionada. Efeitos de indução de remineralização dentinária e formação de dentina terciária são mais influenciados pelos hormônios de crescimento liberados pela dentina desmineralizada do que qualquer material odontológico existente. A preocupação maior nesses casos é referente às agressões de materiais restauradores em condições de dentina muito delgada protegendo a polpa. Materiais como cimento de ionômero de vidro devem ser os de escolha, apesar do seu potencial inflamatório na região pulpar adjacente, que é transitório, com duração de cerca de 30 dias até a volta a normalidade. Além disso, há evidência científica de que estes materiais são tão bem-sucedidos quanto os cimentos de hidróxido de cálcio para a manutenção da vitalidade pulpar.

O segundo cenário se refere à proteção pulpar direta, quando há exposição. Considerando que a polpa foi inicialmente caracterizada como normal ou com características de pulpite reversível e que as características clínicas do tecido são de normalidade, o capeamento direto é indicado. Existem evidências que mostram que o melhor material a ser utilizado nesses casos é o agregado de trióxido mineral (MTA), porém ainda com muitas controversas diante do

ATENÇÃO

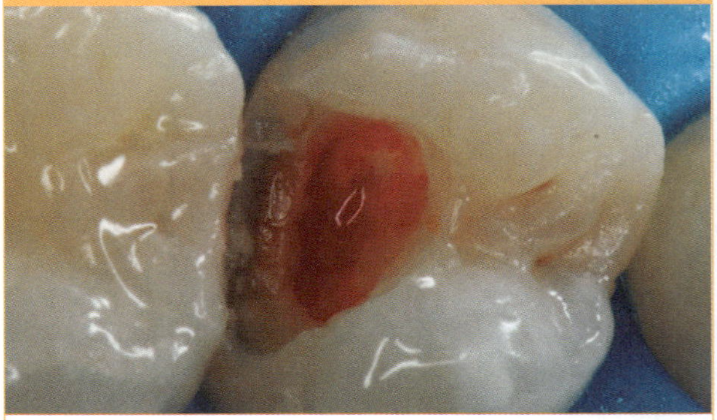

Quando há exposição pulpar, se ainda houver necessidade de manipulação do tecido próximo à exposição, esses passos devem ser realizados com instrumentos não contaminados. Conjuntos novos e esterilizados de exploradores, escavadores de dentina e brocas devem ser empregados.

nível de evidência encontrada nas metanálises presentes na literatura. Quanto à desinfecção e à utilização de agentes anti-inflamatórios ou antibióticos sobre a polpa exposta não há evidências para o emprego desses protocolos.

Quando da exposição pulpar, se ainda houver necessidade de manipulação do tecido próximo à exposição, esses passos devem ser realizados com instrumentos não contaminados. Novo kit de exploradores, escavadores de dentina e brocas esterilizadas devem ser empregados.

Um ponto de vista interessante é que esses procedimentos de proteção pulpar direta apresentam resultados adequados quando se observam os estudos clínicos controlados randomizados, com taxa de sucesso em cerca de 76% em 10 anos de acompanhamento. Por outro lado, quando se avaliam dados de análise de trabalhos realizados em consultório, considerando o dia a dia odontológico, esses valores caem para 39% no mesmo período. Essa realidade reforça a orientação inicial de evitar a exposição pulpar com métodos de remoção seletiva de dentina cariada, evitando os problemas de execução e de sobrevida do tratamento restaurador.

É NECESSÁRIO UTILIZAR SOLUÇÕES DESINFETANTES NAS SUPERFÍCIES DENTAIS PÓS-PREPARO CAVITÁRIO?

É conhecido que a utilização de agentes de desinfecção cavitária, como as soluções de clorexidina, têm um papel importante na redução de microrganismos nas paredes cavitárias. Porém, os questionamentos sobre o emprego desse passo operatório estão relacionados com o objetivo principal do tratamento restaurador, que seria o sucesso dessa terapêutica em longo prazo com manutenção do dente em função na cavidade oral, do que com a redução bacteriana conseguida nessa etapa. A redução bacteriana alcançada com esse passo se torna desnecessária, considerando-se a evidência científica atual.

Dois aspectos importantes devem ser considerados sobre a questão do emprego de soluções desinfetantes: o papel do selamento das restaurações e o resultado de estudos que dão suporte científico para a questão da pergunta.

Primeiro sabe-se que bactérias remanescentes em cavidades, mesmo que sofreram remoção seletiva de tecido cariado, reduzem em um curto período, independentemente do material utilizado tanto para proteção pulpar quanto para restaurador. Além disso, se um material inerte for utilizado, os resultados de redução bacteriana são similares. Desses estudos, conclui-se que um selamento adequado do tratamento restaurador é essencial para a redução relatada.

Por último, dois estudos clínicos dão suporte científico sobre a não necessidade de utilização de agente desinfetante cavitário. Após acompanhamentos de 2 a 5 anos, não houve diferença no sucesso das restaurações de cimento de ionômero de vidro que receberam ou não desinfecção, o que comprova a não necessidade desse passo. Questionamentos sobre o efeito do CIV podem ser respondidos com a descrição do parágrafo anterior, na qual o selamento é mais importante do que o material utilizado, seja bioativo ou não.

Dessa forma, conclui-se que a desinfecção cavitária é um passo que reduz a quantidade bacteriana na cavidade, porém sem influência no sucesso final das restaurações, sendo um passo dispensável no tratamento geral.

PARA REFLETIR

Estudos clínicos dão suporte científico sobre a não necessidade de utilização de agente desinfetante no substrato dentário. Além disso, o selamento da cavidade é mais importante do que o material utilizado, seja bioativo ou não.

PONTEIRAS DE INSERÇÃO: REUTILIZAR, DESCARTAR OU DESCONTAMINAR?

Na prática clínica da dentística, são utilizadas inúmeras ponteiras de inserção para diversos produtos (ácido ortofosfórico, ácido fluorídrico, resinas *flow*, cimentos apresentados em seringas aplicadoras, silicones de adição ou condensação, resinas bisacrílicas). Uma vez utilizadas, essas ponterias entram em contato com as superfícies dentárias, são manipuladas com luvas contaminadas e/ou submetidas à deposição do aerossol gerado durante o atendimento. Desse modo, a quase totalidade desses dispositivos foram idealizados para uso único, sendo descartados a cada paciente (Figura 7). As ponteiras não possibilitam o reuso por conta da grande dificuldade para limpeza de sua área interna de forma adequada e desinfecção ou esterilização em autoclave. Essas pontas descartáveis são disponibilizadas para reposição pelos fabricantes.

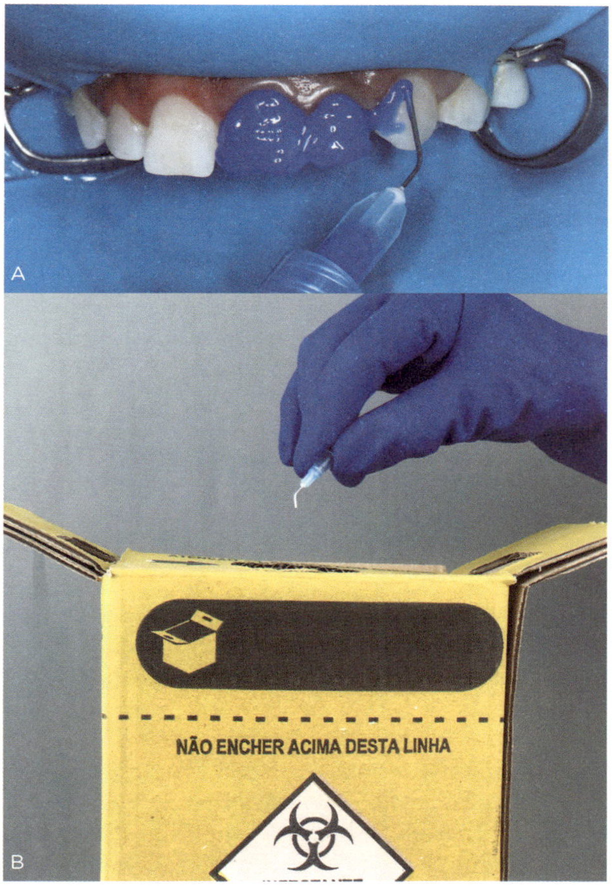

FIGURA 7 A: uso clínico do ácido ortofosfórico. B: descarte após o uso em coletor específico.

PRODUTOS ÁCIDOS: QUAIS OS RISCOS ENVOLVIDOS?

Os ácidos de uma maneira geral têm ação corrosiva sobre a pele, mucosas, olhos, tecidos do trato respiratório e digestivo. A intensidade dessas ações depende da natureza do ácido, de sua concentração e do tempo de contato. Nesse contexto, é de suma importância a leitura atenta das instruções fornecidas pelos fabricantes de produtos, como ácido ortofosfórico – utilizado nos procedimentos de adesão; ácido clorídrico – utilizado nos procedimentos de microabrasão de esmalte dentário e infiltração resinosa (Icon-DMG); e ainda do ácido fluorídrico – utilizado no condicionamento de cerâmicas.

Para evitar acidentes durante a manipulação de produtos ácidos, a equipe de saúde bucal deve certificar-se sobre o uso de EPI para proteção da pele e dos olhos. Em relação ao paciente, recomenda-se: uso de óculos de proteção; isolamento da mucosa gengival com isolamento absoluto ou uso de afastadores labiais; uso de sugadores para remoção do produto e prevenção de ingestão do mesmo. Caso haja o contato dessas substâncias com a pele ou a mucosa labial ou gengival dos pacientes, deve-se remover o produto imediatamente e lavar o local com água abundante.

Outro ponto muito importante está na verificação do prazo de validade das substâncias ácidas. Geralmente, com o passar do tempo, o conteúdo desses produtos tende a secar. Desse modo, progressivamente, pode existir uma maior dificuldade para remoção das substâncias de seringas e dosadores, gerando consequentemente maior pressão no sentido de causar seu extravasamento. Se essa força for aplicada de forma excessiva, o produto poderá ser expelido de forma brusca, causando potenciais acidentes.

COMO DISPENSAR LÍQUIDOS (ADESIVOS E SILANOS) DE FORMA BIOSSEGURA?

Na prática da especialidade de dentística, trabalhamos com diversos produtos químicos e dentre eles podemos ter produtos perigosos. Um produto químico é dito perigoso quando pode causar danos para a segurança, a saúde e/ou meio ambiente e tem como critério de classificação a norma ABNT 14725-1.

A biossegurança também trata desses riscos já que o manuseio incorreto de substâncias pode comprometer a saúde do homem, dos animais, do meio ambiente e a qualidade dos trabalhos desenvolvidos. Para isso foram desenvolvidos símbolos de advertência e classificações mundialmente harmonizadas, pelo Sistema Globalmente Harmonizado (GHS) de informação de segurança de produtos químicos perigosos. Assim, fica mais fácil identificar o perigo, prevenir riscos, e em caso de um acidente, avaliar quais medidas devem ser tomadas.

Quando vamos fazer uso de qualquer produto químico em odontologia, devemos ler as instruções dos fabricantes previamente, para então adotarmos as medidas corretas e seguras de manipulação. Em se tratando de sistemas adesivos ou agentes silano, tais produtos podem conter etanol, acetona, glutaraldeído, metacrilatos, dentre outras substâncias que necessitam de cuidados específicos para prevenção do contato com olhos, pele e mucosas, como também da ingestão e inalação dos vapores produzidos.

Outro ponto importante quanto à aplicação de líquido na dentística está relacionado à contaminação cruzada. Isso porque ao utilizar, por exemplo, o frasco do adesivo para abastecer o pincel aplicador, ele frequentemente toca no frasco. Desse modo, se for necessária uma reaplicação do produto, o aplicador que foi utilizado nas superfícies dentárias entrará em contato com o frasco, estabelecendo a contaminação do produto. Nesse sentido, deve-se dar preferência para dispensação de gotas dos produtos em casulos apropriados ou potes Dappen (Figura 8), os quais devem ser limpos, imersos em esterilizante líquido/desinfetante de alto nível e posteriormente empacotados, se forem produzidos com material que não possibilite esterilização por calor.

O Quadro 2 descreve os cuidados necessários para a aplicação de líquidos na prática clínica.

COMO MANIPULAR AS EMBALAGENS DE RESINAS PARA EVITAR A CONTAMINAÇÃO CRUZADA?

As embalagens de resina são superfícies que podem ser contaminadas durante o uso. Dessa forma, deve-se dar preferência para a etapa de limpeza e desinfecção das emba-

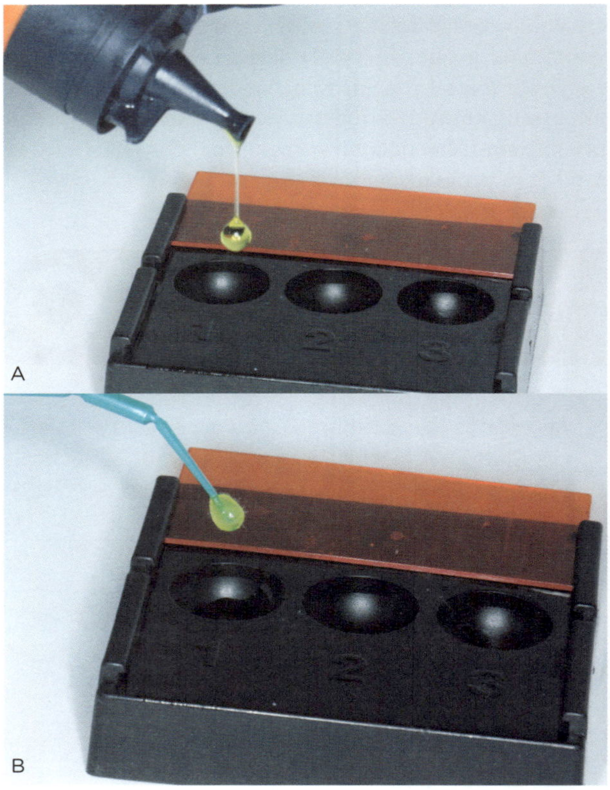

FIGURA 8 Casulos para acondicionamento de adesivos e/ou silano visando uma dispensação segura na prática clínica. A: abastecimento com o produto; B: dosagem no aplicador.

QUADRO 2 Cuidados essenciais para a manipulação de líquidos (adesivos e silanos)

Para a equipe de saúde bucal	Para o paciente
Uso de EPI para proteção da pele e dos olhos. Os frascos não devem ser manipulados com luvas contaminadas. Sugere-se o uso de sobreluvas. Metacrilatos presentes em sistemas adesivos podem penetrar em luvas. Se o adesivo entrar em contato com as luvas, remova-as e descarte-as; lave as mãos imediatamente com água e sabão e então coloque luvas novas.	Uso de óculos de proteção; proteção da mucosa gengival com isolamento absoluto ou uso de afastadores labiais. Caso haja o contato desses produtos com a pele ou mucosa labial ou gengival dos pacientes, deve-se remover o produto imediatamente e lavar o local com água abundante.

EPI: equipamento de proteção individual.

lagens com soluções desinfetantes, mas caso a embalagem seja passível de sofrer deterioração, indica-se a colocação de barreira física, como filme de PVC. Além da barreira física na embalagem de resina, o uso de sobreluva para auxiliar deve ser considerado, a fim de se evitar a contaminação cruzada.

Outra opção para evitar a contaminação cruzada é o uso de embalagens apropriadas com proteção de incidência de luz para colocação de porções de material resinoso que serão utilizados para o procedimento imediato. Pode-se usar o mesmo dispositivo citado anteriormente, como pode ser observado na Figura 9. Nesse caso, é necessário empregar duas espátulas durante os procedimentos com resina composta, sendo uma para retirada da embalagem e colocação em pote apropriado (com proteção de incidência de luz) e outra para a inserção do material nas cavidades dentárias, para que a embalagem do material não seja contaminada.

AS ESPÁTULAS PARA MANIPULAÇÃO DE COMPÓSITOS PRECISAM SER ESTERILIZADAS?

As espátulas de manipulação de compósitos são instrumentais que podem entrar em contato com as superfícies dentárias, mucosas, e são manuseadas com as luvas que entraram em contato com as secreções do paciente (saliva, sangue), portanto devem ser submetidas aos processos de limpeza e esterilização. Caso as espátulas sejam produzidas com materiais termosensíveis, devem ser submetidas à limpeza, desinfecção de alto nível e posterior embalagem.

COMO REDUZIR A CONTAMINAÇÃO CRUZADA NO MANUSEIO DE PINCÉIS?

O manuseio de pincéis nos procedimentos de escultura em resina composta e aplicação de resina acrílica deve

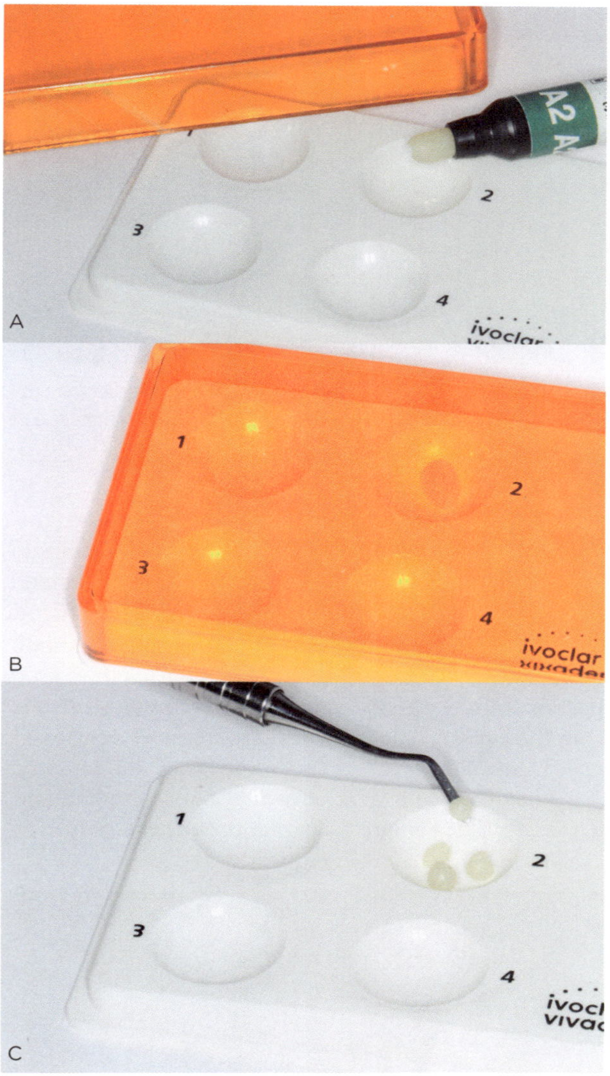

FIGURA 9 Acondicionamento de porções de material resinoso visando o uso seguro na prática clínica. A: abastecimento com o produto; B: proteção contra luminosidade; C: dosagem com espátula.

ser realizado de forma biossegura. Como são produtos semicríticos não passíveis de serem esterilizados com calor, devemos realizar a etapa de limpeza do cabo e das cerdas do pincel com água e detergente neutro, com auxílio de escovas; enxágue; secagem com papel toalha; imersão em ácido peracético 0,2% pelo tempo recomendado pelo fabricante; enxágue e embalagem (Figura 10)

OS FOTOATIVADORES PODEM RECEBER BARREIRAS FÍSICAS OU DEVEM SER DESINFETADOS?

O fotoativador representa um dos equipamentos mais utilizados pelos profissionais dedicados aos procedimentos

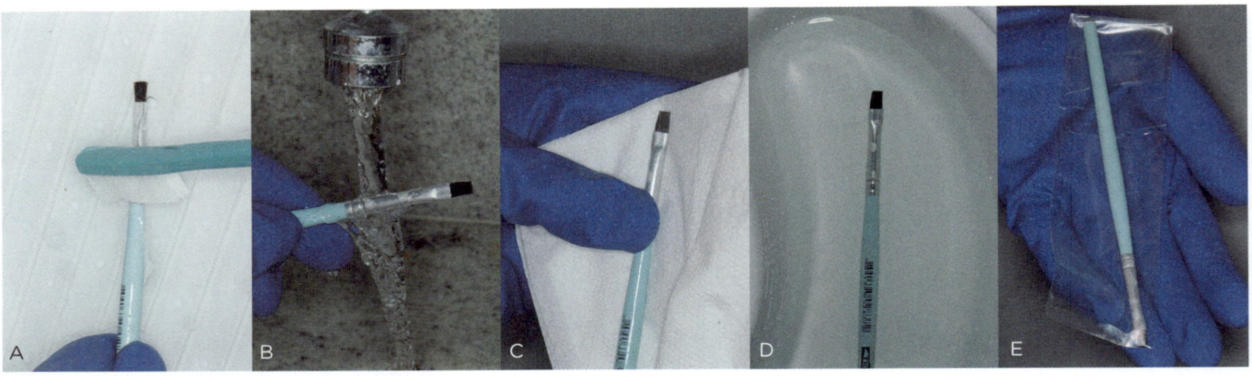

FIGURA 10 Passo a passo para descontaminação de pincel. A: lavagem com água e sabão neutro; B: enxágue; C: secagem; D: desinfecção em ácido peracético; enxágue; secagem; E: embalagem.

da dentística e tornam-se contaminados a cada uso. Por se tratarem de produtos não passíveis de serem esterilizados por calor, limpeza e desinfecção, com produtos compatíveis com a sua composição. Quando possuir superfície de difícil limpeza, ou mesmo incompatíveis com produtos desinfetantes, devem ser protegidos com o emprego de barreiras físicas. As barreiras, normalmente realizadas com filme plástico de PVC, devem ser trocadas entre cada uso (Figura 11).

Adicionalmente, deve-se atentar para a gramatura da barreira plástica empregada, uma vez que exerce influência sobre a irradiância (medida em mW/cm^2 por meio de equipamento chamado radiômetro) emitida pelo fotopolimerizador e pode acarretar perda de até 40%, o que pode vir a comprometer a capacidade de cura adequada de materiais fotoativados.

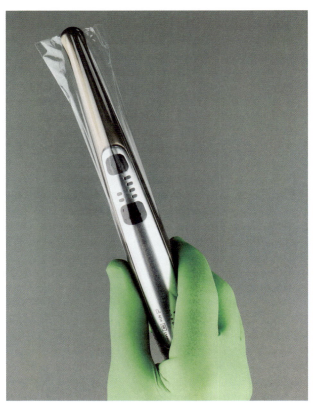

FIGURA 11 Fotativador com barreira física protetora.

DISCOS E PONTAS PARA POLIMENTO: DESCARTAR, DESINFETAR OU ESTERILIZAR?

Os discos abrasivos de papel ou de polímero são de uso único e descartáveis. Já as pontas de borracha podem ser reutilizadas após limpeza e autoclavagem. Antes da esterilização, as pontas devem ser submetidas à limpeza com o auxílio de água e detergente (neutro, alcalino ou enzimático). Apesar dessa recomendação se enquadrar para quase todas as pontas para polimento, deve-se sempre verificar as instruções dos fabricantes. Pontas de borracha do sistema Enhance (Dentsply Sirona), por exemplo, embora sejam de borracha, são descartáveis, ou seja, de uso único. É importante lembrar que o contato prolongado de qualquer instrumento rotatório provocará um aumento de temperatura, podendo causar danos à restauração e à vitalidade dental. Recomenda-se, portanto, o uso intermitente com pressão leve ou moderada.

QUAL O MELHOR PROCESSAMENTO PARA PONTAS DIAMANTADAS E BROCAS?

A esterilização adequada das pontas diamantadas e brocas é imprescindível para eliminar a contaminação cruzada entre pacientes, dentistas e equipe auxiliar. Antes da esterilização, esses instrumentos devem ser limpos com detergentes, removendo todos os resíduos remanescentes, com auxílio de escovas com cerdas metálicas adequadas para esse fim, e que não danificam as pontas ativas. Sistemas de ultrassom também podem ser utilizados para limpeza, desde que estejam separadas entre si em um estojo durante a imersão, para evitar danos às lâminas. Imediatamente após o enxague, as pontas devem ser secas adequadamente, inspecionadas e embaladas individualmente (Figura 12) ou em conjuntos por paciente. Broqueiros podem ser utilizados, desde que seja de uso apenas após a abertura da embalagem esterilizada. Pois, mesmo que o profissional seja cuidadoso, outras pontas e brocas do broqueiro podem ser tocadas com a pinça contaminada ou mesmo as mãos do profissional, além do ar do consultório estar contaminado com aerossóis que se depositam nas superfícies.

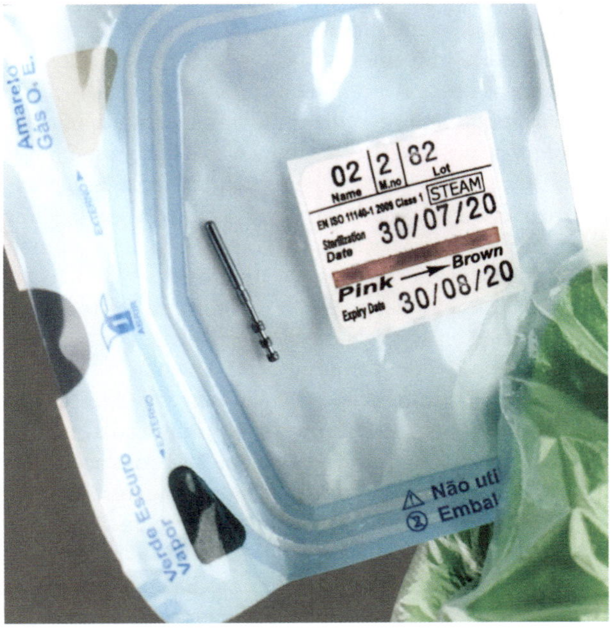

FIGURA 12 Ponta diamantada embalada individualmente após o processo de esterilização.

Soluções prévias para desinfecção não devem ser utilizadas, pois apresentam potentes oxidantes químicos que podem diminuir a ação desses instrumentos. Há relatos na literatura que indicam o uso único das pontas diamantadas e brocas ou pelo menos que sejam descartadas após cada três utilizações. A pressão exercida na estrutura dental por esses instrumentos que perdem a capacidade de desgaste ou corte, respectivamente, gera aquecimento levando a danos irreversíveis ao tecido pulpar.

CLAREAMENTO/BRANQUEAMENTO DENTÁRIO: COMO LIDAR COM OS RISCOS?

O clareamento dental é uma técnica simples e de fácil execução, se realizado corretamente não promove efeitos deletérios nas estruturas dentais e tecidos moles. Porém, não deve ser feito em mulheres grávidas ou amamentando devido à falta de dados científicos para esse tipo de situação clínica e em pacientes alérgicos à substância clareadora. Por ser um produto cáustico, pode causar danos como queimaduras que, dependendo do grau, podem virar pequenas aftas, ulcerações maiores e até perda de tecido gengival. Em casos de queimaduras, produtos neutralizantes devem ser aplicados, como o neutralize (neutralizante de peróxidos – FGM).

Nos clareamentos realizados em consultório, considerando a ação caústica do material, a proteção dos olhos do paciente e de toda equipe de trabalho, com óculos de proteção, é obrigatória. A proteção do tecido gengival deve ser feita com isolamento absoluto e amarrias com fio dental ou barreiras gengivais fotoativadas. Se for utilizada a barreira gengival, é importante observar de maneira indireta com espelhos bucais, em uma visão de incisal ou oclusal para cervical, se há regiões gengivais que não receberam a proteção. Outro cuidado importante é remover o gel, após o término do tratamento, com sugadores cirúrgicos de alta potência separados apenas para essa finalidade, evitando contato direto do produto com a cavidade bucal.

Pacientes que apresentam retrações gengivais, inflamações gengivais, lesões de cárie, trincas em esmalte ou má formação dentária por problemas congênitos devem ser tratados adequadamente antes de qualquer procedimento clareador. Nesses casos, a técnica de clareamento em consultório é a mais adequada por permitir maior controle da abrangência do gel clareador e proteção de áreas específicas com barreira gengival. A sensibilidade dentária pode aparecer durante o clareamento caseiro.

Apesar do intenso *marketing* verificado atualmente com o uso de fontes de luz, é importante refletir sobre a real necessidade e benefício dessas fontes de luz no clareamento em consultório. Inúmeros estudos têm mostrado que o uso de fontes de luz como LED, halógena ou *laser* (de argônio) não potencializa os resultados do procedimento clareador. Além disso, a associação com fontes luminosas pode gerar um aumento na temperatura intrapulpar, levando à maior sensibilidade. Alguns aparelhos de LED azul possuem pontos de laser infravermelho com o intuito de diminuir a sensibilidade gerada pelo clareamento dental. Recentemente o equipamento BMW foi lançado pela MMO com a promessa de clarear os dentes sem a utilização de gel, apenas por meio da luz violeta (LED violeta). Porém, não há pesquisas suficientes para comprovar a efetividade desse equipamento.

Para o clareamento interno, a presença de restaurações amplas, trincas estruturais, tratamento ortodôntico, transplante dental, cirurgia periodontal e histórico de traumatismo também são considerados riscos. A combinação do clareamento interno com histórico de trauma é o fator predisponente mais importante para a reabsorção radicular externa. A reabsorção radicular externa no terço cervical é um tipo de resposta inflamatória que ocorre pela difusão do peróxido que pode desnaturar as proteínas dentinárias, criando um tecido imunologicamente diferente e vulnerável a uma reação de corpo estranho, sendo reabsorvido pelos osteoclastos do ligamento periodontal. Frequentemente o processo de reabsorção é diagnosticado muitos anos após o tratamento clareador. Nesses casos, é imprescindível que o tampão cervical seja confeccionado para prevenir possíveis reabsorções e um curativo com hidróxido de cálcio PA seja mantido por 7 a 14 dias antes da restauração definitiva. Após a aplicação do material clareador no interior da câmara pulpar, 3 a 4 trocas com intervalos de uma semana são suficientes para obtenção do efeito clareador. Não há na literatura relato de casuística de reabsorção radicular externa após clareamento de dentes vitais.

QUAL O PAPEL DOS FABRICANTES DE PRODUTOS PARA O CONTROLE DE INFECÇÃO EM DENTÍSTICA?

O papel dos fabricantes de materiais odontológicos é fundamental para o controle de infecções. Todo produto a ser utilizado na odontologia deveria ser acompanhado de manual com instruções de uso e, principalmente, cuidados de conservação, indicando se o material pode ser esterilizado em autoclave e, caso não possa, como deve ser feita a desinfecção. Porém, essa não é a realidade da maioria dos produtos utilizados em odontologia. Desse modo, sempre é recomendável que o profissional estabeleça uma comunicação com os fabricantes, no sentido de buscar os protocolos de limpeza, desinfecção e esterilização mais adequados.

LASER NA DENTÍSTICA E O CONTROLE DE INFECÇÃO: COMO PROCEDER?

Os aparelhos de *laser*, assim como os fotoativadores são termossensíveis, não podem ser esterilizados, devendo ser tratados com desinfetantes de alto nível, como o ácido peracético; ou de nível intermediário, como o álcool 70%. Após limpeza e desinfecção, antes de cada utilização, o equipamento deve ser devidamente embalado com filmes plásticos.

QUE ESTRATÉGIAS DE PROTEÇÃO E DESINFECÇÃO DEVEM ESTAR ASSOCIADAS AO USO DAS LUPAS DE MAGNIFICAÇÃO?

As lupas de magnificação estão cada vez mais sendo empregadas em dentística para melhor visualização e atuação diante dos procedimentos diagnósticos e restauradores. Esses equipamentos usualmente não estão em contato com tecidos cutâneos ou mucosas, íntegros ou não, nem com fluidos corporais. Porém, são expostas ao bioaerossol gerado durante o tratamento. Alguns cuidados durante e após o atendimento estão descritos nos itens a seguir:

- A colocação do equipamento em posição deve ser realizada durante os passos de paramentação, anteriormente à colocação das luvas.
- O manuseio do equipamento durante o procedimento, seja para mudar o foco, aumentar a luz ou ainda acrescentar filtros, deve ser realizado pelo pessoal auxiliar ou pelo próprio profissional com luvas que não entraram em contato com os fluidos e tecidos orais do paciente. É necessário implementar o uso de sobreluvas ou a troca de luvas nessa etapa.
- Quando o equipamento é removido somente após o término do tratamento, o cirurgião-dentista deve remover as luvas, lavar as mãos e em seguida remover a lupa, que deve ser colocada em superfície limpa previamente à desinfecção. Mesmo quando utilizada com protetor facial, a desinfecção deve ser realizada.
- A desinfecção desse equipamento deve ser realizada semelhantemente às superfícies inanimadas do consultório, como cadeiras e superfícies de armários. Deve-se levar em consideração que a lupa apresenta lentes que não devem ser riscadas, com isso a utilização de toalhas de papel abrasivas deve ser evitada. Os cabos e acessórios utilizados (principalmente quando em associação com fotóforos) também devem ser desinfetados.

De acordo com um estudo realizado em uma universidade canadense, a utilização de procedimentos de desinfecção como recomendado pelo fabricante foi efetivo para controle bacteriano em lupas. Os protocolos de desinfecção foram realizados com lenços umedecidos com solução contendo vários agentes ativos, inclusive o ácido peracético (Exam-Vision). Esses lenços foram esfregados até as superfícies ficarem úmidas, deixando-as secando por 30 segundos, após esse tempo, o protocolo foi finalizado com a utilização de lenços limpos e secos. Esse estudo identificou as lupas como possíveis instrumentos de contaminação cruzada.

COMO MINIMIZAR OS RISCOS NA ODONTOLOGIA DIGITAL?

O desenvolvimento de novas tecnologias de escaneamento intraoral permitiu o desenvolvimento de sistemas de moldagem digital, baseado em sistemas de criação e produção auxiliada por computador. O fluxo digital completo pode ser um aliado no controle da biossegurança. As pontas de escaneamento devem ser higienizadas e esterilizadas. Os cabos devem ser submetidos à limpeza e esterilização.

QUIZ BIOSSEGURO

1. Em procedimentos cirúrgicos o manuseio do equipamento fotográfico deve:
   A. Ser feito por uma terceira pessoa.
   B. Ser feito pelo cirurgião-dentista usando sobreluva.
   C. Ser feito pela auxiliar.
   D. Não deve ser utilizado.

2. A formação de aerossóis quando se emprega isolamento absoluto da cabeça do paciente num raio de um metro diminui em:
   A. 50%.
   B. 60%.
   C. 70%.
   D. 80%.

3. Na remoção de restaurações de amálgama, caso haja contato da pele com mercúrio, deve-se proceder a lavagem da região com:
   A. Álcool.
   B. Água e sabão.
   C. Hipoclorito.
   D. Não deve haver nenhum cuidado especial.

4. O uso de soluções desinfetantes nas superfícies dentais pós-preparo cavitário é:
   A. Desnecessária.
   B. Diminui a redução bacteriana, sendo indispensável para o sucesso restaurador.
   C. Importante no aumento do selamento.
   D. Essencial para redução de microrganismos.

5. Após o uso de discos abrasivos de papel ou de polímero, para acabamento e polimento, eles devem ser:
   A. Esterilizados.
   B. Imersos em solução desinfetante.
   C. Lavados com água e sabão.
   D. Descartados.

JOGANDO LIMPO

Encontre as palavras no diagrama que preenchem as frases a seguir:

1. São produtos utilizados para a dispensação de gotas de adesivos de forma biossegura.
2. Materiais restauradores como as compostas, devem ter suas embalagens desinfetadas ou protegidas por barreira física. Além de serem manuseadas com sobreluvas pela(o) auxiliar.
3. O , assim como o fotoativador, é considerado produto semicrítico, devendo ser limpo, desinfetado e protegido com filme plástico.
4. Devido à exposição aos aerossóis produzidos durante alguns tratamentos em dentística, as de magnificação devem ser utilizadas de forma biossegura.
5. Pontas diamantadas e devem ser esterilizadas por calor, pois são produtos críticos.
6. Em virtude de sua ação corrosiva, os devem ser manipulados pela equipe de saúde sempre com EPI para proteção da pele e dos olhos.
7. A confecção e remoção de restaurações de exigem uma série de cuidados para minimizar a exposição ao mercúrio presente nesse material restaurador.

As palavras deste caça-palavras estão escondidas na horizontal, vertical e diagonal.

I	S	E	O	I	N	A	H	E	E	D	A	T	H	R	S	R	T
S	E	A	Á	A	T	G	L	R	H	F	L	M	E	Y	N	S	B
O	U	E	T	C	S	U	B	R	O	C	A	S	E	I	E	O	E
P	W	I	W	L	I	R	T	S	D	N	I	L	A	E	P	M	T
S	R	O	U	L	T	D	V	H	N	N	W	I	A	N	F	Y	E
D	A	S	O	O	T	Y	O	C	A	S	U	L	O	S	G	N	D
A	I	H	L	U	P	A	S	S	A	G	E	A	B	T	E	H	B
D	A	E	O	D	E	A	S	U	U	E	A	R	A	Y	A	R	T
O	H	F	T	Y	O	A	L	B	N	E	D	H	U	L	T	A	E
N	U	P	I	H	S	M	H	O	G	O	N	I	B	S	A	I	I
A	M	Á	L	G	A	M	A	N	E	Y	H	E	S	N	S	T	W
Y	L	T	A	O	V	E	I	S	C	U	I	K	L	I	U	E	R

BIBLIOGRAFIA

1. Almeida JCF, Prado AKS, Silva WC, Pedrosa SF, Moura MAO, Chaves RF, et al. Contaminação de resinas compostas em consultórios odontológicos. Rev Odontol Brasil Central. 2010;19(50):211-15.
2. Amaral HP, Mello AMD, Moraes GF, Silva FB. Contaminação de resinas compostas: revisão de literatura. Rev Gestão & Saúde. 2016,15(2): 6.
3. Anais do Simpósio Amálgama Dental. São Paulo: São Paulo; 2014. 8p.
4. Banerjee A, Frencken JE, Schwendicke F, Innes NPT. Contemporary operative caries management: consensus recommendations on minimally invasive caries removal. Br Dent J. 2017;223(3):215-22.
5. Bin-Shuwaish MS. Effects and effectiveness of cavity disinfectants in operative dentistry: a literature review. J Contemp Dent Pract. 2016;17(10):867-79.
6. Bjorndal L, Larsen T. Changes in the cultivable flora in deep carious lesions following a stepwise excavation procedure. Caries Res. 2000;34(6):502-8.
7. Borges FM, de Melo MA, Lima JP, Zanin IC, Rodrigues LK. Antimicrobial effect of chlorhexidine digluconate in dentin: In vitro and in situ study. J Conserv Dent. 2012;15(1):22-6.
8. Chhabra M, Greenwell AL. Effect of repeated sterilization on the tensile strength of rubber dam clamps. Pediatr Dent. 2018;40(3):220-3.
9. Cochran MA, Miller CH, Sheldrake MA. The efficacy of the rubber dam as a barrier to the spread of microor-

ganisms during dental treatment. J Am Dent Assoc. 1989;119(1):141-4.
10. Corralo DJ, Maltz M. Clinical and ultrastructural effects of different liners/restorative materials on deep carious dentin: a randomized clinical trial. Caries Res. 2013;47(3):243-50.
11. Costa CA, Ribeiro AP, Giro EM, Randall RC, Hebling J. Pulp response after application of two resin modified glass ionomer cements (RMGICs) in deep cavities of prepared human teeth. Dent Mater. 2011;27(7):158-70.
12. Costa CA, Riehl H, Kina JF, Sacono NT, Hebling J. Human. Pulp responses to in-office tooth bleaching. Oral Surg Oral Med Oral Pathol Oral Radiol Endod. 2010;109(4):59-64.
13. da Rosa WLO, Lima VP, Moraes RR, Piva E, da Silva AF. Is a calcium hydroxide liner necessary in the treatment of deep caries lesions? A systematic review and meta-analysis. Int Endod J. 2019;52(5): 588-603.
14. Dahlke WO, Cottam MR, Herring MC, Leavitt JM, Ditmyer MM, Walker RS. Evaluation of the spatter-reduction effectiveness of two dry-field isolation techniques. J Am Dent Assoc;2012,143:1199-204.
15. Dammaschke T, Leidinger J, Schafer E. Long-term evaluation of direct pulp capping--treatment outcomes over an average period of 6.1 years. Clin Oral Investig. 2010;14(5):559-67.
16. Ersin NK, Aykut A, Candan U, Onçağ O, Eronat C, Kose T. The effect of a chlorhexidine containing cavity disinfectant on the clinical performance of high viscosity glass-ionomer cement following ART: 24-month results. Am J Dent. 2008;21:39-43.
17. Farag A, van der Sanden WJM, Abdelwahab H, Mulder J, Frencken JE. 5 year survival of ART restorations with and without cavity disinfection. J Dent. 2009;37:468-74.
18. Garland KV, Lane CLK. Infection control policy for dental technologies. Decisions in Dentistry. 2018;4(10):2.
19. GBPD. Continuar ensinando amálgama? Belém: Simpósio GBPD; 2015.
20. Harrel SK, Molinari J. Aerosols and splatter in dentistry: a brief review of the literature and infection control implications. J Am Dent Assoc. 2004;135(4):429-37.
21. Huang PY, Masri R, Romberg E, Driscoll CF. The effect of various disinfectants on dental shade guides. J Prosthet Dent. 2014;112(3):613-7.
22. Loguercio AD, Stanislawczuk R, Polli LG, Costa JA, Michel MD, Reis A. Influence of chlorhexidine digluconate concentration and application time on resin-dentin bond strength durability. Eur J Oral Sci. 2009;117(5):587-96.
23. Maran BM, Burey A, de Paris Matos, T, Loguercio AD, Reis A. In-office dental bleaching with light vs. without light: A systematic review and meta-analysis. J Dent. 2018;70:1-13.
24. Mendonça MJD. Novas técnicas de desinfecção de moldes em odontologia – avaliação da eficácia microbicida e da precisão dimensional de modelos. [Doutorado]. Piracicaba: Universidade de Campinas; 2010.
25. Mickenautsch S, Yengopal V, Banerjee A. Pulp response to resin-modified glass ionomer and calcium hydroxide cements in deep cavities: A quantitative systematic review. Dent Mater. 2010;26(8):761-70.
26. Miller CH, Palenik CJ. Infection control and management of hazardous materials for the dental team. Cambridge: Elsevier Health Sciences; 2018.
27. Murray PE, About I, Lumley PJ, Smith G, Remusat R, Franquin J-C, et al. Postoperative pulpal and repair responses. J Am Dent Assoc. 2000;131(3):321-9.
28. Paula AB, Laranjo M, Marto CM, Paulo S, Abrantes AM, Casalta-Lopes J, et al. Direct pulp capping: what is the most effective therapy? Systematic Rev Meta-Analysis. J Evid Dent Pract. 2018;18:298-314.
29. Peng X, Xu X, Li Y, Cheng L, Zhou X, Ren B. Transmission routes of 2019-nCoV and controls in dental practice. Int J Oral Sci. 2020;12:9.
30. Raedel M, Hartmann A, Bohm S, Konstantinidis I, Priess HW, Walter MH Outcomes of direct pulp capping: interrogating an insurance database. Int Endod J. 2016;49(11):1040-7.
31. Samaranayake LP, Reid J, Evans D. The efficacy of rubber dam isolation in reducing atmospheric bacterial contamination. ASDC J Dent Child. 1989;56(6):442-4.
32. Santos DT, Dias KRHC, dos Santos MPA. Amálgama dental e seu papel na Odontologia atual. Rev Bras Odont. 2016;73(1):64.
33. Schwendicke F, Brouwer F, Schwendicke A, Paris S. Different materials for direct pulp capping: systematic review and meta-analysis and trial sequential analysis. Clin Oral Investig. 2016;20(6):1121-32.
34. Schwendicke F, Frencken JE, Bjørndal L, Maltz M, Manton D, Ricketts D, et al. Managing carious lesions: consensus recommendations on carious tissue removal. Adv Dent Res. 2016;28(2):58-67.
35. Shorey R, MooreK. Clinical digital photography: implementation of clinical photography for everyday practice. J Calif Dent Assoc. 2009;37(3):179-83.
36. Tewari S, Tewari S. Assessment of coronal microleakage in intermediately restored endodontic access cavities. Oral Surg Oral Med Oral Pathol Oral Radiol Endod. 2002;93(6):716-9.
37. Vasileva R, Kolarov R, Nikolov N. Protocol for sterile conditions using dental photography. J Med Dent Pract. 2017;4(1):8.
38. Wang Y, Li C, Yuan H, Wong MCM, Zou J, Shi Z, et al. Rubber dam isolation for restorative treatment in dental patients. Cochrane Database of Syst Rev. 2016;9:1-30.
39. Xu R, Cui B, Duan X, Zhang P, Zhou X, Yuan Q. Saliva: potential diagnostic value and transmission of 2019-nCoV. Int J Oral Sci. 2020;12(1):11.
40. Zinelis S, Margelos J. In vivo fracture of a new rubber-dam clamp. Int Endod J. 2002;35(8):720-3.
41. Zwicker DH, Price RB, Carr L, Li YH. Disinfection of dental loupes: A pilot study. J Am Dent Assoc. 2019;150(8):689-94.

17

BIOSSEGURANÇA EM REABILITAÇÃO ORAL COM PRÓTESES DENTÁRIAS

Ana Clara Soares Paiva Torres
Annie Karoline Bezerra de Medeiros
Adriana da Fonte Porto Carreiro
Fábio Barbosa de Souza

OBJETIVOS DE APRENDIZAGEM
O QUE VOCÊ VAI APRENDER NESTE CAPÍTULO:

1. Conhecer e aplicar procedimentos de limpeza e desinfecção em reabilitação oral.
2. Compreender a importância da comunicação e do estabelecimento de rotinas para controle de infecção na clínica odontológica e no laboratório de prótese.

BIOSSEGURANÇA EM REABILITAÇÃO ORAL: QUAL O PANORAMA ATUAL?

Assim como nas demais áreas da clínica odontológica, na reabilitação oral e mais especificamente na reabilitação protética, as recomendações de biossegurança devem ser cumpridas rigorosamente no sentido de proteger os profissionais e de prevenir contaminação cruzada entre a equipe profissional, os usuários e vice-versa.

Todos os itens que entrarem em contato com a cavidade bucal do paciente devem ser esterilizados, caso seja possível, ou limpos e desinfetados antes do envio dos trabalhos para os laboratórios. Para o funcionamento seguro desse trânsito, recomenda-se desinfecção dos moldes, modelos e próteses antes de enviá-los para o laboratório, bem como, quando retornam para a clínica odontológica. Nesse sentido, o conjunto de ações para proteger a equipe e os pacientes em um ambiente clínico que siga boas práticas ergonômicas e de controle de riscos biológicos, químicos e físicos também deve se estender aos laboratórios protéticos, que devem promover a limpeza e a desinfecção de todos os itens enviados para o consultório odontológico.

Além disso, durante as sessões de atendimento clínico, todos os instrumentais, assim como pontas diamantadas, brocas para acabamento e polimento e instrumentos específicos para ajustes, devem ser rigorosamente esterilizados e, quando termossensíveis, devidamente desinfetados.

Apesar da importância do tema, diversos estudos evidenciam carência no cumprimento de boas práticas de biossegurança no que concerne ao atendimento reabilitador e no relacionamento com os laboratórios de prótese, os quais apresentam um potencial de contaminação cruzada (Figura 1).

A partir da década de 1980, com a disseminação do HIV, houve grande avanço na elaboração e no cumprimento dos protocolos de biossegurança. No entanto, diversas pesquisas

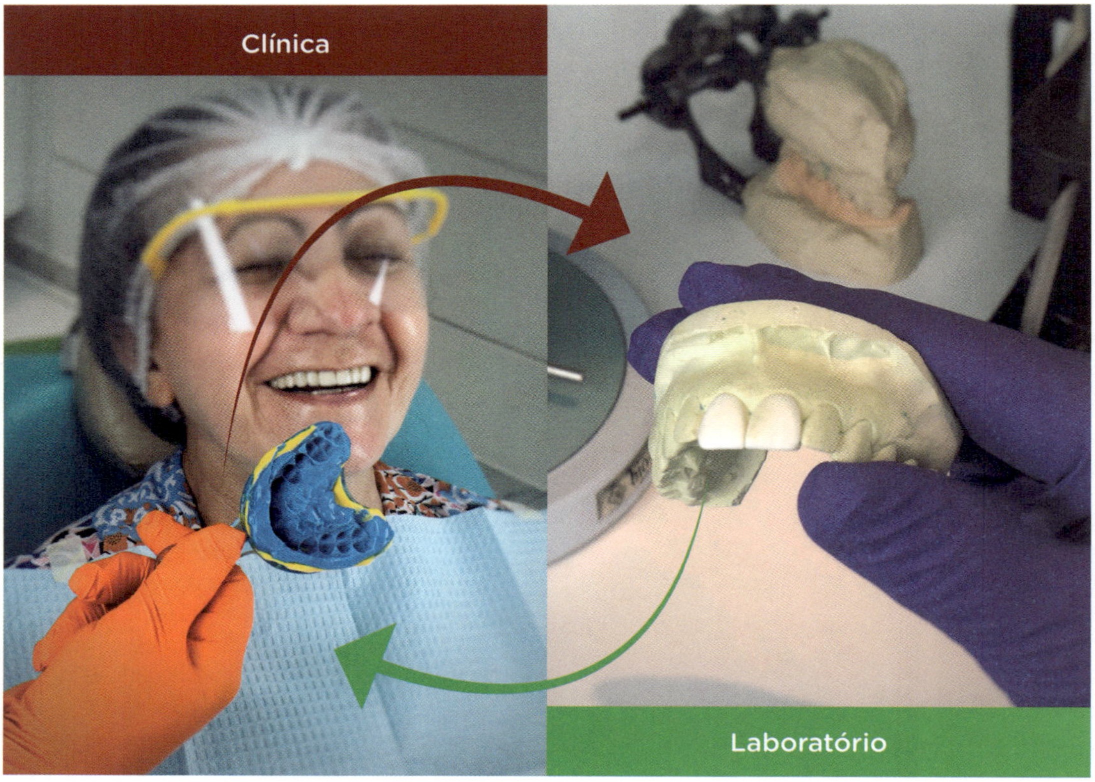

FIGURA 1 Intersecção entre o ambiente clínico e laboratorial, no qual se instala um ciclo de contaminação que pode ser fonte de infecções, sendo necessária a adoção de medidas de controle de infecção.

registraram que ainda há necessidade de maior adesão por parte dos profissionais envolvidos. Espera-se que após a pandemia do SARS-CoV-2 haja maior conscientização por parte dos profissionais no sentido de adotarem tais práticas. Associado a isso, o avanço tecnológico na confecção de próteses dentárias tem possibilitado a substituição do fluxo convencional pelo digital, o que reduz significantemente o risco de contaminação entre a clínica e o laboratório de prótese.

Com o objetivo de facilitar o entendimento sobre as principais temáticas relacionadas à biossegurança na reabilitação em prótese, o texto a seguir será dividido em três eixos: a clínica odontológica, intersecção clínica-laboratório e o laboratório de prótese.

CLÍNICA ODONTOLÓGICA

O que precisamos saber sobre os EPI durante os atendimentos em reabilitação oral?

O uso dos equipamentos de proteção individual (EPI) está entre as principais formas de garantir a segurança dos profissionais de odontologia e dos pacientes. Tais equipamentos protegem ambos dos riscos no contato com sangue e/ou outros fluidos e partículas. Os EPI recomendados para os atendimentos em reabilitação oral não devem ser diferentes dos usados para execução de atendimento odontológico em geral. O uso de jaleco/avental, sapatos fechados, gorro, máscara/respirador e óculos de proteção são recomendados. Mais recentemente, durante a pandemia do novo coronavírus, o uso de protetor facial passou a integrar o equipamento de biossegurança com mais notoriedade. Esse EPI tem uma grande utilidade nos procedimentos que envolvem desgaste e produção de partículas, uma vez que promoverá uma barreira física capaz de proteger a face do profissional como um todo.

Nesse sentido, destaca-se que, mesmo durante a confecção de trabalhos manuais no consultório sem a presença de pacientes, como durante a realização de desgastes de resina acrílica e confecção de enceramentos ou outros, os EPI também devem ser utilizados.

QUAIS OS RISCOS RELACIONADOS A MOLDEIRAS, MOLDES E MODELOS?

A obtenção de impressões dentárias pode representar uma fonte potencial de contaminação cruzada entre as clínicas odontológicas e laboratórios protéticos. Os moldes podem ser contaminados por saliva, sangue e biofilme do paciente, que podem contaminar, de forma cruzada, os modelos de gesso feitos a partir desses moldes e/ou outras superfícies e instrumentos com os quais mantiverem contato. Nesse sentido, a esterilização das moldeiras e desinfecção dos moldes e modelos deve fazer parte de uma rotina essencial, que visa proteger todas as pessoas que lidam com moldagens ou vazamentos contra a exposição a doenças. Entre os microrganismos que poderiam estar associados a esses procedimentos e consequentemente gerar infecções estão o *Mycobacterium tuberculosis, Streptococcus, Staphyloccus, Escherichia coli,* além dos vírus da hepatite B, hepatite C, herpes e HIV. Os materiais de moldagem expostos a saliva e sangue infectados fornecem fontes significativas de tais agentes infecciosos. A seguir, um protocolo adequado para desinfeção de moldeiras, moldes e modelos será descrito.

COMO REALIZAR A CORRETA LIMPEZA DE MOLDEIRAS E A DESINFECÇÃO SEGURA NOS MOLDES E MODELOS?

Segundo a classificação de Spaulding, os produtos para saúde podem ser classificados com relação ao risco de contaminação em: críticos, semicríticos e não críticos. Para obtenção de moldes e, posteriormente, dos modelos, as moldeiras são utilizadas como meios para o carregamento do material de moldagem para a boca do paciente. Esses instrumentos são classificados como semicríticos, uma vez que entram em contato com as secreções orgânicas (saliva), e/ou mucosa íntegra, sem invadir o sistema vascular. Nesse contexto, as moldeiras e todo o instrumental utilizado na etapa de moldagem devem estar previamente esterilizado (ou ter sido submetido a uma desinfecção de nível intermediário) e o consultório, limpo e desinfetado, para evitar contaminação cruzada pela presença das secreções orgânicas sobre os instrumentais e pela produção de bioaerossóis durante os procedimentos.

As moldeiras (sejam elas metálicas ou de plástico), por entrarem em contato com a mucosa bucal, devem ser esterilizadas a cada uso. Os moldes e modelos, por sua vez, estão enquadrados como produtos para saúde incompatíveis com a esterilização disponível no ambiente odontológico (autoclave). Desse modo, o método de descontaminação indicado será a desinfecção, processo capaz de destruir os microrganismos patogênicos, sem que haja, necessariamente, a eliminação de esporos.

Moldeiras

O ato de moldar envolve a necessidade de obter a reprodução das arcadas dentárias, dentes e estruturas adjacentes. Embora seja um passo operatório normalmente realizado em áreas sem solução de continuidade, a presença de sangue e outros fluidos deve ser considerada. Isso é necessário porque, usualmente, o paciente pode apresentar injúrias traumáticas na mucosa, levando à contaminação por sangue, além da saliva.

A maioria das moldeiras disponíveis no mercado, sejam elas plásticas ou metálicas, são autoclaváveis, o que permite o procedimento de esterilização. Moldeiras que não possam ser esterilizadas a cada uso devem ser desconsideradas. O processo de esterilização deve ser realizado após procedimentos de moldagem ou qualquer contato da moldeira com a mucosa bucal do paciente.

Porém, para que a esterilização seja eficaz, uma limpeza criteriosa precisa ser previamente realizada (Figura 2).

Os resquícios de material de moldagem e gesso precisam ser removidos por meio de lavagem manual com detergente neutro ou alcalino. O uso de uma escova de cabo longo e cerdas de *nylon* é recomendado para retirar sujidades em reentrâncias e furos, que frequentemente acumulam restos de material de moldagem e/ou gesso.

É preferível que as moldeiras sejam limpas imediatamente após a remoção dos modelos de gesso, para evitar que os resquícios de materiais fiquem ressecados e mais difíceis de serem removidos. Porém, caso isso ocorra, recomenda-se deixar as moldeiras imersas em solução desincrustante, como detergente enzimático que apresente essa ação, pelo tempo recomendado pelo fabricante. Não é aconselhável utilizar instrumentais (como espátulas e facas para gesso) com essa finalidade, pois pode causar ranhuras e danificar a superfície das moldeiras. Banhos ultrassônicos também oferecem excelente limpeza para instrumentos de aço inoxidável com sujidades e, se disponível, o uso da cuba de limpeza ultrassônica pode ser uma vantagem. Ao optar por moldeiras do tipo plásticas, o cirurgião-dentista deve atentar-se para a classificação de sensibilidade térmica. As autoclaváveis devem ser preferidas, pois poderão passar pelo ciclo de limpeza e esterilização.

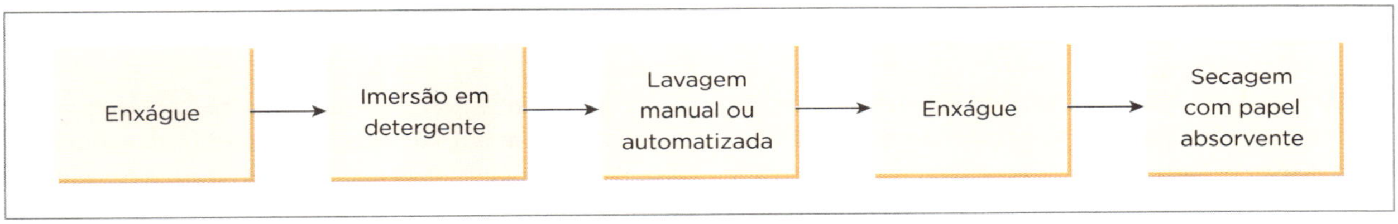

FIGURA 2 Sequência de etapas para a correta limpeza das moldeiras antes da esterilização.

ATENÇÃO

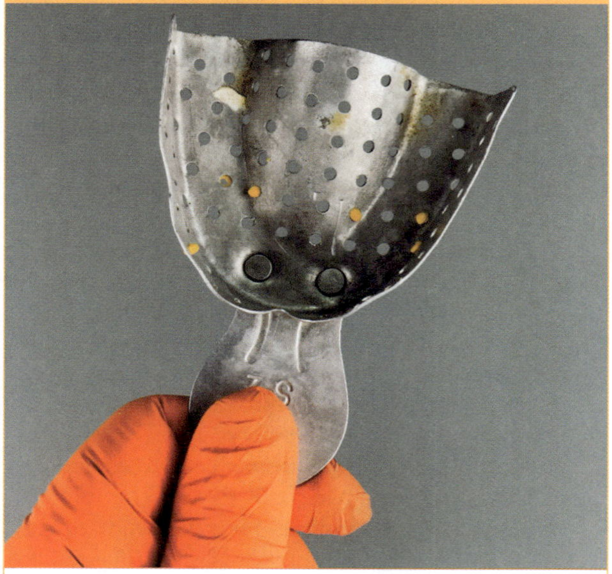

As moldeiras devem ser limpas imediatamente após a remoção dos modelos de gesso, para evitar que os resquícios de materiais fiquem ressecados e mais difíceis de serem removidos. Porém, caso isso ocorra, recomenda-se deixar as moldeiras imersas em solução desincrustante, como detergente enzimático que apresente essa ação, pelo tempo recomendado pelo fabricante.

Durante todo o processamento desse material, é indispensável que o profissional esteja com o EPI adequado: máscara, óculos de proteção ou protetor facial, gorro, luvas e avental.

Uma atenção específica deve ser fornecida para a desinfecção de moldeiras individuais confeccionadas em resina acrílica, que não podem ser esterilizadas. Essas moldeiras são confeccionadas sobre modelos, que devem estar previamente desinfetados. Após o tempo de presa da resina acrílica e antes dos desgastes para ajuste, acabamento e polimento das moldeiras, elas devem ser desinfetadas por meio da fricção com álcool 70%. Antes do uso no paciente e cada vez que a moldeira precisar ser colocada ou retirada do modelo, esse procedimento deve ser repetido.

Moldes

Além de as moldeiras estarem previamente esterilizadas, é preciso garantir também que os moldes e modelos sejam desinfetados, a fim de diminuir o risco de contaminação cruzada. Os moldes são os resultados imediatos do procedimento de moldagem e são cópias, em negativo, dos arcos dentários e estruturas dentárias e de tecido mole correspondente. Após obtenção, o próximo passo operatório a ser realizado é do tipo laboratorial e deve ser realizado no próprio consultório odontológico ou no laboratório de prótese. Essa opção varia principalmente de acordo com o tipo de material de moldagem e com o objetivo da obtenção do molde. Contudo, em ambas as situações, previamente ao vazamento, será necessário realizar a desinfecção do molde. Como a desinfecção química é um fenômeno superficial, é importante que, antes do contato com o desinfetante, a superfície dos moldes seja lavada para remover detritos visíveis para que a ação da solução desinfetante seja maximizada. Recomenda-se a lavagem em água corrente com a finalidade de remoção de todo material orgânico superficial, como saliva e sangue. A lavagem em água corrente elimina apenas parcialmente a carga bacteriana, viral e fúngica, não eliminando o risco de infecção potencial. A aplicação de jatos de ar para remover o excesso de água deve ser evitada porque implica na geração de aerossóis e aumenta o risco de contaminação.

Considerando o fato de que os moldes são sensíveis à deformação em altas temperaturas, a desinfecção deve ser considerada. A seleção do material desinfetante e método de aplicação (tempo e forma de exposição) sobre moldes envolve uma variável adicional à eficácia do método desinfetante. Recomenda-se a seleção de desinfetante de nível intermediário ou alto. O método de desinfecção também deve ser bem avaliado. Sempre que possível, a desinfecção por imersão, em oposição a aspersão, deve ser considerada o procedimento mais seguro, pois todas as superfícies são igualmente cobertas pela solução desinfetante. A Figura 3 ilustra as etapas para realização da descontaminação (limpeza + desinfecção) de moldes odontológicos.

A porosidade de alguns materiais de moldagem pode propiciar a penetração de microrganismos que não seriam alcançados com desinfecção por *spray*. Contudo, observa-se que essa decisão deve considerar a superfície sobre a qual esse agente desinfetante será utilizado e a possibilidade de alteração dimensional ou das propriedades mecânicas dos materiais. Além disso, a seleção do produto também deverá levar em consideração as características dos produtos saneantes descritas no Capítulo 10. Nesse contexto, devido à variedade de agentes químicos que pode ser usada eficazmente para desinfecção dos moldes, cada tipo de agente deve ser usado com prudência, de acordo com as instruções do fabricante e também com o potencial de ação sem causar prejuízo à forma tridimensional dos materiais odontológicos. A Tabela 1 ilustra os materiais e métodos recomendados para a desinfecção de moldes de acordo com o material de moldagem.

É importante destacar que a prática da realização do bochecho com antissépticos bucais e profilaxia previamente ao procedimento de moldagem podem reduzir significativamente a quantidade de microrganismos nos moldes obtidos. Desse modo, é uma prática extremamente

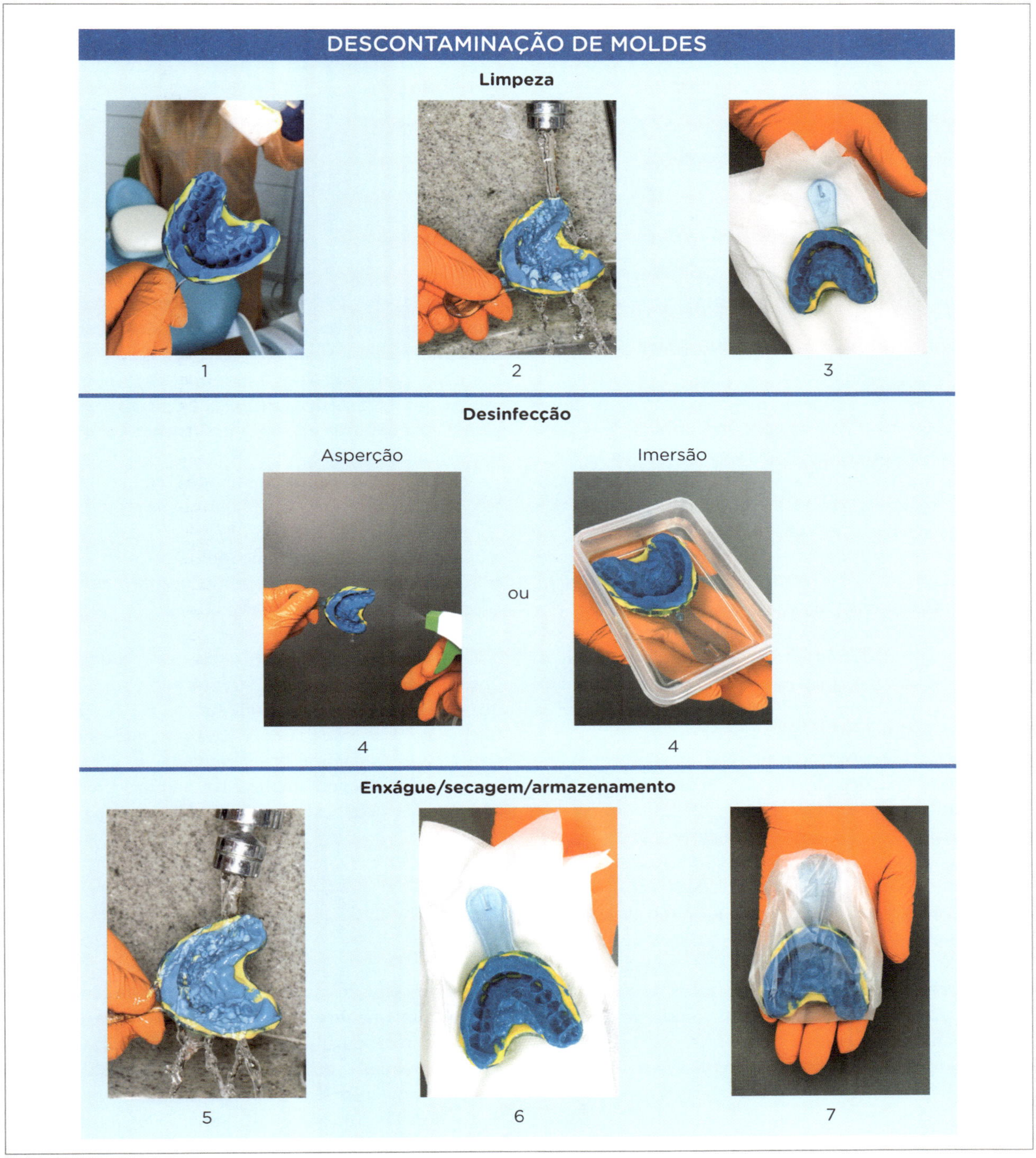

FIGURA 3 Etapas de limpeza e métodos de desinfecção para moldes odontológicos. Limpeza: molde após a moldagem (1); limpeza em água corrente (2); secagem com papel toalha (3). Desinfecção – aspersão: borrifamento + envolvimento do molde com gaze embebida no desinfetante + acondicionamento em recipiente fechado pelo tempo recomendado pelo fabricante do desinfetante (4). Desinfecção – imersão: imersão + condicionamento pelo tempo recomendado pelo fabricante do desinfetante (4); enxágue (5); secagem (6); armazenamento (7).

TABELA 1 Protocolo de desinfecção para materiais de moldagem

Material de moldagem	Desinfetante	Método
Alginato Poliéter	Hipoclorito de sódio 1%.	Borrifar sobre todo o molde e armazenar em um recipiente fechado por 10 minutos.
Siliconas Pasta zinco-enólica	Hipoclorito de sódio 1%.	Imersão por 10 minutos.
Siliconas	Ácido peracético 0,2%.	Imersão por 5 minutos.
Silicona por adição	Peróxido de hidrogênio 3%.	Imersão por 10 minutos.

aconselhada, com o objetivo de minimizar a contaminação cruzada.

Recentemente, outros promissores protocolos de desinfecção têm sido propostos. Entre eles está a desinfecção com gás ozônio. A exposição ao ozônio gasoso pode ser uma forma de reduzir a carga microbiana. A eficácia desse método em relação às alternativas já mencionadas ainda está sendo melhor avaliada. Além da possibilidade de uso do ozônio na forma gasosa, a água ionizada também tem sido abordada como um agente desinfetante com efeito antibacteriano. Estudos têm demonstrado bons resultados de desinfecção em moldes contaminados com *P. aeruginosa, S. aureus* e *C. albicans*. Outra alternativa é a desinfecção por ultravioleta (UV). Câmaras UV seriam uma forma eficaz de destruir microrganismos sem o uso de produtos químicos. Estudos com esse método demonstraram que a desinfecção pela luz UV não causou nenhum impacto significativo na estabilidade dimensional dos moldes.

O processo de desinfecção, no geral, não deve promover alterações nas propriedades de precisão e estabilidade. Com os protocolos mencionados, essas características permanecem praticamente inalteradas e a maioria dos autores na literatura concorda que qualquer alteração dimensional relacionada a esses procedimentos de desinfecção não tem significância clínica. A responsabilidade de garantir que moldes sejam descontaminados e desinfetados antes de enviá-los aos laboratórios protéticos é do cirurgião-dentista, que também deve informar aos técnicos do laboratório sobre o *status* da desinfecção, assim como será discutido na parte final deste capítulo.

Modelos

Os moldes, assim como visto anteriormente, se contaminados com saliva e sangue do paciente, podem propiciar contaminação cruzada para os modelos de gesso feitos sobre eles. Esses modelos, por sua vez, podem transportar microrganismos, que podem se espalhar para outras áreas no consultório odontológico e no laboratório durante a manipulação, como durante o corte desses modelos. Nesse sentido, ainda que os moldes tenham sido desinfetados adequadamente, podem ser contaminados novamente durante os procedimentos clínicos e laboratoriais subsequentes. Muitos métodos foram experimentados para desinfetar modelos de gesso. Esses métodos incluem a pulverização do desinfetante no modelo, imersão em solução desinfetante, incorporação de desinfetantes na preparação dos modelos e também desinfecção por micro-ondas. Da mesma forma que os moldes, a desinfecção dos modelos deve ser efetiva, porém, mantendo a integridade superficial e as propriedades mecânicas.

Nesse sentido, dentre os métodos seguros para desinfecção de modelos, recomendamos os seguintes:

- Imersão em hipoclorito de sódio 0,5% por 30 minutos.
- Irradiação por micro-ondas durante 3 minutos na potência de 900 W, 2450 MHz.

Além disso, recomenda-se proceder a desinfecção dos modelos somente após 24 horas do vazamento para que o gesso adquira resistência suficiente para manter-se íntegro durante a desinfecção. Dessa forma, qualquer alteração observada durante a desinfecção estará dentro de limites aceitáveis, sem implicar em prejuízo à reprodução adequada de detalhes.

COMO PROCEDER EM RELAÇÃO ÀS MOLDAGENS DIGITAIS E MODELOS IMPRESSOS?

Assim como foi discutido anteriormente, moldagens são constantemente utilizadas em consultórios odontológicos para reproduzir detalhes dos arcos dentários, tecidos moles e relações com tecidos adjacentes. Considerando o avanço tecnológico dos *scanners* odontológicos, os moldes e modelos convencionais podem, em circunstâncias específicas e de acordo com a disponibilidade e indicação do uso dessa tecnologia, ser substituídos pela aquisição de imagens ou arquivos digitais, a partir de moldes, modelos ou diretamente da boca do paciente. Esses arquivos são compartilháveis entre clínicas e laboratórios e podem ser aplicados para diferentes finalidades, como planejamentos e impressões. Nesse sentido, atualmente, os fluxos de trabalho podem ser: (1) convencional, realizado por processos de moldagem, materiais de impressão e confecção de modelos de gesso; ou (2) digitais, sendo parcialmente digitalizado (com escaneamento de moldes ou modelos de gesso) ou totalmente digital, quando se utilizam *scanners* intraorais e impressão de modelos de trabalho.

Os *scanners* podem ser do tipo laboratoriais, usados no laboratório para escaneamento de moldes, modelos e outros artigos, ou intraorais. No caso do uso de *scanners* intraorais, a extremidade do *scanner* intraoral (ponteira) é removível e, assim como os demais instrumentais odontológicos, deve ser limpa e autoclavada (Figura 4).

As instruções de cada fabricante devem ser observadas, principalmente no tocante à quantidade de ciclos de autoclave que as ponteiras podem suportar. Além de inúmeras vantagens mencionadas na literatura, do ponto de vista da biossegurança, se disponível, o custo-benefício dessa tecnologia deve ser avaliado e seu uso deve ser considerado. Quando modelos impressos forem produzidos, o material utilizado deve ser considerado e também deverão passar por processos de desinfecção com fricção com gaze e álcool 70% após terem contato com bases de prova, estruturas metálicas ou outros artigos e trabalhos protéticos que por ventura tenham entrado em contato com a boca do paciente. Como os procedimentos de moldagem convencional demandam maior contato com a cavidade oral, os mesmos apresentam maior risco biológico quando comparado aos realizados no fluxo digital. Assim, reabilitações orais conduzidas por fluxo totalmente digital proporcionam maior controle da biossegurança.

POSSO GUARDAR E REUTILIZAR AS MOLDEIRAS QUE FORAM "APENAS" USADAS PARA PROVA E NÃO SERVIRAM POR TEREM TAMANHO INADEQUADO?

As moldeiras odontológicas normalmente utilizadas para realização de moldagens têm uso corriqueiro e recorrente, uma vez que são artigos utilizados em diversas especialidades e tipos de tratamento. Estão disponíveis no mercado em uma variedade de materiais, formas e tamanhos. A escolha dessas moldeiras pode ser guiada pelo material do qual são feitas, como plástico, alumínio ou inox; pelas características de superfície (lisas ou perfuradas); pelo formato das bordas; tamanho e extensão; e outros. Devido a essa variação nas opções de uso, recomenda-se que a indicação específica de cada tipo de moldeira, principalmente em relação ao tipo de material de moldagem a ser utilizado, seja bem conhecida, a fim de eliminar provas desnecessárias.

Considerando a diversidade de forma e tamanho das moldeiras, pode ser difícil escolher a moldeira mais apropriada em algumas situações e, devido a isso, será necessário prová-las na boca do paciente antes da moldagem propriamente dita. Para evitar que várias moldeiras sejam manuseadas durante essa seleção, a prova pode ser iniciada por uma moldeira de tamanho médio, assim será mais fácil decidir sobre a necessidade de trocá-la por uma de tamanho maior ou menor. Além disso, as referências da moldeira utilizada também podem ser registradas junto ao prontuário clínico do paciente para que, diante da necessidade de nova moldagem, a etapa de seleção da moldeira possa ser abreviada. As moldeiras provadas e não utilizadas devem ser processadas novamente (lavagem + esterilização). A fim de otimizar a rotina de processamento e esterilização, recomenda-se ainda que as moldeiras sejam embaladas individualmente e esterilizadas separadamente. Dessa forma, o reprocessamento completo do kit de moldeiras será evitado.

Preparos dentários

Os guias de transferência para preparos devem passar por algum processo de descontaminação específico?

De acordo com o objetivo do guia, ele pode ser confeccionado em diferentes materiais. Normalmente, os guias de transferência do preparo, planejado sobre o modelo em deli-

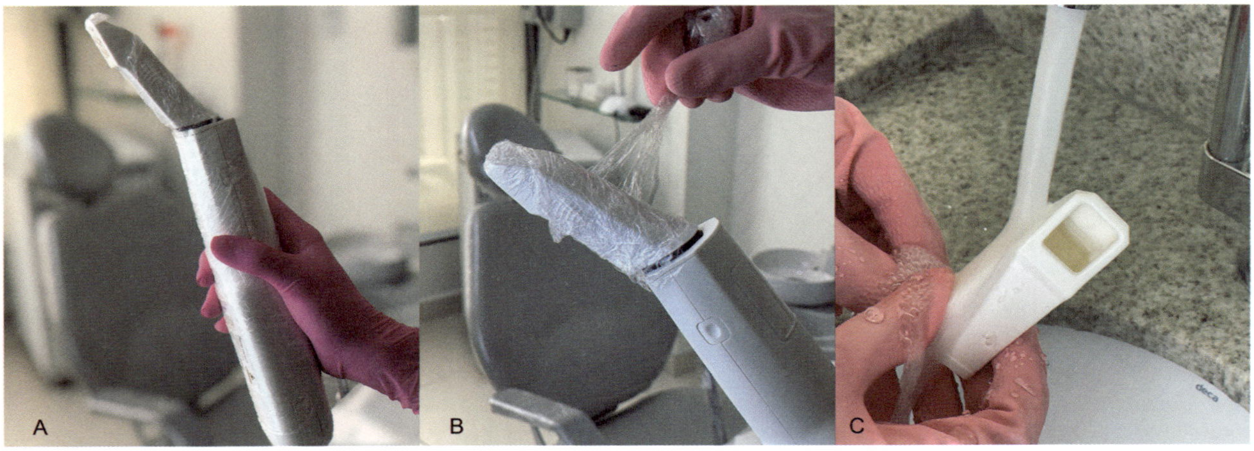

FIGURA 4 *Scanner* intraoral após utilização protegido com barreiras (A); remoção de barreira e desmontagem após uso (B); ponteira submetida ao processo de limpeza (C) para posterior esterilização.

neador para boca do paciente em prótese parcial removível, são confeccionados de resina acrílica. Para estes, deve-se proceder a desinfeção sob imersão em hipoclorito de sódio 1%, durante 10 minutos; ou com álcool 70% por meio da fricção de todas as superfícies com gaze. Considerando o fato de que o guia terá superfícies internas irregulares, por serem as que ficaram em contato com as áreas oclusais e ameias no modelo durante a etapa de confecção, o método de imersão deve ser o preferido.

Para os preparos em prótese fixa, os guias são confeccionados em silicone de adição ou condensação. Para desinfecção, deve-se proceder seguindo-se o mesmo protocolo utilizado para moldes descrito na Tabela 1, que pode ser a imersão por 10 minutos em hipoclorito de sódio 1%, seguido de lavagem em água corrente.

Registro maxilomandibular

O que fazer com instrumentais usados na sessão de ajuste dos planos de orientação, mas que não vão diretamente na boca do paciente?

A sessão de ajuste dos planos de orientação normalmente requer a utilização de instrumentos acessórios. Alguns desses instrumentos, como a régua de Fox, normalmente confeccionados em alumínio anodizado ou em polímero, são autoclaváveis. Outros, como as espátulas usadas para ajustes dos planos de orientação, também devem seguir o mesmo protocolo de esterilização descrito para instrumentais de uso odontológico. Apesar desses instrumentais não entrarem em contato direto com a boca do paciente, o toque nos planos de orientação que são inseridos e removidos da cavidade oral propiciam a contaminação. Nesse sentido, não é recomendo apenas desinfetar, mas sim esterilizar esses instrumentos. Portanto, não há necessidade de separá-los de forma a dispensar a esterilização. Mesmo as espátulas de gesso em aço inoxidável e cabo plástico estão disponíveis em formato e material que permitem exposição a ciclo de esterilização. As instruções do fabricante devem ser sempre observadas. Quando confeccionados em material termo sensível, esses instrumentais podem ser submetidos à limpeza com água e sabão neutro, seguida de enxágue, secagem e desinfecção, fazendo-se fricção com gaze embebida em álcool etílico 70%.

Como minimizar a contaminação cruzada nos casos de devolução da base de prova ao modelo seguida de reinserção na cavidade bucal?

Os planos de orientação utilizados para ajuste e registro das relações maxilomandibulares, em uma enorme variedade de casos e tratamentos, são confeccionados a partir da união de rodetes normalmente confeccionados de cera 7 à bases de prova de resina acrílica. Devido à natureza desses materiais, não é possível esterilizar a base de prova. Contudo, durante a sessão de ajuste, pode ser necessário inserir a base de prova na cavidade bucal do paciente e assentá-la novamente sobre o modelo sucessivas vezes. Assim, cada vez que a base for removida da boca para assentamento sobre o modelo, deve-se executar lavagem com água e sabão e desinfecção com álcool 70% por meio de fricção com gaze. Uma nova desinfecção com fricção com álcool 70% deve ser realizada antes da devolução da base de prova para boca. Essa dinâmica deve repetir-se quantas vezes forem necessárias. Ao final do atendimento, deve-se limpar novamente as bases com água e sabão e proceder a desinfeção assim como já descrito. Os modelos também devem ser desinfetados antes de serem enviados ao laboratório de prótese.

Provas clínicas

O que fazer com os trabalhos do tipo "dentes montados em cera" antes de provar na boca do paciente?

Devido ao alto risco de contaminação cruzada e exposição ocupacional que pode ocorrer durante os procedimentos invasivos e não invasivos na clínica odontológica, o controle de infecções por meio de procedimentos biosseguros deve permear todas as etapas clínicas – e laboratoriais – no tratamento reabilitador, incluindo as provas clínicas de dentes montados em cera.

Essa fase da reabilitação corresponde a um importante procedimento clínico, seja na prótese total ou na prótese parcial removível. Ela permite conferir se os arranjos estéticos e as relações oclusais foram corretamente obtidas na etapa de ajuste dos planos de orientação e registro maxilomandibular, além de permitir a aprovação do paciente quanto à perspectiva estética do tratamento.

Nessa etapa, os dentes artificiais são presos às bases de prova (geralmente confeccionadas em resina acrílica auto ou termopolimerizável) com ceras apropriadas para a montagem dos dentes, que apresentam rigidez satisfatória à temperatura ambiente, porém são flexíveis e pegajosas quando aquecidas. Na prótese parcial removível (PPR), os dentes montados em cera estão acoplados também a uma infraestrutura obtida a partir de uma liga metálica, composta de grampos, conectores, apoios e sela.

Esses dispositivos entram em contato com a mucosa bucal, classificando-se como itens semicríticos, o que exige a realização de desinfecção de nível intermediário a alto após a realização de uma limpeza minuciosa. Como cabe ao dentista a responsabilidade pela desinfecção dos dispositivos protéticos que transitam entre a clínica e o laboratório, ao receber os dentes montados em cera do laboratório, o dentista deve realizar a sua descontaminação juntamente aos modelos de gesso correspondentes, numa área específica de recepção de materiais. A autoclavagem não é recomendada nesse caso, por causa da presença de materiais termossensíveis, como resina acrílica e ceras odontológicas.

Assim como na descontaminação de moldes e modelos de gesso, a desinfecção de dentes montados em cera visa remover os microrganismos das superfícies sem afetar a precisão e a qualidade superficial e pode ser realizada, quimicamente, por imersão em soluções ou por aspersão. A desinfecção por imersão garante que todas as superfícies sejam expostas à solução, sem apresentar o risco de geração de aerossóis ocasionados pela desinfecção por *spray* ou aspersão. Esse último, além de apresentar essa desvantagem, também pode não alcançar todas as reentrâncias dos dispositivos protéticos e não promover uma desinfecção eficiente. Por esse motivo, a desinfecção por imersão deveria ser a primeira opção. Contudo, não há estudos disponíveis na literatura que forneçam respaldo quanto à segurança da imersão de dentes montados em cera no tocante à preservação das características estruturais e dimensionais dos materiais, como a cera, os dentes artificiais e a resina empregada nas bases de prova. Desse modo, a desinfecção por aspersão de desinfetante e acondicionamento em recipiente fechado corresponde ao método usualmente mais recomendado.

Para que a desinfecção seja eficaz, procedimentos prévios de limpeza manual são necessários caso haja sujidades visíveis, como resquícios de gesso e/ou poeira. Uma escova com cerdas de *nylon*, para fricção com detergente neutro, pode ser empregada apenas para essa finalidade. Em seguida, o dispositivo protético deve ser enxaguado em água corrente e seco com papel absorvente, para então ser realizada a desinfecção.

Um desafio específico ao desinfetar aparelhos protéticos refere-se à interação potencial entre os componentes dos dispositivos e a solução desinfetante. Por exemplo, foi demonstrado que manchas e corrosão podem ocorrer nas estruturas de liga de cobalto e cromo após a exposição a soluções à base de hipoclorito com concentração de cloro acima de 500 ppm. Outros desinfetantes, como o peróxido de hidrogênio, oxidam artigos metálicos. Assim, nessa perspectiva, é importante que as recomendações dos fabricantes sejam lidas atentamente. Além disso, todos os EPI recomendados para manipulação de compostos químicos (como jaleco/avental, luvas, máscaras e óculos de proteção) devem ser utilizados corretamente, bem como a adoção de precauções no ambiente de trabalho.

Diante da gama de possibilidade de agentes desinfetantes que podem ser empregados para a biossegurança na prova clínica dos dentes em cera, cabe ao profissional selecionar aquele que mais se adequa à sua realidade de aquisição, manipulação e acondicionamento.

O hipoclorito de sódio a 1% vem sendo empregado há muitos anos e com bons resultados na desinfecção de moldes e modelos de gesso. Também é recomendado para desinfecção de rodetes de cera por meio da aspersão sobre todas as superfícies. Porém, seu uso não deve ser estendido a estruturas metálicas de PPR, por causa do risco de corrosão e manchamento. O peróxido de hidrogênio também apresenta uso limitado. Dessa forma, a desinfecção dos dentes montados em cera de PPR pode ser obtida pela fricção tripla com álcool líquido 70%. O ácido peracético pode ser empregado caso sejam incorporados anticorrosivos na solução.

Na Tabela 2, estão resumidas as opções de desinfecção dos dentes montados em cera.

TABELA 2 Opções de desinfecção para dentes montados em cera, de acordo com a presença ou ausência de infraestrutura metálica

Dentes montados em cera	Agente desinfetante	Modo de desinfecção	Tempo	Protocolo após desinfecção
Prótese total e PPR provisória (sem infraestrutura metálica)	Hipoclorito de sódio a 1%	Borrifar sobre todas as superfícies	Acondicionar em saco plástico descartável por 10 minutos	Enxágue em água corrente Secagem Acondicionamento
		Imersão	10 minutos	Enxágue em água corrente Secagem Acondicionamento
	Ácido peracético a 0,2%	Imersão	5 a 15 minutos	Enxágue em água corrente Secagem Acondicionamento
	Peróxido de hidrogênio 3 a 7,5%	Imersão	30 minutos	Enxágue em água corrente Secagem Acondicionamento
PPR com infraestrutura metálica	Álcool a 70%	Fricção tripla	-	Esperar a volatilização Não é necessário enxágue

PPR: prótese parcial removível.

Realizado o procedimento de desinfecção, caso seja necessário, o dispositivo protético será enxaguado em água corrente por, pelo menos, 15 segundos, seco com papel absorvente descartável e devidamente acondicionado em um recipiente limpo com tampa, armazenado em um local seco e arejado. Recomenda-se que a solução desinfetante seja descartada a cada uso.

O processo de desinfecção também deve ser realizado após a prova clínica dos dentes de cera, antes de ser enviada ao laboratório, na área devidamente designada para isso.

COMO DESCONTAMINAR FACETAS E COROAS ANTES DE PROVÁ-LAS?

Antes de realizar os procedimentos para limpeza e descontaminação de facetas e coroas é importante esclarecer junto ao laboratório quais procedimentos eles já realizaram. Além disso, a forma de envio das peças deve impedir que estejam expostas a retenção de mais impurezas. As peças devem ser enviadas em frascos individuais e com proteção contra impacto. No consultório, os protocolos de tratamento e limpeza das peças cerâmicas normalmente variam com o tipo de cerâmica utilizado e com sua classificação em ácido-sensíveis ou ácido-resistentes. Dentre as técnicas de limpeza mais utilizadas estão: aplicação de ácido fosfórico 37% (na superfície interna), *spray* de ar e água, solução de bicarbonato de sódio e/ou banho ultrassônico. No caso de incorporação de banho em cuba ultrassônica, a água destilada está entre as soluções mais comumente utilizadas. Para realizar a desinfecção, basta proceder a fricção das superfícies com álcool etílico 70%.

ESTRUTURAS METÁLICAS: QUE PRODUTO UTILIZAR PARA DESINFETAR?

Durante as fases do tratamento reabilitador, as provas clínicas se fazem necessárias, seja na prótese parcial removível ou na prótese fixa. Apesar de na maioria das situações a mucosa apresentar-se íntegra, injúrias e traumatismos podem causar sangramento gengival e danos teciduais, que podem funcionar como potencial porta de entrada para patógenos.

Nessa perspectiva, numa área específica de recepção de materiais, as estruturas metálicas de PPR e as infraestruturas metálicas de próteses fixas precisam ser desinfetadas adequadamente antes de serem provadas no paciente e após a prova, para serem encaminhadas aos laboratórios. E cabe ao cirurgião-dentista a responsabilidade pela execução desses procedimentos, a fim de quebrar a cadeia de transmissão de infecções no ambiente clínico.

Conforme discutido anteriormente, um desafio ao desinfetar aparelhos protéticos refere-se à interação potencial entre os componentes dos dispositivos e a solução desinfetante. No caso de estruturas metálicas, deve-se evitar soluções à base de hipoclorito com concentração de cloro acima de 500 ppm, pois pode causar manchas e corrosão nas estruturas de liga de cobalto e cromo. Outros desinfetantes, como o peróxido de hidrogênio, oxidam artigos metálicos. Logo, é importante que as recomendações dos fabricantes sejam lidas atentamente.

A imersão corresponde à primeira opção de escolha e deve ser realizada após um enxágue prévio em água corrente. Se houver resquícios de gesso, outros materiais ou poeira, deve ser feita uma limpeza com detergente neutro e água, seguida por fricção com escova de cabo longo e cerdas de nylon. Após um novo enxágue e secagem com papel absorvente, os itens são submetidos à desinfecção química, conforme orientações da Tabela 3, a seguir.

Ajustes: acabamento e polimento

Como atuar de forma segura com os kits de acabamento e polimento?

Procedimentos de acabamento e polimento de restaurações, sejam elas diretas ou indiretas, e de aparelhos protéticos são essenciais para alcançar a estética adequada e dar condições para uma correta higienização por parte do paciente. Uma variedade de instrumentos é comumente usada para essa etapa, como brocas carbides, pontas diamantadas de granulação fina, pontas e taças de borracha impregnadas com abrasivos, tiras e discos abrasivos e pastas de polimento (Figura 5).

Alguns fabricantes defendem o descarte das pontas de borracha após cada paciente para fins de controle de infecção e não oferecem recomendações de processamento. Contudo, alguns outros fabricantes informam que os ma-

TABELA 3 Protocolo de desinfecção para infraestruturas de próteses removíveis e fixas

Dispositivo	Agente desinfetante	Modo de desinfecção	Tempo	Protocolo
Infraestrutura metálica (PPR) *Copings* metálicos	Álcool 70%.	Fricção tripla.	-	Esperar a volatilização. Não é necessário enxágue.
	Ácido peracético a 0,2% (com anticorrosivo).	Imersão.	5 a 15 minutos.	Enxágue em água corrente. Secagem. Acondicionamento.

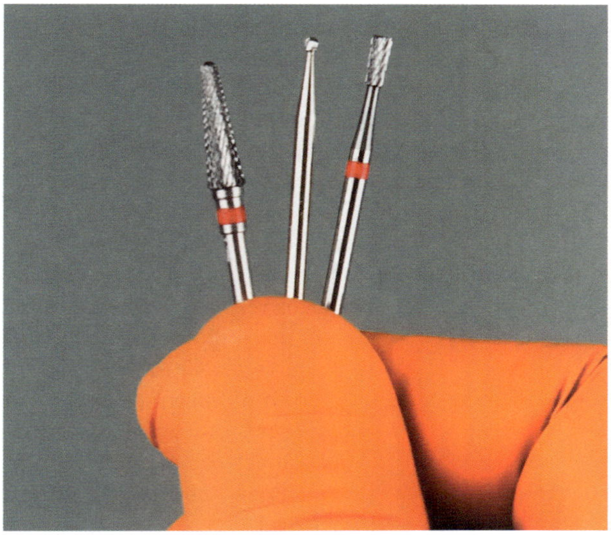

FIGURA 5 Pontas utilizadas na prática clínica odontológica

teriais podem ser autoclavados. Assim, o primeiro passo no processamento desses materiais é o profissional se certificar de que eles podem ser submetidos à esterilização em autoclave. Conforme já discutido em outros capítulos, a esterilização deve ser sempre a primeira opção para materiais de uso odontológico que não são descartáveis.

Especificamente na área de prótese dentária, pontas de acabamento e polimento para peça reta são empregadas na prótese total, na prótese parcial removível e na prótese fixa, como na confecção de provisórios em resina acrílica. São itens que muitas vezes são negligenciados quanto à limpeza, desinfecção ou esterilização. As pontas de acabamento são compostas geralmente por uma base de silicone ou borracha impregnada por abrasivos de diversas granulações. Atualmente, a maioria desses itens são autoclaváveis e devem ser devidamente processados entre um paciente e outro.

Aos itens que não podem ser submetidos à esterilização, estudos demonstram que a desinfecção por imersão em ácido peracético a 0,2% foi eficaz na redução de microrganismos, sem afetar a capacidade de polimento, composição e morfologia da superfície de pontas de acabamento e polimento à base de borracha. Dessa maneira, a desinfecção química de alto nível pode ser empregada como uma opção viável à esterilização.

As pontas utilizadas no atendimento devem ser removidas das peças de mão e dispensadas num recipiente com detergente enzimático pelo tempo recomendado pelo fabricante. Em seguida, devem ser lavadas com leve fricção, enxaguadas e submetidas à secagem com papel absorvente. Após inspeção visual, as pontas devem ser embaladas para posterior esterilização (se autoclaváveis) ou submetidas à desinfecção química. Ao optar pela desinfecção, deve-se aplicar o produto saneante. Após enxágue, as pontas de acabamento devem ser secas com papel absorvente descartável e devidamente acondicionadas em embalagens individuais ou em kits separados para cada atendimento clínico. Quando as brocas e pontas de peça reta forem acondicionadas em estojos específicos para tal fim, os estojos também devem ser lavados e a limpeza também deve contemplar os orifícios de recepção das hastes metálicas.

PONTAS DO TIPO FELTRO: COMO PROCEDER?

As pontas do tipo feltro são frequentemente empregadas para polimentos de próteses e provisórios fora da boca. Isso algumas vezes pode causar a confusão de que não seria necessária sua esterilização ou descontaminação. No entanto, como qualquer dispositivo que entra em contato com a mucosa bucal, deve ser devidamente descontaminado. As pontas utilizadas no seu acabamento e polimento também devem estar devidamente esterilizadas ou desinfetadas no seu primeiro uso, antes de cada atendimento. Esse controle de infecção é indispensável para diminuir as chances de infecção cruzada.

Como durante provas e ajustes inserimos e removemos os dispositivos protéticos da boca do paciente muitas vezes, a descontaminação das peças a cada remoção inviabilizaria o tempo de atendimento clínico. Assim, após o uso, as pontas de polimento devem ser corretamente limpas e submetidas ao processo de esterilização, se autoclaváveis. Sempre que possível, devemos dar preferência à aquisição de itens que apresentem essa especificação.

O grande desafio para esse tipo de instrumento está na lavagem, que provavelmente não vai conseguir limpar corretamente todo o instrumento. Se a limpeza é duvidosa, os processos de desinfecção ou esterilização subsequentes não podem ser confiáveis. Nesse sentido, a recomendação para as pontas de feltro quase sempre irão recair para o uso único, com posterior descarte (ver Curtindo a Biossegurança).

Como dica, sugere-se que kits de acabamento e polimento sejam montados individualmente para cada tipo de procedimento a ser realizado, o que evita a exposição desnecessária de pontas que não serão utilizadas a possíveis aerossóis gerados durante o atendimento.

Processamento de produtos

Esterilização ou desinfecção de espátulas: como decidir?

Mesmo que frequentemente não entrem em contato direto com a mucosa bucal, as espátulas são manuseadas pelo profissional durante fases de ajustes de planos de orientação, moldagens funcionais, prova clínicas de dentes em cera e confecção de provisórios, o que representa risco potencial de contaminação cruzada no consultório odonto-

CURTINDO A BIOSSEGURANÇA

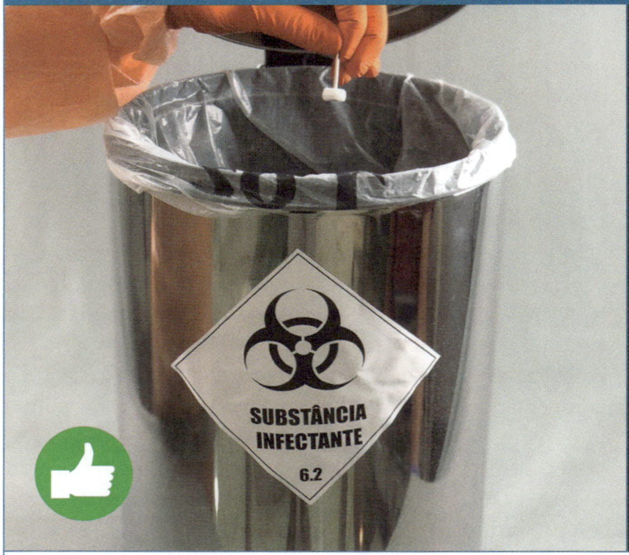

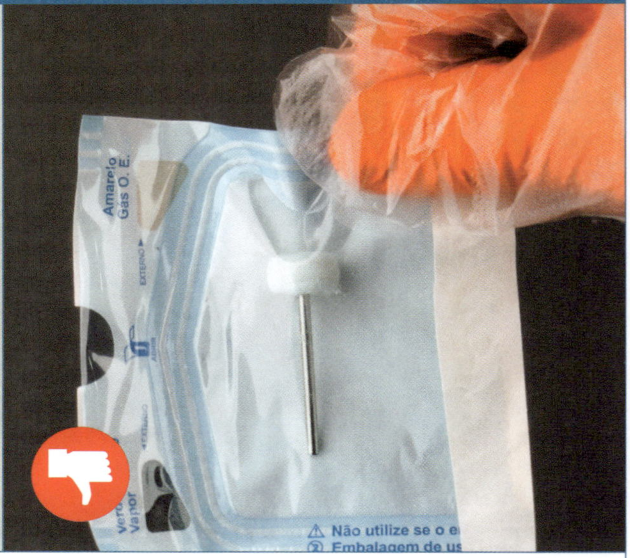

Muitos instrumentos odontológicos são de difícil limpeza devido a presença de áreas inacessíveis ao processo de remoção de sujidades. Por conta disso, garantir a esterilização de produtos como discos de feltro é tarefa quase impossível. Assim, quando utilizados, a conduta digna de *like* sempre será o uso único seguido de descarte. Proceder a esterilização desse item é manobra que colocará em risco os pacientes a serem atendidos, comprometendo o controle de infecção na clínica odontológica.

lógico. Logo, a recomendação é que, se as espátulas forem termorresistentes, elas devem ser esterilizadas sempre.

Para tanto, deve-se proceder uma limpeza criteriosa a fim de remover sujidades, resquícios de gesso, resina acrílica, cera e demais detritos que fiquem aderidos à superfície do material. Resquícios de cera podem ser removidos mais facilmente após o aquecimento da espátula e remoção com papel descartável. As espátulas podem ser imersas em solução enzimática com ação desincrustante pelo tempo recomendado pelo fabricante, seguido de limpeza manual, com detergente e sabão. A utilização de cuba ultrassônica nessa etapa de imersão da espátula em detergente enzimático pode ser também uma opção. Após novo enxágue, as espátulas devem ser secas e embaladas em papéis do tipo grau cirúrgico, para posterior esterilização.

Espátulas de manipulação de gesso normalmente são confeccionadas em aço inox e possuem cabo plástico. A maior parte delas pode passar por ciclo de esterilização. Essas devem ser preferidas em detrimento das termossensíveis. Já as espátulas para manipulação de alginato frequentemente apresentam materiais plásticos em sua composição, seja total ou parcialmente, o que impede a sua esterilização em autoclave. Por serem frequentemente manipuladas por técnicos ou auxiliares, o risco de contaminação é menor, apesar de existir. Dessa forma, faz-se necessária sua adequada desinfecção após cada uso. Para esses casos, uma desinfecção de nível intermediário é suficiente. Assim, após realizada lavagem com água e sabão, o álcool 70% pode ser utilizado como a primeira opção para desinfecção das espátulas plásticas. O método de aplicação se dá por meio de fricção tripla. O ácido peracético a 0,2% também pode ser utilizado para desinfecção desses artigos. Na Figura 6 pode ser observado o passo a passo de limpeza e desinfecção.

Para manipulação de gesso e alginato, cubas de borracha normalmente são utilizadas. A maior parte dessas cubas não é autoclavável. Devido a isso, devem ser apenas desinfetadas. Antes disso, o excesso dos resquícios de material manipulado deve ser removido e dispensando. Logo após, as cubas devem ser lavadas e limpas com água e sabão. Depois de secas, podem ser desinfetadas por meio da fricção com álcool 70%.

O que fazer com as brocas para peça reta? Esses itens também devem ser esterilizados?

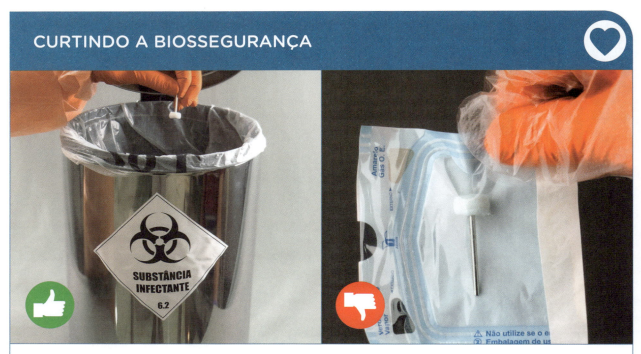

Brocas, como são frequentemente chamadas as fresas de carboneto de tungstênio para peça reta, são itens confeccionados primordialmente para uso laboratorial, cuja apli-

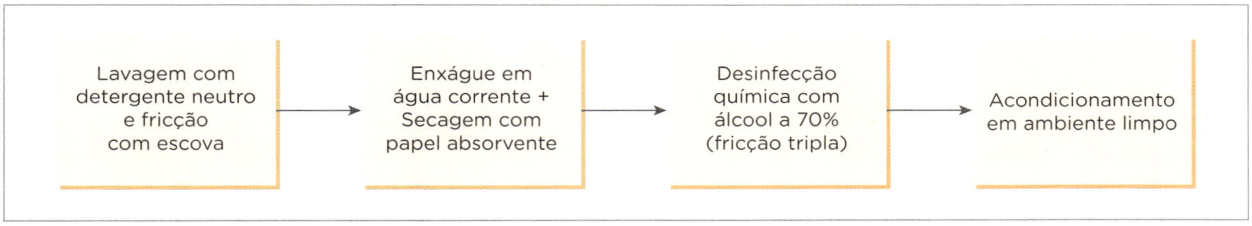

FIGURA 6 Processo de lavagem e desinfecção de espátulas não esterilizáveis.

cabilidade se estende a ajustes em resinas, ligas metálicas, cerâmicas e gesso, a depender do tipo de topografia e corte.

No entanto, na especialidade da prótese, essas fresas são utilizadas para diversos procedimentos clínicos, como ajustes de moldeiras individuais, bases de prova, confecção de provisórios e ajustes de próteses totais, fixas e parciais removíveis em fase de prova, instalação e controle. Mesmo que seu uso não seja realizado diretamente na cavidade oral, como as pontas diamantadas de alta e baixa rotação, elas entram em contato com dispositivos contaminados por fluidos orais, como saliva e, às vezes, sangue. Dessa maneira, precisam receber atenção criteriosa no correto processamento, a fim de quebrar a cadeia de contaminação inerente aos procedimentos odontológicos.

Se as fresas forem autoclaváveis, conforme informação prestada pelo fabricante, após cada uso, elas devem ser esterilizadas. Antes, precisam ser limpas para que detritos sejam removidos. No espaço reservado para o processamento de materiais, as lâminas das brocas devem ser lavadas com uma escova com cerdas firmes de *nylon* ou bronze (Figura 7), enxaguadas e, em seguida podem ser imergidas em limpador ultrassônico, por 5 minutos, com agente de limpeza. Em seguida, as brocas devem ser enxaguadas, secas com papel absorvente e armazenadas em local livre de umidade. Alguns fabricantes, recomendam que antes de esterilizar, as brocas devem ser mergulhadas em solução inibidora de corrosão (nitrato de sódio a 1%), para minimizar efeitos corrosivos causados pelo procedimento de esterilização.

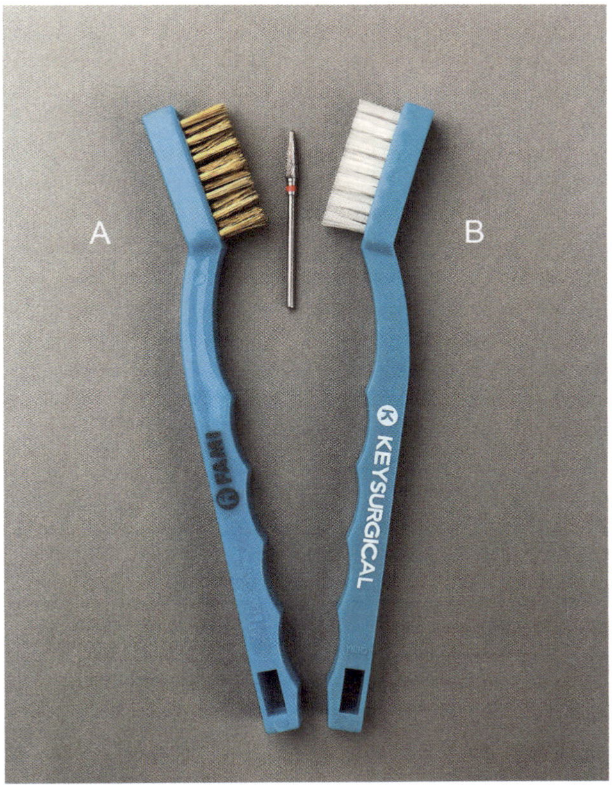

FIGURA 7 Escovas com cerdas em metal (A) e em nylon (B) para limpeza de fresas.

O que fazer com itens e materiais acessórios, assim como pincéis, pastas e outros?

Materiais como vaselina e pastas para polimento devem ser proporcionados na forma de porção única para que só possam ser utilizados uma vez. A cada novo paciente uma porção suficiente deve ser novamente providenciada. Nunca se deve devolver material não utilizado para o recipiente original. O remanescente deve ser dispensado.

Lápis cópia ou grafites usados para marcações de dentes ou mucosas devem ter suas superfícies cobertas com barreiras plásticas protetoras que devem ser descartadas a cada uso. As pontas desses lápis devem ser feitas ou "consumidas" antes do próximo uso.

Durante a aplicação de adesivos ou pastas marcadoras diretamente em boca ou sobre peças protéticas, como estruturas metálicas, planos de orientação, moldeiras ou outros, por exemplo, uma quantidade suficiente do líquido ou pasta deve ser dispensada sobre uma placa de vidro ou pote *dappen* estéril. Caso o frasco do produto possua pincel próprio, o mesmo não deve ser utilizado como aplicador diretamente no dispositivo protético, pois, ao ser reinserido no frasco, causaria a contaminação do produto. Um pincel descartável ou microaplicador descartável deve ser utilizado para este fim. No caso dos pincéis utilizados para manuseio de resina acrílica, devem ter o excesso de resina removido e depois podem passar por processo de desinfecção com ácido peracético a 0,2%.

Como desinfetar equipamentos como delineador e articulador?

O risco de contaminação existe por meio de infecções transmitidas de diversas maneiras, incluindo principalmente o contato direto com lesões, secreções infecciosas, aerossóis, contato interpessoal e também por meio do contato indireto com microrganismos sobre instrumentos e superfícies rígidas contaminadas.

Equipamentos como delineador e articulador idealmente não devem ser mantidos sobre as bancadas nos consultórios odontológicos. Dessa maneira, se guardados em armários fechados, estarão menos expostos ao risco de contaminação devido à deposição de microrganismos que podem ser espalhados sobre os equipamentos durante o uso da turbina de alta rotação, por exemplo (Figura 8).

No momento em que houver necessidade de utilização desses equipamentos, os modelos que serão montados no articulador ou analisados no delineador já deverão estar descontaminados, conforme visto anteriormente. Após o manuseio dos equipamentos, eles devem ser desinfetados de acordo com as substâncias indicadas para aplicação sobre suas partes, sejam elas de metal e/ou plástico, antes de serem acondicionados.

As pistolas para inserção de materiais devem ser desinfetadas? Como? Onde acondicioná-las?

As pistolas ou dispensadores para inserção de materiais de moldagem como elastômeros ou outros como resina bisacrílica são compostas por material do tipo plástico. Durante o atendimento clínico, podem ser manuseadas tanto pela equipe de apoio, por exemplo, pelo auxiliar ou técnico de saúde bucal, como pelos cirurgiões-dentistas.

A fim de minimizar a contaminação desses equipamentos, as pistolas devem ser carregadas com os cartuchos apropriados por uma das pessoas da equipe de apoio, devido ao fato de não terem contato direto com as secreções e fluidos do paciente. Além disso, esses dispensadores podem ser protegidos por plástico filme para diminuir o contato da superfície plástica com fluidos ou outras substâncias orgânicas que possam estar nas luvas do profissional que realizará a moldagem.

As pontas misturadoras servem apenas para proporcionar mistura de forma prática e homogênea. As pontas aplicadoras servem para aplicação mais precisa dos materiais e podem ter contato ainda mais próximo com fluidos e

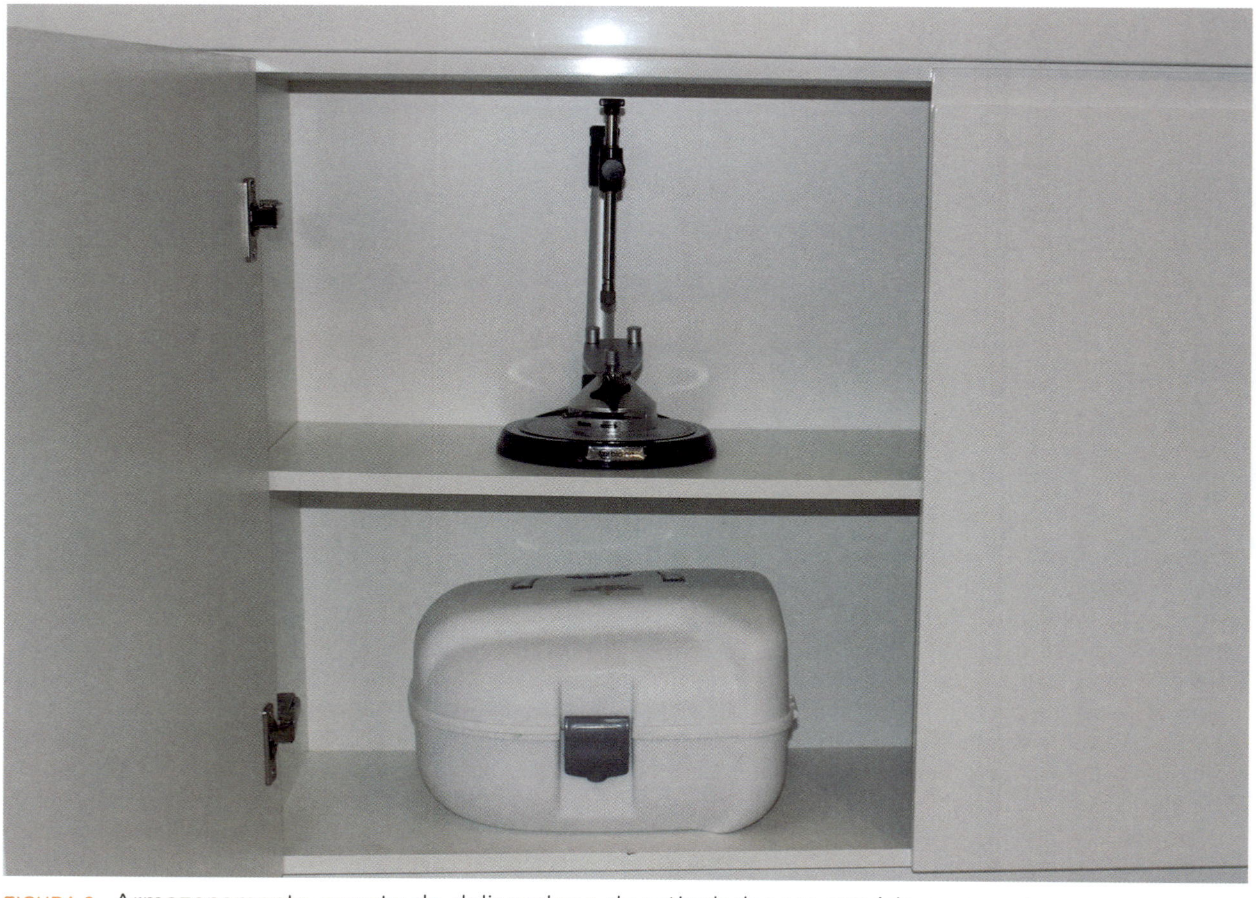

FIGURA 8 Armazenamento correto do delineador e do articulador em armário com porta.

secreções. Ambas são descartáveis e devem ser dispensadas junto ao lixo contaminado após o uso.

A pistola em si, após ter a proteção com plástico filme removida, deve ser lavada em água corrente e sabão caso tenha tido contato com matéria orgânica. Depois disso, devem ser desinfetadas com álcool 70% por meio de fricção com gaze. O mesmo deve ser feito com os cartuchos utilizados, que devem ser previamente fechados com a tampa apropriada, a fim de evitar o contato da substância desinfetante com o material no interior do cartucho (Figura 9).

Como controlar a contaminação cruzada a partir de escalas de cor de dentes e de gengiva?

Escalas de cor de dentes e de gengiva estão dispostas na forma de amostras individuais de cada opção disponível.

Escala de cor de dentes

As escalas de cor de dentes vêm dispostas com hastes metálicas e/ou plásticas que retém em suas extremidades os dentes em resina ou cerâmica em diferentes opções de cor. O manuseio dessas hastes deve ser mínimo. Nesse sentido, para minimizar o risco de contaminação, devem ser retiradas da escala pela auxiliar e entregues ao cirurgião-dentista para teste. Durante a avaliação, o toque da escala com fluidos orais deve ser evitado. Após a utilização, devem ser higienizadas por meio de fricção com álcool 70%. Substâncias desinfetantes à base de hipoclorito de sódio devem ser evitadas, principalmente no caso das escalas com hastes metálicas.

Caso um aparelho com sensor digital seja utilizado para seleção de cor, o mesmo deve ser protegido com barreira plástica, especialmente na parte do cabo, usado para apreensão por parte do cirurgião-dentista. A ponta calibradora, por sua vez, deverá ser protegida com capas plásticas protetoras trocadas a cada uso. As instruções sobre partes autoclaváveis e substâncias de desinfecção que não danifiquem a superfície do aparelho devem ser observadas no manual de cada fabricante.

Escala de cor de gengiva

As escalas que possibilitam um manuseio mais seguro são as que ofertam o item com a cor teste de forma

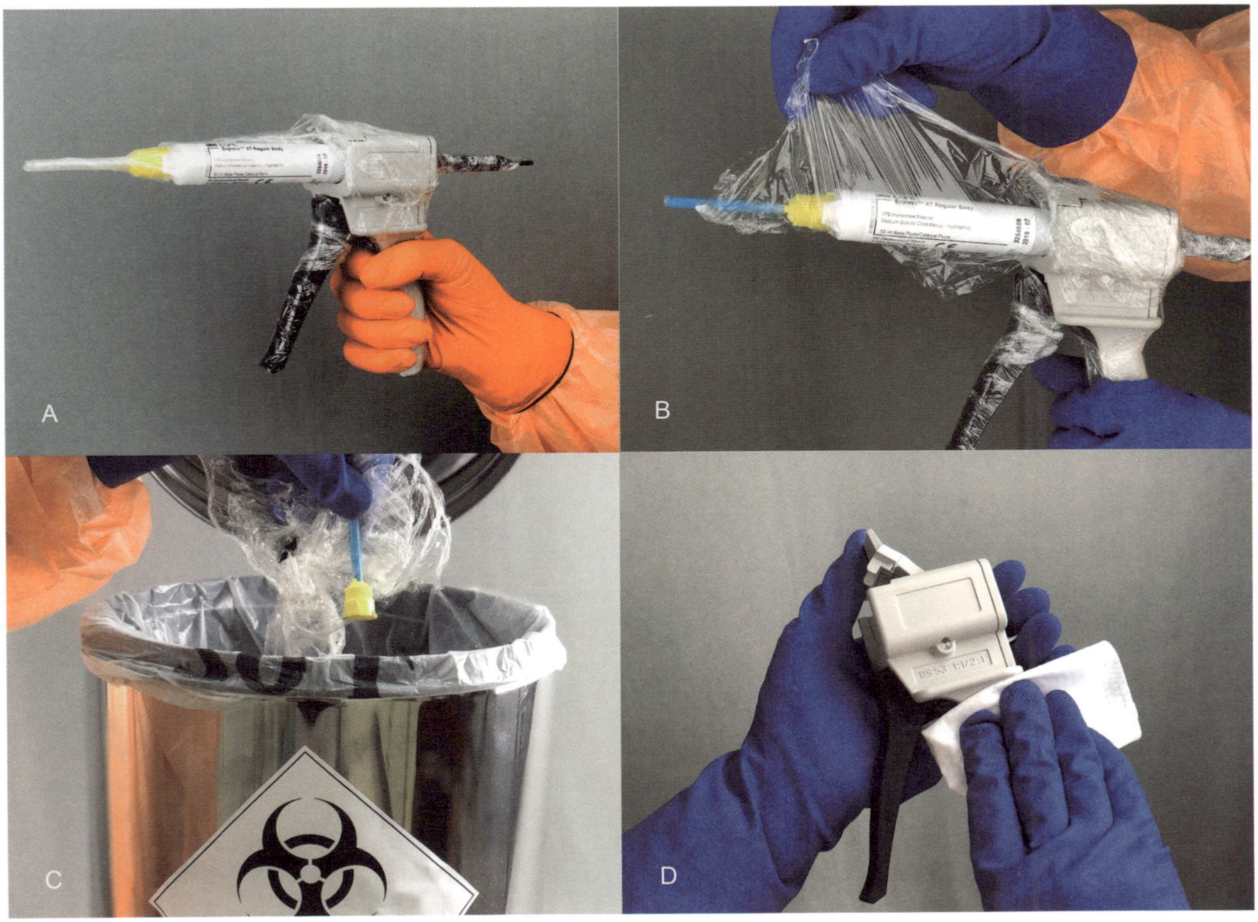

FIGURA 9 Pistola protegida com barreiras (A); remoção de barreira (B) e desmontagem após uso; descarte das barreiras e pontas aplicadoras (C); limpeza; desinfecção (D).

individual. Assim, apenas os itens com as cores que mais se aproximam da cor da gengiva do paciente serão manuseados. As amostras que forem encostadas na mucosa do paciente para seleção devem ser lavadas com água e sabão neutro e, em seguida, devem passar por desinfecção, antes que possam ser devolvidas à embalagem original. As escalas no formato de "chaveiro" devem ser evitadas, uma vez que, mesmo que apenas uma seja testada, todas as outras são manuseadas pelo cirurgião-dentista e/ou entram em contato com a pele ou mucosa oral do paciente.

QUE CUIDADOS ADICIONAIS DEVEM SER ADOTADOS NA SESSÃO DE INSTALAÇÃO E CONTROLE DAS PRÓTESES?

Potenciais problemas de contaminação cruzada surgem no consultório odontológico principalmente devido à necessidade de fazer ajustes rápidos nas próteses dentárias após terem sido experimentadas na boca do paciente ou usadas por ele. Nessas situações os itens devem ser desinfetados antes do ajuste para evitar a contaminação da peça reta e das pontas e brocas utilizadas por meio de aerossóis ou do contato direto. O uso de materiais esterilizados (p. ex., rodas e brocas de pano) ou de uso único diminui o potencial de contaminação cruzada. A prótese deve ser novamente desinfetada antes de devolvê-la ao paciente.

INTERSECÇÃO CLÍNICA-LABORATÓRIO

Podemos estabelecer um protocolo de limpeza e desinfecção específico com os técnicos com quem trabalhamos?

A contaminação cruzada, principalmente por meio de equipamentos, instrumentais e materiais não esterilizáveis em clínicas e laboratórios, representa um risco não apenas para pacientes, mas também para os membros das equipes profissionais. Assim, o estabelecimento de um protocolo de condutas relacionadas à limpeza e à desinfecção entre consultórios e laboratórios é altamente recomendado. Isso otimizará o manuseio dos trabalhos e evitará a falta de descontaminação ou excesso dela, o que poderia prejudicar estabilidade dimensional de alguns materiais.

Alguns aspectos a serem acordados estão dispostos a seguir:

- Todos os itens/trabalhos que entraram em contato com o paciente devem ser considerados contaminados.
- Qualquer item considerado muito contaminado deve ser limpo e desinfetado antes do manuseio posterior.
- Os itens a serem transportados para o laboratório devem ser desinfetados antes do envio. O mesmo deve ser feito com os itens que seguirão do laboratório para o consultório odontológico.
- No caso de novas próteses oriundas de laboratórios que realizam o controle rotineiro da contaminação, elas devem ser consideradas "limpas", mas devem ser desinfetadas antes da entrega ao paciente. Essa desinfecção pode ser realizada no laboratório, mas deve preferencialmente ser executada pelo cirurgião-dentista.

Ao esclarecer como, quando e por quem essas etapas devem ser executadas, tanto os técnicos quanto os protesistas estarão mais protegidos, uma vez que nenhuma delas deixará de ser executada por negligência ou falta de comunicação. Ambas as partes devem estar cientes dos métodos de desinfecção usados pela outra. Os itens que foram desinfetados devem ser rotulados/identificados. Essa prática pode eliminar possíveis incertezas sobre o *status* da desinfecção e evitar que o procedimento seja feito de forma repetitiva. Isso também ajudará a garantir que práticas inadequadas prejudiquem a estabilidade dimensional dos materiais. Caso contrário, se não houver confirmação de desinfecção, o laboratório ou consultório deverão assumir que os itens estão contaminados e desinfetá-los conforme protocolo apropriado.

Os itens a serem incluídos nas requisições utilizadas para ida e devolução dos materiais e trabalhos protéticos entre consultórios e laboratórios são:

- Realização de desinfecção: Sim______ Não______
- Data da desinfecção: _____/______/_____
- Solução desinfetante utilizada: ________________
- Forma de desinfecção:
    - Imersão______; Aspersão_____; Outra:______
    - Tempo: ______minutos

A participação em oficinas de educação continuada e a constante comunicação entre cirurgiões-dentistas e técnicos de laboratórios de prótese dentária também deve ser incentivada e pode aperfeiçoar esses métodos e contribuir para o controle de infecções cruzadas.

Requisições dos trabalhos protéticos: qual a melhor forma de envio?

Usualmente as requisições de trabalhos protéticos são enviadas em seu formato físico, impressas em papel. Contudo, nesse formato, principalmente se enviadas dentro das caixas em contato direto com os trabalhos protéticos, podem ser veículo de transmissão de microrganismos. Assim, esse tipo de requisição deve ser acondicionado em saco plástico antes do envio para laboratório. Preferencialmente as requisições podem ser enviadas por meio

PARA REFLETIR

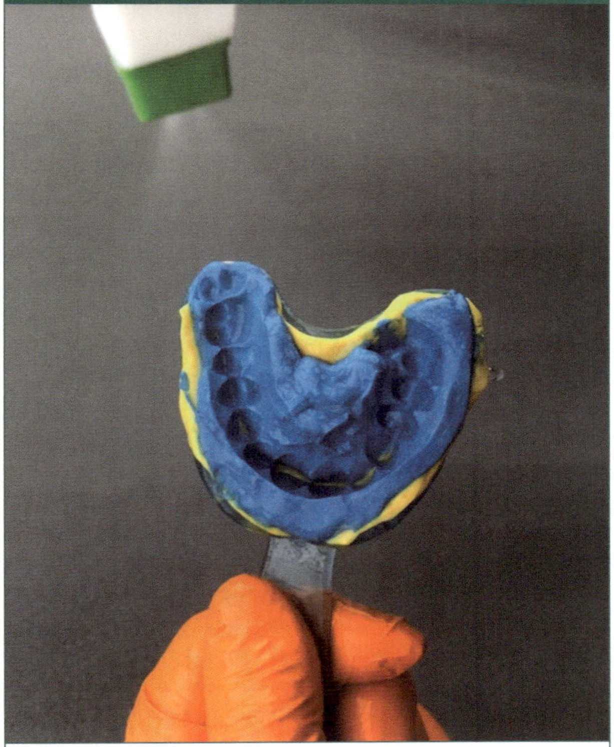

A participação em oficinas de educação continuada e a constante comunicação entre cirurgiões-dentistas e técnicos de laboratórios de prótese dentária também devem ser incentivadas e podem aperfeiçoar estes métodos e contribuir para o controle de infecções cruzadas.

eletrônico diretamente para o laboratório protético. Dessa forma, o laboratório recebe o pedido e especificações do trabalho no celular ou computador sem que essa requisição passe pelas mãos de diversas pessoas (cirurgião-dentista e equipe auxiliar, entregador, recepcionista do laboratório e finalmente o protético responsável pela etapa laboratorial).

O que fazer com o recipiente que transportará os materiais enviados para o laboratório?

As caixas utilizadas para transporte dos materiais são de diversos tipos, incluindo principalmente caixas de articuladores, recipientes plásticos com tampa e caixas de papelão.

Quando os trabalhos contemplam articuladores e modelos eles devem ser desinfetados antes da inserção na caixa de transporte. A manutenção da limpeza interna e externa dessa caixa, via de regra do tipo plástica, deve ser realizada por meio da lavagem com água e sabão e desinfecção com álcool 70% a cada troca de material. Os recipientes do tipo plástico também podem ser reutilizados caso não haja sujidade visível e também sejam desinfetados. Os recipientes de papelão são mais suscetíveis ao molhamento e devido a isso possuem menor vida útil. Nesse sentido, caixas úmidas e que já serviram para transporte de outros materiais devem ser evitadas e descartadas. Todos os recipientes que podem ser reaproveitados devem ser limpos e desinfetados antes da reutilização para evitar contaminação cruzada.

Como devo limpar e acondicionar padrões/pinos de resina acrílica enviados para fundição?

Os padrões de resina devem ser limpos e desinfetados com as mesmas substâncias utilizadas para limpar peças de acrílico. Devido à natureza porosa de peças de resina acrílica, caso sejam manuseadas e necessitem ser guardadas novamente, recomenda-se que uma nova desinfecção seja realizada. O transporte desses padrões deve ser realizado em ambiente úmido, água ou soluções para bochecho diluídas, mas em recipientes que evitem o vazamento do líquido usado para acondicionamento.

LABORATÓRIOS DE PRÓTESE DENTÁRIA

Como devem ser os EPI do técnico em prótese dentária e que medidas de proteção adicionais podem ser adotadas?

Além dos processos de limpeza e desinfecção de trabalhos e superfícies inanimadas, como bancadas (desinfetantes hospitalares de superfícies fixas) e equipamentos, o técnico em prótese dentária também deve se preocupar com o uso de barreiras e EPI, imprescindível para sua própria proteção. O protético deve, portanto, usar no mínimo jaleco ou avental para proteção das suas roupas. Durante o manuseio de tornos ou fornos aquecidos, o uso de luvas com o cuidado necessário é recomendado.

Mesmo após a descontaminação dos itens oriundos das clínicas odontológicas, outras barreiras ainda são necessárias como medida de segurança. Além dos aventais, um protetor facial e/ou óculos com proteção lateral devem ser usados para operar recortadores de gesso ou outro equipamento rotatório.

Ao usar motores elétricos, peças retas, pontas para desgaste e brocas de corte com materiais como resina e cerâmica restos desses materiais podem atingir o profissional. Devido a isso, para manusear esses equipamentos, câmaras para desgaste que funcionam como escudos de segurança associadas a sistemas de ventilação/exaustão são recomendadas. Assim, a maior parte dos resíduos ficará contida nesse espaço, reduzindo ainda o risco envolvendo aerossóis, respingos e projéteis (Figura 10).

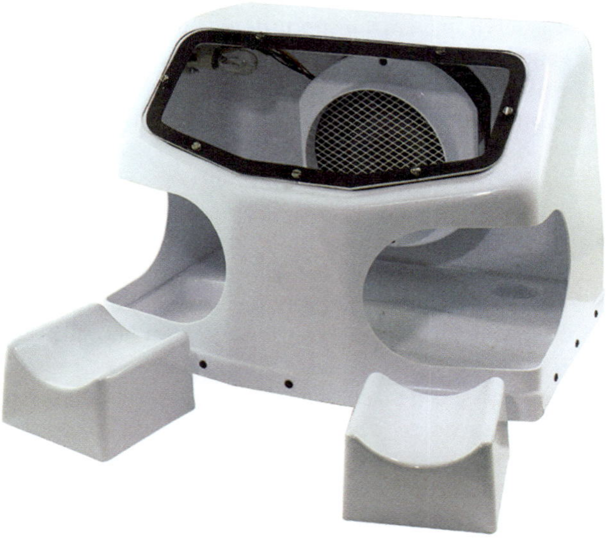

FIGURA 10 Caixa para desgaste com iluminação e exaustor interno.
Fonte: imagem gentilmente cedida por Protecni Equipamentos.

COMO PROCEDER COM O MATERIAL QUE CHEGA AO LABORATÓRIO DE PRÓTESE ORIUNDO DA CLÍNICA ODONTOLÓGICA?

Dentre os materiais trocados pelas clínicas odontológicas com os laboratórios de prótese estão principalmente moldes, modelos, estruturas e infraestruturas metálicas ou de zircônia, planos de orientação, dentes montados em cera ou trabalhos de prótese fixa para prova e próteses, removíveis ou fixas, após sua finalização. A forma de desinfetar cada um desses itens foi discutida anteriormente. Contudo, é válido ressaltar que todos os materiais que entram em contato com saliva e sangue do paciente representam uma fonte comum de transmissão de infecção entre clínicas odontológicas e laboratórios dentários. Nesse sentido, o protocolo de descontaminação estabelecido entre clínicas e laboratórios é um importante aliado na redução da contaminação cruzada. A limpeza e desinfecção dos itens para redução da contaminação devem ser realizadas ainda nos consultórios odontológicos. Os cirurgiões-dentistas devem então informar aos técnicos sobre o *status* desse procedimento, assim como visto nos tópicos anteriores.

Idealmente os laboratórios devem contar ainda com uma área de recepção separada da área de produção. Assim, os trabalhos que chegarem deverão ser desembalados por um único funcionário da equipe, que deverá estar usando EPI adequado. Se houver dúvidas sobre o *status* da desinfecção, o item deverá ser tratado como contaminado e imediatamente desinfetado com um desinfetante com ação tuberculinicida. Assim como acontece nos consultórios odontológicos, os itens que estiverem visivelmente contaminados devem ser limpos antes da desinfecção.

Quanto às requisições de trabalho enviadas, caso sejam de papel e tenham tido contato direto com um item contaminado, também estarão contaminadas e devem ser colocadas em um saco plástico antes da transferência para a área de produção do laboratório. As bandejas ou caixas normalmente utilizadas nos laboratórios para transporte interno dos trabalhos devem ser identificadas com as referências que identifiquem o caso e devem ser limpas e desinfetadas antes de sua reutilização.

Como proceder com o material que o laboratório de prótese envia para os consultórios?

O uso de métodos e materiais adequados para limpeza e descontaminação dos trabalhos protéticos que transitam entre consultório e laboratório de prótese faz parte de uma rotina bem-sucedida de controle de infecção. Conforme combinado previamente com o laboratório, o cirurgião--dentista deve conhecer os procedimentos de segurança e desinfecção utilizados. Todos os materiais oriundos dos laboratórios devem chegar ao consultório já descontaminados. Em caso de dúvidas, o cirurgião-dentista deve efetuar a limpeza e desinfecção adequadas. Contudo, ressalta-se que redundâncias no protocolo de limpeza e desinfecção devem ser identificadas e minimizadas a fim de aumentar a eficiência desse fluxo e evitar desperdícios. Assim, cirurgiões-dentistas e técnicos em prótese dentária devem concentrar seus esforços para estabelecer uma rotina de controle de infecção formal e adequada às necessidades do consultório, do laboratório e dos pacientes.

QUIZ BIOSSEGURO

1. Considerando o fato de a obtenção de impressões dentárias representarem uma fonte potencial de contaminação cruzada entre as clínicas odontológicas e laboratórios protéticos assinale a alternativa correta quanto ao uso das moldeiras:
   A. As moldeiras devem ser separadas individualmente e desinfetadas previamente a cada uso.
   B. Após a seleção do tamanho da moldeira, aquelas que tiverem tido contato com a mucosa bucal do paciente, mas não tiverem sido utilizadas para moldagem propriamente dita não precisam passar por nova esterilização.

C. O processo de esterilização deve ser realizado após procedimentos de moldagem, mas se houver contato da moldeira com a mucosa bucal do paciente e ela não for utilizada para moldagem, apenas a desinfecção é suficiente previamente ao próximo uso.
D. Uma limpeza criteriosa, a fim de remover resquícios de material de moldagem e gesso, deve ser realizada previamente a esterilização da moldeira.

2. Durante a desinfecção de moldes, a seleção do material desinfetante e do método de aplicação (tempo e forma de exposição) deve ser bem avaliada. A estabilidade dos materiais de moldagem específicos também deve ser consultada em relação aos procedimentos de desinfecção. Sempre que possível o método de escolha para desinfetar moldes deve ser:
   A. Imersão.
   B. Aspersão.
   C. Limpeza manual com fricção.
   D. Limpeza manual com fricção e aspersão.

3. Em prótese dentária, uma variedade de instrumentos é comumente usada para realização de desgastes, acabamento e polimento, assim como brocas e pontas diamantadas. No tocante às brocas para peça reta, assinale a alternativa que contempla a sequência ideal de manuseio.
   A. Imersão em agente de limpeza, enxague e esterilização.
   B. Limpeza das lâminas das brocas com escova *nylon* ou bronze, enxague e secagem.
   C. Limpeza das lâminas das brocas com escova *nylon* ou bronze, imersão em agente de limpeza, enxague, secagem e esterilização.
   D. Imersão em agente de limpeza, enxague, secagem e esterilização.

4. As pistolas ou dispensadores para inserção de materiais de moldagem, como elastômeros ou restauradores, como resina bisacrílica normalmente são compostos por material do tipo plástico. O uso correto desses equipamentos e respectivos itens acessórios exige cuidados apropriados a fim de minimizar a contaminação em decorrência do contato direto com secreções e fluidos do paciente. Marque a alternativa correta.
   A. As pontas misturadoras e aplicadoras podem ser reutilizadas.
   B. A pistola deve ser protegida com barreiras plásticas a fim de minimizar o contato com matéria orgânica. Com isso, após o uso, não precisa mais ser desinfetada com álcool 70% por meio de fricção com gaze.
   C. A pistola deve ser protegida com barreiras plásticas a fim de minimizar o contato com matéria orgânica. Contudo, mesmo assim, após o uso e remoção da proteção, deve ser lavada e desinfetada com álcool 70% por meio de fricção com gaze.
   D. A superfície externa dos cartuchos utilizados na pistola não precisa passar por nenhum cuidado especial em relação à desinfecção.

5. A contaminação cruzada, principalmente por meio de equipamentos, instrumentais e materiais não esterilizáveis em clínicas e laboratórios, representa um risco para os membros das equipes profissionais. Nesse sentido, estabelecer um protocolo de condutas relacionadas à limpeza e à desinfecção entre consultórios e laboratórios é altamente recomendado. Marque a alternativa que contempla adequadamente aspectos a serem considerados no estabelecimento desse protocolo:
   A. Itens como moldes e modelos a serem transportados para o laboratório devem ser esterilizados antes do envio.
   B. As próteses recém recebidas do laboratório podem ser consideradas “limpas” e não precisam ser desinfetadas antes da entrega ao paciente.
   C. Todos os itens/trabalhos que entraram em contato com paciente devem ser considerados contaminados e os itens a serem transportados para o laboratório devem ser desinfetados antes do envio.
   D. Os itens que seguirão do laboratório para o consultório odontológico não precisam ser desinfetados antes do envio.

JOGANDO LIMPO

Palavra cruzada

1. Produto utilizado para desinfecção de moldes obtidos, com alginato, poliéter, siliconas e pastazincoenólica.
2. Com relação ao risco de contaminação, os materiais odontológicos de moldagem são classificados como:_________________.
3. Modelos de gesso podem ser desinfectados sob imersão por 30 minutos em hipoclorito de _________________.
4. Exceto moldeiras plásticas não autoclaváveis, equipamento recomendado para esterilização de moldeiras.
5. Produto utilizado para desinfecção de moldes obtidos em silicona de adição: _________________ de hidrogênio 3%.
6. Processo capaz de destruir os microrganismos patogênicos, sem que haja, necessariamente, a eliminação de esporos.
7. Produto utilizado sob fricção com gaze umedecida para desinfecção de moldeiras plásticas não autoclaváveis ou individuais confeccionadas em resina acrílica, próteses com estrutura metálica, escalas de cores de dentes e gengiva.

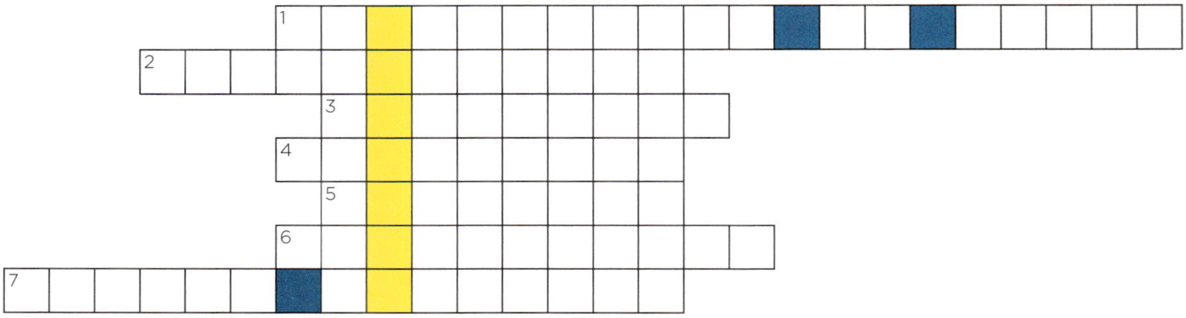

BIBLIOGRAFIA

1. Abdullah MA. Surface detail, compressive strength, and dimensional accuracy of gypsum casts after repeated immersion in hypochlorite solution. J Prosth Dent. 2006;95(6):462-8.
2. Aeran H, Sharma S, Kumar V, Gupta N. Use of clinical UV chamber to disinfect dental impressions: A comparative study. J Clin Diagn Res. 2015;9(8):ZC67-ZC70.
3. Al Mortadi N, Al-Khatib A, Alzoubi KH, Khabour OF. Disinfection of dental impressions: knowledge and practice among dental technicians. Clin Cosmet Investig Dent. 2019;7(11):103-8.
4. Al Mortadi, N, Chadwick RG. Disinfection of dental impressions – compliance to accepted standards. Br Dent J. 2010;209(12):607-11.
5. Arantes DC, Hage CA, Nascimento LS, Pontes FSC. Biossegurança aplicada à odontologia na Universidade Federal do Pará, Cidade de Belém, Estado do Pará, Brasil. Rev Pan-Amaz Saúde. 2015;6(1):1-10.
6. Azevedo MJ, Correia I, Portela A, Sampaio-Maia B. A simple and effective method for addition silicone impression disinfection. J Adv Prosthodont. 2019;11(3):155-61.
7. Badrian H, Ghasemi E, Khalighinejad N, Hosseini N. The effect of three different disinfection materials on alginate impression by spray method. ISRN Dent. 2012:1-5.
8. Bhat V, Shenoy K, Shetty S. Evaluation of efficacy of microwave oven irradiation in disinfection of patient derived dental cast. Int J Infect Control. 2012;8(3):1-4.
9. Brasil. Ministério da Saúde. Coordenação de Controle de Infecção Hospitalar. Processamento de artigos e superfícies em estabelecimentos de saúde. 2 ed. Brasília: Ministério da Saúde; 1994. Disponível em: http://www.anvisa.gov.br/servicosaude/controle/processamento_artigos.pdf (acesso 17 dez 2020).
10. Cardoso CT, Pinto Júnior JR, Pereira EA, Barros LM, Freitas ABD. Contaminação de tubos de resina composta manipulados sem barreira de proteção. Rev Odontol Bras Central. 2010;18(48):71-5.
11. Carreiro AFP, Batista AUD. Prótese parcial removível contemporânea. São Paulo: Santos; 2013.
12. Celebi H, Büyükerkmen EB, Torlak E. Disinfection of polyvinyl siloxane impression material by gaseous ozone. J Prosthet Dent. 2017;120(1):138-43.
13. Chidambaranathan AS, Balasubramanium M. Comprehensive review and comparison of the disinfection techniques currently available in the literature. J Prosthodont. 2019;28(2):e849-e856.
14. Dasgupta D, Sen SK, Ghosh S, Bhattacharyya J, Goel P. Effectiveness of mouthrinses and oral prophylaxis on reduction of microorganisms count in irreversible hydrocolloid impression: an in vivo study. J Indian Prosthodont Soc. 2013;13(4):578-86.
15. Demajo JK, Cassar V, Farrugia C, Millan-Sango D, Sammut C, Valdramidis V, et al. Effectiveness of disinfectants on antimicrobial and physical properties of dental impression materials. Int J Prosthodont. 2016;29(1):63-7.
16. Depaola LG, Grant LE. Infection control in the dental office: a global perspective. Switzerland: Springer; 2020.
17. Flanagan DA, Palenik CJ, Setcos JC, Miller CH. Antimicrobial activities of dental impression materials. Dent Mater. 1998;14(6):399-404.
18. Ganavadiya R, Chandra Shekar BR, Saxena V, Tomar P, Gupta R, Khandelwal G. Disinfecting efficacy of three chemical disinfectants on contaminated diagnostic instruments: A randomized trial. J Basic Clin Pharm. 2014;5(4):98-104.
19. Graziano KU, Silva A, Psaltikids EM. Enfermagem em centro de material e esterilização. Barueri: Manole; 2011.
20. Hemalatha R, Ganapathy D J. Disinfection of dental impression – A current overview. J Pharm Sci Res Cuddalore. 2016;8(7):661-4.
21. Kugel G, Perry RD, Ferrari M, Lalicata P. Disinfection and communication practices: a survey of U.S. dental laboratories. J Am Dent Assoc. 2000;131(6):786-92.
22. Lacerda VA, Pereira LO, Hirata JR, Perez CR. Evaluation of two disinfection/sterilization methods on silicon rubber-based composite finishing instruments. Am J Dent. 2015;28(6):337-41.
23. Leite FPP, Özcan M, Valandro LF, Moreira C. Effect of the etching duration and ultrasonic cleaning on microtensile bond strength between feldspathic ceramic and resin cement. J Adhes. 2013;89(3):159-73.
24. Leung RL, Schonfeld SE. Gypsum casts as a potential source of microbial cross-contamination. J Prosthet Dent. 1983;49(2):210-1.
25. Malaviya N, Ginjupalli K, Kalahasthi D, Yadav A, Kapoor D, Garg D. Sterilization of gypsum cast and dies by microwave irradiation: An in vitro study. Int J Contemp Med Res. 2016;3(4):982-6.
26. Mantena SR, Mohd I, Dev KP, Suresh Sajjan MC, Ramaraju AV, Bheemalingeswara RD. Disinfection of impression materials: a comprehensive review of disinfection methods. Int J Dent Mater. 2019;1(1):7-16.
27. Melilli D, Rallo A, Cassaro A, Pizzo G. The effect of immersion disinfection procedures on dimensional stability of two elastomeric impression materials. J Oral Sci. 2008;50(4):441-6.
28. Miller CH. Controle de infecção e gerenciamento de produtos para a equipe de saúde bucal. 6 ed. Rio de Janeiro: Elsevier; 2019.

29. Molinari JA, Harte JA. Cottone's practical infection control in dentistry. 3 ed. Philadelphia: Lippincott Williams & Wilkins; 2010.
30. Moura DMD, Araújo AMM, Souza KB, Veríssimo AH, Tribst JPM, Souza ROAE. Hydrofluoric acid concentration, time and use of phosphoric acid on the bond strength of feldspathic ceramics. Braz Oral Res. 2020;16(34):e018.
31. Organização Mundial da Saúde. Descontaminação e reprocessamento de produtos para saúde em instituições de assistência à saúde. Genebra: OMS; 2016.
32. Perez Cdos R, Hirata RJ, da Silva AH, Sampaio EM, de Miranda MS. Effect of a glaze/composite sealant on the 3-D surface roughness of esthetic restorative materials. Oper Dent. 2009;34(6):674-80.
33. Queiroz DA, Peçanha MM, Neves AC, Frizzera F, Tonetto MR, Silva-Concílio LR. Influence of disinfection with peracetic acid and hypochlorite in dimensional alterations of casts obtained from addition silicone and polyether impressions. J Contemp Dent Pract. 2013;14(6):1100-5.
34. Rutala WA, Weber DJ. Sterilization, high-level disinfection, and environmental cleaning. Infect Dis Clin North Am. 2011;25(1):45-76.
35. Samra RK, Bhide SV. Comparative evaluation of dimensional stability of impression materials from developing countries and developed countries after disinfection with different immersion disinfectant systems and ultraviolet chamber. Saudi Dent J. 2018;30(2):125-41.
36. Sartori IAM, Bernardes SR, Soares D, Thomé G. Manual de biossegurança e desinfecção de materiais de moldagem e moldes para profissionais de prótese dentária. Curitiba: ILAPEO; 2020.
37. Savabi O, Nejatidanesh F, Bagheri KP, Karimi L, Savabi G. Prevention of cross-contamination risk by disinfection of irreversible hydrocolloid impression materials with ozonated water. Int J Prev Med. 2018;11(9):37.
38. Sedky NA. A comparative study of practicing cross-infection control of dental prostheses and implant components among prosthodontists and dental technicians in Qassim province, Saudi Arabia. Int J Infect Control. 2019;14(4):1-14.
39. Silva SC, Messias AM, Abi-Rached FO, de Souza RF, Reis JM. Accuracy of gypsum casts after different impression techniques and double pouring. PLoS One. 2016;11(10):e0164825.
40. Sofou A, Larsen T, Fiehn NE, Owall B. Contamination level of alginate impressions arriving at a dental laboratory. Clin Oral Investig. 2002;(3):161-5.
41. Sousa KS, Fortuna JL. Microrganismos em ambientes climatizados de consultórios odontológicos em uma cidade do extremo sul da Bahia. Rev Baiana Saude Publica. 2011;35(2):a301.
42. Telles D. Prótese total – convencional e sobre implantes. São Paulo: Santos; 2009.
43. Vergani CE, Ribeiro DG, Dovigo LN, Sanita PV, Pavarina AC. Microwave assisted disinfection method in dentistry. In: Chandra U (ed.). Microwave heating. Rijeka: InTechOpen; 2011.
44. Williams DW, Chamary N, Lewis MA, Milward PJ, McAndrew R. Microbial contamination of removable prosthodontic appliances from laboratories and impact of clinical storage. Br Dent J. 2011;211(4):163-6.
45. Xavier FV, Paiva MCS, Ribeiro ALR, Krakhecke AG. Fungos potencialmente patogênicos isolados de água de equipos odontológicos. J Odontol. 2015;2(1):22-8.

18

PRINCÍPIOS DE BIOSSEGURANÇA APLICADOS À CLÍNICA ENDODÔNTICA

Glauco dos Santos Ferreira
Fernanda Araújo Donida
Christianne Tavares Velozo Telles
Diana Santana de Albuquerque
Fábio Barbosa de Souza

OBJETIVOS DE APRENDIZAGEM
O QUE VOCÊ VAI APRENDER NESTE CAPÍTULO:

1. Conhecer os princípios de biossegurança aplicados à endodontia.
2. Aplicar de maneira correta os métodos de limpeza, desinfecção e esterilização dos instrumentos endodônticos.
3. Reconhecer os riscos envolvidos na prática endodôntica e como minimizá-los.
4. Identificar condutas eficazes na redução do aerossol gerado durante as etapas do tratamento endodôntico.

PRÁTICAS CLÍNICAS ENDODÔNTICAS: QUAIS OS RISCOS ENVOLVIDOS? COMO MINIMIZÁ-LOS?

A prática clínica diária do cirurgião-dentista envolve ambientes permeados por situações que caracterizam possibilidade de danos à saúde dos profissionais que ali transitam para exercerem suas atividades laborais. Sabe-se que a saliva e o sangue são os principais caminhos para disseminação de patógenos, sendo o campo de trabalho do endodontista altamente colonizado por microrganismos. Além disso, a especialidade conta com a utilização de instrumentos e aparelhos rotatórios, que disseminam aerossóis no ambiente de trabalho, que podem ser inalados e constituir fator de risco para os profissionais da equipe de saúde bucal e pacientes, tornando o controle de infecções uma questão de extrema importância.

As etapas do tratamento endodôntico, portanto, submetem tanto o cirurgião-dentista quanto a sua equipe a uma série de riscos ocupacionais. Dentre eles, destacam-se os riscos ambientais, físicos, químicos e biológicos, além de lesões que podem ser causadas por uma ergonomia inadequada (Figura 1).

Na prática endodôntica encontram-se alguns equipamentos causadores de riscos físicos, como a turbina de alta rotação, compressor de ar, equipamento de raios X, equipamento de *laser*, fotoativador, autoclave, condicionador de ar, entre outros.

A iluminação, também considerada um risco físico, é um requisito essencial para a visualização detalhada do sistema de canais radiculares objetivando seu correto

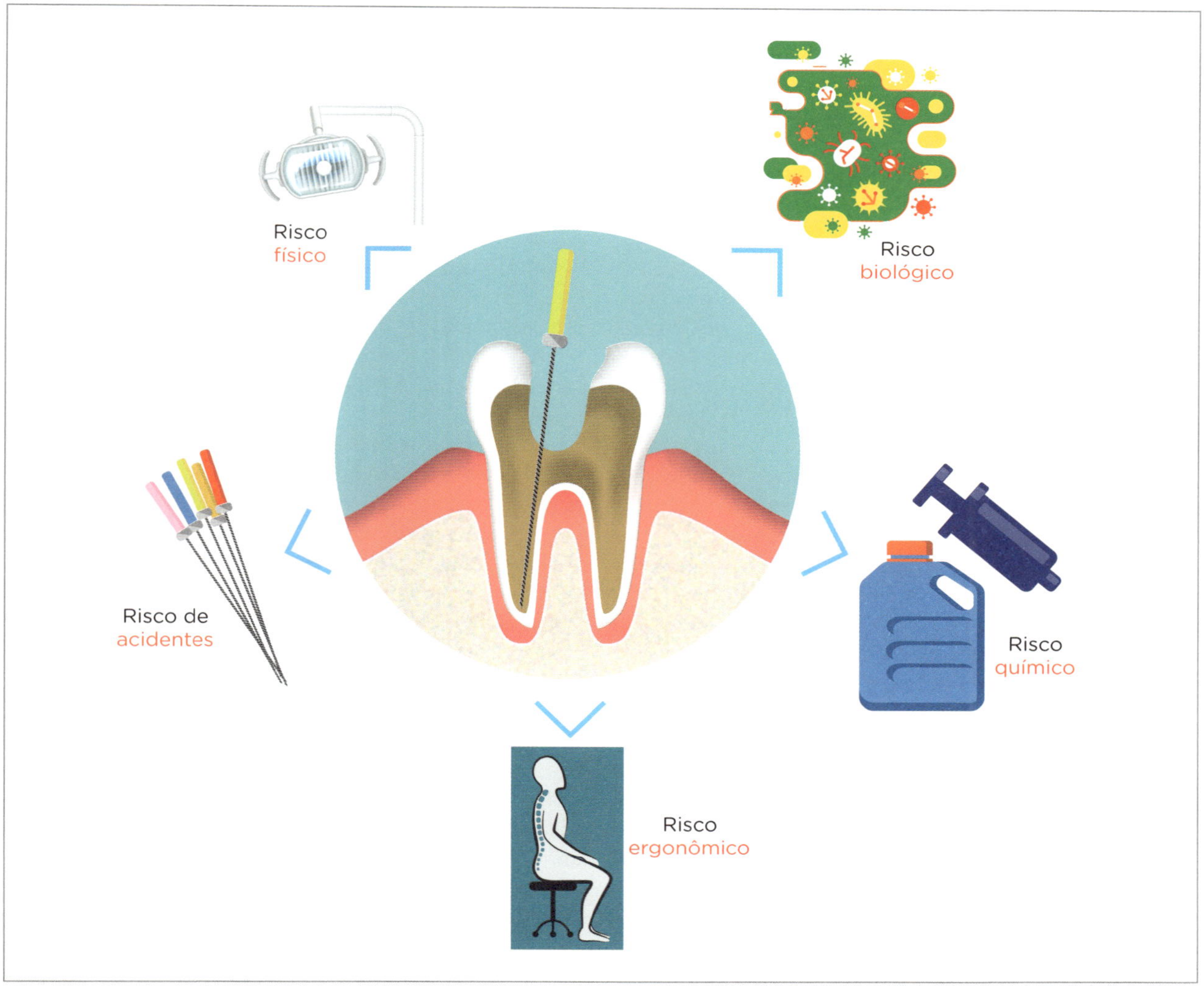

FIGURA 1 Riscos associados à prática clínica endodôntica.

acesso, tratamento e obturação. A iluminação, portanto, deve ser adequada à zona de trabalho e ao ambiente geral, a fim de evitar fadiga visual que pode levar a cefaleias, desconcentração e possibilidade de problemas crônicos nos órgãos da visão. A radiação também é considerada um risco físico e está presente na prática diária dos endodontistas.

Outro risco ocupacional ao qual o endodontista e sua equipe estão submetidos é o químico. Na prática endodôntica, os principais causadores desse risco são os agentes químicos e as soluções irrigadoras, como o hipoclorito de sódio, clorexidina, EDTA. Também podem levar a riscos químicos as medicações intracanais, como o hidróxido de cálcio, paramonoclorofenol canforado (PMCC), utilizado por alguns profissionais, como também os materiais utilizados para descontaminação como álcool e detergente enzimático.

Na maioria dos casos, os canais radiculares apresentam anatomia complexa, com curvaturas, atresias, ramificações e calcificações, exigindo do profissional, portanto, muita habilidade, paciência e persistência. Tais considerações, associadas à impossibilidade de visualização direta de toda extensão do canal radicular, faz com que a prática dessa especialidade exponha o profissional a riscos ergonômicos.

Os riscos de acidentes, por sua vez, devem ser motivos de reflexão e atenção por parte dos endodontistas, pois estão cotidianamente sujeitos a inúmeras formas de contaminação por agentes biológicos patogênicos, que são manuseados rotineiramente por tais profissionais.

O uso constante pelo endodontista de instrumentos afiados, como agulhas anestésicas, limas endodônticas, pontas de ultrassom, instrumentos acionados a motor, aliados a uma visão operatória limitada em um pequeno campo de trabalho, aumenta o risco de acidentes e, portanto, da exposição à contaminação. Na maioria das vezes, portanto, os acidentes são causados por materiais perfurocortantes ou pelo contato com fluidos biológicos de pacientes durante os procedimentos. As lesões podem ocorrer durante o uso de um instrumento perfurocortante, após o uso, durante a etapa de limpeza, desinfecção e esterilização, ou ainda após descarte inadequado.

Ainda sobre o risco biológico, a transmissão de agentes patogênicos pode ocorrer através das vias aéreas, por meio das gotículas e dos aerossóis, que podem contaminar diretamente o profissional ao atingirem a pele e a mucosa, por inalação e ingestão, ou indiretamente, quando contaminam as superfícies.

Dessa maneira, de uma forma geral, tendo em vista os possíveis riscos aos quais o profissional está exposto durante a prática clínica endodôntica, é possível minimizá-los pela utilização correta dos equipamentos de proteção individual, da realização cuidadosa da irrigação e aspiração, do armazenamento dos produtos químicos de maneira correta e segura, conforme instruções do fabricante, da utilização e descarte adequados dos instrumentos perfurocortantes, além de seguir as normas corretas de ergonomia, proporcionando, portanto, um atendimento confortável e seguro.

Embora exista vasta literatura sobre os principais riscos que se encontram presentes na rotina do cirurgião-dentista, ainda há lacunas a serem preenchidas no que se refere aos seus aspectos mais relevantes, e muito o que se discutir sobre medidas preventivas e adesão entre os trabalhadores da odontologia. A prevenção deve ser incluída, portanto, na educação e treinamento, visando reduzir os problemas de saúde relacionados à prática odontológica.

EM ENDODONTIA, COMO EVITAR A OCORRÊNCIA DA INFECÇÃO SECUNDÁRIA?

A infecção endodôntica é considerada uma doença inflamatória causada por uma mistura microbiana presente no sistema de canais radiculares (SCR), e tem se mostrado como a principal causa de insucesso da terapia endodôntica. Apesar desta ter se demonstrado um procedimento previsível e com altas taxas de sucesso, fracassos podem ocorrer após o tratamento, seja por persistência da infecção, seja por recontaminação do SCR.

Existem diferentes tipos de infecções endodônticas que estão relacionadas com diferentes situações clínicas, podendo ser categorizadas como intrarradiculares ou extrarradiculares com base na localização anatômica da infecção. As infecções endodônticas intrarradiculares são divididas nas três categorias descritas a seguir, de acordo com o momento em que os microrganismos entraram no sistema do canal radicular: infecções primárias, secundárias e persistentes.

Os microrganismos que inicialmente invadem e colonizam a polpa necrótica causam uma infecção endodôntica primária. As infecções secundárias por outro lado, são causadas por microrganismos que não estavam presentes na infecção primária e que penetraram no canal radicular após intervenção profissional, durante o tratamento endodôntico, entre as sessões ou até mesmo após a conclusão do tratamento, devido à quebra na cadeia asséptica, como nos casos de cárie remanescente, mau uso do isolamento absoluto, instrumentos contaminados, dentes mantidos abertos para drenagem e fratura ou perda do material restaurador.

A infecção considerada persistente é, portanto, aquela que, como o próprio nome diz, se manteve apesar dos procedimentos de desinfecção e das alterações drásticas do microambiente, após a utilização de medicações intracanais, substâncias irrigadoras e da ação de instrumentos mecânicos.

Geralmente, não é clinicamente possível distinguir entre as doenças secundárias e infecções endodônticas persistentes. Dessa maneira, infecções secundárias e persistentes podem ser responsáveis por vários problemas clínicos, incluindo exsudação e sintomatologia persistente, *flare-ups* e fracassos do tratamento endodôntico por persistência ou aparecimento de lesão perirradicular.

Tendo em vista que a infecção secundária muitas vezes é facilitada ou até causada pelo profissional, devem ser tomadas medidas para prevenir a penetração de microrganismos no canal radicular tanto em dentes vitais como em não vitais por meio de cuidados, como remoção de placa e cárie dentária previamente ao acesso, uso do isolamento absoluto desde o início do tratamento, descontaminação do material obturador, terapia fotodinâmica, uso da clorexidina como irrigante final e acionamento ultrassônico de solução irrigadora.

Diante do exposto, é possível evidenciar que, para evitar a ocorrência da infecção secundária durante o tratamento endodôntico é necessário um controle de todas as etapas da terapia, com tomadas de medidas preventivas contra a reinfecção. É importante também avançar nas pesquisas no âmbito da biologia molecular, para que se saiba não apenas quais são os microrganismos envolvidos nas infecções, mas também que seus mecanismos de ação sejam esclarecidos. Dessa forma, novas técnicas de desinfecção associadas a novas medicações tornarão o tratamento endodôntico cada vez mais eficaz e com resultados ainda mais previsíveis.

QUAIS AS MEDIDAS RECOMENDADAS NA PRÁTICA ENDODÔNTICA PARA EVITAR A CONTAMINAÇÃO DO AMBIENTE CLÍNICO?

Dentro da rotina do consultório odontológico, um dos maiores desafios para a equipe é manter o ambiente livre de contaminação, desde a preparação para receber o paciente até após a liberação. O alto risco do consultório compreende todos os seus ambientes: recepção, banheiros, salas para esterilização, consultório, expurgo, entre outros, e envolve superfícies, objetos, climatização e a própria atmosfera do espaço.

Dentre os estabelecimentos assistenciais de saúde (EAS), os consultórios odontológicos requerem a mesma atenção dispensada a áreas hospitalares, consideradas pela classificação de Spaulding como críticas em virtude dos procedimentos invasivos realizados.

Na realização do tratamento endodôntico, devido a peculiaridades inerentes aos procedimentos terapêuticos, algumas recomendações devem ser consideradas:

- Durante o procedimento de acesso à cavidade pulpar há uso intenso de motor de alta rotação com *spray* e formação de aerossol que se propaga na atmosfera do consultório e pode permitir a persistência de vírus, bactérias e fungos por horas e até dias.
- Dentes com indicação para tratamento endodôntico, frequentemente apresentam alta contaminação bacteriana com microbiota mista e que também podem propagar-se para todo o ambiente e superfícies.
- O controle inadequado da contaminação do ambiente de trabalho pode tornar-se um ponto negativo em relação ao risco de contaminação secundária do próprio tratamento endodôntico, e contribuindo para o insucesso da conduta e dos procedimentos terapêuticos.

Na clínica endodôntica, o nível de contaminação dos aerossóis pode ser potencializado pela microbiota mista da infecção endodôntica, com a presença de anaeróbios gram positivos e gram negativos, que podem contaminar equipe, paciente, superfície e ambiente.

O controle dos aerossóis e a sua propagação para ambiente e superfícies torna-se então, um dos grandes desafios na prática endodôntica e medidas de prevenção, controle e descontaminação precisam ser tomadas. Além de todos os EPI e barreiras recomendados dentro da prática odontológica em geral, algumas condutas específicas poderão ser de grande valor no controle de infecção na clínica endodôntica e estão descritas na Tabela 1.

Além do controle da contaminação microbiana do ambiente pelos aerossóis, vários equipamentos têm sido propostos com o intuito de otimizar a qualidade do ar, e devem ser considerados como itens de considerável importância diante do nível de contaminação produzido pela microbiota endodôntica e, assim, recomendados na clínica endodôntica. Entre os equipamentos complementares, destacamos o uso de sistema de sucção de alta potência por bomba à vácuo que proporcionam uma redução do espalhamento do bioaerossol gerado pelos motores de alta rotação; sistemas portáteis de sucção extraoral com filtragem do tipo HEPA (*high efficiency particulate arrestance*); ozonizadores de ambiente e luz ultravioleta. Para maiores informações sobre esses equipamentos, consultar o Capítulo 9.

PARA REFLETIR

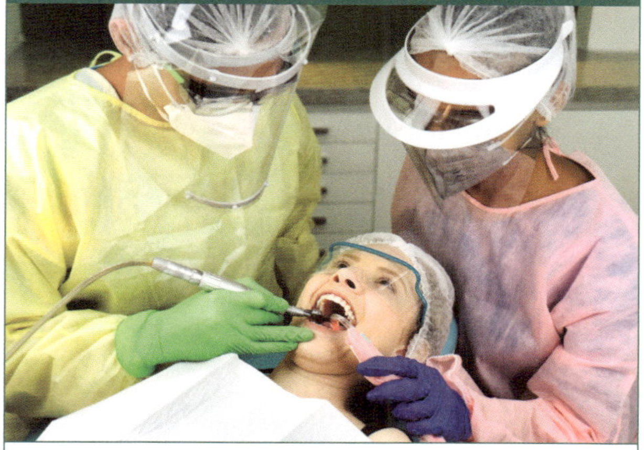

O controle inadequado da **contaminação do ambiente de trabalho** pode tornar-se um ponto negativo em relação ao risco de contaminação secundária do próprio tratamento endodôntico, contribuindo para o insucesso da conduta e dos procedimentos terapêuticos. Assim, o **controle dos aerossóis** e a sua propagação para o ambiente e as superfícies são fundamentais para a redução da contaminação cruzada.

TABELA 1 Condutas específicas para o controle de infecção na endodontia e seus benefícios específicos

Condutas	Benefícios
Adequação do meio bucal e orientação com soluções antissépticas para bochechos, previamente aos procedimentos.	Diminuição da carga microbiana na cavidade oral do paciente e consequentemente a sua propagação.
Uso de isolamento absoluto durante o procedimento de acesso à cavidade pulpar.	Redução do nível de contaminação do aerossol propagado no ambiente a partir da turbina de alta rotação.
Acionamento das linhas de água entre atendimentos.	Redução da contaminação por microrganismos aspirados do paciente anterior.
Regulagem da saída de água da refrigeração de forma eficiente, sem necessidade de exageros.	Diminuição na formação de gotículas e *spray*.
Uso de motores de alta rotação elétricos como alternativa às turbinas por ar comprimido.	Redução da produção de bioaerossóis.
Associação do ultrassom com insertos específicos e adequados durante as etapas operatórias do acesso coronário.	Menor formação dos aerossóis.

(continua)

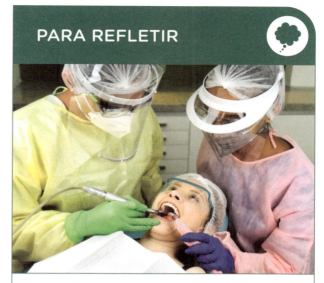

TABELA 1 Condutas específicas para o controle de infecção na endodontia e seus benefícios específicos (*continuação*)

Condutas	Benefícios
Uso de suctores de alta potência através de bomba à vácuo.	Contenção da propagação do bioaerossol.
Substituição do lençol de borracha usado para isolamento absoluto, após a conclusão do acesso coronário (Figura 2).	Controle de contaminação secundária do próprio tratamento endodôntico.

QUE CUIDADOS RELACIONADOS À PROTEÇÃO INDIVIDUAL DA EQUIPE DE SAÚDE BUCAL PROPICIARÃO UMA PRÁTICA ENDODÔNTICA SEGURA?

A equipe de saúde bucal trabalha em estreita proximidade com seus pacientes. Seu campo operatório é inundado de saliva, que geralmente é contaminada com sangue, e que na maioria das vezes produzem bioaerossóis, que podem permanecer na atmosfera por horas. Portanto, o risco de transmissão de microrganismos é uma parte inerente à prática odontológica. A boa notícia é que o atendimento odontológico pode ser fornecido com um alto grau de segurança para o paciente, profissional e equipe de saúde bucal, desde que os princípios do controle de infecções sejam respeitados.

As barreiras e medidas de proteção individual são a primeira linha de defesa da equipe de saúde bucal contra doenças infecciosas e transmissíveis, bem como contaminação cruzada. Durante as etapas do tratamento endodôntico, a disseminação de microrganismos orais irradia principalmente para o rosto do dentista, particularmente na parte interna dos olhos e ao redor do nariz, que são áreas importantes para a transmissão de infecções. A utilização dos equipamentos de proteção individual (EPI) pode formar uma barreira eficaz contra a maioria dos perigos da saliva, sangue e bioaerossóis gerados a partir do local operacional.

Os EPI essenciais tanto para o cirurgião-dentista como para a equipe auxiliar, são as máscaras cirúrgicas e os óculos de proteção. Uma máscara cirúrgica bem ajustada e os óculos de proteção protegem o indivíduo dos riscos de respingos de sangue e saliva, gerados a partir da turbina de alta rotação, da seringa tríplice e de aparelhos de ultrassom, além dos possíveis respingos das soluções irrigadoras e medicações intracanais. As máscaras não devem ser tocadas durante o procedimento de um paciente e de preferência, substituídas entre eles. Para situações de precauções relacionadas à transmissão de patógenos específicos por aerossol, recomenda-se o uso de respiradores PFF-2.

Os óculos de proteção devem ser utilizados tanto pelo profissional quanto pela auxiliar e paciente, necessitando ser rotineiramente limpos de acordo com as instruções do fabricante, usando uma solução detergente adequada para garantir que a contaminação cruzada não ocorrerá entre os

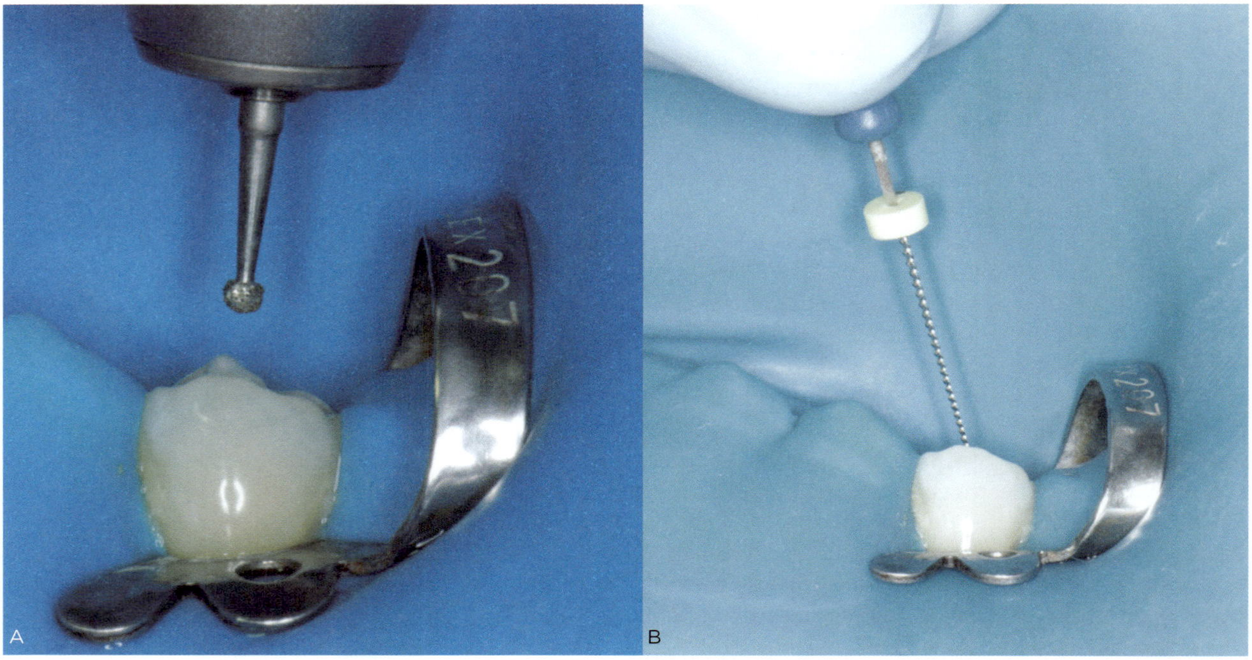

FIGURA 2 Uso de lençóis de borracha distintos visando o controle de infecções na endodontia. Um dique de borracha indicado para o isolamento absoluto do campo operatório durante o acesso à câmara pulpar (A) e outro para a continuidade do tratamento propriamente dito (B).

pacientes. Protetores faciais de uso único ou reutilizáveis também podem ser usados. Nos casos em que os protetores faciais forem reutilizáveis, a desinfecção entre pacientes deve ser realizada.

Durante procedimentos endodônticos, o risco de respingos e derramamentos de contaminantes do sangue ou através do uso de irrigantes/medicamentos impõe o uso de roupas de proteção. Aventais, descartáveis ou não, evitam a contaminação das roupas com sangue ou substâncias corporais. Os aventais devem cobrir completamente as roupas pessoais e qualquer pele que possa entrar em contato com patógenos transmitidos pelo sangue. Devem ser trocados se estiverem sujos ou molhados. Durante procedimentos endodônticos cirúrgicos, recomenda-se a utilização de aventais esterilizados.

Compondo ainda a roupa de proteção, calçados adequados devem ser usados, de preferência projetados para minimizar o risco de ferimentos causados por objetos cortantes caídos, como agulhas anestésicas, limas endodônticas ou agulhas de irrigação.

As luvas devem ser usadas sempre que a pele entra em contato com líquidos corporais, membrana mucosa ou itens e superfícies contaminadas. Entre os pacientes, as luvas devem ser removidas, as mãos devem ser lavadas e as luvas recolocadas. As luvas de látex ou nitrílicas (em caso de alergia ao látex) devem ser usadas para exame do paciente e procedimentos. As luvas de utilidade, por sua vez, devem ser utilizadas na limpeza de instrumentos e superfícies ambientais. Já as luvas esterilizadas devem ser usadas para procedimentos assépticos, como nas cirurgias endodônticas.

Portanto, o uso do jaleco/avental impermeável, touca, luvas e máscara cirúrgica devem ser realizados durante os atendimentos e descartados no término de cada um, em lixeira de conteúdo infectante. Devem ser usados durante o contato direto com o paciente (exame físico), e retirados no momento administrativo da consulta (escrita, digitação em computador, por exemplo). Aventais devem ter fechamento traseiro.

É importante ressaltar a necessidade da utilização correta dos EPI, bem como sua correta remoção, pois, para o profissional de saúde, esse procedimento é crítico para se evitar potencial contaminação. As boas práticas quanto ao uso dos EPI estão descritas no Capítulo 5. A Figura 3 mostra a paramentação adequada da equipe de saúde bucal para as situações de tratamentos endodônticos.

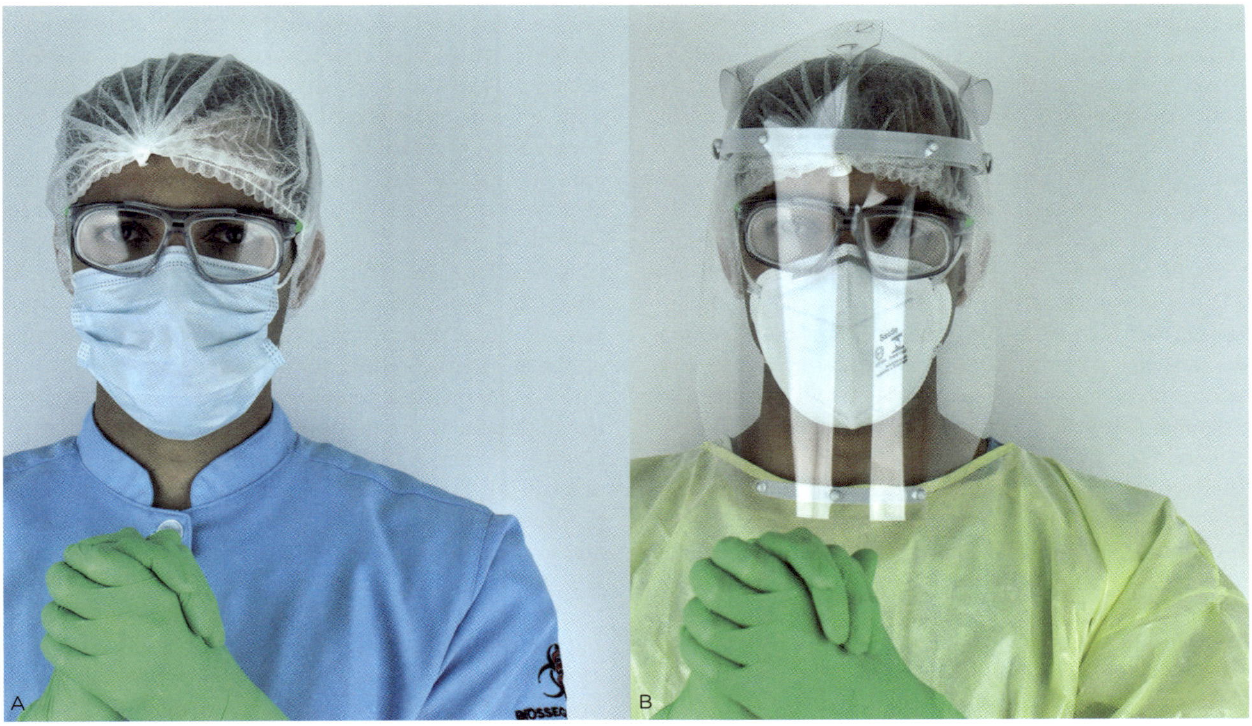

FIGURA 3 Paramentação da equipe de saúde bucal para o trabalho em endodontia. A: EPI indicados para precauções padrão – destaque para máscara cirúrgica e avental de tecido; B: EPI indicados para precauções relacionadas à transmissão de patógenos por aerossóis – respirador PFF2, avental descartável, protetor adicional.

PROTEÇÃO INDIVIDUAL DO PACIENTE SUBMETIDO A TRATAMENTO ENDODÔNTICO: COMO PROCEDER?

Para o paciente que será submetido a um tratamento endodôntico, são necessárias algumas orientações. A primeira delas ocorrerá ao entrar no serviço de saúde, por meio da colocação de um protetor para calçados (propé). O paciente deve receber também avental e gorro, com a orientação de que todo o cabelo fique dentro do gorro.

Antes do atendimento, é recomendado que o paciente faça a higiene das mãos e do rosto com água e sabão por 20 segundos e, caso necessário, realize a desinfecção das mãos com álcool em gel. É recomendado também que o paciente não toque o rosto, prenda os cabelos e retire os acessórios, como brincos, colares, relógios, anéis e correntes.

Uma prática muito importante antes do início do tratamento endodôntico é a antissepsia pré-operatória pela utilização de enxaguantes bucais em pacientes pré-procedimentos. Esse é considerado um método eficaz e de redução da proporção de microrganismos em aerossóis orais. A clorexidina é considerada a substância padrão-ouro no controle do crescimento de biofilme oral na cavidade oral ou na disseminação microbiana por aerossóis orais devido ao amplo espectro antibacteriano e substantividade de 8 a 12 horas. No entanto, outros antissépticos também têm sido utilizados como enxaguatórios bucais pré-procedimentais, como óleos essenciais e cloreto de cetilpiridínio. Essa substância possui uma importante atividade antimicrobiana e é considerado um produto seguro para comercialização.

A utilização do lençol de borracha proporciona o isolamento absoluto do campo operatório e é considerada indispensável no tratamento endodôntico, pois funciona como uma barreira de proteção e elimina praticamente todos os patógenos que emergem da secreção respiratória. Além disso, o tratamento do canal radicular geralmente requer vários instrumentos e dispositivos endodônticos, dessa maneira, a correta utilização do isolamento absoluto minimiza o contato desnecessário das mãos com superfícies e equipamentos do consultório odontológico reduzindo a possibilidade de fomentar a contaminação.

Ao final do atendimento, deve-se orientar o paciente a remover os EPI cuidadosamente, e descartá-los no lixo contaminado. Retornar ao banheiro para lavar as mãos com água e sabão comum, secar com papel toalha descartável e desinfetar as mãos com álcool em gel 70%, esperar secar e retornar para casa em segurança. A remoção do propé deve ser realizada na saída da clínica com cuidado para não tocar a sola dos sapatos.

Uma consideração especial deve ser destacada em relação à doença do coronavírus 2019 (Covid-19). O SARS-CoV-2, microrganismo responsável pela doença, pode ser transmitido por gotículas e contato direto. A transmissão por aerossóis também é uma possível via de transmissão quando houver exposição a altas concentrações de aerossóis em um ambiente fechado. Como procedimentos odontológicos de rotina geram aerossóis, podem apresentar riscos potenciais para a equipe de atendimento e pacientes.

É importante enfatizar, portanto, que o contato prolongado face a face entre pacientes e cirurgiões dentistas durante o tratamento endodôntico cria um alto risco de contaminação cruzada, pois, o contato entre a boca de pacientes e a produção de bioaerossóis por meio do uso de peças de mão parece criar um risco substancial de contaminação e propagação do vírus nas clínicas odontológicas. Assim, as terapias endodônticas de rotina, bem como os tratamentos de emergência são de alto risco para contaminação pelo SARS-CoV-2.

Portanto, dada à alta transmissibilidade do vírus, as equipes odontológicas devem estar atentas e manter o ambiente saudável para os pacientes e para eles mesmos. Para isso, além das precauções padrão, foram adicionadas as medidas de precaução de transmissão relacionadas ao SARS-CoV-2, descritas no Capítulo 25.

QUE CUIDADOS ESSENCIAIS DEVEM SER TOMADOS DURANTE A ANESTESIA EM ENDODONTIA?

A anestesia local tecnicamente bem realizada é condição *sine qua non* para o bom andamento do tratamento dos canais radiculares, além de reduzir os níveis de estresse do paciente. Para escolha dentre as várias técnicas e anestésicos convencionais se faz necessário a realização de uma anamnese e exame clínico completos, e correto diagnóstico para que se possa escolher o produto mais indicado para cada paciente e procedimento, considerando sua condição sistêmica.

Cuidados com armazenamento e validade devem ser observados, antes da utilização do anestésico. O armazenamento deve ser feito em locais frescos e ao abrigo da luz. A exposição direta à luz acelera a degradação de alguns componentes, principalmente do vasoconstritor, o que pode resultar em uma anestesia menos duradoura. As condições inadequadas de armazenamento promovem a redução do pH e reduzem a eficácia da solução. Conservar a temperatura ambiente de 15° a 30°C e ao abrigo da luz mantém a eficácia do anestésico e garante o conforto ao se injetar o produto na mucosa.

Para assepsia dos tubetes anestésicos deve-se aplicar ao diafragma de borracha (com gaze estéril) álcool isopropílico 91% ou etílico 70%. Não é aconselhável mantê-los imersos em álcool ou quaisquer outras soluções desinfetantes mesmo que por curtos períodos, pelo risco de entrada dessa solução desinfetante para o interior do tubete anestésico. O álcool é um agente neurolítico, provocando desde queimação durante a injeção até parestesias prolongadas. Os tubetes anestésicos não podem ser autoclavados, pois o êmbolo pode dilatar-se e estourar o cilindro. Além disso, os vasoconstritores são termolábeis e serão destruídos pelas altas temperaturas. Mesmo acondicionados em blister, as embalagens atuais não garantem esterilidade da parte externa dos anestésicos vendidos hoje no mercado. É importante frisar que tubetes anestésicos parcialmente usados, não podem ser reutilizados.

QUAL A IMPORTÂNCIA E O MOMENTO IDEAL PARA REALIZAÇÃO DO ISOLAMENTO ABSOLUTO NA ENDODONTIA?

O isolamento absoluto adequado é um pré-requisito essencial para o sucesso do tratamento endodôntico. O dique de borracha reduz a contaminação microbiana e o risco potencial de pacientes deglutirem ou inalarem irrigantes, limas endodônticas, detritos dentários infectados etc. Além disso, melhora a visibilidade; o acesso visual ao sistema de canais; otimiza o controle da umidade e a retração do tecido mole, aumentando assim a eficiência de todos os procedimentos de tratamento endodôntico, e diminui a geração de respingos.

Como etapa preliminar ao tratamento endodôntico, o isolamento absoluto, torna-se uma exigência para um bom resultado. Na prática clínica odontológica, é de fundamental importância manter o campo operatório limpo e seco. O isolamento absoluto propicia a preservação da cadeia asséptica, reduz o risco de contaminação cruzada, proporcionando proteção ao paciente.

Durante um tratamento endodôntico, a contaminação alcança uma área de aproximadamente 40 cm da cavidade bucal. Por esse motivo o isolamento absoluto reduz sensivelmente a contaminação ambiental durante o tratamento odontológico e o operador fica protegido das infecções presentes na boca do paciente.

Com a pandemia em 2020, relacionada ao SARS-CoV-2, a recomendação é que os procedimentos que utilizam instrumentos rotatórios, como turbinas de alta e baixa rotações devem ser realizados com isolamento absoluto (sempre que possível). Diante disso, em tratamentos endodônticos, após a anestesia e antes da abertura coronária, é imperativo o uso do isolamento absoluto com dique de borracha, no próprio dente ou à distância. Portanto, com tal orientação, é de boa conduta estar ainda mais atento às variações anatômicas que cada paciente pode apresentar, principalmente no que se refere ao longo eixo do dente e sua implantação na arcada dentária, para não incorrer no risco de perfurações iatrogênicas logo na etapa de início do tratamento endodôntico.

Portanto, a instituição do isolamento absoluto previamente aos procedimentos de acesso coronário deve ser uma normativa na condução segura do tratamento endodôntico e a substituição do lençol de borracha deve ser realizada sempre que for verificada a ocorrência de perfuração, rasgo ou contaminação, considerando que o lençol é de uso único e descartável. A manutenção do isolamento deve ser de forma adequada até o momento em que for finalizada a blindagem da câmara pulpar.

O isolamento dentário usando o dique de borracha é essencial para qualquer tratamento endodôntico não cirúrgico. Um dos principais benefícios do uso do dique de borracha é proteger a orofaringe dos pacientes, impedindo a inalação ou a ingestão de instrumentos ou materiais endodônticos durante os procedimentos de tratamento. Além disso, protege lábios, bochechas e língua contra traumas, prevenção da contaminação salivar do dente, resultando em contaminação microbiana do canal radicular em casos vitais e infecções adicionais em casos não vitais. O dique de borracha fornece contraste visual que é útil ao se trabalhar sob um microscópio odontológico; maior conforto para o paciente, pois os fluidos são impedidos de se acumularem na boca; a língua pode se mover livremente sem riscos de ferimento, e a redução da contaminação por aerossol. Até 70% de partículas transportadas pelo ar podem ser reduzidas no campo operacional quando um dique de borracha é usado. Para descontaminação do campo cirúrgico antes do acesso aos canais, um protocolo de desinfecção pode ser usado após a montagem do dique de borracha usando 30% de peróxido de hidrogênio, 5 ou 10% de tintura de iodo, 1-5% de hipoclorito de sódio e 0,2% de clorexidina. Sendo assim, para qualquer tratamento que produz gotículas e/ou aerossóis sugere-se o uso de diques de borracha, não só são capazes de limitar a difusão do aerossol, mas também é provável que reduza drasticamente ou mesmo elimine a presença de componentes salivares no aerossol.

ABERTURA CORONÁRIA: COMO REDUZIR A CONTAMINAÇÃO AMBIENTAL NESSA ETAPA CLÍNICA?

Ao executar procedimentos odontológicos com a turbina de alta rotação, como na etapa de abertura coronária, o atrito gerado entre a broca e o dente produz calor excessivo, na ausência de uma correta refrigeração. Portanto, para evitar ganho de calor, a utilização de turbinas de alta rotação devidamente refrigeradas é um consenso universal.

Dessa maneira, durante a etapa da abertura coronária, ao utilizar as peças de mão para alcançar o acesso ao sistema de canais radiculares, uma quantidade considerável de bioaerossol é gerada, aumentando o risco de contaminação do paciente, da equipe e do ambiente. Portanto algumas medidas podem ser adotadas visando à redução da contaminação ambiental causada pelos aerossóis gerados nessa etapa da terapia endodôntica.

Precauções universais já em prática em estabelecimentos odontológicos, como recomendações para a sala de espera, para o ambiente clínico, utilização correta dos EPI e a adequada higiene das mãos, são úteis na contenção de bioaerossóis. Contudo, práticas adicionais de controle de infecção têm sido preconizadas para prevenir e minimizar a exposição a aerossóis.

Além das medidas já citadas anteriormente, como uso de dique de borracha e sucção de alta potência, devem ser utilizadas peças de mão com sistemas antirrefluxo com a finalidade de reduzir a contaminação do sistema de ar e da água do equipo; pois podem aspirar e expulsar os detritos e líquidos durante os procedimentos odontológicos. Mais importante, os microrganismos, incluindo bactérias e vírus, podem contaminar ainda mais os tubos de ar e água na unidade odontológica e, portanto, podem potencialmente causar infecções. Ao contrário, o uso da turbina de alta rotação com antirrefluxo pode reduzir significativamente o retorno de bactérias orais para as tubulações da peça de mão e da unidade odontológica, funcionando fortemente como uma medida preventiva extra para a contaminação cruzada.

Dessa maneira, embora utilizando todos os procedimentos de controle de infecção, é impossível eliminar completamente o risco representado pela presença dos aerossóis dentários. Contudo, é possível minimizar de forma considerável esse risco por meio das precauções descritas, oferecendo, portanto, um tratamento mais eficaz e seguro tanto para o paciente quanto para o profissional e sua equipe.

QUAIS AS VANTAGENS DO USO DO MOTOR ELÉTRICO E ULTRASSOM PIEZOELÉTRICO PARA O CONTROLE DE INFECÇÕES DURANTE O ACESSO CORONÁRIO?

Como já comentado anteriormente, dentro da prática odontológica, um dos grandes desafios ao controle de contaminação durante os procedimentos constitui-se em criar meios, condutas e aparatos que possam reduzir a formação de aerossóis dentro do ambiente do consultório. Um fator de contribuição para essa aerossolização provém do uso de ar comprimido para acionamento das turbinas de alta rotação, que impulsiona a refrigeração das brocas para formação de um *spray* de alta pressão, longo alcance e capacidade de extensa difusão no ar. Na endodontia, essa dispersão de microgotículas contaminadas pela microbiota endodôntica propicia uma extensa área de contaminação, que pode depositar-se nas superfícies do consultório, na pele ou nas mucosas da equipe clínica e do paciente, no sistema de climatização e até mesmo permanecer por horas em suspensão no ambiente.

A redução do uso de ar comprimido em alta pressão constitui-se em um grande benefício proporcionado pelos motores de alta rotação elétricos. Acrescenta-se o fato de que, por possuírem torques mais elevados do que as turbinas convencionais, podem trabalhar com a mesma eficiência de corte, mesmo ajustados em velocidades mais baixas, controlando melhor a refrigeração das brocas e consequentemente reduzindo a dispersão do *spray*.

O uso de ultrassons piezoelétricos para refinamento do acesso, da mesma forma reduzem a alta pressão sobre o sistema de refrigeração e complementam os procedimentos de acesso coronário sem a necessidade do uso de turbinas por tempo mais extenso. Os desgastes compensatórios, remoção de calcificações, eliminação do teto da câmara pulpar e localização de canais radiculares poderão ser efetuados de forma mais precisa e até mesmo sem a necessidade do uso de água, ou com gotejamento controlado durante os procedimentos, reduzindo a contaminação do ambiente. Diante também da problemática de contaminação das linhas de água, os equipamentos de ultrassom mais modernos proporcionam que todo conjunto de irrigação seja autoclavável (peça de mão, mangueiras e reservatório de água).

QUAIS OS RISCOS DA SERINGA TRÍPLICE PARA A PRÁTICA ENDODÔNTICA?

A situação anatômica da polpa dentária, limitada por paredes rígidas de dentina, esmalte e cemento, confere uma extrema vulnerabilidade e fragilidade diante de agressores de natureza física, química ou biológica. Diferentemente de todo o conjunto de tecidos orais, a cavidade pulpar é uma área normalmente estéril sob o aspecto microbiológico, estando a presença de microrganismos diretamente associada ao desenvolvimento de aspectos patogênicos. Portanto, um dos desafios mais complexos da terapêutica endodôntica consiste não apenas em eliminar o tecido inflamado e/ou contaminado com a consequente desinfecção de toda a extensão da cavidade pulpar, mas também prevenir e evitar que novos agentes microbianos possam invadir e colonizar a região conduzindo a reinfecção, infecção secundária ou quebra das condições ecológicas do ecossistema.

É comum dentro da rotina clínica, a preocupação com a contaminação da seringa tríplice por microrganismos, visto que a mesma tem contato direto com a cavidade oral do paciente e pode conduzir ao risco de contaminação cruzada. Conforme recomendações da Associação Dentária Americana (ADA), o emprego de pontas de seringa tríplice removíveis, descartáveis, exclusivas para cada paciente, constitui o procedimento mais adequado (Figura 4). No entanto, a contaminação por biofilme nas linhas de água é uma preocupação que deve ser considerada e incluída no controle da infecção em consultórios odontológicos, principalmente quando é observado que a contagem bacteriana na água dessas unidades aumenta com a formação de biofilme em seu interior. Esses sistemas provêm um ambiente extremamente favorável para a formação de um biofilme nas superfícies internas das tubulações de água. A qualidade microbiológica da água do equipo odontológico também é de extrema importância, uma vez que os

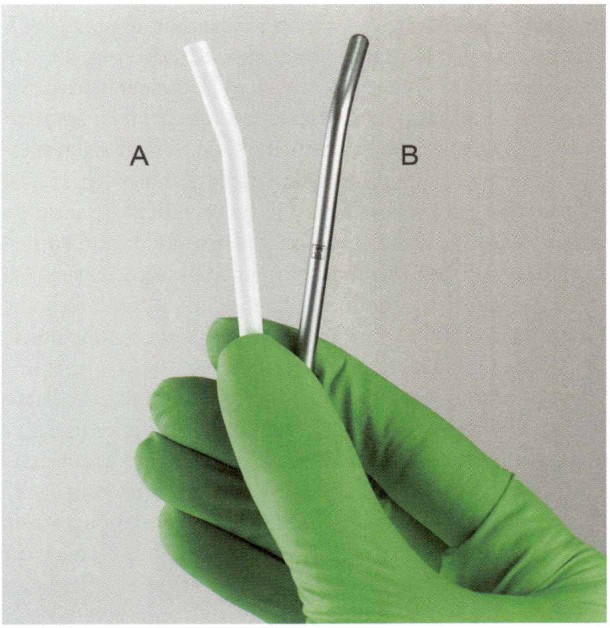

FIGURA 4 Controle de infeção para as pontas da seringa tríplice. A: pontas de uso único (descartáveis); B: pontas reutilizáveis autoclaváveis.

pacientes e a equipe odontológica estão frequentemente expostos à água e aos aerossóis gerados pela alta-rotação e pela seringa-tríplice. Considerando que não existem recursos que possam remover esses biofilmes aderidos dentro da tubulação, torna-se necessário que medidas para prevenir sua formação e minimizar a contaminação sejam tomadas (ver Capítulo 8).

Além da contaminação do sistema de condução de água e do próprio reservatório que abastece a seringa tríplice, acrescenta-se também cautela em relação à pureza do ar comprimido proveniente da seringa tríplice, visto que resíduos tóxicos e contaminações provenientes do compressor e tubulações podem ser prejudiciais, mesmo diante da utilização e da manutenção correta de filtros de ar. Quando o ar atmosférico entra no compressor é submetido à pressão (de 4 a 10 kg/cm^2 normalmente), somente dois terços são retidos e drenados pelo compressor, enquanto a umidade restante se incorpora ao fluxo de ar comprimido, podendo conduzir ou criar meio adequado à formação ou proliferação de colônias microbianas. A contaminação durante a compressão do ar no compressor pode ter como causas, desde a presença de vapores até a qualidade do óleo lubrificante, e a sua prevenção está intimamente relacionada ao local de instalação do equipamento, assim como realização das manutenções preventivas.

Adicionalmente aos riscos biológicos apresentados, a injeção acidental forçada de ar para o interior dos tecidos moles, abaixo da camada dérmica ou mucosas via canal radicular pode ocasionar a formação de um enfisema subcutâneo. Geralmente é reportada após o uso de ar comprimido em alta rotação ou jatos de ar promovidos pela seringa tríplice em procedimentos odontológicos, como no caso de tratamentos endodônticos ou cirúrgicos. Complicações podem estar associadas à ocorrência desse tipo de acidente, visto que, na maioria das vezes, o ar injetado conduz consigo contaminação ou até mesmo soluções irritantes para os tecidos, como o hipoclorito de sódio contido nos canais radiculares para desinfecção. É de ocorrência rara, mas de grande importância o seu conhecimento.

Diante do contexto microbiológico descrito, bem como das peculiaridades necessárias à manutenção de um controle de infecção adequado à realização do tratamento endodôntico, torna-se contraindicado o uso da seringa tríplice na endodontia, seja pelo uso de jato de água, de ar ou combinado (*spray*). Dessa forma, condutas adequadas para irrigação e secagem da cavidade pulpar devem ser tomadas com o uso de seringas, cânulas de aspiração, agulhas específicas, bolinhas de algodão e cones de papel esterilizados, eliminando assim os riscos biológicos apresentados.

COMO ARMAZENAR E UTILIZAR DE FORMA SEGURA O HIPOCLORITO DE SÓDIO NA ENDODONTIA

O hipoclorito de sódio (NaOCl) é, mundialmente, a solução irrigadora do sistema de canais radiculares de escolha dos endodontistas, por associar excelente capacidade antimicrobiana à capacidade solvente de matéria orgânica, baixa tensão superficial, efeito clareador, lubrificante, desodorizante, e detergente, promovendo a saponificação de lipídios. É um forte oxidante, líquido, de coloração amarela e odor pungente, penetrante e irritante, apresentando pH 12. Não é inflamável, e em contato com metais libera oxigênio. Os vapores do produto são irritantes às mucosas do nariz, garganta e trato respiratório provocando queimaduras, tosse e edema pulmonar. Quando inalado pode causar sintomas alérgicos, asma ou dificuldades de respiração, tosse, sufocação e irritação. Nos olhos, causa conjuntivite, dor, e em concentrações elevadas, edema (aspecto leitoso na córnea até cegar). Na pele, provoca irritação, seguida de vermelhidão. Se ingerido, causa irritação nas mucosas da boca e garganta, dores de estômago, vômitos e possível ulceração no trato gastrointestinal.

Precauções devem ser tomadas durante o uso do hipoclorito de sódio para evitar acidentes durante o seu manuseio, sendo assim, torna-se imprescindível o uso de óculos de proteção tanto para o profissional como para o paciente, protetor facial e demais EPI; emprego do isolamento absoluto realizado de forma adequada selando a interface entre dente e lençol de borracha com barreiras gengivais e cola de cianoacrilato de etila. O uso de seringas de pequeno calibre (máximo 5 mL), com agulhas adequadas e conexão rosqueável evita o desprendimento e ejeção da agulha durante os procedimentos de irrigação.

QUAL A CONDUTA OU PROTOCOLO A SER ESTABELECIDO DIANTE DE ACIDENTE POR INJEÇÃO DE HIPOCLORITO DE SÓDIO NOS TECIDOS APICAIS, CONTATO COM OS OLHOS, MUCOSAS OU INGESTÃO ACIDENTAL?

Respingos

Um dos incidentes mais comuns durante a irrigação do canal radicular diz respeito a danos nas roupas dos pacientes. Como o hipoclorito de sódio é um branqueador doméstico, mesmo pequenas quantidades podem causar danos graves, descolorindo as roupas do paciente. Esses percalços devem ser evitados pela proteção adequada da roupa dos pacientes e, ao realizar a irrigação manual, o profissional deve garantir que a agulha e a seringa sejam firmemente conectadas e não se separará durante a transferência ou irrigação, a fim de evitar vazamentos nas roupas e respingos no seu rosto, atendente e paciente.

Injeção acidental do hipoclorito de sódio além do forame radicular

O hipoclorito de sódio tem um pH de aproximadamente 11 a 12 e, quando entra em contato com as proteínas dos tecidos, favorece a formação de nitrogênio, formaldeído e acetaldeído em pouco tempo e ligações peptídicas são quebradas, resultando em dissolução das proteínas. Durante o processo, o hidrogênio nos grupos amino (-HN) é substituído por cloro (-NCl) formando cloramina, que desempenha um importante papel na eficácia antimicrobiana. Assim, o tecido necrótico e a secreção purulenta são dissolvidos e o agente antimicrobiano pode alcançar e limpar melhor as áreas infectadas.

Como consequência dessas propriedades, o NaOCl é altamente tóxico em altas concentrações e tende a induzir irritação tecidual no contato. A maior complicação no uso do hipoclorito de sódio resulta da injeção acidental além do ápice da raiz, que pode causar reações violentas nos tecidos caracterizadas por dor, inchaço, hemorragia e, em alguns casos, o desenvolvimento de infecção secundária e parestesia. Portanto, muito cuidado deve ser tomado ao usar hipoclorito de sódio durante a irrigação endodôntica. Injeção inadvertida de hipoclorito de sódio além do forame apical pode ocorrer em dentes com forame apical grande ou quando a constrição apical foi destruída durante a preparação do canal radicular ou por reabsorção. Além disso, pressão extrema durante a irrigação ou justaposição da ponta da agulha de irrigação no canal radicular sem liberação para o irrigante sair coronariamente pode resultar em contato de grandes volumes de irrigantes para os tecidos apicais. Se isso ocorrer, a excelente capacidade de dissolver tecidos do hipoclorito de sódio levará à necrose.

A irrigação da solução de NaCl deve ser realizada lentamente, com um movimento suave da agulha, para garantir que ela não esteja presa no canal e a uma distância segura do forame apical (em torno de 3 mm aquém do forame). A agulha utilizada durante a irrigação deveria ser de 27 G (0,04 mm) e saída lateral do líquido com a ponta fechada. Quanto maior a concentração e a quantidade de hipoclorito de sódio extravasado, pior as consequências.

A literatura mostra relatos de casos com injeção inadvertida de hipoclorito de sódio além do forame apical, e suas complicações, como dor intensa, edema acentuado, equimoses na região orbital, reação alérgica, sensação de queimação, necrose epitelial, cicatrizes e parestesia de nervosa da face. Às vezes, desbridamento cirúrgico é necessário. A recuperação é lenta, em torno de 2 semanas a 1 mês, mas a cura acontece de forma completa.

Danos aos olhos

Irrigante em contato com os olhos do paciente ou do operador resulta em dor imediata, abundante lacrimejamento, intenso ardor e eritema. Pode ocorrer perda de células epiteliais na camada externa da córnea. Irrigação ocular imediata com grandes quantidades de água ou, preferencialmente, solução salina estéril, deve ser realizada pelo dentista e pelo paciente, seguido de encaminhamento a um oftalmologista para exame mais aprofundado e tratamento.

Vazamentos

O hipoclorito de sódio tem efeito cáustico e gosto muito desagradável, portanto é fundamental que o profissional realize um isolamento absoluto do dente que está tratando, inclusive utilizando barreira gengival ao redor do dente isolado a fim de evitar extravasamento da solução na cavidade oral, a prevenção deste acidente é fundamental. Entretanto, se ocorrer, o profissional deve lavar a cavidade oral imediatamente e abundantemente com água, enquanto a assistente aspira o retorno do líquido. Se, ao retirar o isolamento absoluto perceber a mucosa oral hiperemiada, com aspecto de queimadura química, recomendar ao paciente uso de bochechos diários com gluconato de clorexidina 0,12% sem álcool, pela manhã e à noite ao deitar, pode reduzir o tempo da evolução da úlcera; acetonido de triancinolona (orobase), aplicado 2 a 3 vezes ao dia, por até 7 dias na área lesada e bochechos com elixir de dexametasona, 3 vezes ao dia, por 4 dias, nos casos de úlceras múltiplas e localizadas em lugares de difícil acesso. Deve-se atentar, pois o uso prolongado de corticoide tópico pode favorecer o desenvolvimento de candidíase oral.

Qualquer intervenção depende da natureza e gravidade do incidente. Em muitos casos, nenhuma intervenção ou apenas uma quantidade mínima é necessária. Para reduzir a dor aguda, bloqueio anestésico é útil junto com a prescrição de analgésicos. Inicialmente, o inchaço deve ser tratado por compressas frias. Após 1 dia, devem ser substituídas por compressas mornas e enxaguatórios bucais mornos para estimular a microcirculação local.

Antibióticos são recomendados apenas nos casos em que existe um alto risco de propagação de infecção; eles não são necessários em casos menores. O paciente deve ser informado de que a cura levará dias, ou até semanas, e aos poucos, esses sintomas na grande maioria dos casos se resolverá completamente. Nesse período, é vital o acompanhamento diário do paciente, o profissional deve se colocar a seu serviço e procurar acalmá-lo e confortá-lo. Quando os sintomas agudos tiverem diminuído, o tratamento endodôntico pode ser concluído. O uso de uma irrigação leve com uma solução não irritante (solução salina estéril, gluconato de clorexidina) é recomendado. Na maioria dos casos não há necessidade ou indicação de extração ou cirurgia no tratamento do dente envolvido.

A maioria das complicações do uso de hipoclorito de sódio parece ser o resultado de sua injeção inadvertida além do ápice da raiz, que pode causar reações (acidente com hipoclorito). A Tabela 2 apresenta a terapêutica medicamentosa para os casos de extravasamento de hipoclorito de sódio além dos tecidos periapicais.

QUAIS MEDIDAS PREVENTIVAS DEVEM SER TOMADAS PARA IRRIGAÇÃO E ASPIRAÇÃO SEGURAS DO SISTEMA DE CANAIS RADICULARES?

No tratamento endodôntico, a irrigação é uma ação químico-física da introdução de uma solução medicinal no interior da cavidade pulpar com objetivo de limpar matérias orgânica e inorgânica durante o preparo dos canais; e a aspiração é a ação de sugar fluidos e partículas dessa cavidade. Os resíduos produzidos durante o preparo do sistema de canais radiculares são normalmente removidos por energia cinética do jato, da turbulência e do refluxo da corrente líquida, que os remove para fora do canal.

Como essa energia cinética é produzida pela velocidade com a qual irriga-se a área que se quer limpar, dentro dos canais radiculares é preciso cuidado e parcimônia quando exercemos pressão nos êmbolos das seringas irrigadoras. Por isso, durante o tratamento endodôntico devemos priorizar o maior volume do irrigante e a menor velocidade da irrigação, a fim de melhorar a eficiência da limpeza dos restos orgânicos e inorgânicos, como polpa, microrganismos e dentina, sem riscos de sobre-irrigações.

Para realizar tal empreitada, o profissional deverá utilizar seringas descartáveis rosqueadas de 5 mL para cada solução utilizada durante o tratamento endodôntico, agulhas de irrigação descartáveis e esterilizadas com diâmetro de 0,40 × 25 mm, com saída lateral do líquido e ponta fechada, movimentadas em avanços e recuos curtos, de forma lenta e gradual, por 5 minutos dentro do canal e cânulas aspiradoras descartáveis acopladas à bomba à vácuo. Além dessas recomendações, é fundamental que o dente a ser tratado esteja com isolamento absoluto e barreira gengival, assim como o paciente utilizando óculos de proteção a fim de evitar-se acidentes com as soluções irrigadoras.

O jato da solução irrigante no interior de um canal radicular, alcança em média 2 a 3 mm além da ponta da agulha, nesse momento é fundamental esclarecer que preparos apicais concluídos com instrumentos de diâmetro de 0,25 mm^2 e conicidade de 2% não permitem um espaço adequado para a saída do hipoclorito de sódio, correndo-se o risco da agulha 27G (0,40 × 25 mm) ficar presa no canal, o que resultaria em riscos de não se conseguir boa limpeza do terço apical e ainda pior, extravasamento da solução pelo forame. Entretanto se o diâmetro anatômico do canal original estabelecer a necessidade de um preparo com diâmetro cirúrgico de 0,25 mm^2, é fundamental adotar uma conicidade maior nos três milímetros da ponta desse instrumento, por exemplo conicidades de 6, 7 ou 8% em que o aprofundamento da agulha poderá se dar a 3 mm do comprimento de trabalho, a seringa deverá ser movimentada com avanços e recuos, e a pressão exercida no êmbolo deve ser sutil, milímetro por milímetro do conteúdo da seringa, sem pressa nem força.

Instrumentos mecanizados de níquel titânio com tratamentos térmicos e conicidades menores, oferecem-nos grandes possibilidades de um preparo seguro, respeitando a morfologia do canal tratado.

TABELA 2 Terapêutica indicada para acidentes decorrentes do extravasamento do NaOCl

Medicamento	Via de administração	Apresentação farmacêutica	Posologia
Dexametasona	Via oral	Comprimido - 4 mg	4 mg, a cada 24 h, por 3-4 dias
Amoxicilina	Via oral	Cápsula - 500 mg	500 mg, a cada 8 h, por 5 dias
Pacientes com parestesia			
Etna	Via oral	Cápsula	2 cápsulas, a cada 8h, por 30-60 dias

Fonte: adaptado de Kato et al., 2017.

COMO EVITAR A CONTAMINAÇÃO DOS INSTRUMENTOS E LIMAS ENDODÔNTICAS DURANTE O TRATAMENTO ENDODÔNTICO?

A microbiota presente nos insucessos dos tratamentos endodônticos primários é composta predominantemente por microrganismos gram-positivos, sendo as bactérias isoladas mais encontradas da espécie *Enterococcus faecalis*, que consiste de um microrganismo hospedeiro natural da cavidade oral do paciente. Dessa forma, isolar ou impedir o contato dos instrumentos com a saliva dentária ou com as superfícies contaminadas por ela, é de crucial importância na prevenção da infecção secundária em Endodontia, resultante de uma contaminação cruzada. Alguns cuidados e protocolos que devem ser seguidos para o manuseio seguro dos instrumentos estão descritos no Quadro 1.

É importante destacar que instrumentos manuais devem ser sempre manuseados exclusivamente pelo cabo do instrumento; e instrumentos mecanizados devem ser manipulados com o uso de pinça clínica estéril e assim encaixado o seu mandril ao garfo do contra-ângulo. Além disso, a limpeza constante das lâminas e sulcos das limas

QUADRO 1 Cuidados essenciais para o manuseio dos instrumentos endodônticos para evitar contaminação cruzada
Observar se os instrumentos são embalados e comercializados já previamente esterilizados e, em caso negativo, promover a esterilização adequada antes do primeiro uso.
Manusear os instrumentos de forma que não ocorra contato da parte ativa do instrumento com a superfície das luvas do cirurgião-dentista ou auxiliar (ver Curtindo a Biossegurança).
Realizar curvaturas na ponta dos instrumentos com auxílio de gaze estéril ou com dispositivos esterilizados próprios para a finalidade.
Promover a limpeza das lâminas e sulcos das limas com uso de gaze esterilizada.
Não descansar instrumentos sobre a bandeja clínica ou campo de trabalho em que estejam os demais instrumentos clínicos que tiveram contato com a saliva do paciente.
Esterilizar réguas endodônticas e mantê-las longe de superfícies que entraram em contato com a saliva do paciente.
Não compartilhar os mesmos instrumentos para o tratamento endodôntico de dois ou mais dentes simultaneamente.
Respeitar o tempo de uso e descarte dos instrumentos endodônticos conforme as orientações do fabricante.

CURTINDO A BIOSSEGURANÇA

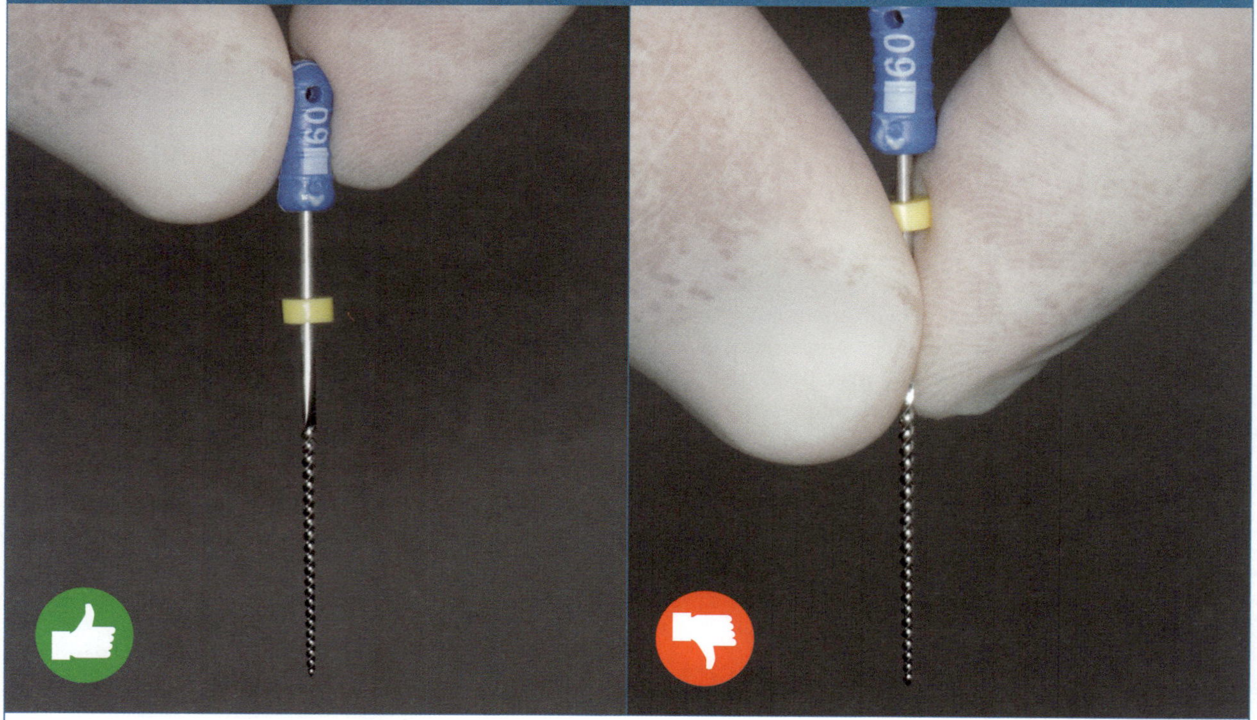

Evitar a contaminação cruzada no manuseio dos instrumentos endodônticos é garantia de *like* sempre. A sua apreensão deve sempre acontecer pelo cabo com pinças. Manusear a parte ativa de limas e instrumentos é uma prática que permite contaminação, incompatível com o controle de infecções.

com uso de gaze estéril ao longo da instrumentação dos canais é fundamental para manter sua ação mecânica eficiente e evitar que debris contaminados sejam devolvidos aos canais radiculares e possibilitem a sua compactação no sentido da região periapical. Ainda em relação aos cuidados, o uso de um tamborel esterilizado, com feltro descartável e preenchido internamente com solução de hipoclorito de sódio contribui para que as limas não sejam colocadas soltas sobre a bandeja clínica, e permite que os instrumentos sejam constantemente desinfetados ao longo da realização do tratamento endodôntico.

ATENÇÃO

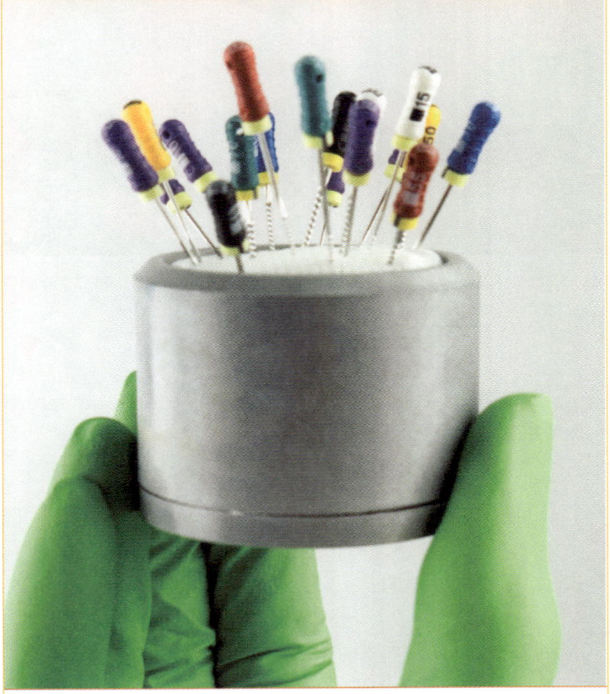

O uso de um tamborel esterilizado, com o feltro descartável e preenchido internamente com solução de hipoclorito de sódio contribui para que as limas não sejam colocadas soltas sobre a bandeja clínica, e permite que os instrumentos sejam constantemente desinfectados ao longo da realização do tratamento endodôntico.

É relevante considerar que limas endodônticas são designadas instrumentos de uso único em orientações e recomendações da prática endodôntica por várias entidades regulamentadoras da especialidade. Essa ação surgiu não somente de preocupação com os riscos de fratura do instrumento, mas também deve-se salientar as dificuldades encontradas na sua limpeza e esterilização após o uso, conferindo o risco de atuarem como veículos para a contaminação cruzada quando reutilizadas.

Outro aspecto que não pode ser negligenciado, refere-se à necessidade de esterilização dos instrumentos endodônticos em seu primeiro uso, quando não passam pelo processo de esterilização e acondicionamento seguro industrialmente. Estudos que analisam a presença de microrganismos presentes em instrumentos novos, confirmam a não esterilidade em níveis variados de contaminação. E, embora os contaminantes isolados sejam espécies não orais e consideradas não patogênicas, deve-se considerar que, se conduzidas ao sistema de canais radiculares, podem perpetuar infecções oportunistas. Estudos mostram que embora seja consensual a necessidade de esterilização de limas endodônticas de primeiro uso, ainda há uma parcela de profissionais que não o fazem rotineiramente, baseados na errônea e falsa ideia de que o processo de esterilização pode acarretar comprometimento das propriedades metalúrgicas do instrumento.

A utilização de campo esterilizado para cobertura de bancada ou equipo juntamente ao uso de luvas também esterilizadas, é outra recomendação de grande importância para reduzir a contaminação dos instrumentos endodônticos (Figura 5).

GAZES, PELOTAS DE ALGODÃO E CONES DE PAPEL: É POSSÍVEL DESCONTAMINAR? EXISTEM OUTRAS ESTRATÉGIAS DISPONÍVEIS?

Diversos métodos para secagem do sistema de canais radiculares têm sido empregados, como álcool, mechas ou pelotas de algodão, cones de papel absorvente e cânulas de aspiração com agulhas especiais em associação a cones de papel absorvente. A literatura mostra que, os cones de papel absorvente, constituem-se o método mais consagrado e usual para obtenção de uma secagem adequada do sistema de canais radiculares, bem como, para determinação da cor e qualidade de secreções e exsudatos do interior dos condutos, obtenção de amostras para estudo microbiológico e na colocação de curativo de demora em endodontia, devendo, portanto, estar e permanecer esterilizados até o seu uso.

Considerando que diversos fabricantes comercializam cones de papel absorvente não esterilizados, o uso da esterilização por calor seco ou calor úmido é um procedimento habitual em consultórios odontológicos. No entanto, são vários estudos que têm demonstrado alterações dimensionais do calibre, alterações na propriedade de absorção, alterações na coloração e enrijecimento, modificação na estrutura (trama das fibras) do papel, afetando a penetração de líquidos por capilaridade e possibilitando que partículas de celulose se desprendam do cone e ao alcançar os tecidos periapicais,

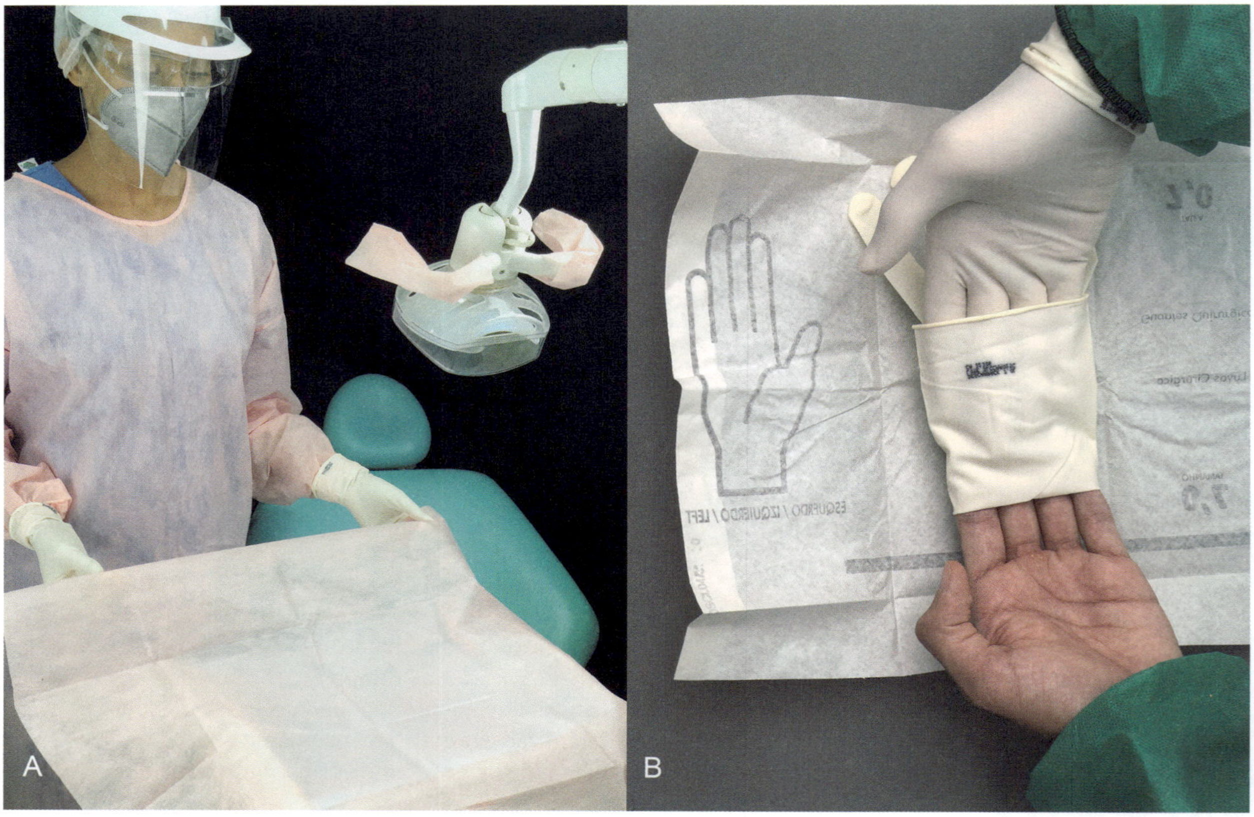

FIGURA 5 Medidas importantes para o controle de infecções no manuseio de instrumento. A: cobertura do equipo com campo esterilizado; B: uso de luvas esterilizadas.

promovam reação de corpo estranho. Acrescenta-se que estudos realizados em marcas consideradas esterilizadas demonstraram que cones de papel absorvente podem sofrer contaminação devido ao manuseio em suas embalagens originais, após abertos, uma vez que o contato constante com o meio externo favorece a contaminação do produto. Portanto, os cones disponíveis em *cell pack* comercializados pré-esterilizados por raios gama têm se apresentado, como a melhor escolha para utilização (Figura 6).

Outros materiais como gazes e algodão, não são recomendados para a esterilização em estufa, devido à alta temperatura e ao tempo de exposição ao calor danificarem as suas propriedades de absorção. No entanto, não há na literatura relatos de danos às suas propriedades quando esterilizados por calor úmido, autoclave. Para evitar a contaminação após a abertura da embalagem esterilizada, recomenda-se que sejam embaladas e esterilizadas em porções ou quantidades pequenas e suficientes para atender a um único procedimento, ou até mesmo adquiridas já estéreis (Figura 7).

Mesmo diante dos cuidados relacionados à esterilização do algodão, tem sido preconizado para uso em curativos na câmara pulpar, a sua substituição por esponjas esterilizadas (Figura 8), visto que os fios do algodão podem ficar retidos nas paredes da câmara criando espaços para infiltração ou prejudicando a adesão de materiais seladores ou serem soltos dentro do canal radicular.

QUE MEDIDAS PODEM SER EMPREGADAS PARA A DESINFECÇÃO ADEQUADA DOS CONES DE GUTA PERCHA?

Os cones de guta-percha são os materiais mais utilizados na etapa da obturação do canal radicular. Eles são biocompatíveis, dimensionalmente estáveis, radiopacos, termoplásticos e facilmente removidos do canal radicular. Embora os cones de guta-percha sejam produzidos sob condições assépticas e apresentarem propriedades potencialmente antimicrobianas, especialmente devido ao óxido de zinco presente na sua composição, eles podem ser contaminados pela manipulação e também por aerossóis e fontes físicas durante o processo de armazenamento. Portanto, o manuseio dos cones de guta-percha deve seguir os princípios básicos de controle de infecção.

Não há uma investigação científica aprofundada sobre o papel dos contaminantes ambientais gerados durante o processo de fabricação e embalagem dos materiais de obturação no tratamento endodôntico. No entanto, há relatos que

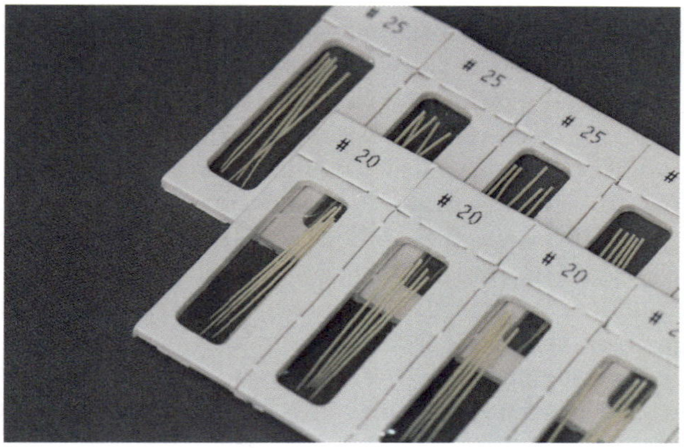

FIGURA 6 Cones de papel pré-esterilizados por radiação gama.

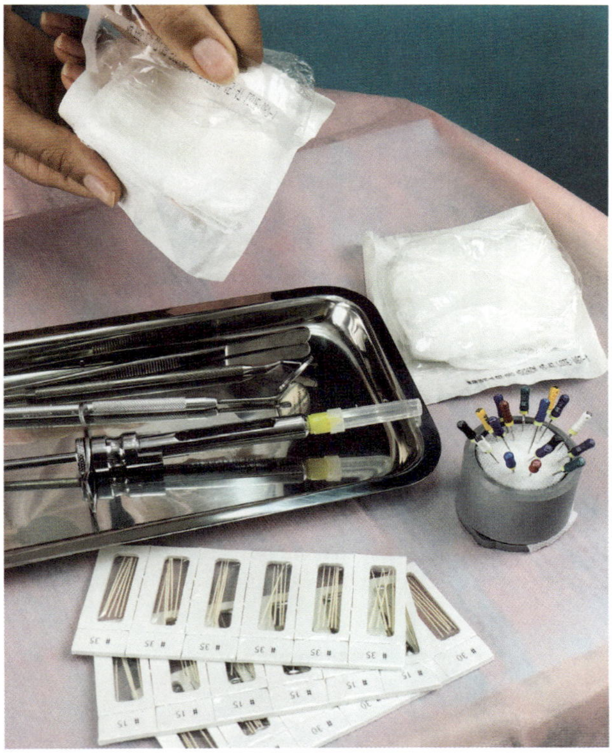

FIGURA 7 Uso de gazes esterilizadas na prática clínica endodôntica.

evidenciam o potencial de microrganismos não membros da microbiota oral perpetuarem-se no sistema de canais radiculares ou tecidos periapicais determinando patogenicidade e desenvolvimento de infecções endodônticas ao serem introduzidos iatrogenicamente durante o tratamento.

Considerando a descontaminação dos sistemas de canais radiculares como objetivo principal do tratamento endodôntico, a introdução de espécies microbianos por meio de materiais não estéreis é contraditório aos princípios que regem a filosofia da endodontia, podendo influenciar negativamente o prognóstico da terapêutica. Embora

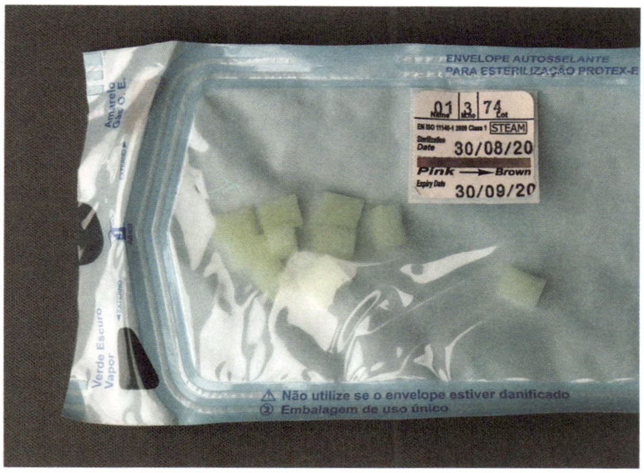

FIGURA 8 Esponjas esterilizadas para uso em curativos na câmara pulpar.

haja uma orientação consolidada cientificamente sobre a necessidade de promover a desinfecção de cones de guta percha previamente à sua inserção nos canais radiculares, é observado que na prática clínica uma proporção substancial de profissionais não submete os cones aos procedimentos recomendados antes do uso.

De acordo com as diretrizes da ADA, os cones de guta percha são classificados como itens críticos, pois podem estender-se a tecidos além do ápice dentário, caracterizando maior risco de transmissão de infecção e a necessidade de estabelecimento de um rigoroso protocolo de esterilização.

Devido à característica termoplástica apresentada pelos cones de guta-percha, eles não podem ser esterilizados pelo processo convencional em que o calor úmido ou seco é utilizado, pois tal processo pode causar alterações na sua estrutura. Por esse motivo, estudos têm sugerido a utilização de substâncias químicas diferentes para realizar a descontaminação rápida desses cones na terapia endodôntica.

O hipoclorito de sódio é a solução química mais estudada para desinfetá-los. Sua atividade antimicrobiana estava relacionada à sua concentração e tempo, isto é, concentrações mais altas levavam menos tempo para inibir o crescimento bacteriano quando comprado à sua utilização em concentrações mais baixas. No entanto, algumas pesquisas têm relatado potenciais alterações adversas na estrutura do cone de guta-percha após exposição à solução de NaOCl em altas concentrações

Outras substâncias químicas também têm sido utilizadas para promover a rápida descontaminação, como a clorexidina, o ácido paracético, EDTA, além do NaOCl nas concentrações de 0,5 a 5,25%.

Contudo, estudos têm demonstrado que, independentemente do tempo de exposição, 1% NaOCl e 2,5% NaOCl são os agentes mais eficazes para a desinfecção rápida dos cones de guta-percha, sendo a última concentração a mais indicada. Ácido cítrico e EDTA, por exemplo, foram incapazes de eliminar *E. faecalis* em 100% das amostras testadas, além de, independente do tempo de exposição

(1, 5 ou 10 min), apresentaram alterações morfológicas nos cones testados.

Em estudos *in vitro*, o ácido peracético a 2% se mostrou eficaz contra microrganismos após 1 minuto de exposição e pode ser uma alternativa válida para a desinfecção de cones de guta-percha.

Quando comparados os cones expostos a soluções a 1 e 2,5% de hipoclorito, alterações morfológicas e rugosidades foram verificadas somente após um período de 5 min. Dessa maneira, a exposição dos cones de guta-percha contaminados à solução de hipoclorito de sódio a 2,5% apresenta eficácia como desinfetante nos primeiros 5 minutos, podendo ser instituído como protocolo seguro para desinfecção (Figura 9).

COMO PREVENIR ACIDENTES COM INSTRUMENTOS AQUECIDOS DURANTE A OBTURAÇÃO DOS CANAIS RADICULARES?

A inserção do instrumento aquecido para o corte da guta-percha, no momento da obturação, deve ser realizada de maneira criteriosa e com cuidado. Muitos profissionais ainda utilizam instrumentos aquecidos com lâmpadas a álcool. O uso dessas lâmpadas traz muita preocupação, pois precisam ser usadas com álcool inflamável, o que aumenta o risco de incêndios, muitas vezes presenciados em clínicas de graduação e pós-graduação. Uma maneira mais prática para o aquecimento de instrumentos para o corte de guta-percha seria o maçarico, que utiliza o gás butano, com maior possibilidade de controle da chama e utilização de refil. Sempre é bom lembrar que o paciente deve estar protegido com touca, óculos de proteção e isolamento absoluto, evitando queimaduras.

Um grande aliado à plastificação da guta-percha é o uso de aparelhos, como *System B* (SybronEndo), *Touch' N Heat 5004* (SybronEndo) e o mais recente *Elements IC* (KaVo Kerr) nos quais a fonte de calor é gerada pelo equipamento promovendo aquecimento controlado dos compactadores (calcadores), propiciando um uso seguro.

O Termo Pack II (Easy Equipamentos Odontológicos) é um equipamento automatizado, destinado para realizar obturação dos sistemas de canais radiculares. Composto por dois acessórios: a caneta termoplastificadora – realiza a fase inicial de corte, plastificação e condensação da guta-percha dentro dos canais radiculares; e o injetor térmico –preenche o espaço criado dentro dos canais pela primeira fase da técnica, por meio da injeção automática de guta-percha aquecida.

Além dessas alternativas, uma forma mais simples, rápida e barata também seria adquirir insertos com uso em ultrassom para o corte da guta-percha. Como exemplo, o inserto E10 (Helse Ultrasonic Br). O calor produzido pelo inserto ultrassônico é perfeito para cortar e condensar o material obturador. Os insertos TRI 10F ou TRI 10M (Dental Trinks) auxiliam no corte e condensação da guta-percha, sem a necessidade de aparelhos ou instrumentos especiais devido ao aquecimento promovido pelo ultrassom.

COMO REALIZAR DE FORMA ADEQUADA A LIMPEZA, A ESTERILIZAÇÃO, A EMBALAGEM, O ARMAZENAMENTO E O DESCARTE DAS LIMAS ENDODÔNTICAS?

Na prática odontológica, a esterilização desempenha um papel muito importante na prevenção da contaminação cruzada. O sucesso do tratamento endodôntico a ser

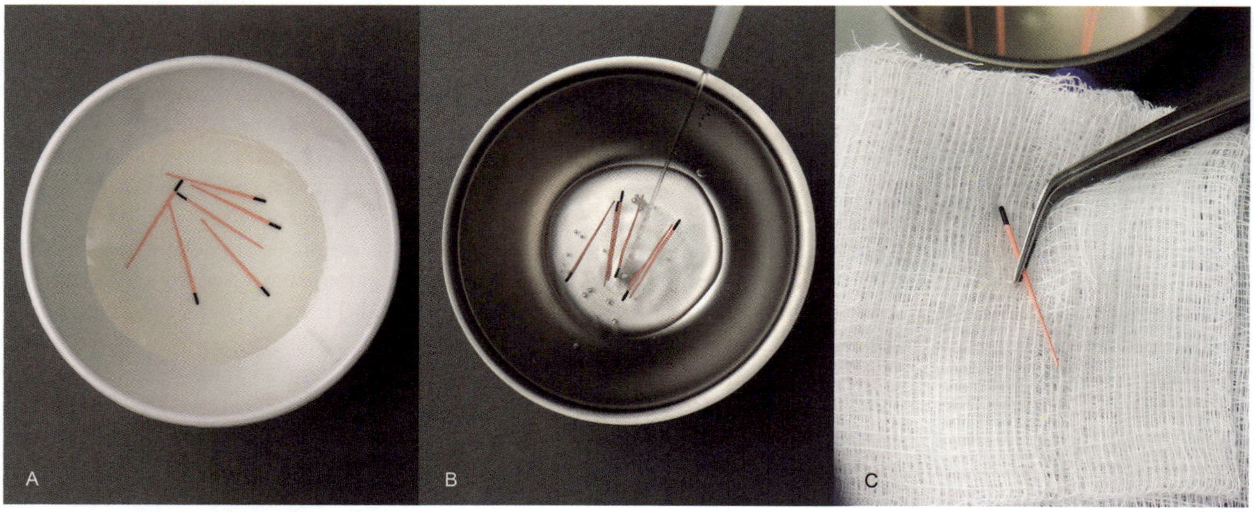

FIGURA 9 Protocolo de desinfecção de cones de guta-percha. A: imersão em solução de hipoclorito de sódio a 2,5%, por 5 minutos; B: enxágue com solução estéril; C: secagem com gaze esterilizada.

realizado, portanto, não se baseará apenas e exclusivamente no correto diagnóstico, planejamento e implementação técnica, mas também na preservação e manutenção da cadeia asséptica.

Na endodontia, durante a etapa do preparo químico-mecânico, as limas endodônticas, sejam manuais ou acionadas a motor, que atuam em contato direto com as paredes dentinárias do canal radicular, podem trazer consigo matéria orgânica contaminada. Isso acontece devido à morfologia desses materiais, que favorece a manutenção de depósitos em sua parte ativa, podendo abrigar microrganismos e consequentemente comprometer a efetividade do processo de esterilização (Figura 10).

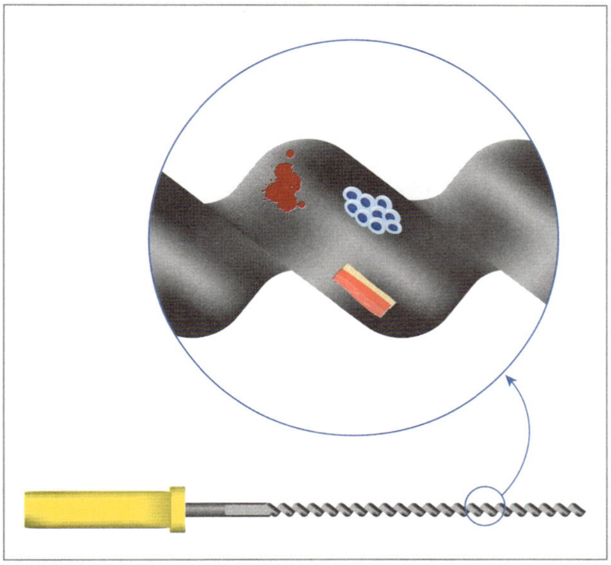

FIGURA 10 Um desafio para o controle de infecções na endodontia: existência de sujeira aderida à ponta ativa de lima endodôntica.

Além disso, a reutilização dessas limas no tratamento endodôntico é uma realidade na rotina de grande parte dos profissionais. Por isso, como conduta obrigatória de biossegurança, esses instrumentos endodônticos para serem reutilizados têm que passar por um processo de limpeza antes da esterilização, pois é uma medida preventiva fundamental na redução do risco de contaminação cruzada entre pacientes.

É importante ressaltar que, a limpeza das limas endodônticas é imprescindível não somente após seu uso clínico, mas também antes de seu primeiro uso ao serem retiradas das embalagens. Limas novas apresentam riscos de contaminação, seja por resíduos do processo de fabricação ou contaminação microbiana, que podem ser transferidos para o canal durante o preparo.

Além da preocupação com as etapas do processo de esterilização das limas endodônticas, controlar o número de usos desses instrumentos, bem como o momento certo do seu descarte, é fundamental para usar as qualidades do corte total do material durante a preparação e evitar a fratura do material no interior do canal radicular.

Dessa maneira, é de consenso geral que todo o material, antes de ser esterilizado ou desinfetado, deva, obrigatoriamente, passar por um processo de limpeza. Esse processo é responsável pela remoção de sujidades e matéria orgânica, como sangue e secreções purulentas, com soluções detergentes.

A limpeza pode ser realizada manualmente, utilizando uma escova macia e um detergente sob água corrente, ou por um dispositivo automatizado (banhos ultrassônicos), considerando que este último reduz a manipulação do instrumento e risco de acidentes. Os dispositivos de limpeza por ultrassom funcionam submetendo os instrumentos a ondas sonoras de alta frequência e alta energia, com o objetivo de afrouxar e remover a sujeira. As lavadoras desinfetadoras usam soluções detergentes em alta temperatura para remover a sujeira e detritos de instrumentos.

É possível perceber que não existe uma técnica padronizada para realizar a remoção completa dos detritos presentes na parte ativa dos instrumentos endodônticos, o que pode ser feito manualmente, com o uso de ultrassom ou pela associação de ambos.

Depois de realizada a limpeza das limas endodônticas, elas devem ser submetidas ao enxágue em água correte e em seguida secadas com papel toalha de forma criteriosa a fim de evitar que a umidade interfira nos processos, assim como para diminuir a possibilidade de corrosão do instrumental. Em seguida, deve ser realizada a inspeção visual do instrumento para verificar a eficácia do processo de limpeza e as condições de integridade do artigo.

Para a esterilização em autoclave, as limas são empacotadas em embalagens individuais, que permitem a penetração do agente esterilizante e protegem os artigos de modo a assegurar a esterilidade até a sua abertura. O fechamento do papel grau cirúrgico deve promover o selamento hermético da embalagem e garantir sua integridade. Uma prática relativamente comum é o uso de tubos de ensaio para acondicionamento de limas destinadas à esterilização. Entretanto, essa conduta não deve ser encorajada pelo fato do recipiente de vidro dificultar a penetração do vapor e, consequentemente, limitar o seu acesso aos instrumentos. Desse modo, recomenda-se a organização das limas em folhas de gaze embaladas com envelopes de papel grau cirúrgico (Figura 11).

Embora a gaze propicie uma manutenção das limas no interior da embalagem, as pontas ativas dos instrumentos podem romper o papel e comprometer a esterilidade. Para evitar esse inconveniente, podem ser utilizados dispositivos organizadores de limpeza, que permitem o fácil acesso do vapor aos instrumentos (Figura 12). Vale ressaltar que as tradicionais caixas endodônticas com inúmeras perfurações para inserção de instrumento utilizados na endodontia estão

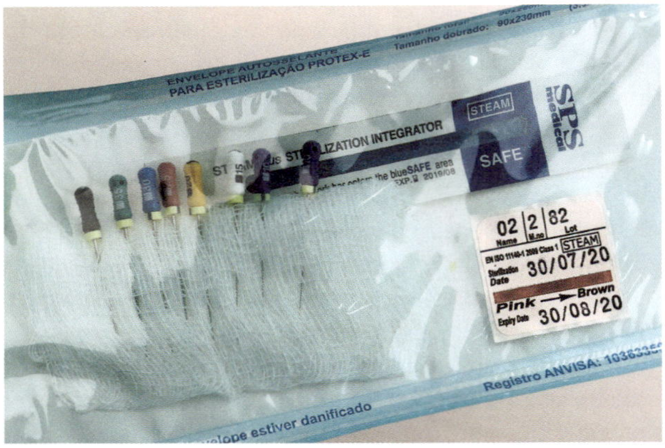

FIGURA 11 Limas organizadas em gaze e embaladas com envelope de papel grau cirúrgico e filme plástico.

desaconselhadas por serem de difícil limpeza, tornando mais provável o insucesso no processo de esterilização.

Historicamente, a reutilização de limas endodônticas em múltiplos pacientes tem sido uma prática padrão, desde que haja uma correta limpeza e esterilização de sua reutilização. Nos últimos anos, evidências substanciais foram publicadas na literatura defendendo o uso único de instrumentos endodônticos (Quadro 2).

QUADRO 2 Argumentos para o uso único de instrumentos endodônticos
Dificuldade de estabelecer uma limpeza efetiva.
Risco de transmissão de patógenos.
Transmissão potencial da doença do príon.
Possibilidade corrosão dos instrumentos.

Contrariamente a essa visão, a literatura que apoia a reutilização de rotina de limas endodônticos também existe (Quadro 3).

QUADRO 3 Argumentos para a reutilização de instrumentos endodônticos
Capacidade de remoção de 100% dos detritos das superfícies de limas endodônticas demonstrada por ensaios laboratoriais.
Reutilização aceita de outros produtos odontológicos confeccionados em aço inoxidável que entram em contato com a polpa dentária.
Ausência de proteínas priônicas nas polpas dentárias de indivíduos diagnosticados com doença de Creutzfeldt-Jakob.
Aumento do custo pela implementação de protocolos de uso único.
Não comprometimento da resistência à fratura de limas de níquel-titânio após procedimentos de limpeza e esterilização.

O fato é que, independente da recomendação do fabricante, a reutilização de limas endodônticas manuais e/ou acionadas a motor acontece na prática clínica. Dessa maneira, seguindo os procedimentos adequados de limpeza, esterilização, armazenamento e descarte, é possível minimizar e até impedir a possibilidade de contaminação cruzada durante as etapas do tratamento endodôntico.

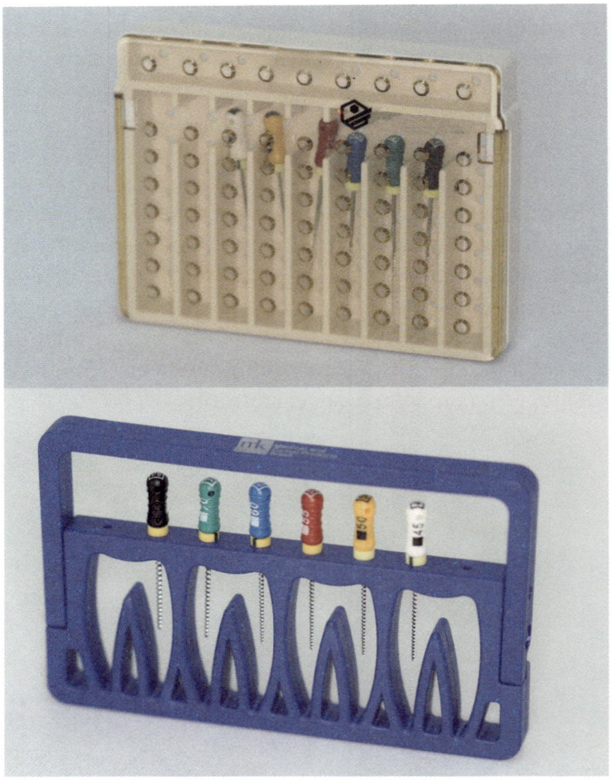

FIGURA 12 Dispositivos organizadores para limas endodônticas e passíveis de esterilização em autoclave.

QUIZ BIOSSEGURO

1. O isolamento absoluto adequado é um pré-requisito essencial para o sucesso do tratamento endodôntico. Em que momento deve ser tomada essa norma de condução?
   A. Após acesso coronário e toda remoção da cárie.
   B. Após a visualização da entrada dos canais radiculares.
   C. Após exploração dos canais radiculares.
   D. Após a anestesia e previamente aos procedimentos de acesso coronário.

2. Isolar ou impedir o contato dos instrumentos com a saliva dentária ou com as superfícies contaminadas por ela, é de crucial importância na prevenção da infecção secundária em endodontia. Alguns cuidados e protocolos devem ser seguidos para o manuseio seguro dos instrumentos, como:

A. Manusear os instrumentos de forma que não ocorra contato da parte ativa do instrumento com a superfície das luvas do cirurgião-dentista ou auxiliar.
B. Promover a limpeza das lâminas e sulcos das limas com uso de gaze esterilizada.
C. Esterilizar réguas endodônticas e mantê-las longe de superfícies que entraram em contato com a saliva do paciente.
D. Todas as anteriores.

3. Muito cuidado deve ser tomado ao usar hipoclorito de sódio durante a irrigação endodôntica. A irrigação da solução de NaOCl deve ser realizada:
   A. Rapidamente, com vigorosos movimentos de vai e vem.
   B. Lentamente, com a ponta da agulha apoiada em uma das paredes do canal e o mais próximo possível ao forame apical.
   C. Lentamente, com um movimento suave da agulha, para garantir que ela não esteja presa no canal e a uma distância segura do forame apical.
   D. Gradativamente, e apenas no terço cervical do canal radicular.

4. Cuidados com armazenamento, utilização e validade devem ser observados, antes da utilização do anestésico local. Quanto aos cuidados responda a alternativa correta:
   A. É aconselhável manter os tubetes anestésicos imersos em álcool ou quaisquer outras soluções desinfetantes mesmo que por curtos períodos.
   B. Os tubetes anestésicos podem ser autoclavados.
   C. Conservar à temperatura ambiente de 15 a 30°C e ao abrigo da luz mantém a eficácia do anestésico e garante o conforto ao se injetar o produto na mucosa.
   D. Tubetes anestésicos parcialmente usados, podem ser reutilizados.

5. A infecção secundária na endodontia, muitas vezes é facilitada ou até causada pelo profissional. Devem-se ser tomadas medidas para prevenir a penetração de microrganismos no canal radicular tanto em dentes vitais como em não vitais por meio de cuidados, como:
   A. Remoção de placa e cárie dentária previamente ao acesso.
   B. Irrigação com solução salina.
   C. Vedamento coronário de espessura mínima possível.
   D. Todas as anteriores.

JOGANDO LIMPO

No diagrama de letras, marque as palavras que correspondem a cada uma das afirmações a seguir:

1. Requisito essencial para a visualização detalhada do sistema de canais radiculares objetivando seu correto acesso, tratamento e obturação.
2. Pode resultar em infecção endodôntica secundária ou persistente que pode causar periodontite apical, levando à falha do tratamento endodôntico.
3. Propaga-se na atmosfera do consultório e pode permitir a persistência de vírus, bactérias e fungos por horas.
4. Uma prática muito importante antes do início do tratamento endodôntico por meio da utilização de enxaguantes bucais em pacientes pré-procedimentos.
5. Reduzem a alta pressão sobre o sistema de refrigeração e complementam os procedimentos de acesso coronário sem a necessidade do uso de turbinas por tempo mais extenso.
6. Tem efeito cáustico e gosto muito desagradável, portanto é fundamental que o profissional realize um isolamento absoluto do dente que está tratando, inclusive utilizando barreira gengival, a fim de evitar extravasamento dessa solução na cavidade oral.
7. Contribui para que as limas não sejam colocadas soltas sobre a bandeja clínica, e permite que os instrumentos sejam constantemente desinfetados ao longo da realização do tratamento endodôntico.
8. Controlar o número de usos desses instrumentos, bem como o momento certo do seu descarte, é fundamental para usar as qualidades totais de corte e evitar sua fratura dentro do interior do canal radicular.

As palavras estão escondidas na horizontal, vertical e diagonal.

H	I	P	O	C	L	O	R	I	T	O	D	E	S	Ó	D	I	O
M	I	C	R	O	I	N	F	I	L	T	R	A	Ç	Ã	O	L	A
I	H	T	U	R	H	L	S	I	F	I	D	C	D	O	E	L	R
S	U	A	O	S	R	N	U	I	T	O	O	L	P	D	R	I	A
E	A	E	W	H	B	T	T	M	W	Y	N	N	D	O	S	M	T
A	T	R	I	L	I	A	N	T	I	S	S	E	P	S	I	A	A
M	H	O	R	S	E	H	D	A	A	N	H	O	T	D	N	S	M
S	E	S	H	O	U	E	O	O	E	T	A	N	T	M	O	R	B
B	E	S	H	H	S	R	N	H	H	O	W	Ç	A	E	I	E	O
A	W	O	E	R	A	A	T	P	U	O	P	X	Ã	I	P	N	R
V	B	L	E	L	R	H	O	N	E	T	T	I	W	O	U	N	E
M	S	N	U	L	T	R	A	S	S	O	M	M	U	N	R	R	L

BIBLIOGRAFIA

1. Agência Nacional de Vigilância Sanitária. Gerência de Vigilância e Monitoramento em Serviços de Saúde. Nota Técnica GVIMS/GGTES/Anvisa n. 04/2020. Disponível em https://www20.anvisa.gov.br/segurancadopaciente/index.php/alertas/item/nota-tecnica (acesso 8 jun 2020).
2. Ahmad A. Rubber dam usage for endodontic treatment: a review. Int Endodontic J. 2009;42(11):963-72.
3. Ahmed HM, Cohen S, Lévy G, Steier L, Bukiet F. Rubber dam application in endodontic practice: an update on

critical educational and ethical dilemmas. Aust Dent J. 2014;59(4):457-63.
4. Ahmed MA, Jouhar R, Ahmed N, Adnan S, Aftab M, Zafar MS, et al. Fear and practice modifications among dentists to combat novel coronavirus disease (Covid-19) Outbreak. Int J Environ Res Public Health. 2020;17(2821).
5. American Association of Endodontists. Successful local anesthesia: what endodontists need to know. Disponível em: https://www.aae.org/specialty/2017/01/24/sucess-ful-local-anesthesia-what-endodontists-need-to-know/ (acesso 10 mai 2020).
6. American Association of Endodontists. Guidelines and position statment. Dental Dams. Disponível em: https://www.aae.org/specialty/wp-content/uploads/sites/2/2017/06/dentaldamstatement.pdf (acesso 26 maio 2020).
7. American Dental Association. Return to work interim guidance toolkit. Disponível em: https://www.ada.org/en/press-room/news-releases/2020-archives (acesso 15 maio 2020).
8. Anabtawi MF, Gilbert GH, Bauer MR, Reams G, Makhija SK, Benjamin PL, et al. Rubber dam use during root canal treatment: findings from the dental practice-based research network. J Am Dent Assoc. 2013;144(2):179-86.
9. Anderson DJ, Chen LF, Weber DJ, Moehring RW, Lewis SS, Triplett PF, et al. Enhanced terminal room disinfection and acquisition and infection caused by multidrug-resistant organisms and Clostridium difficile (the benefits of enhanced terminal room disinfection study): a cluster-randomised, multicentre, crossover study. Lancet. 2017;389(10071):805-14.
10. Andrade ED. Terapêutica medicamentosa em odontologia. 3 ed. São Paulo: Artes Médicas; 2014.
11. Anissi HD, Geibel MA. Intraoral radiology in general dental practices - a comparison of digital and film-based X-ray systems with regard to radiation protection and dose reduction. Rofo. 2014;186(8):762-7.
12. Anvisa. Nota técnica gvims/ggtes/anvisa n. 04/2020 – Orientações para serviços de saúde: medidas de prevenção e controle que devem ser adotadas durante a assistência aos casos suspeitos ou confirmados de infecção pelo novo coronavírus (sars-cov-2). Disponível em: http://portal.anvisa.gov.br/documents/33852/271858/Nota+Técnica+n+04-2020+GVIMS-GGTES-ANVISA/ab598660-3de4-4f14-8e6f-b9341c196b28 (acesso 19 maio 2020).
13. Ather A, Patel B, Ruparel NB, Diogenes A, Hargreaves KM. Reply to "Coronavirus disease 19 (Covid-19): implications for clinical dental care". J Endod. 2020;46(9):1342.
14. .Banas JA, Lubinsky R, Qian F, Vickerman MM. A survey of sterilisation and disinfection practices for new endodontic files and gutta-percha in US dental offices. ENDO. 2015;9:1-6.
15. Baonerkar HA, Kokal S, Zope S, Kashid V. A clinical analysis of airborne infections in the dental offices of India. J Appl Dental Med Sci. 2015;1(2).
16. Becking AG. Complications in the use of sodium hypochlorite during endodontic treatment. Report of three cases. Oral Surg Oral Med Oral Pathol. 1991;71(3):346-8.
17. Belli S, Zhang Y, Pereira PN, Pashley DH. Adhesive sealing of the pulp chamber. J Endod. 2001;(8):521-6.
18. Bezerra ALD, Sousa MNA, Feitosa ANA, Assis EV, Barros CMB, Carolino, ECA. Biossegurança na odontologia. ABCS Health Sci. 2014;39(1):29-33.
19. Bio-C_Sealer: cimento endodôntico biocerâmico. Responsável técnico: Sônia M. Alcântara. Paraná: Angelus Indústria de Produtos Odontológicos S/A. 2020. Disponível em: https://angelus.ind.br/assets/uploads/2019/12/1804240907_BIO-C-SEALER-Bula-ONLINE-0205032018.pdf (acesso 3 maio 2020).
20. Bobby P, Rubber Dam. Endodontic diagnosis, pathology, and treatment planning. 2015;14:213-21.
21. Buchanan GD, Warren N. Single-use of endodontic hand files: perceptions and practise. J Infect Prev. 2019;20(1):32-36.
22. Calişkan MK, Türkün M, Alper S. Allergy to sodium hypochlorite during root canal therapy: a case report. Int Endod J. 1994;27(3):163-7.
23. Camargos MDM, Jeunon FA, Costa MCF, Renault DLG, Vieira RS. Desinfecção ambiental em clínica odontológica. Cad Odont. 1997;1(1):35-42,
24. Candeiro GT, Akisue E, Campelo Correia F, Dos Santos Sousa E, do Vale MS, Iglecias EF, et al. Analysis of demineralized chemical substances for disinfecting gutta-percha cones. Iran Endod J. 2018;13(3):318-22.
25. Carrizo A. Influence of endodontic instrument-holder on sterilization efficacy. A pilot in-vitro study. J Oral Res. 2013;2(2):68-71.
26. Carvalho MGP, Duarte GCP, Amaral MM, Milano NF. Poder de absorção das pontas de papel: influência da esterilização em estufa a seco. Avaliação in vitro. RGO. 1995;43(3):171-4.
27. Cell Pack: cones de papel absorvente odontológico. Responsável Técnico: Luiz Carlos Crepaldi. São Paulo: DENTSPLY Indústria e Comércio Ltda. 2020. Disponível em: http://www.dentsply.com.br/bulas/diretory/C/Cell-Pack.pdf (acesso 1 jun 2020).
28. Cohen SC. Endodontics and litigation: an american perspective. Int Dental J. 1989;39(1):13-6.
29. Condac 37: ácido fosfórico a 37%. Responsável técnico: Friedrich Georg Mittelstädt. Santa Catarina: Dentscare Ltda. 2020. Disponível em: https://www.fgm.ind.br/wp-content/uploads/2019/06/20885-00-Cod.20885.manual-condac_37-pt-es-en-fr_FECHADO_26102018.pdf (acesso 5 maio 2020).
30. Crotty MP, Jackson PJ. Terminal room disinfection: how much BETR can it get? Lancet. 2017;389(10071):765-6.
31. Damasceno LM, Portela MB, Primo LG, Damasceno FMB. Uso do cianoacrilato como auxiliar no isolamento absoluto: uma opção em odontopediatria. J Bras Odontopedia. 2003;6(32):276-80.
32. da Motta PG, de Figueiredo CBO, Maltos SMM, Nicoli JR, Sobrinho APR, Maltos KLM, et al. Efficacy of chemical sterilization and storage conditions of gutta-percha cones. Int End J. 2001;34:435-9.
33. Dal Bianco G, Figueiredo DJ, Gaieski L, Jardim M, Almeida ZM. Biossegurança: análise da contaminação da ponta da seringa tríplice descartável após profilaxia dental. Anais do Simpósio de Iniciação Científica da FACIMED; 2016.
34. Denstsply Pharmaceutical. Manual de anestesia. Disponível em: https://www.dentalabs.com.br/media/pdf/manuais/dentsply_anestesico.pdf (acesso 5 maio 2020).
35. DFL. Articaína Bula-Pei. Disponível em: em: https://www.dfl.com.br/wp-content/uploads/2020/01/00218-Articaine-Bula-PEI_Rev-14_LEITURA.pdf (acesso 12 maio 2020).
36. Dental Trinks. Disponível em: https://dentaltrinks.com.br/catalogos (acesso 2 maio 2020).
37. de Jongh A, Adair P, Meijerink-Anderson M. Clinical management of dental anxiety: what works for whom? Int Dent J. 2005;55(2):73-80.

38. Easy Equipamentos Odontológicos. Disponível em: http://novo.easy.odo.br/obturação/termo-pack-ii/ (acesso 1 jun 2020).
39. Ehrich DG, Brian JD Jr, Walker WA. Sodium hypochlorite accident: inadvertent injection into the maxillary sinus. J Endod. 1993;19(4):180-2.
40. Estrela C. Controle de infecção em odontologia. São Paulo: Artes Médicas; 2003. 188p.
41. Europen Society of Endodontology. Consensus report of the European Society of Endodontology on quality guidelines for endodontic treatment. Int Endodontic J. 2006;39:921-30.
42. Fernandes LMPSR, Zapata RO, Rubira-Bullen IRF, Capelozza ALA. Microbiologic cross-contamination and infection control in intraoral conventional and digital radiology. RGO. 2013;61(4):609-14.
43. Fernandes PL. Imagem digital. In: White SC, Pharoah MJ. Radiologia oral - Fundamentos e interpretação. 5 ed. Rio de Janeiro: Elsevier; 2007.
44. Fini BM. What dentists need to know about Covid-19. Oral Oncol. 2020;105:104741.
45. Gatot A, Arbelle J, Leiberman A, Yanai-Inbar I. Effects of sodium hypochlorite on soft tissues after its inadvertent injection beyond the root apex. J Endod. 1991;17(11):573-4.
46. Ge Z, Yang L, Xia J, Fu X, Zhang Y. Possible aerosol transmission of Covid-19 and special precautions in dentistry. J Zhejiang Univ Sci B. 2020;21(5):361-8.
47. Goetz K, Schuldei R, Steinh€Auser J. Working conditions, job satisfaction and challenging encounters in dentistry: a cross-sectional study. Int Dental J. 2019;69(1):44-9.
48. Gómez-Moreno G, Guardia J, Cutando A, Guirado JLC. Pharmacological interactions of anti-inflammatory-analgesics in odontology. Med Oral Patol Oral Cir Bucal. 2009;14(2):E81-9.
49. Gorgan. Length Determination. Iranian Endodontic Journal. 2018;13(3):381-4.
50. Guimarães-Jr. J. Biossegurança e controle de infecção cruzada em consultórios odontológicos. 1 ed. São Paulo: Santos; 2001.
51. Haas JP, Menz J, Dusza S, Montecalvo MA. Implementation and impact of ultraviolet environmental disinfection in an acute care setting. Am J Infection Control. 2014;42(6):586-90.
52. Hauman CH, Love RM. Biocompatibility of dental materials used in contemporary endodontic therapy: a review. Part 1. Intracanal drugs and substances. Int Endod J. 2003;36:75-85.
53. Harrel SK, Molinari J. Aerosols and splatter in dentistry A brief review of the literature and infection control implications. J Am Dent Assoc. 2004;135(4):429-37.
54. Heling I, Gorfil C, Slutzky H, Kopolovic K, Zalkind M, Slutzky-Goldberg I. Endodontic failure caused by inadequate restorative procedures: review and treatment recommendations. J Prosthet Dent. 2002;87:674-8.
55. Helse Ultrasonic Br. Disponível em: https://cart.helseultrasonic.com.br/collections/ camara-pulpar/products/e10 (acesso 12 maio 2020).
56. Heydrich RW. Pre-endodontic treatment restorations. A modification of the 'donut' technique. J Am Dent Assoc. 2005;136(5):641-2.
57. Ingram TA. Response of the human eye to accidental exposure to sodium hypochlorite. J Endodontics. 1990;16:235-7.
58. ISO - International Organization For Standardization. ISO/TS: 6876: 2012: Dentistry - Root canal sealing materials. Geneva: ISO; 2012. Disponível em: https://www.iso.org/obp/ui/#iso:std:iso:6876:ed-3:v1:en (acesso 6 jun 2020).
59. Kadam A, Karjodkar F, Sansare K, Vinay V. Covid 19 - Facts and its infection control measures for dentists. IOSR J Dental Medical Sci. 2020;19(4):43-52.
60. Kavanagh CP, Taylor J. Inadvertent injection of sodium hypochlorite into the maxillary sinus. Br Dent J. 1998;185:336-7.
61. Kavo-Kerr Corporation. Disponível em: https://www.kerrdental.com/kerr-endodontics (acesso 30 maio 2020).
62. Keskin C, Demiryurek EO, Onuk EE. Pyrosequencing analysis of cryogenically ground samples from primary and secondary/persistent endodontic infections. J Endod. 2017;43(8):1309-16.
63. Kim S, Kratchman S. Modern endodontic surgery concepts and practice: a reviw. J Endod. 2006;32(7):601-23.
64. Koppang HS, Koppang R, Solheim T, Aarnes H, Stolen SO. Cellulose fibers from endodontic paper points as an etiological factor in postendodontic periapical granulomas and cysts. J Endod. 1989;15:369-72.
65. Krithikadatta J, Nawal RR, Amalavathy K, McLean W, Gopikrishna V. Endodontic and dental practice during Covid-19 pandemic: Position statement from the Indian Endodontic Society, Indian Dental Association, and International Federation of Endodontic Associations. Endodontol. 2020;32:55-66.
66. Position Statement from International Federation of Endodontic Associations (IFEA) & Indian Endodontic Society (IES).
67. Kharma MY, Alalwani MS, Koussa B, Sadki M, Dadoue M. Up to which extent dentists are ready to confront covid 19-what they should know? IOSR J Dental Med Sci. 2020;19(3):50-4.
68. Kubo CH, Gomes APM, Jorge AOC. Influência dos métodos de esterilização na capacidade e velocidade de absorção de diferentes marcas comerciais de cones de papel absorvente para endodontia. Rev Odontol Unesp. 2000;29(1/2):113-27.
69. Kubo CH, Gomes APM, Jorge AOC. Efeitos da autoclavação na velocidade e capacidade absorvente de cones de papel empregados em endodontia. Rev Odontol Univ São Paulo. 1999;13(4):383-9.
70. Kuriyama T, Williams DW, Yanagisawa M, Iwahara K, Shimizu C, Nakagawa K, et al. Antimicrobial susceptibility of 800 anaerobic isolates from patients with dentoalveolar infection to 13 oral antibiotics. Oral Microbiol Immunol. 2007;22(4):285-8.
71. Kutter JS, Spronken MI, Fraaij PL, Fouchier RA, Herfst S. Transmission routes of respiratory viruses among humans. Curr Opin Virol. 2018;28:142-51.
72. Labaf H, Owlia P, Taherian A, Haghgoo R. Quantitative analysis of changes in bacterial aerosols during endodontic, periodontic and prosthodontic treatments. African J Microbiol Res. 2011;5(27):4946-8.
73. Lacerda MFLS, Coutinho TMC, Barrocas D, Rodrigues JT, Vidal F. Infecção secundária e persistente e sua relação com o fracasso do tratamento endodôntico. Rev Bras Odontol. 2016;73:212-7.
74. Letters S, Smith AJ, Mchugh S, Bagg J. A study of visual and blood contamination on reprocessed endodontic files from general dental practice. Br Dental J. 2005;199(8):522-5.
75. Lopes H, Siqueira JF. Endodontia: biologia e técnica. 4 ed. Rio de Janeiro: Elsevier; 2015.
76. Lunelli SF, Melo TAF, Cord CB. Analysis of cleaning, sterilization, storage process and frequency of endodontic

instrument replacement of endodontists from the city of Caxias do Sul/RS. RSBO. 2017;14(1):11-5.
77. Madarati A, Abid S, Tamimi F, Ezzi A, Sammani A, Shaar MBAA, et al. Dental-dam for infection control and patient safety during clinical endodontic treatment: preferences of dental patients. Int J Environ Res Public Health. 2018;15(9):2012.
78. Madhuri M, Meeran NA, Sheriff O, Vijay C. Sterilization protocol for orthodontic and endodontic instruments. Indian J Multidisciplinary Dent. 2011;3:172-8.
79. Mah T, Basrani B, Santos JM, Pascon EA, Tjäderhane L, Yared G, et al. Periapical inflammation affecting coronally-inoculated dog teeth with root fillings augmented by white MTA orifice plugs. J Endod. 2003;29(7):442-6.
80. Makhoul T. Isolamento absoluto. [Monografia – Especialista em dentística restauradora]. Campinas: Faculdade de Odontologia de Piracicaba, Universidade Estadual de Campinas; 2002.
81. Malamed SF. Manual de anestesia local. 5 ed. Rio de Janeiro: Elsevier; 2005.
82. McDonnell G, Russell AD. Antiseptics and disinfectants: activity, action, and resistance. Clin Microbiol Rev. 1999;12(1):147-79. Erratum in: Clin Microbiol Rev. 2001;14(1):227.
83. Meirinhos J, Martins JNR, Pereira B, Baruwa A, Gouveia J, Quaresma SA, et al. Prevalence of apical periodontitis and its association with previous root canal treatment, root canal filling length and type of coronal restoration – a cross-sectional study. Int Endod J. 2020;53(4):573-84.
84. Mills SE. Waterborne pathogens and dental waterlines. Dental Clin North Am. 2003;47:545-57.
85. Narayana TV, Mohanty L, Sreenath G, Vidhyadhari P. Role of preprocedural rinse and high volume evacuator in reducing bacterial contamination in bioaerosols. J Oral Maxillofac Pathol. 2016;20(1):59-65.
86. Nascimento AC, Cunha Junior AP, Silva CRG, Leão MVP, Santos SSF. Estabilidade do ácido peracético no processo de desinfecção prévia à lavagem. Rev Assoc Paul. 2015;69(4):367-82.
87. Ng YL, Mann V, Gulabivala K. Tooth survival following non-surgical root canal treatment: a systematic review of the literature. Int Endod J. 2010;43(3):171-89.
88. Nogueira SA, Bastos LF, Costa ICC. Riscos ocupacionais em odontologia: revisão da literatura. UNOPAR Cient Ciênc Biol Saúde. 2010;12(3):11-20.
89. Oliveira ML, Ambrosano GMB, Almeida SM, Haiter-Neto F, Tosoni GM. Efficacy of several digital radiographic imaging systems for laboratory determination of endodontic file length. Int Endod J. 2011;44(5):469-73.
90. Oliveira EPM, Filippini HF, Troian CH, Melo TAF. Análise das condições de esterilidade das limas endodônticas utilizadas pelos alunos de graduação nos três cursos de odontologia da ULBRA/RS. Stomatos. 2006;12(23):36-40.
91. Orosco FA, Bernardineli NB, Garcia RB, Bramante CM, Duarte MAH, Moraes IG. In vivo accuracy of conventional and digital radiographic methods in confirming root canal working length determination by Root ZX. J Appl Oral Sci. 2011;20(5):522-5.
92. Odous Equipamentos Ltda. Disponível em: http://odousdedeus.com.br/produto/66/odous-touch (acesso 26 maio 2020).
93. Patel B. Endodontic Diagnosis, Pathology, and Treatment Planning: Mastering Clinical Practice. 1ª ed. New York: Springer International Publishing, 2015
94. Patel B. Infection control in the endodontic office. Endodontic diagnosis, pathology, and treatment planning: mastering clinical practice. Switzerland: Springer International Publishing; 2015.
95. Pereira LB, Oliveira MAVC, Biffi JCG. Avaliação da eficácia de métodos de limpeza de limas endodônticas. Biosci J. 2013;29(4):1058-63.
96. Pimenta FC, Alencar AHG, Estrela C, Goulart CB. Avaliação da contaminação de cones de papel absorvente. In: Reunião Anual da Sociedade Brasileira de Pesquisas Odontológicas. Divisão Brasileira Da Iadr; 1997.
97. Pisano DM, Difiore PM, Mcclanahan SB, Lautenschlager EP, Duncan JL. Intraorifice sealing of gutta-percha obturated root canals to prevent coronal microleakage. J Endod. 1998;10:659-62.
98. Pourhajibagher M, Ghorbanzadeh R, Bahador A. Culture-dependent approaches to explore the prevalence of root canal pathogens from endodontic infections. Braz Oral Res. 2017;31:108.
99. Pourhajibagher M, Ghorbanzadeh R, Parker S, Chiniforush N, Bahador A. The evaluation of cultivable microbiota profile in patients with secondary endodontic infection before and after photo-activated disinfection. Photodiag Photodyn Ther. 2017;18:198-203.
100. Prado M, Gusman H, Gomes BP, Simão RA. Effect of disinfectant solutions on gutta-percha and resilon cones. Microsc Res Tech. 2012;75(6):791-5.
101. SOLVAY Peróxidos do Brasil Ltda. Proxitane: desinfetante de alto nível ácido peracético. Paraná: SOLVAY. Disponível em: https://www.peroxidos.com.br/pt/linha-de-produtos/acido-peracetico/index.html (acesso 10 maio 2020).
102. Qu X, Zhou XD. Psychological intervention for patients with oral disease during the pandemic period of COVID-19. Zhonghua Kou Qiang Yi Xue Za Zhi. 2020;55(4):235-40.
103. Queiroz MLP, Oliveira EPM, Borin G, Melo TAF. Eficácia de diferentes técnicas na limpeza dos instrumentos endodônticos. RGO. 2010;58(3):369-73.
104. Rajeev K, Kuthiala P, Ahmad FN, Nazamuddin MD, Tafadar MDN, Ganorkar OK, et al. Aerosol suction device: mandatory armamentarium in dentistry post lock down. J Adv Med Dent Scie Res. 2020;8:81-3.
105. Retamal-Valdes B, Soares GM, Stewart B, Figueiredo LC, Faveri M, Miller S Zhang YP, et al. Effectiveness of a pre-procedural mouthwash in reducing bacteria in dental aerosols: randomized clinical trial. Braz Oral Res. 2017;31:1-10.
106. Reader A, Nusstein J, Drum M. Successful local anesthesia for restorative dentistry and endodontics. 2 ed. Hanover Park: Quintessence Publishing Co, Inc; 2017.
107. Reciproc: limas para odontologia. Responsável Técnico: Juliana Andrade da Silva. Rio de Janeiro: Romibras Ltda. Disponível em: http://www.dentsply.com.br/ bulas/diretory/R/VDW-Reciproc.pdf (acesso 21 maio 2020).
108. Ricucci D, Gröndahl K, Bergenholtz G. Periapical status of root-filled teeth exposed to the oral environment by loss of restoration or caries. Oral Surg Oral Med Oral Pathol Oral Radiol Endod. 2000;90:354-9.
109. Ricucci D, Russo J, Rutberg M, Burleson JA, Spångberg LS. A prospective cohort study of endodontic treatments of 1,369 root canals: results after 5 years. Oral Surg Oral Med Oral Pathol Oral Radiol Endod. 2011;112(6):825-42.

110. Riva Light Cure – Sdi Limited. Disponível em: https://www.sdi.com.au/wp-content/uploads/2017/01/in_riva_lc_pt.pdf (acesso 25 abril 2020).
111. Roghanizad N, Jones JJ. Evaluation of coronal microleakage after endodontic treatment. J Endod. 1996;22:471-3.
112. Ryan W, O'connel AA. The attitudes of undergraduate dental students to the use of the rubber dam. J Ir Dent Assoc. 2007;53(2):87-91.
113. Salemi F, Saati S, Falah-Kooshki S. A comparative study of the conventional and digital intraoral radiography methods for root canal length Measurement. Braz Dent Sci. 2014;14(4):34-9.
114. Salvia ACRD, Teodoro GR, Balducci I, Koga-Ito CY, Oliveira SHG. Effectiveness of 2% peracetic acid for the disinfection of gutta-percha cones. Braz Oral Res. 2011;25(1):23-7.
115. Samaranayabe LP, Reid J, Evans D. The efficacy of rubber dam isolation in reducing atmospheric bacterial contamination. ASDC J Dent Child. 1989;56(6):442-4.
116. Trezena SS, Farias LPM, Barbosa GFA, Simone Costa SM, Barbosa Júnior ES, et al. Práticas em biossegurança frente aos acidentes ocupacionais entre profissionais da odontologia. Arq Odontol. 2020;56(07):1-8.
117. São Paulo. Secretaria da Saúde. Uso do ácido peracético na prática clínica em saúde bucal, no âmbito da Secretaria Municipal da Saúde de São Paulo – SMS-SP/ Secretaria da Saúde, Coordenação da Atenção Básica, Área Técnica de Saúde Bucal. São Paulo: SMS; 2011.
118. Schwartz RS, Fransman R. Adhesive dentistry and endodontics: materials, clinical strategies and procedures for restoration of access cavities: a review. J Endod. 2005;31:151-65.
119. Selante Ah Plus: selante para canal radicular. Responsável técnico: Luiz Carlos Crepaldi. São Paulo: DENTSPLY Indústria e Comércio Ltda. 2020. Disponível em: http://www.dentsply.com.br/bulas/diretory/A/AH-Plus.pdf (acesso 10 maio 2020).
120. Seltzer FC, Kohli MR, Shah SB, Karabucak B, Kim S. Outcome of endodontic surgery: a meta-analysis of the literature – Part 2: Comparation of endodontic microsurgical techniques with and without the use of higher magnification. J Endod. 2012;38:1-10.
121. Silva FR, Silveira TJD, Santos LTCA, Lima AM, Quintino AFC, et al. Técnicas de isolamento absoluto em dentes com estrutura remanescente mínima: revisão de literatura. UEPG Cien Biol Saúde. 2011;17(2):113-21.
122. Silva AP, Anjos AL, Freitas MPM. Contaminação de cones de papel absorvente e cones de guta percha utilizados em endodontia: avaliação "in vitro". Stomatos. 2017;23:44.
123. Siqueira Jr JF. Endodontic infections: Concepts, paradigms, and perspectives. Oral Surg Oral Med Oral Pathol. 2002;94(3):281-93.
124. Siqueira Jr J, Rôças IN, Lopes HP. Microbiologia endodôntica. In: Lopes H, Siqueira Jr J. Endodontia – Biologia e Técnica. 4 ed. Rio de Janeiro: Elsevier; 2015
125. Siqueira JF Jr, Rôças IN, Favieri A, Abad EC, Castro AJ, Gahyva SM. Bacterial leakage in coronally unsealed root canals obturated with 3 different techniques. Oral Surg Oral Med Oral Pathol Oral Radiol Endod. 2000;90(5):647-50.
126. Siqueira Jr JF. Aetiology of root canal treatment failure and why well-treated teeth can fail. Int Endod J. 2001;34:1-10.
127. Song M, Kim HC, Lee W, Kim E. Analysis of the cause of failure in nonsurgical endodontic treatment by microscopic inspection during endodontic microsurgery. J Endod. 2011;37(11):1516-9.
128. Souza-Gugelmin MCM, Lima CDT, Lima SNM, Mian H, Ito IY. Microbial contamination in dental unit waterlines. Braz Dent J. 2003;14(1):55-7.
129. Sousa CS , Torres LM , Azevedo MPF , Camargo TC, Graziano KU , Lacerda RA, et al. Sterilization with ozone in health care: an integrative literature review. Rev Esc Enferm. 2011;45(5):1238-44.
130. Spicciarelli V, Marruganti C, Viviano M, Baldini N, Franciosi G, Tortoriello M, et al. A new framework to identify dental emergencies in the COVID-19 era. J Oral Sci. 2020;62(3):344-7.
131. Sriraman P, Neelakantan P. Asepsis in operative dentistry and endodontics. Int J Public Health Sci. 2014;3(1):1-6.
132. Susuni G, Pommel L, Camps J. Accidental ingestion and aspiration of root canal instruments and other dental foreign bodies in a French population. Int Endodontic J. 2007;40(8):585-9.
133. Tewary S, Luzzo J, Hartwell G. Endodontic radiography: who is reading the digital radiograph? J Endod. 2011;37(7):919-21.
134. Thomas MV, Jarboeb G, Frazer RQ. Infection control in the dental office. Dent Clin North Am. 2017;61(2):435-57.
135. Thomé G, Bernardes SR, Guandalini S, Guimarães MCV. Manual de boas práticas em biossegurança para ambientes odontológicos. Curitiba: ILAPEO, 2020. Disponível em: http://website.cfo.org.br/wp-content/uploads/2020/04/cfo-lanc%CC%A7a-Manual-de-Boas-Pra%CC%81ticas-em Biosseguranc%CC%A7a-para-Ambientes-Odontologicos.pdf (acesso 10 jun 2020).
136. Toniolli V, Zanin MF, Lauermann FD, Freddo AL, Corsetti A. Percepção dos cirurgiões-dentistas sobre enfisema subcutâneo. Rev Faculdade de Odontol Porto Alegre. 2019;60:2.
137. Top Dam: barreira gengival fotopolimerizável. Responsável técnico: Friedrich Georg Mittelstädt. Santa Catarina: Dentscare Ltda. 2020. Disponível em: https://www.fgm.ind.br/wp-content/uploads/2019/06/Manual_topdam.pdf (acesso 6 maio 2020).
138. Ultracal® Xs: pasta de hidróxido de cálcio. Responsável técnico: Claudia Cavani Kurozawa. São Paulo: Ultradent products, inc. 2020. Disponível em: https://intl.ultradent.com/ptbr/Product%20Instruction%20Documents/UltraCalXS_IFUBR.pdf (acesso 26 abril 2020).
139. Valois CRA, Silva LP, Azevedo RB. Structural effects of sodium hypochlorite solutions on gutta-percha cones: atomic force microscopy study. JOE. 2005;31:10.
140. Victorino FR, Lukiantchuk M, Garcia LB, Bramante CM, Moraes IG, Hidalgo MM. Capacidade de absorção e toxicidade de cones de papel após esterilização. RGO. 2008;56(4):411-5.
141. Walker JT, Bradshaw DJ, Bennett AM, Fulford MR, Martin MV, Marsh PD. Microbial biofilm formation and contamination of dental-unit water systems in general dental practice. Appl Environ Microbiol. 2000;66(8):3363-7.
142. Wang N, Knight K, Dao T, Friedman S. Treatment outcome in endodontics -The Toronto Study. Phases I and II: apical surgery. J Endod. 2004;30(11):751-61.
143. Wave One Gold Sequence: limas para odontologia. Responsável Técnico: Luiz Carlos Crepaldi. São Paulo: Dentsply Indústria e Comércio Ltda. 2020. Disponível em: http://www.dentsply.com.br/bulas/diretory/W/Wave-one-Gold-Sequence.pdf (acesso 1 maio 2020).

144. Wolcott JF, Hicks ML, Himel VT. Evaluation of pigmented intraorifice barriers in endodontically treated teeth. J Endod. 1999;25(9):589-92.
145. Xavier RS, Chaves ES, Soares LC, Reis MCS. Avaliação microbiológica de cones de papel absorvente utilizados em endodontia. Rev UNINGÁ Rev. 2014;18(2):28-32.
146. Young MP, Korachi M, Carter DH, Worthington HV, McCord JF, Drucker DB. The effects of an immediately pre-surgical chlorhexidine oral rinse on the bacterial contaminants of bone debris collected during dental implant surgery. Clin Oral Implants Res. 2002;13(1):20-9.
147. Yu J, Zhang T, Zhao D, Haapasalo M, Shen Y. Characteristics of endodontic emergencies during coronavirus disease 2019 outbreak in wuhan. J Endodont. 2020. Disponível em: htpps://doi.org/10.1016/j.joen.2020.04.001 (acesso 14 maio 2020).
148. Zargar N, Marashi MA, Ashraf H, Hakopian R, Beigi P. Identification of microorganisms in persistent/secondary endodontic infections with respect to clinical and radiographic findings: bacterial culture and molecular detection. Iran J Microbiol. 2019;11(2):120-8.
149. Zhang C, Du J, Peng Z. Correlation between Enterococcus faecalis and persistent intraradicular infection compared whit primary intraradicular infection: a systematic review. J Endodont. 2015;41(8):1207-13.

19

BIOSSEGURANÇA EM ODONTOPEDIATRIA

Ronairo Zaiosc Turchiello
Matheus Neves
Fábio Barbosa de Souza
Jonas de Almeida Rodrigues

OBJETIVOS DE APRENDIZAGEM

O QUE VOCÊ VAI APRENDER NESTE CAPÍTULO:

1. Apontar os riscos iminentes que a equipe profissional, o paciente e o acompanhante podem estar submetidos quando não há uma correta atenção às normas de biossegurança.
2. Abordar os cuidados que se deve ter com a sala de espera de consultórios, clínicas e ambulatórios, que atendem bebês e crianças, permeando a recepção e os espaços destinados às brincadeiras.
3. Enfatizar a importância da necessidade da utilização de equipamentos de proteção individuais (EPI) pela equipe de saúde bucal, inclusive dos pacientes e de seus respectivos acompanhantes.
4. Discutir a relação das técnicas para a gestão do comportamento infantil em termos de biossegurança.
5. Abordar a utilização da tecnologia e as disparidades, intercessões e controvérsias da biossegurança das terapias cirúrgicas e pulpares, entre os públicos adulto e infantil.

POR QUE ESTUDAR BIOSSEGURANÇA NA ODONTOPEDIATRIA?

A odontopediatria visa o diagnóstico, a prevenção e o tratamento de doenças, assim como a manutenção da saúde bucal de bebês e crianças. Conjuntamente, abrange uma série de conhecimentos técnicos e científicos destinados ao paciente infantil. O cuidado em odontopediatria não se restringe somente ao diagnóstico e à intervenção clínica, mas também ao cuidado e desenvolvimento dos pacientes infantis. Por consequência, o profissional que se dispõe ao atendimento desses pacientes precisa dominar os preceitos técnicos e científicos de clínica geral, com enfoque para as particularidades de cada faixa etária. A especialidade exige do cirurgião-dentista responsabilidade e formação continuada, para condutas responsáveis e seguras.

A abordagem de pacientes infantis difere de pacientes adultos. Uma das principais razões está no estabelecimento da relação profissional com o paciente infantil por meio de um contato unificador envolvendo seus responsáveis e/ou familiares. Os atendimentos em odontopediatria baseiam-se tanto na habilidade do profissional em conduzir as técnicas de gestão comportamental, quanto na preparação dos acompanhantes para o apoio à criança durante os procedimentos.

Para que haja a manutenção da tríade profissional-paciente-família, com resultado positivo no tratamento infantil, os cirurgiões-dentistas necessitam promover em seus atendimentos o controle de riscos biológicos, prezando pelo correto acolhimento desde a chegada do paciente e acompanhantes na recepção e sala de espera até sua entrada no ambiente clínico. Entretanto, a grande maioria dos protocolos e recomendações de nível mundial a respeito de biossegurança em odontologia é bastante genérica e não especifica as áreas de atuação. Ressalta-se, em especial, uma deficiente abordagem dos cuidados que se baseiam, exclusivamente, no ambiente clínico com orientações pouco assertivas e ineficientes ao contexto atual.

ATENDIMENTO AO PACIENTE INFANTIL: RISCOS REDUZIDOS OU CUIDADOS REDOBRADOS?

A concepção de que as crianças possuem menores níveis de infecção e, portanto, oferecem menores riscos no ambiente clínico é um grande equívoco cometido por muitos profissionais. O paciente infantil interage com adultos e com outras crianças, fazendo com que seja foco de inúmeros patógenos. Além disso, pelo fato de estarem desenvolvendo seu sistema imunológico, acabam mais suscetíveis ao desenvolvimento de doenças adquiridas nos serviços de saúde. Assim, os protocolos de controle de infecção devem ser seguidos à risca (Figura 1).

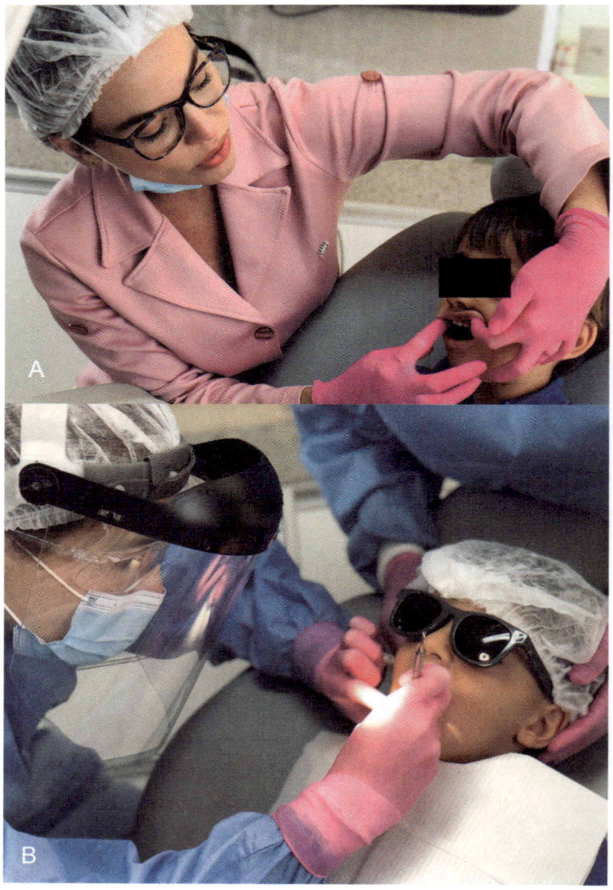

FIGURA 1 Atendimento odontológico infantil sem os devidos cuidados, colocando profissionais e pacientes em risco (A), em comparação com atendimento biosseguro (B). Atenção para o uso correto dos EPI, tanto para os profissionais quanto para a criança.

Uma preocupação crescente no atendimento clínico de bebês e crianças são os procedimentos que envolvem os motores de alta e baixa rotação, seringa tríplice e equipamentos ultrassônicos. Esses equipamentos são capazes de produzir aerossol e gotículas, impulsionados por um turbilhonamento de ar, que saem da cavidade oral dos pacientes e são espalhados pelo ambiente. Sabe-se que todos os instrumentos e superfícies de clínica odontológica abrigam algum tipo de patógeno.

No Brasil, não existe nenhum órgão que regularize de maneira pontual a biossegurança exclusiva à odontopediatria. Contudo, a Agência Nacional de Vigilância Sanitária (ANVISA) estabelece o controle normativo sobre a área odontológica e os cuidados gerais acabam sendo canalizados às clínicas e consultórios infantis. Embora o trabalho da Anvisa seja contundente, mais estudos e protocolos específicos são cruciais ao estabelecimento de padronizações técnicas, que devem ser respaldadas pela literatura, e, principalmente, que englobem as peculiaridades do atendimento odontopediátrico. Ignorar que a maioria dos estabelecimentos de saúde que atendem o paciente infantil apresentam uma rotatividade maior de público por consulta, comparado à assistência adulta, pode acarretar um maior risco. Biossegurança em odontopediatria não significa, portanto, reproduzir o conceito de apenas replicar sutilmente a abordagem dos pacientes de mais idade. Os cuidados precisam ser redobrados, pois o perfil de paciente é singular e, somado a isso, os pais e/ou familiares envolvidos contabilizam um fluxo ainda maior de pessoas em um cenário de contaminação e risco biológico.

QUAL O RISCO OFERECIDO PELO AMBIENTE RECREATIVO DA SALA DE ESPERA E COMO ORGANIZÁ-LO?

A gestão do comportamento infantil é uma rotina na prática da odontopediatria com envolvimento necessário de todo o corpo clínico sob um sistema de cooperação mútuo entre equipe de saúde bucal, paciente infantil e seus acompanhantes. O medo do dentista e os efeitos comportamentais do tratamento odontológico são referidos na literatura desde 1891. Estima-se que 11% das crianças e adolescentes apresentem algum quadro de ansiedade ao frequentarem o ambiente odontológico. Discussões científicas apontam métodos para reduzir a ansiedade no ambiente da sala de espera, utilizando desde músicas e aromaterapia, até exposição positiva de imagens referentes à odontologia.

As clínicas e consultórios odontológicos podem optar por ambientes decorados e coloridos, ao invés de paredes e pisos brancos. Esse achado pode ser atribuído ao conforto visual que um ambiente decorado gera ou à distração que causa na mente da criança durante o tratamento odontológico. A evidência científica sobre o tema ainda é escassa, o que não contraindica a decoração dos ambientes odontológicos infantis. Além da decoração, os consultórios odontopediátricos podem optar por modelos de simulação multissensorial: o método de Snoezelen. Trata-se de um recurso que fornece uma atmosfera relaxante para pacientes com comprometimento cognitivo, embora não tenha efeito para as demais crianças ansiosas.

Sabe-se que a área recreativa anexa à sala de espera dos ambientes clínicos, que permita a interação da criança com variados brinquedos, é um ambiente importante e que desempenha um protagonismo no controle do comportamento infantil e na diminuição da ansiedade pré-operatória das crianças. Brincar juntos contribui para o desenvolvimento de habilidades sociais da criança. Os brinquedos podem ser considerados parte do equipamento do consultório odontopediátrico, mas o compartilhamento de brinquedos representa um risco potencial à saúde. Há evidências de que coliformes fecais podem ser encontrados em até 90% dos brinquedos macios e em 13,5% dos brinquedos duros/maciços; portanto, os brinquedos macios podem não ser adequados para salas de espera de consultórios e clínicas de saúde, em virtude do potencial de acúmulo de microrganismos patogênicos e dificuldade de limpeza e desinfecção.

Quanto menor a idade da criança, mais ela pode adquirir e transmitir patógenos e infecções, especialmente vírus respiratórios e gastrointestinais, mesmo que assintomáticos. Em locais nos quais as crianças se reúnem, a proximidade de um grande número de hospedeiros infecciosos e suscetíveis favorece a transmissão. Características comportamentais como incontinência urinária, fecal, higiene inadequada, contato frequente das mãos com a cavidade bucal, brinquedos ou outros objetos, saliva e contato direto entre as crianças facilitam a propagação da infecção.

As diretrizes da Academia Americana de Pediatria enfatizam que os brinquedos e objetos lúdicos nos consultórios sejam limpos e higienizados constantemente. Tal recomendação fez com que muitos profissionais repensassem a disponibilização de brinquedos em suas salas de espera, uma vez que a contaminação ambiental aumenta o potencial de transmissão entre pacientes odontopediátricos, acompanhantes e profissionais de saúde bucal. Bactérias, fungos, vírus respiratórios e rotavírus apresentam consideráveis potenciais infecciosos e persistem por períodos prolongados em objetos inanimados. Por esse motivo, recomenda-se que o compartilhamento de brinquedos por bebês e crianças pequenas deve ser minimizado.

Diante do exposto, as soluções possíveis incluem a remoção dos brinquedos das salas de espera, a menos que o uso possa ser supervisionado e a limpeza apropriada viável; a solicitação aos pais ou responsáveis que tragam os brinquedos pessoais da criança, projetados para brincadeiras individuais, evitando o compartilhamento com outras crianças; a opção por brinquedos com superfícies lisas e sólidas; evitar brinquedos com pequenos pedaços e fendas, brinquedos de pelúcia e brinquedos de tecido; considerar o uso de brinquedos descartáveis para brincadeiras individuais e orientar crianças com mais idade a adotarem práticas higiênicas apropriadas, como higienização das mãos (Figura 2).

A conduta de higiene das mãos deve ser realizada com água e sabão e deve ser orientada pela equipe de saúde bucal para que seja adotada ainda na sala de espera, antes de tocarem nos brinquedos, demais artigos e superfícies dos ambientes recreativos. Os géis para as mãos à base de álcool demonstraram ser uma alternativa viável na remoção de microrganismos, além de mais práticos.

A Tabela 1 apresenta os procedimentos indicados e a periodicidade de higienização para objetos lúdicos e superfícies, de acordo com a Academia de Americana de Pediatria.

Alerta-se ainda para que produtos de gênero alimentício, exceto água, não sejam consumidos nos espaços de convívio infantis, pois isso pode aumentar significativamente a sujidade do local, propiciando, dessa forma, um aumento na população de microrganismos.

Mediante o exposto, cabe aos responsáveis pela equipe odontológica decidirem sobre o desenho apropriado do ambiente recreativo, a fim de proporcionar um espaço confortável e lúdico, com redução da ansiedade dos pacientes infantis, e melhora da qualidade dos cuidados em saúde. Entretanto, não deve haver comprometimento da biossegurança local, extinguindo qualquer probabilidade de danos à saúde de quem o frequente e o utilize.

COMO TORNAR O AMBIENTE CLÍNICO AGRADÁVEL, SEM COMPROMETER A BIOSSEGURANÇA?

O ambiente do consultório odontológico, no que tange o desenvolvimento infantil, recebe uma preocupação iminente. Mesmo que por um período relativamente curto de consulta, a criança deixa sua casa, distancia-se de seus brinquedos e demais pessoas do convívio, perdendo grande parte de suas referências. Então, desloca-se até um local desconhecido, que carrega estereótipos subjetivos, sob a possibilidade de ter seu corpo submetido a processos

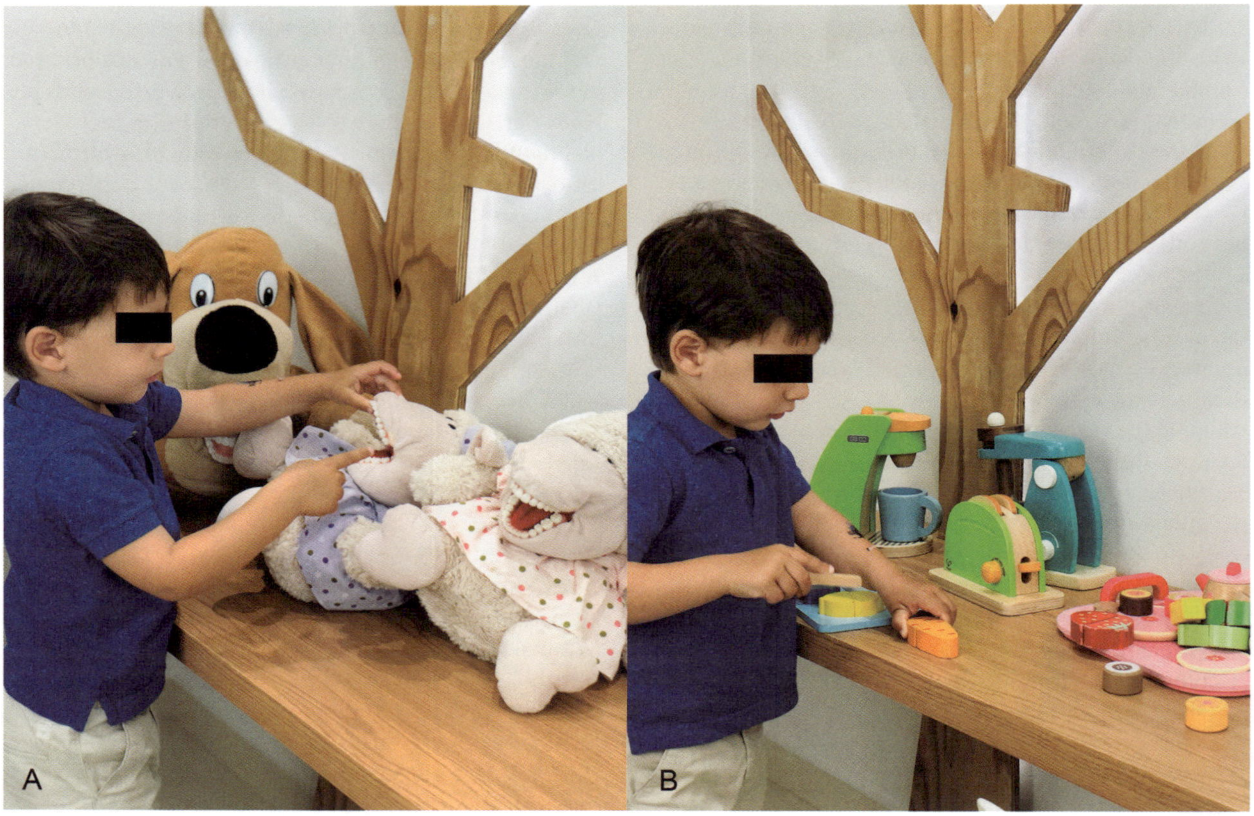

FIGURA 2 Espaço recreativo para sala de espera. A: ambiente inadequado pela presença de objetos de difícil higienização como tecido e pelúcia; B: ambiente adequado com brinquedos com superfícies lisas e passíveis de limpeza e desinfecção.

TABELA 1 Procedimentos e periodicidade de higienização para objetos lúdicos e superfícies

Item	Processamento/orientação	Periodicidade
Todos os brinquedos disponibilizados na área de lazer.	Limpeza periódica, com água e sabão/detergente neutro; desinfecção sob fricção com álcool 70% e gaze, papel toalha ou compressas cirúrgicas autoclaváveis.	Idealmente, entre o uso dos brinquedos por diferentes pacientes. Se essa periodicidade não for possível, devem ser limpos e desinfetados no final do dia.
Brinquedos visivelmente sujos ou contaminados por fluidos corporais.	Precisam ser restringidos do uso até serem limpos.	Sempre que houver confirmação de sujidades e/ou suspeita de contaminação.
Brinquedos maciços (p. ex., jogos de quebra-cabeças, carrinhos, bonecas, bolas).	Limpeza com pano/tecido umedecido com água e sabão/detergente neutro; desinfecção sob fricção com álcool 70% e gaze, papel toalha ou compressas cirúrgicas autoclaváveis.	Idealmente, entre o uso dos brinquedos por diferentes pacientes. Se essa periodicidade não for possível, devem ser limpos e desinfetados no final do dia.
Superfícies tocadas com frequência (p. ex., botões, consoles de jogos eletrônicos, alças e controle-remotos).	Limpeza periódica com pano/tecido umedecido com água e sabão/detergente neutro.	Diariamente.
Brinquedos grandes, considerados como parte do mobiliário.	Limpeza periódica com pano/tecido umedecido com água e sabão/detergente neutro.	Diariamente.

dolorosos e desagradáveis, oportunizando uma frustração emocional contundente. Dessa forma, o ambiente odontológico pode se tornar potencialmente estressante sobre o estado psicológico dos pacientes infantis.

A fim de minimizar o impacto da ansiedade que muitas crianças sofrem ao adentrarem os estabelecimentos de saúde, é recomendado que seja implantada uma abordagem lúdica em todas as etapas de acolhimento e tratamento. Como resultado de um estudo, um grande número de crianças preferiu ouvir músicas e assistir a desenhos animados enquanto estavam sob atendimento odontológico. Elas também optaram por paredes ilustradas, cadeira odontológica repleta de brinquedos, um ambiente perfumado e a presença dos pais durante o tratamento. O estudo dessas questões visa fornecer o desenvolvimento de estratégias ao enfrentamento de cenários e contextos potencialmente estressantes, uma vez que a clínica infantil contempla uma abordagem ampla, integral e técnica, voltada, ainda, aos princípios da promoção e cuidados em saúde, como um todo.

Enquanto a odontopediatria caminha no sentido de abordar os pacientes em uma atmosfera lúdica e humanizada, cresce a preocupação referente a biossegurança envolvendo os exageros estéticos apresentados por alguns profissionais que atendem crianças em seus consultórios. É uma realidade muito presente a preocupação pela divulgação, principalmente em redes sociais, de salas de procedimentos demasiadamente decoradas com pelúcias e brinquedos macios, em grande quantidade sobre a área de atendimento, como a cadeira odontológica, braços articulados e refletor de luz.

Sociedades e academias pediátricas alertam sobre o antagonismo entre prevenção da transmissão de infecção e manutenção de uma área clínica atraente à criança. A recomendação é de que o profissional deva decidir se os benefícios de uma sala clínica, na qual as crianças são livres para brincar, compartilhar brinquedos e praticar suas habilidades sociais, superam os riscos das infecções que podem ser adquiridas. Crianças pequenas que apresentam secreções respiratórias, que usam fraldas ou incontinentes, e aquelas com infecção, feridas abertas ou lesões na pele, provavelmente serão fontes de infecção por contato com brinquedos ou interação social direta e indireta. Dessa forma, microrganismos podem sobreviver no equipamento odontológico e em superfícies ou brinquedos compartilhados. Uma contaminação ambiental aumenta o risco de transmissão. Algumas crianças com problemas neurológicos, de deglutição ou de respiração merecem especial atenção com relação às suas secreções, seja pela alta produção ou simplesmente por não conseguirem engolir sua própria saliva. Aquelas com disfunções respiratórias podem ter problemas com muco e outras secreções respiratórias que são expelidas por tosse.

Os brinquedos macios são difíceis de desinfetar e tendem a ser rapidamente contaminados após a limpeza. Por outro lado, brinquedos duros/maciços podem ser limpos e desinfetados facilmente. Nos ambientes de saúde, sem protocolos básicos de higienização pós-uso, os brinquedos macios representam um risco infeccioso e, portanto, pressupõe-se que a sua utilização nesses locais não seja recomendada. Assim, enfeitar a sala de procedimentos pode ocasionar um iminente perigo biológico. Mesmo sem a manipulação direta pelas crianças, os brinquedos que ficam nas áreas críticas e semicríticas do consultório apresentam uma chance de contaminação por aerossóis advindos dos motores de alta e baixa rotação, bem como da própria seringa tríplice, espirros e tosses dos pacientes, os quais são imaturos para regras de etiqueta social.

Prover um monitor de televisão para que o paciente infantil possa assistir a animações adequadas à sua idade durante o procedimento odontológico serve como um modo de distração. Contudo, um aparelho de televisão ou *tablet* fixado junto à cadeira odontológica representa um risco em termos de biossegurança, uma vez que existe a possibilidade de acúmulo de pó, sujeira e microrganismos oriundos do aerossol gerado pelos instrumentos rotatórios ou por jatos de ar e água. Recomenda-se a limpeza e a desinfecção diárias dos aparelhos eletrônicos que façam parte do ambiente clínico.

ATENÇÃO

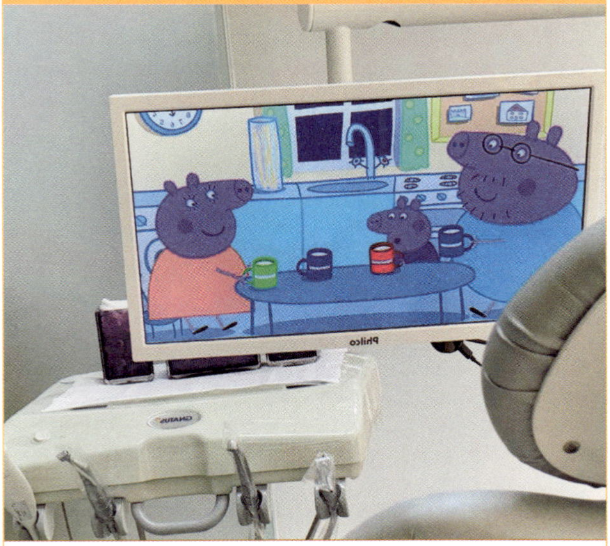

Aparelho de televisão ou *tablet* fixado junto à cadeira odontológica representa um risco em termos de biossegurança, uma vez que existe a possibilidade de acúmulo de pó, sujeira e microrganismos oriundos do aerossol gerado pelos instrumentos rotatórios ou por jatos de ar e água. Recomenda-se a limpeza e a desinfecção diárias dos aparelhos eletrônicos que façam parte do ambiente clínico.

A exclusão dos pais/acompanhantes da sala de procedimentos odontológicos pode permitir ao cirurgião-dentista desenvolver um relacionamento amigável com a criança, sem a interferência negativa do excesso de zelo ou ansiedade dos adultos. No entanto, um estudo recente apontou que a maioria das crianças de 6 a 8 anos de idade preferiu que seus pais estivessem presentes no ato operatório, durante o procedimento odontológico. Em termos de biossegurança, a presença dos pais pode aumentar o risco de transmissão de microrganismos no ambiente clínico, principalmente se os mesmos não estiverem com equipamentos para proteção. Portanto, caso a participação dos acompanhantes seja indispensável, recomenda-se a viabilização de EPI.

Sabe-se que a ludicidade é muito importante para o controle do medo e ansiedade das crianças. O consultório do cirurgião-dentista não precisa ser monocromático e sem brinquedos. Contudo, existe uma racionalidade sobre o que pode ser disponibilizado, bem como o local físico para isso. Discutiu-se, no tópico anterior, sobre o potencial de contaminação na brinquedoteca da sala de espera dos ambientes de atendimento clínico. Ficou evidente que os brinquedos podem ser oferecidos, desde que sejam limpos e desinfetados após a utilização pelos pacientes. Esse fato tem feito muitos profissionais repensarem sobre o que dispor em suas salas de espera. Entretanto, a sala de procedimentos carece de um controle maior. Primeiramente, é necessário que cada profissional ou responsável técnico certifique-se da quantidade e qualidade da decoração dos ambientes de sala de espera e clínico. Sendo assim, apresentamos algumas orientações na Tabela 2.

Além disso, deve-se mensurar a real necessidade de um acompanhante estar presente no ambiente clínico de atendimento. Quando seu comparecimento for substancial, medidas de proteção devem ser adotadas, como:

- Utilização de EPI.
- Orientações de etiqueta social.
- Orientar não tocar desnecessariamente em superfícies da sala de procedimentos.

TABELA 2 Orientações quanto ao uso de brinquedos no ambiente odontológico

Item/artigo	Especificação	Orientação
Brinquedos macios (p. ex., pelúcias, tecidos e têxteis em geral).	Podem abrigar inúmeros agentes contaminantes – patógenos.	Não utilizá-los na sala de espera, nem no ambiente de atendimento clínico.
Brinquedos com tamanho/volume grande.	Podem abrigar inúmeros agentes contaminantes – patógenos.	Evitá-los na sala de espera e no ambiente de atendimento clínico.
Brinquedos maciços/duros (p. ex., jogos de quebra-cabeças, carrinhos, bonecas, bolas).	Podem abrigar agentes contaminantes – patógenos, porém em menor quantidade comparada aos brinquedos macios.	Devem ser escolhidos, quando necessário, para utilização nos ambientes de sala de espera e de atendimento clínico.

COMO PROTEGER A CRIANÇA E O SEU ACOMPANHANTE DURANTE O ATENDIMENTO ODONTOLÓGICO?

A utilização de EPI é apontada como um recurso ímpar na proteção das pessoas envolvidas no decorrer dos atendimentos, desde a equipe profissional, até os pacientes infantis e seus respectivos acompanhantes. Cientes da responsabilidade que o cuidado em odontologia requer, somando-se ao fato da complexidade do atendimento infantil, são elencadas algumas estratégias para a proteção da criança e do seu acompanhante, observadas na Tabela 3.

TABELA 3 Estratégias para a proteção da criança e do seu acompanhante durante o atendimento clínico

Público-alvo	Orientações	
Paciente infantil	EPI para a área dos cabelos, olhos e pés, durante todos os procedimentos em consultório, clínica e ambulatórios.	Gorro, óculos de proteção, propés descartáveis.
	EPI para a região do tronco, abdome, gônadas e tireoide, durante procedimentos de exames complementares de radiodiagnóstico em consultório, clínica e ambulatórios.	Avental plumbífero e protetor de tireoide.
Acompanhante	EPI para a área dos cabelos e pés, durante todos os procedimentos em consultório, clínica e ambulatórios.	Gorro e propés descartáveis.
	EPI para a face, durante os procedimentos que requeiram auxílio durante a estabilização protetora do paciente, em que haja uma proximidade da cabeça do acompanhante e o perímetro da cavidade oral da criança.	Máscara cirúrgica descartável e óculos de proteção.
	EPI para região tronco, abdome, gônadas e tireoide, durante procedimentos de exames complementares de radiodiagnóstico em consultório, clínica e ambulatórios, quando necessário o acompanhamento ou a estabilização protetora do paciente infantil.	Avental plumbífero e protetor de tireoide.

Partindo-se do fato das crianças e seus acompanhantes aceitarem e requererem atendimentos por profissionais que estejam trajados com EPI completo, pode-se utilizar o mesmo argumento de modo inverso na tentativa de ratificar-se o emprego dos equipamentos de proteção pelos pacientes e seus acompanhantes. Somado a isso, a comunicação verbal e escrita pode ser uma excelente aliada. Sugere-se a divulgação em cartazes e/ou *folders* na área de recepção, de modo didático, alertando a necessidade da utilização de EPI por todos, como estratégia de educação prévia. A conversa simples e pontual quanto ao risco de contaminação cruzada e direta nos ambientes odontológicos, especialmente na área clínica, pode sensibilizar e ratificar o entendimento sobre a necessidade da autoproteção. Obviamente, o diálogo com o paciente odontopediátrico deve ser baseado na ludicidade, em uma linguagem de fácil compreensão e compatível com a idade. Com os responsáveis, reitera-se a atenção acerca do tratamento completo, singular e o mais correto possível, incluindo o uso de EPI tanto pela criança, quanto pelos adultos acompanhantes (Figura 3).

Cabe a cada profissional decidir sobre as etapas dos atendimentos que são de sua responsabilidade. Portanto, discute-se nesse tópico a relevância, bem como os equipamentos destinados a cada situação na assistência odontológica infantil. No que tange a utilização de EPI, orienta-se que os bebês não recebam nenhum artefato de proteção, em qualquer área do corpo; já as crianças, devem ser estimuladas e encorajadas a calçarem os propés, utilizarem óculos de proteção e gorro descartável. A alternativa para o manejo da situação pode constar no emprego de cores e personagens popularmente conhecidos no universo criativo infantil. Na hipótese de utilização desses equipamentos representarem um empecilho na abordagem comportamental, devem ser repensados e analisados caso a caso. Tal flexibilização não é possível no momento da execução de exames complementares radiográficos. Ou seja, o avental plumbífero e o protetor de tireoide podem exibir alguma temática infantil (e aponta-se necessário que o façam), mas são indispensáveis à prática. Da mesma forma, indica-se ao menos a proteção da região dos cabelos e pés dos acompanhantes, a partir do seu ingresso à sala de procedimentos, além da respectiva colaboração e entendimento de proteção de cavidade oral e vias aéreas, quando participarem ativamente do processo de estabilização protetora das crianças, com proximidade face a face. Sob a mesma lógica de companhia durante a tomada radiográfica, os responsáveis devem ser instruídos (e até mesmo exigir) o uso do avental de chumbo e protetor tireóideo, sempre que necessário.

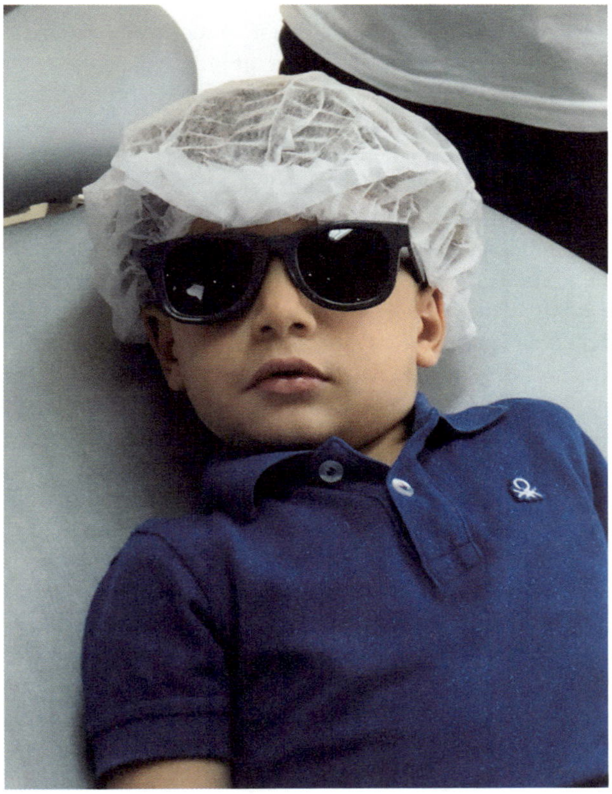

FIGURA 3 Paciente infantil com os equipamentos de proteção indicados para o momento do atendimento clínico.

EXISTE UM LIMITE BIOSSEGURO PARA A PARAMENTAÇÃO DA EQUIPE DE SAÚDE BUCAL DURANTE O ACOLHIMENTO LÚDICO DO PACIENTE INFANTIL?

Culturalmente, muitos profissionais utilizam vestimentas coloridas durante o atendimento infantil com o objetivo de controlar a ansiedade e o medo dos pacientes. Contudo, quando investigado o impacto causado em virtude da utilização de EPI pelo profissional, pesquisas não encontraram resultados significativos para justificativa da utilização de vestimenta colorida por profissionais, sob restrição da branca. Nesse sentido, a evidência aponta que a maioria das crianças não se sente incomodada visualmente com um profissional da saúde usando uniforme branco. A grande questão relacionada aos aventais com estampas está na dificuldade de limpeza, uma vez que poderiam sofrer manchamento após o uso de desinfetantes à base de hipoclorito de sódio. Assim, aventais coloridos devem ser submetidos a lavagem com produtos de limpeza com potencial desinfetante, sem provocar manchamento. Além disso, estampas muito escuras podem camuflar a sujeira, dando uma falsa impressão de limpeza (ver Curtindo a Biossegurança).

Recomenda-se o atendimento odontológico infantil com protetores oculares ou faciais sem muitos detalhes e/ou adereços. Trabalha-se com a hipótese de diminuir ao máximo a área de superfícies e reentrâncias que possam abrigar microrganismos oriundos do contato com fluidos sanguíneos, salivares e corpóreos dos pacientes.

CURTINDO A BIOSSEGURANÇA

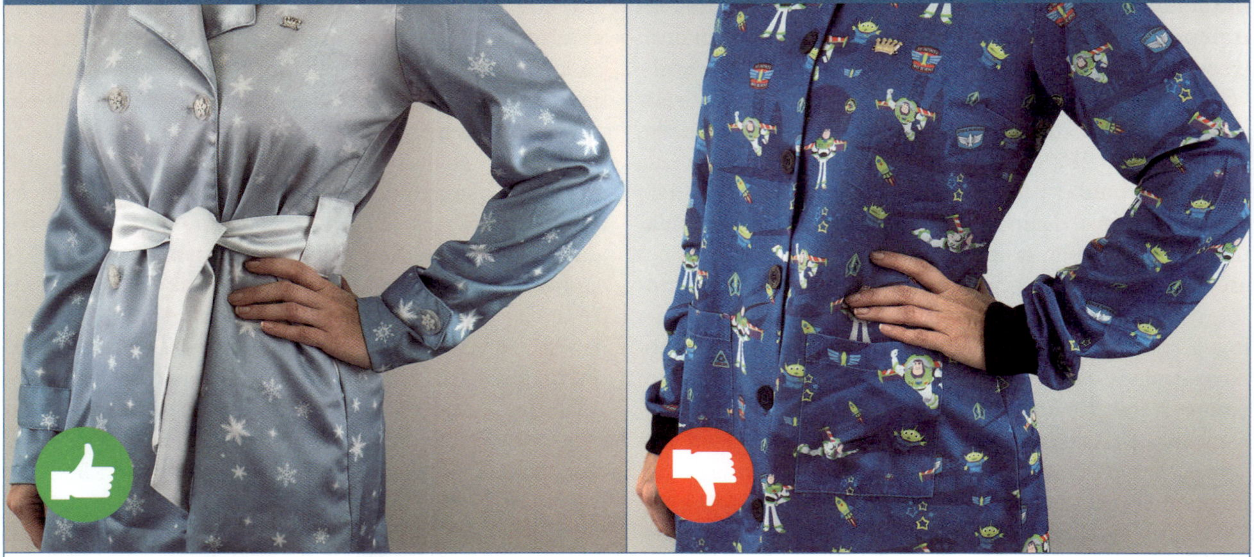

Os aventais coloridos com estampas de cores claras merecem o nosso *like*. O mesmo não pode ser dito para os aventais escuros, que podem representar um risco de contaminação cruzada por esconder sujidades.

Observa-se um advento dos gorros e toucas de tecido de algodão. Muitos profissionais que atendem o público infantil têm demonstrado bastante interesse na utilização dessa modalidade de gorros e/ou tocas, talvez pela possibilidade de apresentar uma estratégia lúdica ou por estilo de vestimenta. Não existe nenhuma contraindicação ao uso. Embora a Anvisa recomende o descarte pós-atendimento, não há estudos que proíbam ou contestem a utilização de materiais alternativos. Entretanto, uma questão a ser discutida reside justamente no processamento para reutilização dos gorros e toucas de tecido. Sugere-se, nesse caso, que a rotina de utilização obedeça aos protocolos de higienização e limpeza, em cada turno que forem utilizados.

Um outro fato relacionado ao uso de EPI, não necessariamente para a sua finalidade, é que em odontopediatria é relativamente comum observarmos o uso da técnica de reforço positivo para compensação psicológica pela boa colaboração durante o tratamento. Como exemplo, entrega-se uma luva de procedimento de látex cheia de ar ao paciente infantil no final da sessão. Embora esta seja uma prática bastante comum, recomendamos o uso de balões coloridos ao invés da luva de procedimentos.

Conforme já discutido, não existe amparo técnico e científico que sustente a não utilização de EPI na assistência odontológica infantil. Inclusive, a proteção dos profissionais e pacientes é amplamente respaldada pela literatura. Portanto, um cirurgião-dentista que faz uso dos equipamentos de proteção, além de ser bem visto pelos pacientes adultos, acaba transmitindo maior confiança aos mesmos. Talvez, a grande contradição da odontopediatria seja em adequar um ambiente clínico e os uniformes profissionais às concepções de ludicidade infantil. Com base no exposto, recomenda-se cautela e apreciação da legislação e estudos vigentes. Até porque ficou explícito que a cor da vestimenta do profissional não foi impactada significativamente pela escolha do paciente infantil. Isso não impossibilita o uso de aventais coloridos, gorros de tecido personalizados e demais adereços com perspectiva lúdica. O que precisa ser reiterada é justamente a necessidade em se fazer uso do EPI, independentemente da situação e/ou idade do paciente, com o intuito de minimização do risco pela prestação do serviço de saúde.

O ACOMPANHANTE DO PACIENTE INFANTIL ESTÁ ISENTO DOS CUIDADOS DE BIOSSEGURANÇA DURANTE OS ATENDIMENTOS?

O Estatuto da Criança e do Adolescente (ECA) considera como crianças os cidadãos com idade inferior a 12 anos. Está previsto ao paciente, em termos legais, o direito a acompanhante, nas consultas e exames. Todos os menores devem estar acompanhados em consultas de saúde, embora a legislação brasileira reconheça que os adolescentes tenham sua privacidade garantida após os

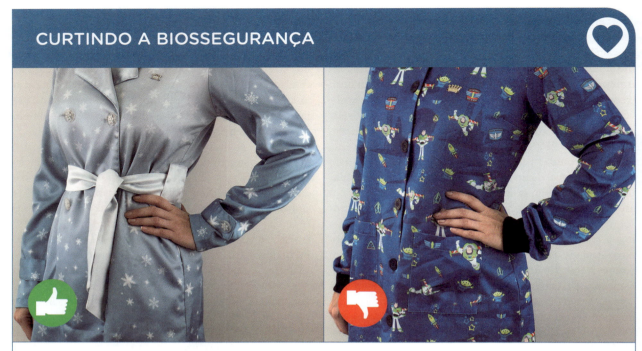

14 anos e 11 meses. Consequentemente, o atendimento infantil prevê a presença de ao menos um acompanhante durante as consultas, sendo preferível o sujeito que puder responder legalmente pelo bebê ou criança. Dessa maneira, os serviços de saúde que atendem a população infantil receberão um fluxo maior de pessoas, desde a recepção à sala de procedimentos. Foi discutido nos tópicos anteriores, especificamente aos pacientes e profissionais, sobre a proteção com EPI. Tratou-se, também, acerca das condutas a serem tomadas nas salas de recreação, de espera e de procedimentos clínicos. Convencionaram-se limites de biossegurança, sob análise científica e respeito à logística de funcionamento dos consultórios e clínicas odontológicas de atendimento pediátrico.

A interação dos pacientes entre si, dos acompanhantes e dos cirurgiões-dentistas pode exercer grande influência no comportamento infantil. Um fator desencadeante do medo e da ansiedade é o comportamento dos pais e cuidadores, que pode ser transmitido aos filhos. Ainda, é constatado que a presença dos familiares ou responsáveis dentro da sala de procedimentos pode aumentar as chances de não colaboração por parte dos pacientes durante o tratamento. Por isso, a decisão de manter ou não o acompanhante na sala de procedimentos deve considerar os reais benefícios dessa atitude no atendimento da criança.

Já que foram discutidos os aspectos de biossegurança para profissionais e pacientes de odontopediatria, é importante pautar as medidas para controle da infecção perante os acompanhantes que venham a ingressar junto com bebês e crianças na sala clínica, acompanhando ou auxiliando passivamente no atendimento. Partindo-se do fato que os pacientes carregam em suas roupas e calçados uma quantidade bastante considerável de microrganismos e por isso carecem de proteções físicas para ingressarem na sala de procedimentos, é razoável pensar na proteção dos calçados dos acompanhantes, bem como solicitar-lhes a lavagem das mãos e, até mesmo, providenciar EPI para a região da cabeça. Durante o auxílio de estabilização protetora, por exemplo, é indicado disponibilizar aos acompanhantes artefatos de biossegurança, como gorro descartável, máscara cirúrgica e óculos de proteção, quando tiverem de ficar muito próximos às crianças e bebês, portanto, suscetíveis a fluidos orais, como saliva e sangue, por via direta ou aerossol contaminado advindo dos motores rotatórios e terminais.

TÉCNICA DIZER/MOSTRAR/FAZER: COMO EXECUTÁ-LA COM BIOSSEGURANÇA?

A comunicação sustenta as técnicas de gestão do comportamento não farmacológico utilizadas na odontopediatria. Avalia-se positivamente o vínculo entre criança e profissional enquanto uma influência clara no comportamento e colaboração infantis. As atitudes apresentadas pelas crianças possibilitarão ao dentista o uso de técnicas de gestão do comportamento, a fim de viabilizar o tratamento odontológico. As técnicas não farmacológicas de gestão do comportamento mais utilizadas são a comunicação verbal e não verbal, dizer-mostrar-fazer, controle de voz, reforço positivo, distração, modelo, mão-sobre-a-boca e contenção física.

PARA REFLETIR

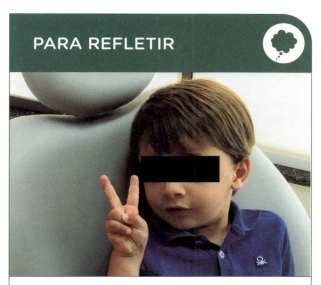

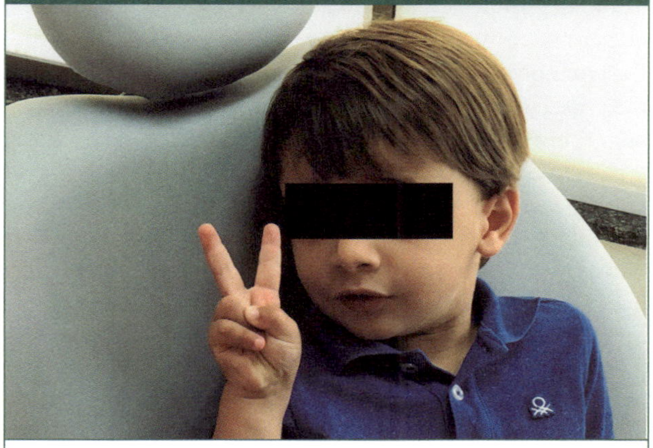

As atitudes apresentadas pelas crianças possibilitarão ao dentista o uso de técnicas de gestão do comportamento, a fim de viabilizar o tratamento odontológico. As técnicas não farmacológicas de gestão do comportamento mais utilizadas são a comunicação verbal e não verbal, dizer-mostrar-fazer, controle de voz, reforço positivo, distração, modelo, mão-sobre-a-boca e contenção física.

A técnica dizer/mostrar/fazer é frequentemente utilizada em odontopediatria, uma vez que inclui explicações verbais antes e durante os procedimentos odontológicos, valendo-se de expressões, frases ou palavras adequadas compatíveis com o desenvolvimento do paciente (dizer), sendo feita uma exibição visual e tátil almejando tranquilizar o paciente infantil (mostrar) e, após explicar e demonstrar, iniciar a operacionalização do procedimento clínico (fazer). Tal técnica pode ser empregada junto com a comunicação verbal e não verbal e o reforço positivo, e está indicada para todos os tipos de pacientes, por deixá-los mais tranquilos e adaptados em relação ao atendimento. A etapa "mostrar" muitas vezes é acompanhada de uma mimetização com os próprios instrumentais, os quais perdem sua esterilização, caso sejam utilizados em macromodelos de arcadas dentárias ou manipulados sem EPI pelos profissionais. O próprio toque do dentista, antes da execução do procedimento, sobre as roupas, cabelos e mãos do paciente, torna-se contaminado e pode oferecer um risco às crianças e bebês. Nesse sentido, para evitar a contaminação cruzada, recomenda-se utilizar um segundo *kit* de instrumentais para manipulação pelos pacientes e profissionais com sobreluvas plásticas sobrepostas às luvas de procedimento clínicas. Assim, após o emprego da técnica, o profissional retira as sobreluvas e prossegue com o atendimento. Outra estratégia é a utilização de dois pares de luvas, um para a demonstração da técnica, e outra para o atendimento propriamente dito (Figura 4).

Outra técnica utilizada nos atendimentos infantis e que requer ponderações em termos de indicação e de cuidados de biossegurança é a estabilização protetora ou contenção, que conta com estratégias de restrição física do paciente. Essa manobra tem o objetivo de diminuir os riscos de operacionalização a todos envolvidos na consulta odontológica, bem como permitir a execução do trabalho de forma segura. A restrição dos movimentos poderá contar com a ajuda de outra pessoa, com um dispositivo ou com a combinação de ambos. O uso de artefatos em crianças colaborativas não consta como estabilização protetora. Recomendações pediátricas não indicam um método exclusivo de tratamento na proteção estabilizadora e servem como padrão de atendimento médico, aceitando variações, levando em consideração circunstâncias individuais, como é o caso dos atendimentos odontológicos infantis, que requerem tal técnica. Dessa maneira, quem realiza a estabilização do paciente é o próprio responsável, protegendo membros superiores e inferiores, ou contendo tronco e membros ao mesmo tempo. É apropriado que o acompanhante também seja protegido com EPI, como gorro e máscara cirúrgica descartável, principalmente quando ficar muito próximo da área de trabalho e com possibilidade de receber aerossóis e fluidos, como sangue e saliva da própria criança. De modo conclusivo, não se pode esquecer de que todos os artefatos utilizados na estabilização protetora precisam passar por tratamento específico e adequado. Assim, os abridores de boca, carecem de esterilização por calor úmido em autoclave; cintas, amarras e contentores de tecido devem ser lavados e desinfetados a cada uso.

TECNOLOGIAS E MUNDO DIGITAL – COMO LIDAR NA CLÍNICA ODONTOLÓGICA INFANTIL?

A técnica de distração é um meio simples, passivo e não invasivo de gestão do comportamento e pode ser usada como alternativa no tratamento de pacientes pediátricos ansiosos. Aliada à tecnologia de óculos de realidade virtual, *smartphones* e monitores de áudio e vídeo, pode-se efetivar a distração do paciente infantil e conseguir sua cooperação, diminuição das taxas de ansiedade e sensação de bem-estar no ambiente odontológico. Entretanto, mesmo que sem dados publicados, partindo-se de um controle cada vez mais rigoroso quanto à eliminação da contaminação direta e cruzada, é prudente levantar a discussão de como os artefatos tecnológicos têm sido oferecidos ou possibilitados dentro das salas de procedimentos. Segundo a Anvisa, superfícies empoeiradas ou com remanescentes de matéria orgânica humana podem subsidiar uma proliferação de microrganismos e, até mesmo, favorecer a presença de vetores, com a possibilidade de transportar de maneira passiva tais agentes (Figura 5).

Sendo assim, ressalta-se a importância da elaboração de protocolos rígidos de limpeza e desinfecção de superfícies, pelos serviços de saúde, envolvendo a odontologia para o controle desses microrganismos. Salienta-se que só é permitida a manutenção de qualquer objeto ou superfície dentro dos domínios dos ambientes odontológicos, apenas quando houver a possibilidade de limpeza e desinfecção rotineiras e frequentes, o que pode ir contra a manutenção de um monitor de áudio e vídeo instalado em um teto, quando da

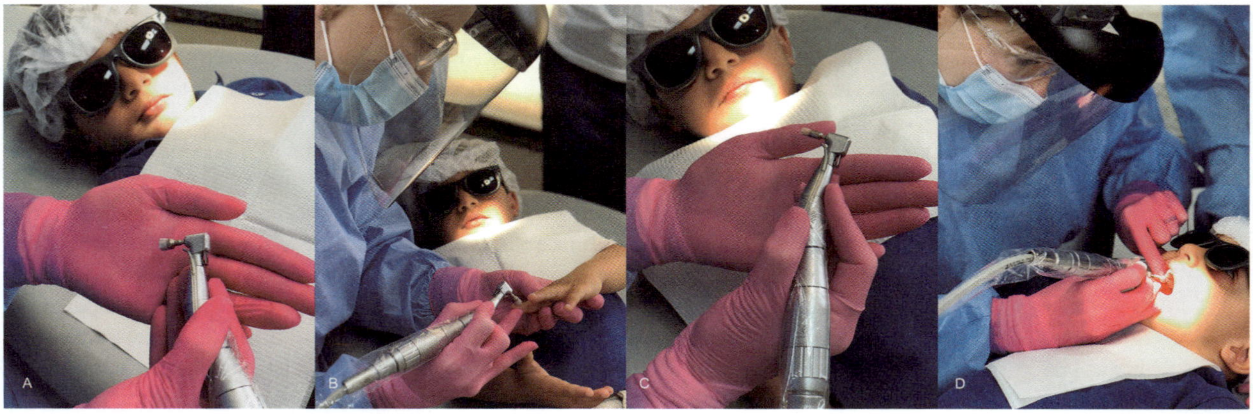

FIGURA 4 Técnica dizer/mostrar/fazer de forma segura. A: instrumento esterilizado exclusivo para a técnica; B: realização da técnica; C: utilização de outro instrumento esterilizado para condução do atendimento com novo par de luvas.

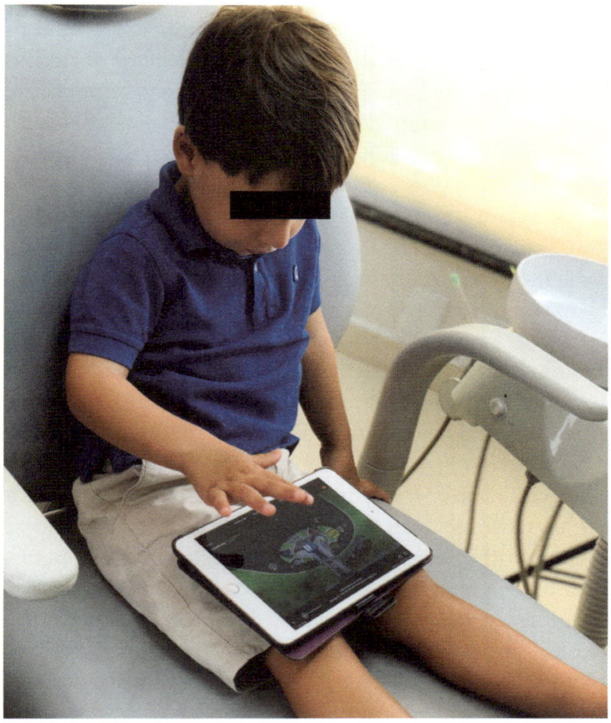

FIGURA 5 Dispositivo eletrônico utilizado na prática odontopediátrica que pode servir como veículo para contaminação cruzada.

TABELA 4 Cuidado quanto à limpeza e desinfecção de dispositivos eletrônicos na prática odontopediátrica

Objeto/artigo	Orientação
Monitores e/ou telas de televisor ou computador	Limpeza com água e sabão/detergente e, também, desinfecção por álcool isopropílico 70%, periódica e diariamente.
Teclados e óculos de realidade virtual 3D	Limpeza com água e sabão/detergente; proteger com filme plástico/PVC; e realizar a troca da barreira e a desinfecção a cada paciente/uso.
Smartphones e *tablets*	Disponibilizar lenços antissépticos impregnados com álcool isopropílico 70% (diferem dos lenços umedecidos para bebês).

dificuldade em realizar um processamento adequado de forma periódica. O mesmo vale para os óculos de realidade 3D, por mais que não sejam enquadrados como superfícies, são objetos oferecidos de paciente a paciente, podendo receber uma carga de contaminação, por estarem junto à área crítica de atuação. Com os *smartphones* é provável que também ofereçam perigo em termos de biossegurança, uma vez que são manuseados em ambientes fora do serviço de saúde, não sendo possível validar seu cuidado em termos de contaminação e albergue de microrganismos diversos.

Um compilado de orientações acerca de objetos ou artigos eletrônicos pode ser visualizado na Tabela 4.

Apesar da limitação de evidências para o procedimento de limpeza e desinfecção de objetos tratados nesse tópico, é imprescindível a adoção de rotinas que minimizem os riscos de contaminação durante os atendimentos infantis.

PROCEDIMENTOS CIRÚRGICOS EM ODONTOPEDIATRIA: ADOTAR OS PROTOCOLOS DE PACIENTES ADULTOS OU PRATICAR CONDUTAS ALTERNATIVAS?

Os cenários mais atuais recomendam que as intervenções cirúrgicas contemplem a degermação cirúrgica das mãos com degermante à base de clorexidina a 2%, com secagem utilizando lenço esterilizado, e pijama cirúrgico, anteposto a um avental cirúrgico impermeável, além de luvas esterilizadas. A Anvisa instrui a abordagem de alguns procedimentos para diminuição dos riscos de contaminação dos profissionais por vias aéreas e fluidos corporais. Pode-se mencionar a antissepsia de cavidade oral, com bochechos e preparação de pele extra oral, com antissépticos. Evidências atuais ainda são contraditórias, com metodologia questionável, quando se investiga a eficácia da preparação pré-operatória de pele com compostos alcoólicos e aquosos. Mesmo assim, é um procedimento pré-cirúrgico preconizado. A delimitação da área cirúrgica dá-se pela colocação de um campo operatório geralmente com uma fenestra a oportunizar respiração nasal e acesso a cavidade oral. Em odontopediatria, embora não existam estudos que corroborem essa questão clínica, é importante mencionar que o aspecto emocional da criança deve ser levado em consideração. Um procedimento padrão, utilizado frequentemente em adultos, pode ocasionar em uma descompensação emocional do paciente infantil. Sendo assim, recomenda-se que procedimentos cirúrgicos em crianças obedeçam às diretrizes e protocolos universais, em termos de biossegurança. Os cuidados da equipe profissional, ambiente clínico e de recepção e processamento de artigos devem ser mantidos, independentemente do público atendido. Na Tabela 5, segue um quadro com breves orientações quanto à cirurgia em odontopediatria, incluindo aspectos já discutidos em outros tópicos.

Salienta-se que cabe a cada profissional mensurar o risco de seus atendimentos. Foram apresentadas linhas de discussão que tangenciam a gestão do comportamento infantil, bem como elucidação da aceitabilidade de crianças diante de um ambiente clínico lúdico. É amplamente válido que as técnicas cirúrgicas sejam rigorosamente contempladas e respeitadas. Há um risco biológico iminente na abordagem de bebês e crianças. Mas isso não significa

TABELA 5 Orientações quanto à cirurgia em odontopediatria

Procedimento	Orientações gerais
Sala de procedimentos	Caso almeje-se um ambiente clínico lúdico, optar por objetos passíveis de desinfecção periódica e diária, evitando objetos e brinquedos macios, pelúcias e tecidos, pelo potencial albergue de patógenos. Evitar adornos, equipamentos e artigos em demasia.
EPI para profissional	Seguir a paramentação básica, de acordo com o nível do procedimento cirúrgico. Em todas as etapas, o profissional deve portar luvas de procedimentos estéreis; avental/jaleco normal; avental/jaleco descartável (sobre o normal); gorro; óculos de proteção; máscara cirúrgica descartável.
EPI para paciente	Priorizar um atendimento biosseguro e que respeite as condições emocionais do desenvolvimento de cada paciente. Aconselha-se uma tentativa de habituação ao uso de gorro descartável em crianças. Havendo resistência, preconizar o manejo psicológico não aversivo.
EPI para acompanhante	O acompanhante deve usar propés e gorro. Caso participe de alguma intervenção, como proteção estabilizadora na altura do tronco ou cabeça da criança, deve ser disponibilizada a utilização de máscaras cirúrgicas descartáveis aos responsáveis.
Antissepsia profissional pré-cirúrgica de mãos	De acordo com a complexidade e local da realização da cirurgia, utilizando escovas impregnadas de antisséptico, a fim da diminuição da microflora residente, das mãos do profissional.
Campo fenestrado para isolamento do local operatório	Preferencialmente não utilizar em nenhuma idade, pelo risco da não aceitabilidade do paciente infantil, que pode descompensar seu comportamento ou condição emocional.

que as regulamentações técnicas devam ser transpostas aos pacientes pediátricos. É preciso cautela e respeito às individualidades da população infantil, pois tratam-se de indivíduos em pleno desenvolvimento e a contemplação emocional é totalmente relevante.

COMO PROCESSAR OS ABRIDORES DE BOCA?

Durante o atendimento clínico e diante da necessidade de abertura bucal pode ser necessária a utilização de dispositivos contra ou sob a vontade infantil. A técnica que se vale de tais aparatos faz parte de procedimentos que compõem a estabilização protetora – contenção física, que apresenta a funcionalidade de restringir fisicamente a movimentação inapropriada da criança durante o tratamento odontológico. O uso de qualquer aparato para manter a cavidade oral aberta é uma necessidade básica para várias áreas, não apenas a odontologia, mas também fonoaudiologia, fisioterapia, medicina e outros. Entre os abridores de boca disponíveis no mercado, nacionais ou importados, destacam-se os autoclaváveis de borracha (McKesson), náilon, silicone e metálicos (Molt). Os descartáveis podem ser confeccionados com espátulas de madeira, gaze e fita crepe e os do tipo *Open-Wide*.

A escolha de cada abridor dependerá da adesão do paciente e indicação do procedimento pelo profissional.

As experiências e relatos pessoais mostram que muitos estudantes de graduação em odontologia bem como profissionais podem se mostrar confusos quanto ao processamento dos abridores de boca para odontopediatria após a sua utilização. Alguns estudos que abordaram as questões psicológicas sobre o uso de abridores bucais orientaram que, nas técnicas dizer-mostrar-fazer, pode-se oferecer o abridor para o paciente tocar e sentir a textura, familiarizando-se com o artigo, bem como entender a maneira que será utilizado. Não se debate sobre o assunto, mas a utilização de abridores, principalmente os de borracha (presos por fio dental), parece não preocupar tanto em termos de risco biológico. Tal pensamento é falacioso e totalmente errôneo em virtude dos abridores bucais serem classificados como artigos semicríticos e, portanto, carecerem de esterilização, pelo contato com a mucosa oral dos pacientes de modo direto. A Anvisa preconiza que os artigos semicríticos passem por desinfecção ou esterilização, preferencialmente por essa última, a depender do tipo de artigo, bem como sua utilização. O protocolo de esterilização compreende os tratamentos pretéritos dos artigos e, após, embalagem do material e dispensação junto à câmara interna da autoclave, com atenção à carga correta e disposição adequada dos pacotes.

O QUE MUDA NA BIOSSEGURANÇA EM ODONTOPEDIATRIA EM ÉPOCAS DE PANDEMIA? HÁ NECESSIDADE DE MEDIDAS TOTALMENTE DIFERENTES DAS HABITUAIS?

Ainda é um desafio prever se determinados grupos de crianças podem estar em maior risco de doença. Não foram apresentados em detalhes os dados emergentes sobre a disseminação da Covid-19. Entretanto, uma pesquisa conseguiu esboçar resultados e discussões acerca da população pediátrica afetada por Covid-19, e enfatizou a importância de seguir as normas locais, regionais e nacionais relevantes de medidas de segurança, para que os profissionais bem como o paciente infantil, acompanhantes e demais membros da equipe consigam oferecer atendimento clínico sob os devidos cuidados, inclusive aos pacientes que estiverem com diagnóstico da doença.

O SARS-CoV-2, microrganismo responsável pela Covid-19, pode ser transmitido via contato direto ou indireto, principalmente por gotículas respiratórias, respingos de fluidos orgânicos humanos (saliva) e contato com mucosas e vômitos contaminados. Por isso, profissionais da odontologia estão em um grupo de alto risco potencial. Grande parte dos tratamentos dentários geram aerossóis, fazendo com que os ambientes odontológicos tenham um número alto de superfícies contaminadas, a citar-se como exemplo as cadeiras odontológicas, alças de refletor, pias, cuspideiras e instrumentais em geral. Inclusive, cita-se que o vírus pode manter-se viável por até 72 horas. Isso exige que haja um processamento adequado das superfícies dos consultórios e clínicas odontológicas, com limpeza e desinfecção por produtos químicos adequados. Menciona-se, ainda, que o vírus apresenta um longo período de incubação, de 2 a 14 dias, e as crianças podem ser assintomáticas ou apresentarem sintomas leves, inespecíficos ou até mesmo desconhecidos, cabendo-se explicitar, também, que até seus pais ou acompanhantes habituais nas consultas podem estar infectados e transmitindo a doença, mesmo sem saber.

A Tabela 6 aponta e descreve algumas considerações para serem adotadas durante épocas de pandemia. Salientam-se, assim, algumas medidas que podem minimizar o potencial de contaminação direta e/ou cruzada nos ambientes de saúde bucal, os quais contemplam o atendimento do público infantil.

Em síntese, todos os procedimentos de mínima intervenção em odontologia (e não apenas o ART e cariostáticos) devem ser considerados no pleito de diminuição do tempo de atendimento ao paciente, além de permitir uma menor manipulação da cavidade oral e dentes, minimizando, dessa forma, aerossóis e fluidos potencialmente contaminados.

TABELA 6 Considerações sobre o atendimento odontopediátrico voltado para a pandemia da Covid-19

Procedimento	Justificativa
Isolamento absoluto do campo operatório	Confere uma barreira física que impede ou reduz a propagação de aerossol (possivelmente) contaminado oriundo da cavidade oral de bebês e crianças, sobre a área clínica.
Tratamento restaurador atraumático (TRA)	Por consistir em uma abordagem sem instrumentos rotatórios, não envolve o aerossol das canetas de alta e baixa rotação, supridas pela escavação da dentina com instrumentos manuais.
Cariostático	Abordagem menos invasiva, rápida e simples, sem a necessidade de manipulação de tecido cariado e produção de aerossol, podendo, ainda, ser resolutiva em mais de um elemento dental, na mesma sessão.

Embora as manifestações clínicas da Covid-19 relatadas em crianças apresentem menor gravidade, crianças pequenas e principalmente bebês ficam vulneráveis a infecções e representam um risco significativo de transmissão. As equipes odontológicas devem garantir informações atualizadas nos âmbitos municipais, estaduais, nacionais e, até mesmo, mundiais, devido a frequente alteração do fluxo da doença. Dentistas que tratam crianças durante esse período pandêmico devem adotar procedimentos padrão de controle de infecção com o mais alto padrão de cuidado e responsabilidade e transmitir esses conhecimentos à toda equipe.

QUIZ BIOSSEGURO

1. O ambiente das salas de espera dos locais que oferecem atendimento odontológico pode ser planejado sob uma ótica lúdica e agradável às crianças. Entretanto, exageros na decoração e falha na logística de processamento de artigos comumente aumentam o risco de contaminação cruzada. Dentre as medidas orientadas ao controle de biossegurança nesses espaços, é correto o que se afirma em:
   A. A área recreativa não oferece riscos, pois as crianças tendem a interagir pouco e utilizar os brinquedos em comum, de modo consciente.
   B. Microrganismos, a exemplo de coliformes fecais, ficam restritos a área de lavabo e sanitários, e são praticamente extintos nas salas de espera.
   C. A preferência por brinquedos maciços se dá especialmente pela facilidade de processamento (limpeza e desinfecção), além da diminuição do acúmulo de patógenos.
   D. Não há aconselhamentos técnicos quanto ao processamento de brinquedos e artefatos, o que torna tal prática relativa e eletiva.
2. Os acompanhantes de pacientes odontopediátricos podem oferecer um risco biológico à equipe de saúde odontológica, bem como aos pacientes que frequentam os respectivos locais de atendimento e, até mesmo, contaminarem a si próprios, de forma direta ou cruzada, ao adentrarem as salas de procedimentos. Desse modo, são medidas que favorecem a segurança do ambiente clínico, exceto:
   A. Utilização de EPI por parte dos acompanhantes.
   B. Orientações de etiqueta social ao tossir e espirrar, a pacientes e acompanhantes.
   C. Explicações diretas aos acompanhantes sobre a necessidade de postura em não tocar superfícies das salas de atendimento, desnecessariamente.
   D. Fazer com que o acompanhante se sinta o mais confortável possível para transitar sem EPI junto ao ambiente de atendimento.

3. Quanto ao EPI utilizado pela equipe de saúde bucal, julga-se coerente:
   A. Utilizar aventais clínicos de cores claras, por promover melhor visualização de possíveis sujidades.
   B. Os óculos de proteção são facultativos, pois embaçam e atrapalham o trabalho dos profissionais.
   C. Gorros e toucas de algodão são contraindicados, se coloridos heterogeneamente, de acordo com a Anvisa.
   D. Uma prática segura e autossuficiente consta no reforço positivo às crianças, com a própria luva usada no atendimento.

4. A respeito dos procedimentos cirúrgicos em odontopediatria, os protocolos de biossegurança são reproduzidos e/ou adaptados à rotina infantil, o que não significa uma minimização do cuidado e da responsabilidade profissional. Assim, considera-se adequado:
   A. Não há necessidade de degermação pré-cirúrgica das mãos, uma vez que o potencial de contaminação é baixo.
   B. O campo operatório sobre a face da criança é indispensável para uma abordagem integral de qualquer cirurgia oral.
   C. A mensuração dos riscos de cada procedimento fica a critério dos cirurgiões-dentistas, que devem aliar o manejo do comportamento infantil junto às boas práticas de cada cirurgia.
   D. Evidências atuais são unânimes em apontar a eficácia da preparação pré-operatória de pele com compostos alcoólicos e aquosos na atenção infantil.

5. A recente pandemia de Covid-19 alterou a rotina e o modo dos atendimentos na área da saúde e a odontologia precisou de determinadas adequações para seguir com a prestação dos serviços. Em odontopediatria, são medidas aconselháveis, que diminuem o risco de contaminação viral:
   A. Isolamento absoluto do campo operatório; utilização de cariostáticos; tratamento restaurador atraumático – sempre que possível e elegível.
   B. Isolamento absoluto do campo operatório; utilização de cariostáticos; acesso de lesões cariosas em dentina, com instrumentos rotatórios irrigados com aerossol.
   C. Utilização de cariostáticos; acesso de lesões cariosas em dentina, com instrumentos rotatórios irrigados com aerossol; isolamento relativo do campo operatório, para diminuir as chances de contaminação direta.
   D. Tratamento restaurador convencional, utilizando resina composta; isolamento absoluto do campo operatório; acesso de lesões cariosas em dentina, com instrumentos rotatórios irrigados com aerossol.

JOGANDO LIMPO

No diagrama de letras, marque as palavras que completam os espaços em branco na frase abaixo.

No atendimento odontológico a crianças, os ______ de pelúcia e tecido devem ser evitados, pois podem acumular em até 90% de sua superfície. Eles devem ser passíveis de limpeza e __________. Outro aspecto importante a ser destacado na odontopediatria é o uso da técnica / mostrar / ____________, na qual devem ser utilizados esterilizados e ____________ para uso na técnica. Além disso, os acompanhantes das crianças, quando presentes na sala clínica, devem usar ____________, ____________ e gorro para minimizar a ____________ cruzada.

As palavras estão escondidas na horizontal, vertical e diagonal.

E	H	S	E	T	D	I	A	O	P	O	R	H	M	F	E	R	O
O	D	D	E	S	I	N	F	E	C	Ç	Ã	O	Á	A	S	E	A
E	H	O	I	R	Z	S	S	B	A	R	P	N	S	D	N	X	T
A	D	E	N	T	E	T	O	U	U	L	F	Ó	C	H	H	C	E
F	A	Z	E	R	R	R	A	N	E	T	C	U	A	I	E	L	O
I	E	S	S	A	E	U	S	E	E	U	Y	G	R	T	I	U	I
D	I	F	P	N	E	M	X	S	L	N	A	H	A	F	S	S	U
E	P	A	T	Ó	G	E	N	O	S	I	L	R	V	H	T	I	I
U	H	H	A	T	N	N	S	N	G	A	E	S	S	R	H	V	H
E	T	H	C	O	N	T	A	M	I	N	A	Ç	Ã	O	E	O	A
D	K	R	H	S	S	O	B	R	I	N	Q	U	E	D	O	S	F
L	T	I	T	G	O	S	E	N	E	W	E	T	G	I	H	T	R

BIBLIOGRAFIA

1. Academy of Pediatrics. The American Occupational Safety and Health Administration (OSHA). Infection control in physicians' offices. Pediatrics. 2000;105(6):1361-9.
2. American Academy of Pediatric Dentistry. The reference manual of pediatric dentistry. Pediatr Dent. 2015;1:266-79.
3. American Academy of Pediatrics. Committee on Infectious Diseases. Infection prevention and control in pediatric ambulatory settings. Pediatrics. 2007;120(3):650-65.
4. Araújo SM, Silveira, EG, Mello LD, Caregnato M, Dal'asta VG. Ponto de vista dos pais em relação a sua presença durante o atendimento odontológico de seus filhos. Salusvita. 2010;29(2):17-27.
5. Associação Brasileira de Odontopediatria. Manual de referência para procedimentos clínicos em Odontopediatria/Associação Brasileira de Odontopediatria; 2009.
6. Bc Centre for Disease Control. Infection control guidelines: Infection control in the physician's office. Guidelines for Infection Prevention and Control in the Physician's Office, 2004. Disponível em: http://www.bccdc.org/content.php?item=194 (acesso 20 abr 2020).
7. Bracher L, Kulik EM, Waltimo T, Türp JC. Surface microbial contamination in a dental department. A 10-year retrospective analysis. Swiss Dent J. 2019;129(1):14-21.
8. Brasil. Agência Nacional de Vigilância Sanitária. Resolução da Diretoria Colegiada – RDC n. 63, de 5 de novembro

de 2011. Dispõe sobre os Requisitos de Boas Práticas de Funcionamento para os Serviços de Saúde. Publicada no DOU n. 227, seção 01, de 28/11/2011. Brasília: Anvisa; 2011.
9. Brasil. Lei n. 8.069, de 13 de julho de 1990. Dispõe sobre o Estatuto da Criança e do Adolescente e dá outras providências. Brasília: Diário Oficial; 1990. Disponível em: http://www.planalto.gov.br/ccivil_03/LEIS/L8069.htm#art266 (acesso 16 dez 2018).
10. Brasil. Ministério da Saúde. Agência Nacional de Vigilância Sanitária. Serviços odontológicos prevenção e controle de riscos. 2006. Disponível em: www.anvisa.gov.br (acesso 17 abr 2020).
11. Brasil. Ministério da Saúde. Agência Nacional de Vigilância Sanitária. Segurança do paciente em serviços de saúde: limpeza e desinfecção de superfícies. Brasília: Anvisa; 2010.
12. Brasil. Ministério aa Saúde. Portaria n. 1.820, de 13 de agosto de 2009. Dispõe sobre os direitos e deveres dos usuários da saúde. Disponível em: https://bvsms.saude.gov.br/bvs/saudelegis/gm/2009/prt1820_13_08_2009.html (acesso 2 maio 2020).
13. Carvalho AS, Cunha FL, Basting RT, Imparato JCP, Fantinato V. Métodos de desinfecção de brinquedos em consultórios odontológicos. RGO. 2004;52(3):165-8.
14. Cermak SA, Stein DLI, Williams ME, Dawson ME, Lane CJ, Polido JC. Sensory adapted dental environments to enhance oral care for children with autism spectrum disorders: a randomized controlled pilot study. J Autism Dev Disord. 2015;45(9):2876-88.
15. Cernei ER, Maxim DC, Mavru R, Indrei LL. Bacteriological analysis of air (aeromicroflora) from the level of dental offices in iaşi county. Romanian J Oral Rehabil. 2013;5(4):53-8.
16. Conselho Federal de Odontologia. Resolução n. 84, de 30 de dezembro de 2008. Dispõe sobre a consolidação das normas para procedimentos nos conselhos de odontologia. Brasília: Diário Oficial da União; 2009.
17. Coronavirus Resources Center. Johns Hopkins University of Medicine. Disponível em: https://coronavirus.jhu.edu/map.html (acesso 2 abr 2020).
18. Costa FMS, Cosmo HFS, Pinheiro FJ, Martins Neto RS, Alencar AA, Saldanha K, et al. Program of promotion in oral health with children attended in the dental complex of unicatolica. Int J Develop Res. 2019;09(03):26260-5.
19. Cunha NHS. Brinquedoteca: definição, histórico no Brasil e no mundo. In: Friedmann A (org). O direito de brincar. 4 ed. São Paulo: Edições Sociais: Abrinq; 1998. p.37-52.
20. Dumville JC, McFarlane E, Edwards P, Lipp A, Holmes A, Liu Z. Preoperative skin antiseptics for preventing surgical wound infections after clean surgery. Cochrane Database Syst Rev. 2015(4):CD003949.
21. Duque C, Caldo-Teixeira AS, Ribeiro AA, Ammari MM, de Abreu FV, Antunes LAA. Odontopediatria – uma visão contemporânea. São Paulo: Santos; 2013.
22. Felix LF, Brum SC, Barbosa CCN, Barbosa O. Aspectos que influenciam nas reações comportamentais de crianças em consultórios odontológicos. Rev Pró Univer SUS. 2016;7(2):13-6.
23. Fux-Noy A, Zohar M, Herzog K, Shmueli A, Halperson E, Moskovitz M, et al. The effect of the waiting room's environment on level of anxiety experienced by children prior to dental treatment: a case control study. BMC Oral Health. 2019;19(1):294.
24. Garbin AJI, Garbin, CAS, Tiano AVP, Carvalho ML, Fagundes ACG. Marketing on dentistry: the perception of client about dental service of privative clinic. Rev Odontol UNESP. 2008;37(2):197-202.
25. Hass MGM, de Oliveira LJC, Azevedo MS. Influência da vestimenta do cirurgião-dentista e do ambiente do consultório odontológico na ansiedade de crianças pré-escolares durante consulta odontológica: resultados de um estudo piloto. RFO. 2016;21(2):201-7.
26. Huang C, Wang Y, Li X, Ren L, Zhao J, Hu Y, et al. Clinical features of patients infected with 2019 novel coronavirus in Wuhan, China. Lancet. 2020;395(10223):497-506.
27. Jayakaran TG, Rekha CV, Annamalai S, Baghkomeh PN, Sharmin DD. Preferences and choices of a child concerning the environment in a pediatric dental operatory. Dent Res J. 2017;14(3):183-7.
28. Khandelwal M, Shetty RM, Sujata R, Eficácia das técnicas de distração no manejo de pacientes odontológicos pediátricos. Int J Clin Pediatr Dent. 2019;12(1):18-24.
29. Klatchoian D, Noronha C, Toledo O. Adaptação comportamental do paciente odontopediátrico. In: Massara MLARP. Manual de referência para procedimentos clínicos em odontopediatria. São Paulo: Santos; 2010. p. 49-71.
30. Klingberg G, Broberg AG. Dental fear/anxiety and dental behaviour management problems in children and adolescents: a review of prevalence and concomitant psychological factors. Int J Paediatr Dent. 2007;17(6):391-406.
31. Lai MY, Cheng PK, Lim WW. Survival of severe acute respiratory syndrome coronavirus. Clin Infect Dis. 2005;41(7):e67-71.
32. Leslie KM, Sociedade Canadense de Pediatria. Comitê de saúde do adolescente, redução de danos: uma abordagem para reduzir comportamentos de risco à saúde em adolescentes. Pediatr Saúde Infant. 2008;13(1):53-6.
33. Liang T, Cai H, Chen Y, Fang Q, Han W, Hu S, et al. Handbook of Covid-19 prevention and treatment. Hangzhou: Zhejiang University School of Medicine; 2020.
34. Mallineni SK, Innes NP, Raggio DP, Araujo MP, Robertson MD, Jayaraman J. Doença de coronavírus (Covid-19): características em crianças e considerações para dentistas que prestam seus cuidados. Int J Paediatr Dent. 2020;30:245-50.
35. Massara MLA, Rédua PCB. Manual de referência para procedimentos clínicos em odontopediatria. 2 ed. São Paulo: Editora Santos; 2013.
36. Mccarthy JJ, Mccarthy MC, Eilert RE. Children's and parents' visual perception of physicians. Clin Pediatr.1999;38:145-52.
37. Merriman E, Corwin P, Ikram R. Toys are a potential source of cross-infection in general practitioners' waiting rooms. Br J Gen Pract. 2002;52(475):138-40.
38. Moore DL. Infection control in paediatric office settings. Paediatric Child Health. 2008;13(5): 408-19.
39. Nasser K, Cahana C, Kandel I, Kessel S, Merrick J. Snoezelen: children with intellectual disability and working with the whole family. Sci World J. 2004;4:500-6.
40. Oliveira ACB, Ramos-Jorge ML, Paiva S. M, Pordeus IA. Percepção da criança sobre o uso do equipamento de proteção individual pelo odontopediatra. Rev Ibero-Am Odontopediatr Odontol Bebê. 2004;7(38):354-9.
41. Organization For Safety And Asepsis Prevention (OSAP) – From Policy to Practice: OSAP's Guide to the CDC Guidelines (2019) Osha & Cdc Guidelines: Interact System 5th Edition. Disponível em: https://cdn.ymaws.com/www.osap.org/resource/resmgr/publications/book_chapters/from_policy_to_practice_osap.pdf (acesso 20 maio 2020).

42. Pekeles G. Faça sua voz ser ouvida: Não deixe o relatório sobre a saúde infantil e juvenil desaparecer. Paediatrics Child Health. 2008;13(5):363-4.
43. Peng X, Xu X, Li Y, Cheng L, Zhou X, Ren B. Transmission routes of 2019-nCoV and controls in dental practice. Int J Oral Sci. 2020;12(1):9.
44. Penido RS. Psicoterapia comportamental na prática odontológica. In: Lettner HW, Rangé BP. Manual de psicoterapia comportamental. São Paulo: Editora Manole; 1987.
45. Perna L, Bolte G, Mayrhofer H, Spies G, Mielck A. The impact of the social environment on children's mental health in a prosperous city: an analysis with data from the city of Munich. BMC Public Health. 2010;10:199.
46. Roberts JF, Curzon ME, Koch G, Martens LC. Review: behaviour management techniques in paediatric dentistry. Eur Arch Paediatr Dent. 2010;11(4):166-74.
47. Sandrini JC. Desenvolvimento psicológico da criança e as técnicas de controle comportamental em odontologia pediátrica. JBP J Bras Odontopediatr Odontol Bebe. 1995;4(3):109-18.
48. Shapiro M, Melmed RN, Sgan-Cohen HD, Eli I, Parush S. Behavioural and physiological effect of dental environment sensory adaptation on children's dental anxiety. Eur J Oral Sci. 2007;115(6):479-83.
49. Sociedade Brasileira de Pediatria (SBP). Grupo de trabalho saúde na era digital (2019-2021). Disponível em: https://www.sbp.com.br/fileadmin/user_upload/_22246c-ManOrient_-__MenosTelas__MaisSaude.pdf (acesso 10 maio 2020).
50. Thomé G, Bernardes, SR, Guandalini S, Guimarães MC V. Manual de boas práticas em biossegurança para ambientes odontológicos e-book. Disponível em: http://website.cfo.org.br/covid19-manual-de-boas-praticas-em-biossegurancapara-ambientes-odontologicos-e-lancado-com-apoio-institucional-do-cfo/ (acesso 17 abr 2020).
51. To KK, Tsang OT, Yip CC, Chan KH, Wu TC, Chan JM, et al. Consistent detection of 2019 novel coronavirus in saliva. Clin Infect Dis. 2020;71(15):841-3.
52. Townend E, Dimigen G, Fung D. A clinical study of child dental anxiety. Behav Res Ther. 2000;38(1):31-46.
53. van Doremalen N, Bushmaker T, Morris DH, Holbrook MG, Gamble A, Williamson BN, et al. Aerosol and surface stability of SARS-CoV-2 as compared with SARS-CoV-1. N Engl J Med. 2020;382(16):1564-7.

20

BIOSSEGURANÇA EM ORTODONTIA

Ana Luísa de Ataíde Mariz
Fábio Barbosa de Souza

OBJETIVOS DE APRENDIZAGEM
O QUE VOCÊ VAI APRENDER NESTE CAPÍTULO:

1. Dedicar maior atenção aos cuidados no controle de infecção na prática ortodôntica.
2. Organizar e orientar práticas adequadas para a biossegurança na clínica ortodôntica.
3. Orientar a prática biossegura para a ortodontia digital.

POR QUE SE PREOCUPAR COM O CONTROLE DE INFECÇÕES NA ORTODONTIA?

A prática clínica em ortodontia, apesar de menos invasiva, também é caracterizada por uma série de possíveis vias de transmissão de microrganismos, uma vez que envolve procedimentos intraorais com frequente exposição a saliva e eventualmente a sangramentos. Além disso, bioaerossóis são formados em diversas situações, como na instalação de aparelhos, ajustes oclusais, colagem de *attachments* e por isso, entende-se que a especialidade deve seguir as mesmas orientações gerais (precauções padrão e de transmissão).

Um outro aspecto que deve ser levado em consideração na prática ortodôntica é que a quantidade de pacientes atendidos em um turno de trabalho é, geralmente, maior que em outras áreas específicas da odontologia e a manutenção da limpeza e a desinfecção de toda a estrutura e equipamentos deve ser extremamente rigorosa, a fim de evitar a contaminação cruzada e possíveis infecções para o ortodontista e equipe de trabalho. Alguns detalhes necessitam de atenções específicas e mais discussões, pois geram dúvidas entre os profissionais que exercem a ortodontia.

QUAIS SÃO OS CUIDADOS NECESSÁRIOS COM A PROTEÇÃO DO PACIENTE PARA O ATENDIMENTO ORTODÔNTICO?

Deve-se destacar que os cuidados com a proteção do paciente começam desde a sua chegada à clínica odontológica. O uso de propés é uma medida que evita a entrada de sujidades e possíveis microrganismos oriundos dos calçados dos pacientes, bem como oferece a proteção ao calçado do paciente de possível contaminação na sala

PARA REFLETIR

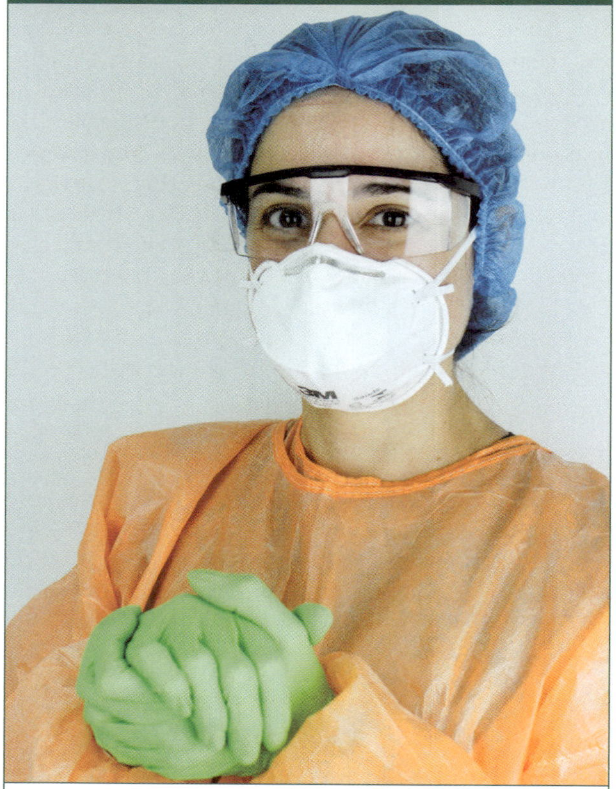

Na prática ortodôntica, a quantidade de pacientes atendidos em um turno de trabalho é, geralmente, maior que em outras especialidades odontológicas, a limpeza e a desinfecção de toda a estrutura e equipamentos devem ser etapas extremamente rigorosas a fim de evitar a contaminação cruzada e possíveis infecções para o ortodontista e a equipe de trabalho.

de atendimento pelos bioaerossóis formados. Realizar a embalagem de pertences pessoais em sacolas plásticas também pode auxiliar no controle e redução de infecção na sala de atendimento.

O principal cuidado para proteção do usuário do serviço ortodôntico está na utilização dos óculos de proteção e touca (Figura 1), na sala clínica de atendimento, uma vez que serão fundamentais para prevenção contra acidentes relacionados ao uso de substâncias químicas, como ácido fosfórico ou adesivos dentinários, bem como partes de fios, frequentemente utilizados na prática clínica ortodôntica.

Além disso, a realização de bochechos com um antisséptico bucal por um minuto antes do início do atendimento, auxiliam na diminuição da contaminação intrabucal e, consequentemente do ar do ambiente.

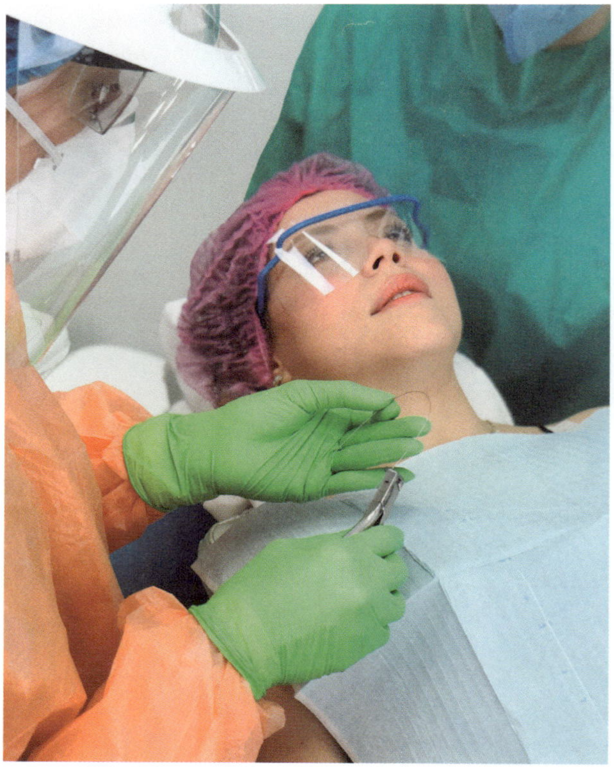

FIGURA 1 Paciente com óculos de proteção; necessário para evitar acidentes com material perfurocortante como pedaços de fios ortodônticos.

COMO ATUAR COM SEGURANÇA DURANTE O USO DE ELÁSTICOS NA PRÁTICA ORTODÔNTICA?

A melhor forma, teoricamente, de realizar o controle de infecção das superfícies é evitar a sua contaminação de modo que não precise ser previamente limpa e desinfetada, antes do uso.

No caso dos elásticos ortodônticos, eles devem ser limpos e desinfetados antes do primeiro uso na clínica ortodôntica. Prática essa pouco adotada pela maioria dos ortodontistas, mas que não deve ser esquecida, tampouco negligenciada. Essa etapa apresenta baixo risco, pois o material ainda não foi exposto a agentes biológicos, e pode ser realizada por meio de produtos para superfícies fixas e artigos não críticos – compostos indicados para materiais que não foram levados a boca, como os citados no Capítulo 7.

A prevenção da contaminação dos elásticos pode ser mais facilmente alcançada se o atendimento for realizado a quatro mãos, com a ajuda de uma(um) auxiliar de saúde bucal, como é o mais recomendado. Nesse sentido, a(o) assistente deverá entregar ao ortodontista a quantidade exata ou aproximada dos elásticos que serão utilizados para cada atendimento e evitar, dessa forma, a contaminação cruzada e também o desperdício. Nesses casos, os elásticos não entrarão em contato direto com a cavidade oral e a limpeza e desinfecção desses artigos para seu armazenamento poderá ser realizada por meio de desinfetantes para superfícies fixas e artigos não críticos, já citados anteriormente (Figura 2). É interessante também mencionar que esses artigos devem ser preferencialmente guardados em armários, gavetas ou caixas plásticas com tampa para evitar a sua exposição a bioaerrossóis formados durante o atendimento ortodôntico. Nesse contexto, faz-se necessário o uso de sobreluvas durante a prática clínica como auxiliar importante para o controle de infecção, uma vez que garante a prevenção da contaminação cruzada em todas as superfícies não envolvidas diretamente no atendimento odontológico, como espelhos de mão, maçanetas de gavetas, portas, canetas utilizadas para marcação de dobras e cortes de fios e elásticos extra e intraorais.

Quando a contaminação ocorre, de forma direta ou indireta, nas superfícies elásticas, seja nos elásticos individuais, utilizados nos aparelhos fixos convencionais ou nos elásticos em cadeia, amplamente utilizados em diversas técnicas, é obrigatório realizar a limpeza e esterilização antes do seu uso em um outro paciente.

Não há consenso na literatura ainda sobre o método mais efetivo para a descontaminação dos elásticos. Alguns estudos demonstraram a perda das propriedades elásticas após ciclos em autoclave para esterilização desses materiais, indicando, portanto, a desinfecção com ácido paracético como estratégia a ser adotada. Contudo, o ácido paracético necessita de lavagem com água estéril após sua imersão. Logo, caberá a escolha do método de descontaminação ao profissional, que analisará as vantagens de cada técnica citada. O importante é lembrar que as superfícies elásticas que entraram em contato com a boca do paciente se tornaram artigos semicríticos e devem ser preferencialmente esterilizadas, caso possam ser reutilizadas, como todos os artigos que não são termossensíveis. A escolha pode recair também no seu descarte, desde que não gere muito desperdício.

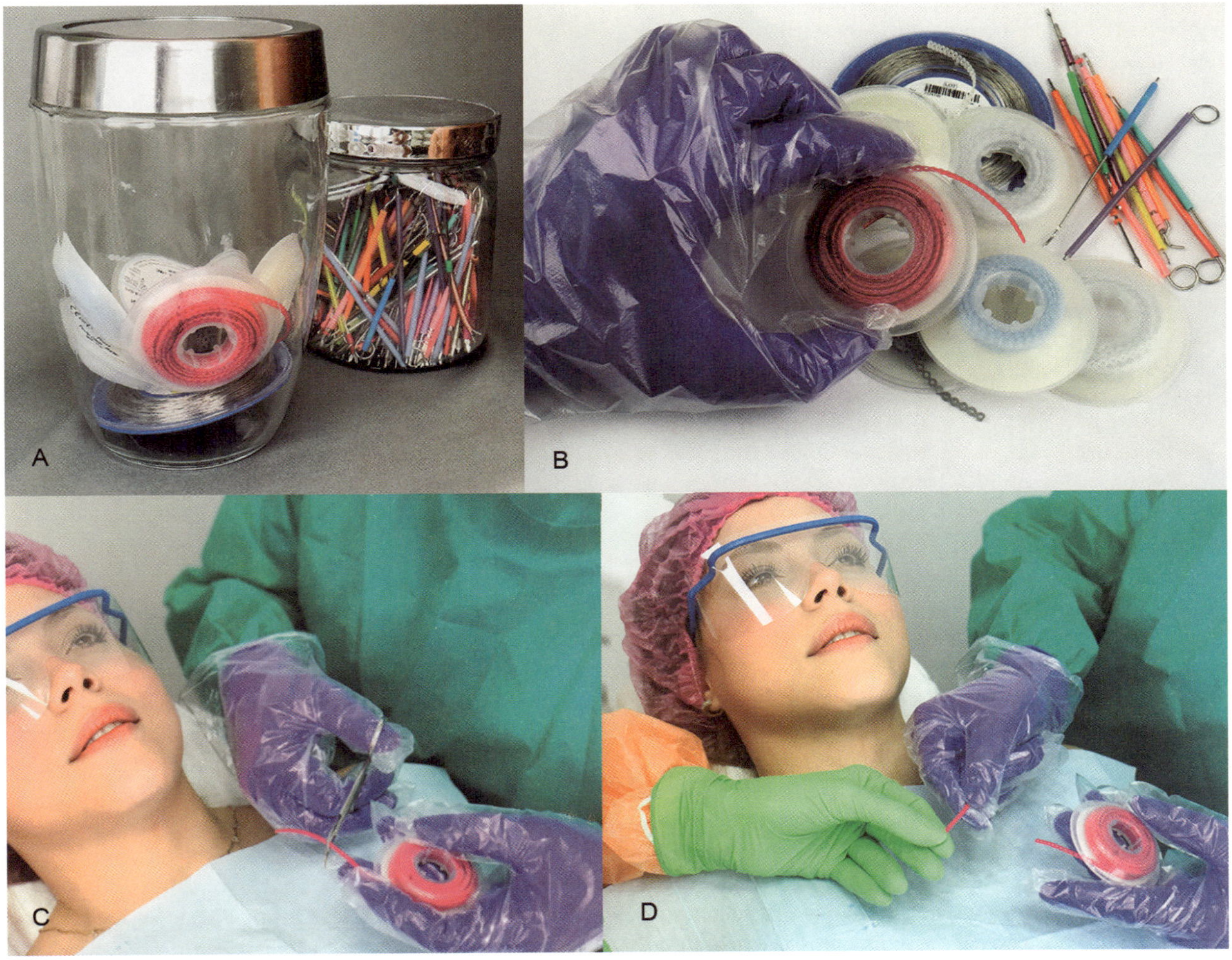

FIGURA 2 Passo a passo para manuseio seguro dos elásticos que não sofreram contaminação. A: elásticos armazenados; B: uso de sobreluvas para manipulação; C: separação da quantidade a ser utilizada; D: entrega dos elásticos ao cirurgião-dentista.

OS ARCOS ORTODÔNTICOS PRECISAM SER ESTERILIZADOS ANTES DO USO?

Na rotina ortodôntica, é frequente ainda o uso de arcos ortodônticos nas consultas de manutenção periódica de aparelhos ortodônticos fixos. São comercializados em embalagens não estéreis. Sendo assim, é interessante que imediatamente antes do uso no paciente, seja realizada a sua desinfecção. Nesse momento, a desinfecção é uma opção, pois esse arco ainda não teve contato com material biológico, sendo considerado um artigo não crítico.

Geralmente, o arco ortodôntico entra em contato com mucosas íntegras, sendo classificado como um artigo semicrítico. Portanto, caso haja a necessidade de sua reutilização em outro paciente, a esterilização se faz necessária. Dificilmente os arcos serão reutilizados; após seu uso, são sempre descartados. No entanto, em circunstâncias excepcionais, pode ocorrer prova e contato de um arco na cavidade oral de um paciente e por alguma razão, como tamanho ou diagrama inadequados, o ortodontista precisa trocar esse fio. Nesses casos, a arco precisará ser esterilizado antes de seu armazenamento e reuso em outro paciente (Figura 3).

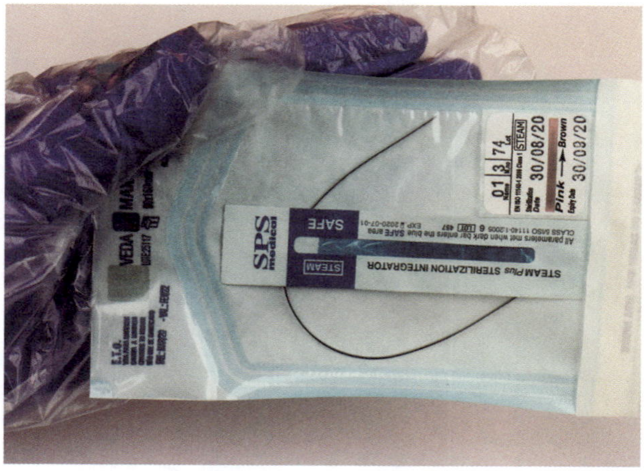

FIGURA 3 Arco submetido ao processamento de limpeza e esterilização em autoclave.

Observa-se ainda uma grande lacuna, na literatura, acerca de estudos com metodologias seguras, para avaliação dos diferentes métodos de desinfecção/esterilização dos arcos ortodônticos. Isso se explica, talvez, pela pouca atenção que se dá a essa etapa, conforme constatado no estudo de Monteiro et al. (2018), que entrevistou 90 ortodontistas sobre as suas condutas em biossegurança e encontrou que 40% dessa amostra, não realizava nenhum método de desinfecção para artigos, como elásticos, arcos ortodônticos entre outros acessórios.

Esse dado é preocupante, pois, atualmente negligenciar etapas de controle de infecção é uma conduta que vai contra todas as recomendações da prática de uma odontologia segura e responsável com a vida do paciente e da equipe de trabalho.

COMO GERENCIAR O USO DOS FIOS DE AMARRILHO? ESTERILIZAR EM EMBALAGENS INDIVIDUAIS OU FAZER DESINFECÇÃO?

Os fios de amarillho (Figura 4), também usados frequentemente na ortodontia fixa ou autoligante, são materiais comercializados em embalagens de rolos de fio que são de custo extremamente baixo e devem ser descartados após seu uso. A sua desinfecção segue a mesma orientação dos arcos ortodônticos e sua embalagem deve ser preferencialmente manuseada pela equipe auxiliar com sobre luvas novas para evitar a contaminação cruzada. Imediatamente antes do uso, o fio deve ser desinfetado para evitar propagação de microrganismos eventualmente oriundos de sua fabricação e manuseio prévio ao uso odontológico.

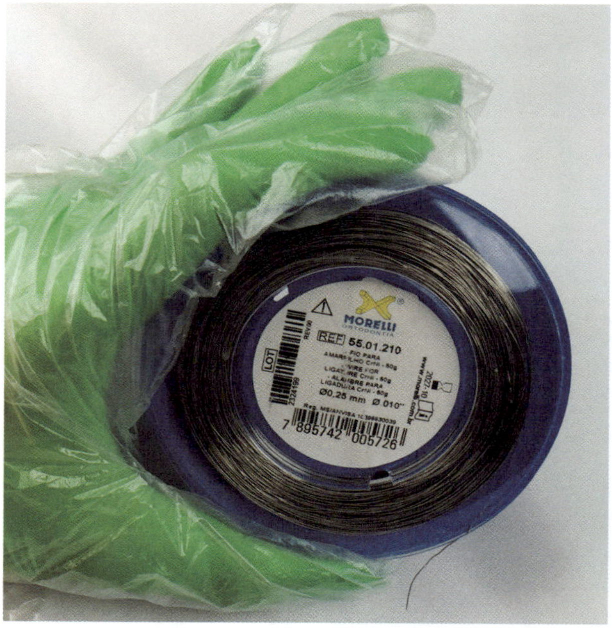

FIGURA 4 Fios de amarrilho comercializados em rolo; artigos que devem ser mantidos livres de contaminação por microrganismos patogênicos devido a necessidade de seu reuso.

COMO GERENCIAR O USO DOS ALICATES ORTODÔNTICOS?

Os alicates ortodônticos são indispensáveis na prática clínica e muitas vezes não recebem a atenção necessária quanto ao seu uso e esterilização. Os ortodontistas, de uma forma geral, têm um certo receio em esterilizar os alicates por se tratarem de instrumentos de alto custo para aquisição. E os alicates de corte, especificamente, podem perder sua eficiência ao longo dos inúmeros ciclos de esterilização.

Os alicates, de uma forma geral, são considerados produtos para saúde semicríticos, pois apenas entram em contato com saliva e mucosa íntegra. Em algumas situações, em procedimentos mais invasivos, ocorre o contato com sangue. Sendo assim, devem ser esterilizados, em embalagens individuais de grau cirúrgico, após o seu uso em cada paciente, assim como todo o instrumental clínico utilizado. Para maior longevidade, os alicates devem ser lubrificados regularmente e devem ser abertos antes da sua esterilização. A Figura 5 ilustra o passo a passo para processamento dos alicates.

Assim, um planejamento em relação a quantidade de pacientes atendidos em um turno, bem como pensar no tipo de procedimento ortodôntico que será realizado é essencial para a programação de aquisição de materiais necessários para a prática ortodôntica segura e responsável em cada ambiente especifico. É importante ressaltar que a esterilização dos alicates não é uma medida alternativa ou uma opção adicional para processamento, é a prática segura e necessária para permitir o controle de infecção (ver Curtindo a Biossegurança).

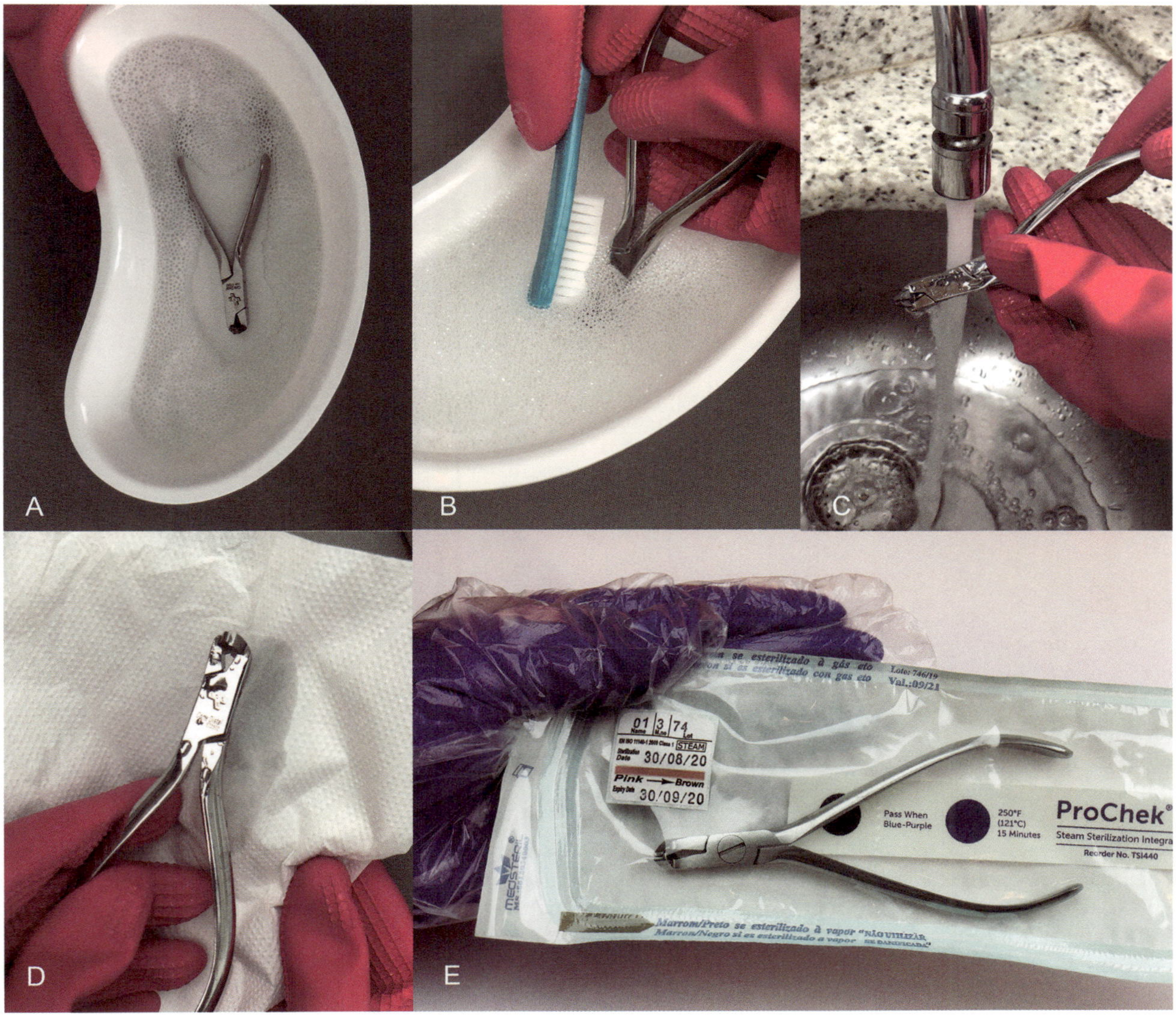

FIGURA 5 Processamento de alicates ortodônticos. A: pré-lavagem em detergente neutro, enzimático ou alcalino; B: lavagem manual; C: enxágue; D: secagem e inspeção visual; E: embalagem e esterilização em autoclave.

CURTINDO A BIOSSEGURANÇA

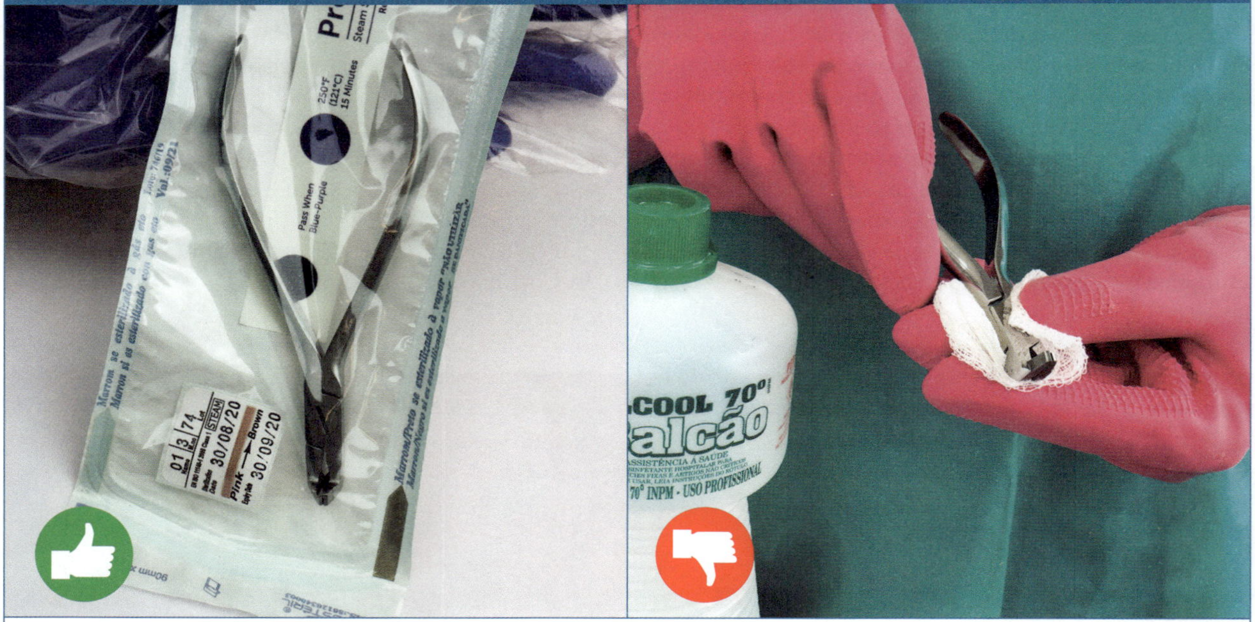

Garantia de *like* biosseguro na ortodontia é realizar o processamento correto dos alicates, que sempre culminará com a sua esterilização em autoclave. Essa prática deve ser normalizada no cotidiano clínico. Não realizar técnicas de desinfecção colocará em risco a vida dos pacientes que são sucessivamente atendidos, pois possibilita a contaminação cruzada, com risco de instalação de infecções adquiridas no ambiente odontológico.

COMO FAZER A ESTERILIZAÇÃO DOS INSTRUMENTAIS DE PLÁSTICO? MORDEDORES DE BANDA; PONTAS DE SACA-BANDAS; ABRIDOR DE BOCA, AFASTADORES LABIAIS

O uso de instrumentos e acessórios de plástico em ortodontia é frequente e a esterilização precisa ser efetuada, pois entram em contato com a mucosa, saliva e/ou sangue na prática clínica. Todos os artigos que podem ser esterilizados não devem ser desinfetados. A escolha deve recair sempre pelo melhor método de controle de infecção.

Entre eles podemos citar os afastadores labiais para realização de fotografias, os mordedores de banda, as pontas de alicates saca-bandas e abridores de boca, eventualmente utilizados em atendimentos ortodônticos infantis.

De uma forma geral, os fabricantes indicam os métodos possíveis para sua descontaminação. Esses artigos citados, geralmente são autoclaváveis, sendo assim o método de eleição para essas situações. Mais uma vez, será necessário, por parte do ortodontista, organização e planejamento quanto a quantidade a ser utilizada por turno de atendimento.

Em caso de produtos não resistentes ao processo de esterilização em autoclave, a escolha pelo método de desinfecção deve ser por uma técnica e produto de capacidade intermediária ou alta de desinfecção, como já discutido no Capítulo 7 deste livro.

COMO REALIZAR A DESINFECÇÃO DURANTE A MOLDAGEM DE TRANSFERÊNCIA PARA APARELHOS TIPO DISJUNTORES MAXILARES? A DESINFECÇÃO DAS BANDAS É REALMENTE O MÉTODO MAIS INDICADO?

Uma atenção especial deve ser dada à desinfecção das moldagens de transferência realizadas para a confecção de aparelhos ortodônticos tipo disjuntores maxilares, barras transpalatinas, quadri-hélices, entres outros. A conduta descrita a seguir é uma medida que visa o controle da contaminação dos modelos que serão enviados para o laboratório de ortodontia responsável, e se caracteriza como a opção ideal para essa etapa clínica.

Após a prova e adaptação das bandas na cavidade oral do paciente, normalmente uma moldagem é realizada e as bandas são transferidas para o molde obtido do paciente, estabilizadas e fixadas para obtenção dos modelos de gesso. Como é um procedimento que apresenta contato com a saliva, mucosa íntegra e eventualmente não íntegra, faz-se necessário a desinfecção dessas bandas, bem como do molde antes do seu processamento e envio para o laboratório. Cuidado se faz necessário no momento da escolha desse agente desinfetante, pois nessa situação, aqui apresentada, temos superfícies de diferentes composições, o molde e a banda metálica.

Quando a escolha pelo material de moldagem recair pelo alginato, o processo de desinfecção deverá ocorrer em duas etapas. As bandas deverão ser desinfetadas, separadamente com quaternário de amônio e em seguida enxaguadas antes da sua recolocação no molde em alginato. E o molde em alginato, deverá ser processado como habitualmente: após lavados em água corrente para remoção de depósitos salivares e de sangue são secos com uma toalha de papel absorvente, borrifados em solução de hipoclorito de sódio a 1% e armazenados em uma sacola plástica fechada hermeticamente durante 10 minutos. Após esse período, o molde deve ser lavado novamente para remoção do agente de desinfecção.

ATENÇÃO

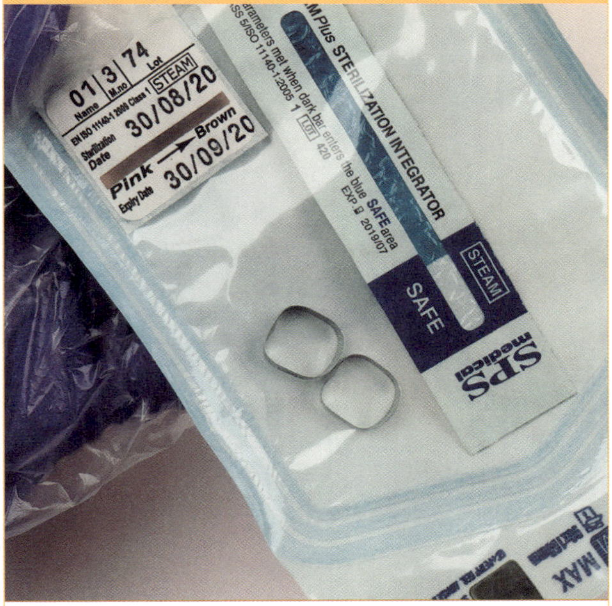

As bandas provadas e não selecionadas para o paciente, que entraram em contato com saliva ou sangue devem ser lavadas e esterilizadas antes da prova e reúso em outro paciente. Embalagens em grau cirúrgico individuais são uma excelente opção para essa etapa.

Para realização do processo de desinfecção em uma única etapa, o ortodontista pode optar pela moldagem em silicona de condensação e utilizar o ácido peracético, como agente desinfetante. Assim, reduz o tempo e simplifica essa etapa de controle de infecção na prática clínica.

Importante também lembrar que as bandas provadas e não selecionadas para o paciente, que entraram em contato com saliva ou sangue, devem ser lavadas e esterilizadas antes da prova e reuso em outro paciente. Embalagens em grau cirúrgico individuais são uma excelente opção para essa etapa.

AS BROCAS UTILIZADAS EM PEÇAS DE MÃO DE BAIXA ROTAÇÃO, TIPO MINICUT OU MAXICUT, DEVEM SER ESTERILIZADAS OU DESINFETADAS?

Brocas de peças de mão são utilizadas na ortodontia para o ajuste de aparelhos com resina acrílica e de acessórios metálicos usados frequentemente em aparelhos auxiliares da terapia ortodôntica fixa. Como são fabricadas em aço inoxidável podem ser esterilizadas em autoclave em embalagens individuais. O seu uso, muitas vezes se faz em superfícies contaminadas por material biológico, derivadas dos aparelhos intraorais que necessitam de ajustes nas consultas mensais. Nesses casos, as brocas devem ser esterilizadas individualmente em grau cirúrgico.

ESTRELAS DE BOUNE: ESTERILIZAR OU DESINFETAR?

As estrelas de Boune são artigos metálicos que devem compor o conjunto e arsenal de instrumentais para a colagem de aparelhos e acessórios fixos. São utilizados com

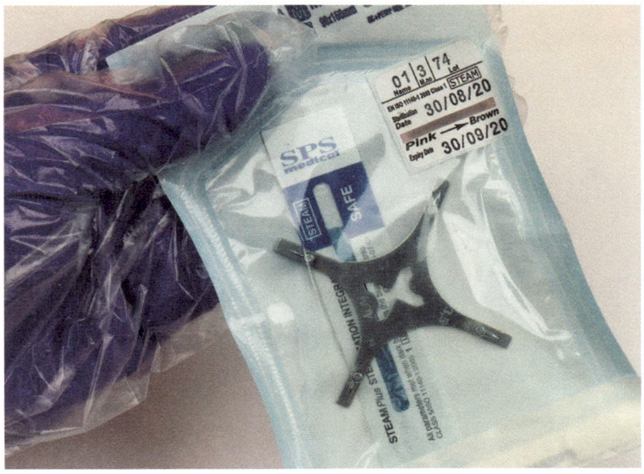

FIGURA 6 Estrela de Boune submetida à esterilização em autoclave.

frequência na prática ortodôntica para a determinação da altura exata cérvico incisal/oclusal da coroa clínica para colagem do acessório ortodôntico. Devem ser esterilizados, a cada uso, por meio de autoclave em embalagens individuais, se possível, para uso apenas quando necessário (Figura 6).

OS ACESSÓRIOS COMO COMPASSOS DE PONTA SECA OU PAQUÍMETRO DIGITAL UTILIZADOS EM DIAGNÓSTICO E PLANEJAMENTOS DEVEM SER ESTERILIZADOS?

Os compassos de ponta seca e os paquímetros digitais são instrumentos auxiliares utilizados na ortodontia para a avaliação de espaços e planejamentos na terapia ortodôntica. Preferencialmente devem ser protegidos por barreiras plásticas para evitar a sua contaminação e necessidade de esterilização ou desinfecção. Isso se justifica pelo fato de serem instrumentos que podem se danificar pela ação da autoclave. E o paquímetro digital, especialmente, também pode sofrer algum dano com o uso de substâncias químicas. Assim, nesse caso é interessante evitar o contato desses artigos com material biológico potencialmente contaminante. Essa manobra pode ser alcançada, facilmente, por meio de barreiras com embalagens plásticas tipo PVC (Figura 7).

COMO DESCONTAMINAR OS MARCADORES PERMANENTES UTILIZADOS COM FREQUÊNCIA NA MARCAÇÃO PARA DOBRAS EM FIOS ORTODÔNTICOS?

Os marcadores permanentes são muito usados no dia a dia do ortodontista e, por não ser um material odontológico específico, pode ser esquecido nas rotinas de desinfecção. Quando da sua utilização, uma boa alternativa é recobrir a superfície com uma embalagem plástica para evitar a sua contaminação ou fazer uso de sobreluvas. Nos casos em que essa manobra não é possível, ou for esquecida, esse artigo deve ser desinfetado em ácido peracético ou desinfetado com produtos de nível intermediário, uma vez que essas canetas entram em contato com a saliva do paciente pelas luvas contaminadas, tornando-se portanto, artigos semicríticos. Não podem ser esterilizados em autoclave porque são termossensíveis.

A Tabela 1 traz um resumo sobre os métodos de descontaminação aplicados na prática ortodôntica.

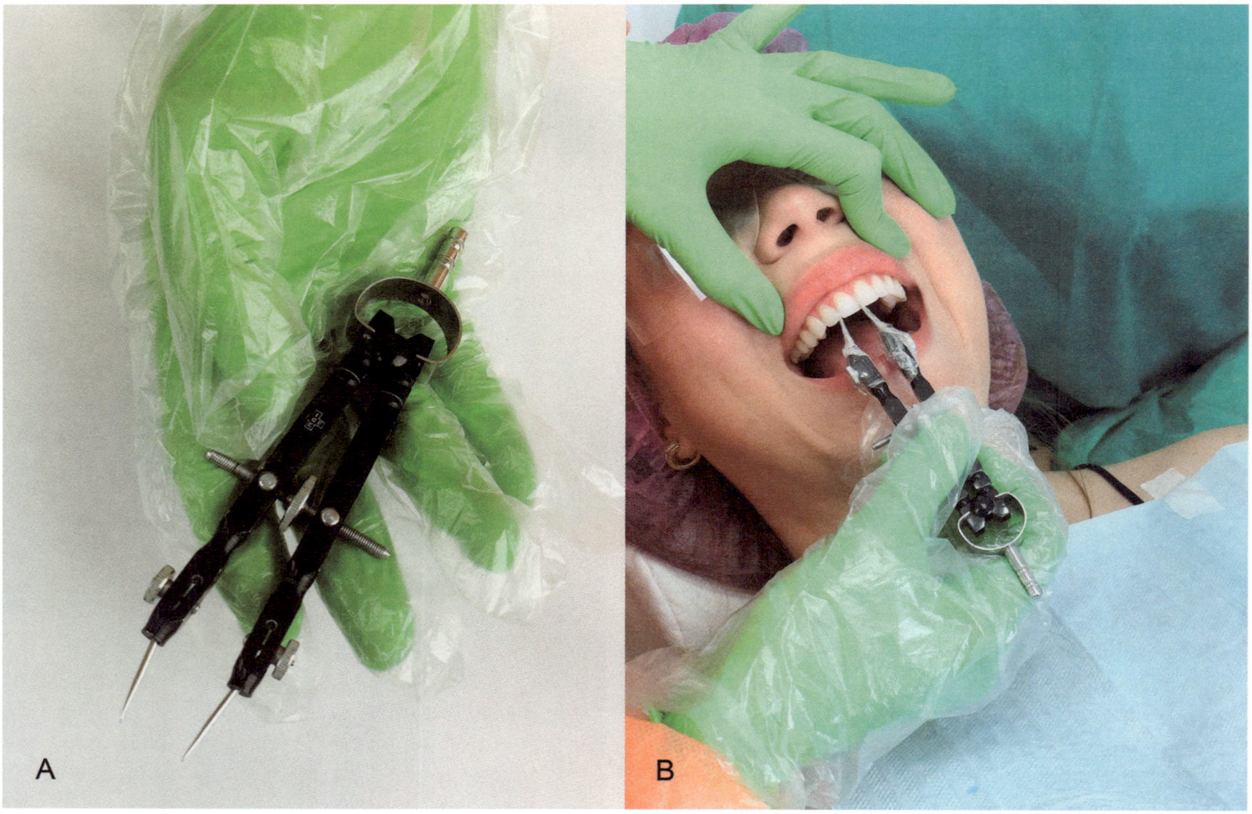

FIGURA 7 Manipulação do compasso de ponta seca com sobreluvas (A) e proteção das pontas do compasso com barreiras plásticas para uso clínico (B).

TABELA 1 Métodos de descontaminação para artigos empregados na prática clínica da ortodontia

Artigo	Método de descontaminação 1ª opção	Método de descontaminação 2ª opção
Elásticos	Desinfecção com substâncias para superfícies fixas e artigos não críticos.	Desinfecção com substâncias de nível intermediário.
Arcos ortodônticos	Não reutilizar.	Esterilizar em autoclave.
Fios de amarrilho	Desinfecção com substâncias para superfícies fixas e artigos não críticos.	Desinfecção com substâncias de nível intermediário.
Alicates	Esterilização em autoclave.	-
Instrumentais plásticos	Esterilização em autoclave.	Desinfecção com substâncias de alto nível de desinfecção.*
Bandas ortodônticas	Esterilização em autoclave.	-
Brocas para peças de mão	Esterilização em autoclave.	-
Estrela de boune e instrumentais	Esterilização em autoclave.	-
Compassos de pontas secas e paquímetros digitais	Utilizar barreiras para evitar contaminação.	Desinfecção com substâncias de alto nível de desinfecção.*
Marcadores permanentes	Utilizar barreiras para evitar contaminação.	Desinfecção com substâncias de alto nível de desinfecção.*

* Método indicado para itens termossensíveis.

O QUE MUDA NA PRÁTICA ORTODÔNTICA COM ALINHADORES?

A ortodontia vive um momento de revolução digital, na qual os planejamentos se tornaram mais previsíveis, com aparelhos mais confortáveis e biomecânica aliada a uma tecnologia que diminui a necessidade de tempo de cadeira para o paciente. Nesse sentido, e considerando o contexto da pandemia da Covid-19, essa transformação favorece o andamento do tratamento ortodôntico de maneira mais segura que a técnica convencional uma vez que a quantidade e tempo de visitas são menores, assim como a produção de aerossol nas sessões clínicas.

No entanto, embora existam muitas vantagens relacionadas aos alinhadores ortodônticos, as rotinas de biossegurança seguem as mesmas orientações no que diz respeito ao uso de EPI da equipe odontológica e do paciente, bem como os cuidados que devem ser tomados em relação a contaminação cruzada na manipulação dos alinhadores durante as sessões clínicas como veremos a seguir.

Descontaminação

Existem diversas empresas de alinhadores ortodônticos e diversos materiais utilizados para sua confecção. Cada empresa apresenta sua forma própria de fabricação. Em geral, os alinhadores são aparelhos termoplásticos que são enviados para os ortodontistas sem esterilização/desinfecção prévia. Portanto, é importante que o ortodontista esteja atento à etapa de desinfecção previamente à sua instalação no paciente.

É importante realizar a lavagem com água e sabão dos alinhadores antes de sua desinfecção. O uso do álcool 70% para artigos plásticos de uma forma geral não está muito indicado, porque pode danificar a sua superfície. O hipoclorito de sódio, a clorexidina e os quaternários de amônio são frequentemente utilizados pelos ortodontistas como métodos de eleição para desinfecção dos alinhadores. Poucos estudos estão disponíveis sobre o melhor método de desinfecção para esse tipo de aparelho ortodôntico. Assim, é aconselhável que o profissional entre em contato com a empresa responsável pela fabricação dos alinhadores e consulte qual é a recomendação de método de desinfecção mais apropriado (Figura 8).

Desinfecção e acondicionamento dos *templates* para *attachmentts*

Da mesma forma que se faz necessária a desinfecção dos alinhadores antes da sua instalação e uso pelo paciente, os *templates* utilizados para colagem dos *attachmentts* devem ser lavados e desinfetados antes do uso e antes do seu armazenamento, também devem ser limpos e desinfetados de forma apropriada conforme recomendação da empresa responsável pela sua fabricação.

Como os *templates* para *attachmentts* são armazenados no consultório do ortodontista durante todo o tratamento ortodôntico, é fundamental o cuidado nessa etapa para o maior controle de infecção no ambiente clínico do ortodontista. Esses dispositivos devem ser acondicionados em embalagens herméticas que garantam segurança e previnam novas contaminações, eventualmente ocasionadas pela

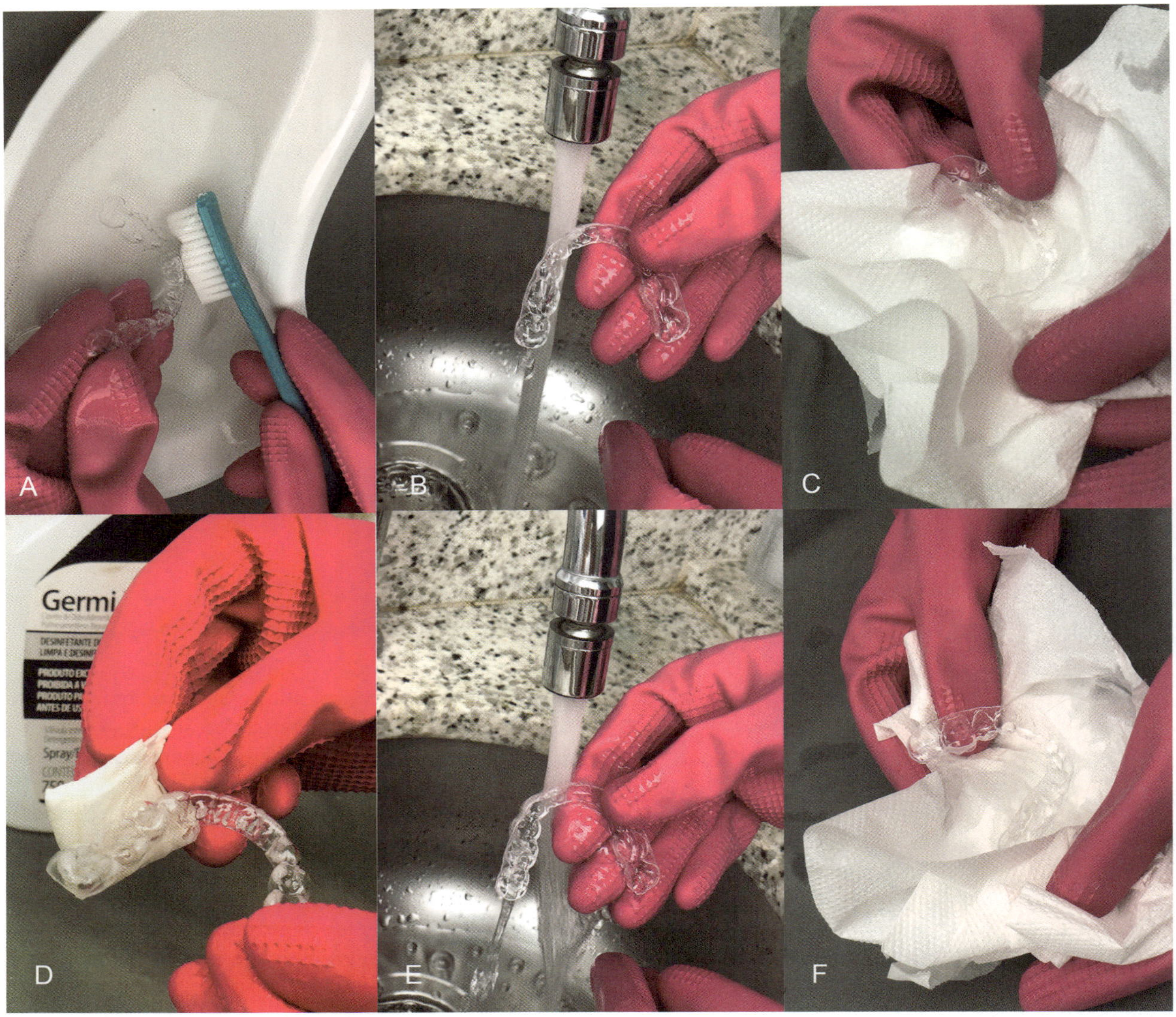

FIGURA 8 Protocolo de descontaminação de alinhadores. A: lavagem com detergente; B: enxágue; C: secagem; D: aplicação do agente desinfetante pelo tempo recomendado pelo fabricante; E: enxágue; F: secagem.

formação de bioaerossóis produzidos com certa frequência na sala de atendimento.

QUAIS SÃO OS CUIDADOS NECESSÁRIOS PARA A CONDUTA COM MINI-IMPLANTES NA PRÁTICA ORTODÔNTICA?

O uso de acessórios de ancoragem esquelética é muito frequente na ortodontia, pois garante resultados muito previsíveis e efetivos em casos complexos. Contudo, o cuidado no controle de infecção se torna ainda mais crítico. A instalação de mini-implantes são procedimentos cirúrgicos conservadores, mas precisam de atenção redobrada por ser de natureza crítica.

Todos os cuidados relacionados a momentos cirúrgicos, já discutidos no Capítulo 13, devem ser criteriosamente seguidos, como o uso de luvas cirúrgicas e campos cirúrgicos esterilizados. Além disso, a realização do monitoramento biológico diário da autoclave para a garantia de um processo de esterilização efetivo se faz necessário. O pós-operatório também inspira cuidado no que diz respeito a prevenção de infecções e, por isso, mostra-se essencial orientar o paciente quanto aos cuidados para a manutenção desses acessórios esqueléticos. O uso de clorexidina a 0,12% nos primeiros dias após a sua instalação e a higiene adequada são alguns dos cuidados necessários.

QUIZ BIOSSEGURO

1. Os elásticos ortodônticos são frequentemente utilizados na prática ortodôntica. Assinale a resposta incorreta em relação ao manejo dos elásticos durante as atividades clínicas do ortodontista.
   A. Os elásticos ortodônticos devem, preferencialmente, ser manuseados pela auxiliar de saúde bucal para evitar a sua contaminação.
   B. O uso de sobreluvas não auxilia o controle de infecção no manejo dos elásticos ortodônticos.
   C. Os artigos que possuem os elásticos ortodônticos devem ser desinfetados com substâncias de nível intermediário de desinfecção.
   D. Todos os elásticos para uso clínico devem ser armazenados em gavetas ou em caixas hermeticamente fechadas.

2. Assinale a alternativa correta em relação ao manejos dos artigos ortodônticos.
   A. Os alicates ortodônticos, podem ser desinfetados, caso sejam utilizados em uma condição clínica de natureza semicrítica.
   B. Os artigos de plásticos devem sempre ser desinfetados, pois são termossensíveis a autoclave.
   C. Os arcos ortodônticos não devem ser reutilizados sem esterilização prévia.
   D. As bandas ortodônticas podem ser desinfetadas após sua prova em boca.

3. Na moldagem de transferência devemos atentar para algumas etapas importantes no controle de infecção. Assinale a alternativa incorreta:
   A. O tipo de material utilizado para a moldagem determinará a escolha do agente de desinfecção mais apropriado.
   B. No caso de moldagens realizadas em alginato podemos realizar a desinfecção em uma única etapa utilizando solução de hipoclorito de sódio.
   C. As bandas que entraram em contato com a cavidade oral do paciente, devem ser esterilizadas em autoclave, antes de reutilizadas em um outro paciente.
   D. A moldagem em silicona de condensação pode representar uma alternativa na simplificação das etapas de desinfecção dos moldes obtidos para aparelhos ortodônticos.

4. Marque a alternativa verdadeira em relação ao manuseio e cuidado com os artigos, como marcadores permanentes, compassos de ponta seca ou paquímetros digitais:
   A. Os marcadores permanentes devem ser esterilizados em autoclave.
   B. Os paquímetros digitais ou compassos de ponta seca não precisam ser descontaminados, uma vez que não entram em contato com a cavidade oral do paciente.
   C. É importante realizar o uso de barreiras plásticas com pvc nesses artigos para evitar a contaminação.
   D. O uso de sobreluvas não se faz necessário para esses casos.

5. Sobre os alinhadores ortodônticos, assinale a resposta incorreta:
   A. O álcool 70% não é a melhor alternativa para desinfecção de plásticos.
   B. Os alinhadores devem ser lavados e desinfetados de acordo com o produto recomendado pelo fabricante.
   C. Os *templates* para *attachmentts* serão utilizados pelo mesmo paciente e não precisam ser desinfetados.
   D. Após a descontaminação dos *templates*, eles deverão ser armazenados em ambiente hermeticamente fechados.

JOGANDO LIMPO

No diagrama a seguir, identifique as palavras que merecem atenção em relação à biossegurança na ortodontia.

As palavras estão escondidas na horizontal, vertical e diagonal.

T	Ó	C	U	L	O	S	D	E	P	R	O	T	E	Ç	Ã	O	I
E	S	A	E	G	S	O	B	R	E	L	U	V	A	S	N	E	S
A	B	L	L	B	N	O	O	L	E	F	D	R	L	E	D	N	S
S	I	I	A	B	P	N	Á	S	A	T	R	G	I	I	A	A	I
G	L	N	S	A	H	S	H	F	A	O	H	B	G	I	S	T	K
R	L	H	H	P	T	N	S	Y	D	N	C	D	E	O	A	O	N
T	C	A	T	I	D	P	U	O	T	I	U	I	P	S	I	N	E
O	P	D	C	A	E	E	I	O	T	M	A	D	L	E	A	T	I
L	A	O	V	E	I	L	W	L	A	B	O	A	F	C	L	A	W
R	S	R	Y	H	Y	C	H	A	I	D	A	A	N	D	W	W	I
P	Y	E	S	T	E	R	I	L	I	Z	A	Ç	Ã	O	I	M	H
I	H	S	M	G	R	I	H	A	N	E	E	I	y	L	E	R	H

BIBLIOGRAFIA

1. Alves-Rezende MCR, Facundo ACS, Damásio TP, Santiago TF, Zuim PRJ, Oliveira DTN, et al. Compatibilidade entre gesso e alginatos ortodônticos: capacidade de umedecimento sob influência da desinfecção do molde. Rev Odontol Araçatuba. 2010;31(2):40-4.
2. Dutra SR, Santos VR, Menezes LFS, Drummont AF, Vilaça EL, Couto PHA. Esterilização em ortodontia: eficácia do esterilizador com esferas de vidro. Rev Dent Press Ortodon Ortop Facial. 2008;13(4):60-6.
3. Freitas MPM, Menezes LM, Rizzatto SMD, Feldens JA. Protocolo básico de biossegurança na clínica ortodôntica. Rev Clin Ortodon Dental Press. 2006;5(2):68-76.

4. Freitas VMC, Roriz VC, Chiavini PCR, Young AAA, Bozzo RO, Telles EZ. Desinfecção e esterilização em ortodontia. RGO. 2005;53(4):335-8.
5. Miller CH. Controle de infecção e gerenciamento de produtos perigosos para a equipe de saúde bucal. 6 ed. São Paulo: Elsevier; 2019. 336 p.
6. Monteiro CGJ, Martins MM, Cury-Saramago AA, Teixeira HP. Biosafety conducts adopted by orthodontists. Dental Press J Orthod. 2018;23(3):73-9.
7. Phiton MM, Ferraz CS, Rosa FCS, Rosa LP. Sterilizing elastomeric chains witout losing mechanical properties: Is it possible? Dental Press J Orthod. 2015;20(3):96-100.

21

HARMONIZAÇÃO OROFACIAL: ABORDAGENS BIOSSEGURAS PARA RESULTADOS DE EXCELÊNCIA

E. Levy Nunes
Maria Claudia Vieira Guimarães
Fábio Barbosa de Souza

OBJETIVOS DE APRENDIZAGEM
O QUE VOCÊ VAI APRENDER NESTE CAPÍTULO:

1. Compreender a importância de uma anamnese detalhada previamente aos procedimentos e o impacto na prevenção de complicações.
2. Entender a necessidade de conhecimento de anatomia e da técnica preconizada para cada procedimento a ser realizado.
3. Estabelecer a obrigatoriedade do uso de produtos de qualidade garantida, devidamente licenciados, respeitando seus prazos de validade e devidamente armazenados, conforme orientações do fabricante.
4. Conhecer os produtos usados na HOF, suas indicações, contraindicações e interações com medicamentos, bem como doses seguras para prevenir complicações. E com a obrigatoriedade de trabalhar dentro do âmbito de atuação.
5. Escolher de forma adequada os laboratórios e fabricantes de produtos que prezem a biossegurança e total controle de qualidade.
6. Compreender que a higiene de mãos é mandatória e crucial para a prevenção e controle de infecções.
7. Entender a importância de realização de antissepsia adequada do paciente.
8. Entender a importância do uso de equipamentos de proteção individual e de técnica adequada para sua remoção segura.
9. Realizar adequado manejo e descarte cuidadoso de materiais perfurocortantes.

POR QUE É NECESSÁRIO TER UM OLHAR CUIDADOSO QUANTO AO CONTROLE DE RISCOS NA HARMONIZAÇÃO OROFACIAL?

A sociedade precisa conhecer mais sobre a harmonização orofacial (HOF) e a cosmiatria, áreas dedicadas ao tratamento e prevenção de alterações estéticas e funcionais da face. HOF é a ciência que estuda e trata a beleza humana de maneira embasada, responsável e ética. Dessa forma, a odontologia é a área da saúde que mais se dedica ao tratamento das deformidades faciais objetivando função e estética.

Embora o caráter estético se sobressaia quando pensamos em HOF, o elenco dos mais diversos procedimentos nessa especialidade lida com inúmeros substratos – pele, mucosas, tecido adiposo, tecido conjuntivo, ósseo – os quais são acessados por diferentes graus de invasividade, sendo permeados por riscos físicos, químicos, de acidente e biológicos. Assim, o conhecimento e a aplicação dos princípios de biossegurança se mostram fundamentais para a prática profissional, não apenas para evitar e minimizar a contaminação cruzada, como também para o alcance do sucesso clínico, com o mínimo de complicações, na busca de resultados de excelência.

DURANTE A ANAMNESE, QUE FATORES TÊM INFLUÊNCIA SOBRE A SEGURANÇA DOS PROCEDIMENTOS DE HOF?

A anamnese é uma etapa de extrema importância para a realização de quaisquer procedimentos e, além de ser uma obrigatoriedade legal, é o primeiro momento de estreitamento de relações entre profissional e paciente, em que serão colhidas informações que poderão influenciar nas escolhas realizadas pelo profissional, minimizando complicações. Deverá ser realizada entrevista com o paciente para o levantamento da história médica e um questionário direcionado à revisão dos sistemas cardiovascular, renal, pulmonar (relacionado a doenças respiratórias), endócrino, neurológico, gastrointestinal e hematológico. Conhecer os medicamentos que o paciente está fazendo uso atualmente e alergias a medicamentos deverão ser registrados no prontuário, perguntas sobre gravidez e amamentação deverão ser feitas a pacientes do sexo feminino, bem como sobre hábitos viciosos e uso de drogas ilícitas. Dados completos de identificação do paciente deverão ser obtidos assim como contatos telefônicos e profissão.

Deverá ainda ser realizado um exame físico, no qual deve haver inspeção visual do paciente, palpação de estruturas e cadeias linfáticas de cabeça e pescoço, percussão e auscultação. Os sinais vitais que compreendem pressão sanguínea, frequências cardíaca e respiratória deverão ser registrados. Altura, peso e temperatura corporal também devem constar no prontuário clínico. É importante que seja registrada a data em que foram colhidas as informações e as atualizações necessárias deverão ser feitas. De acordo com o tratamento proposto, poderá se tornar necessário contato com o(s) médico(s) para maiores informações sobre as condições clínicas do paciente em questão, bem como solicitação de exames laboratoriais e de imagem.

Os conhecimentos de farmacologia são de extrema importância para a segurança na prescrição, tendo em vista as interações medicamentosas.

Os pacientes deverão ser sempre informados dos potenciais riscos inerentes aos procedimentos, das possíveis complicações e da importância de seguirem as orientações fornecidas pelo profissional, bem como fazer uso correto das medicações prescritas. Os termos de consentimento livre e esclarecido deverão estar em linguagem clara, sendo anexados aos prontuários dos pacientes depois de assinados. Deverão ser apresentados aos pacientes na consulta anterior ao procedimento.

Os pacientes deverão ser informados sobre as próximas consultas para o acompanhamento e precisam ter essa disponibilidade para comparecer ao consultório. É necessário informar que o acompanhamento é imprescindível para uma maior previsibilidade de resultados. Alguns tratamentos propostos só atingem seus resultados após várias sessões e o profissional precisa esclarecer todas essas questões com os pacientes. Adicionalmente, as expectativas do paciente precisam ser bem avaliadas, bem como todo seu perfil psicológico.

O profissional precisa dar informações detalhadas ao paciente quanto aos tratamentos propostos e quanto a sua longevidade destacando a importância de que as orientações sejam seguidas, informando as possíveis complicações pós-operatórias e situações esperadas em cada procedimento.

ÁCIDO HIALURÔNICO: COMO USAR DE FORMA SEGURA?

É imperativo que se tenha conhecimento de características anatômicas de cada região a ser abordada para a execução segura do preenchimento com ácido hialurônico, diminuindo riscos e complicações, como amauroses e necroses teciduais. A utilização de cânulas em determinadas regiões promove maior segurança e quando agulhas forem utilizadas, a injeção deverá ser lenta de modo a evitar grandes bólus, sempre com aspiração prévia e deverá ser interrompida se o paciente se queixar de dor súbita ou alteração de coloração.

Deverão ser elucidadas questões referentes a expectativas irreais dos pacientes durante a anamnese e além da história médica e medicações, o profissional deverá discutir o histórico de tratamento e questões estéticas. Perguntas direcionadas aos tratamentos cirúrgicos e não cirúrgicos e a época em que foram realizados, bem como quais produtos ou dispositivos foram utilizados, se os resultados obtidos foram satisfatórios e se ocorreram complicações.

O profissional obrigatoriamente deverá dispor no consultório de hialuronidase. A hialuronidase é uma enzima que age realizando despolimerização reversível do ácido hialurônico existente ao redor das células do tecido conjuntivo, reduzindo temporariamente a viscosidade desse tecido e fazendo com que ele se torne mais permeável à difusão de líquidos. Com base nessa ação, a hialuronidase passou a ser uma forma de tratamento utilizada para promover a degradação do ácido hialurônico injetado, em casos de complicações e/ou eventos adversos. A hialuronidase é uma substância ativa enzimática, sendo seu pó fino, de coloração quase branca, de origem bovina, liofilizada estéril. O envase é realizado sob fluxo laminar, em UTR/mg, sendo que a apresentação de ampola de mililitros com 3.000 UTR/mg é a mais utilizada e uma ampola do diluente injetável composto por água WFI (*water for injection*), manitol e cloreto de sódio acompanha o produto. Em países como os Estados Unidos da América, há várias marcas de hialuronidase disponíveis com concentrações diferentes. No Brasil, esse produto é manipulado, fracionado e embalado sob prescrição, sendo seu uso *off label*.

O profissional precisa compreender quais procedimentos foram realizados para uma previsibilidade maior do tratamento com reconhecimento de áreas em que a anatomia possa estar alterada, levando a possíveis complicações e riscos potenciais em tratamentos subsequentes. E caso o paciente não saiba ou não se lembre, ele será solicitado a fazer contato com o profissional que executou o tratamento para a obtenção de tais informações. E será decidida a melhor conduta avaliando os riscos e benefícios.

É imprescindível que o profissional conheça que existe uma incompatibilidade do ácido hialurônico com sais de amônio quaternário. Desinfetantes como o cloreto de benzalcôneo e instrumentos com ele tratados não devem entrar em contato com os agentes de preenchimento de ácido hialurônico para que não haja precipitação.

TODOS OS PROCEDIMENTOS EM HOF NECESSITAM DAS PRECAUÇÕES PADRÃO RECOMENDADAS PARA PROCEDIMENTOS CIRÚRGICOS?

Denominamos precauções padrão as medidas de controle de infecção que são aplicadas independente do *status* de infecção dos pacientes, ou seja, todos os pacientes são considerados potencialmente infectantes. Em algumas situações, é necessário que sejam adicionadas precauções baseadas em transmissão que são precauções específicas, como para contato, gotículas e aerossóis.

Embora os aspectos relacionados às precauções padrão já tenham sido extensamente tratados nos capítulos prévios, alguns aspectos específicos da HOF precisam ser destacados. Todos os procedimentos na HOF, assim como em outras especialidades odontológicas, necessitam de uma série de protocolos para prevenção e controle de infecção e serão mais rigorosos de acordo com o grau de invasividade de tais procedimentos. Sob essa perspectiva, o tratamento para aplicação de toxina botulínica, por exemplo, apresenta-se como técnica com menor invasão de tecidos, não sendo necessária a utilização de luvas cirúrgicas ou campos cirúrgicos esterilizados. Para os demais procedimentos da HOF, as precauções estão listadas no Quadro 1.

A seguir, as precauções padrão que podemos destacar na HOF.

QUADRO 1 Precauções a serem adotadas nos procedimentos de HOF, exceto aplicação de toxina botulínica
Os procedimentos necessitam de manutenção de cadeia asséptica e o uso de barreiras esterilizadas em todos os locais onde o profissional tem contato com suas mãos é mandatório.
As luvas e capotes ou aventais deverão ser estéreis e trocados a cada procedimento (ver Curtindo a Biossegurança).
Os campos para a mesa cirúrgica e para o paciente também deverão ser esterilizados, assim como as gazes.
Os ambientes deverão ser devidamente iluminados para que todo o procedimento cirúrgico seja realizado de forma a minimizar acidentes.
As salas não devem ser subdimensionadas para que os profissionais trabalhem com a ergonomia adequada, com ventilação e trocas de ar adequadas para a segurança de todos.
Assegurar que as portas da sala clínica sejam abertas apenas quando necessário e não deverão ter sistema interno de trancas.
Dispor apenas o material necessário ao procedimento a ser realizado, evitando exposições desnecessárias.
Todos os pacotes contendo instrumentos e paramentação esterilizados para o profissional e o paciente deverão ser abertos imediatamente antes do procedimento por pessoal auxiliar ou antes que o profissional calce suas luvas estéreis. Esses pacotes deverão ser abertos por técnica asséptica e nunca rasgando a embalagem; a mesma situação se aplica para seringas, agulhas e lâminas de bisturi, que apresentam em suas embalagens abas específicas para abertura.

Higiene de mãos

É a medida mais importante para prevenir a disseminação de infecções entre pacientes e profissionais de saúde. Vírus, bactérias e fungos, em particular leveduras podem ser transmitidos pelas mãos de profissionais de saúde. Além do vírus sincicial respiratório, outros vírus podem ser transmitidos pelo contato das mãos, como herpesvírus e vírus respiratórios – como da influenza A e B –, da síndrome respiratória aguda grave e influenza aviária. Todos os adornos, como anéis, relógios, pulseiras etc. devem ser removidos antes da higiene de mãos e o profissional deverá ter unhas curtas. As unhas postiças são contraindicadas, uma vez que além de poderem provocar perfurações nas luvas, acumulam altas concentrações de bactérias.

Agentes antissépticos são substâncias aplicadas à pele para reduzir o número de agentes da microbiota transitória e residente. Os principais antissépticos utilizados para a higiene de mãos são: álcoois, clorexidina, compostos de iodo e iodóforos. Os mais comumente utilizados são: álcool e clorexidina.

Mãos limpas constituem a mais importante defesa contra a disseminação de infecção.

Os cinco momentos para higiene de mãos:

- Antes de tocar o paciente (antes da colocação de luvas).
- Antes de realizar procedimento limpo/asséptico.

CURTINDO A BIOSSEGURANÇA

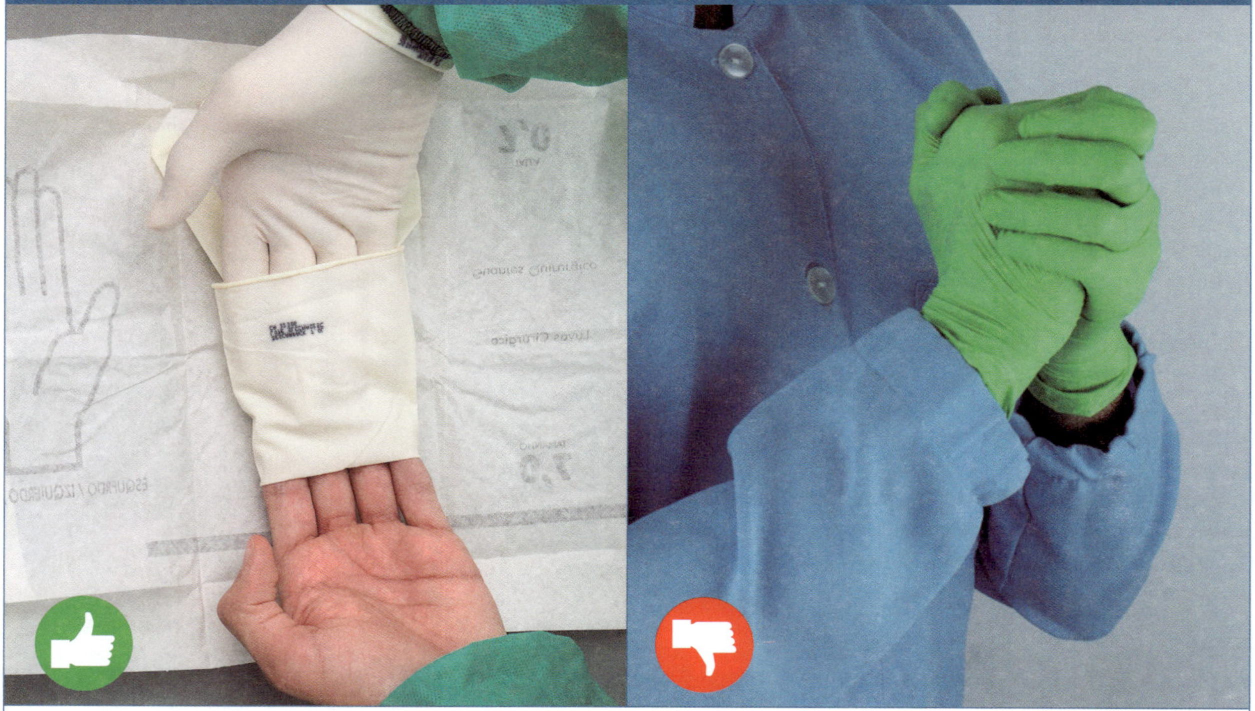

Utilizar luvas cirúrgicas esterilizadas e aventais descartáveis sempre será uma medida que renderá *like* nos procedimentos de harmonização orofacial. Se, ao aplicar preenchedores e/ou realizar outros procedimentos mais invasivos, forem usadas luvas de procedimentos e aventais de tecido, haverá maior risco para o estabelecimento de contaminações cruzadas.

- Após risco de exposição a fluidos corporais (após retirada de luvas).
- Após tocar o paciente.
- Após contato com as áreas próximas ao paciente.

Além dos cinco momentos relacionados ao cuidado com o paciente, é recomendável a higiene de mãos com água e sabonete líquido (não é necessário que seja antisséptico) antes e após ir ao banheiro e antes de se alimentar. O uso de luvas não substitui a higiene de mãos.

A higiene de mãos poderá ser realizada com água e sabonete líquido antisséptico por 40 a 60 segundos ou soluções alcoólicas, como o álcool etílico 70% sob a forma de gel durante 20 a 30 segundos sob a forma de fricção. Quando as mãos estiverem visivelmente sujas, a indicação é higienizar com água e sabão.

A higiene de mãos com água e sabão também tem indicação após remoção de luvas em procedimentos cirúrgicos, uma vez que poderão apresentar microperfurações ou perderem sua integridade, podendo levar à contaminação do profissional com posterior transmissão e disseminação de microrganismos. O ato de higienizar as mãos é atualmente mais importante do que o tipo de sabão que você usa, cada parte do processo da higiene de mãos é necessária para a remoção de microrganismos (Figura 1).

O efeito residual é uma das propriedades bastante valorizadas na escolha de um antisséptico degermante, considerando que as mãos enluvadas constituem ambientes propícios para um rápido crescimento microbiano em decorrência de fatores como umidade e temperatura.

Quando é realizada fricção com preparação alcoólica sob a forma de gel 70%, este deverá secar naturalmente. A fricção das mãos com produtos antissépticos degermantes previamente aos procedimentos elimina a flora transitória da pele e mucosa reduzindo também a flora residente de forma drástica. A adição de um emoliente ao álcool prolonga sua atividade bactericida por retardar a evaporação além de diminuir o ressecamento da pele. A Organização Mundial da Saúde considerou o álcool como padrão-ouro dentre os antissépticos. A clorexidina a 2% ou a 4% podem ser usadas e possuem uma ação residual superior ao álcool. Existem ainda preparações contendo 0,5% de clorexidina em álcool 70%.

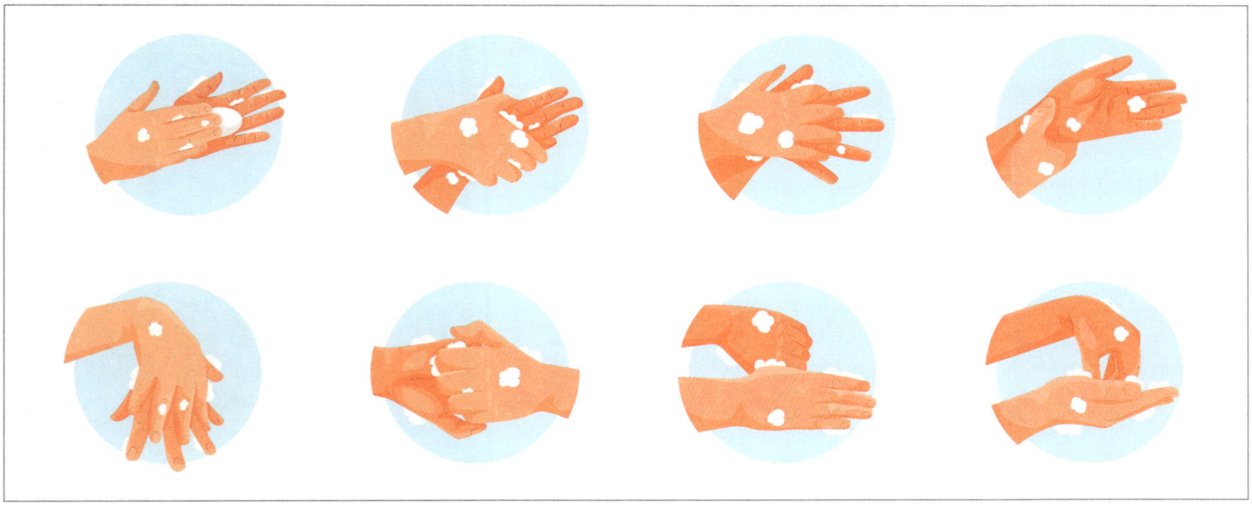

FIGURA 1 Higiene de mãos.

Quando as preparações alcoólicas estiverem disponíveis, deve ser evitado o uso de sabonete antimicrobiano.

A higiene de mãos previne a contaminação da área do procedimento em caso de ruptura de luvas.

Práticas de injeção segura e manejo com perfurocortantes

- Os profissionais devem optar pelo uso de agulhas com dispositivos de segurança para tornar seu manuseio mais seguro.
- Não reencapar agulhas com técnica usando duas mãos, usar técnica de uma mão levando a seringa em direção à agulha.
- É muito importante que seja feita comunicação com o paciente para que ele não faça nenhum movimento súbito durante procedimento com agulhas e cânulas para evitar acidentes com o profissional e com o próprio paciente.
- Se o procedimento necessitar do reuso de uma agulha por várias vezes no mesmo paciente, reencapar a agulha entre os passos do procedimento com técnica de uma mão.
- Utilizar sempre afastadores como anteparos aos tecidos e nunca os dedos.
- Utilizar recipientes rígidos e impermeáveis para descarte de perfurocortantes, que deverão estar próximos aos locais de atendimento, não devem ser colocados em locais úmidos (p. ex., sob pias) e não devem ser preenchidos além de sua capacidade, ou seja, não ultrapassar 2/3 do recipiente.
- Tais recipientes deverão estar à altura dos olhos para prevenir acidentes.
- Nunca colocar as mãos ou dedos no interior do recipiente destinado aos perfurocortantes.
- As agulhas de sutura, lâminas de bisturi, agulhas hipodérmicas e agulhas de anestesia deverão ser descartadas com técnica de remoção segura, nunca removendo com as mãos e sim com ajuda de instrumentos como porta-agulhas ou pinças Kelly para prevenção de acidentes.

QUE CUIDADOS DEVEM SER TOMADOS PELOS PACIENTES ANTES DE CHEGAREM AO CONSULTÓRIO?

Para pacientes que serão submetidos a procedimentos de HOF, a recomendação é que o paciente venha sem maquiagem e sem adornos. Estudos mostram que as áreas com adornos são mais colonizadas quando comparadas às áreas sem adornos. E a maquiagem representa um fator contribuinte para contaminação. Caso o paciente venha com maquiagem, deverá ser usado um produto demaquilante inicialmente, seguido de limpeza com água e sabão e antissepsia posterior da pele, que poderá ser feita com produtos à base de clorexidina a 2% ou álcool etílico 70%. Sugere-se que a clínica odontológica forneça sabão adequado para limpeza facial e estimule o paciente a realizar a limpeza da pele do rosto, previamente ao atendimento clínico (Figura 2).

Os pacientes devem ser orientados a tomar os medicamentos de uso contínuo, quando se aplicar, e os medicamentos prescritos para o procedimento proposto. Devem ser orientados a se alimentar de forma adequada e trazerem acompanhante quando indicado pelo profissional ou quando da prescrição de medicamentos ansiolíticos.

Qual a influência da colonização microbiana das camadas da pele sobre os procedimentos de HOF?

A pele é um ecossistema complexo e dinâmico, habitado por bactérias, fungos e vírus. Esses microrganismos – coletivamente denominados de microbiota – são fundamentais para a fisiologia e imunidade desse tecido. Áreas com alta densidade de glândulas sebáceas, como a face, estimulam o crescimento de microrganismos lipofílicos (p. ex., *Propionibacterium* spp. *E Malassezia* spp.), além de espécies de *Staphylococcus* (Figura 3).

Vários procedimentos, embora minimamente invasivos, rompem a barreira natural da pele, a camada córnea, podendo assim facilitar a penetração de inúmeros elementos patogênicos, além da microbiota existente. Desse modo, uma rigorosa antissepsia da pele deve ser realizada em todos os procedimentos.

MICRORGANISMOS E COMPLICAÇÕES PÓS-APLICAÇÃO DE MATERIAIS PREENCHEDORES: O QUE PRECISAMOS SABER? A TÉCNICA UTILIZADA PODE INTERFERIR NOS RESULTADOS?

Os preenchedores injetáveis são associados ao risco de infecção que pode ocorrer devido à quebra de integridade

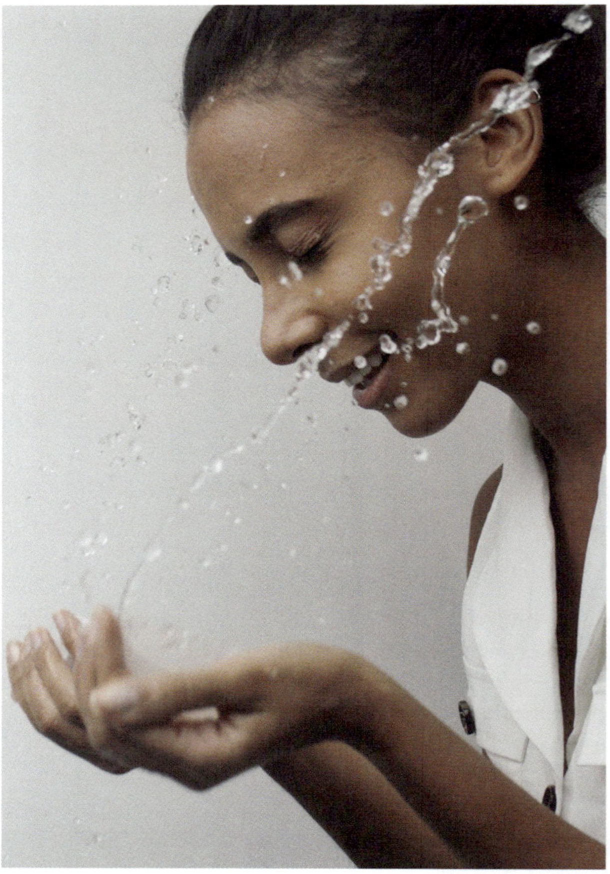

FIGURA 2 Paciente orientada a higienizar a face.

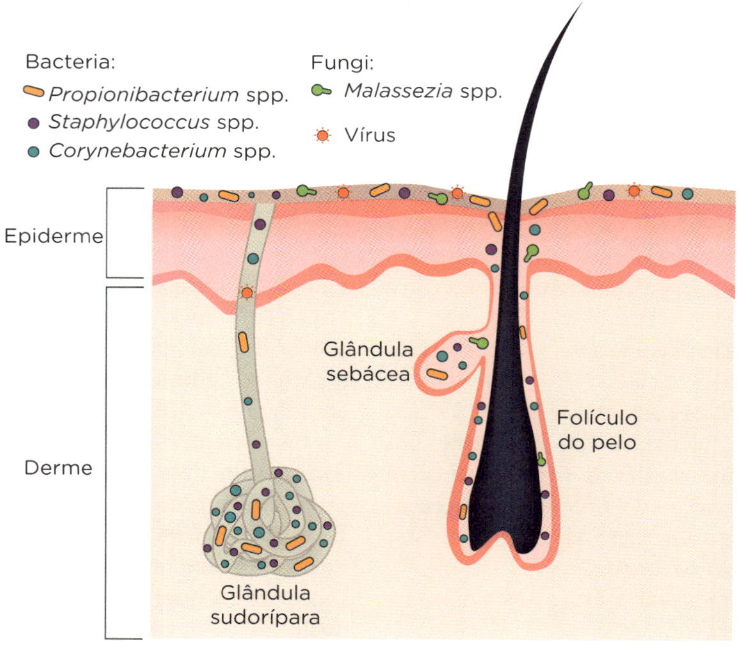

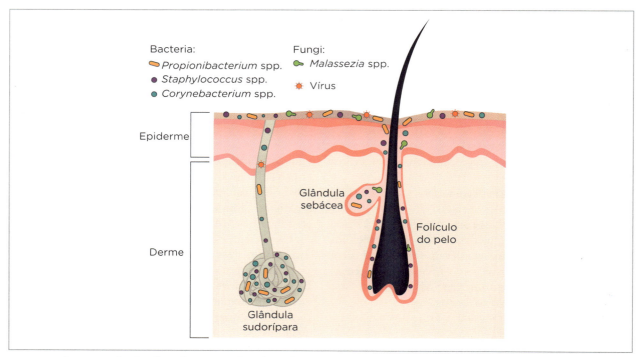

FIGURA 3 Imagem ilustrativa das camadas da pele, colonizadas pelos microrganismos de sua microbiota.
Fonte: adaptada de Byrd et al., 2018.

da superfície da pele. Uma ampla variedade de infecções bacterianas, virais e fúngicas têm sido relatadas com o uso de preenchedores. A ocorrência de efeitos adversos relacionados ao ácido hialurônico, em meados de 2000, foi relacionada principalmente a problemas na qualidade e pureza dos materiais.

As infecções bacterianas como celulites e abscessos podem ser vistas, podendo ser provocadas por *Stafilococcus e Streptococcus* que irão requerer terapia oral antibiótica de amplo espectro. Infecções por *Mycobacterium abscessus* e *Mycobacterium chelonae* também foram relatadas após o uso de preenchedores contaminados.

Poderá haver formação de biofilme, que é definido como uma coleção de bactérias circundadas por uma matriz adesiva e protetora, que foi primeiramente descoberta em placas dentárias. Os biofilmes usam o preenchedor implantado como uma superfície na qual eles se aderem e excretam uma matriz própria. Essa matriz dá ao biofilme a habilidade de sobreviver, se desenvolver e resistir ao tratamento antibiótico mais de mil vezes em relação a bactéria planctônica. A formação de biofilmes sobre os preenchedores pode causar uma variedade de complicações incluindo celulites, abscessos, nódulos ou inflamação granulomatosa que podem se manifestar semanas, meses ou até anos mais tarde após a injeção com preenchedores.

A técnica adequada requer que se inicie com uma preparação adequada da pele anterior à injeção, seguindo um procedimento padrão com técnica asséptica, que tem reduzido infecção iatrogênica por mais de 150 anos. Embora não existam estudos baseados em evidências sobre a correta escolha do produto usado na preparação da pele anteriormente ao procedimento, a recomendação de muitos autores recai sobre a preparação composta por 2% de gluconato de clorexidina em 70% de álcool isopropílico. Além de uma preparação adequada da pele, a diminuição do número de perfurações também pode prevenir complicações, bem como não realizar injeção do produto em áreas inflamadas, infectadas ou sobre camadas prévias de preenchedores.

PARA REFLETIR

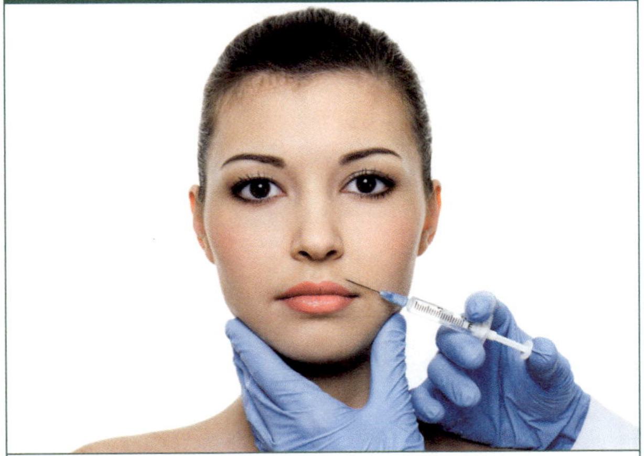

Além de uma preparação adequada da pele, a diminuição do número de perfurações para aplicação de preenchedores também pode prevenir complicações, bem como não realizar injeção do produto em áreas inflamadas, infectadas ou sobre camadas prévias com materiais para preenchimento.

O QUE PODE SER DESTACADO NA ANTISSEPSIA DA PELE PREVIAMENTE AOS PROCEDIMENTOS?

O objetivo da antissepsia é a redução do número de microrganismos presentes na pele ou mucosa dos pacientes antes de procedimentos invasivos, considerando que a flora cutânea tem um papel importante no desenvolvimento de infecções.

A limpeza da pele com água e sabonete líquido deverá ser feita anteriormente ao uso da preparação antisséptica prévia ao procedimento cirúrgico, sendo mais efetiva na redução da carga bacteriana do que apenas com o uso do antisséptico. Estudos têm destacado a importância do uso de agentes antissépticos para prevenir a contaminação bacteriana e evitar a formação de biofilme. Observa-se que, embora existam evidências em sua eficácia para prevenção da contaminação bacteriana, ainda são pouco usados pelos profissionais.

Após a higienização, deve-se secar a pele com gaze estéril e o agente antisséptico depositado, conforme técnica recomendada. Quando houver necessidade de anestesia local, realizar sempre a antissepsia prévia. Deve ser ressaltado que em quaisquer procedimentos que necessitem de aplicação de anestésico tópico sob a forma de pomada, deverá ser aplicado com a pele limpa e ser removido com solução de soro fisiológico a 0,9%.

A antissepsia deverá ser realizada antes da marcação dos pontos onde serão realizados os procedimentos. Usar barreiras esterilizáveis (sobreluvas) no manuseio de marcadores de pontos.

Os antissépticos devem ter os seguintes requisitos:

- Amplo espectro de ação microbiana.
- Ação rápida.
- Efeito residual cumulativo.;
- Não absorção sistêmica.
- Não causar hipersensibilidade e outros efeitos indesejáveis (ressecamento, irritação e fissuras).
- Odor agradável ou ausente.
- Boa aceitação pelo usuário.
- Baixo custo.

- Veiculação funcional em dispensadores ou embalagens de pronto uso.

Os antissépticos degermantes mais utilizados são a clorexidina a 2-4% (soluções alcoólicas) ou álcool isopropílico 70%. Produtos à base de clorexidina a 0,5% em soluções alcoólicas são opções interessantes. O uso de agentes antissépticos previne contaminação e formação de biofilme nos materiais preenchedores.

As soluções degermantes de clorexidina a 4% ou com excipiente alcoólico não devem ser utilizadas sobre os olhos sob risco de causarem lesões químicas irreversíveis na córnea se a exposição for prolongada, podendo ser usadas em apresentações não alcoólicas.

O passo a passo para realização da antissepsia da pele do paciente está descrito no Quadro 2 e ilustrado na Figura 4.

QUADRO 2 Protocolo de antissepsia da pele do paciente
O produto antisséptico deverá ser dispensado em uma cuba inoxidável estéril, com cuidado para que a embalagem do produto não toque a cuba estéril (Figura 4A).
O profissional deverá usar gazes, pinça longa e luvas - todos estéreis (Figura 4B) e não deve deixar a luva tocar a pele do paciente.
O agente antisséptico deverá ser aplicado no local da intervenção e nas áreas circundantes para minimizar a contaminação.
A direção de aplicação do agente é do local do procedimento em direção à lateral e de forma circular; e a gaze usada deverá ter aplicação única, sendo descartada após o uso; uma nova gaze deverá ser usada e descartada até que toda a região seja atingida (Figura 4C, D, E).
As gazes usadas são imediatamente descartadas em lixo infectante, não podendo ser depositadas em campo operatório estéril e a pinça utilizada deverá ser retirada do campo operatório.

OS ANTISSÉPTICOS EM APRESENTAÇÃO AQUOSA, SOB A FORMA DE BOCHECHOS SÃO RECOMENDADOS EM PROCEDIMENTOS DE HOF?

Os antissépticos com apresentações aquosas são indicados para os bochechos prévios aos procedimentos, objetivando diminuição do nível de microrganismos na cavidade oral, principalmente em bichectomias ou ao usar preenchedores que, a depender do local onde são depositados, haverá necessidade de uma modelagem em que o profissional colocará os dedos dentro da cavidade oral. Apresentação diferente deve ser usada quando se faz a modelagem sobre a pele, um gel de clorexidina deve ser usado para que o material da luva não provoque dermatites no paciente. O antisséptico para uso intraoral mais utilizado é o digluconato de clorexidina a 0,12% (Perioxidin®). As soluções alcoólicas não podem ser utilizadas em membranas mucosas.

QUAIS OS CUIDADOS ESSENCIAIS DURANTE A MANIPULAÇÃO DOS PRODUTOS PARA A DILUIÇÃO DA TOXINA BOTULÍNICA?

Os cuidados se estendem desde a abertura correta do produto até a conservação adequada pelo tempo e temperatura determinados pelo fabricante. Esses fatores são determinantes para o controle de infecção e maior previsibilidade no tratamento (Quadro 3).

Caso a toxina diluída não seja totalmente utilizada, realizar desinfecção da parte externa da borracha com solução alcoólica de gluconato de clorexidina a 2% ou solução alcoólica de clorexidina a 0,5% e envolver o frasco

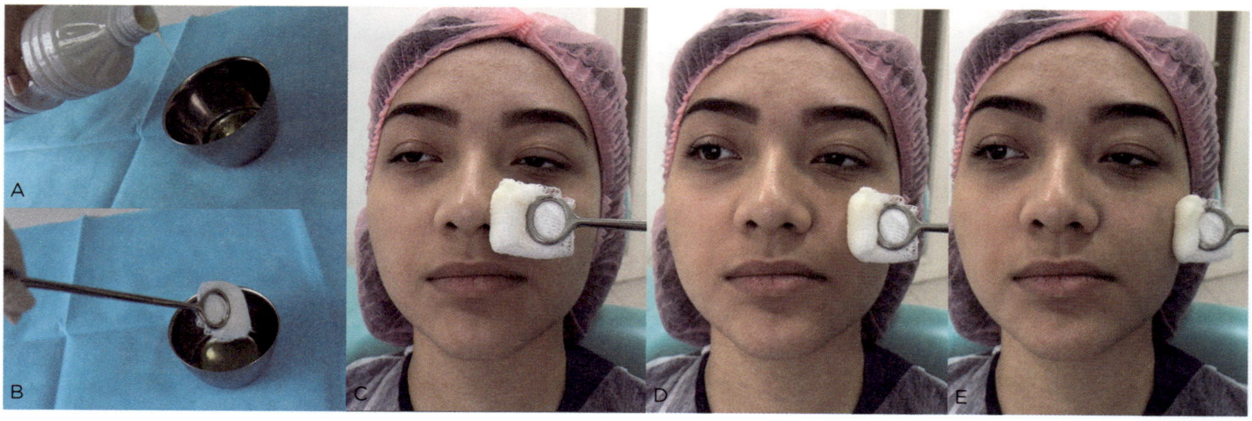

FIGURA 4 Passo a passo para realização da antissepsia da pele. A: antisséptico depositado pelo auxiliar sem tocar a cuba estéril; B: pinça Collin e gaze estéreis sobre campo estéril; C, D, E: sequência de antissepsia.

QUADRO 3 Cuidados essenciais durante a manipulação dos produtos para a diluição da toxina botulínica

A toxina botulínica de marca comercial Botox®, por exemplo, deverá ter a abertura de sua embalagem pela lateral, conforme indicado, e sua caixa deverá ser mantida para o armazenamento do produto.
Remover o lacre plástico do vidro e reservar, não descartar.
Manusear o frasco com a ponta dos dedos sem aquecer o frasco.
Realizar furos na borracha do frasco com agulha 22 G para reduzir o vácuo e fazer com que as agulhas usadas para aplicação do produto não percam o bisel quando forem inseridas na borracha para coletar o material.
Abrir a embalagem do cloreto de sódio a 0,9% (rótulo amarelo) com movimento de torção da parte superior do frasco para que a abertura ocorra de forma estéril.
Acoplar a agulha 22 G à seringa *luer lock* para aspiração de quantidade predeterminada de cloreto de sódio a 0,9% necessária à diluição.
Introduzir a agulha 22 G já acoplada à seringa, com inclinação de 45°, na rolha de borracha do frasco até que o bisel da agulha toque o vidro do frasco e injetar lentamente para evitar turbilhonamento.
Girar o frasco lentamente após a injeção lenta do diluente.
Virar o frasco de cabeça para baixo e retirar as unidades desejadas, conforme planejamento, com seringas plásticas de uso único com agulhas de 30-32 G.
As agulhas e seringas quando adquiridas, deverão ser sempre colocadas dentro de embalagens ou sacos plásticos não estéreis que são denominados *cover bags*, para que não se exponham à contaminação por manuseio desnecessário (eventos relacionados).

ATENÇÃO !

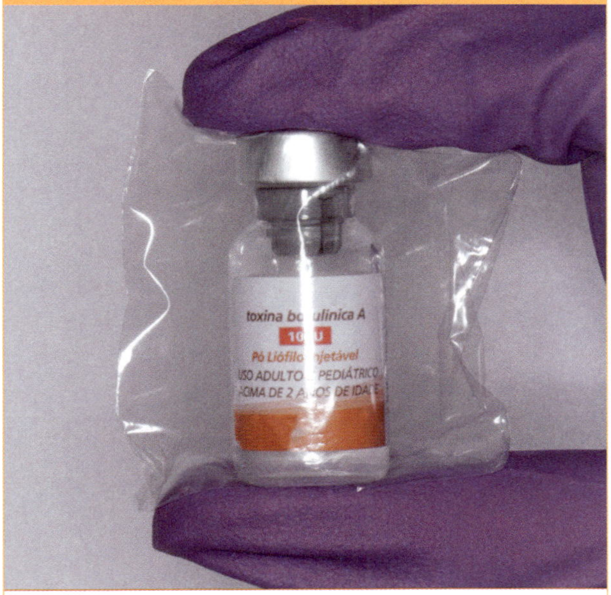

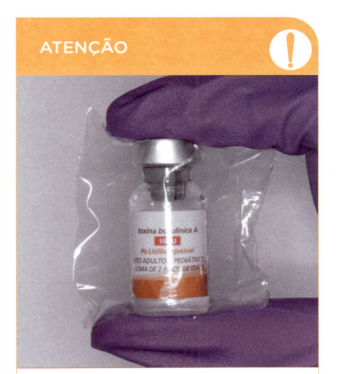

Caso a toxina diluída não seja totalmente utilizada, realize desinfecção da parte externa da borracha com solução alcoólica de gluconato de clorexidina a 0,5% ou 2% e envolva o frasco com proteção plástica, recolocando-o no interior da caixa. Anote a data de diluição na caixa e armazene em geladeira exclusiva para produtos odontológicos, em temperatura entre 2 e 8°C, conforme indicação das marcas comerciais.

com proteção plástica, recolocando-o no interior da caixa. Anotar a data de diluição na caixa, que deverá ser armazenada em geladeira exclusiva para produtos odontológicos, em temperatura entre 2 e 8°C, conforme indicação das marcas comerciais. A solução deverá ser usada em período recomendado pelo fabricante, conforme bula, devendo ficar localizada longe da porta, para que a temperatura seja mantida constante. O lote do produto deverá ser sempre anotado no prontuário do paciente.

Como minimizar a contaminação cruzada dos dispositivos acessórios utilizados na HOF?

Existem alguns dispositivos acessórios utilizados na HOF, como as canetas e lápis de marcação, os dispositivos que possuem vibração e os dispositivos que fazem uma analgesia por resfriamento da pele, como o Skincooler® (Figura 5), merecem atenção especial com o objetivo de evitar a contaminação cruzada. Como não são passíveis de esterilização por calor, esses dispositivos deverão passar por processos de limpeza e desinfecção com um desinfetante de nível intermediário compatível, conforme indicação do fabricante, e envoltos em barreiras de polietileno esterilizadas, que podem ser viabilizadas pela esterilização em autoclave de sobreluvas de polietileno (Figura 6).

Alguns dispositivos especiais para realização de microagulhamento, como a Dermapen®, são termossensíveis, portanto deverão também passar por desinfecção com produtos de nível intermediário e serem protegidas por barreiras esterilizadas. As agulhas desse dispositivo são de uso único, sendo descartadas após cada uso e não deverão ser esterilizadas.

FIOS FACIAIS: QUE CUIDADOS DEVERÃO SER CONSIDERADOS?

Os fios faciais representam uma das possibilidades da HOF e necessitam de cuidados específicos voltados para o controle de infecções. Deve-se ressaltar que o paciente

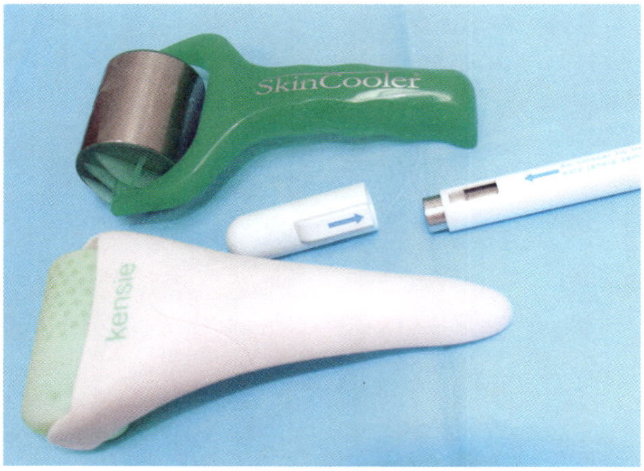

FIGURA 5 Dispositivos para resfriamento da pele.

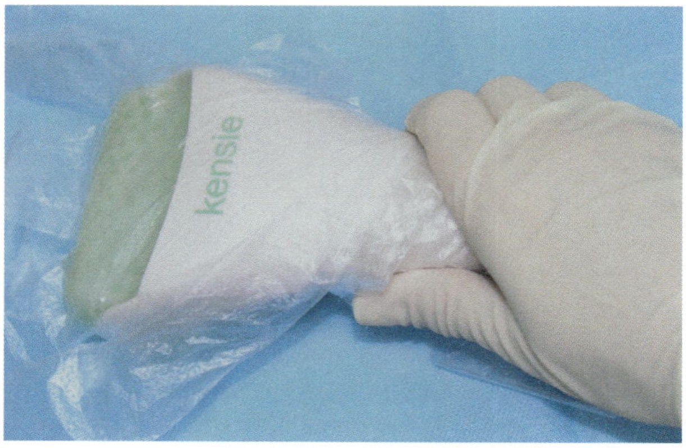

FIGURA 6 Proteção com sobreluva esterilizada.

não venha com maquiagem e já com a limpeza realizada para que seja feita posterior antissepsia. Os fios deverão ser abertos no momento do procedimento pelo auxiliar em técnica asséptica, abrindo pelas abas de forma a não contaminar o interior. O profissional não poderá tocar nas extremidades dos condutores desses fios para que não haja contaminação. Os cabelos dos pacientes deverão estar presos adequadamente para que não invadam a região de inserção dos fios.

Recomenda-se que seja realizada nova antissepsia após a colocação de fios. Deve-se assegurar que os fios, bem como quaisquer outros materiais usados em HOF tenham os registros na Anvisa.

MICROAGULHAMENTO X CONTAMINAÇÃO CRUZADA: COMO CONTROLAR?

A técnica denominada microagulhamento consiste na utilização de microagulhas de espessuras diferentes que fazem pequenas perfurações na pele. Os produtos usados nessa técnica são rolos esterilizados e de uso único, portanto não podem sob qualquer hipótese serem reprocessados para o uso em uma segunda sessão, mesmo que no mesmo paciente. Deverão ser descartados em recipientes destinados a perfurocortantes. Da mesma forma, as agulhas que são acopladas às canetas Dermapen® são também de uso único e deverão ser descartadas.

No mercado atual, existe outra técnica de microagulhamento que utiliza pequenos recipientes de uso único esterilizados, do tipo carimbos, que possuem agulhas em sua parte inferior, com os quais se pode executar a técnica e ao mesmo tempo já inserir ativos ricos em produtos essenciais para a produção natural de colágeno. Deverão também ser descartados após o uso em recipientes destinados a perfurocortantes.

COMO MANUSEAR CÂNULAS E AGULHAS DE FORMA SEGURA?

O uso de cânulas e agulhas é muito comum na HOF. Desse modo, alguns cuidados são fundamentais:

- Se o procedimento necessitar do reuso de uma agulha ou cânula por várias vezes no mesmo paciente, deverão ser reencapadas entre os passos do procedimento com técnica de uma mão.
- As seringas e agulhas de preenchedores e outros produtos usados em harmonização facial deverão ser descartados. Estudos mostram que as seringas de preenchimento com sobras de produto deverão ser descartadas, não podendo ser armazenados para uso posterior, ainda que no mesmo paciente, pois terão sua esterilidade comprometida.
- Nunca tocar nas cânulas ou agulhas com risco de levar contaminações para o local do preenchimento.
- Quando do uso de materiais para modelagem de preenchimentos como a clorexidina sob a forma gel, cuidar para que as cânulas e agulhas não entrem em contato com eles, caso ocorra, haverá risco de complicações se o material for injetado inadvertidamente.

QUE CUIDADOS PÓS-OPERATÓRIOS SÃO RECOMENDADOS PARA A SEGURANÇA DOS PACIENTES?

Os cuidados pós-operatórios são determinantes para que o sucesso dos procedimentos de HOF seja alcançado, minimizando as complicações e infecções. Assim, uma recomendação geral para os pacientes é que estejam com as mãos sempre higienizadas e evitem tocar a face desnecessariamente. A higiene de mãos é um método preventivo essencial e simples para interromper o ciclo de colonização e transmissão associado à autoinoculação. As recomendações serão feitas em duas vias e uma assinada pelo paciente ficará anexada em seu prontuário. As recomendações específicas para cada tipo de procedimento são descritas a seguir.

Toxina botulínica

- Não esfregar, coçar ou massagear os locais da injeção, para evitar o espalhamento para regiões indesejadas podendo levar a complicações.
- Não se deitar por pelo menos 6 horas após o tratamento, para evitar compressão.
- Não se exercitar por 24 horas.
- Não usar maquiagem por 24 horas.
- Não usar filtro solar por 24 horas.
- Evitar qualquer exposição a choques mecânicos ou vibrações durante pelo menos 6 horas.
- Não ingerir bebida alcoólica, considerando que leva à dilatação periférica com possibilidade de espalhamento do produto.
- Não se expor ao sol.
- Retornar em até 14 dias para avaliação.

Preenchimento com ácido hialurônico

- Os pacientes devem ser orientados que, imediatamente após o tratamento, não deverão tocar, exercer pressão local ou aplicar qualquer outro produto, objetivando o controle de infecção e migração do produto.
- No período inicial do pós-operatório, o paciente será orientado a não aplicar pressão excessiva na área de tratamento por um período de duas semanas.
- Evitar o exercício excessivo por 48 horas após o tratamento para que não gere aumento de calor e sudorese.
- Evitar se expor à luz solar forte, ao calor (p. ex., saunas e banhos de vapor) e a temperaturas frias por 48 horas após o tratamento.
- Orientar que caso haja alguma pequena irregularidade no local da injeção após 1 ou 2 semanas do tratamento, realizar uma massagem cautelosa com higiene prévia de mãos, minimizando dessa forma o risco de infecção.

Fios PDO

- Evitar tocar zonas de inserção de fios.
- Não massagear.
- Não realizar tratamentos odontológicos por 3 semanas.
- Não se expor ao sol e a saunas.
- Cuidado com a posição para dormir.
- A antibioticoterapia é indicada e o paciente precisa ter consciência sobre a importância do uso de acordo com a orientação.

Microagulhamento

- Não se expor ao sol durante as primeiras semanas.
- Não usar filtro solar por 24 horas.
- Não lavar o rosto por 2 horas após o tratamento.

Ácido poli-L-lático (Sculptra®)

- Recomendar aos pacientes que realizem massagens nas áreas tratadas por 5 minutos, 5 vezes por dia, durante 5 dias após o procedimento para promover um resultado mais natural.
- Realizar compressas de gelo nas áreas tratadas, tendo o cuidado de não aplicar diretamente na pele.

Policaprolactona (Ellansé®)

- Não realizar massagens.
- Evitar exercícios físicos vigorosos.
- Evitar exposição à luz solar ou ao calor durante 3 dias após o tratamento.

Bichectomia

- Higiene oral adequada, aliada ao uso tópico de digluconato de clorexidina a 0,2% (Perioxidin®) em gel.
- Ingerir alimentos macios nos primeiros dias.
- Fazer uso de faixas compressivas com suporte para bolsas de gelo, idealizadas e propostas por Nunes et al., por 3 dias e a drenagem linfática deve ser realizada por profissional competente.
- Evitar esforço físico e exposição ao sol nos primeiros dias.
- A medicação antibiótica é preconizada, bem como as medicações para controle de edema.

Hidroxiapatita de cálcio

- Minimizar atividades físicas extenuantes por 24 horas.
- Evitar exposição excessiva ao sol e ao calor por 24 horas.
- Evitar esforços e exposições ao sol e ao calor até que o edema e vermelhidão tenham se resolvido.

Lip lift

- É recomendado que sejam realizados 3 dias seguidos de curativos e depois usar Kelo-cote®, 2 vezes ao dia, cobertos com micropore para proteção contra os raios solares, por mais 7 (sete) dias.

Os procedimentos de harmonização orofacial são procedimentos estéticos que estão ganhando uma popularidade cada vez maior devido aos efeitos relativamente rápidos com procedimentos menos complexos que os cirúrgicos de maior porte, com rápida recuperação e resultados previsíveis. São procedimentos seguros, com incidência baixa de efeitos adversos desde que seja levantada uma história médica adequada do paciente e sejam observados critérios técnicos asséptícos, anatômicos e indicação adequada de procedimentos, que deverão ser executados por profissionais capacitados.

QUIZ BIOSSEGURO

1. Qual antisséptico utilizado para realizar higiene de mãos é considerado padrão-ouro pela Organização Mundial da Saúde?
   A. Clorexidina.
   B. Iodopovidona.
   C. Triclosan.
   D. Álcool.

2. Com relação aos cuidados prévios aos procedimentos de HOF, é correto afirmar que:
   A. Com uma compressa de gaze é possível fazer a antissepsia de toda a face.
   B. Uma rigorosa antissepsia da pele deve ser realizada com gazes, pinças longas e luvas estéreis, com técnica adequada.
   C. A antissepsia pode ser realizada sobre a maquiagem.
   D. Não é necessário que o paciente lave o rosto.

3. Em relação aos cuidados com a toxina botulínica (Botox®), é correto afirmar que:
   A. Não é necessário remover o vácuo do frasco.
   B. O frasco pode ser agitado.
   C. O frasco pode ser armazenado em temperatura ambiente.
   D. Após diluição, deverá ser armazenado em geladeira, em temperatura entre 2 e 8°C, conforme orientação do fabricante.

4. Dentre as práticas indicadas de biossegurança para seringas de preenchedores e cânulas, o que é preconizado?
   A. As seringas com sobras de material preenchedor podem ser armazenadas em geladeira para uso no mesmo paciente por 2 meses.
   B. As cânulas podem ser manuseadas em toda a sua extensão por mãos enluvadas.
   C. As seringas de preenchedores devem ser descartadas após o uso, mesmo que tenham sobras de material.
   D. Realizar o encapamento de agulhas e cânulas com as duas mãos.

5. Que substância obrigatoriamente o profissional precisa ter no consultório quando realiza procedimentos com ácido hialurônico?
   A. Triclosan.
   B. Hialuronidase.
   C. Emolientes.
   D. Clorexidina a 4%.

JOGANDO LIMPO

Preencha o caça-palavras com os termos que completam as frases correspondentes aos números a seguir:

1. A ____________ é uma enzima que age realizando despolimerização reversível do ácido hialurônico existente ao redor das células do tecido conjuntivo.
2. Para aplicação de ____________ ____________, não é necessária a utilização de luvas cirúrgicas ou campos cirúrgicos esterilizados.
3. Para os procedimentos de HOF, a limpeza com água e sabão e antissepsia posterior da pele são fundamentais. Essa etapa poderá ser feita com produtos à base de __________, que possui efeito residual.
4. As embalagens nunca deverão ser abertas por rasgamento, mas sim pelas abas, na técnica ____________.
5. Infecções por *Mycobacterium abscessus* e *Mycobacterium chelonae* foram relatadas após o uso de contaminados.
6. Os dispositivos que fazem uma analgesia por resfriamento da pele não são passíveis de esterilização por calor, e deverão passar por processos de limpeza e desinfecção com um desinfetante de nível intermediário compatível e envoltos em ____________ de polietileno esterilizadas, as quais podem ser viabilizadas pela esterilização em autoclave de sobreluvas de polietileno.

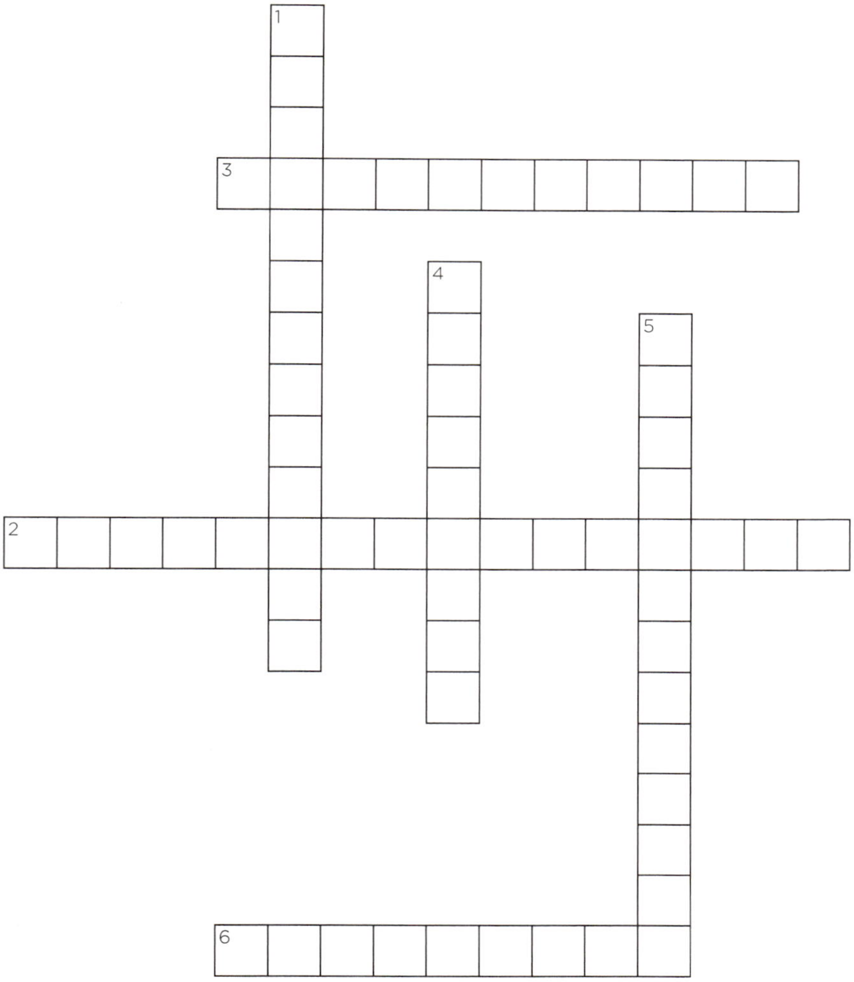

BIBLIOGRAFIA

1. Álvarez CA, Guevara CE, Valderrama SL, Sefair CF, Cortes JA, Jimenez MF, et al. Practical recommendations for preoperative skin antisepsis. Infectio, 2018;22(1):46-54.
2. Abduljabbar MH, Basendwh MA. Complications of hyaluronic acid fillers and their managements. J Dermatol Dermatologic Surg. 2016;20:100-6.
3. Baloh J, Thom KA, Perencevich E, Rock C, Robinson G, Ward M, et al. Hand hygiene before donning nonsterile gloves: healthcare worker's beliefs and practices. Am J Infect Control. 2019;47:492-7.
4. Benvenuti LZC, et al. Avaliação da contaminação bacteriana em seringas de ácido hialurônico após trinta dias de utilização. Clín Int J Braz Dent. 2019;15(4):346-50.
5. Byrd AI, Belkaid Y, Segre JA. The human skin microbiome. Nat Ver Microbiol. 2018;16(3):143-55.
6. Borba A, Matayoshi S. Técnicas de rejuvenescimento facial toxina botulínica e MD codes. 1 ed. São Paulo: Buzz; 2018. 504 p.
7. Center for Disease Control and Prevention. Guideline for hand hygiene in healthcare settings. Morbidity and mortality weekly report. Atlanta: CDC; 2002.
8. Chen YE, Fischbach MA, Belkaid Y. Skin microbiota-host interactions [published correction appears in Nature. Nature. 2018;553(7689):427-36.
9. Daines SM, Williams EF. Complications associated with injectable soft-tissue fillers. JAMA Facial Plast Surg. 2013;15(3):226-31. Disponível em www.liebertpub.com (acesso 19 jun 2020).
10. de Almeida AT, Banegas R, Boggio R, Bravo B, Braz A, Casabona G, Coimbra D, et al. Diagnosis and treatment of hyaluronic acid adverse events: latin american expert panel consensus recommendations. Surg Cosmet Dermatol. 2017;9(3):204-13.
11. de Lorenzi C. Complications of injectable fillers, part I. Aesthetic. Surg J. 2013;33(4):561-75. Disponível em: https://academic.oup.com/asj/article-abstract/33/4/561/2801405 (acesso 21 jun 2020).
12. de Lorenzi C. Complications of injectable fillers, part 2: vascular complications. Aesthetic. Surg J. 2014;34(4):584-

600. Disponível em: https://academic.oup.com/asj/article-abstract/34/4/584/2801399 (acesso 21 jun 2020).

13. de Maio M, Swift A, Signorini M, Fagien S, Aesthetic Leaders in Facial Aesthetics Consensus Committee. Facial assessment and injection guide for botulinum toxin and injectable hyaluronic acid fillers: focus on the upper face. Plast Reconstr Surg. 2017; 140(2):265e-276-e.
14. Ellansé: implante não permanente, microesferas sintéticas de poly-ε-caprolactona (PCL). Responsável Técnico João Carlos Nardo. Holanda: AQTIS Medical BV. 2017. 1 bula de remédio. 12 p. Disponível em: https://sinclairpharma.com.br/wp-content/uploads/2020/03/IFU-Ellansé_0031_17-0.pdf (acesso 30 jun 2020).
15. Flávio A. Toxina botulínica para harmonização facial. 1 ed. Nova Odessa: Napoleão-Quintessence; 2019. 184 p.
16. Graziano KU, Silva A, Bianchi ERF. Limpeza, desinfecção, esterilização de artigos e anti-sepsia. In: Fernandes AT, Fernandes MOV, Ribeiro Filho N, Graziano KU, Gabrielloni MC, Cavalcante NJF, et al. Infecção hospitalar e suas interfaces na área de saúde. São Paulo: Editora Atheneu; 2000.
17. Graziano KU, Graziano RW, Rodrigues L, de Barros ER. Serviço de odontologia. In: Fernandes AT, Fernandes MOV, Ribeiro Filho N, Graziano KU, Gabrielloni MC, Cavalcante NJF, et al. Infecção hospitalar e suas interfaces na área de saúde. São Paulo: Atheneu; 2000.
18. Grice EA, Segre JA. The skin microbiome. Nat Ver Microbiol. 2011;9(4):244-53.
19. Kassir M, Grupta M, Galadari H, Kroumpouzos G, Katsambas A, Lotti T, et al. Complications of botulinum toxin and fillers: a narrative review. J Cosmet Dermatol. 2020;19:570-3.
20. Kwok YLA, Gralton J, Mclaws ML. Face touching: a frequent habit that has implications for hand hygiene. Am J Infect Control. 2015;43:112-4.
21. Lopandina I. Fios PDO nova abordagem ao rejuvenescimento da pele. 2 ed. São Paulo: Skinstore do Brasil; 2018. 150 p.
22. Lopes LKO, Costa DM, Tipple AFV, Watanabe E, Castillo RB, Hu H, et al. Complex design of surgical instruments as barrier for cleaning effectiveness, favouring biofilm formation. J Hosp Infect. 2019;103:e53-e60.
23. Machado Filho CDS, Santos TC, Rodrigues APLJ, Cunha MG. Poly-L-latic acid: a biostimulating agent. Surg Cosmet Dermatol. 2013;5(4):345-50.
24. Perez P, Holloway J, Ehrenfeld L, Cohen S, Cunningham L, Miley GB, et al. Door openings in the operating room are associated with increased environmental contamination. Am J Infect Control. 2018;46:954-6.
25. Ponsky D, Guyuron B. Comprehensive surgical aesthetic enhancement and rejuvenation of the perioral region. Aesthetic Surg J. 2010;31(4):382-91. Disponível em: https://academic.oup.com/asj/article-abstract/31/4/382/2801301 (acesso 2 jul 2020).
26. Ribeiro FJB. Emergências médicas e suporte básico de vida em odontologia (além do básico). 1 ed. São Paulo: Santos; 2014. 332 p.
27. Rodriguez JM, Xie YL, Winthrop KL, Schafer S, Sehdev P, Solomon J, et al. Mycobacterium chelonae facial infections following injection of dermal filler. Aesthetic Surg J. 2013;33(2):265-9.
28. Santos MJ. Como diagnosticar e tratar os efeitos adversos (EAs) dos ácidos hialurônicos. Rev Catarinense Implantodontia. 2018;18:56-60.
29. Sattler G, Gout U. Guia ilustrado para procedimentos injetáveis bases/indicações/tratamentos. 1 ed. São Paulo: Quintessence; 2017. 279 p.
30. Shahrabi-Farahani S, Lerman MA, Noonan V, Kabani S, Woo SB. Granulomatous foreign body reaction to dermal cosmetic fillers with intraoral migration. J Oral Maxillofac Pathol. 2014;117(1):105-10.
31. Silverman SJr, Eversole LR, Truelove EL. Fundamentos de medicina oral. 2 ed. Rio de Janeiro: Guanabara Koogan; 2004. 384 p.
32. Shin, YS, Kwon WJ, Cho EB, Park EJ, Kim KH, Kim KJ. A case of cellulitis-like foreign body reaction after hyaluronic acid dermal filler injection. Dermatologia Sinica. 2018;36:46-9.
33. Tedesco A. Harmonização Facial a nova face da odontologia. 1 ed. Nova Odessa: Napoleão; 2019. 456 p.
34. World Health Organization (WHO). WHO guidelines on hand hygiene in health care. Geneva: WHO; 2009. p. 270
35. Zivich PN, Gancz AS, Aiello AE. Effect of hand hygiene on infectious diseases in the office workplace: a systematic review. Am J Infect Control. 2018;46:448-55.

PARTE III
A BIOSSEGURANÇA ODONTOLÓGICA FORA DO ÓBVIO

22 ERGONOMIA EM ODONTOLOGIA: TRANSFORMANDO O RISCO EM BENEFÍCIO NA PRÁTICA DIÁRIA

23 COMO TORNAR A BIOSSEGURANÇA UM HÁBITO?

24 BIOSSEGURANÇA PARA UMA ATUAÇÃO SUSTENTÁVEL NA CLÍNICA ODONTOLÓGICA

22

ERGONOMIA EM ODONTOLOGIA: TRANSFORMANDO O RISCO EM BENEFÍCIO NA PRÁTICA DIÁRIA

Jéssica Silva Peixoto Bem
Fábio Barbosa de Souza

OBJETIVOS DE APRENDIZAGEM
O QUE VOCÊ VAI APRENDER NESTE CAPÍTULO:

1. Conhecer a definição e os objetivos da ergonomia na clínica odontológica.
2. Compreender as consequências de um trabalho não ergonômico para a saúde da equipe de saúde bucal.
3. Estabelecer boas práticas ergonômicas para um trabalho produtivo e seguro.
4. Aplicar exercícios básicos de ginástica laborais no cotidiano clínico odontológico.

O QUE É ERGONOMIA?

A palavra ergonomia é resultado da junção dos termos gregos *ergon* (trabalho) e *nomia* (regras), sendo o ramo da ciência que estuda as interações do homem com a máquina e o ambiente a fim de que o trabalho seja realizado em boas condições de saúde, conforto funcional e eficiência.

As primeiras percepções acerca da ergonomia datam do século XVIII, em que Ramazzini intuiu e demonstrou as relações entre o ambiente e as ferramentas de trabalho com os problemas de saúde decorrentes de seu uso e relacionados a movimentos repetitivos das mãos, postura inadequada do corpo e estresse mental.

Entretanto, apenas no século seguinte o termo ergonomia foi criado como resposta à necessidade da sociedade, que vivia a Revolução Industrial, de potencializar a produção e oferecer segurança aos trabalhadores das fábricas. Contudo, visava-se inicialmente adequar o homem ao trabalho impondo movimentos especializados de forma robótica e repetitiva sem adequações do ambiente, como temperatura e luminosidade (Figura 1).

A partir do século XX, compreendeu-se que essa abordagem não era resolutiva e passou-se a estudar maneiras de adequar o trabalho ao homem por meio do *design* de instrumentos e melhora das condições ambientais de trabalho a fim de evitar desgastes desnecessários e aumentar a produtividade.

Por estímulo dessas novas concepções, começaram a ser criadas instituições responsáveis pela padronização e normalização do trabalho em diversos campos técnicos. É o caso da International Standart Organization (Organização Internacional de Normalização – ISO), em 1947, em Genebra/Suíça e da International Ergonomics Association (Associação Internacional de Ergonomia – IEA), em 1950, na Holanda.

No campo odontológico, merece destaque a European Society of Dental Ergonomics (Sociedade Europeia de Ergonomia Odontológica – ESDE) vinculada ao IEA e

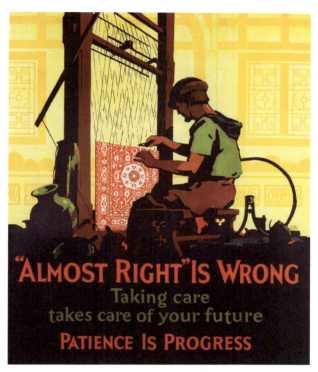

FIGURA 1 "Quase certo" está errado. Crescimento da mecanização durante a Revolução Industrial levou à preocupação com a segurança e a produtividade do trabalhador. Almost Right' is Wrong, Frank Beatty - Litografia; 1929.

criada em 1987 para responder a uma demanda do Grupo de Trabalho em Ergonomia e Higiene da Federação Dentária Internacional (FDI), que tem por objetivo a coleta, o acompanhamento, a análise, a publicação e o arquivamento do conhecimento produzido relativo à ergonomia odontológica. A FDI e a ISO contam com comitês de diversos países para avaliação e aprovação de normas, sendo o Brasil representado pela Associação Brasileira de Normas Técnicas (ABNT).

A ergonomia pode atuar de formas distintas, porém interligadas, em diferentes fases do processo de trabalho. A Figura 2 sumariza a classificação da ergonomia de acordo com Wisner e Iida. Além dessa classificação, Wisner ainda conceitua dois campos de atuação da ergonomia a depender do enfoque no produto ou na produção:

- Ergonomia do produto – foca na concepção dos produtos de modo que favoreçam o bem-estar do usuário, priorizando seu conforto e segurança.
- Ergonomia da produção – direciona para a organização dos métodos de trabalho, distribuição de tarefas, bem como a padronização e criação de protocolos para capacitação frequente.

Nesse sentido, pode-se perceber, portanto, que a ergonomia tem papel relevante em todos os processos de trabalho por buscar o melhor aproveitamento possível dos recursos, sejam eles humanos ou materiais, de forma efetiva e segura. Na odontologia, por se tratar de uma área profissional sabidamente insalubre, é essencial que o cirurgião-dentista e a equipe auxiliar estejam conscientes e apliquem as normas de ergonomia na prática diária, reduzindo os possíveis danos à saúde e aumentando a produtividade.

O QUE PRECISAMOS PESAR SOBRE O RISCO ERGONÔMICO?

A ergonomia aplicada à odontologia tem como objetivo racionalizar o trabalho, eliminar manobras não

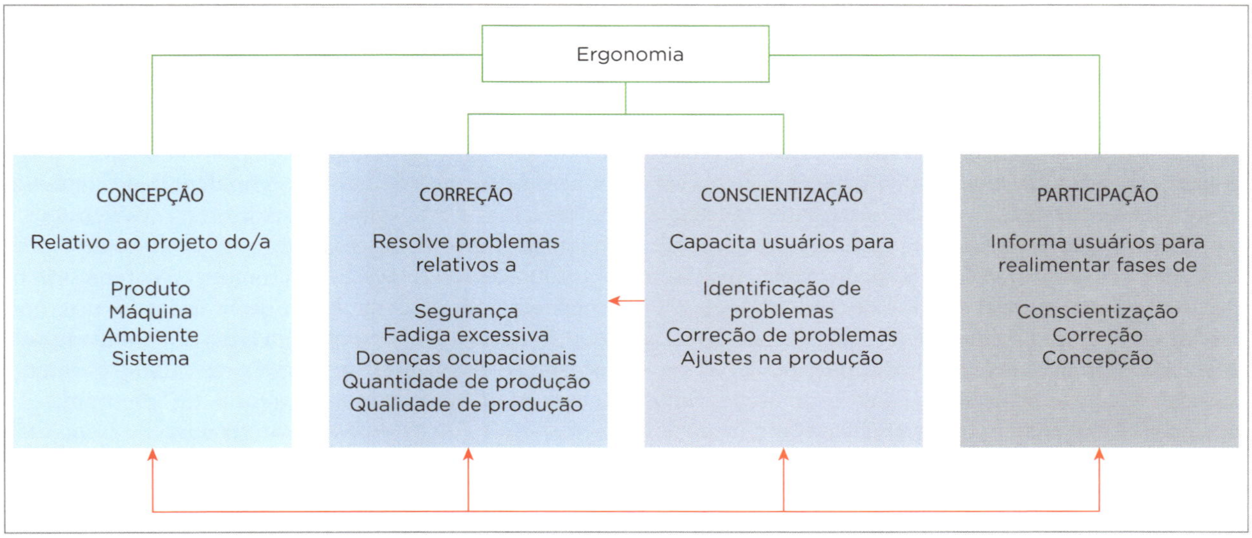

FIGURA 2 Classificação da ergonomia de acordo com Wisner e Iida.
Fonte: adaptada de Naressi, Orenha e Naressi, 2013.

PARA REFLETIR

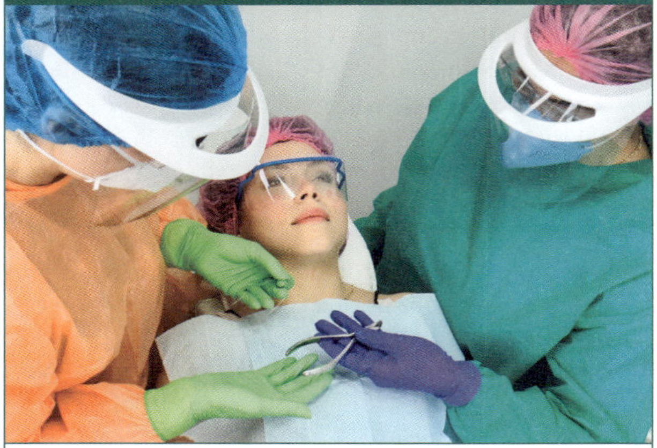

A ergonomia tem papel relevante em todos os processos de trabalho por buscar o melhor aproveitamento possível dos recursos, sejam eles humanos ou materiais, de forma efetiva e segura. Na odontologia, por se tratar de uma área profissional sabidamente insalubre, é essencial que o cirurgião-dentista e equipe auxiliar estejam conscientes e apliquem as normas de ergonomia na prática diária, reduzindo os possíveis danos à saúde e aumentando a produtividade.

produtivas, produzir mais e melhor, proporcionar maior conforto e segurança ao paciente, obter meios e sistemas para diminuir o estresse físico e cognitivo e prevenir as doenças relacionadas à prática odontológica, buscando uma produtividade mais expressiva.

O trabalho odontológico exige dos seus executores ações que requerem coordenação motora, raciocínio, discernimento, paciência, segurança, habilidade, delicadeza, firmeza e objetividade. Atividades que, em conjunto, exigem muito do profissional, podendo ocasionar estresse mental. Além disso, fatores como número de horas de trabalho, número de pacientes por hora e atendimento paralelo de pacientes foram associados com sintomas musculoesqueletais, contribuindo indiretamente para o estresse por gerar dor.

Vários estudos foram direcionados para elucidar a relação da saúde mental e o trabalho odontológico. O estresse entre dentistas é prevalente e tem causas diversas como: administração do consultório, questões legais e relativas ao relacionamento com planos de saúde, lidar com funcionários, tratar crianças difíceis, lidar com o medo dos pacientes, lidar com tempo (rapidez, agilidade), manter altos níveis de concentração.

Essa condição reflete em comportamentos e sintomas físicos que incluem tontura, apatia, falta de ar, região gástrica inchada ou estômago embrulhado, solidão e falta de autoestima, sensação de desânimo e de preocupação, inquietação ou tristeza, perturbação do sono, levantar-se já se sentindo cansado e fatigado, dor de cabeça, cansaço sem motivo, ansiedade e nervosismo, depressão e abuso de álcool.

Somado a isso, também já foi relatada a presença de síndrome de *burnout* ou esgotamento profissional entre a classe odontológica. Essa síndrome é um distúrbio emocional com sintomas de exaustão extrema, nervosismo, esgotamento físico, falta de realização profissional e despersonalização, ou seja, atitudes e sentimentos negativos direcionados às pessoas do trabalho.

Os riscos ergonômicos ainda abrangem a postura tensa e movimentos repetitivos prolongados, o quais podem induzir distúrbios musculoesqueléticos. Tais distúrbios ocorrem em 54-93% de profissionais da área odontológica e envolvem a coluna vertebral, ombro e mão-punho. Além disso, podem-se destacar:

- Riscos posturais relacionados a procedimentos: amplitude de movimento limitada (posturas restritas), dificuldades na visualização direta, causando postura inadequada; demandas visuais que requerem posturas estáticas; tarefas prolongadas e repetitivas (incluindo raspagem e procedimentos endodônticos); procedimentos cirúrgicos longos; tarefas clínicas vigorosas (raspagem, extração de dentes).
- Riscos posturais relacionados aos pacientes ou à equipe: posicionamento impróprio do paciente e/ou do auxiliar; limitações do paciente (crianças, pacientes com necessidades especiais).
- Riscos posturais relacionados aos materiais: *design* da estação de trabalho (equipamento e campo operatório); *design* dos instrumentais; técnicas de trabalho; ambiente de trabalho (iluminação insuficiente – intensidade e posição).
- Riscos posturais relacionados ao indivíduo: condicionamento físico, idade, peso, altura, saúde geral, nível de estresse, capacidade de racionalizar a carga de trabalho.

Adicionalmente, os parâmetros relacionados ao ambiente aparecem como decisivos na manutenção do equilíbrio no trabalho odontológico. No que diz respeito aos ruídos, a odontologia possui vários agentes sonoros agressores, como a turbina de alta rotação, o micromotor, o compressor, os sugadores, os condicionadores de ar, os ruídos externos, dentre outros. Nesse sentido, a agressão auditiva pode ocorrer de forma discreta, progressiva e indolor. Contudo, a exposição continuada aos ruídos pode comprometer a percepção e compreensão de tarefas simples, como uma conversação.

Outro fator ambiental relevante no ambiente odontológico é a temperatura. Entre outras atribuições ela proporciona conforto tanto ao profissional como ao paciente; influencia diretamente na conservação dos materiais;

barra ruídos, além de renovar o ar saturado por substâncias químicas volatilizadas, poeiras e microrganismos em suspensão. Uma alta temperatura aumenta o número de acidentes de trabalho e de desconfortos como cãibras, palpitações, desmaios, febres, náuseas, dores de cabeça, doenças de pele, desidratação e hiperexia (febre acima de 41°C), exaustão e choque. Além disso, a umidade relativa do ambiente ambulatorial também pode influenciar a qualidade do ar, sendo decisivo para manutenção de um ambiente salubre.

No ambiente clínico, a iluminação deve ser a mais adequada possível a fim de garantir segurança e preservar a saúde do cirurgião-dentista, que está exposto ao risco de trauma ocular. Isso se deve ao fato de, durante o seu trabalho, fixar o olhar em pequenos detalhes por um tempo prolongado. Consequentemente, pode-se piscar menos, conduzindo a ressecamento e ardência, bem como evoluir para o espasmo de acomodação da musculatura ciliar, lesão caracterizada pela acomodação incompleta do cristalino, dificultando a focalização de imagens e podendo desenvolver pseudomiopia ou hipermetropia. Adicionalmente, a utilização de equipamentos luminosos com potencial de prejudicar a retina como *laser* e fotoativadores sem uso de óculos protetor apropriado podem trazer danos que variam desde ofuscamento, visualização de manchas ou reflexos e dificuldade de adaptação a ambientes escuros até a perda da visão.

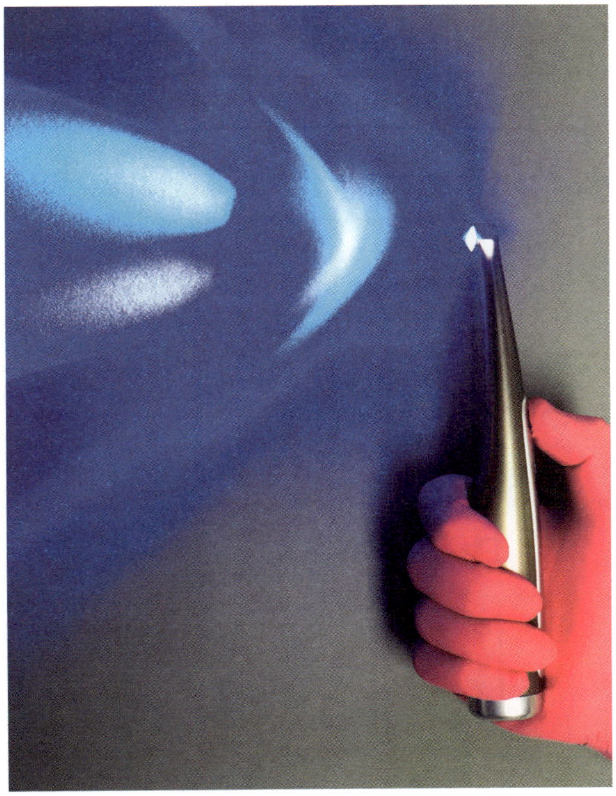

FIGURA 3 Fotopolimerizador LED acionado. A luz LED causa degeneração da retina e pode levar a perda progressiva da visão.

É possível perceber, portanto, que uma abordagem abrangente para resolver os problemas causados pelos fatores de risco ergonômicos em odontologia representa uma mudança de paradigma na forma como os dentistas e suas equipes trabalham. Novos modelos educacionais que incorporam uma abordagem multifatorial vêm sendo desenvolvidos para auxiliá-los a gerenciar e prevenir lesões de forma eficaz.

QUAIS AS CONSEQUÊNCIAS DE UM TRABALHO ERGONOMICAMENTE INADEQUADO?

A prática odontológica faz com que cirurgiões-dentistas trabalhem por longas horas sentados, por vezes assumindo posturas incorretas, provocando uma compressão mecânica sob as estruturas localizadas na região lombar e adjacentes. O uso de instrumentos e aparelhos em conjunto com a repetitividade da tarefa e a força excessiva administrada em certos procedimentos expõem esses profissionais a desenvolverem lesões musculoesqueléticas de ordem ocupacional.

Além das questões relacionadas à postura e aos movimentos exercidos pelos dentistas, as lesões podem ser decorrentes da inserção de tecnologias como a mecanização e a automação dos processos de trabalho, ignorando a falta de adaptação e capacitação dos trabalhadores nessa nova realidade. Assim, as tarefas passam a ser desempenhadas com menos esforço, porém os movimentos podem ser repetidos e muitas vezes estáticos, sobrecarregando sempre o mesmo grupo muscular e com a introdução de vibrações que causam desconforto.

No Brasil, as síndromes ocupacionais foram reconhecidas pelo Ministério da Previdência Social como Distúrbios Osteomusculares Relacionados ao Trabalho (DORT). Também é válido o termo desordens musculoesqueléticas relacionadas ao trabalho (WRMD , acrônimo em inglês), adotado pela Organização Mundial da Saúde; e lesões por esforço repetitivo ou desordens traumáticas cumulativas também são utilizados em alguns países, como EUA e Reino Unido. Independentemente da nomenclatura, essas lesões podem ocorrer pela permanência de segmentos do corpo em determinadas posições, por tempo prolongado. Embora a postura neutra seja uma postura de trabalho confortável, devido à carga estática, mesmo as posturas naturais podem se tornar problemáticas após longos períodos. Isso se deve ao uso excessivo de um músculo/grupo muscular ou à aplicação repetida de força na mesma parte do corpo, o que pode causar problemas ao sistema musculoesquelético. Os sinais e sintomas são inflamações dos músculos, tendões, fáscias, nervos, ligamentos, vasos e articulações. A Figura 4 demonstra os estágios até o estabelecimento das DORT.

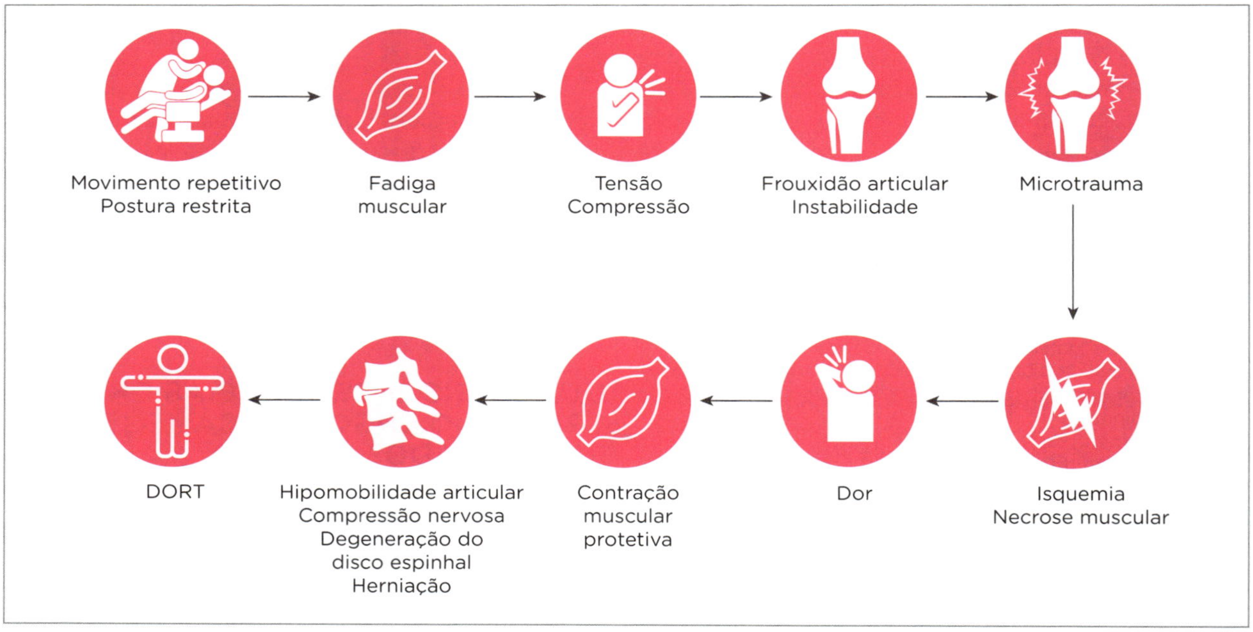

FIGURA 4 Diagrama demonstra os 10 passos para o estabelecimento dos distúrbios osteomusculares relacionados ao trabalho (DORT).

Os estudos de prevalência existentes na literatura científica têm demonstrado que as DORT vêm apresentando números expressivos entre os cirurgiões-dentistas de todo o mundo, com percentuais de acometimento que variam de 63 a 95%. As formas mais comuns de apresentação clínica dessas patologias em dentistas são as tendinites, tenossinovites, síndrome do túnel do carpo, miosites e bursites. O seu diagnóstico é basicamente clínico, sendo executado por meio de estudo da vida profissional pregressa, da história da doença e de exame físico minucioso. O tipo de função realizada no trabalho, a frequência dos movimentos, os equipamentos empregados, a postura durante a jornada, as condições ambientais, o tempo na função, a existência de pausas durante o trabalho e as relações interpessoais com colegas e superiores são analisados. A Figura 5 resume as DORT mais comuns acompanhadas pelos seus sintomas e sinais clínicos.

TRABALHO ERGONÔMICO NA ODONTOLOGIA: QUE FATORES HUMANOS DEVEMOS CONSIDERAR?

Um dos principais objetivos da ergonomia em odontologia é prevenir a ocorrência de DORT, uma vez que elas são de difícil tratamento e tem efeito cumulativo se não houver modificação nos padrões de trabalho. Isso é particularmente difícil para os dentistas, que muitas vezes não podem evitar posturas estáticas prolongadas e mesmo quando sentados em posição ideal, metade dos seus músculos corporais encontram-se contraídos enquanto há movimento mínimo dos discos vertebrais. Essa situação pode resultar em microtraumas que, quando somados, desencadeiam as DORT. Ademais, algumas atitudes do cirurgião-dentista podem agravar esse processo, como postura, posicionamento e movimentos inadequados.

Postura

A postura corresponde à posição espacial do corpo e a sua manutenção. A manutenção de posturas inadequadas rotineiramente pode alterar propriedades do sistema musculoesquelético causando danos permanentes, como perda de curvatura da região lombar, desvios na coluna e rompimento do disco intervertebral.

A coluna vertebral apresenta quatro curvas naturais quando vista de lado: concavidade cervical, convexidade torácica, concavidade lombar e convexidade sacral. Além disso, a coluna possui as propriedades de rigidez e mobilidade. A primeira garante a sustentação, enquanto a segunda permite a rotação para os lados e os movimentos para frente e para trás. A curva sacral é composta por cinco vértebras fundidas, logo seu movimento é extremamente limitado. No entanto, as curvas restantes – especialmente as curvas lombar e cervical – são mais móveis e podem ser influenciadas com mais facilidade. Tais curvas são interdependentes, ou seja, uma mudança em uma curva resultará em uma mudança na curva acima ou abaixo dela. Quando essas curvas se tornam exageradas ou achatadas, a coluna vertebral depende cada vez mais dos músculos e ligamentos para se manter ereta e proteger a medula.

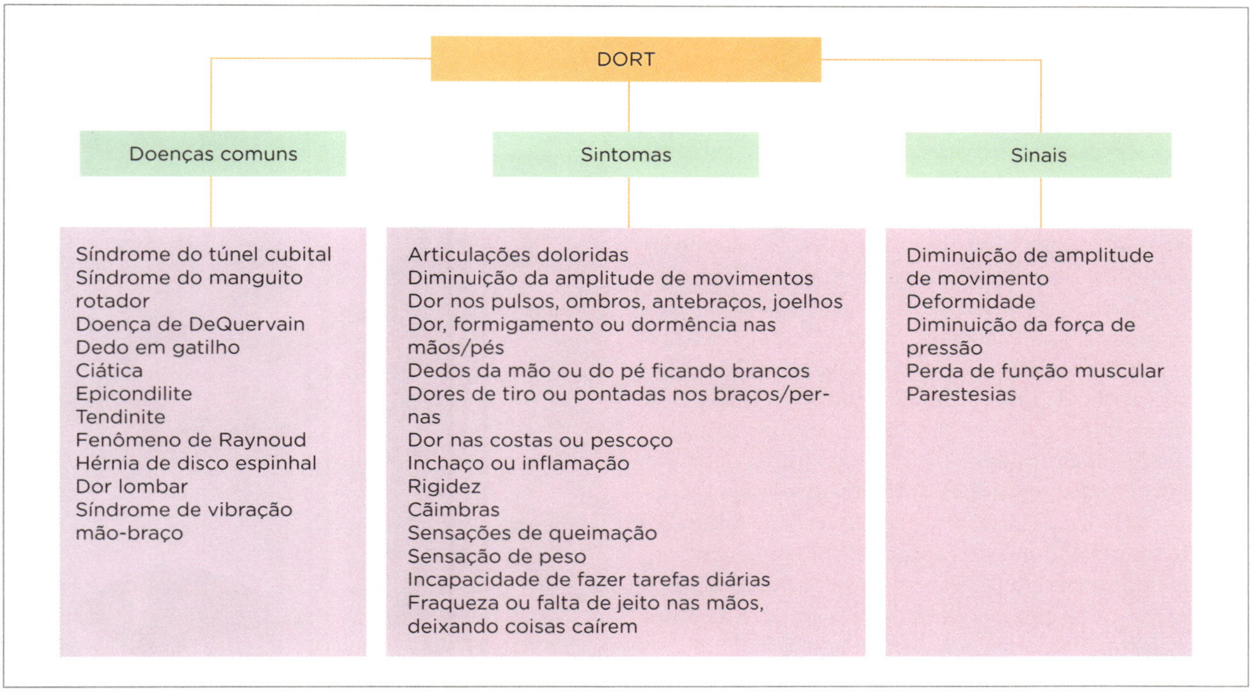

FIGURA 5 Distúrbios osteomusculares relacionados ao trabalho (DORT) mais comuns acompanhados dos sinais e sintomas gerais.

Fonte: adaptada de Yamalik e Turkey, 2006.

Ao sentar sem apoio ou durante longos períodos, há uma tendência da concavidade lombar se achatar, perdendo a sua curvatura. Com isso, a infraestrutura óssea da coluna fornece pouco suporte para a medula, que agora está sustentada sobre os músculos, ligamentos e tecido conjuntivo da parte posterior da coluna, causando tensão nessas estruturas. Pode ocorrer isquemia dos músculos e ligamentos na parte inferior das costas e pontos de dor. Essa distensão e fadiga muscular na região lombar recebe o nome de lombalgia e tem intensidade variável podendo ser incapacitante. O achatamento da curva lombar também faz com que o núcleo do disco espinhal migre posteriormente em direção à medula espinhal. Com o tempo, a parede posterior do disco enfraquece e pode ocorrer hérnia de disco (Figura 6).

Outra posição comum é a inclinação da cabeça para frente em busca de melhor visualização do campo operatório. Nessa postura, as vértebras não conseguem mais sustentar a coluna adequadamente e os músculos da coluna cervical e torácica superior devem se contrair constantemente para sustentar o peso da cabeça na postura. Isso pode resultar em um padrão de dor, que geralmente é conhecido como síndrome do pescoço tenso. Essa síndrome pode causar dores de cabeça e dor crônica no pescoço, ombros e músculos interescapulares e, ocasionalmente, pode irradiar dor para os braços. Além disso, para compensar o estiramento da região lombar, a convexidade torácica se

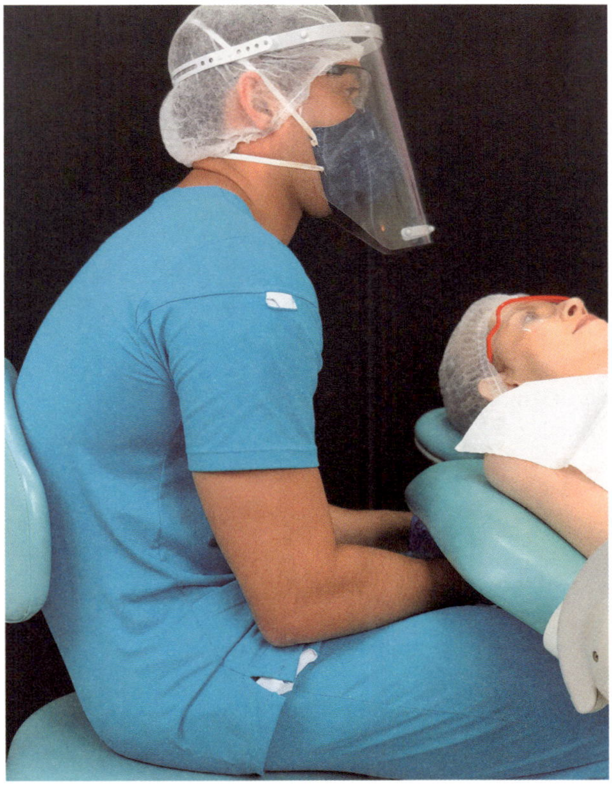

FIGURA 6 Posição sentada relaxada causando achatamento lombar.

acentua, podendo levar a uma condição denominada cifose, popularmente conhecida como corcunda.

A inclinação da cabeça para frente e os ombros arredondados podem predispor o operador ao choque do tendão supraespinhoso no ombro (impacto do manguito rotador) para alcançar os itens, que pode evoluir para a síndrome do manguito rotador. Além disso, a postura estática dos braços em um estado elevado ou abduzido de mais de 30 graus impede o fluxo sanguíneo para o músculo e tendão supraespinhoso. A abdução (abertura) prolongada do braço também pode causar mialgia do trapézio – dor crônica e pontos-gatilho no músculo trapézio superior (Figura 7).

A inclinação da cabeça não deve ultrapassar 25°. Para respeitar esse limite, o uso de óculos de prismas inclinados ou lentes ampliadoras são indicados por proporcionarem deslocamento do eixo visual e aproximação do foco. Uma ampliação de 2× permite a visualização de detalhes do campo de trabalho que são aproximadamente idênticos aos que poderiam ser vistos ao se curvar sobre o paciente sem lunetas. A ampliação maior que 2× fornece detalhes visuais aprimorados, mas um campo de visão menor.

A postura em pé leva à flexão, rotação e inclinação da coluna vertebral com consequente desequilíbrio pélvico, discartrose e escoliose compensadora (Figura 8). A escoliose consiste em desvios laterais da coluna, gerando desnível entre os lados direito e esquerdo. Somado a isso, longos períodos em pé podem dificultar o retorno venoso, causando inchaço nos membros inferiores e aparecimento de varizes (ver Curtindo a biossegurança). A Figura 9 ilustra como as alterações de posicionamento da coluna podem determinar alterações corporais (lordose, cifose, escoliose).

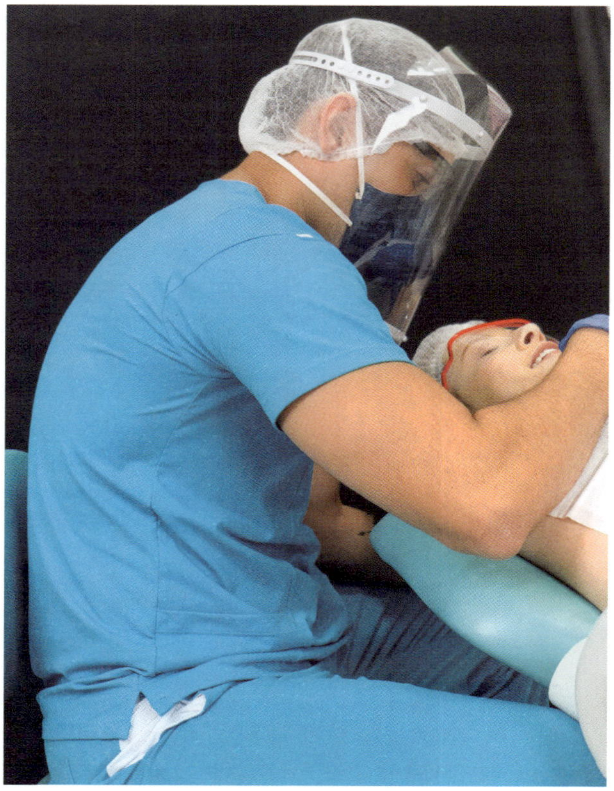

FIGURA 7 Posição sentada com inclinação da cabeça para frente, arredondamento dos ombros e abdução exagerada dos braços.

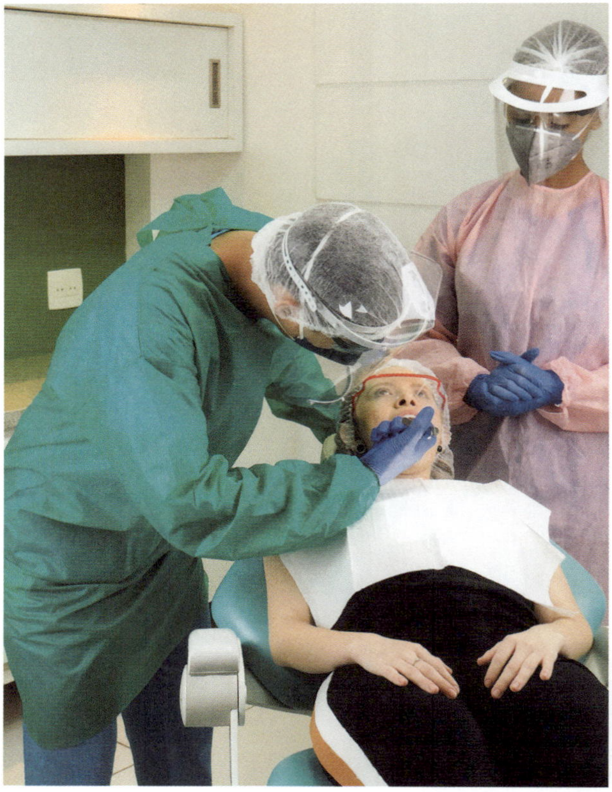

FIGURA 8 Trabalho em pé leva a alterações múltiplas na coluna vertebral.

Posicionamento

O posicionamento refere-se à posição do paciente na cadeira odontológica. É comum os dentistas posicionarem o paciente em uma altura elevada, o que resulta da elevação dos ombros e abertura dos braços, tensionando pescoço e ombros. O ideal é que o paciente esteja em posição supina, ou seja, em decúbito dorsal com a cabeça e joelhos no mesmo plano. Essa posição favorece o relaxamento e dificulta movimentos bruscos do paciente. Além disso, devido ao posicionamento da cabeça, a língua tende a ficar posteriorizada, obliterando parcialmente a entrada da garganta (istmo das fauces) e diminuindo o risco de aspiração ou deglutição acidental.

A exceção para essa posição é em caso de gestantes a partir do sexto mês. Isso porque a posição supina pode

CURTINDO A BIOSSEGURANÇA

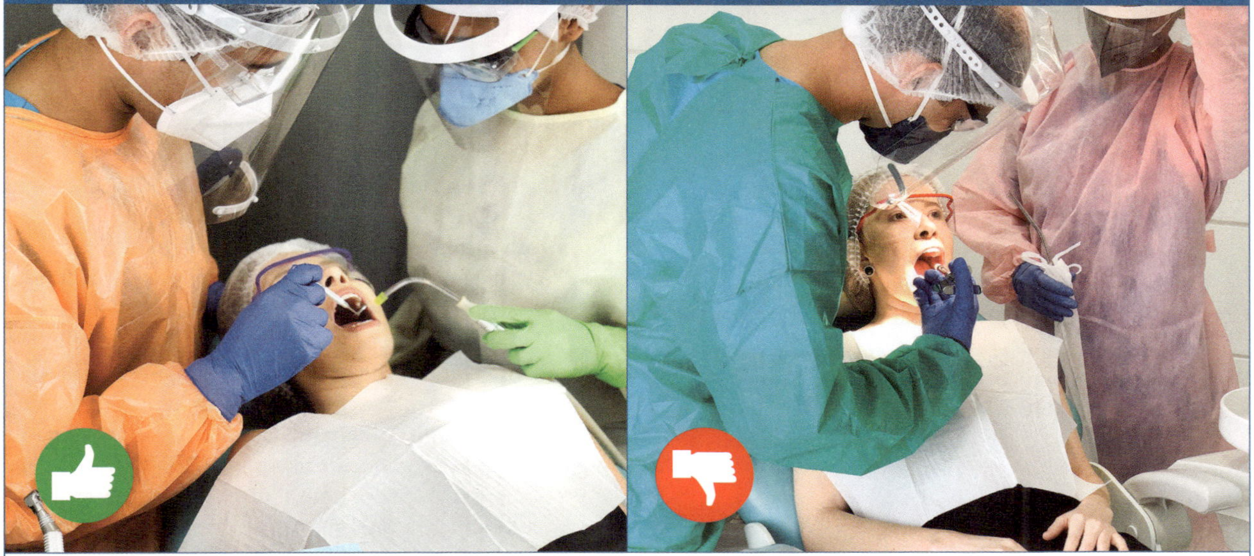

Trabalhar na posição sentada coloca a equipe de saúde bucal como apta ao *like* no quesito ergonomia. Ao exercer atividades de trabalho em pé, os profissionais colocam-se em situação vulnerável, com possíveis complicações músculoesqueléticas.

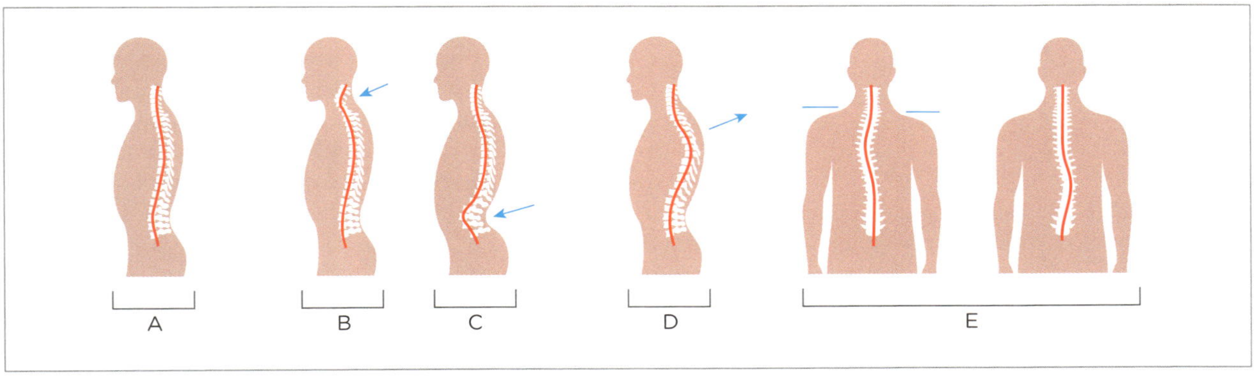

FIGURA 9 A: perfil ereto saudável; B: lordose cervical; C: lordose lombar; D: cifose; E: escoliose.

comprimir a artéria aorta abdominal e veia cava inferior conduzindo para síndrome hipotensiva supina. Nesses casos, deve-se colocar o encosto da cadeira em ângulo de 45° e posicionar uma almofada sob a região lombar direita à uma altura de 10 a 12 cm, favorecendo a rotação do corpo para a esquerda, evitando a compressão vascular.

Outra observação importante refere-se à liberdade de movimento das pernas do dentista e auxiliar. O paciente deve estar em posição supina e a uma altura em que o encosto não trave ou pressione as pernas do dentista, permitindo a sua movimentação. A distância média do chão ao encosto confortável para a maioria dos dentistas é de 86 cm, podendo variar de acordo com a altura do profissional (Figura 10).

Movimentos

A organização dos instrumentais é de suma importância para a redução de movimentos desnecessários durante o atendimento. Trabalho solitário ou entrega de instrumentais pelo lado demanda torção do tronco e mudança de visão. Contudo, caso o *design* do consultório demanda que o dentista gire o corpo para alcançar instrumentais e peças de mão, indica-se que ele/ela vire a cadeira para ficar em

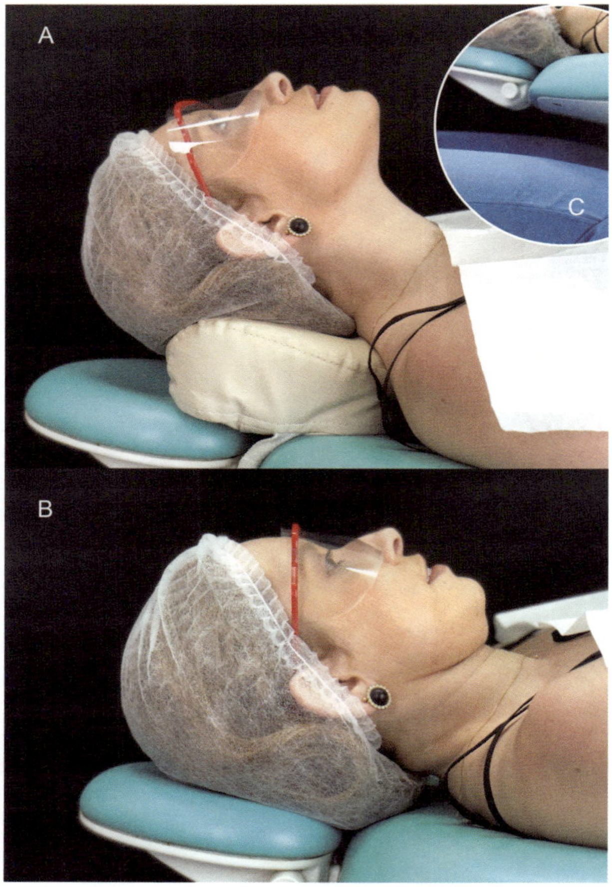

FIGURA 10 Paciente em posição supina para trabalhos em (A) maxila e (B) mandíbula. Destaque para posição do encosto em relação às pernas do dentista (C).

frente à área de interesse em vez de girar o tronco, além de tentar apreender os itens com a mão mais próxima, reduzindo as torções no corpo. O movimento de torção unilateral repetitivo pode ocasionar desbalanceamento muscular e lombalgia.

A GINÁSTICA LABORAL É UMA NECESSIDADE NA PRÁTICA ODONTOLÓGICA?

A odontologia rotineiramente conduz os profissionais a trabalhar de forma pouco dinâmica e muitas vezes sedentária. Como mencionado anteriormente, mesmo a postura sentada ideal resulta em rigidez muscular quando mantida por um período prolongado. Além das posturas de trabalho prolongadas, são fatores de risco para doenças musculoesqueléticas os movimentos repetitivos, posturas inadequadas, falta de flexibilidade e força muscular.

Nesse sentido, os exercícios têm como objetivo principal preparar os músculos para suportar as forças crescentes envolvidas nas atividades que o dentista precisa realizar em sua prática diária. A execução eficiente do trabalho físico requer um bom funcionamento cardiopulmonar (aptidão aeróbia), força musculoesquelética, resistência e flexibilidade.

A prática frequente de exercícios físicos contribui para a tonicidade muscular, aumenta a produção de líquido sinovial nas articulações, beneficia o sistema cardiovascular, além de diminuir o estresse profissional. Durante a jornada de trabalho é importante que o profissional realize pequenos intervalos entre os pacientes para se movimentar e alongar os músculos tensos. Esse alongamento quando mantido por 15-30 segundos (2 a 4 ciclos de respiração profunda) diminui lentamente a tensão nos músculos. A força empregada durante esse período deve ser lenta, suave e sem dor. É importante realizar os alongamentos em ambas as direções para detectar se há tensão unilateral (Figura 11).

Às vezes, os profissionais podem sentir dor que não é aliviada com o alongamento, mas que é piorada por ele. Essa dor pode ser causada por uma contração persistente dentro de uma faixa tensa de músculo conhecida como "ponto de gatilho", o qual se assemelha a um pequeno nó duro e dolorido ao toque. Esses pontos impedem que as fibras musculares se contraiam ou relaxem, diminuindo a flexibilidade e reduzindo o fluxo sanguíneo para o músculo. A liberação dos pontos de gatilho deve ser realizada o quanto antes. Pode-se contar com a intervenção de fisioterapeutas ou massagistas capacitados para lidar com essas injúrias ou tentar realizar a liberação de forma independente por meio de recursos como bolas de massagem e aparelhos liberadores musculares. Estudos têm demonstrado que outras medidas além de atividade física como yoga ou aulas de fitness, a fisioterapia e terapias complementares e alternativas como acupuntura também podem ter um impacto positivo na prevalência de DORT entre os profissionais de odontologia.

COMO CONTROLAR OS FATORES AMBIENTAIS DURANTE O TRABALHO ODONTOLÓGICO?

Os parâmetros ergonômicos ambientais muitas vezes são deixados de lado no planejamento dos ambientes de trabalho. Por não serem mensuráveis de uma forma fácil e acessível, ainda representam uma área pouco explorada, mas que exerce grande influência sobre o bem-estar do cirurgião-dentista durante a execução do seu trabalho. Nesse sentido, deve-se atentar para a iluminação, a temperatura, a umidade do ar e o nível de ruídos.

Iluminação

O bem-estar visual representa outro ponto, que merece atenção por parte dos dentistas, uma vez que o nível de iluminação interfere diretamente no mecanismo fisioló-

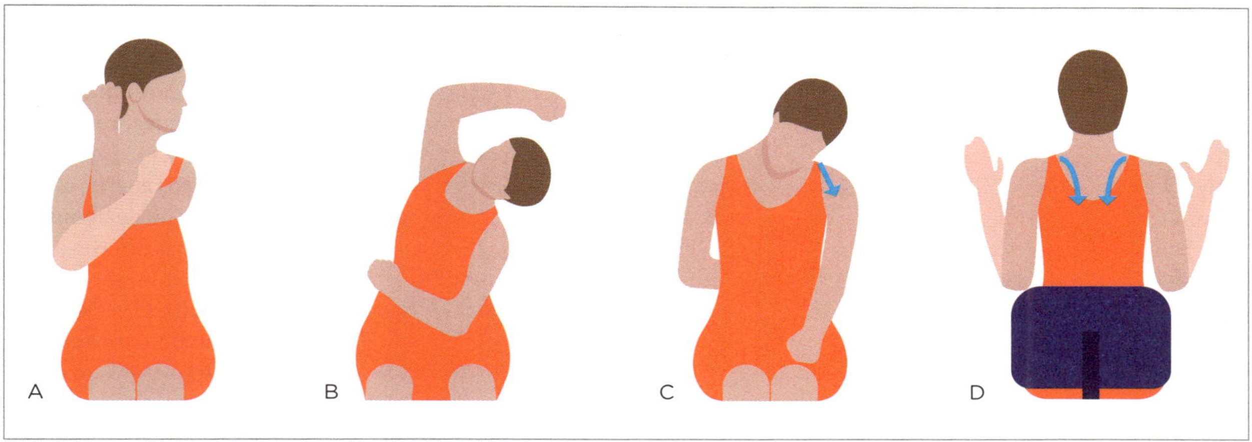

FIGURA 11 Exemplos de alongamentos para realizar entre atendimentos de pacientes. A, B e C devem ser realizados em ambos os lados. Cada repetição deve durar cerca de 15 segundos [2 a 3 respirações]. A: liberação de pescoço e ombro. Para isso, o cotovelo deve estar em um ângulo de 90°, na altura do ombro. Com a mão esquerda, puxe o braço direito para o lado esquerdo do corpo enquanto olha sobre o ombro direito. Após uma repetição, faça o mesmo do lado oposto. B: torção de tronco. Nesse exercício, abra as pernas em uma distância maior que os quadris, curve-se para o lado direito apoiando o cotovelo direito na parte interna da coxa direita. Levante o braço esquerdo sobre a cabeça, alongando o lado esquerdo do corpo. Após uma repetição, execute do lado oposto. C: alongamento de trapézio. Posicione a mão direita atrás das costas, então traga a cabeça em direção ao ombro esquerdo, sem levantar o ombro. Após uma repetição, faça o mesmo do lado oposto. D: omoplatas unidas. Mantenha uma postura neutra, com queixo paralelo ao chão e ombros relaxados e longe das orelhas, abra o peito enquanto posiciona os braços ao lado do corpo, fazendo um ângulo de 90° nos cotovelos e dedos apontados para cima. Gire os ombros para trás e para baixo, tentando aproximar as escápulas. Repita 5 vezes.

Fonte: adaptado de Valachi, 2003.

gico da visão e também na musculatura que comanda os movimentos dos olhos, levando com isso à fadiga visual. Para evitá-la, deve haver um cuidadoso planejamento da iluminação, assegurando a focalização do objeto a partir de uma postura confortável. Conforme a Norma Regulamentadora n. 17, a iluminação geral deve ser uniformemente distribuída e difusa; projetada e instalada de forma a evitar ofuscamento, reflexos incômodos, sombras e contrastes excessivos.

Como regra geral, a sala clínica do consultório odontológico deverá satisfazer as exigências estabelecidas pela Norma Técnica NBR ISO/CIE 8995-1, da ABNT, de 2013, que aponta os seguintes valores de referência: 500 lux para a região periférica; 1.000 lux para a área de ação e 5.000 lux ou mais para a área de intervenção. A região periférica se caracteriza como sendo a área de escritório, cuja iluminação é necessária para realização da leitura e escrita. Já área de ação corresponde à área adjacente ao paciente (bancadas, equipo), enquanto a área de intervenção consiste na cavidade bucal do paciente.

Além disso, quando possível, a luz natural deve suplementar a luz artificial. A presença da luz natural além de ajudar na acomodação psíquica do paciente, oferece a condição ideal para a seleção das cores dos dentes naturais. Por esse motivo, é fundamental o consultório possuir uma janela próxima à cadeira odontológica, que permita a penetração de luz solar.

As áreas periféricas e de ação devem ser iluminadas por lâmpadas tubulares fluorescentes do tipo "super luz do dia" com potência de 40 W e temperatura de cor de 5.500°K.

Na área de intervenção, que representa a região da cavidade oral do paciente, a iluminação provém do refletor odontológico, os quais devem dispor de luminosidade fria, fornecida por lâmpadas de tungstênio-halogêneo e dispositivo absorvente de radiação infravermelha. Esses níveis adequados de iluminação permitem uma ação rápida, precisa e eficiente, uma vez que o cirurgião-dentista trabalha dentro de uma cavidade repleta de estruturas anatômicas que fazem sombras umas sobre as outras, dificultando, muitas vezes, a exata avaliação de cor, forma e profundidade.

Temperatura

A temperatura influi diretamente na capacidade produtiva, pois há concorrência direta na circulação dos fluidos entre as exigências de alimentação da pele e dos músculos. Considerando que a atuação em odontologia exige o uso de equipamentos de proteção individual (jaleco de manga longa, máscara, gorro e óculos de proteção), temperaturas superiores ao limite recomendado já são suficientes para promover desconforto, interferindo na prestação de cuidados por parte do profissional.

A Norma Regulamentadora 17 (NR-17), do Ministério da Saúde e Previdência Social, determina que o índice de temperatura efetiva do ambiente laboral deverá se situar entre 20 e 23°C. Ao considerar os parâmetros do setor de Administração em Saúde e Segurança no Trabalho dos Estados Unidos da América (Occupational Safety and Health Administration – OSHA), esse parâmetro pode variar entre 20 a 24,4°C com a manutenção do conforto térmico.

Umidade

O ar no ambiente de trabalho pode ser alterado por fatores, como excreção de substâncias com aromas diversos, formação de vapor d´água, liberação de calor, produção de ácido carbônico, impurezas suspensas no ar e microrganismos. É necessário 30 m^3 de ar fresco, por hora, para cada um dos ocupantes da sala, que devem ser aumentados para 40 m^3, se houver algum fumante. Essas condições só são alcançadas por meio de aparelhos de ar condicionado.

No que diz respeito à umidade, os parâmetros nacionais da NR-17 estabelecem um valor mínimo de 40% de umidade relativa do ar, enquanto o critério do governo americano, por meio da OSHA, flexibiliza para um intervalo ideal de umidade entre 20 e 60%. O controle da umidade é essencial para o conforto respiratório e para evitar a multiplicação e colonização de superfícies por microrganismos como fungos e bactérias.

Ruídos

Apesar da legislação brasileira (NR-15) considerar que os níveis sonoros passam a ser nocivos quando ocorre exposição superior a 90 dB por um período de 4 horas ou superior a 85 dB por um período de 8 horas diárias, diversos estudos têm demonstrado preocupação com os picos de ruído produzidos no ambiente clínico odontológico, assim como as consequências para a saúde dos trabalhadores da saúde bucal. Os motores de alta rotação convencionais, por exemplo, encontram-se na faixa de 82 a 86 dB, considerada na zona de desconforto (entre 70 e 90 dB). A exposição prolongada ao ruído pode provocar a perda auditiva induzida por ruído, que tem se tornado um ponto de alerta em relação à saúde ocupacional dos cirurgiões-dentistas.

A perda auditiva induzida por ruídos (PAIR) consiste em um agravo neurossensorial, geralmente bilateral, irreversível e progressiva, enquanto a exposição ao ruído persiste. Como PAIR não é uma condição tratável e só pode ser parcialmente aliviada por meio de reabilitação, a prevenção assume maior importância. Entre as medidas preventivas, pode-se sugerir o uso de equipamentos de proteção individual auditivos, o desligamento dos equipamentos ao final do seu uso, a colocação de equipamentos mais ruidosos em locais mais afastados do profissional e o bloqueio dos ruídos externos, como os sons de ruas movimentadas, pelo uso de janelas antirruído.

Além disso, é fundamental a avaliação auditiva periódica, tendo em vista que a PAIR é irreversível e os efeitos auditivos e extra-auditivos decorrentes da exposição ao ruído podem ser um importante fator a causar sofrimento e afetar a qualidade de vida dos profissionais da odontologia.

QUAIS SÃO AS CARACTERÍSTICAS ERGONÔMICAS DESEJÁVEIS AOS EQUIPAMENTOS ODONTOLÓGICOS?

A utilização de equipamentos ergonomicamente adequados contribui para a manutenção de uma postura de trabalho saudável, prevenindo o estabelecimento de doenças ocupacionais. A ISO e a ABNT estabeleceram normas para a fabricação e caracterização de mocho, cadeira odontológica e seus comandos, refletor, pontas ativas e unidade auxiliar.

Mocho

A Sociedade Europeia de Ergonomia Odontológica (ESDE) estipulou que os mochos devem preencher os seguintes requisitos:

- Base com 5 rodízios para garantir estabilidade e permitir deslocamento.
- Assento com largura entre 40-43 cm, consistência semirrígida e profundidade de 40 cm. Indica-se que a partir dos 15 cm posteriores deverá haver um rebaixamento de 20°, a fim de permitir que as pernas formem um ângulo na região dos joelhos entre 110 e 125°. Para modelos que não garantem essa variação, uma almofada pode ser colocada sobre o assento.
- Deve apresentar elevação a gás, devendo variar entre 47 e 63 cm.
- O encosto deve estabilizar a região superior e lateral da pelve, impedindo sua rotação posterior e o achatamento da lombar. Deve apresentar 10-12 cm de altura, 30 cm de largura e regulagens verticais variáveis de 17-24 cm. O apoio lombar da cadeira deve ser usado o quanto possível e ajustado para a frente de forma que entre em contato com as costas do profissional.

Além do mocho convencional, pode-se considerar uso de um banco do operador do tipo sela que promove a curva lombar natural, aumentando o ângulo do quadril para aproximadamente 130°. Usar esse tipo de mocho pode permitir posicionar-se mais perto do paciente quando as cadeiras odontológicas têm costas e apoios de cabeça grossos. O mocho deve ser ajustado de forma que os quadris fiquem um pouco mais altos do que os joelhos e distribua o peso de maneira uniforme, colocando os pés firmemente no chão (Figura 12).

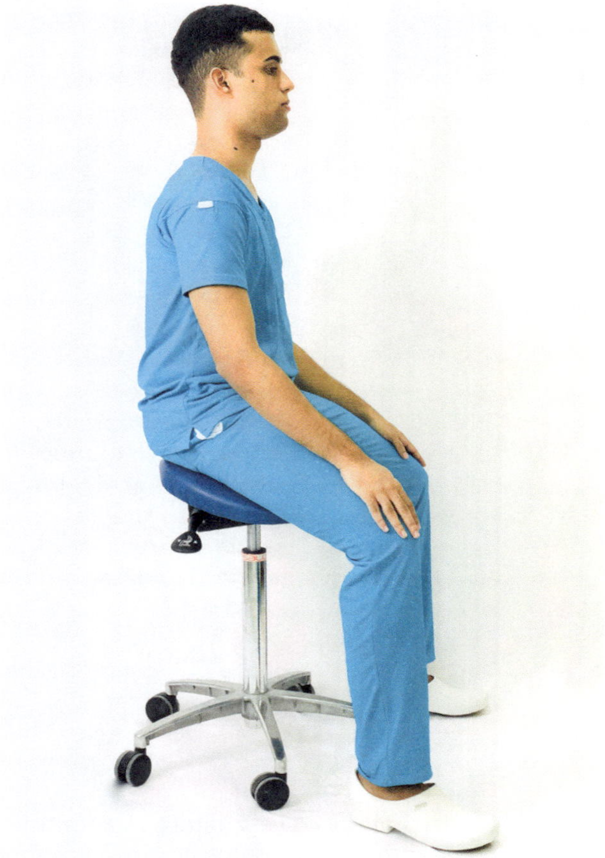

FIGURA 12 Postura sentada ativa em mocho tipo sela. Destaque para a angulação das pernas e a manutenção da curvatura lombar.

Na posição sentada ativa, o profissional não encosta no apoio lombar e mantém a coluna longa e a curva lombar natural, contraindo os músculos transversais abdominais com o intuito de direcionar o umbigo para as costas sem deixar a curva se achatar. Ao inclinar-se para frente, o giro é feito a partir dos quadris, não da cintura.

Na posição sentada passiva, o profissional apoia a lombar no encosto e mantém a curvatura lombar. Essas posições devem ser revezadas durante o dia de trabalho a fim de garantir uma prática mais dinâmica e evitar sobrecarga em grupos musculares específicos.

A Figura 13 ilustra a posição ideal de trabalho e detalha as angulações indicadas para as articulações a fim de evitar comprometimento durante o dia de trabalho.

Cadeira odontológica

A cadeira odontológica deve seguir os seguintes parâmetros:

- Deve permitir posição supina e acomodar o paciente confortavelmente.
- A espessura do encosto deve ser de 4 a 6 cm.
- Apoio da cabeça deve ser ajustável, de forma a proporcionar a distância de 40 cm entre os olhos do profissional e o seguimento trabalhado, seja na mandíbula ou maxila.
- Apoio de cabeça deve ter 25 cm de comprimento e 3 cm de espessura.
- O comprimento total do assento e o suporte das pernas deve ser de 122 cm.
- O assento deve ter altura mínima e máxima de 35 e 90 cm, respectivamente.
- Os comandos devem ser elétricos e localizados no pedal ou na porção posterior da base da cadeira (Figura 14).
- O apoio para braços deve permitir movimentação lateral ou vertical, facilitando o acesso do paciente.

REFLETOR

O refletor garante a iluminação no campo de trabalho. Segundo a legislação brasileira, a iluminação deve ser de, pelo menos, 5.000 lux podendo ser excedida caso necessário. A ESDE indica o uso de refletores de luz fria, entre 8.000 e 25.000 lux provenientes de lâmpadas de tungstênio-halogêneo. Além disso, o refletor odontológico deve:

- Ser acionado por haste prolongada e protegida por plástico descartável, botão no pedal ou ter acionamento por sensor ativado por aproximação.
- Permitir movimentos verticais, laterais e horizontais.
- Ser posicionado paralelamente ao eixo de visão do cirurgião-dentista (ao lado da cabeça do profissional) e perpendicularmente ao quadrante de trabalho, de forma que não seja direcionado para os olhos do paciente.

Pontas ativas

As pontas ativas correspondem aos motores de alta e baixa rotação e à seringa tríplice. Os motores de alta rotação devem:

- Possuir extratorque.
- Ter sistema *push-button* de liberação de brocas.
- Nível de ruído de até 75 dB.
- Possuir sistema de resfriamento eficiente, dispondo de 3 a 4 orifícios.
- Ser acoplados à mangueira Borden, facilitando a maleabilidade.
- Evitar serem usados junto à mangueira curta ou espiralada e equipamento sem sistema de desinfecção.
- Possuir pressão de ar de aproximadamente 90 libras.
- Possuir número de rotações por minuto acima de 300 mil RPM.
- Ser lubrificados periodicamente seguindo recomendação do fabricante.
- Ser passíveis de autoclavagem.

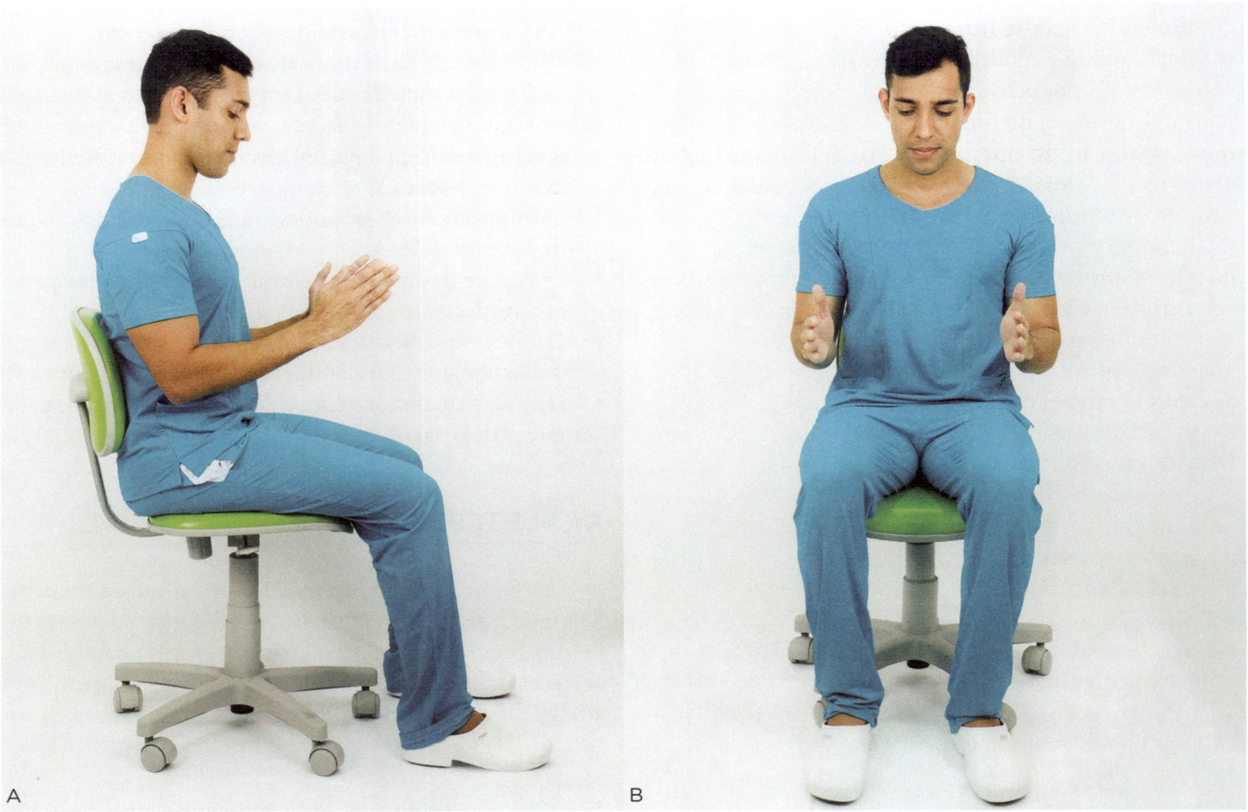

FIGURA 13 Especificações para uma postura de trabalho saudável. Vista lateral (A) e frontal (B): os braços devem ficar junto ao corpo, de forma que os antebraços se movimentem em ângulos entre 10 e 25°; a inclinação da cabeça deve ser menor que 25°, de forma que os olhos do cirurgião-dentista fiquem à uma distância entre 35 e 40 cm do paciente; a aproximação deve ser feita por inclinação do tronco para frente, em até 10°, por meio dos quadris; as pernas devem estar afastadas e os pés devem estar bem apoiados ao solo, de forma que o ângulo entre a coxa e a perna seja maior que 110°.

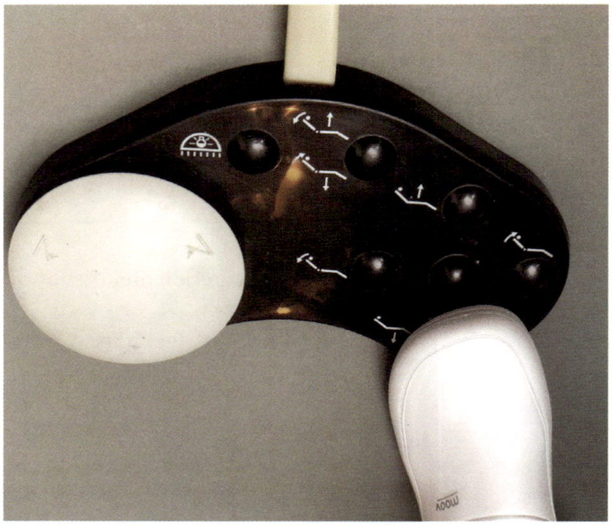

FIGURA 14 Posicionamento dos comandos da cadeira acoplados ao pedal.

Unidade auxiliar

A unidade auxiliar é composta pelo sugador convencional (salivador), sugador à vácuo (suctor) e cuspideira. Geralmente acoplado ao lado da cadeira odontológica, entretanto alguns modelos dispõem de haste que permite aproximar os sugadores do profissional. É importante destacar que o uso da cuspideira se destina apenas ao final do atendimento. A sucção deve proporcionar conforto ao paciente durante toda a intervenção.

COMO PLANEJAR UM CONSULTÓRIO COM INSTALAÇÕES ERGONOMICAMENTE CORRETAS?

O consultório odontológico necessita atender alguns requisitos no intuito de propiciar a realização de um trabalho produtivo e de qualidade. Além das condições básicas de infraestrutura, como água, esgoto, eletricidade e qualidade do ar descritos em outros capítulos, é necessária uma disposição adequada da planta do imóvel, de forma que sejam garantidas livre movimentação do operador e auxiliar, disposição de armário e lavatórios, fluxo de usuários e instalação da cadeira odontológica.

Para dentista-clínico com uma auxiliar, uma sala de 9 m^2 garante a perfeita execução de suas atividades. Essa dimensão deve ser maior quando é necessário atendimento rotineiro de especialidades, como cirurgia, implantodontia, periodontia, odontopediatria e pacientes com necessidades especiais, em que é comum a presença de cirurgião-dentista, auxiliar de saúde bucal (ASB) e circulante.

A porta do consultório deve estar localizada à direita ou em frente à cadeira odontológica, a fim de que o fluxo de paciente não atrapalhe a movimentação do cirurgião-dentista e ASB. A cadeira odontológica, por sua vez, deverá estar localizada diagonalmente em relação ao longo eixo da sala. Essa disposição aumenta a área de ação do profissional e facilita a acomodação de armários de estoque, os quais devem estar organizados em forma de L ou U, a depender do espaço disponível.

Ao organizar a mesa clínica, o material deve estar disposto em ordem de uso considerando o procedimento que será realizado. Além disso, deve estar localizado próximo ao profissional de forma que evite torções ou movimentos exagerados para apreensão. Nesse sentido, pode estar disposto em bandeja sobre mesa auxiliar por trás da cadeira odontológica ou sobre mesa com braço articulado aproximadamente sobre o tórax do paciente.

A fim de padronizar a forma como os equipamentos deveriam ser distribuídos no consultório, bem como a forma de divisão das áreas de trabalho na sala, a ISO e a FDI desenvolveram um esquema em forma de mostrador de relógio. Nessa apresentação, o centro corresponde à boca do paciente em posição supina. A partir dele, sobrepõe-se três círculos concêntricos: círculo A, B e C (Figura 15).

- Círculo A – área de ação: área de ação direta do cirurgião-dentista e ASB, onde estão localizados os seus mochos. Mais próximo ao paciente, com raio de 0,5 m, deve conter todos equipamentos e materiais de uso imediato, como o equipo com as pontas ativas e a unidade auxiliar com os instrumentais.
- Círculo B – área de transferência: área de transferência para o círculo A. Possui raio de 1 m, correspondendo à

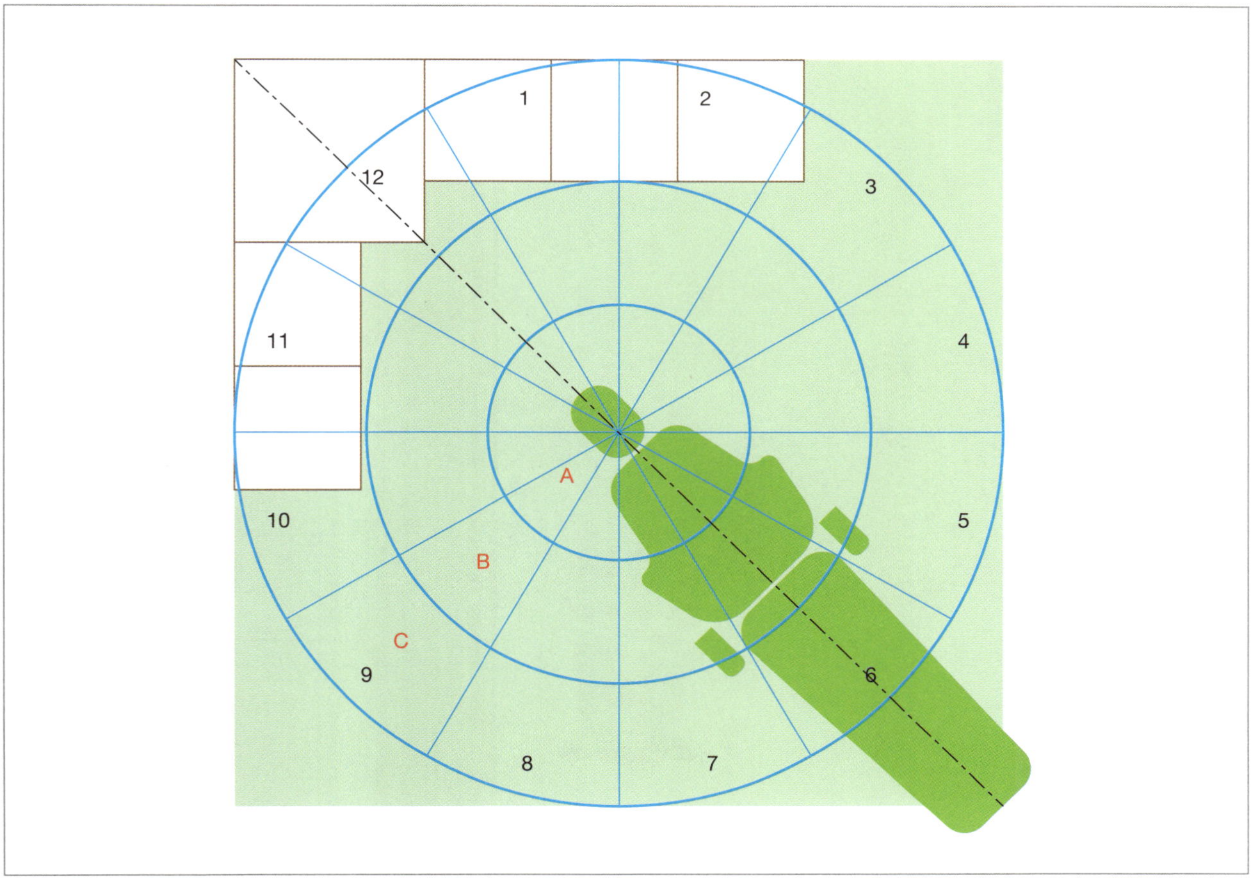

FIGURA 15 Esquema ISO/FDI da sala clínica.

área de alcance do braço estendido do cirurgião-dentista e ASB. Abrange mesa auxiliar e gavetas abertas e corpo do equipo e da unidade auxiliar.

- Círculo C – área limite: possui raio de 1,5 m. Limita o tamanho da sala e é onde devem ser localizados lavatórios, armários e demais equipamentos.

O eixo de 6-12 h divide o esquema em duas áreas, uma à direita e outra à esquerda da cadeira odontológica. O cirurgião-dentista destro deve sentar-se à direita e movimentar-se entre as regiões correspondentes a 9 e 13 h. Enquanto isso, a ASB deve sentar-se à esquerda e movimentar-se entre posições de 2 e 3 h. No caso de cirurgião-dentista canhoto, as posições devem ser invertidas (Figura 16).

Há também classificações relativas ao posicionamento do equipo em tipos 1, 2 e 3 a depender da sua localização em relação à cadeira odontológica e ao cirurgião-dentista de acordo com a ISO 4073:2009.

- Posição 1 – Equipo móvel ou semimóvel à direita da cadeira odontológica e à direita do cirurgião-dentista.
- Posição 2 – Equipo à esquerda do cirurgião-dentista e atrás da cadeira odontológica. Possível apenas em equipos móveis.
- Posição 3 – Equipo sobre a cadeira odontológica. Possível apenas para equipos semimóveis.

A posição 3 é a posição de preferência, pois proporciona o alcance ideal de pega por localizar-se à frente do profissional, minimizando movimentos de inclinação e torções do tronco. Somado a isso, ainda atende às necessidades de profissionais tanto destros quanto canhotos, permite acesso equidistante ao cirurgião-dentista e ao auxiliar, economiza espaço e facilita deslocamentos, mantendo o fluxo da equipe.

Na Figura 17, podem ser visualizadas as diferenças entre o equipo móvel e o semimóvel articulado à cadeira odontológica.

Da mesma maneira, também há uma classificação para a unidade auxiliar (contendo cuspideira e sugadores) de acordo ao seu posicionamento em relação à cadeira odontológica e ASB.

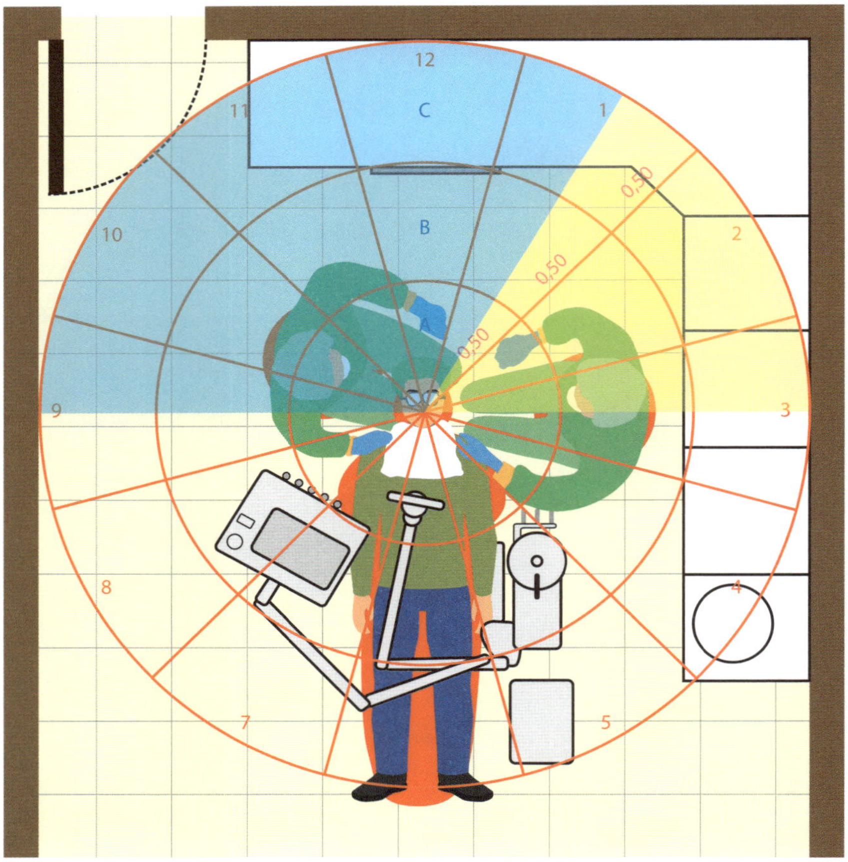

FIGURA 16 Área de atuação do cirurgião-dentista destro e ASB. Azul corresponde à área do cirurgião-dentista e amarelo, à área do ASB. A posição é invertida em caso de cirurgião-dentista canhoto.

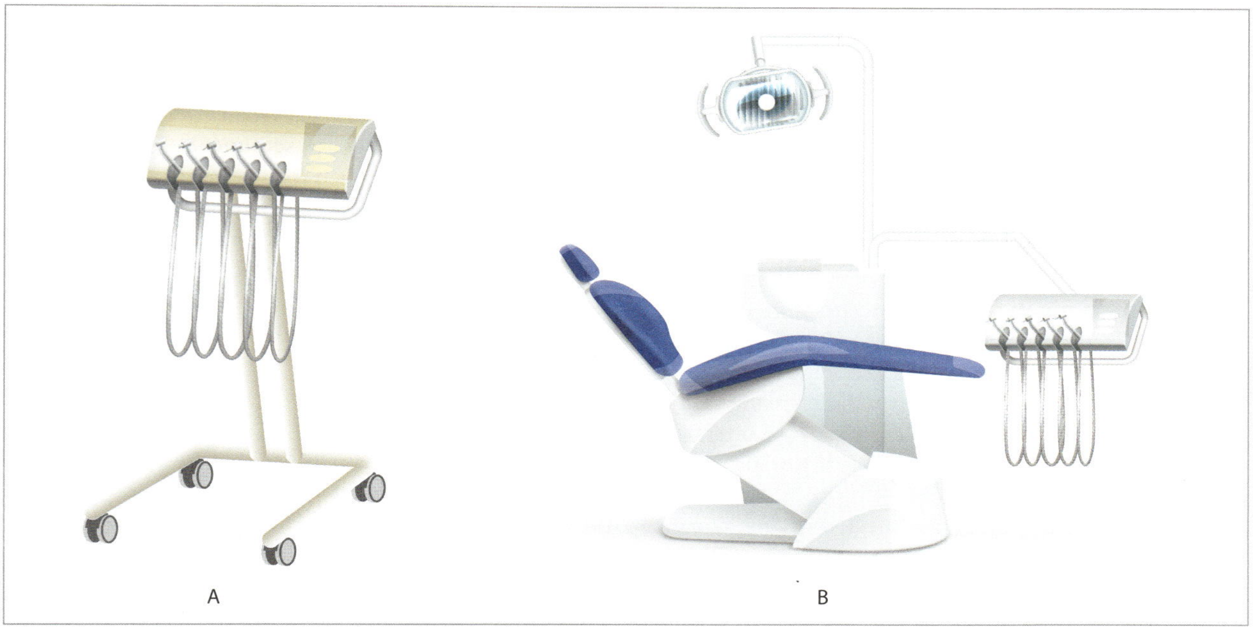

FIGURA 17 Equipo móvel (A) e semimóvel articulado à cadeira odontológica (B).

- Conceito 1 – Unidade auxiliar à esquerda do ASB e da cadeira odontológica. Dificulta apreensão dos sugadores.
- Conceito 2 – Unidade auxiliar à direita do ASB e atrás da cadeira odontológica. Possível em modelos móveis, porém a cuspideira permanece acoplada à cadeira. É interessante para ASB destros.
- Conceito 3 – Unidade auxiliar sobre a cadeira, porém a cuspideira é acoplada à cadeira odontológica. É vantajosa para ASB canhotos.

As combinações das posições e conceitos permitem uma variedade de arranjos que devem ser escolhidos para facilitar o trabalho à quatro mãos do cirurgião-dentista e ASB, aumentando a produtividade e a qualidade ocupacional.

QUAL A IMPORTÂNCIA DA EQUIPE AUXILIAR NA RACIONALIZAÇÃO DO TRABALHO?

A existência de uma equipe auxiliar é oriunda da necessidade de racionalizar o trabalho e evitar a sobrecarga do cirurgião-dentista, a fim de que ele possa despender energia apenas para funções primordiais da sua ocupação. Nesse sentido, a transferência de funções para o ABS visa uma execução em menor tempo, com qualidade maior ou equivalente e gerando menor fadiga. São funções que podem ser delegadas ao ASB sob supervisão de cirurgião-dentista ou TSB:

- Recepção – como agendamentos.
- Secretaria – organização de arquivos clínicos, radiográficos e contato com laboratórios.
- Preparação – organização da sala e da mesa clínica, processamento de radiografias, esterilização de instrumentais.
- Educação – organização e execução de atividade de promoção de higiene bucal.
- Manutenção – limpeza diária, desinfecção de equipamentos e superfícies, lubrificação de equipamentos, limpeza de fontes de ar, água e energia.

Quando se pensa em produtividade em odontologia, deve-se considerar a racionalização, ou seja, a divisão do trabalho entre cirurgião-dentista e ASB. Para considerar que tipo de trabalho pode ser delegado ao auxiliar, deve-se ter conhecimento acerca dos tempos, ações e movimentos.

Tempo

- Profissional – dedicado ao exercício da profissão, como atendimento a pacientes; ou aperfeiçoamento, como cursos e eventos científicos.
- Útil – período despendido durante o procedimento, a partir do momento que o paciente se senta na cadeira odontológica até a finalização da intervenção.
- Despendido produtivo – parte do tempo útil realmente dedicada à realização do procedimento. Trabalhos à quatro mãos necessitam da intervenção do ASB.
- Despendido improdutivo – parte do tempo útil em que há interrupção do fluxo de trabalho (espera por indução anestésica, tempo de presa de material etc.).

Ações

- Diretas ou irreversíveis – realizadas no paciente. São obrigação exclusiva do cirurgião-dentista por exigir capacitação específica, como diagnóstico, anestesia, cirurgias dentre outros procedimentos odontológicos.
- Indiretas ou reversíveis – podem ser delegadas porque não requerem formação universitária para sua realização.
  - Indiretas prévias – atividades, como preparar equipamento, trocar barreiras, organizar instrumental, separar prontuário, dentre outras.
  - Indiretas simultâneas – atividades realizadas no tempo útil. Por exemplo, sucção, afastamento de tecidos moles, manipulação de materiais e transferências de instrumentais.
  - Indiretas complementares – retirar materiais e instrumentais, preencher documentos e fichas clínicas, limpeza da sala para o próximo paciente.

Movimentos

- Dedos.
- Dedos e punho.
- Dedos, punho e antebraço.
- Dedos, punho, antebraço e braço.
- Dedos, punho, antebraço, braço e coluna vertebral.

Nesse parâmetro, o trabalho deve ser sistematizado a fim de restringir os movimentos aos primeiros 3 tipos a fim de evitar lesões. Assim, além de obedecer aos critérios do esquema ISO/FDI, deve-se estabelecer um ciclo funcional de trabalho entre cirurgião-dentista e ASB que contemple ambos em um plano horizontal. Para isso, o cirurgião-dentista e ASB devem adequar a altura dos mochos para que compartilhem do mesmo campo visual e que tenham acesso a gavetas e bandeja auxiliar com um simples movimento horizontal do braço, ou seja, sem demandar esforço demasiado e favorecendo o trabalho a quatro mãos.

O trabalho a quatro mãos ou seis mãos exige do ASB as funções de preparador e instrumentador. Como preparador, o auxiliar deve conhecer os procedimentos, as suas fases e os materiais utilizados a fim de organizar previamente a bandeja clínica. Como instrumentador, o auxiliar necessitará de domínio da sequência clínica para a realização do procedimento a fim de ser capaz de antecipar os movimentos do cirurgião-dentista e tornar o trabalho mais ágil. O ASB localiza-se em posição de 2-3 h, em caso de cirurgião-dentista destro, e realiza o afastamento de tecidos moles, transferência de instrumentais e materiais desde que não deixe a área de trabalho (Figura 18). Na função de instrumentador, o ASB não interrompe o fluxo de trabalho e as demais ações como a manipulação de materiais, por exemplo, fica a cargo de um segundo auxiliar.

ATENÇÃO

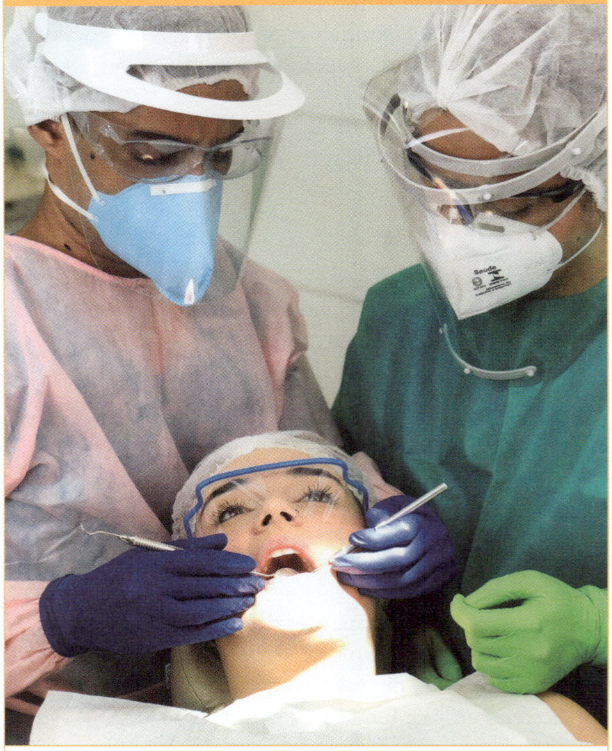

Cirurgião-dentista e auxiliar de saúde bucal devem adequar a altura dos mochos para que compartilhem do mesmo campo visual e que tenham acesso a gavetas e bandeja auxiliar com um simples movimento horizontal do braço, ou seja, sem demandar esforço demasiado e favorecendo o trabalho a quatro mãos.

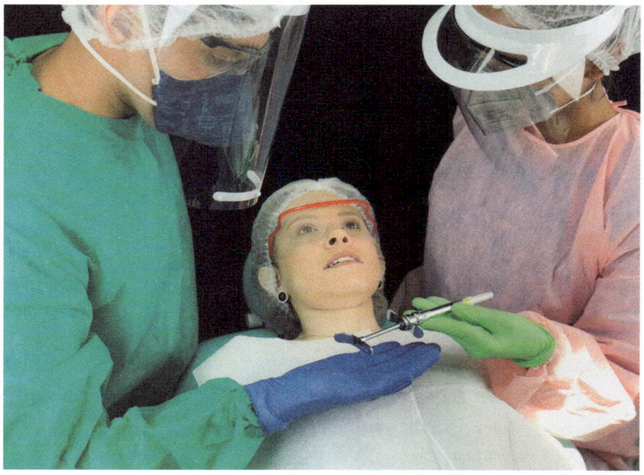

FIGURA 18 Trabalho a quatro mãos.

QUIZ BIOSSEGURO

1. É correto afirmar que a ergonomia:
   A. Visa adequar o homem ao trabalho.
   B. Melhora das condições ambientais de trabalho a fim de evitar desgastes desnecessários e aumentar a produtividade.
   C. Trata apenas da infraestrutura do consultório.
   D. Não chega a corresponder a uma ciência, mas uma série de sugestões para o aumento da produtividade no trabalho.

2. Sobre os distúrbios osteomusculares relacionados ao trabalho é incorreto afirmar:
   A. Tendinites, tenossinovites, síndrome do túnel do carpo, miosites e bursites são comuns em dentistas.
   B. As posturas naturais mesmo após longos períodos não são capazes de desenvolver lesões.
   C. Deve-se alternar entre a posição sentada passiva e ativa.
   D. Realização de exercícios durante a jornada de trabalho auxilia na prevenção de DORT.

3. São fatores ergonômicos ambientais que devem ser controlados:
   A. Luminância e temperatura, apenas.
   B. Temperatura e umidade do ar, apenas.
   C. Temperatura, luminância, umidade do ar e ruídos.
   D. Umidade do ar, presença de microrganismos, temperatura do ar, ruídos.

4. Sobre ergonomia em odontologia é correto afirmar:
   A. *Burnout* corresponde ao desvio compensatório lateral da coluna.
   B. São riscos ergonômicos os fatores posição, posicionamento e movimento.
   C. O cirurgião-dentista deve evitar delegar funções à ASB.
   D. Tempo útil corresponde ao período dedicado ao exercício da profissão como atendimento a pacientes ou aperfeiçoamento, como cursos e eventos científicos.

5. Sobre o esquema ISO/FDI é incorreto afirmar:
   A. Constitui um modelo teórico, sem real aplicação prática.
   B. O dentista destro deve manter-se entre as posições 9 e 13 h.
   C. ASB de cirurgião-dentista canhoto deve ficar em posição 9 a 13 h.
   D. ASB de cirurgião-dentista destro deve ficar em posição de 2 a 3 h.

JOGANDO LIMPO

Ergonomia em odontologia

Há 9 palavras relacionadas à Ergonomia Odontológica, escondidas na horizontal, vertical e diagonal. Descubra-as!

H	R	D	T	G	H	M	D	D	H	H	S
D	A	E	M	A	O	O	A	Y	M	A	H
E	C	N	R	T	S	V	A	A	G	N	Q
L	I	E	D	E	E	I	A	E	V	M	U
E	O	U	G	N	E	M	E	Y	C	O	A
G	N	E	D	S	R	E	A	D	P	K	T
A	A	S	E	Ã	D	N	R	O	E	L	R
R	L	E	P	O	S	T	U	R	A	N	O
W	I	O	D	L	M	O	A	T	M	O	M
E	Z	N	E	F	A	I	H	I	S	F	Ã
L	A	N	E	R	A	T	E	S	E	D	O
R	R	A	L	M	I	N	L	O	W	I	S

BIBLIOGRAFIA

1. A&E Television Networks. Industrial Revolution. 2020. Disponível em: https://www.history.com/topics/industrial-revolution/industrial-revolution (acesso 25 set 2020).
2. Associação Brasileira de Normas Técnicas. NBR ISO/CIE 8995 – Iluminação de ambientes de trabalho – Parte 1: Interior. Rio de Janeiro: ABNT; 2013.
3. Borges LC. ASB e TSB: formação e prática da equipe auxiliar. 1 ed. Rio de Janeiro: Elsevier; 2015.
4. Brasil. Ministério da Saúde. Saúde de A a Z. Disponível em: https://saude.gov.br/saude-de-a-z/saude-mental/sindrome-de burnout#:~:text=S%C3%ADndrome%20de%20Burnout%20ou%20S%C3%ADndrome,justamente%20o%20excesso%20de%20trabalho (acesso 25 set 2020).
5. Brasil. Ministério do Trabalho e Emprego. Norma Regulamentadora n. 17, de 6 de julho de 1978. Ergonomia. Brasília: Diário Oficial da União; 1978.
6. de Ruijter RA, Stegenga B, Schaub RMH, Reneman MF, Middel B. Determinants of physical and mental health complaints in dentists: a systematic review. Comm Dentistry Oral Epidemiol. 2015;43(1):86-96.
7. de Sio S, Traversini V, Rinaldo F, Colasanti V, Buomprisco G, Perri R, et al. Ergonomic risk and preventive measures of musculoskeletal disorders in the dentistry environment: an umbrella review. PeerJ. 2018;6:e4154.
8. de Souza FB, Costa IRB; Pinto LLS, de Melo MMDC. Musculoskeletal disorders associated to dentists work activities in Brazilian primary health care. Rev Estomatol Herediana. 2017;27(4):210-8.
9. Gupta A, Ankola AV, Hebbal M. Dental ergonomics to combat musculoskeletal disorders: a review. Int J Occupational Safety Ergonomics. 2013;19(4):561-71.
10. Iida I. Ergonomia: projeto e produção. 2 ed. São Paulo: Blucher; 2005.
11. International Organization for Standartization. ISO 11226:2000. Ergonomics: evaluation of static working postures. Geneva: ISO; 2000.

12. International Organization for Standartization. ISSO 6385:2004. Ergonomic principles in the design of working systems. 2 ed. Geneva: ISO; 2004.
13. Kumar DK, Rathan N, Mohan S, Begum M, Prasad B, Prasa ERV. Exercise prescriptions to prevent musculoskeletal disorders in dentists. J Clin Diagnostic Res. 2014;8(7):ZE13.
14. Lietz J, Nazan U, Nienhaus A. Prevention of musculoskeletal diseases and pain among dental professionals through ergonomic interventions: a systematic literature review. Int J Environmental Res Public Health. 2020;17(10):3482.
15. Moodley, Rajeshree; Naidoo, Saloshni; Van Wyk, Jacqueline. The prevalence of occupational health-related problems in dentistry: A review of the literature. Journal of Occupational Health, v. 60, n. 2, p. 111-125, 2018.
16. Mulimani P, Hoe VC, Hayes MJ, Idiculla JJ, Abas AB, Karanth L. Ergonomic interventions for preventing musculoskeletal disorders in dental care practitioners. Cochrane Database Syst Rev. 2018;10.
17. Naressi WG, Orenha ES, Naressi SCM. Ergonomia e biossegurança em odontologia. São Paulo: Artes Médicas; 2013.
18. Occupational Safety and Health Administration. OSHA Technical Manual – Section III, Chapter 2. Recomendations for de employer. Disponível em: https://www.osha.gov/dts/osta/otm/otm_iii/otm_iii_2.html#5 (acesso 25 set 2020).
19. Simões MSS, Santos GRP, Oliveira ALL, Mendom PR, Nova PRMV, Souza FB. Ergonomic evaluation of lighting from dental school clinics: a cross-sectional study. J Dent Health Oral Disord Ther. 2019;10(1):83-6.
20. Singh P, Aulak DS, Mangat SS, Aulak MS. Systematic review: factors contributing to burnout in dentistry. Occup Med. 2016;66(1):27-31.
21. Valachi B, Valachi K. Preventing musculoskeletal disorders in clinical dentistry: strategies to address the mechanisms leading to musculoskeletal disorders. J Am Dent Assoc. 2003;134(12):1604-12.
22. Wisner A. Por dentro do trabalho-ergonomia: método e técnica. São Paulo: FTD; 1987.
23. Yamalik N. Musculoskeletal disorders (MSDs) and dental practice; Part 1. General information-terminology, aetiology, work-relatedness, magnitude of the problem, and prevention. Int Dent J. 2006;56(6):359-66.

23

COMO TORNAR A BIOSSEGURANÇA UM HÁBITO?

Saulo Cabral dos Santos

OBJETIVOS DE APRENDIZAGEM
O QUE VOCÊ VAI APRENDER NESTE CAPÍTULO:

1. Entender como funcionam os hábitos.
2. Identificar os elementos que constituem nossos hábitos para melhor manipulá-los.
3. Saber como e por que construir os hábitos de biossegurança.
4. Desenvolver estratégias para implantar a biossegurança no ambiente clínico.
5. Preparar e estimular a equipe para as mudanças necessárias.
6. Entender os limites das ações habituais.
7. Implantar o passo a passo para aquisição de novas rotinas e protocolos de biossegurança.

Nem sempre possuir as melhores armas faz vencer a guerra. A estratégia é o uso da inteligência direcionada ao conhecimento na construção de um caminho que nos permita seguir com segurança rumo ao nosso objetivo. A forma de implantação de novos hábitos pode ter algumas variações na dependência das características da instituição/clínica/ambulatório. O que iremos trazer nas próximas linhas é um condutor geral que sirva de guia, baseado nos estudos das últimas décadas sobre a formação dos hábitos no comportamento humano com o intuito de viabilizar uma conexão entre o conhecimento da biossegurança exposto em todos os capítulos deste livro e a sua aplicação prática no cotidiano da atividade clínica. A partir desse norteador o leitor poderá desenvolver métodos próprios, pensados especificamente para cada local, levando em consideração o tamanho do grupo, as vulnerabilidades sanitárias e a realidade particular do serviço oferecido.

POR QUE É DIFÍCIL INSERIR UM NOVO COMPORTAMENTO NA ROTINA CLÍNICA?

Precisamos aprender a dar às coisas a importância que elas têm. A implantação de um atendimento dentro dos padrões de biossegurança demanda um esforço que precisa vencer a barreira do nosso cérebro que busca sempre o caminho do menor gasto possível de energia. É aí que entra a necessidade do pensar, do refletir e da ação transformadora. A odontologia não suporta mais o olhar meramente técnico, aquele que reproduz procedimentos padrão, protocolos acabados e imutáveis. A união da técnica com a ciência é premente, e não há ciência sem reflexão crítica do agir.

Quem nunca começou a fazer algo no consultório ou na vida e não conseguiu dar sequência? Comprar algo novo num congresso que achamos interessante para melhorar nossa performance clínica e depois de alguns dias ou semanas ficar encostado naquela gaveta de "tralhas" ou "armário da bagunça"? Logicamente, existem coisas que realmente podem não funcionar bem na rotina da clínica, outras necessitam de uma curva de aprendizado para se ter um domínio pleno da técnica e auferir então seus melhores resultados. Mas, em muitos casos, a desistência, o esquecimento ou abandono de uma nova forma de fazer algo está relacionado com o tempo e a forma necessárias para se criar um novo hábito. Toda mudança exige um gasto de energia e isso gera um estresse no cérebro (não necessariamente consciente), demandado pelo esforço exercido para suplantar o sentido contrário das práticas habituais. Somando-se a isso, se eu não tenho a consciência de que aquilo é realmente importante e necessário, estarei gerando a segunda força contrária à criação de um novo hábito. Numa atividade profissional como a odontologia isso pode ser exemplificado pela ausência de embasamento científico que sustente racionalmente a necessidade da mudança.

Retomando o exemplo da compra de algo que está sendo lançado e promovido numa feira de um congresso ou numa liquidação de uma dental como resultado da sedutora e habilidosa explicação do vendedor, recheada pela pirotecnia das estratégias de venda e regadas pelo acolhimento do tratamento *Vip* que recebemos, a nova aquisição ocorre por um impulso emocional que foi gerado pelas circunstâncias ambientais (sedução, acolhimento, emoções). Contudo, como lhes falta consciência da real necessidade (saber científico) somado à fisiologia cerebral de produzir menos esforço evitando as mudanças, a probabilidade que a gaveta de tralhas em breve receba mais um obsoleto objeto é extremamente alta. Consequentemente, a necessidade de se saber o porquê de cada procedimento é um entendimento crucial para o sucesso do novo hábito, visto que o cérebro (fisiologia) e a mente (consciência) duelarão e o triunfo dependerá da resultante entre a força da vontade erguida pelo saber e a reação automática dos comportamentos tradicionais (Figura 1).

Neste capítulo iremos tratar como tornar procedimentos importantes e necessários num hábito dentro da prática odontológica, seja num serviço público ou privado, superando os obstáculos gerados pelo automatismo do nosso cérebro e dos nossos comportamentos.

O QUE É UM HÁBITO?

É uma ação que se repete com padrões de frequência, em situações estáveis, sem a necessidade da participação completa da consciência, com mínima atenção focal, o que confere um caráter de automaticidade ao ato, podendo ser executada ao mesmo tempo com outras atividades.

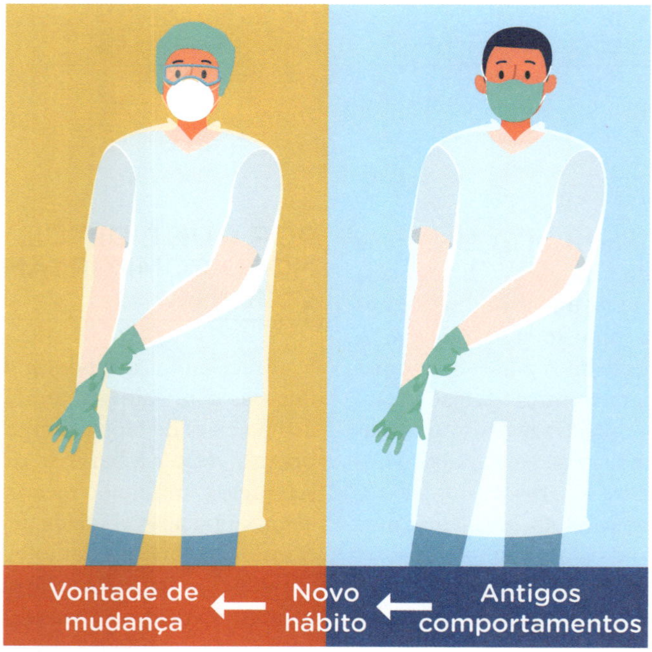

FIGURA 1 A incorporação de novos hábitos ocorre pela transformação de comportamentos antigos que são submetidos à vontade da mudança.

Exemplo: a execução da primeira restauração dental pelo estudante

Quando estamos aprendendo a restaurar um dente, segurar a turbina de alta rotação, pisar no pedal, afastar os lábios com o espelho odontológico, ajustar o refletor e se posicionar ergonomicamente na cadeira, tudo parece muito difícil, demanda um esforço mental para a organização das ações e o tempo de execução é grande. Não raro, invertemos as sequências e pisamos no pedal antes da turbina estar dentro da boca e jorramos assim, água pelo rosto do paciente. Com a repetição, tornamos essa ação um hábito e o procedimento flui com harmonia numa sequência que parece natural. Esse é o objetivo do hábito, automatizar as respostas para gastar menos energia cerebral, despender menor tempo na sua execução e produzir fruição no ato. Se não desenvolvêssemos os hábitos, e necessitássemos de 100% da nossa atenção em todas as nossas tarefas diárias, a exaustão mental e consequentemente física seria de uma ordem tão grande que rapidamente adoeceríamos. Patologias atuais, bastante estudadas como a síndrome de *burnout* e o comportamento *workaholic* constatam tais consequências. A criação de hábitos é uma habilidade cerebral extremamente necessária para a manutenção da saúde mental e otimização das suas atividades, contudo, o conhecimento dos seus meandros de funcionamento são capitais para evitar seus efeitos colaterais que podem ser tão danosos quanto a sua ausência.

As condições que direcionam os hábitos acontecem em grande escala fora da consciência. Ao se analisar todas as tarefas diárias, desde escovar os dentes ao acordar, tomar banho, se alimentar, o que comemos, a forma como vamos ao trabalho, o caminho que escolhemos, o que fazemos durante o percurso, se escutamos rádio, o que escutamos, onde almoçamos etc., percebeu-se que na execução dessas tarefas habituais, um percentual médio de 40 a 55% do tempo de suas execuções foram compostos por ações automáticas, sem a participação da consciência. Ao final do dia, um percentual semelhante (até 60%) formou o quantitativo de atividades que tiveram pouca participação da consciência, ou seja, foram atividades baseadas nos hábitos. Esses resultados foram comprovados por tomografias que estudaram as atividades cerebrais durante várias tarefas diárias. As regiões cerebrais responsáveis pela atividade automática (hábitos) são diferentes daquelas nas quais se exige uma pronta ação da consciência (Figura 2). Entretanto, não se pode falar nem de ausência total da consciência nem de ação puramente automática em quaisquer atividades, o que existe são predomínios que podem ser alterados de acordo com as circunstâncias e a vontade de cada um.

COMO SE CONSTRÓI UM HÁBITO?

Os hábitos se constroem pela repetição de determinado comportamento ao longo do tempo, dentro de condições

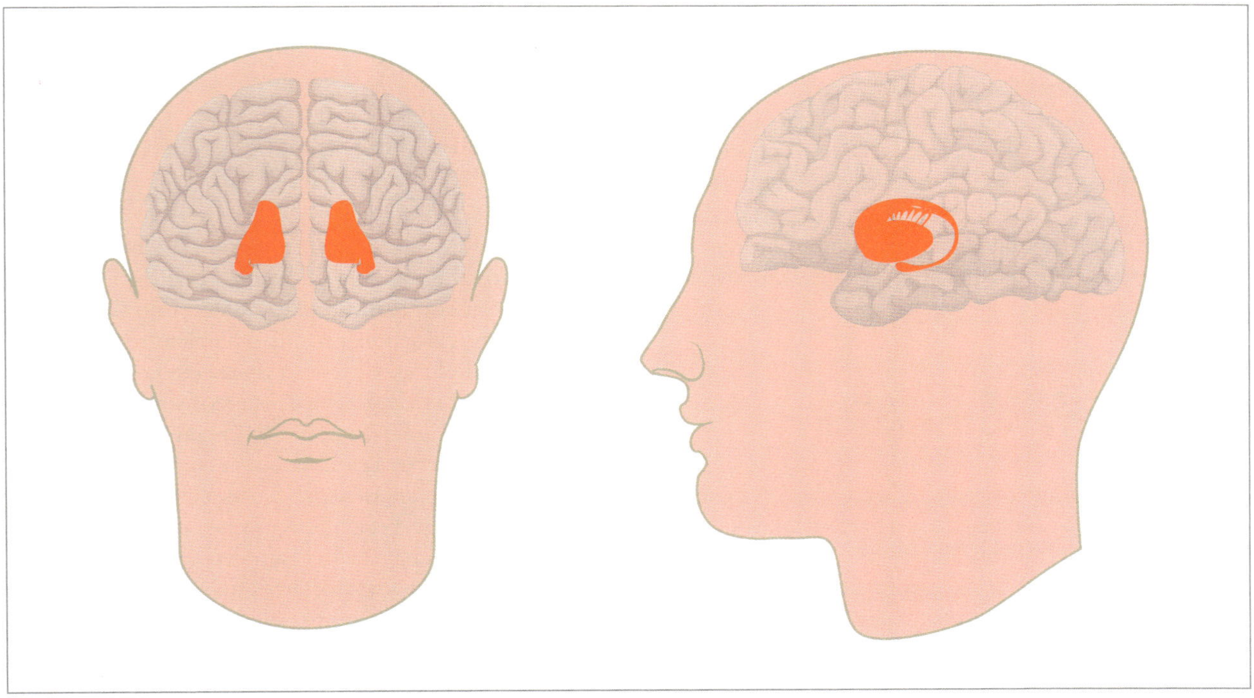

FIGURA 2 Gânglios basais, uma das principais regiões cerebrais responsáveis pela geração dos hábitos. Mais recentemente, descobriu-se que o córtex infralímbico também possui papel na instalação dos hábitos.

socioambientais estáveis, podendo se estabelecer sem nossa consciência ou serem planejados de forma detalhada pela nossa vontade e inteligência. Apesar de formarem processos que ocorrem de maneira inconsciente em nossos cérebros, especialmente nos gânglios basais, existe uma organização para sua emergência e instalação, que foi denominado por Charles Duhigg de *loop* do hábito (Figura 3) e consiste em três estágios:

1. Há um estímulo (uma deixa) que promove a entrada do cérebro em modo automático.
2. Há uma rotina (física, mental ou emocional).
3. Há uma recompensa. Quando é valorizada o cérebro aprova como interessante e registra o *loop* para o futuro. Essa recompensa nem sempre é consciente. É possível que muitos hábitos do nosso cotidiano escondam da nossa percepção consciente os prazeres ou recompensas que são gerados pelo seu estabelecimento. No início do século XX não havia o costume de se escovar os dentes em praticamente nenhum lugar do mundo, embora muitos dentistas já alertassem para tal necessidade. Estudos apontaram que o hábito de escovar os dentes era mais facilmente incorporado pelas pessoas quando viam nesse ato uma vantagem social, como tornar os dentes mais brancos ou melhorar o hálito, do que uma ação meramente de proteção à saúde. A recompensa de ser aceito gera um anseio que estimula uma deixa (o encontro com pessoas do trabalho ou afetos) que desencadeia uma rotina (o ato de escovar os dentes).

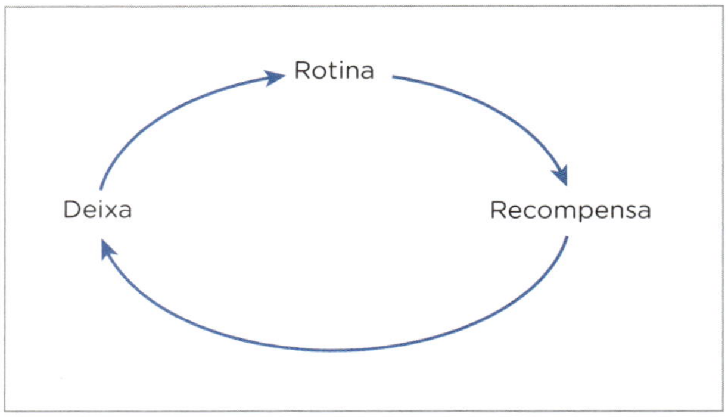

FIGURA 3 Esquema do *loop* do hábito.
Fonte: adaptada de DUHIGG, 2012.

Quando adquiridos sem nossa reflexão, afirma Charles Duhigg que podemos remodelá-los se soubermos manipular suas peças se assim o quisermos, contudo, conclui que os hábitos são tão fortes que fazem com que nossos cérebros se apeguem a eles a despeito de todo o resto, inclusive o bom senso. Toda ação carrega no seu bojo consciente ou inconsciente suas crenças e seus desejos; dificilmente uma ação perdurará se não estiver alinhada com esses campos. Afirma James Clean que, "quanto mais orgulho você tiver de um aspecto de sua identidade, mais motivado você estará para manter os hábitos associados a ele".

TODA AÇÃO HABITUAL É TOTALMENTE AUTOMÁTICA?

Estudos no campo da psicologia mostram que existem, de forma didática, dois sistemas de respostas às questões que se apresentam no cotidiano: um sistema intencional e um sistema habitual. O sistema intencional é aquele em que a ação sofre uma injunção deliberada da consciência e o habitual é o ato que de tanto repetir, não precisamos pensar para executar. Contudo, os estudos informam que essa divisão é mais didática do que categórica, pois não dá para concluir que nossos comportamentos sejam estritamente orientados por um sistema ou outro. Logo, os comportamentos que sofrem nossa intencionalidade de forma ativa podem receber contribuições do sistema habitual e vice-versa.

Esse sistema intencional pode ser bastante útil para iniciar e terminar uma sequência de ações habituais. Um exemplo interessante é aquele do momento da leitura de um livro, de um texto, que a gente começa intencionalmente a leitura e daqui a pouco nos pegamos pensando em coisas completamente diferentes do que estamos lendo, voltamos a atenção e depois de um tempo nos perdemos novamente em devaneios. Schooler chamou isso de fenômeno da mente que vaga durante a leitura. O treinamento, a concentração, a objetivação dos propósitos, o delineamento profissional, as metas e o esforço são algumas ferramentas que a consciência poderá usar para reconstruir os hábitos necessários, estimulando seus inícios e checando seus caminhos e resultados.

O QUE DIFICULTA A CONSTRUÇÃO DOS BONS HÁBITOS?

Entendendo a odontologia como ciência, faz-se necessário um alinhamento das nossas crenças e vontades ao conhecimento científico, estabelecendo as decisões baseadas em evidências como o parâmetro norteador das nossas condutas. Com isso vívido em nossas mentes, determinamos a direção que desejamos seguir, o trajeto a percorrer, tendo a clareza de que todo caminho possui obstáculos. E este não será exceção. Saber contornar, entender, refletir são ferramentas decisivas nesse percurso. Existem crenças que foram apreendidas por nós desde a infância e são reproduzidas há séculos estando praticamente naturalizadas em nossos comportamentos. Ao fazer ciência, o primeiro obstáculo a ser superado é aprender a lidar com as crenças que se chocam com os princípios científicos. O segundo obstáculo, bastante ligado ao primeiro são as racionalizações. Racionalizar é construir mentalmente uma justificativa para um ato que tem um forte impulso emocional e se contradiz com os princípios científicos ou éticos. Por exemplo: "...eles são irmãos, não tem problema usar o mesmo instrumento sem esterilizar, eles comem e bebem em casa no mesmo talher e copo ...". Notem que houve a construção bem articulada de um argumento aparentemente lógico, mas que está em confronto com os postulados propostos pelas ciências da saúde, pela ética e pelo cuidado. E quanto mais inteligente a pessoa é, mais suscetível a racionalizar, pois a inteligência sempre estará a serviço dos nossos desejos e princípios. Ter clareza dos nossos desejos e fortificar os princípios que são sustentados pela ciência e pela ética é um importante passo para o soerguimento do profissional de sucesso do século XXI.

COMO OCORRE A MUDANÇA DE UM HÁBITO?

Antes de mudar um hábito é importante se certificar de que o hábito atual não está mais adequado, e partir para saber qual a mudança que se faz necessária e qual o novo hábito responderá e suprirá as atuais necessidades. Importante lembrar que as evidências científicas serão sob quaisquer circunstâncias o nosso norteador. Quando atuamos sob a chancela do título de cirurgiã(o)-dentista, assinamos um acordo, materializado em nosso diploma, com uma prática baseada na ciência. Intuições, experiência clínica, ouvi dizer, fulano fez e deu certo, não devem direcionar nossa prática se não estiverem unidas, coladas, sustentadas em estudos científicos, pois, quando isoladas não são bons indicativos para uso na clínica por aumentarem as probabilidades de risco para os pacientes e erro profissional, implicando em imperícia, imprudência ou negligência.

É comum acreditarmos que toda mudança é para melhor e isso não é verdade. Quando não sabemos nem como nem para o que mudaremos os riscos se acentuam. Saber em que direção mudar é fundamental. Um exemplo típico é o uso de barreiras em torno de refletores, equipos e braços da cadeira odontológica. O profissional aprendeu que pode-se envolver esses equipamentos e áreas em papel filme para que funcione como barreira, evitando-se assim a contaminação da superfície propriamente dita. Contudo, não trocar esse papel filme entre cada atendimento pode aumentar as possibilidades de contaminação cruzada demonstrando que a mudança trouxe mais riscos que benefícios.

Após constatar a necessidade de qual mudança precisa ser efetivada deveremos passar para o como mudar.

Estudos demonstraram que as mudanças podem ocorrer em três pontos, chamadas por James Clear de três camadas de mudança de comportamento. A primeira seriam aquelas mudanças concentradas no que queremos alcançar, estariam ligadas aos resultados, ou seja, ao nível mais superficial e frágil de mudança. Poderemos exemplificar com o uso do avental de chumbo para as tomadas radiográficas. Se o profissional decide usar porque muitos profissionais usam, seus pacientes estão exigindo ou porque você está com medo de perder clientes ou ser mal avaliada(o) por eles e seus chefes, essa é uma decisão baseada nos resultados. Por que esse nível de mudança é frágil? Porque no momento que um paciente não exigir, que um chefe não estiver checando seus passos ou você desconfiar que aquele paciente não tem cidadania desenvolvida para exigir tal direito, você pode deixar de usar. Não pensem que essa forma de agir é apenas uma deliberação malévola da consciência, não! Lembra da busca do menor esforço do cérebro que falamos lá atrás? Pois é, em quaisquer circunstâncias que houver uma brecha para se gastar menos energia, o cérebro vai propor isso aos nossos atos. Isso ocorre numa velocidade tão alta que não detectamos em muitas ocasiões que estamos agindo dessa forma. Fiquemos atentos a isso!

Apesar de não sermos culpados por nossos cérebros trabalharem dessa forma, somos responsáveis pelos nossos atos. O segundo nível de mudanças está ligado aos processos, às rotinas. Mudar os processos e as rotinas por si podem funcionar, mas quando não sabemos o porquê dessas ações, dessas mudanças, quando não temos nitidez por que fazemos aquilo daquela forma e não de outra, isso poderá levar ao estresse. Mário Sérgio Cortella elucida que existe uma diferença básica entre estresse e cansaço. O cansaço pode ser fruto de um dia de trabalho intenso, da prática de uma atividade esportiva ou até mesmo de uma relação sexual. Essas atividades cansam, mas não estressam. O estresse é a repetição de uma atividade que você não vê ou não entende o seu sentido. Por isso, nós ou nossa equipe precisaremos de algo a mais que protocolos a serem seguidos para que as mudanças tenham sustentação ao longo do tempo, permaneçam ativas na ausência de chefes ou fiscais ou não sejam negligenciadas diante de pacientes menos exigentes.

O terceiro nível de mudança está associada à construção da sua identidade. Nesse nível, as novas rotinas da biossegurança terão maior probabilidade em ter longevidade na perpetuação dos novos hábitos, pois estão sustentadas por um saber, ligadas a uma crença que foi erguida pelo conhecimento refletido. São as crenças que alimentam e fortalecem nossas ações. É a certeza da coisa certa a fazer. Quando sabemos que devemos cuidar das pessoas e que os aparelhos de radiografias emitem raios que atuam no corpo dos indivíduos e podem levar a prejuízos da sua saúde, usamos o avental de chumbo porque não vemos alternativas, porque sabemos da sua importância e porque e, sobretudo, nos reconhecemos verdadeiramente como profissionais da saúde.

COMO MUDAR NOSSOS SABERES, CRENÇAS E DESEJOS?

Entre o contato com uma informação nova e o mais profundo conhecimento desse tema existem inúmeras graduações e ângulos que formam este saber; de superficial a profundo, de específico a multidisciplinar. Na era digital em que vivemos, existe uma profusão de informações que facilmente se confunde com conhecimento, e em muitas circunstâncias naufragam na superficialidade. Quando esse conhecimento passa por uma reflexão crítica, é aprofundado e contextualizado com a realidade, começa o desenvolvimento da sabedoria. Saber, por exemplo, que toda equipe de saúde bucal deve estar imunizada contra tétano, difteria e hepatite B é ter uma informação. A partir do momento que eu sei fundamentar o porquê da importância dessa imunização, eu começo a erguer o conhecimento. Quando esse conhecimento passa pela reflexão crítica e eu não consigo mais dissociá-lo da minha prática é sinal de que estamos nos aproximando da sabedoria. As crenças nós podemos mudar tanto com o conhecimento quanto com a sabedoria. Já no campo emocional, os desejos podem ser conscientes e inconscientes, e é preciso tempo de trabalho interior para identificá-los e conhecê-los. Esse processo pode ser alcançado por várias metodologias, da meditação à psicanálise. Contudo, a vontade é uma ferramenta que ajuda as realizações humanas. Portanto, ao juntar conhecimento, sabedoria e vontade eu reoriento minhas crenças e fortaleço a minha trajetória de vida e profissional consequentemente.

QUE TIPO DE PROFISSIONAL VOCÊ DESEJA SER? QUEM VOCÊ QUER SER?

Ainda temos dificuldades de pensar o óbvio e nos incomoda muitas vezes termos que pensá-lo. Passamos a vida escolar nos satisfazendo em passar por média. Estar na média nos trouxe prazer e satisfação e não percebemos que estar na média é estar entre os medíocres. Os hábitos escolares extrapolam para a vida profissional, pensá-los e repensá-los é importante para a construção da nossa carreira. Fazer o que faz a média dos indivíduos garantirá a nossa realização pessoal e profissional? Ser um profissional de qualidade está na nossa lista de desejos? Eu tenho prazer com a odontologia que pratico? Ser dentista é o que eu quero para a minha vida? Muitas vezes evitamos essas perguntas com medo das respostas que possam aparecer. Mas sem essas perguntas não tem como se pensar em profissional de qualidade.

Outras vezes nossa lista descreve apenas os resultados, ou seja, eu quero ganhar X por mês, eu quero ser um dentista famoso com milhares de curtidas e seguidores. O próprio nome indica que resultado é fruto de algo que o precede, é consequência. Para ser esse profissional competente, reconhecido, de qualidade, é preciso se reconstruir constantemente, não parar no tempo, se colocar na qualidade de aprendiz. Esse processo levará a ampliação da identidade, agora resignificada pelos novos saberes adquiridos com as novas leituras, debates e reflexões que norteiam os novos comportamentos por meio da criação de novos hábitos. Esses hábitos novos, na medida de suas repetições ao longo do tempo, sedimentarão a nova identidade.

Na medida que gero hábitos biosseguros na minha prática clínica, estou ajudando a construir a minha identidade profissional correspondente, ao passo que, ao desejar ser um profissional responsável, ético e competente eu crio as bases sólidas para a manutenção de hábitos clinicamente adequados. O profissional realizado é aquele que faz o que se identifica, que pratica o que lhe dar prazer. É muito difícil ser competente em algo que não gostamos, que detestamos. Se sair de casa para trabalhar é um ato de sofrimento diário, alguma coisa está errada e é fundamental pensar sobre isso.

PARA QUE MUDAR OS HÁBITOS DE BIOSSEGURANÇA NO CONSULTÓRIO/ AMBULATÓRIO?

Se for apenas para cumprir com as normas de biossegurança estabelecidas, seu foco está nos resultados, não faz parte de sua identidade, de suas crenças, de sua sabedoria. É como dizer: eu diminuo a velocidade do carro pra não receber multas. Não existe preocupação verdadeira com os objetivos do controle de velocidade que é evitar acidentes e poupar vidas. Quando acreditamos/sabemos que nosso papel como profissional de saúde é cuidar das pessoas e não apenas daquele dente que fraturou ou possui lesão cariosa, nossa identidade está sendo ampliada por conceitos que muitas vezes não damos valor pela falta de percepção da sua real influência no cotidiano profissional. No exemplo do motorista que diminui a velocidade com medo da multa, é muito provável que no momento que aquele regulador de velocidade (pardal/radar) estiver quebrado ou ausente, a pessoa passe naquele mesmo local em velocidade superior a estabelecida e não conseguirá atentar que está elevando os riscos de acidente e consequentemente do sofrimento humano. Ou seja, o controle da velocidade está atrelado à multa e não à preservação da vida.

No âmbito da odontologia, é o profissional que só usa as medidas de biossegurança quando tem um chefe ou um professor por perto e não porque é uma medida importante para preservar a saúde e a vida dos pacientes. Consequentemente, aqueles que possuem consultórios próprios ou que não tem chefes persuasivos, ou ainda, professores que não cobram ou que desautorizam pela sua postura inadequada às normas, seus pacientes estarão entregues ao arbítrio do destino. Portanto, aperfeiçoar nossos hábitos de biossegurança é continuar qualificando nossa prática profissional na direção do aumento do bem-estar das pessoas, é cumprir com a nossa maior meta, a garantia global do cuidado. Resumindo, é aumento da competência profissional.

ATENÇÃO

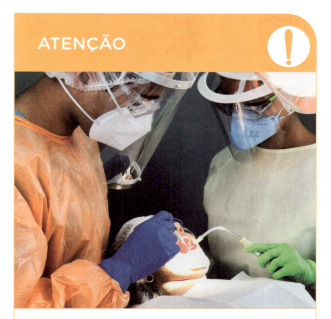

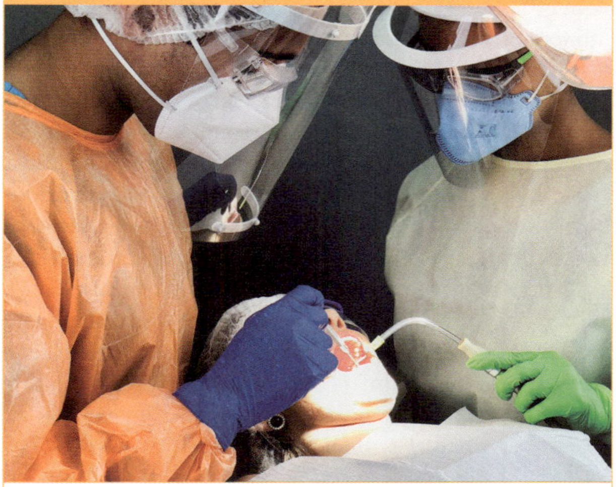

Aperfeiçoar nossos hábitos de biossegurança é continuar qualificando nossa prática profissional na direção do aumento do bem-estar das pessoas, é cumprir com a nossa maior meta, a garantia global do cuidado. Resumindo, é aumento da competência profissional.

COMO PREPARAR A EQUIPE PARA AS MUDANÇAS?

A hierarquia é fundamental nas relações profissionais. É importante haver uma linha de comando clara, contudo, não se consegue mudanças verdadeiras, substanciais, apenas por meio de ordens. A obediência a uma ordem pode estar totalmente desprovida de entendimento da sua necessidade e muitos funcionários a cumprem para não perder o emprego e não porque entendem que aquele é o melhor a se fazer. Quando isso acontece, a mudança terá dificuldades de se manter duradoura ou em todos os momentos do dia. A ausência momentânea do chefe, uma viagem ou férias dos seus superiores serão suficientes para que nada funcione adequadamente. Quando não se entende o porquê de um instrumento que cai no chão não deve ser embalado para a esterilização antes de ser novamente processado, mas apenas o faz porque o chefe mandou, facilmente na ausência dele, justificativas podem ser criadas para tal ação como: "vai ser esterilizado mesmo, pra que lavar de novo?".

Quando planejamos mudanças é importante criar na equipe a sensação ou necessidade de que se precisa mudar. Isso pode ser feito de várias formas, uma delas são os treinamentos sistemáticos da equipe nos quais possam ser trazidos temas para se refletir, como infecção, contaminações cruzadas, doenças infectocontagiosas, o papel das equipes de saúde etc. Conversas individuais sobre os aspectos mencionados também surtem efeitos reflexivos importantes, preparando-os para os novos protocolos que se deseja implantar. Outro momento altamente favorável para as mudanças são as situações de crise. Muitos estudiosos dizem que jamais devemos desperdiçar a oportunidade transformadora que é aberta pelas situações de crise. Vários lugares possuem problemas de segurança, por exemplo, mas somente após um assalto é que medidas efetivas são tomadas para prevenir esse problema. Nesse sentido, não podemos desperdiçar a crise gerada pela pandemia da Covid-19 sem implantar as melhorias de biossegurança que há décadas deveriam estar em pleno funcionamento nas nossas estruturas de saúde. Todos nós, que trabalhamos no setor de saúde, fomos coagidos a nos abrir para a inserção de novas rotinas e protocolos como resultado da percepção do sofrimento, dor e morte de colegas, pacientes e da população em geral.

COMO MUDAR OS HÁBITOS DE UMA EQUIPE?

Para haver mudança da forma como trabalha uma equipe é necessário um treinamento não apenas para ensinar as rotinas e protocolos a serem seguidos, mas fundamentalmente para o desenvolvimento do entendimento de cada membro no porquê da mudança. Se a equipe encarar os novos protocolos como mais um serviço, mais trabalho, o caminho para o fracasso estará aberto como apontado por Pondé. E isso poderá ocorrer tanto no serviço público quanto no privado. No primeiro, o boicote é mais explícito, escancarado. No segundo, é escamoteado, cínico, escondido.

Toda equipe segue o caminho pavimentado pelas suas lideranças. Contudo, existem vários tipos de liderança: coercitiva, educativa, distributiva ou carismática, apenas para citar algumas. A forma como a equipe responde a uma mudança de hábito proposta por suas lideranças está diretamente ligada ao tipo de liderança que é exercida naquele grupo. Apesar de todas as formas poderem obter a mudança proposta, estudos apontam que para um hábito ser implantado de forma mais fácil é necessário que ele aumente o bem-estar dos seus praticantes. Logo, fica evidente que alguns tipos de liderança, pela sua característica autoritária, podem se distanciar dessa melhoria do bem-estar, pelo seu *modus operandi* e, consequentemente, dificultar a plena mudança desejada. Falamos de plena mudança porque existem as chamadas "mudanças aparentes", que são aquelas que a equipe, diante de seu líder coercitivo, segue as instruções propostas, mas na sua ausência, não dão continuidade ao processo e em algumas circunstâncias mais extremas se opõem e agem de forma contrária, causando resultados completamente díspares dos propostos. Por exemplo, quem nunca viu a cinematográfica história do garçom que chateado pela forma grosseira e áspera que o cliente o trata, cospe às escondidas no novo prato que será servido? Ou ainda, equipes que derrubam seu chefe boicotando suas ordens e diretrizes? A liderança eficiente é sobretudo educativa, que instrui, dialoga, ouve e constrói de forma coletiva os processos transformadores do ambiente de trabalho, estabelecendo metas plausíveis, estimulando, incentivando e, por fim, cobrando os justos resultados.

No caminho da construção de novos hábitos, os estímulos (deixas) podem ser os mais variados possíveis, desde percepções visuais, auditivas, emocionais, a presença ou chegada de alguém, um simples horário do dia, um despertador, um sinal sonoro etc. Estamos direcionando nossa reflexão para a biossegurança, logo, poderemos criar uma série de estímulos durante o dia para desencadear ações e rotinas importantes de biossegurança. Por exemplo: um alarme que toque às 11:30 h indicando que a partir daquele momento existe uma rotina específica importante para ser executada naquele momento: retirar os instrumentais do detergente enzimático, lavá-los, secá-los, embalá-los e esterilizá-los para o atendimento do próximo expediente; ao terminar essa tarefa o profissional estará liberado para o intervalo do almoço. Vejam que existe um estímulo (alarme); uma rotina: (preparar os instrumentais para a tarde); e existe uma recompensa (almoçar). Convém lembrar que essas recompensas são as mais variadas possíveis. No exemplo, descrevemos uma recompensa física, mas existem as emocionais, que podem advir de reconhecimento explícito ou elogio. Reconhecer, agradecer e elogiar são ações importantíssimas na construção de hábitos saudáveis nas rotinas clínicas. Tudo isso pode ser feito em direção aos outros como também de você para consigo na criação de hábitos que você deseje para sua vida pessoal ou profissional.

Quando nos encontramos diante de algo novo, diferente, nosso cérebro busca nos arquivos alguma informação de como proceder diante daquele estímulo, começando com as experiências concretas com resultados positivos anteriormente experimentadas passando às experiências mais escassas, às teorias mais plausíveis e finalmente aos ensaios de acerto e erro ao se distanciar de nossas vivências. Ao obter um resultado favorável, isso fica registrado no cérebro como uma atitude válida. Na próxima experiência, o cérebro acessará rapidamente essa informação no banco de dados da memória.

Estudos no campo dos hábitos propõem que devemos tornar o estímulo claro, palpável, o desejo atraente, que produza uma resposta fácil e que haja satisfação com a recompensa. Definir uma data com hora e local para começar a implementação de uma ação é o método mais eficaz para a criação de um hábito.

QUAL O PAPEL DA MOTIVAÇÃO NA CRIAÇÃO DE BONS HÁBITOS?

A motivação tem um papel inicial importante na mudança de hábitos. É ela que coloca o brilho nos olhos, que acende a paixão e nos faz sentirmos a vitalidade pulsando nas nossas veias. O indivíduo motivado é capaz de iniciar grandes transformações. Contudo, para alcançar os objetivos, atingir a realização ou, como os gurus adoram chamar, o sucesso profissional, precisaremos mais do que motivação. E por que? A motivação tem prazo de validade. Poucos meses são suficientes para se esvair. Motivação é o nome dado à paixão no mundo dos negócios. E vocês sabem muito bem que toda paixão passa, e o que fica? Tudo aquilo que foi construído durante a paixão. Portanto, deveremos aproveitar os momentos em que estamos motivados para ingerir conhecimentos, gerar saberes, reconstruir nossas crenças e identificar nossos desejos para que não abandonemos no meio do caminho os projetos que aperfeiçoam nossas qualidades e alavancam nossa vida profissional.

Quando nossos atos são fruto exclusivo da motivação, após o período de maior excitação, o aparecimento dos primeiros obstáculos poderá ser suficiente para o abandono daquela prática. Facilmente surgem desculpas, como "ah, é muito trabalhoso!"; "nossa, o pessoal da limpeza não faz direito, não adianta!"; "ninguém faz desse jeito, duvido!". Por outro lado, quando absorvemos o porquê as coisas devem ser feitas de tal maneira, quando o conhecimento foi digerido e o estudo veio atrelado à reflexão crítica, tornamo-nos mais fortes para enfrentar as dificuldades, e os tempos de crise sem deixarmos de fazer o certo, o necessário.

Portanto, a motivação pode e deve funcionar muito bem como um gatilho para a instalação de novos hábitos, mas para que se atinja o centro do alvo, a direção precisa estar pré-estabelecida, os objetivos claramente delineados e a necessidade da repetição e do esforço estejam soberanas na consciência. E isso não pode ser obtido sem o saber.

Um ponto importante para pensarmos é sobre o retorno financeiro como motivador. Todos nós devemos ganhar dinheiro para suprir não apenas nossas necessidades básicas de sobrevivência, mas o suficiente para realizarmos nossos sonhos e desejos, produzir bem-estar e tranquilidade para podermos trabalhar com qualidade sem preocupações básicas. Contudo, para a prática de saúde, o ganho econômico deve ser consequência, resultado e não objetivo. Poderemos e devemos construir metas financeiras nas nossas vidas, organização e planejamento econômico são fundamentais, mas não devemos sustentar nossa prática clínica nesses elementos, sob pena de nos perdermos na mercantilização prejudicial da saúde, o que nada tem a ver com bons salários e pró-labores adequados. Somos cuidadores e como tal, nossos objetivos profissionais são a manutenção do bem-estar, a prevenção das patologias do aparelho estomatognático, o alívio da dor e o restabelecimento das funções orgânicas acometidas pelas patologias e malformações congênitas ou adquiridas.

COMO LIDAR COM OS MAUS HÁBITOS?

Acredita-se que os hábitos depois de sedimentados não podem mais ser eliminados, mas podem ser substituídos.

Podemos mudar hábitos ruins para hábitos melhores. Esse processo de substituição exigirá algumas precauções para que se efetive de forma adequada. Primeiramente, ao trabalhar em equipe, sejamos o líder ou o subordinado, deveremos cuidar das nossas palavras, pois elas podem edificar grandes trajetórias ou destruí-las, na dependência da forma, do momento ou do conteúdo expressado. Alguns atos corriqueiros que podem nos passar despercebidos, como os julgamentos e condenações do outro a partir do nosso entendimento do que é correto, configuram-se muitas vezes como contribuições negativas para as mudanças. Desenvolver a consciência de que somos sujeitos únicos, filhos de uma realidade específica, com experiências e aprendizados próprios é um passo importante para diminuir o estresse das relações profissionais que ocorrem a partir do momento que acredito que o outro sempre faz algo para me prejudicar. Essa forma de enxergar-se nas relações, do ponto de vista psicanalítico, tem uma relação com a exacerbação narcísica do sujeito, que se coloca como centro das atenções e preocupações do mundo, o que não é verdade. Cada um é o centro de si próprio e os atos perpetrados pelos indivíduos têm muito mais relação com cada um do que com o outro, embora possa reverberar indelevelmente no outro. Marshall Rosenberg no extraordinário *livro Comunicação Não Violenta* deixa claro que as pessoas quando tomam atitudes que nos desagradam ou nos irritam fazem isso muito mais na busca de aumentar seu bem-estar do que para nos prejudicar propriamente. Então, ao desenvolvermos a capacidade de compreensão da fala do outro, minimizando os julgamentos e condenações automáticos e reativos, aumentaremos a probabilidade de desenvolver a empatia e consequentemente o caminho para a mudança estará aberto.

O olhar incriminatório, a palavra áspera ou a elevação do tom de voz são condutas comprovadamente ineficazes para a real transformação do hábito. E aqui é importante entendermos que a execução de um procedimento de biossegurança correto após um grito, por exemplo, ergue de forma invisível um muro entre o hábito desejável e a conduta cotidiana, pois a humilhação ao sofrer qualquer tipo de violência afeta profundamente as pessoas e se imiscui nas entranhas emocionais, conjurando com o inconsciente, *locus* que o racional tem muita dificuldade para acessar. O processo deve ser educativo, construtivo e não mais punitivo.

A procrastinação é um hábito comum no meio social, que carrega consigo o retardamento da realização profissional, assim como Sísifo no tradicional mito grego que vive com sua astúcia realizando tarefas pela metade, ludibriando seus interlocutores para a obtenção de vantagens e resultados sem o cumprimento adequado das exigências de cada tarefa, "empurrando com a barriga" as soluções efetivas para os seus problemas. Frequentemente, os indivíduos com esses hábitos, sem perceber, usam conjugações no futuro do presente que denotam incertezas. "Eu farei uma melhoria na biossegurança do meu consultório!" A probabilidade que isso nunca ocorra é alta, pois, não foi estabelecido prazo, hora para que se efetivasse; logo, essa afirmativa permanecerá válida hoje, daqui há uma semana, um ano ou 10 anos. Não houve comprometimento com a mudança, houve promessa de mudança. Na medida que estabelecemos um prazo, datado, nosso compromisso foi firmado, nosso cérebro começa a trabalhar para o cumprimento do estabelecido. Estabelecer data e hora para inserir um determinado protocolo é fundamental para que ele ocorra.

Se você detectar um mau hábito que necessita ser mudado, a primeira coisa a ser feita é uma descrição do "*loop* do hábito" para que fique claro qual a deixa, qual a rotina e qual a recompensa. Diante dessa identificação, poderemos mudar, evitar, redirecionar as deixas ou estabelecer novas rotinas quando a deixa for deflagrada. Por exemplo: se eu me acostumei a levar para o trabalho meu jaleco na mão, deveremos mapear o *loop* desse hábito da seguinte forma: Qual a deixa? A chegada da hora de ir para o trabalho! Qual a rotina: Pegar o jaleco no armário, pendurá-lo no braço, levá-lo até o carro e colocá-lo no banco de trás! Qual a recompensa: menos esforço ou desobrigar rápido dessa tarefa etc. É importante saber que as recompensas podem ser as mais variadas possíveis, para cada indivíduo a recompensa pode ser diferente, e muitas vezes imperceptíveis pela consciência. Para a mudança desse hábito se faz necessário perceber que a deixa dificilmente poderá ser mudada, que é a hora de ir ao trabalho, logo a intervenção deverá ser na rotina. Como mudar essa rotina de transporte do jaleco? Poderemos citar algumas alternativas: manter uma bolsa plástica junto de objetos que você carregará sempre ao sair de casa, como celular, pastas ou maletas, pois, no momento que você visualizar a bolsa plástica automaticamente lembrará que o jaleco deve ser conduzido dentro dela. Uma outra alternativa seria, após lavar o jaleco, já guardá-lo dentro da bolsa plástica de transporte. Não esqueça! O mais importante nesse processo de transformação é o conhecimento, o desejo de uma prática melhor e o anseio pelo aperfeiçoamento constante da própria conduta, uma vez que são as molas propulsoras para se dar a partida nas transformações necessárias.

COMO CORRIGIR AS "REGRAS TÁCITAS" PREJUDICIAIS?

Existe ainda dentro das organizações e equipes de trabalho as chamadas "regras tácitas". São regras, condutas e regulamentos que os próprios componentes de um ambiente de trabalho constroem ao longo do tempo a partir da convivência, mas que não estão escritas em nenhum lugar e não foram deliberadas por nenhuma instância administrativa. É fruto das relações e das disputas de poder próprias de cada lugar. Por esse motivo, é importante tentar mapear todos os hábitos de trabalho de todos os membros da equipe para se verificar o porquê de cada comportamento que tenha relação com a atividade laboral envolvida. Vocês vão perceber que hábitos dos mais variados, inclusive bizarros e sem sentido estão arraigados há anos e até décadas e vão se perpetuando porque ninguém jamais questionou ou refletiu sobre eles. Vamos a um exemplo: o uso de roupa branca pelo estudante ou profissional de saúde. Em muitos lugares isso já foi abolido, mas outros ainda permanecem. Ao perguntarmos por que a roupa precisa ser branca, ninguém sabe responder precisamente. Isso foi um legado histórico de uma época que não existia batas e jalecos, que os profissionais trabalhavam com a roupa que vestiam e transitavam pela rua. Era um artifício para se observar quando se sujavam e poder trocá-la. Contudo, com o advento das batas e jalecos, com seu transporte em sacos ou bolsas, o imperativo da roupa branca se desfez, mas o hábito continuou em várias instituições e clínicas, embora sem nenhuma necessidade do ponto de vista clínico. Por outro lado, existe o campo simbólico que reveste a indumentária profissional, não só na saúde, mas em muitas outras áreas. A beca do juiz, o paletó do advogado, a batina do padre, o macacão laranja do gari são expressões que constroem todo um imaginário que faz parte das relações de poder entre os indivíduos. Todos os nossos hábitos podem ser revisitados para um aprimoramento constante das nossas atividades no ambiente de trabalho.

Se eu desejo um ambiente de trabalho saudável e com bons hábitos, terei de enfrentar as mazelas, encarar os problemas e desenvolver a capacidade de reconstruir sem precisar agredir, violentar, humilhar quem quer que seja. A principal ferramenta é a CNV (comunicação não violenta). Saber dizer não sem precisar gritar, saber colocar o limite sem desrespeitar, desenvolver a liderança e entender a hierarquia sem usar da humilhação e do sarcasmo. Esse é o perfil do líder do século XXI, o líder educador.

ROTINAS DE LIMPEZA E ESTERILIZAÇÃO SÃO DIFÍCEIS DE SEREM CUMPRIDAS?

Na construção de um hábito, quanto mais específico nós formos, melhor será a sua implementação. É importante deixar claro e determinar quais novas ações precisaremos tornar rotineiras no ambiente de trabalho. Orientações genéricas para auxiliares e profissionais da limpeza são mais fáceis de não serem cumpridas, por diversos fatores, como procrastinação, esquecimento, ou outro motivo qualquer. Frases como: "limpe todo o consultório" ou "arrume a sala toda", tem alta probabilidade de não atender as exigências da biossegurança, pois não estabelecem com exatidão o que deve ser feito.

Ao desejar, por exemplo, criar o hábito de desinfetar as superfícies das bancadas e equipo odontológico, a orientação de implementação poderá ser a seguinte: "Todas as superfícies das bancadas e equipo odontológico deverão ser desinfetadas com quaternário de amônio (ou a substância adequada ao tipo de superfície), imediatamente após a saída do paciente da cadeira (ou da sala). Um outro exemplo é... "todos os dias o piso deverá ser limpo com hipoclorito de sódio à 0,5% após o último atendimento".

A criação de um ambiente propício que gere estímulos, que desencadeie a adoção das boas práticas, é uma estratégia que torna a eficiência uma marca desse lugar. Em contrapartida, a ausência desses estímulos, sejam intelectuais ou de percepção física dificultam a implantação de qualquer tipo de hábito.

Um exemplo de hábito enraizado em muitos de nós e que temos grande dificuldade de desvencilharmos: fumar quando se bebe! Muitas pessoas dizem que só fumam quando bebem. E por que isso ocorre? O ato de beber se tornou o estímulo desencadeante para se fumar. Assim como o ato de terminar de atender o último paciente se tornou o estímulo para encerrar o expediente, consequentemente importantes tarefas de limpeza e desinfecção do ambiente e instrumentais são proteladas para o outro dia de trabalho. No outro dia, o hábito de se chegar em cima da hora do atendimento do primeiro paciente, força-nos ao desenvolvimento de atos inadequados do ponto de vista da biossegurança, que é o atendimento daquele paciente que já chegou, que está esperando, sem resolver todas as

ATENÇÃO !

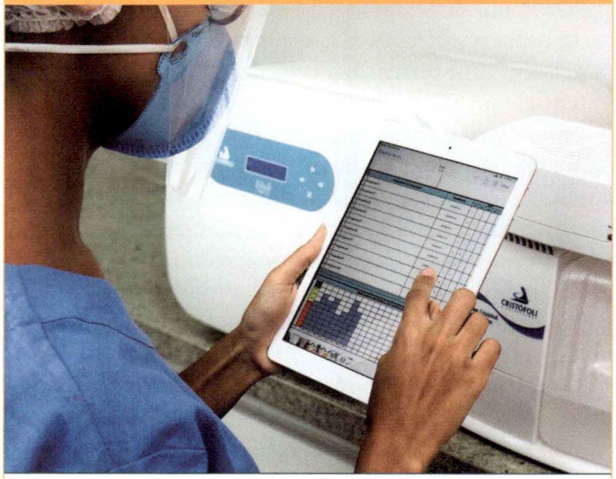

Ter hábitos de biossegurança não depende apenas de conhecimentos técnicos, mas da habilidade de desenvolver estratégias para a sua implantação e permanência a longo prazo. A criação de *checklists* é uma forma que tem surtido bons resultados em vários ambientes de trabalho.

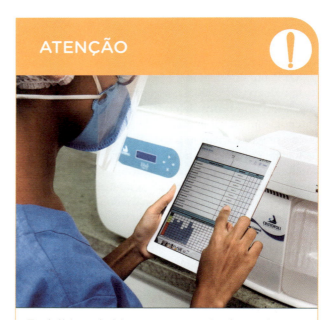

pendências técnicas deixadas do dia anterior. Uma informação superimportante: a rotina clínica não começa nem termina com o atendimento aos pacientes! Essa fase é um meio, intermedia uma série de atos pré e pós-atendimento que são tão importantes quanto o próprio atendimento. Ter hábitos de biossegurança não depende apenas de conhecimentos técnicos, mas da habilidade em desenvolver estratégias para a sua implantação e permanência à longo prazo. A criação de *checklists* é uma forma que tem surtido bons resultados em vários ambientes de trabalho. Crie vários *checklists* de acordo com os ambientes e as necessidades, horários e tipos de equipamentos, isso facilitará a efetividade dos novos hábitos.

COMO GERAR GATILHOS PARA A IMPLANTAÇÃO DE NOVOS HÁBITOS?

O novo coronavírus (SARS-CoV-2) trouxe a necessidade de se reorganizar a biossegurança dos ambientes clínicos e laboratoriais. Apesar da maioria das rotinas não serem novas, alguns profissionais e estudantes ainda não as tinham incorporadas do ponto de vista do hábito. Esse momento trouxe uma oportunidade extraordinária para mudanças e a incorporação de novas práticas que aumentarão a qualidade do atendimento. Isso se deve a vários motivos. No campo do comportamento, a pandemia funcionou como um estímulo catalisador, que é uma das peças-chave para a introdução de um novo hábito. Todo novo contexto de vida é um facilitador para a geração de novos hábitos. Um novo emprego, uma clínica nova, um equipamento recém-adquirido, a entrada ou a finalização de um curso, podem funcionar como estímulos para novos hábitos. No caso recente, infelizmente, o novo contexto foi gerado pela pandemia da Covid-19. Já que não temos o poder de mudar o passado e controlar as causas que geraram tal problema, podemos aproveitar o problema e desenvolvermos nossas capacidades para obtermos resultados ainda melhores com aquilo que fazemos.

Os hábitos precisam de gatilhos para serem implementados. Quanto mais atraente é uma oportunidade, quanto mais diferente é uma circunstância na vida, mais fácil será gerar a partir daí um novo hábito. A forma de encarar as novas rotinas de biossegurança serão fundamentais para o seu sucesso. Certo dia, uma amiga que trabalhava na Caixa Econômica Federal, no setor de FGTS me relatou que seu papel não era um trabalho meramente burocrático de atender clientes e despachar papéis, mas havia uma contribuição social por trás de cada pessoa que era atendida, que conseguia sacar de forma justa o FGTS a que tinha direito, e, efetivar a compra da casa própria, pois, dessa forma diminuiria consequentemente o déficit habitacional no país. Ou seja, essa profissional de um banco público tinha muito claro qual a sua responsabilidade naquilo que fazia e, com isso, a qualidade de seu atendimento aumentava pela lucidez do seu papel naquele emprego.

Tenha clareza do seu real compromisso enquanto profissional de saúde, que deve cumprir com as responsabilidades de cuidar do outro, seja do ponto de vista do alívio da dor, da aflição, do acolhimento ou da estética, não importa. Essa consciência será fundamental para alicerçar os novos hábitos de biossegurança que a sociedade pós-Covid exigirá e que nossos comportamentos terão de dar conta.

COMO ESCOLHER AS ROTINAS CLÍNICAS?

Mediante uma dúvida de como proceder em determinada circunstância clínica, temos a tendência de seguir o que outros profissionais do nosso elo de amizade fazem, independente da fundamentação das evidências científicas. Esse comportamento é comum na espécie humana, seguir o grupo nos traz segurança de não errar sozinho, ao mesmo tempo que demanda menos energia do cérebro, pois, pensar, refletir e decidir são funções cerebrais que gastam bastante tempo e energia, além da responsabilidade pela escolha. E como vocês sabem, nosso cérebro busca o caminho para o menor gasto de energia possível, segundo alguns neurocientistas, e aqui destaco os extraordinários trabalhos de Suzana Herculano Houzel, pesquisadora internacionalmente premiada pelos seus impressionantes estudos sobre o cérebro humano.

De forma extremamente sintética, ressaltamos o fato de que durante milhões de anos o nosso trabalho era encontrar comida para sobreviver e depois de encontrada, gastar o mínimo de energia possível para retardar ao máximo a necessidade de recomeçar a busca por alimentos, tarefa que não era nada fácil. O nosso cérebro gasta em torno de 500 calorias por dia para manter suas funções de forma adequada, então, economizar esses gastos era um imperativo para não perecer pela escassez e dificuldade da alimentação adequada. Por ser um ato repetido por milhões de anos, o automatismo biológico se compôs e ainda hoje buscamos pela economia energética cerebral. Logo, quanto mais atos durante o dia eu puder responder de forma automática, cerebralmente falando, mais confortável se sentirá nosso cérebro, por conta do menor gasto energético. Esse comportamento automático levou alguns autores a demonstrarem que num período de 24 horas, aproximadamente 40% dos nossos atos não passam pelo crivo da consciência. Uns outros tantos passam parcialmente e uma mínima parcela de fato se tornam decisões realmente conscientes. Preferimos reproduzir o que a maioria faz, independente de acerto ou erro, e isso foi denominado na psicologia de efeito manada. Além de poupar energia, seguir os outros nos afasta da responsabilidade, se algo der errado, foi o outro que escolheu, que decidiu, eu apenas segui o que o outro fez.

Contudo, na saúde isso tem um custo: a vida de outras pessoas. Esse entendimento nos oportuniza a condição de aumentar nosso alerta e exercer a prerrogativa que nos diferencia dos animais, que é a liberdade para escolher. Para Kant, é preciso liberdade para irmos além de nossos instintos e desejos, ou seja, quebrar o ciclo dos atos automáticos e tomar as rédeas das nossas condutas e responsabilidades. O que isso tem a ver como nossa forma de agir na clínica? A forma de atuação, apesar de possuir particularidades nossas, claramente postas, em muitas circunstâncias do cotidiano, reproduz a maneira como o grupo que me relaciono se comporta. O grupo da turma de faculdade, o grupo que viaja junto para congressos, o grupo da pós-graduação, o grupo que trabalha no serviço público, numa determinada clínica ou hospital. Esses grupos se manifestam como corpo social, com uma lógica de funcionamento interna que constroem seus pressupostos, suas leis e determinam de forma muitas vezes inconsciente as normas que aprovam ou rejeitam a participação de cada indivíduo dentro dele. E isso ficou mais fácil de se entender com o advento das redes sociais, especialmente o *WhatsApp* e o *Telegram*, em que uma gama de grupos foram formados por afinidades distintas (familiares, trabalho, religião, futebol, faculdade, infância etc). Cada um de nós pode participar de um variado número de grupos, contudo, não falamos as mesmas coisas em todos os grupos. Filtramos as informações que devemos postar em cada local desses. Por que isso ocorre? Ao expressar minha real opinião sobre um determinado assunto num grupo em que a maioria hegemônica pensa diferente, eu correrei o risco de ser mal interpretado, desaprovado, xingado, agredido, ameaçado e até mesmo convidado ou forçado a me retirar. A convivência com opiniões contrárias ainda desestabiliza o emocional das pessoas e ameaçam a unidade de grupo. A democracia ainda não está sedimentada nas nossas emoções e em muitos indivíduos, nem na razão, ainda. O silêncio é a forma escolhida para se ser aceito. Pensar e expressar opiniões divergentes gera estigmas, preconceitos e constrói um estereótipo muitas vezes negativo daquela pessoa, e isso pode interferir na sua vida, seja profissional, familiar ou afetiva. É diante dessa gama muito sintética de nuances que influenciam nossos comportamentos que precisamos refletir sobre suas consequências na prática clínica.

Existem vantagens e desvantagens na reprodução desse comportamento. Mas não devemos arriscar a sorte, e o guia mais seguro para uma prática adequada, coerente, são as decisões baseadas em evidências científicas.

Mudar hábitos que o diferenciem do seu grupo é um desafio, porque existe o risco de ser exposto, ridicularizado, marginalizado, contudo, se fazemos menos do que os outros esperam de nós, seremos tachados de desleixados, preguiçosos e se fizermos mais corremos o risco de sermos exibidos, querendo aparecer. A pergunta que precisa ser feita é se você tem equilíbrio emocional suficiente para pagar esse preço em nome da qualidade profissional.

O QUE É FUNDAMENTAL PARA A MUDANÇA?

Para haver qualquer mudança na prática clínica ou na vida, é preciso haver desejo e vontade. E você precisa deixar bem claro para você mesmo qual é o seu desejo profissional e qual é a sua vontade em relação à prática biossegura. Nem sempre um mesmo ato executado por duas pessoas diferentes vai refletir nos mesmos resultados em médio e longo prazos. Vocês já devem ter ouvido alguém dizer: "fiz exatamente o que eles disseram, como eles disseram, mas o resultado não foi o mesmo!". Vários são os motivos que podem concorrer para essas disparidades, um deles é: o que provocou a mudança? Decorar para a prova a lista de EPI que eu devo usar durante o atendimento não constrói conhecimento, é preciso além de saber quais os EPI devemos usar, apreender o porquê, entender a sua finalidade, perceber o contexto da sua necessidade. Quando coletamos o biofilme dental de um paciente e na frente dele colocamos numa lâmina e o mesmo observa no microscópio as bactérias se movendo diante dos seus olhos, torna-se muito mais fácil o paciente seguir as instruções de higiene bucal do que com aqueles que apenas discursamos sobre a necessidade da limpeza bucal. Ao ver as bactérias que saíram da sua própria boca ocorre uma reação afetiva, emocional e nossas ações estão muito mais vinculadas ao emocional do que ao racional. Nos dias mais estressantes deixamos muitas vezes de fazer coisas importantes porque nossa cabeça não deixa. Cuidar da cabeça, das emoções é um passo fundamental para qualquer tipo de mudança.

Por outro lado, quando pela ação da sua vontade, a sua prática está baseada na evidência científica, e enxerga a odontologia ou qualquer profissão da saúde como ciência, com o compromisso estabelecido de proteger seu paciente, a si próprio e a sua equipe, quando você incorpora a responsabilidade perante o ambiente clínico repleto de microrganismos, sabendo que seu papel básico é evitar ou amenizar o adoecimento e as aflições humanas e, portanto, existem para isso medidas cientificamente demonstradas, o seu hábito terá longevidade por ser sustentado pelo desejo que se afiniza com os objetivos propostos pelo equipamento. A forma de usar, de manipular, de higienizar, de guardar terão maior probabilidade de seguir as normas estabelecidas porque a clareza do seu objetivo direciona as suas atitudes.

EU DEVO IMPLANTAR TUDO QUE ORIENTA ESTE LIVRO?

Sim, mas não de uma única vez. Não funcionará. É muito comum quando algo nos toca como importante, necessário, urgente como a biossegurança, querermos implantar toda uma gama de ações, protocolos e rotinas de uma única vez, mas isso pode levar ao desgaste, à sobrecarga, ao cansaço mental e físico e por fim à desistência. "Ah... isso é muito difícil...”; “isso é muito chato...”. E logo, a justificativa que é muito difícil fazer desse jeito, que isso só dá certo em livros, que na prática ninguém faz, isso é coisa de professor, e toda uma série de racionalizações que servem para tranquilizar nossa culpa pelo fracasso da implantação dos protocolos adequados. É preciso conter a avalanche produzida pela motivação superexcitada e entender que grandes arranques iniciais quase sempre são sucedidos de paradas bruscas e que o mais importante é a velocidade média, é cada dia fazer um pouco, fazer o certo, mas fazer sempre. Não teremos como manter ao longo do tempo uma quantidade grande de novas rotinas sem antes elas terem se tornado habituais a todos os trabalhadores do setor. É preciso uma estratégia de implementações paulatinas. Muitas vezes, voltamos de um congresso, ou lemos um livro e queremos de uma só vez colocar tudo na prática. Essa ansiedade perturba o ambiente, pode desestruturar importantes procedimentos que já foram anteriormente implantados. Quando temos um hábito e estamos motivados, ele flui com tranquilidade, ficamos felizes e empolgados, contudo, toda rotina tende a gerar um tédio. Portanto, os especialistas afirmam que é exatamente a permanência da sua rotina nos momentos de tédio que sedimentarão o hábito que contribuirá para o sucesso profissional. Quando falamos de sucesso profissional estamos nos referindo a uma gama de realizações que podem variar de pessoa para pessoa, mas no geral tem a ver com satisfação pessoal, alegria pelo que faz, sentimento de realização e recompensa financeira.

COMO IMPLANTAR AS ORIENTAÇÕES, PROTOCOLOS E ROTINAS DE BIOSSEGURANÇA?

Todas as rotinas que supostamente modificarão a forma de trabalho podem ser consideradas hábitos difíceis, pois, se nosso cérebro quer gastar menos energia e eu apareço com uma nova ação a ser implementada, eu preciso associar essa nova ação a uma necessidade, uma responsabilização, e usar o entendimento do funcionamento do cérebro para facilitá-la.

Inúmeros estudos vêm demonstrando que a atitude mental é fundamental para se alcançar determinados objetivos na vida. O cérebro, assim como os músculos, adapta-se aos exercícios e às ações repetidas fortalecem as conexões entre os neurônios, facilitando a automação posterior e a consequente diminuição do gasto de energia. Portanto, a repetição é um caminho seguro para a construção de um hábito que queremos que permaneça vivo no tempo. Esse processo se chama automaticidade, que é a capacidade de realizar um comportamento sem pensar em cada passo. Um exemplo claro é quando estamos aprendendo a dirigir, passar a marcha, pisar na embreagem, frear, olhar pra frente, parece difícil, sentimos dificuldade, e se alguém ficar falando ao lado, parece interferir profundamente na capacidade de dirigir e se concentrar no trânsito. Contudo, basta alguns meses de repetição e dirigir se torna algo tão automático que podemos conversar, ouvir música e contemplar a paisagem enquanto dirigimos. Se deseja tornar algo um hábito, os primeiros meses são cruciais para esse desenvolvimento. Não adie o trabalho que deve ser feito hoje para amanhã. Estabeleça as três condições básicas e siga em frente. A primeira é conhecer bem o tema, as rotinas e protocolos de biossegurança, ter clareza do que precisa ser melhorado e o porquê disso. A segunda é criar uma estratégia, uma lista de quais as rotinas e protocolos devem ser implantadas, descrevendo o passo a passo de cada uma e determinando os prazos para sua execução. E a terceira é a execução do planejamento (Figura 4). Cumpra o cronograma estabelecido, comece com as rotinas e protocolos mais fáceis, as mais familiares, as que exigem menor tempo de execução e paulatinamente, a cada período, vá acrescentando todas da lista, sempre revisando e acompanhando as anteriormente implantadas

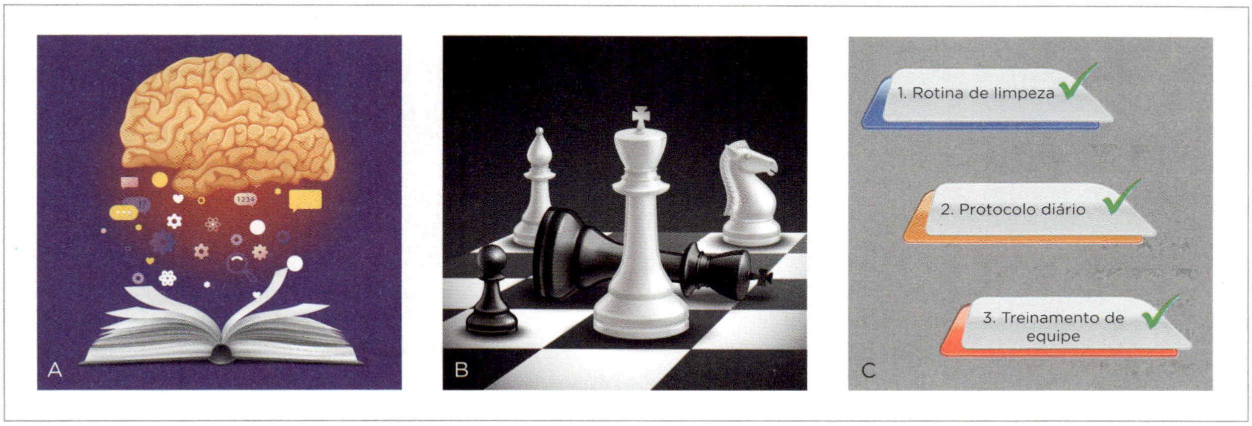

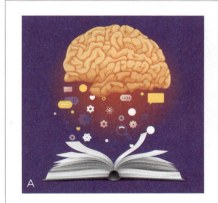

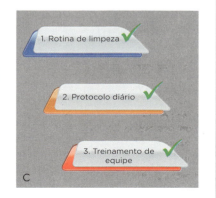

FIGURA 4 Essas são as condições para a implantação dos novos protocolos e rotinas de biossegurança. A: conhecimento; B: estratégia; C: cumprimento das etapas.

James Clear aponta que a forma mais fácil de adquirir um novo hábito é torná-lo o mais fácil possível de começar. Para isso recomenda a regra dos dois minutos. E exemplifica que, se deseja ler antes de dormir, mas não tem o hábito, comece lendo uma página, torne isso um hábito, que não lhe perturbe, incomode ou desagrade, depois do hábito estabelecido, crie um escalonamento paulatino para atingir o objetivo desejado, ler um livro por semana, ou por mês, não importa. A mesma coisa pode ser construída para a atividade clínica. Existe um trabalho a ser feito que exigirá o uso da inteligência para a obtenção dos resultados desejados. Comece fazendo pequenas mudanças, e na medida que o hábito for se estabelecendo, você poderá ir ampliando, escalonando na direção do objetivo completo.

Duhigg, em seu livro *O poder do hábito*, descreve que o hábito da escovação dental diária só ocorreu após a inclusão da refrescância e sensação de limpeza proporcionada pelo creme dental. Quando tornamos determinadas ações satisfatórias, quando seus resultados trazem satisfação, é mais fácil torná-la um hábito. Como extrair uma satisfação de uma prática de biossegurança? Vamos ao exemplo: ao final do expediente ou do dia, após terminar a limpeza e desinfecção do ambiente clínico, disponha um aromatizador de ambientes que exale um cheiro agradável, trazendo a sensação de limpeza e bem-estar. Cuidado: cheiros muito fortes podem provocar irritação, alergias ou sensações desagradáveis, tendo em vista que a percepção dos odores é um fenômeno subjetivo e portanto dependente das experiências pregressas individuais com aquela fragrância. Quanto mais fortes os odores maior a probabilidade de alergias, irritações e sensações desagradáveis, quanto mais suaves os odores mais pessoas poderão percebê-los como agradáveis. Você pode criar, identificar, encaixar as satisfações que lhes sejam mais interessantes. Outro exemplo seria colocar a música que você gosta de ouvir enquanto cumpre determinado trabalho. Seja criativo, saia da caixa, permita-se ter prazer no cotidiano, encha-se da alegria da vida enquanto vivo estiver e se sinta vivo não apenas no final de semana, no churrasco ou com os amigos, mas também hoje, na leitura deste texto, na execução do seu trabalho para não desperdiçar esses momentos preciosos que jamais voltarão.

QUAIS OS INCONVENIENTES DOS HÁBITOS?

Convém lembrar que nosso cérebro não distingue hábitos bons de ruins, isso é um atributo da moral e tem relação estreita com a cultura, logo, é preciso refletir sobre quais hábitos estão trazendo dificuldades para uma vida melhor, seja no campo profissional, afetivo ou familiar e então decidir quais deles você deseja abandonar e quais novos hábitos você deseja criar para continuar se aperfeiçoando. É importante termos clareza de que da mesma forma que os hábitos são coisas importantíssimas para a saúde do nosso cérebro, podem se tornar um limitador para o aprendizado de coisas novas. A linha que separa o adequado, o importante, do transtorno, do excesso, do patológico é tênue e o desenvolvimento da reflexão crítica e conhecimento em conjunto com o equilíbrio emocional aumentarão as chances de acerto na condução dos diversos aspectos do cotidiano. Não conseguiremos separar a vida profissional dos aspectos pessoais e íntimos de cada um de nós, por isso o caminho para a realização profissional passa indubitavelmente pelo crescimento pessoal.

Alguns transtornos neuróticos, como o transtorno obsessivo compulsivo (TOC), por exemplo, tem como uma de suas características a repetição sistemática de determinados comportamentos com a finalidade de um alívio na sobrecarga psíquica que é sempre fugaz e dificilmente serão prazerosos. Seguindo esse raciocínio, percebam que, entre a obsessão de limpeza e a limpeza necessária, a linha é imperceptível, e o que difere uma da outra, muitas vezes são as repercussões internas que afetarão o bem-estar de cada um. O obsessivo se enraivece com mais facilidade quando algo dá errado na execução das tarefas programadas, enquanto aquele que entende a limpeza como necessidade profissional, corrige sem se deixar afetar, sorri com os próprios erros, caminha em frente sem se deixar perturbar com os obstáculos que são próprios de qualquer estrada. Essa postura também não pode ser confundida com desleixo com o que é certo, mas entendimento do erro como instrumento do aprendizado, respeitando os equívocos, mas sem se machucar pela culpa de tê-los praticado nem abandonar a responsabilidade pela sua correção. Ou seja, incorporação da postura de aprendiz, daquele que se dispõe a aprender sempre.

Nossos atos do dia a dia não são integralmente racionais, não existe supremacia da razão. Se assim fosse, médicos não fumavam (inúmeras pesquisas demonstraram os prejuízos do fumo ao organismo); pessoas não bebiam (o álcool sob a ótica de 16 critérios de perigo analisados nos estudos de David Nutt, é a droga mais danosa consumida no mundo). Portanto, vemos que os atos diários sempre são uma resultante do saber e das emoções, sem exceção.

A manutenção de bons hábitos em muitas circunstâncias se torna uma tarefa difícil, pois, a necessidade de repetição e a não visualização imediata dos progressos e resultados das ações implementadas são fortes desestimuladores. Criar estratégias de medições visuais das tarefas executadas ajuda a desembaçar essa obnubilação, facilitando enxergar os resultados que serão alcançados. Mapas com alfinetes ou marcações coloridos (físicos ou digitais) onde diariamente você vai sinalizando a tarefa concluída é um bom exemplo para uma medição visualmente perceptível (Figuras 5 e 6). Isso se torna importante porque somos condescendentes conosco mesmos e temos a tendência de mitigar nossos esquecimentos e responsabilidades. Talvez em outras áreas, os prejuízos sejam apenas pessoais ou no máximo

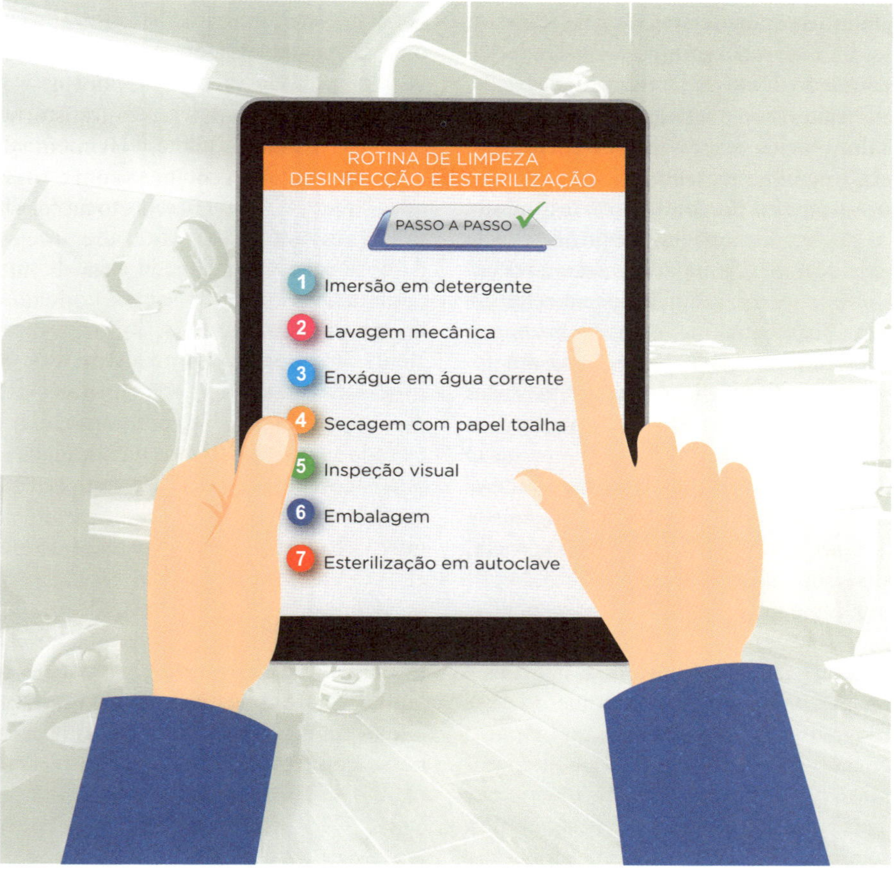
ROTINA DE LIMPEZA
DESINFECÇÃO E ESTERILIZAÇÃO
PASSO A PASSO
1 Imersão em detergente
2 Lavagem mecânica
3 Enxágue em água corrente
4 Secagem com papel toalha
5 Inspeção visual
6 Embalagem
7 Esterilização em autoclave

FIGURA 5 As diversas rotinas e protocolos devem estar listadas para acompanhamento e checagem durante a sua execução.

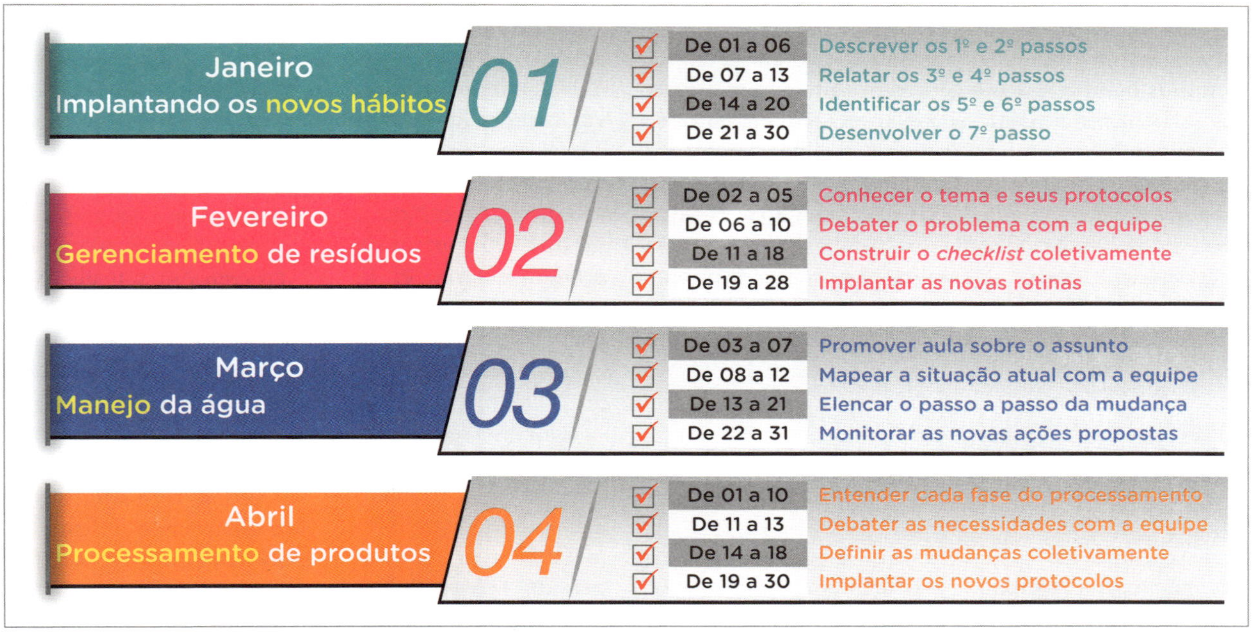
Janeiro
Implantando os novos hábitos
01
De 01 a 06 Descrever os 1º e 2º passos
De 07 a 13 Relatar os 3º e 4º passos
De 14 a 20 Identificar os 5º e 6º passos
De 21 a 30 Desenvolver o 7º passo
Fevereiro
Gerenciamento de resíduos
02
De 02 a 05 Conhecer o tema e seus protocolos
De 06 a 10 Debater o problema com a equipe
De 11 a 18 Construir o *checklist* coletivamente
De 19 a 28 Implantar as novas rotinas
Março
Manejo da água
03
De 03 a 07 Promover aula sobre o assunto
De 08 a 12 Mapear a situação atual com a equipe
De 13 a 21 Elencar o passo a passo da mudança
De 22 a 31 Monitorar as novas ações propostas
Abril
Processamento de produtos
04
De 01 a 10 Entender cada fase do processamento
De 11 a 13 Debater as necessidades com a equipe
De 14 a 18 Definir as mudanças coletivamente
De 19 a 30 Implantar os novos protocolos

FIGURA 6 Exemplo de planejamento e *checklist* de acompanhamento das tarefas propostas, com metas e prazos. Ajuste à vontade os cronogramas, que podem ser diários, semanais, mensais, de acordo com as suas necessidades.

familiares, mas quando se trata da área de saúde, há um terceiro envolvido, há um outro muitas vezes leigo que depende do cumprimento da nossa tarefa com perfeição, caso contrário, o adoecimento é factível.

Quando um hábito torna-se sedimentado existe uma vantagem: não precisaremos gastar tanta energia pensando nele e sua reprodução não traz desconforto ou incômodo; fazemos, repetimos e nos sentimos bem cumprindo aquela tarefa. Contudo, existe também uma desvantagem no hábito, que é a ação que se torna automática, sem reflexão, reproduzindo sistematicamente uma forma de fazer, não admitindo melhorias, esquecendo o aperfeiçoamento necessário e constante. Não é difícil encontrarmos dentistas mais antigos que usam medicamentos, substâncias e técnicas que não aprendemos mais nos cursos atualmente. O que aconteceu? Eles estão sofrendo o que comumente se chama de síndrome de Gabriela: "eu nasci assim, eu sou mesmo assim, eu sou sempre assim... ...sempre Gabriela". Seus hábitos paralisaram sua capacidade de aprender, de crescer, de melhorar. É preciso gerar hábitos para facilitar a rotina clínica, mas sobretudo, não podemos perder a capacidade de olhar criticamente para nossas ações e permanecermos atentos para saber qual o momento de se refazer determinados atos, abandonar aqueles que não tem mais correspondência com os conhecimentos contemporâneos e incorporar os novos e atuais. Qual o cuidado que precisamos ter? saber diferenciar o que é evidência científica do que é modismo, o que está cientificamente embasado do que é desejo meramente comercial.

Hábitos carregam vantagens e desvantagens. Dentre suas vantagens, destacamos a economia cognitiva, ou seja, a eficiência no desempenho da ação, a redução do estresse, um maior sentimento de controle da situação, consequentemente, menos gasto de energia cerebral. Como os hábitos são ações que de tanto serem repetidas se tornam automáticas, a desvantagem encontra-se exatamente nesse automatismo, no estabelecimento de um padrão único de resposta para todos os casos, o que poderá em determinadas circunstâncias não ser eficaz, não ser resolutivo por conta das peculiaridades de cada circunstância. Então, os hábitos embora sejam importantes de serem gerados e adquiridos necessitam de uma supervisão constante da consciência e do conhecimento para não se tornarem obsoletos e ineficazes.

COMO REORIENTAR HÁBITOS QUE POSSAM SER PREJUDICIAIS?

Da mesma forma que existem bons hábitos que devemos implementar na vida clínica, existem também os hábitos que dificultam o funcionamento da biossegurança e que devemos substituí-los. Podemos exemplificar um hábito prejudicial comum na prática clínica: a sensação de que o expediente acaba na hora que o último paciente do dia sai da sala de atendimento. Este talvez esteja entre os hábitos mais desfavoráveis à questão da biossegurança, tendo em vista que, ao vincular o fim do expediente à saída do paciente, tudo que vem depois e que necessita ser feito, pode ser executado de forma rápida, atropelada, focado apenas no cumprimento da etapa para ir embora, ato que ocupa quase que por completo a sua mente. As tarefas executadas nessas circunstâncias correm alto risco de perderem qualidade, porque a atenção que serve de supervisora dos atos automáticos, encontra-se comprometida com o desejo de ir embora, entregando o hábito aos caprichos do inconsciente, aumentando a probabilidade de falhas nos diversos processos que compõem os protocolos que estão sendo executados. Esse hábito prejudicial é de responsabilidade de toda a equipe, pois essa mentalidade foi construída por toda a equipe, que reforça com frases do tipo: ...por hoje é só!... terminamos o expediente... ...vamos embora, o que você tanto faz aí... ...parece que quer dormir aqui... etc. etc. etc.

Além dessas questões subliminares que circundam nossos hábitos, existem dezenas de outras que podem ser examinadas para o aperfeiçoamento dos processos de trabalho. Determinar, por exemplo que o final do expediente daquela clínica é 19 horas, e o último paciente sai da clínica nesse horário pode ser incompatível com as necessárias rotinas de biossegurança.

MEU AMBIENTE DE TRABALHO TEM VÁRIOS PROBLEMAS, POR QUE COMEÇAR PELA BIOSSEGURANÇA?

Existe uma coisa chamada hábitos angulares, que são aqueles que depois de implantados geram mudanças de outros hábitos provocando uma reação em cadeia que vai melhorando paulatinamente o conjunto operacional e relacional daquele local de trabalho. Especialistas no assunto afirmaram que quando se cria um hábito como acordar cedo, arrumar a cama, meditar ou fazer exercícios diariamente, outros campos da vida melhoram como a produtividade nos estudos, o rendimento do trabalho, a diminuição de quadros depressivos e a elevação da sensação de bem-estar, etc. A biossegurança pode ser um desses hábitos angulares que quando bem empregada poderá desencadear uma série de outros benefícios na atividade clínica.

Um grande profissional não é apenas aquele que sabe fazer uma grande cirurgia, uma reabilitação complexa ou que publica "n" trabalhos num único ano, mas sobretudo aquele que consegue sistematicamente vencer a si próprio, melhorando a cada dia um pouco, aprendendo sempre e pensando constantemente, tendo clareza do seu papel no mundo, como sujeito que merece ser feliz e profissional que deve oferecer o melhor de si. O profissional de sucesso é fruto de uma sucessão de pequenos atos corretos que se repetem no cotidiano e se acumulam ao longo do tempo.

A consciência de que a biossegurança é uma atividade essencial da clínica, não por estar cumprindo as normas estabelecidas pelos órgãos de controle sanitário, mas sim, pelo fato dessas práticas diminuírem comorbidades e salvarem vidas, faz toda diferença na produção da longevidade das ações responsáveis. Do mesmo jeito que não deve ser pelo risco de ser multado que não devemos dirigir alcoolizados, mas por colocarmos a nossa vida e a de terceiros em risco.

POR ONDE DEVO COMEÇAR A MUDANÇA DOS HÁBITOS?

Envolver toda a equipe no processo de entendimento das necessidades de aperfeiçoamento constante das práticas clínicas é a base sustentável da mudança. Quando se muda apenas em obediência, sem se saber o porquê, as mudanças se tornam frágeis, assim como a memorização, a decoreba de informações não determina o nível de conhecimento. Comece preparando a equipe, fazendo com que ela entenda a necessidade de se aperfeiçoar sempre, torne o sentido das mudanças o mais forte de todos os hábitos. Mas por que isso é assim tão importante? Antigamente se dizia do indivíduo que terminava qualquer curso que ele estava "formado". Ora, formado é algo pronto, acabado, tudo que não é um profissional. Somos eternos aprendizes, sujeitos em constantes mudanças. Uma equipe que se sabe aprendiz está mais apta a lidar com as dinâmicas da ciência do que aquelas engessadas pela ilusão do tudo saber. Lembrem-se do ciclo do hábito, é o desejo que sustenta um novo hábito ao longo do tempo, e o desejo de servir qualquer paciente com o que de melhor oferece a ciência é de uma força poderosa na sustentação de qualquer rotina. Outros desejos também são válidos, como por exemplo, oferecer uma odontologia de excelência, ou ainda, trabalhar no ambulatório de baixo risco de contaminações cruzadas etc.

Existem pontos que facilitam a incorporação de hábitos que aumentam a excelência no trabalho, um deles é como você encara a sua profissão, a sua atuação. Muitos se consideram profissionais que tratam da saúde das pessoas, contudo, se você quer ir além, se preparar para esse futuro que já chegou com uma concorrência absurda do mercado de trabalho, a necessidade premente de se diferenciar coloca aqueles que entendem seu real papel um passo à frente dos demais; e um deles é entender que não tratamos de patologias, cuidamos de pessoas que podem estar momentaneamente com problemas de saúde. Somos cuidadores e para tanto, meu olhar tem que penetrar o indivíduo e não se limitar à patologia. E os pacientes percebem por vias ainda não muito claras, quem de fato está preocupado com eles ou apenas com seus dentes ou seus bolsos. Para a incorporação de hábitos existem técnicas, mas essas técnicas necessitam do entendimento correto para onde se deseja caminhar. Lewis Carroll em seu memorável livro *Alice no País das Maravilhas* descreve o diálogo entre um gato e Alice no meio da floresta: Alice perdida, pergunta ao gato onde aquela estrada vai dar; O gato a indaga: Pra onde você quer ir? Ela responde: não sei, estou perdida... ele então arremata: Pra quem não sabe pra onde quer ir, qualquer caminho serve. Na clínica, na vida profissional e também na pessoal, precisamos ter clareza de onde queremos chegar, que tipo de profissional desejamos ser e de que tipo de equipe queremos participar ou formar.

Primeiro passo – para onde quero ir!

Esse passo aparentemente banal é muito importante. Está baseado em vários estudos que mostraram a eficácia das descrições no auxílio para a mudança de hábitos. Indivíduos, por exemplo, que queriam emagrecer e descreveram suas dietas tiveram mais facilidade em seguir com as mudanças necessárias. Portanto, descreva que tipo de profissional você deseja ser e quais os pré-requisitos para alcançar tal meta. Isso é bastante pessoal, cada um poderá fazer sua lista individual, mas para facilitar irei dar um exemplo: "Quero ser um profissional competente e reconhecido pelo cuidado e zelo com os pacientes!" Para tanto necessitarei atingir algumas metas: A) Fazer especialização numa escola de qualidade; B) Adquirir um capital de conhecimentos; C) Melhorar o patamar do meu atendimento clínico (aqui entra a biossegurança) etc.

Segundo passo – identifique as necessidades!

Reúna a equipe e explique antes de efetuar qualquer mudança, do que se trata, inclua todos desde o primeiro dia no processo de construção do novo ambiente de trabalho, isso é um ponto-chave para o sucesso dos novos hábitos que deseja colocar em prática. Quando se compartilham ideias e conhecimentos, discutem-se os problemas e expõem-se as necessidades, as pessoas se sentem valorizadas, contribuem com mais prazer e assumem mais facilmente as mudanças propostas, pois se sentem também responsáveis pelo processo em curso. Essa conversa com a equipe pode começar expondo-se os problemas, por exemplo: "recentemente passamos por um gigantesco problema de saúde pública, no qual milhares de pessoas morreram no mundo e daí surgiu a necessidade de se revisarem todos os protocolos de biossegurança na área de saúde, e a odontologia não ficou de fora." Com essa introdução você pode abrir o debate para ouvir o que todos tem a dizer sobre a questão. Muitas vezes, nesse momento se define a necessidade de treinamentos, cursos, atualizações, mudanças de protocolos etc.

Terceiro passo – descreva as rotinas diárias

A partir do momento que a maioria percebe que uma mudança é necessária, partimos para entender como funciona toda a rotina atual do local de trabalho. Faça uma lista de todas as suas rotinas e solicite que cada membro da equipe que trabalha com você faça o mesmo, da hora que chegam à hora que vão embora, incluindo horários de intervalo, almoço, lanches etc. Quanto mais detalhada essa lista, melhor vocês entenderão os hábitos existentes para criar estratégias para ajustes ou implantação de novos hábitos. Não deve haver restrição nenhuma nessa lista, evite julgar como desprezível, banal, qualquer atividade do dia, seja ela ir tomar um café na copa ou bater um papo por 10 minutos com um colega. Esse destrinchar do cotidiano não deve servir para patrulhamento ou cerceamento dessas atividades, mas servirá para encontrar o melhor ponto de transformação dos hábitos já instalados. Com isso, poderemos remover as deixas de hábitos nocivos, implementar novas rotinas e fortalecer nossas recompensas. A transformação dos hábitos é a maneira mais eficaz da mudança. Os estudos do assunto afirmam que os hábitos são transformados e dificilmente eliminados. Os próximos passos devem ser executados para cada rotina que foi identificada como necessitando de aprimoramento ou mudança.

Quarto passo – identifique as rotinas que precisam mudar (ou implantar)

A geração de um ambiente clínico biosseguro exige a identificação de todas as rotinas do ambiente de trabalho, mesmo aquelas que aparentemente nada têm a ver com a biossegurança. Os hábitos seguem encadeamentos de processos e a percepção adequada dessas rotinas estabelecidas facilitarão o encaixe das novas rotinas ou a mudança daquelas que se fazem necessárias. É muito mais difícil iniciar uma nova rotina e mantê-la a longo prazo se ela não estiver ajustada às demais atividades já bem estabelecidas no dia a dia do ambulatório/consultório.

Vamos exemplificar com uma ação muito comum: a remoção da máscara do rosto imediatamente ao terminar um atendimento. Essa é a rotina identificada, é exatamente o ponto que precisa mudar. De acordo com as novas orientações, a máscara não poderá ser removida do rosto dos profissionais dentro da sala de atendimento clínico. Com a identificação da rotina você constrói o *loop* do hábito (deixa, rotina, recompensa) (Figura 7).

Quinto passo – identifique a recompensa

É importante saber que as recompensas podem ser, e na maioria das vezes são, inconscientes, ou seja, você jamais faria uma ligação entre esse prazer/satisfação momentâneo e a rotina percorrida. Como a tendência de nosso cérebro é pela busca do prazer, ao criarmos um hábito, o que importa para o cérebro é a obtenção do prazer gerado no final da cadeia; logo, existe o desenvolvimento de um anseio. Após a identificação da rotina – remover a máscara dentro da sala de atendimento ao finalizar o atendimento, faz-se necessário descobrir quais as recompensas, o que se anseia. Essa identificação pode não ser tão simples e clara. No caso da rotina citada, as recompensas podem ser as mais variadas possíveis, não existe um padrão ou tabela de recompensas únicas para todas as pessoas. Esse é um aspecto individual, embora possam em algumas circunstâncias coincidir. Algumas vezes será necessário testar as várias possibilidades de recompensas para a identificação precisa. No exemplo citado, as recompensas podem ser: a sensação de mais um trabalho terminado ou respirar melhor sem nada incomodando o rosto, ou ainda, poder ir na copa tomar um café, fumar um cigarro, receber o pagamento (no caso das clínicas privadas) etc. Saber exatamente qual a recompensa vai deixar claro qual o anseio que estimula a rotina, o que é fundamental para transformar o hábito.

Sexto passo – identifique a deixa

Diante da rotina exemplificada, qual é a deixa? Talvez essa seja a resposta mais difícil na montagem do *loop* do hábito, contudo é a mais importante para a sua mudança. Quando saímos de carro pra dar uma volta no domingo e

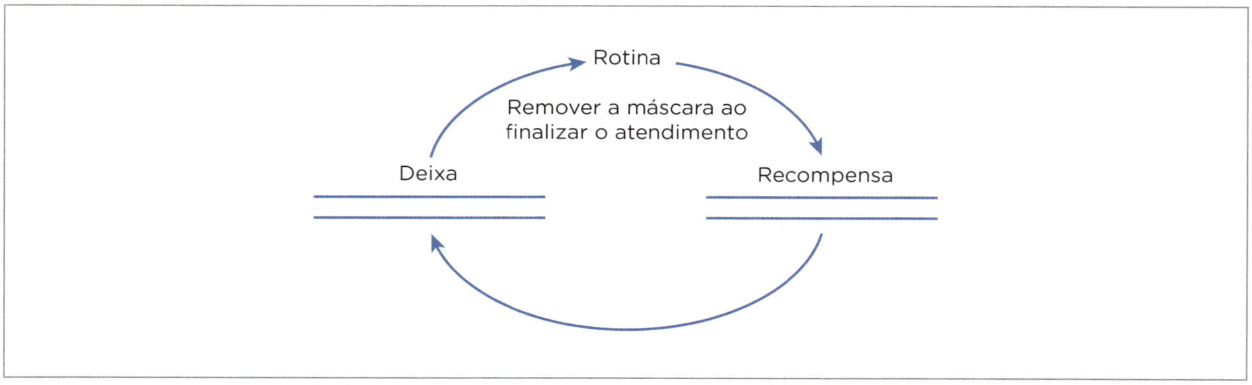

FIGURA 7 Construção do *loop* do hábito para cada rotina que se deseja mudar ou implantar.
Fonte: adaptada de DUHIGG, 2012.

de repente nos vemos no caminho do trabalho ou quando se vai na farmácia e sem perceber pegamos o caminho da casa de nossos pais, o que desencadeou a mudança da rota? Qual a deixa que ativou no meu cérebro a entrada de um hábito? É difícil estabelecer, contudo Duhigg sugere fazermos uma lista durante 3 dias, anotando lugar, hora, estado emocional, outras pessoas e ação imediatamente anterior. No exemplo, remoção da máscara do rosto imediatamente ao terminar um atendimento, poderemos preencher da seguinte forma: lugar (onde você está: sentado no mocho); hora (10:30h), poderá nesse caso perceber de imediato que isso ocorreu em várias horas num mesmo dia; estado emocional (alegre, ansioso, cansado, triste etc.); outras pessoas (auxiliar, dentista, paciente etc.); ação imediatamente anterior (término do atendimento; pisar no botão volta-a-zero da cadeira etc.). Depois de 3 dias você deve ter uma noção clara de qual a deixa está estimulando uma rotina no anseio por uma recompensa. Com isso mapeado precisaremos agora de um plano de ajuste.

Sétimo passo – desenvolva uma estratégia

Com a montagem do *loop* do hábito (Figura 8) e o conhecimento dos novos protocolos de biossegurança, estamos prontos para construir estratégias eficazes para as mudanças de comportamento que são importantes para atingirmos os objetivos aqui colocados no primeiro passo: "para onde quero ir". Toda a mudança de hábito carrega consigo o imperativo de um movimento inicial da nossa consciência em direção à ação inovadora, que após repetições constantes, por vezes diária, se automatizará alcançando o patamar de sua reprodução com o mínimo de esforço cognitivo. Na área de saúde, as necessidades impostas pela ciência apontam no sentido do bem-estar das pessoas. Diante desse entendimento, como poderei ter um plano para não remover a máscara dentro da sala assim que pise no botão de volta-a-zero? Não existe uma única estratégia, darei apenas alguns exemplos, mas cada um pode criar de acordo com suas conveniências e realidade. Se você trabalha com uma auxiliar, você pode solicitar que todas as vezes, quando terminar o atendimento, ela acione o botão enquanto você se dirige para fora da sala de atendimento. Uma outra sugestão é criar um anteparo que o faça lembrar que a máscara não deve ser retirada. Passar a usar o protetor facial por cima da máscara, além de recomendado pode servir de gatilho para um novo comportamento e dessa forma você insere dois hábitos que se ajudam mutuamente na reorganização da rotina clínica. É possível que nos primeiros dias haja falhas, esquecimento, algumas vezes, isso é normal. Irão existir hábitos mais fáceis de mudar, outros mais difíceis, o importante é não desistir, mudar as estratégias, adaptar, repensar. A escritora americana Marabel Morgan afirmou que a persistência é a irmã gêmea da excelência. Uma é a mãe da qualidade e a outra a mãe do tempo.

COMO TRABALHAR A SI E A EQUIPE PARA OS NOVOS DESAFIOS DA BIOSSEGURANÇA?

Durante muito tempo se acreditava que a forma como as pessoas se comportavam no trabalho, na escola, na vida social era meramente moldada pela família e seu processo educativo. E aí erradamente se acreditava que nada podia ser feito se uma pessoa fosse "mal educada". Ditados populares reafirmavam esse pensamento, como: "...pau que nasce torto, morre torto!..." ou "...isso é uma questão de berço!..." Contudo, vários estudos demonstraram consistentemente que em qualquer momento da vida podemos reconstruir e ressignificar atos e comportamentos, desde que façamos a coisa de forma adequada, seguindo orientações de estudos sobre o comportamento e a psicologia das relações. As mais

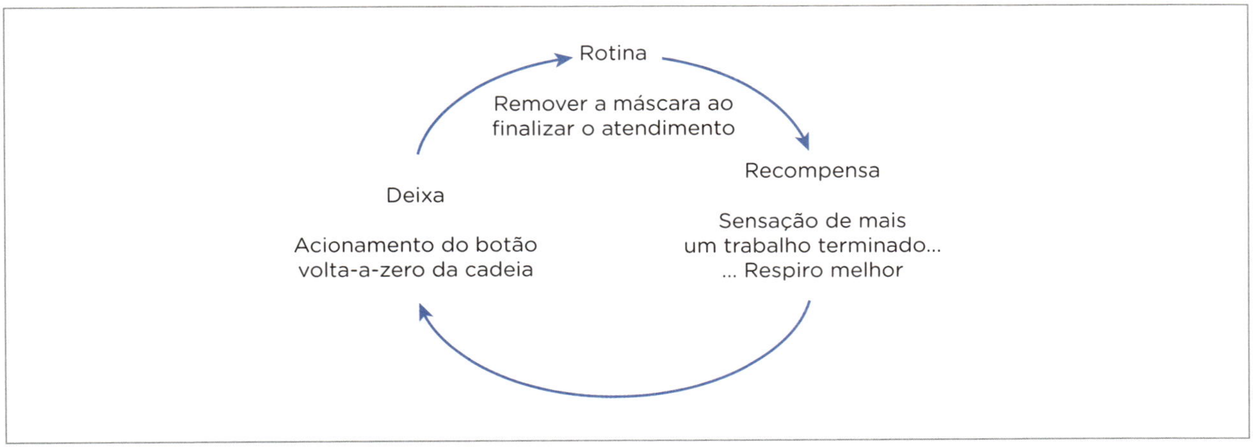

FIGURA 8 *Loop* do hábito montado.
Fonte: adaptada de DUHIGG, 2012.

recentes investigações na área deixam claro que reações intempestivas, agressivas, raivosas, ríspidas etc. são mais comuns naqueles que são mais forçados durante o dia a despender em maior grau sua força de vontade. A conclusão desses estudos recomenda que devemos tratar bem as pessoas de uma equipe, pois, quando a equipe de trabalho se respeita entre si, e a gentileza e cordialidade fazem parte do ambiente de trabalho, as chances de novas mudanças darem certo é bem maior que em ambientes nos quais as pessoas recebem ordens de forma áspera e autoritária. A autoridade e a hierarquia são pilares de sustentação do funcionamento adequado de várias instituições, contudo, é importante se desenvolver a consciência da diferença entre o exercício da autoridade necessária e a prática autoritária que é modelo de violência. O elogio, o reconhecimento, o sorriso e o cuidado no cotidiano do ambiente de trabalho são essenciais para as respostas positivas nos momentos de necessidade de mudança e implementação de novas atividades e rotinas. O mesmo cuidado e desvelo que devemos endereçar aos outros precisamos aplicar conosco. Cuidar de si, buscar o desenvolvimento da tranquilidade interna, da temperança são a base mais sólida para o soerguimento do edifício profissional.

Um outro ponto importante é que em toda instituição, pública ou privada, existem os chamados hábitos organizacionais de longa data, caracterizados pelas decisões independentes que ao longo do tempo os funcionários desses estabelecimentos tomam, formando verdadeiros padrões de comportamento, mas sem nenhuma relação com os protocolos, rotinas e atribuições inicialmente deliberadas para aquele ambiente.

PARA REFLETIR

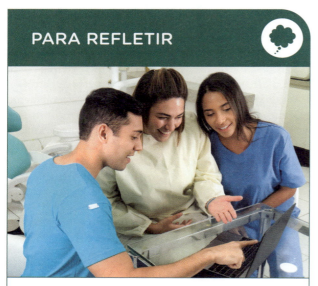

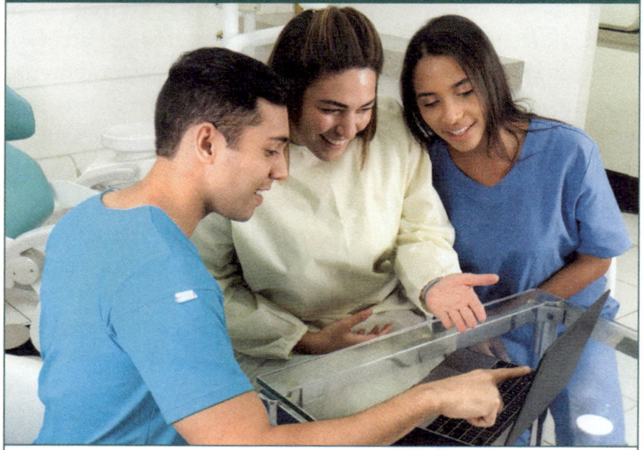

O elogio, o reconhecimento, o sorriso e o cuidado cotidiano do ambiente de trabalho são essenciais para as respostas positivas nos momentos de necessidade de mudança e implementação de novas atividades e rotinas. O mesmo cuidado e desvelo que devemos endereçar aos outros precisamos aplicar conosco. Cuidar de si, buscar o desenvolvimento da tranquilidade interna, da temperança são a base mais sólida para o soerguimento do edifício profissional.

QUAL O MOMENTO IDEAL PRA IMPLANTAR AS MEDIDAS DE BIOSSEGURANÇA?

A implantação de qualquer medida se torna premente toda vez que tomamos consciência da sua necessidade. Tornar a si e a equipe predispostos a mudanças é um hábito organizacional angular de alta significância para a qualidade do que se propõe a oferecer, é uma exigência que o mundo contemporâneo nos impõe, e quando não observada, rapidamente ficamos defasados diante do caminhar científico de alta velocidade. Contudo, apesar de podermos estabelecer transformações a qualquer tempo, são nos momentos de crise e turbulências que se encontram as extraordinárias oportunidades de mudança, pois, diante das dificuldades, a consciência e as emoções percebem, em momento singular de confluência, por intermédio dos acidentes, dores e catástrofes a imperiosa necessidade de uma nova rota, de uma nova forma de fazer e pensar, de um grande ajuste. Essa predisposição é o combustível necessário para a transformação, e, acabamos de passar por esse momento. A pandemia que o mundo vivenciou, expôs a fragilidade humana, quebrou regras preestabelecidas, exigiu a mudança de comportamentos de forma urgente e a despeito de todo sofrimento, das vidas interrompidas e das saudades exacerbadas, impôs um novo mundo. Não mais seremos os mesmos, nossas formas de comunicação *online* aceleraram uma mudança que lentamente ocorria: *lives*, aulas remotas, vídeo-aulas, videoconferências, cursos e *shows* à distância se multiplicaram de forma exponencial. Todo esse cenário que carrega aspectos do trágico, produz também a oportunidade da renovação e do fazer diferente. Portanto, a biossegurança está no seu melhor momento para ser aprimorada para formas que respondam as necessidades pós-pandemia, confluindo com a predisposição gerada nos indivíduos pela vivência prática dos problemas sanitários planetários.

O QUE PODEMOS CONCLUIR?

Toda rotina, qualquer hábito, pode ser transformado, melhorado, implantado, independentemente de sua configuração atual. Depende de cada um escolher uma nova rota, um novo caminho que melhore, aperfeiçoe, engrandeça tanto sua vida profissional quanto pessoal. Neste capítulo trouxemos apenas alguns pontos para o entendimento da construção e mudança de hábitos de uma forma genérica. A aplicabilidade necessitará impreterivelmente que seja levado em consideração o indivíduo que se propõe a mudar, com sua realidade única de sujeito singular, histórico, com experiências e emoções próprias. Nós profissionais da saúde, normalmente e, muitas vezes, equivocadamente desejamos fórmulas prontas que caibam em todos os pacientes, em todas as circunstâncias, em todos os lugares. Embora existam protocolos objetivos de biossegurança que devem ser seguidos, a maneira de implantá-los dependerá de diversos fatores. O entendimento do porquê de cada rotina, de cada protocolo é o aspecto mais crucial para a obtenção de uma prática responsável, ética e biossegura.

QUAL SERÁ O FUTURO DA QUESTÃO DOS HÁBITOS?

O tema dos hábitos vem sofrendo uma avalanche de estudos em diversas áreas do conhecimento. A neurologia, a psicologia, a socioantropologia, o *marketing* e a biologia são alguns campos que vem se dedicando ao entendimento dessas questões comportamentais. Estudos do biólogo inglês Rupert Sheldrake, inaugurado com seu livro *Uma Nova Ciência da Vida* vem trazendo forte impacto na comunidade científica e novas teses como as dos campos de vida e ressonância mórfica apontam para possíveis grandes transformações no entendimento dos hábitos na vida dos animais, inclusive o humano. Que a nossa postura de aprendiz permita que a nossa mente permaneça aberta e atenta para os novos caminhos que a ciência teima em desbravar.

QUIZ BIOSSEGURO

1. O que é um hábito?
   A. É uma ação deliberada pela consciência que se repete todas as vezes que sentimos vontade de colocar em prática nossos desejos e sempre vem acompanhado de máxima atenção focal, caracterizando um ato fortemente voluntário.
   B. É uma ação que se repete com padrões de frequência, em situações estáveis, sem a necessidade da participação completa da consciência, com mínima atenção focal, o que confere um caráter de automaticidade ao ato, podendo ser executada ao mesmo tempo com outras atividades.
   C. É uma ação fugaz, esporádica, disparada pela consciência em momentos de perigo e ansiedade, caracterizado por plena atenção focal e executada sob mediação constante da atenção.
   D. É uma ação que se repete com padrões complexos de alternância, em situações novas do cotidiano, sem a participação completa da consciência, com grande atenção focal, podendo ser executada ao mesmo tempo com outras atividades.

2. Como se constrói um hábito?
   A. Os hábitos se constroem pela repetição de determinado comportamento ao longo do tempo, estabelecendo-se exclusivamente de forma inconsciente, podendo ser facilmente manipulado de acordo com nossa vontade e inteligência.
   B. Os hábitos se constroem pela repetição de determinado comportamento ao longo do tempo, estabelecendo-se de acordo com a deliberação da nossa consciência e proporcional ao grau de inteligência.
   C. Os hábitos se constroem pela repetição de determinado comportamento ao longo do tempo, dentro de condições socioambientais instáveis, estabelecendo-se apenas pela deliberação da nossa consciência e inteligência.
   D. Os hábitos se constroem pela repetição de determinado comportamento ao longo do tempo, dentro de condições socioambientais estáveis, podendo se estabelecer sem nossa consciência ou serem planejados de forma detalhada pela nossa vontade e inteligência.

3. Para criar bons hábitos de biossegurança muitas vezes precisaremos mudar velhos hábitos. Todos sabemos que mudar não é fácil, existem mudanças que não prosperam, outras duram pouco tempo, mas existem aquelas que funcionam e transformam o ambiente e a vida das pessoas. Isso tem a ver com os vários níveis de mudança. Qual o tipo de mudança mais confiável e duradouro?
   A. São as mudanças ligadas aos resultados.
   B. São as mudanças ligadas aos processos e rotinas.
   C. São as mudanças ligadas à construção de sua identidade.
   D. São as mudanças ligadas a metas e protocolos.

4. Qual o ponto mais importante para a melhoria dos hábitos de biossegurança no consultório/ambulatório?
   A. Para qualificar a minha prática profissional na direção do cuidado e bem-estar das pessoas.
   B. Para cumprir com as normas estabelecidas pelos órgãos de controle e fiscalização.
   C. Para cumprir com as ordens estabelecidas pelos chefes ou superiores hierárquicos.
   D. Para qualificar minha clínica entre as mais bem avaliadas pelos usuários.

5. Como implantar os novos hábitos de biossegurança propostos neste livro?
   A. Todos de uma vez, aproveitando o período de motivação.

B. Criando uma estratégia de implantações paulatinas, com cronograma e persistência.
C. De acordo com a disposição pessoal e de cada membro da equipe.
D. Na medida que formos exigidos pela legislação vigente.

JOGANDO LIMPO

No diagrama de letras, marque as palavras que completam os espaços em branco na frase abaixo.

A biossegurança tem a ver com a criação de (________) que precisa vencer a barreira criada pelo cérebro que deseja gastar menos (____________). É importante ter claro que os hábitos são ações que se repetem sem a participação completa da (____________) e são importantes para podermos cumprir com as inúmeras tarefas do (____________). Os hábitos podem ser bons ou ruins e para melhorar o nosso desempenho clínico é preciso (____________) quais serão aqueles hábitos que deveremos mudar, e essa mudança exige (____________) e reflexão baseadas nas evidências (____________). Contudo, além disso é importante desenvolvermos o equilíbrio (____________) para que possamos construir nossa vida (____________) com tranquilidade e responsabilidade com as (____________) que nos procuram para aliviar seus (____________).

As palavras estão escondidas na horizontal, vertical e diagonal.

S	S	R	N	E	K	H	D	C	G	H	A	V	C	L	Y	L	S
S	I	D	D	D	E	E	M	O	C	I	O	N	A	L	E	A	S
O	I	D	E	N	T	I	F	I	C	A	R	K	L	I	A	N	A
F	T	R	A	T	O	O	T	N	E	M	I	C	E	H	N	O	C
R	K	F	I	R	L	B	Ê	O	A	T	P	V	T	A	N	I	I
I	K	R	G	A	S	I	R	T	S	O	N	I	H	A	S	S	F
M	Y	W	R	E	C	A	O	R	R	O	A	A	I	G	O	S	Í
E	E	L	E	S	S	D	O	P	H	Y	T	D	I	I	L	I	T
N	O	S	N	R	O	S	A	S	T	D	I	I	W	R	O	F	N
T	R	O	E	J	D	A	A	H	S	T	D	L	B	T	T	O	E
O	C	T	U	N	H	O	L	D	O	E	W	H	E	Á	O	R	I
S	A	P	U	A	O	A	R	C	P	T	P	B	D	A	H	P	C

BIBLIOGRAFIA

1. Aristóteles. Ética a Nicómaco. São Paulo: Lebooks; 2019.
2. Baer L, Minichiello WE. Behavior therapy for obsessive-compulsive disorder. In: Jenike MA, Baer L, Minichiello WE, (Org.). Obsessive-compulsive disorders: theory and manegement. Chicago: Year Book Medical Publishers; 1986. p. 45-75.
3. Clear J. Hábitos atômicos. Rio de janeiro: Alta Life; 2019.
4. Cortella MS. Por que fazemos o que fazemos? São Paulo: Planeta; 2016.
5. Duhigg C. O poder do hábito. Rio de janeiro: Objetiva; 2012.
6. Elrod H. O milagre da manhã. 19 ed. Rio de janeiro: Best Seller, 2016.
7. Houzel SH. A vantagem humana. São Paulo: Schwarcz S.A; 2017.
8. Kant I. Crítica da razão pura. 4 ed. Petrópolis: Vozes; 2015.
9. Laraia RB. Cultura: um conceito antropológico. 4 ed. Rio de janeiro: Jorge Zahar Editor; 1989.
10. Miskell P. Cavity protection or cosmetic perfection? Innovation and marketing of toothpaste brands in the United States and Western Europe, 1955-1985. Business History Rev. 2004;78(1):29-60.
11. Muraven M, Gagné M, Rosman H. Helpful self-control: autonomy support, vitality, and depletion. J Exp Soc Psychol. 2008;44(3):573-85.
12. Neal DT, Wood W, Quinn JM. Habits – a repeat performance. Curr Direct Psych Sci. 2006;15(4):198-202.
13. Nutt DJ, King LA, Phillips LD. Independent scientific committee on drugs. Drug harms in the UK: a multicriteria decision analysis. Lancet. 2010;376(9752):1558-65.
14. Ouellette JA, Wood W. Habit and intention in everyday life: The multiple processes by which past behavior predicts future behavior. Psych Bulletin. 1998;124(1):54-74. Disponível em: https://www.researchgate.net/publication/254734093 (acesso 29 maio 2020).
15. Picard A. Making the american mouth: dentists and public health in the twentieth century. New Brunswick: Rutgers University Press; 2009.
16. Pondé LF. Mudança de hábito e pensamento. Saber Filosófico; 2017. Disponível em: https://www.youtube.com/watch?v=6JInTjDGpKA&t=2912s (acesso 18 maio 2020).
17. Posner MI, Snyder CRR. Attention and cognitive control. In: Solso RL, (Org.). Information processing and cognition: the Loyola Symposium. Mahwah: Lawrence Erlbaum Associates; 1975. p. 55-85.
18. Rosenberg MB. Comunicação não violenta: técnicas para aprimorar relacionamentos pessoais e profissionais. São Paulo: Ágora; 2006.
19. Schooler JW. Re-representing consciousness: dissociations between experience and meta-consciousness. Trends Cogn Sci. 2002;6(8):339-44.
20. Sheldrake R. Uma nova ciência da vida: a hipótese da causação formativa e os problemas não resolvidos da biologia. São Paulo: Pensamento-Cultrix Ltda.; 2016.
21. Wood W, Quinn J. Habits and the structure of motivation in everyday life. In: Williams KD, Forgas JP. (Org.). Social motivation: conscious and unconcious processes. New York: Cambridge University Press; 2005. p. 55-70.
22. Wood W, Quinn JM, Kashy DA. Habits in everyday life: thought, emotion, and action. J Pers Soc Psychol. 2002;83(6):1281-97.
23. Yerkes RM, Dodson JD. The relation of strength of stimulus to rapidity of habit-formation. J Comparative Neurol Psych. 1908;18:459-82.

24

BIOSSEGURANÇA PARA UMA ATUAÇÃO SUSTENTÁVEL NA CLÍNICA ODONTOLÓGICA

Bruna Albuquerque
Fábio Barbosa de Souza

OBJETIVOS DE APRENDIZAGEM
O QUE VOCÊ VAI APRENDER NESTE CAPÍTULO:

1. Compreender o conceito de sustentabilidade.
2. Aplicar os fundamentos da sustentabilidade à vida cotidiana e profissional.
3. Identificar os aspectos da biossegurança odontológica capazes de influenciar a adoção de práticas sustentáveis.
4. Reconhecer os fatores que geram impacto ambiental negativo e propor um plano de sustentabilidade adequado ao ambiente odontológico.

O QUE É SUSTENTABILIDADE?

Etimologicamente, (radical) sustentável + (sufixo) -idade, deriva do latim *sustinere* no mesmo sentido de apoiar, sustentar, em termos ecológicos, é tudo o que a Terra faz para que um ecossistema não decaia e se arruíne. Sustentabilidade é um termo empregado na Teoria Geral dos Sistemas, e consiste na capacidade de se sustentar ao longo do tempo, sem colapsar. Para entendermos como esse termo foi relacionado com a proteção ao meio ambiente, precisamos olhar o contexto histórico.

A preocupação do mundo com o meio ambiente é relativamente recente, em meados dos anos 1970, os primeiros escritos sobre a finitude dos recursos naturais começaram a ser publicados. Um dos mais emblemáticos foi o *Limits of Growth* ou "Os Limites para o Crescimento", escrito em 1972, a partir de estudos realizados por cientistas do MIT – *Massachusetts Institute of Technology*, que a partir de sistemas de computador, demonstraram as consequências de um crescimento infinito em um planeta finito. O livro se tornou um *best-seller* e chocou o mundo, porém foi refutado por vários, inclusive pela delegação brasileira na Comissão da Organização das Nações Unidas (ONU) por acreditarem que era uma luta política para impedir o crescimento dos países em desenvolvimento.

Apenas em 1980, na Assembleia Geral das Nações Unidas, como forma de conciliar a proteção ao meio ambiente às demandas por crescimento econômico emergentes, surgiu o termo "desenvolvimento sustentável", como ficou assim definido pelo documento Nosso Futuro Comum ou Relatório de Brundtland, publicado em 1987, do qual se extrai a seguinte frase: "O desenvolvimento sustentável é o desenvolvimento que encontra as necessidades atuais sem comprometer a habilidade das futuras gerações de atender suas próprias necessidades."

Atualmente a discussão perpassa vários pontos controversos ainda, como o perecimento do conceito de sustentabilidade para dar lugar à discussões a respeito da

PARA REFLETIR

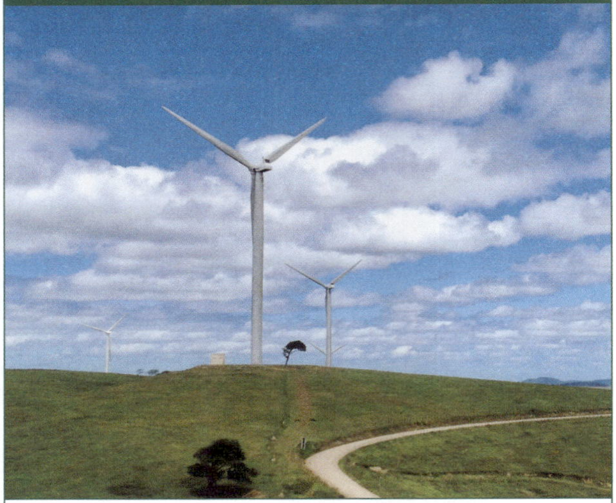

O desenvolvimento sustentável é o desenvolvimento que encontra as necessidades atuais sem comprometer a habilidade das futuras gerações de atender suas próprias necessidades.

Imagem gentilmente cedida por Tânia Coelho.

necessidade de regenerar o que já foi degradado e a uma nova forma econômica para nos organizarmos como sociedade.

COMO SER SUSTENTÁVEL NA VIDA COTIDIANA?

A busca pela sustentabilidade é um dos temas mais abordados na atualidade. O fato é que não existem respostas prontas, a questão é complexa e sistêmica, assim como as soluções. Para conseguirmos ser um pouco mais sustentáveis no nosso dia a dia, precisamos repensar nosso estilo de vida e ir promovendo pequenas mudanças consistentes.

Podemos iniciar pensando no lixo que produzimos: fazer a separação corretamente dos materiais recicláveis, compostar toda a matéria orgânica e enviar o "lixo comum" ou o rejeito para o aterro sanitário. Esse é um bom começo. A partir daí, podemos passar a parar de utilizar utensílios descartáveis, ou os chamados plásticos de uso único, os quais representam uma das maiores causas da poluição plástica no mundo (Figura 1).

É necessário pensar em como você come, onde você come e o que você come, de quem você compra, se sua alimentação ainda comporta o consumo de animais.

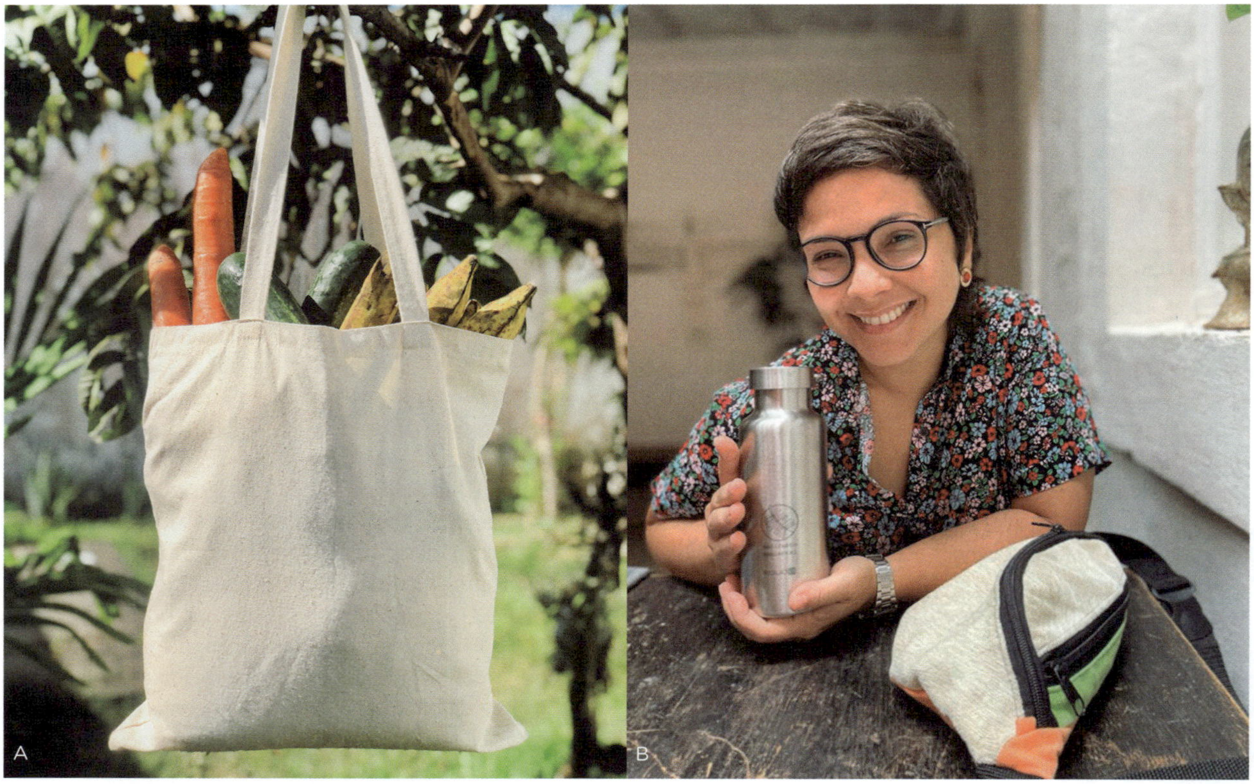

FIGURA 1 Retratos de uma vida cotidiana mais sustentável. A: uso de sacolas retornáveis; B: diminuição do uso de copos descartáveis pela adoção de uma garrafa pessoal para uso diário.

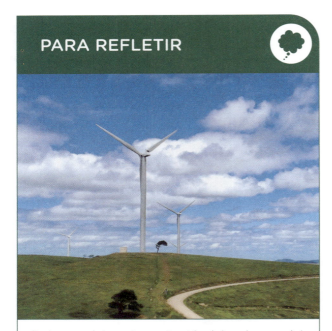

QUAIS SÃO OS "R" DA VIDA SUSTENTÁVEL?

A metodologia dos 'R' foi popularizada na ocasião do estabelecimento do Dia da Terra, evento para conscientizar sobre a preservação do Planeta, tendo o Greenpeace contribuído fortemente para a democratização do conceito. Foi apresentada ao mundo durante a Cúpula do G8, em maio de 2008, pelo Primeiro-Ministro do Japão Junichiro Koizumi, que trouxe a metodologia dos 3 R, buscando a construção de uma aliança global pela reciclagem no mundo.

Consiste em uma abordagem para reduzir o volume de resíduos e lixo produzido, através do olhar para três necessidades:

- Reduzir: através da conscientização, pensar no momento da aquisição, sobre quais materiais vão gerar menos resíduos e lixo.
- Reutilizar: buscar consertar e utilizar ao máximo os produtos ou a embalagem antes de descartá-los.
- Reciclar: trazer de volta ao ciclo, usar o resíduo como matéria-prima no manufaturamento de novos produtos.

O conceito foi incorporado por um dos manifestos ambientais mais relevantes, a Carta da Terra, documento do início do século XXI, nascido de uma consulta feita durante 8 anos (1992-2000) entre milhares de pessoas de países, culturas, religiões, universidades e sábios remanescentes das culturas originárias. Segue um dos trechos desta carta: "Adotar padrões de produção, consumo e reprodução que protejam as capacidades regenerativas da Terra, os direitos humanos e o bem-estar comunitário. Reduzir, reutilizar e reciclar materiais usados nos sistemas de produção e consumo e garantir que os resíduos possam ser assimilados pelos sistemas ecológicos."

Em 2013, Bea Johnson, em seu livro sobre os conceitos do lixo zero chamado Zero Waste Home: The Ultimate Guide to Simplify your Life ou Casa Lixo Zero: O Último Guia para Simplificar sua Vida, inclui nos 3 R mais dois, *refuse* (recusar) e *rot* (compostar), transformando-os em 5 R.

O conceito do 3 R em linhas gerais, carecem de mais elementos e parecem não atender a complexidade dos desafios do lixo, da poluição plástica e da crescente crise ambiental que nos empurra ao colapso.

No Brasil, os 3 R evoluíram naturalmente para os 5 R, com a inclusão das expressões como Repense e Recuse, sendo divulgado pelo Ministério do Meio Ambiente nesse formato. Os 5 R fazem parte de um processo educativo que tem por objetivo uma mudança de hábitos no cotidiano dos cidadãos, neste viés, conceitua-se:

- Repense: seus hábitos de consumo, o mundo muda quando você repensa.

> **PARA REFLETIR**
>
> Adotar padrões de produção, consumo e reprodução que protejam as capacidades regenerativas da Terra, os direitos humanos e o bem-estar comunitário. Reduzir, reutilizar e reciclar materiais usados nos sistemas de produção e consumo e garantir que os resíduos possam ser assimilados pelos sistemas ecológicos.

- Recuse: tudo aquilo que não puder voltar ao ciclo como plásticos de uso único, produtos tóxicos e não recicláveis.

Precisamos ainda atentar para o viés puramente individual que nos sugere as metodologias utilizadas até então, sendo forte o movimento para a inclusão de mais alguns elementos como Regenere e Resista!

POR QUE BIOSSEGURANÇA TEM A VER COM SUSTENTABILIDADE?

As práticas de controle de infecção em odontologia exigem da equipe de saúde bucal adoção de medidas que exercem impacto direto ou indireto sobre o meio ambiente. A decisão sobre qual método de higienização das mão adotar ou mesmo a escolha de um material restaurador podem determinar consumo exacerbado de recursos naturais ou a poluição da rede de saneamento. Desse modo, entender e aplicar os conceitos de sustentabilidade às precauções padrão deve ser um exercício diário e cada vez mais necessário no mundo em que vivemos.

O QUE A ODONTOLOGIA PODE FAZER?

Higienização das mãos x consumo de água

O ato de higienizar as mãos com água e sabão é uma constante na prática odontológica. Embora seja uma das ações mais importantes para o controle de infecções nos serviços de saúde, essa prática envolve o consumo de recursos como água, papel toalha e sabonete líquido. Se pensarmos sob o prisma da redução do consumo desses recursos, como seria possível diminuir o impacto ambiental nessa atividade essencial nos serviços de saúde? A resposta está na inclusão das técnicas de higiene das mãos sem enxágue, pelo uso de produtos à base de álcool, por exemplo.

Em um estudo realizado em uma clínica escola do curso de odontologia da Universidade Federal de Pernambuco (UFPE), observou-se que, se os estudantes, professores e técnicos passassem a usar a técnica da fricção antisséptica das mãos com solução de álcool etílico 70% em gel, o resultado seria uma redução no consumo de água, papel toalha e sabonete líquido da ordem de 37%. Além disso, a higiene das mãos com enxágue envolve um maior tempo de execução da técnica quando comparada à fricção antisséptica com produtos à base de álcool. Nesse caso, verificou-se que haveria um ganho de tempo de 40% com o uso do álcool em gel.

É importante destacar que a adoção dessa estratégia requer o uso de luvas que não deixem resíduos após a sua utilização, ou seja, luvas sem pó. Nesse sentido, as luvas nitrílicas se encaixariam perfeitamente para um planejamento sustentável associado à técnica de higiene das mãos (ver Curtindo a Biossegurança).

Resíduos plásticos

Os produtos constituídos por plásticos representam um montante considerável dos resíduos gerados na prática odontológica. O grande problema associado a esse tipo de substância está no seu longo período de decomposição. Segundo o *site* do Instituto Brasileiro do Meio Ambiente e dos Recursos Naturais Renováveis (IBAMA), os plásticos podem levar de 200 a 600 anos para se decomporem completamente na natureza, podendo gerar um impacto ambiental considerável.

As barreiras plásticas utilizadas para cobertura das superfícies, que são descartadas a cada paciente, configuram como um item a ser reconsiderado na prática odontológica. Essas proteções plásticas são utilizadas para reduzir a necessidade de desinfecção das superfícies, auxiliando na minimização da contaminação cruzada. Entretanto, não se pode assegurar que as superfícies subjacentes estarão livres de contaminação, principalmente porque essa contaminação pode ocorrer no momento da retirada das barreiras. Desse modo, quase sempre é necessária uma descontaminação da área. Assim, as barreiras seriam uma proteção adicional, mas que não eliminariam a necessidade de limpeza e desinfecção entre pacientes.

Desta forma, o uso das barreiras é uma etapa que pode ser eliminada e que geraria menor quantidade de resíduo plástico no serviço de saúde bucal. Atualmente, existem

CURTINDO A BIOSSEGURANÇA

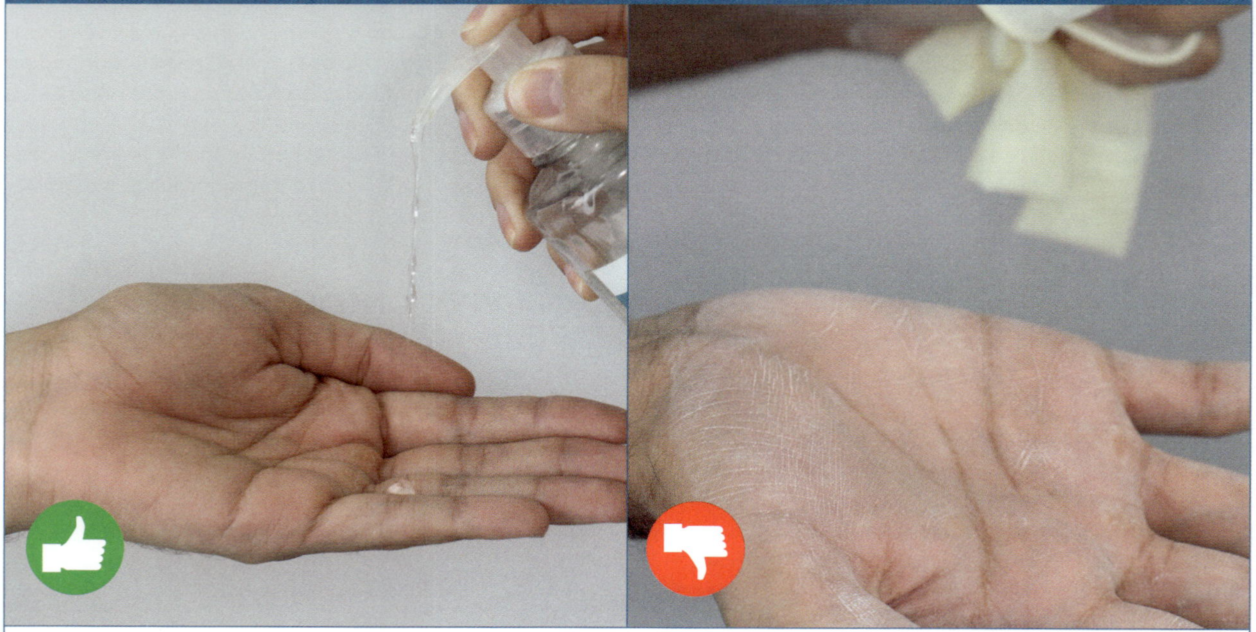

A higienização das mãos com técnicas sem enxague representa uma prática capaz de reduzir a geração de resíduos e o consumo de água. É um *like* sustentável maravilhoso na clínica odontológica que merece nosso aplauso. Entretanto, a fricção antisséptica requer que as mãos estejam visivelmente limpas. Assim, essa ação não combina com uso de luvas com pó, como as de látex para procedimentos. Desse modo, ao optar por uma abordagem ecossustentável, assegure-se de usar EPI adequados, como as luvas nitrílicas sem pó, por exemplo.

produtos simplificados, mencionados no Capítulo 7, capazes de realizar limpeza e desinfecção de maneira prática e segura, que tornariam real uma atuação mais sustentável (Figura 2).

Outro item que pode ser reavaliado é o sugador plástico descartável. Nesse caso, pode-se adotar o uso clínico de sugadores metálicos, passíveis de limpeza mecânica com escovas específicas (Figura 3). No mesmo estudo citado anteriormente, verificou-se que, com a utilização de sugadores autoclaváveis, o volume de resíduo sólido plástico infectante diminuiria em pelo menos 1 kg por semana, com a extinção do volume semestral de 15 kg que seria produzido pelos sugadores descartáveis. Essa medida causaria um enorme impacto positivo no meio ambiente, já que a quantidade de resíduo plástico que seria produzido levaria séculos para se decompor.

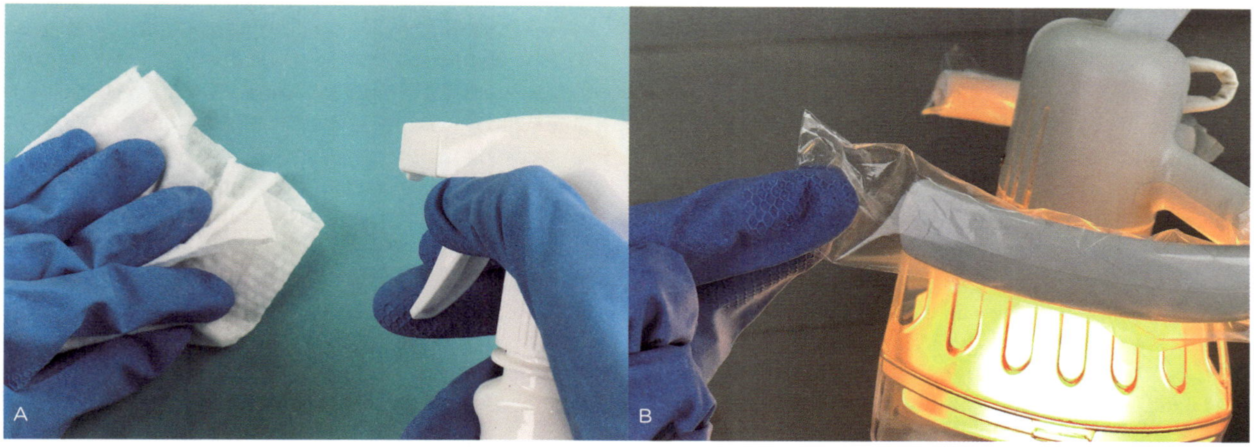

FIGURA 2 Uso de produtos desinfetantes simplificados (A) como proposta para redução de produção de resíduo plástico proveniente do uso de barreiras de proteção (B).

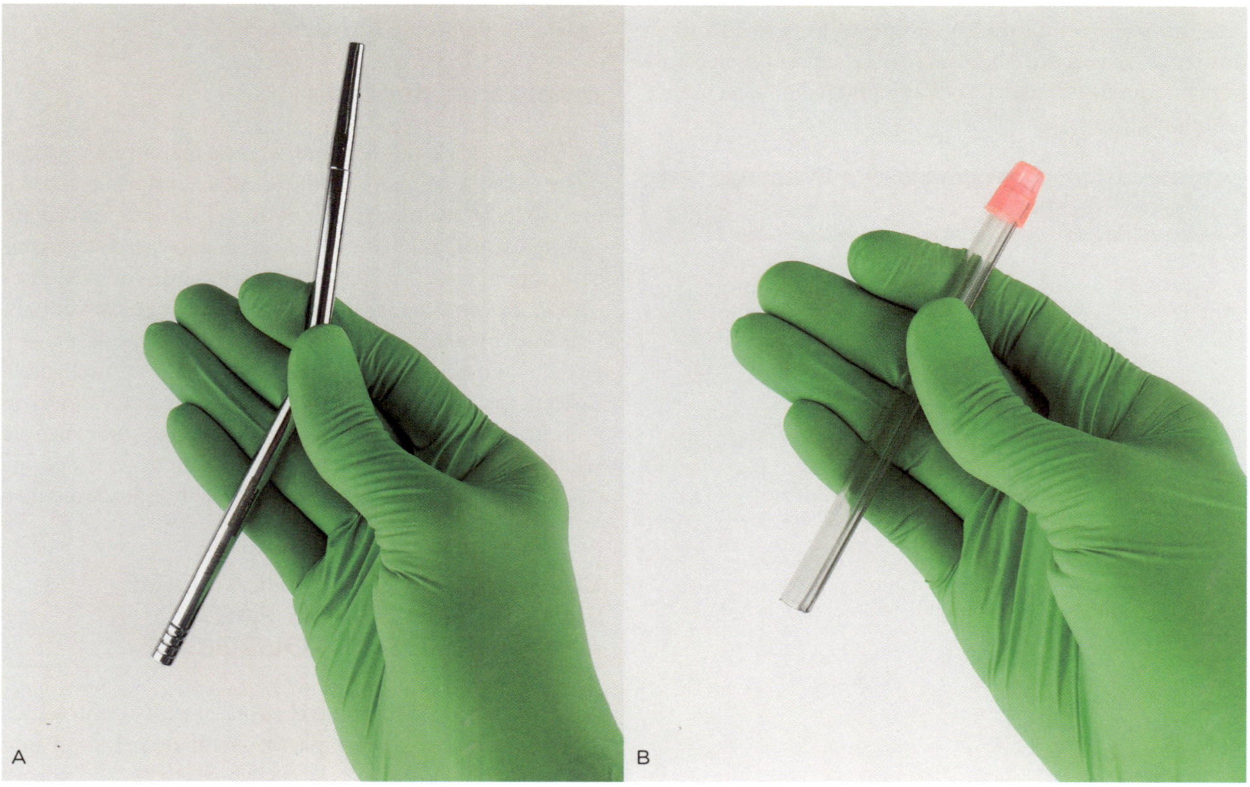

FIGURA 3 Uso de sugares metálicos reutilizáveis (A) como proposta para redução de produção de resíduo plástico proveniente do uso sugadores descartáveis (B).

Radiologia convencional x digital

Os exames complementares exercem papel fundamental da clínica odontológica e, no Brasil, a radiografia convencional, na qual ocorre o processamento químico das películas, está na grande maioria dos serviços de saúde bucal. Nesse método de processamento, são gerados três efluentes: revelador, fixador e a água residual. O revelador usado possui alto teor de fenóis totais, além de uma variedade de componentes resultantes da reação química do agente de revelação com os haletos de prata, oxigênio e outros componentes presentes. O fixador, por sua vez, contém elevado teor de prata, na forma de complexo de tiossulfato de prata com carga negativa e fenóis totais. A água residual tem uma baixa concentração de tiossulfato de prata e compostos fenólicos. No ambiente, a prata iônica exerce um papel de inibidor enzimático capaz de interferir no processo metabólico dos organismos. Além dos efluentes, na radiologia convencional há a produção de resíduos sólidos, que são as partes que compõem as películas radiográficas (filme, lâmina de chumbo, papel preto e envelope plástico).

Diante desse cenário, a radiologia digital surge como uma proposta sustentável, capaz de gerar menor impacto ambiental, ainda com resultados superiores. Além disso, em médio e longo prazos, a aquisição de um sistema radiográfico digital por serviços de saúde bucal resulta em menores gastos com aquisição de insumos e contratação de empresas para destinação ambientalmente adequada dos resíduos gerados. O Quadro 1 enumera impactos da implantação de um sistema de radiografia digital na prática odontológica.

QUADRO 1 Impactos da implantação de um sistema de radiografia digital na prática odontológica

- Não necessidade de reposição de substâncias e películas radiográficas.
- A qualidade superior das radiografias obtidas por meio do método digital diminui a necessidade de repetições, devido à inexistência de erros de processamento dependentes da temperatura e do tempo. Esses fatores implicam em menor exposição do paciente à radiação.
- Não produção de resíduos e, consequentemente, não necessidade de contratação de empresa para processamento dos mesmos - havendo uma economia nesse sentido - e impacto ambiental negativo inexistente a esse respeito, visto que o receptor digital é reutilizável e tem uma vida útil longa, quando bem utilizado.
- Economia de tempo de processamento, que decairia de 15-20 minutos (considerando os fatores supracitados) para poucos segundos (3-5 segundos), implicando em melhor utilização do tempo clínico.
- O investimento na aquisição de um sistema digital corresponderia ao valor gasto com películas radiográficas e substâncias químicas em 8 meses por uma clínica odontológica coletiva.
- Ausência de necessidade de contratação de empresa para reciclagem dos resíduos oriundos do processamento convencional em detrimento da necessidade de suporte para manutenção do sistema digital, que varia de acordo com o fabricante.

Prontuários digitais/eletrônicos

O Conselho Federal de Odontologia, em 2009, aprovou uma resolução com as normas técnicas concernentes à digitalização, uso dos sistemas informatizados para a guarda e manuseio dos documentos dos prontuários dos pacientes, quanto aos Requisitos de Segurança em Documentos Eletrônicos em Saúde. Utilizar prontuários digitais ou eletrônicos surge como uma excelente oportunidade para as clínicas odontológicas serem mais sustentáveis, uma vez que uma consequência direta da sua implantação é a drástica redução na necessidade de uso de papel na prática clínica. Desse modo, é possível reduzir o consumo e a geração de resíduos, assim como diminuir os custos com a compra de papel.

Ainda no estudo de planejamento ecossustentável estabelecido para uma clínica escola da UFPE, observou-se que a implantação do prontuário exclusivamente digital seria capaz de reduzir drasticamente a quantidade de papel utilizado semestralmente, além de otimizar recursos, ampliar a segurança, aperfeiçoar o atendimento nas clínicas e ainda diminuir gastos que poderiam ser realocados para a melhoria da estrutura do departamento ou para outros fins que trouxessem melhoria para a oferta do curso de odontologia. Considerando que os custos para produção dos prontuários giravam em torno de R$ 8.500,00 reais por semestre, é válido pontuar que em 10 anos poder-se-ia chegar a uma economia de R$ 170.000,00 reais após a instalação do prontuário eletrônico.

Amálgama dentário

Um dos materiais restauradores de maior preocupação refere-se ao amálgama dentário. Esse composto contém mercúrio, prata e outros metais que podem entrar no ambiente. Atualmente tem sido estimado que os dentistas contribuem com 3 a 70% da carga total de mercúrio entrando nas instalações de tratamento de águas residuais. Portanto, uma iniciativa ambiental importante para o serviço de saúde bucal é instalar um separador de amálgama. Esse equipamento impede que o material restaurador com mercúrio entre no abastecimento de água, uma vez que separam as partículas finas (geradas durante a remoção de restauração, procedimentos de polimento e acabamento).

COMO MONTAR UM PLANO DE SUSTENTABILIDADE PARA O AMBIENTE ODONTOLÓGICO?

Um olhar mais sustentável para a clínica odontológica é necessário. Entretanto, para colocar os princípios de sustentabilidade na prática clínica diária, é necessário, inicialmente, elaborar um planejamento estratégico. Esse plano consiste em uma sequência de ações organizadas para efetivação em um ambiente com o mínimo de impacto ambiental possível, constituído pelas etapas:

1. Diagnóstico situacional – análise das atividades do cotidiano clínico, visando a identificação dos pontos críticos capazes de gerar impactos ambientais negativos passíveis de modificação.
2. Impactos situacionais gerados – descrição detalhada das consequências relacionadas às atividades identificadas na etapa 1.
3. Ações – detalhamento das ações inseridas no cotidiano de atividades com o objetivo de diminuir os impactos ambientais negativos descritos na etapa 2.
4. Metas – elaboração de objetivos a serem alcançados por meio da adoção das medidas sustentáveis elencadas na etapa 3.
5. Novos impactos gerados – descrição detalhada das consequências relacionadas às atividades identificadas na etapa 3, considerando todos os aspectos envolvidos.
6. Prazos – determinação de um cronograma para implantação e análise das ações implementadas.
7. Monitoramento – definição de um sistema de conferência dos resultados esperados com a implantação da ação com a deliberação dos recursos humanos pela realização dessa tarefa.

A incorporação de um planejamento como esse em um consultório odontológico se torna cada vez mais necessário e exige organização para que todas as etapas sejam efetivamente colocadas em prática. O Quadro 2 traz um exemplo de planejamento realizado para uma clínica escola da UFPE, especificamente sobre o item "Sugadores", mas pode ser aplicado a qualquer outro tópico, em qualquer serviço de saúde bucal.

QUADRO 2 Planejamento estratégico de sustentabilidade em odontologia para implantação de sugadores reutilizáveis

1. Diagnóstico situacional
Grande volume de resíduo sólido plástico gerado devido à utilização de sugador descartável.

2. Impactos situacionais gerados
Cada sugador tem em média 4 gramas; são atendidos em média 250 pacientes por semana, resultando em 1 kg de volume em resíduo sólido produzido pela utilização de sugadores descartáveis em apenas uma semana na clínica. Por semestre são 15 kg de resíduos sólidos plásticos produzidos. O que causa um enorme impacto ambiental.

3. Ações
- Utilização de sugadores autoclaváveis, fornecidos pelo curso de odontologia da UFPE.
- Orientação dos alunos de como deve ser feita a limpeza dos sugadores autoclaváveis e, disponibilizar na central de esterilização, os equipamentos necessários (escova para limpeza interna dos sugadores).
- Controle interno da clínica na dispensação dos sugadores.
- Implantação de um sistema de controle de empréstimo dos sugadores.

(continuaçao)

QUADRO 2 Planejamento estratégico de sustentabilidade em odontologia para implantação de sugadores reutilizáveis (*continuação*)

4. Metas
- Redução da produção de resíduos sólidos infectante.
- Redução do volume de resíduos sólidos infectantes que será coletado pela empresa responsável pelo tratamento e disposição final dos resíduos.
- Redução do gasto em longo prazo com a compra de sugadores descartáveis.

5. Novos impactos gerados
- Com a utilização de sugadores autoclaváveis o volume de resíduo sólido plástico infectante diminuirá em pelo menos 1 kg por semana, com a extinção do volume semestral de 15 kg que seria produzido pelos sugadores descartáveis. O que causa um enorme impacto positivo no meio ambiente, já que a quantidade de resíduo plástico que seria produzido levaria séculos estocado para se decompor.
- Sugadores autoclaváveis apresentam a durabilidade de anos, sendo a longo prazo mais econômico financeiramente.

6. Prazos
Segundo semestre de 2020.

7. Monitoramento
- Preenchimento de formulário de acompanhamento pelos profissionais responsáveis pela dispensação e empréstimo dos sugadores.
- Acompanhamento do processo pela comissão de biossegurança.

Os exemplos citados nos colocam em uma posição de redução de impactos ambientais, que também trazem consigo uma melhoria na produtividade, além de redução de custos. Ou seja, a sustentabilidade, além de ser ecologicamente favorável, traz ganhos econômicos que precisam ser destacados. Independentemente de estarmos em serviços públicos ou privados, pensar de forma sustentável pode representar maior oportunidade de oferta de serviços à população.

QUIZ BIOSSEGURO

1. Sustentabilidade é um termo empregado na Teoria Geral dos Sistemas, e consiste...
   H. ... na capacidade de se sustentar ao longo do tempo, sem colapsar.
   I. ... na possibilidade de se reciclar e reutilizar os recursos naturais.
   J. ... no acúmulo quantitativo de recursos naturais visando uma maior longevidade para a vida na terra.
   K. ... na manutenção de uma variedade de espécies animais, visando uma melhor qualidade de vida na terra.

2. Marque a alternativa que enumera os 3 R, inicialmente divulgados durante a cúpula do G8, em 2008, para a construção de uma aliança global pela reciclagem no mundo.

A. Reciclar, Repensar, Reutilizar.
B. Reestruturar, Reciclar, Reutilizar.
C. Reduzir, Reciclar, Reutilizar.
D. Reduzir, Rever, Reciclar.

3. No Brasil, os 3 R evoluíram naturalmente para os 5 R. Assinale a alternativa que corresponde ao R que remete a tudo aquilo que não puder voltar ao ciclo como plásticos de uso único, produtos tóxicos e não recicláveis.
   A. Reciclar.
   B. Repensar.
   C. Recusar.
   D. Reduzir.

A. Que estratégia pode ser utilizada no consultório odontológico para reduzir a possibilidade de contaminação da rede de saneamento?
   A. Instalação de um separador de amálgama.
   B. Uso de sucção de alta potência.
   C. Uso de sucção adicional ao equipamento odontológico.
   D. Instalação de um sistema de descontaminação das linhas de água.

4. Na elaboração de um planejamento estratégico sustentável para a atuação odontológica, que fase corresponde à análise das atividades do cotidiano clínico, visando a identificação dos pontos críticos?
   A. Fase de impactos situacionais gerados.
   B. Fase de metas.
   C. Fase de monitoramento.
   D. Fase de diagnóstico situacional.

JOGANDO LIMPO

Agir de forma sustentável na vida e na odontologia exige uma recondução de ações e pensamento no cotidiano. Nesse sentido, considerando os "R" da vida sustentável, ligue/associe um "R" específico para cada uma das situações ilustradas abaixo:

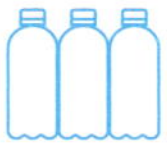

Reciclar

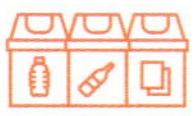

Recusar

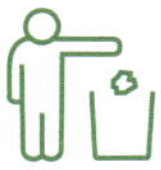

Reutilizar

Reduzir

BIBLIOGRAFIA

1. 3R Ecologia. Wikipedia. Disponível em: https://pt.wikipedia.org/wiki/3_R_(ecologia) (acesso 16 ago 2020).
2. 3R Iniciative. Ministério do Meio Ambiente Japonês. Disponível em: http://www.env.go.jp/recycle/3r/en/results.html (acesso 16 ago 2020).
3. Avinash B, Avinash BS, Shivalinga BM, Jyothikiran S, Padmini MN. Going green with eco-friendly dentistry. J Contemp Dent Pract. 2013;14(4):766-9.
4. Bertalanffy L. Teoria geral dos sistemas. Petrópolis: Vozes; 1975.
5. Boff L. Sustentabilidade: o que é: o que não é. 5 ed. Petropolis: Vozes; 2016.
6. Bortoletto EC, Igarashi-Mafra L, Sorbo ACAC, Galliani NA, Barros MASD, Tavares CRG. Remoção de prata em efluentes radiológicos. Acta Sci Tech. 2007;29(1):37-41.
7. Carta da Terra. Disponível em: https://www.mma.gov.br/estruturas/agenda21/_arquivos/carta_terra.pdf
8. https://www.greenpeace.org/brasil/
9. Duane B, Stancliffe R, Miller FA, Sherman J, Pasdeki-Clewer E. Sustainability in dentistry: a multifaceted approach needed. J Dent Res. 2020;99(9):998-1003.
10. Kaster FPB, Lund RG, Baldissera EFZ, Gerenciamento dos resíduos radiológicos em consultórios odontológicos da cidade de Pelotas (RS, Brasil). Arq Odontol. 2012;8(4):242-50.
11. Meadows DH, Meadows DL, Randers J, Behrens WW. The limits to growth. New York. Universe books. 1972 Disponível em: http://www.donellameadows.org/wp-content/userfiles/Limits-to-Growth-digital-scan-version.pdf (acesso 10 ago 2020).
12. Ministério do Meio Ambiente. A política dos 5 R's. Disponível em http://www.mma.gov.br/comunicacao/item/9410 (acesso 2020).
13. Mulimani P. Green dentistry: the art and science of sustainable practice. Br Dent J. 2017;222(12):954-61.
14. Nosso Futuro Comum. Disponível em: https://nacoesunidas.org/acao/meio-ambiente/ (acesso 12 ago 2020).
15. Relatório da Delegação do Brasil à Conferência das Nações Unidas sobre Meio Ambiente. Disponível em: https://cetesb.sp.gov.br/proclima/wp-content/uploads/sites/36/2013/12/estocolmo_72_Volume_I.pdf (acesso 13 ago 2020).

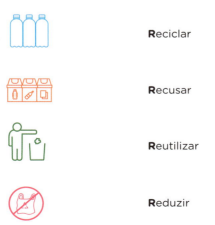

PARTE IV
COVID-19

25 APRENDIZADOS E REFLEXÕES SOBRE A PANDEMIA DA COVID-19

25

APRENDIZADOS E REFLEXÕES SOBRE A PANDEMIA DA COVID-19

Daniela Cisneiros Arrais
Fábio Barbosa de Souza
Paulo Sávio Angeiras de Goes

Este capítulo apresenta diferentes perspectivas sobre o impacto da pandemia da Covid-19, vivenciada pela humanidade no ano de 2020, que gerou repercussões importantes sobre a vida das pessoas. As mudanças, para além da forma como percebemos a biossegurança na odontologia, também nos fizeram entender como uma doença se dissemina em proporções mundiais, e nos obrigaram a mudar nossos relacionamentos pessoais e nossa relação com a internet. O texto que segue é um convite à reflexão sobre os aprendizados impostos pela pandemia! Sejam bem-vindos e boa leitura.

A VIDA PÓS-COVID-19: APRENDIZADOS E REFLEXÕES PARA O FUTURO

Daniela Cisneiros Arrais

A pandemia do novo coronavírus transformou a internet na principal plataforma pela qual trabalhamos, estudamos, buscamos informação e entretenimento, estabelecemos relações de afeto com amigos, conhecidos, colegas e familiares. Sua força como suporte em várias áreas de nossa vida (nós que temos acesso, claro) escancara uma máxima que pode soar estranha de ouvir em um momento em que o mundo parece ter entrado em colapso: ainda bem que estamos vivendo isso hoje, quando a estrutura da internet consegue dar conta do aumento intenso no seu uso por parte da população. Por conta de investimentos de diversos segmentos, hoje podemos experimentar por meio do digital um pouco do mundo em que vivíamos até março de 2020.

Por mais que a experiência apresente falhas, você consegue imaginar viver tudo isso sem contar com a possibilidade de conexão?

Pois essa é a realidade de bilhões de pessoas ao redor do mundo que ainda não estão conectadas à internet. Sem acesso à conexão e a dispositivos como computador e celular, quase metade dos habitantes do planeta ficam à margem em vários níveis. Não têm como obter informações sobre saúde, não têm como aprender *on-line*, não têm como trabalhar, tampouco têm como se expressar. Há um fosso digital no mundo.

O que emerge de mais urgente em um cenário pós-Covid-19 quando falamos do digital é o entendimento de que conexão deveria se tornar um direito básico que precisa chegar para todos.

O que mudou no uso de internet?

Desde o início da pandemia, em algumas partes do mundo, o uso de internet aumentou 50%, segundo o *World Economic Forum*. Plataformas e serviços se esforçam para dar conta do aumento da demanda e garantir o bom funcionamento.

O uso de computadores foi intensificado, uma vez que estamos mais em casa e, para muitas tarefas, o equipamento é mais confortável do que o celular. Passamos a nos comunicar mais por mensagens, mas com um adendo: por vídeo também. Aplicativos como o *Zoom* viram seu uso explodir. Tarefas escolares migraram para plataformas

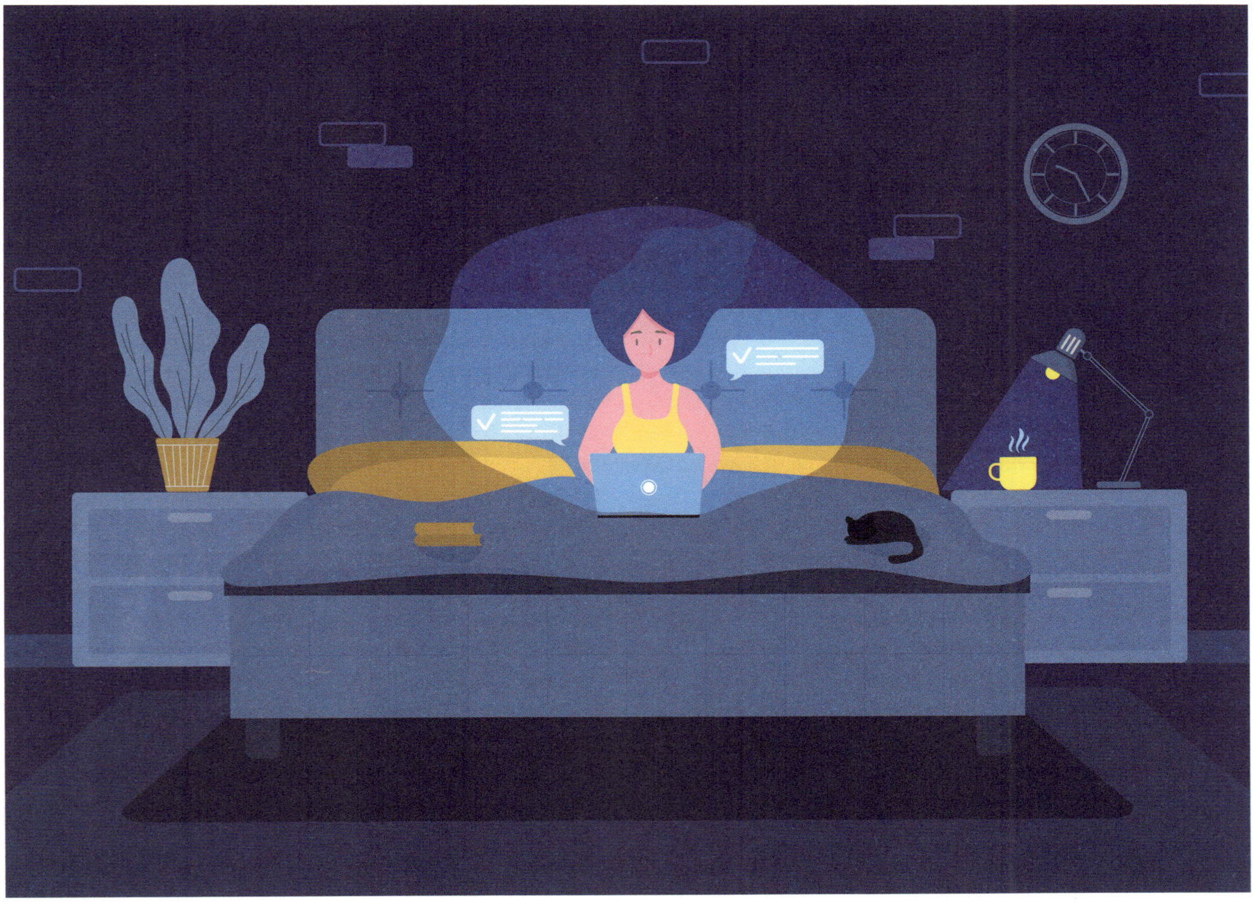

FIGURA 1 Você consegue imaginar viver uma pandemia sem contar com a possibilidade de conexão?

como o *Google Classroom*. Reuniões estão acontecendo no *Google Hangouts*, no *Microsoft Teams*. O excesso de uso também traz à tona a discussão sobre como essas plataformas tratam questões de privacidade. A análise é do *New York Times* a partir de dados de uso de internet nos Estados Unidos da *SimilarWeb* e *Apptopia*, provedores de dados *on-line*.

Há ainda um interesse das pessoas por seu entorno imediato, mostrando um aumento no número de *downloads* de *apps* como o *Nextdoor*, nos EUA, que conecta vizinhos. Os canais de notícia locais também tiveram salto em tráfego. Marcas de mídia estabelecidas têm sido mais procuradas como fonte de informação. Jogos de *videogame* tiveram picos, assim como *sites* que permitem ver outras pessoas jogarem. O *Twitch*, de *streaming*, viu seu tráfego aumentar em 20%. O *TikTok* também decolou.

Mas para quem é essa internet?

Enquanto nós podemos reclamar de instabilidade na rede, da carga de trabalho que aumenta, das dificuldades de transpor o ensino para o *on-line*, é preciso lembrar que internet não é realidade para muita gente.

No Brasil, uma em cada quatro pessoas não tem acesso à internet, ou seja, cerca de 46 milhões de pessoas não acessam a rede. O percentual de brasileiros com acesso à internet aumentou de 2017 para 2018, chegando a 74,7%, sendo 25,3% os que não têm acesso. Os dados são da Pnad Contínua TIC 2018 (Pesquisa Nacional por Amostra de Domicílios Contínuo – Tecnologia da Informação e Comunicação), divulgada pelo IBGE (Instituto Brasileiro de Geografia e Estatística).

Em um país desigual como o Brasil, a internet também se mostra como um retrato do nosso privilégio. Se para quem tem acesso o cenário de pandemia aliado ao da crise econômica traz privações, o que falar do que acontece com quem nem consegue acessar a rede?

Inclusão digital é questão de cidadania. Ainda em 2011, a ONU (Organização das Nações Unidas) se manifestou apontando que o acesso à internet é um direito humano, por conta dos benefícios sociais que surgem com seu emprego.

Por que precisamos falar da internet?

Um primeiro problema é o acesso. Depois disso, vem outro, que é a forma como a rede é construída. Por que falar disso? Porque precisamos entender o que tanta conexão está fazendo com nós mesmos, com nossas relações, com nossa vida em sociedade.

A internet nos aproximou tanto que nos acostumamos a experimentar nossas emoções coletivamente. E isso é bom por um lado, quando nos unimos para fazer manifestações em relação a causas diversas e para nos conectar para além das nossas bolhas, por exemplo. Mas pode ser ruim também quando nossa capacidade de ação se limita a um *post*. O mecanismo de recompensa veloz da rede acaba nos fazendo esquecer de que qualquer mudança vem a partir de uma construção mais duradoura.

E por que isso acontece? Por conta do modelo de negócios que predomina na internet hoje. Por definição, a economia define as eras com base no que falta. Já classificaram o tempo em que a gente vive como era da informação. Mas informação existe em abundância, certo? O recurso escasso do nosso tempo é a atenção. Por isso, há uma classificação de que a fase que vivemos hoje é da economia da atenção.

A internet quer nossa atenção o dia inteiro, pelo máximo tempo que der. As redes sociais precisam da nossa atenção para que a gente seja impactado por anúncios. É assim que elas ganham dinheiro, ao monitorar nossos hábitos e nossas escolhas e, na sequência, compilar esse volume de informação e vendê-lo como dados para terceiros. Então, quanto mais você fica *on-line*, mais chances você tem de acabar sendo estimulado por uma oferta de alguma coisa (que provavelmente você nem precisa, mas, já que apareceu ali, quem sabe?).

É pela atenção tão disputada que os grandes portais apelam para notícias que contribuem para uma visão de mundo dramática. Não importa que indicativos mostrem que o mundo está melhorando, a escolha do que é notícia se dá pelo que vai nos fazer pensar que vivemos o pior momento da história. Levantamento feito pelo pesquisador Hans Rosling no livro *Factfulness* mostra, nos últimos anos, o aumento da expectativa de vida no mundo, além das reduções de mortalidade infantil, pobreza extrema e desigualdade social, entre outros. E alerta: "Quando você ouve sobre algo terrível, acalme-se fazendo esta pergunta: se tivesse acontecido uma melhora igualmente grande, eu teria ouvido algo a respeito? (...) Tenha em mente que as mudanças positivas podem ser mais comuns, mas elas não chegam até você. Você precisa descobri-las. (E, se você olhar as estatísticas, elas estão em toda parte.) Esse lembrete lhe dará a proteção básica que permitirá a você, e a seus filhos, continuar assistindo ao noticiário sem serem arrastados diariamente para a distopia".

A busca por tomar o nosso tempo também se dá pelo *design* das redes. Tristan Harris, ex-designer do *Google* e ativista pelo uso mais inteligente do tempo, descreve o funcionamento das redes sociais como máquinas caça-níqueis, aquelas em que você puxa a alavanca e espera o resultado. "Você não sabe o que vem depois. Às vezes é uma foto bonita, às vezes é uma propaganda", disse em entrevista ao *Guardian*. Há sempre uma excitação nisso, um jogo que é jogado enquanto você estiver acordado.

"Não se iluda. Ficar checando sem parar e-mails, *Facebook* e *Twitter* constitui uma dependência neural. A cada vez que checamos as redes sociais encontramos alguma novidade e nos sentimos socialmente mais conectados (numa estranha espécie impessoal de cibercontato) e produzimos mais um pouco de hormônio de recompensa", diz o neurocientista Daniel Levitin no livro *A mente organizada: como pensar com clareza na era da sobrecarga de informação*. "Essa recompensa dá uma ideia de que conquistamos algo. Essa sensação de prazer é induzida pelo sistema límbico, a porção rudimentar do cérebro responsável pela busca de novidade, não pelos centros de pensamentos organizados e programados de nível mais elevado, situados no córtex pré-frontal."

Para completar, a cada vez que somos interrompidos, ou quando nós mesmos nos distraímos, levamos em média 23 minutos para voltar ao foco. E, depois que você é interrompido, as chances de perder a concentração na hora seguinte também aumentam, segundo a pesquisadora Gloria Mark, na entrevista *Too Many Interruptions at Work?*.

O que leva estudiosos do digital a afirmarem que a internet está sequestrando as nossas mentes. Não gastamos tempo com o que queremos, e sim gastamos tempo com o que estiver na nossa frente. Há um investimento técnico em tornar as redes viciantes demais para que a gente simplesmente consiga evitá-las. Tem informação, independentemente se é de origem duvidosa ou não. Tem nossos amigos, ao alcance de poucos cliques – e ainda com a ilusão de que temos muitos. Tem vídeos, fotos, uma porção de conteúdo e uma profusão de distração. Por isso continuamos.

Se os impactos na nossa vida pessoal já são palpáveis, como o aumento nos níveis de ansiedade, na sociedade também vemos os efeitos. Resultados de eleições em diversas partes do mundo sofrem interferência de mecanismos da internet, tanto nas campanhas de desinformação veiculadas por aplicativos como o *Whatsapp*, como por casos como o da *Cambridge Analytica*, empresa que obteve dados sigilosos de 50 milhões de usuários do *Facebook* e acabou contribuindo para a eleição de Donald Trump à presidência dos Estados Unidos, em 2016.

"Um punhado de pessoas, trabalhando num punhado de empresas de tecnologia, vão dirigir, com suas escolhas, o que um bilhão de pessoas pensarão hoje [...] Não conheço problema mais urgente que esse [...] Isso está mudando nossa democracia e está mudando nossa capacidade de conversar e nos relacionarmos como quisermos", disse Tristan Harris em seu *TED Talk*, intitulado *How a handful of tech companies control billions of minds every day*.

Vamos criar a internet que a gente quer que exista?

Recentemente fiz uma entrevista com Yane Mendes, jovem cineasta moradora de uma comunidade periférica no Recife. Ela toca uma campanha de arrecadação de dinheiro e doações para territórios que são ainda mais atingidos pela pandemia. Mais do que bater panela, ela diz, nós precisamos encher panelas. E essa frase me tocou profundamente. Podemos levantar *hashtags* na internet, mas o que mais estamos fazendo para contribuir com quem mais precisa? Surgem campanhas como a "4G para estudar" (4gparaestudar.org.br), que convidava quem pudesse para pagar por planos de internet para quem não tem condições de arcar com essa despesa.

Criar consciência é o primeiro passo. Em seguida, entender que mais pessoas precisam estar na internet para ter condições de exercer plenamente sua cidadania. Em um breve resumo, precisamos de:

- Uma internet que chegue para todos;
- Uma rede que combata a desinformação e todas as suas ramificações, como as *fake news*;
- Uma educação midiática (habilidade de ler criticamente e participar de forma ativa do mundo, aprendendo a filtrar e a dar sentido ao fluxo incessante de informação) para grupos sociais diversos, de adolescentes a idosos;
- Um modelo de negócios que não seja baseado na nossa atenção.

E, nesse último tópico, toda uma nova conversa. Imagine uma internet que protegesse nosso foco, em vez de nos distrair? Imagine uma internet que estimulasse um uso consciente do nosso recurso mais precioso, o tempo? Imagine uma internet que nos incentivasse a gastar mais tempo com o que de fato queremos? Não basta só força de vontade para dominar o tempo que você passa no celular, é preciso redesenhar a internet a partir de novos paradigmas.

"A falta de acesso à internet não só reflete a estrutura desigual da sociedade, ela também amplia, exacerba a desigualdade. Para que isso seja combatido é preciso que a internet seja entendida como um direito básico, inclusive um direito que possibilita outros, como o acesso à informação, o acesso à saúde e à justiça", diz Amarela, codinome de uma pesquisadora de cuidados digitais, em entrevista para esse texto. Ela ressalta que é preciso garantir a disponibilidade do sinal e a possibilidade de aquisição dos equipamentos necessários, mas também garantir o letramento digital, que é a capacidade de se relacionar, interpretar ou produzir sentidos por meio do digital. "As pessoas precisam poder participar da produção, da construção de algoritmos, de *softwares*, de serviços, da linguagem, do imaginário, dos protocolos que fazem a internet. Se o acesso ao uso da rede já é restrito, imagina a essas outras camadas?", completa. E faz um chamado: "Imagina o que poderia ser a internet se a própria construção dela fosse feita de maneira mais democrática? Como seria uma internet construída a partir de uma cosmovisão e de subjetividades negras ou indígenas? Como seria uma internet feminista? O que seria da internet se pudéssemos nos relacionar com ela a partir da figura de Ogum, e não do homem branco do Vale do Silício?".

A questão é urgente porque os impactos já são palpáveis. Há quem diga que no futuro vamos olhar para a nossa relação com tecnologia como olhamos hoje para a indústria do tabaco ou dos alimentos ultraprocessados, que vendiam seus produtos sem alertar para os malefícios que eles podiam causar para a saúde.

O que vai acontecer com a internet?

Mais uma vez, reforço: a internet é mais um espaço que escancara nossos abismos sociais. Precisamos puxar essa conversa, convidar mais gente para discutir o presente e o futuro da rede na qual passamos cada vez mais tempo conectados. Precisamos nos tornar ativistas por uma internet mais plural, que chegue para mais gente, em que mais pessoas possam exercer sua cidadania.

Como queremos nos sentir ao usar internet? Que tipo de conteúdo faz bem e queremos ver florescer? Quais nos fazem achar que somos insuficientes? Para quem escolhemos dar nossa audiência? O que queremos provocar no outro quando nos expressamos? Como podemos ser uma boa referência de tempo de uso de telas para os mais jovens? Como podemos apoiar iniciativas que não precarizem os direitos de outras pessoas em detrimento do nosso conforto? Como podemos combater discursos de ódio e violência *on-line* em função de gênero, raça e sexualidade? O que precisa ser feito para que desinformação seja contida? Por que devemos cuidar da nossa privacidade? Como podemos garantir políticas de acesso ao conhecimento?

Se não agora, que estamos vivendo uma pandemia que já mudou o curso das nossas vidas, quando vamos refletir sobre tudo isso? O mundo parou, e o digital segue mais veloz do que nunca. E o que acontece quando tudo se acelera?

"Surge disto a importância capital de usar esse tempo de confinamento imposto para descrever, primeiro cada um por conta própria, depois em grupo, aquilo a que estamos vinculados, aquilo a que estamos prontos para nos libertar, as cadeias que estamos preparados para reconstituir e aquelas que, pelo nosso comportamento, estamos decididos a interromper", escreve Bruno Latour, sociólogo, filósofo e antropólogo da ciência, em artigo publicado por Ctxt, traduzido por Cepat. "Os globalizadores, por sua parte, parecem ter uma ideia muito precisa do que querem ver renascer, após a retomada: o mesmo, mas pior, indústrias de petróleo e cruzeiros gigantes subsidiados. Está em nossas mãos opor um contrainventário. Se em um mês ou dois, bilhões de humanos são capazes, ao som de um apito, tornar seu o *slogan* 'distância social', de se afastarem para ser mais solidários, de ficarem em casa para não saturarem os hospitais, podemos imaginar o poder transformador desses novos gestos-barreiras revestidos contra a retomada idêntica ou, o que seria pior, contra um novo flagelo daqueles que querem escapar para sempre da atração terrestre."

A proposição de Latour é fundamental não só para as indústrias, mas também para o digital. Temos uma oportunidade de fazer novas escolhas. O que queremos?

Acredito na construção coletiva de uma internet que não estimule nossa ansiedade, tampouco contribua para as nossas insatisfações, provocando um consumo exacerbado. Sonho com uma internet que se pareça mais com seu ideal, quando foi criada há pouco mais de 30 anos. Um lugar de trocas, conhecimento, de formação de comunidades. Onde a gente se expresse, aprenda, expanda nossos círculos e, consequentemente, nossa consciência. Um espaço plural e para todos, que reflita o mundo. Uma internet que reforce o que já somos – e que seja ponte para conexões mais reais e verdadeiras.

Pensar na internet que a gente quer é refletir sobre o mundo que a gente quer. Cada escolha individual que fazemos tem o poder de influenciar o coletivo – e moldar os acontecimentos. Como você vai navegar hoje?

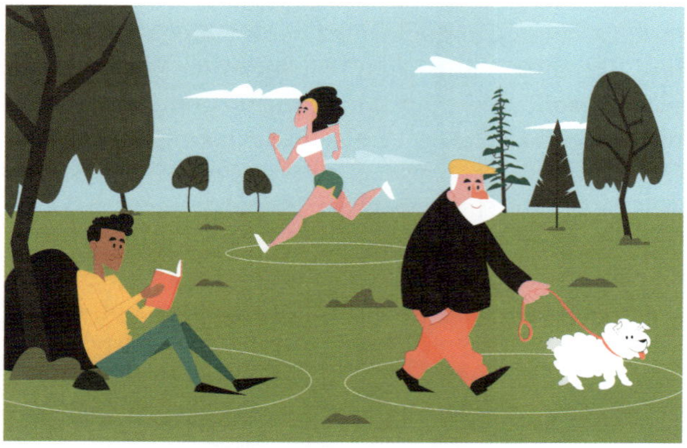

FIGURA 2 Como você vai navegar hoje?

A Covid-19 forçou uma maior presença digital ou isso só acelerou um processo que já ocorria?

De repente todos nós que pudemos, tivemos que fazer isso, transpusemos nossas vidas para o digital. Crianças e adolescentes têm, ou tentam ter, aulas por educação a distância. O trabalho virou remoto em diversas áreas. Quem não estava acostumado a fazer compras *on-line* rapidamente se adaptou. A fonte do entretenimento é totalmente *on-line*. Entre uma presença digital que vai se solidificando aos poucos e outra que acontece mais massivamente por necessidade, há uma diferença. Estávamos mais conectados sim, mas nos vimos precisando estar mais conectados ainda. Então nem sempre temos as ferramentas para lidar com essa quantidade de conexão. Por isso que é importante discutir o papel do digital nas nossas vidas, ainda mais num momento como esse.

Vamos passar a viver mais o virtual do que o presencial?

Em alguns cenários, é provável que vejamos mais presença do virtual sim. Em relação ao *home office*, por exemplo. Várias empresas prolongaram o trabalho remoto até o fim do ano de 2020 e também a partir de 2021, outras já planejam adotar o formato. Há ainda aquelas que planejam flexibilizar, mesclando trabalho presencial e trabalho a distância, assim que for possível. Até aí, ótimo. Deu para perceber que, em muitas áreas, é possível executar tarefas remotamente, que isso pode até ajudar no equilíbrio entre vida pessoal e profissional. Mas e os funcionários, o que acham? Estão recebendo subsídio para ter uma internet que funciona? Para ter uma cadeira que seja ergonomicamente adequada? Estão conseguindo distinguir entre horário de trabalho e horário fora do trabalho? Não dá para aproveitar essa mudança para precarizar ainda mais o trabalho, prática que vemos acontecer bastante.

A imposição do uso das redes aproximou ou distanciou as pessoas?

Inicialmente parece que aproximou bastante. Lembra como em março e abril de 2020 havia uma profusão de encontros marcados, de *lives* acontecendo? Os meses foram passando, e aquela tentativa de manter uma "vida normal" nem sempre vingou. Nossa saúde mental foi completamente afetada por essa emergência sanitária, por esse reordenamento social. Estamos vivendo uma tragédia de proporções muito chocantes. E isso afeta a forma como estabelecemos nossos relacionamentos também. Às vezes tenho a impressão de que cada um está tentando fazer o que pode para seguir, tentando se entender, acolhendo a tristeza, a falta de perspectiva, as oscilações das emoções. Então não conseguimos determinar se o uso das redes aproximou ou afastou, porque estamos entendendo que esse fluxo muda ao longo dos meses. Tem hora que estamos mais próximos, em outros momentos, mais recolhidos.

Como serão as relações pessoais presenciais? Como substituir o aperto de mão, o abraço?

Talvez fiquemos mais parecidos com a ideia que temos dos europeus, dos norte-americanos, dos asiáticos. Mais contidos nas demonstrações de afeto para quem não faz parte de nosso círculo mais próximo. Talvez fosse excessivo dar dois beijinhos em 10 pessoas em uma reunião. Já parece uma cena do passado, né? Podemos caprichar nas palavras, na atenção focada. Redobrar a gentileza, mas seguindo distantes, de acordo com os novos protocolos que vão nos acompanhar por muito tempo ainda.

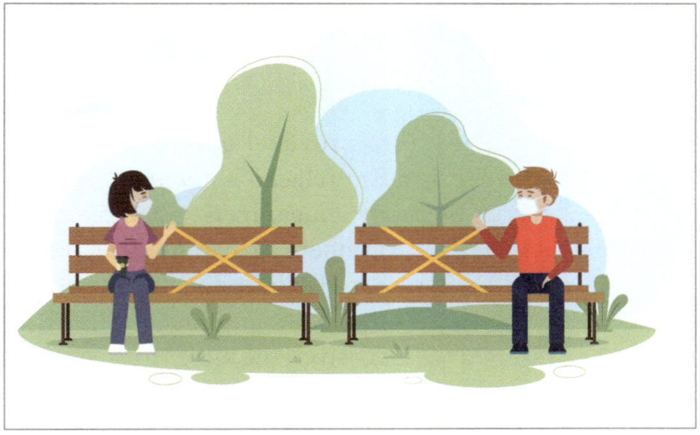

FIGURA 3 Nossa saúde foi afetada por essa emergência sanitária, por esse reordenamento social. Isso afeta a forma como estabelecemos nossos relacionamentos.

Os sentimentos virtuais substituirão o afeto presencial?

Nunca. A gente é do corpo, do toque, do abraço, dos encontros, da vida vivida junto. O virtual nos ajuda, emula esse tanto de afeto por meio das telas, mas não é à toa que a gente não vê a hora da vacina acontecer para toda a população. Para que, finalmente, possamos nos entregar a esses abraços contidos, a esses encontros pausados.

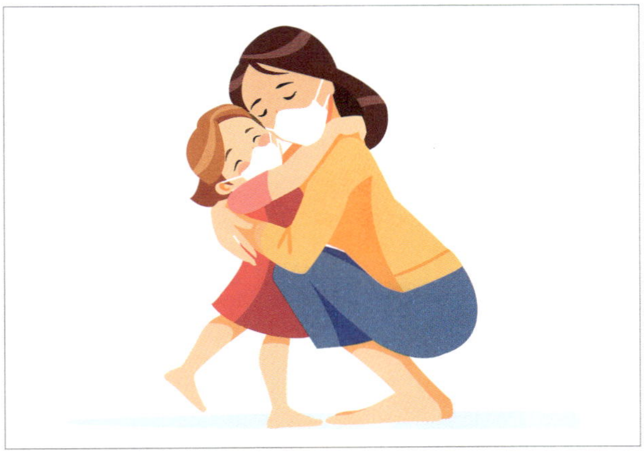

FIGURA 4 A gente é do corpo, do toque, do abraço, dos encontros, da vida vivida junto.

COVID-19: UMA NOVA PERCEPÇÃO SOBRE A EPIDEMIOLOGIA DAS DOENÇAS?

Paulo Sávio Angeiras de Goes

A epidemiologia tem sido definida como a parte do conhecimento da área de saúde que tem como objetivo estudar a frequência e a distribuição das doenças para lançar mão de métodos de prevenção e controle. Ao longo da sua trajetória, e consolidação como conceito e ferramenta, a epidemiologia acumula grandes vitórias no controle de doenças infecciosas, e também o monitoramento de condições crônicas. Embora não sendo nova a ideia de usar a contagem para analisar nascimentos e óbitos, a epidemiologia moderna se estabeleceu com Jonh Snow, que debelou o surto de cólera em Londres (1850), mesmo tendo o *Vibrio cholerae* apenas sido descoberto mais de trinta anos depois por Robert Koch. Desde então, a área ganhou muito prestígio no meio acadêmico com revistas e sociedades científicas. Aliás, essa concepção de poder estabelecer o controle de doenças e lançar mão de métodos de controle mesmo sem conhecer o agente patógeno, é considerado por alguns como o "triunfo da epidemiologia".

Haja vista que o mundo experimenta, do ponto de vista populacional, três grandes transições, a epidemiológica, a demográfica e a nutricional. É a transição epidemiológica que se caracteriza por um aumento de mortes e adoecimento por condições crônicas, entre as quais, as doenças cardiovasculares e *diabetes melittus* são as principais. No entanto, a doença (Covid-19) causada, em 2019, pelo novo coronavírus (SARS-CoV-2), trouxe para o mundo um profundo impacto e a mais grave crise sanitária vivenciada pela humanidade até os dias atuais. Mas quais os aspectos que transformaram a Covid-19 uma tragédia humanitária em um mundo que já passou por tantas pandemias, como a Aids, a gripe espanhola e a H1N1?

Para além das características biomoleculares envolvidas no processo de transmissão do vírus, deve-se observar alguns aspectos relativos à velocidade com que essa transmissão ocorreu, em um mundo globalizado. Além disso, é relevante destacar que a discussão sobre as medidas de controle aconteceu por meio de debates abertos e politizados expondo a ciência, por exemplo, a um acompanhamento nunca visto antes em situação semelhante.

Os primeiros casos da infecção pelo vírus SARS-CoV-2 surgiram na cidade de Wuhan, província de Hubei, China. A doença se espalhou rapidamente pelo território chinês e, posteriormente, foram identificados casos em outros países. Em 30 de janeiro de 2020, a Organização Mundial da Saúde (OMS) declarou a doença como uma emergência de saúde pública global e, em 11 de março de 2020, ela passou a ser considerada uma pandemia. Segundo informes internacionais, até 19 de julho de 2020 foram registrados em todo o mundo mais de 14 milhões de casos confirmados, em 188 países, com mais de 606 mil mortes pela Covid-19. Veja o Quadro 1 e entenda as diferenças entre endemia, epidemia e pandemia.

No Brasil, o primeiro caso foi confirmado em 26 de fevereiro de 2020, e o primeiro óbito pela doença ocorreu em 17 de março, ambos no estado de São Paulo. Até 19 de julho de 2020, foram confirmados 2.098.389 casos e 79.488 óbitos pela Covid-19 no país. A Figura 5 ilustra a linha do tempo dos eventos relacionados à doença.

QUADRO 1 Conceitos básicos sobre a epidemiologia

Endemia	Epidemia	Pandemia
É o aparecimento frequente de casos novos de uma doença, sazonal ou não, dentro de um determinado território.	É o aumento, de caráter transitório, de uma doença infecciosa que ataca simultaneamente grande número de indivíduos em uma determinada localidade.	É o espalhamento do processo epidêmico por amplas áreas territoriais.

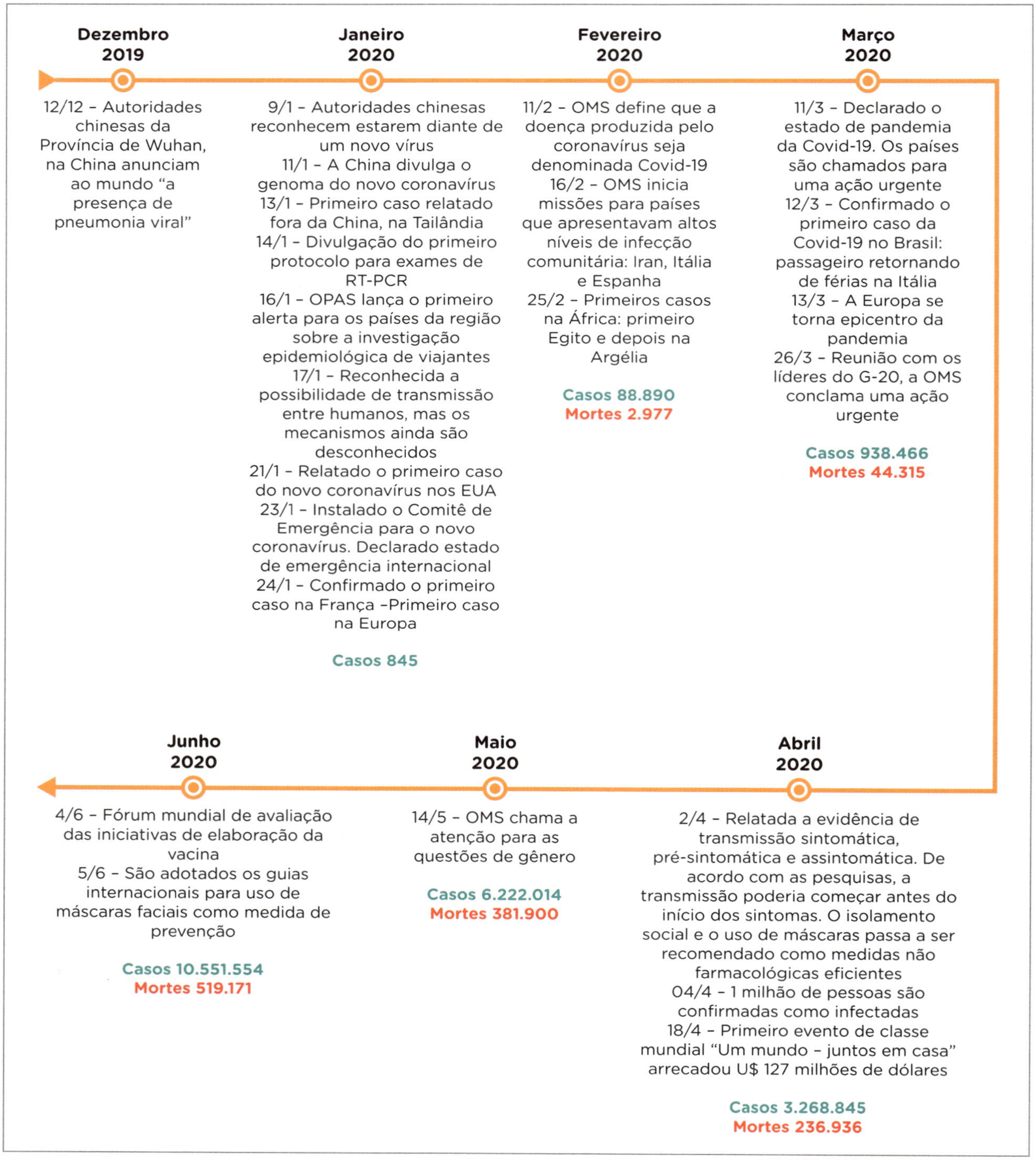

FIGURA 5 Linha do tempo do desencadeamento da Covid-19.

A curva e suas repercussões

Em poucos meses após do surgimento da doença, a curva epidemiológica, um diagrama usado para visualizar a evolução do surto de uma doença, ultrapassou a barreira dos muros da ciência e chegou aos noticiários, mídias sociais e conversas ao redor do planeta. De uma hora para outra, a grande preocupação da população mundial era "achatar" a curva epidemiológica da Covid-19. Mas o que isso significou? Por que era tão importante achatar a curva?

Para a epidemiologia, a propagação de uma doença epidêmica segue uma sequência na qual se observa uma ascensão de casos até atingir um pico, e a consequente diminuição dos casos dessa doença. Um coeficiente denominado de R0 avalia o grau de transmissão da doença, ao medir o grau de contaminação do agente entre as populações. Sempre que o R0 for maior que um, revela-se um crescimento exponencial, o que acarretará também uma diminuição exponencial. Quando for menor que 1, a doença começará a desacelerar e tenderá ao seu controle; se mantido com número de casos constantes, transformar-se-á numa endemia. Portanto, as curvas traçadas pelo número de casos de uma doença numa situação epidêmica dependerão da ação de como populações lidam com o problema, em outras palavras como as nações lidam com a coordenação do esforço para o controle dela.

Pode-se dizer que as curvas delineadas pela Covid-19 incorporaram diferentes aspectos, em função do país e principalmente da resposta à pandemia dada pelos mesmos. A Figura 6 demonstra a variação da doença entre os países. Na Figura 7, observa-se a marcante diferença entre a abordagem entre os estados europeus e os Estados Unidos que, além e não possuir um sistema nacional de saúde que pudesse coordenar as ações diante da pandemia, predominou um certo negacionismo do problema.

Portanto, o elevado R0 com o consequente aumento exponencial observado pela Covid-19 fizeram com que todos os países buscassem como princípio básico no enfretamento da doença o achatamento da curva epidemiológica, a partir da prevenção do contágio como uma medida não farmacológica efetiva para o controle da pandemia. Em outras palavras, apesar de ter uma baixa prevalência e uma baixa taxa de mortalidade, a pandemia da Covid-19 representou um grande risco para os sistemas de saúde com a possibilidade eminente do colapso, como representado na Figura 8, dado o seu alto índice de transmissibilidade.

Em abril de 2020, renomados epidemiologistas brasileiros publicaram na Revista Brasileira de Epidemiologia, da Associação Brasileira de Saúde Coletiva, recomendações consideradas essenciais para enfrentamento da Covid-19, entre os quais estão:

- Estabelecer um sistema de informação, unificado e ágil, com dados detalhados sobre os casos notificados e confirmados, as pessoas que foram testadas para verificação de infecção pelo novo coronavírus no setor público e privado, com informações sobre sinais e sintomas clínicos, características sociais e demográficas, local de moradia, e grau de gravidade. Tudo isso, garantindo a privacidade dos casos.
- Somar esforços para que sejam padronizadas as definições de casos suspeitos, confirmados e descartados de Covid-19, incluindo infecção assintomática, e dos critérios de notificação. É fundamental a estabilidade desses critérios ao longo do tempo para que as projeções sejam mais acuradas e confiáveis. Quaisquer modificações que se façam necessárias devem ser amplamente discutidas e, preferencialmente, implementadas em âmbito nacional. É crucial que sejam registradas as informações essenciais para correção das projeções.
- Ampliação substancial da capacidade de realização de testes diagnósticos (RT-PCR) de sintomáticos e seus contatos. Dessa forma, seria possível desenvolver projeções em uma variedade de cenários que reflitam as heterogeneidades sociais e demográficas da nossa sociedade, permitindo estimar o número de infectados/infectantes na população e a demanda nos diferentes níveis de atenção ao paciente com Covid-19.
- Em momentos oportunos, e seguindo a dinâmica da epidemia nas diferentes regiões do país, realizar estudos com o objetivo de estimação da população infectada, incluindo inquéritos sorológicos periódicos, informação necessária para monitorar o impacto das ações de controle, estimar a proporção de protegidos na população, com vistas a guiar, com sólidas evidências, as etapas futuras que permitam o retorno à normalidade de forma segura, minimizando a possibilidade de surtos epidêmicos subsequentes.

No entanto, no Brasil essas recomendações têm sido pouco seguidas, o que coloca em dúvida os dados nacionais informados, que parecem não refletir a real prevalência da Covid-19 na população, visto que no país os testes são quase que exclusivamente realizados em pessoas com sintomas, especialmente os mais graves, deixando de diagnosticar a grande maioria dos contaminados, que apresentam sintomas leves, ou mesmo, são assintomáticos. Dados mostram que, até os dias atuais, o Brasil possui uma das menores taxas de testagem para a Covid-19 por milhão de habitantes entre os dez países com o maior número de caso da doença, perdendo apenas para a Índia e o México, como demonstrado na Tabela 1.

No caso da Covid-19, a ampliação da testagem da população ganha mais importância para compreendermos a real proporção de infectados, pois estima-se que mais de 17,9% das pessoas infectadas pelo SARS-CoV-2 apresentam sintomas leves ou nenhum sintoma, porém podem transmitir a doença para outros indivíduos. Dados de um inquérito sorológico em andamento no Brasil estimou que, para cada milhão de habitantes no Rio Grande do Sul, exista

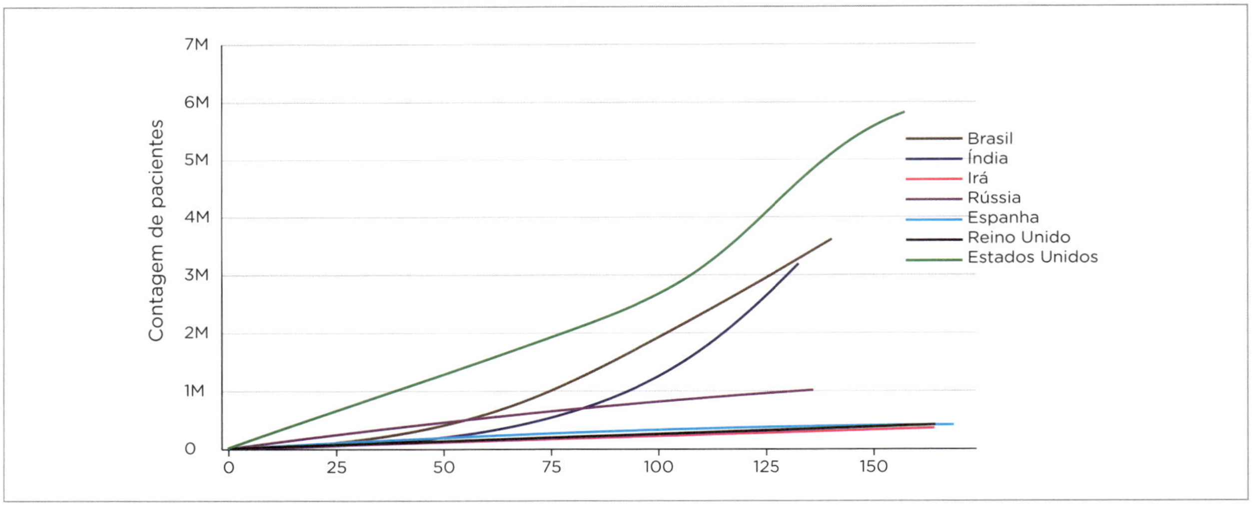

FIGURA 6 Número cumulativo de casos por Covid-19 por número de dias, a partir de 10 mil casos.

Fonte: www.worldometers.info

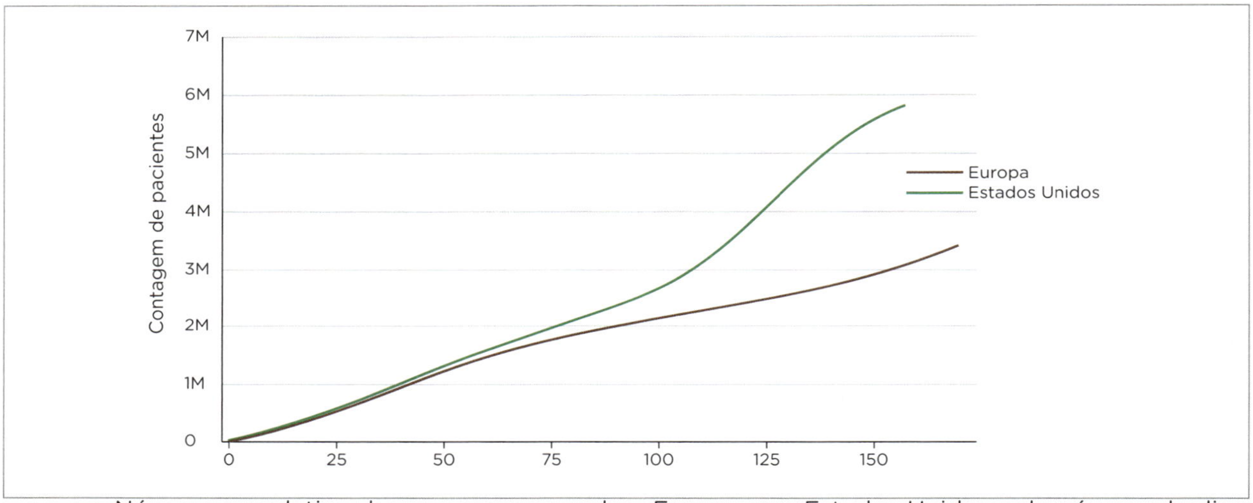

FIGURA 7 Número cumulativo de casos comparando a Europa e os Estados Unidos pelo número de dias, a partir de 10 mil casos.

Fonte: www.worldometers.info

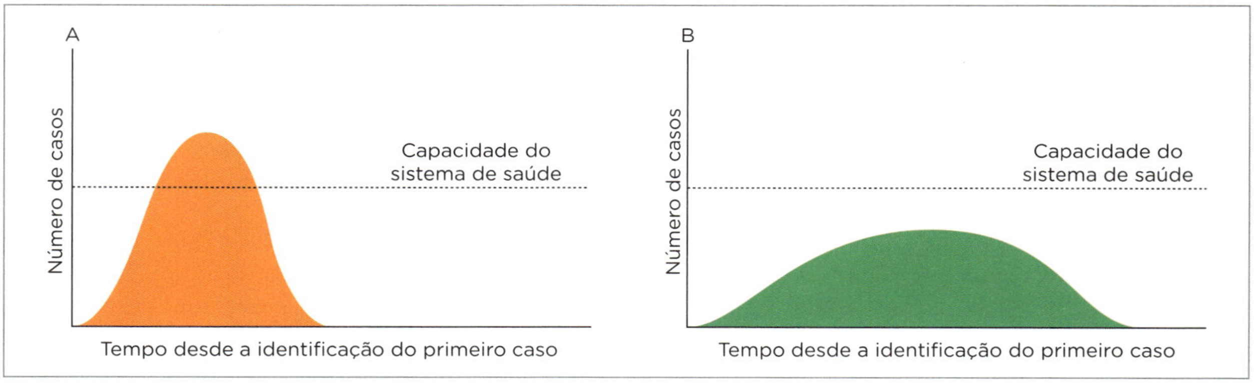

FIGURA 8 Gráficos representativos da quantidade de casos ao longo do tempo e a capacidade do sistema de saúde. A: grande disseminação em pouco tempo; B: disseminação controlada pela prevenção do contágio – achatamento da curva.

TABELA 1 Dados comparativos entre os dez países com o maior número de casos do mundo para Covid-19

All	Europa	América do Norte	Ásia	América do Sul	África	Oceania							
	País	Total de casos	Novos casos	Total de mortes	Novas mortes	Total de recuperados	Casos ativos	Casos graves	Total de casos/1M pop.	Deaths/1M pop	Total de testes	Testes/1M pop.	População
	Mundo	14,073,432	+134,336	595,219	+3,212	8,376,641	5,101,572	59,913	1,805	76,4			
1	EUA	3,730,173	+35,148	141,562	+444	1,694,496	1,894,115	16,471	11,266	428	46,052,417	139,095	331,086,970
2	Brasil	2,021,834	+7,096	76,997	+175	1,366,775	578,062	8,318	9,509	362	4,911,063	23,097	212,624,130
3	Índia	1,039,045	+33,408	26,285	+576	654,056	358,704	8,944	753	19	13,072,718	9,469	1,380,567,150
4	Rússia	759,203	+6,406	12,123	+185	539,373	207,707	2,300	5,202	83	24,364,568	166,952	145,937,345
5	Peru	341,539		12,615		230,994	97,977	1,302	10,354	382	2,003,963	60,745	32,989,959
6	Chile	326,539	+2,841	7,290		296,814	22,435	1,796	17,076	381	1,370,603	71,673	19,123,109
7	África do Sul	324,		4,669		165,591	153,961	539	5,464	79	2,324,923	39,181	59,338,665
8	México	324,041	+6,406	37,574	+568	203,464	83,003	378	2,512	291	782,063	6,063	128,988,484
9	Espanha	307,335	+1,400	28,420	+4	N/A	N/A	617	6,573	608	6,026,446	128,892	46,755,613
10	Reino Unido	293,239	+687	45,233	+114	N/A	N/A	142	4,319	666	12,669,634	186,588	67,901,609

Fonte: WORLDMETERS, 2020

2,2 mil casos reais de infectados, destes apenas 248 casos notificados – ou seja, para cada caso notificado, haveria nove subnotificados. Pela margem de erro, esse número de subnotificações pode variar entre 4 e 16.

O Brasil realiza 3.462 testes por milhão de habitantes. Considerando o aumento de casos da doença no país e a capacidade limitada para a testagem da população, muito inferior quando comparada à de países como a Alemanha que realizou 37.584 testes por milhão de habitantes, fica evidente a necessidade da ampliação da capacidade de testagem para a doença. Mesmo considerando que a testagem em massa da população, e que seus desafios têm sido debatidos em diversas partes do mundo, ela é imprescindível para definir o momento de relaxar as regras de isolamento social, mantendo-se o controle da pandemia.

A doença segue seu curso, e sua prevalência tem variado de cidade para cidade; e de país para país variando de 7 a 19%, conforme a Figura 9.

Ademais, cabe destacar o valor político de não ter dados precisos; da incerteza; do não saber a eficácia de medidas universalmente usadas para salvar vidas. Faltam informações confiáveis para saber o quão efetivo está sendo o isolamento social feito (ou não feito/mal feito) no Brasil. Por que essa medida não apresenta os resultados da sua implementação como em outros países?

Por fim, estudos começam a demonstrar que a nossa secular desigualdade social cobrará também um alto preço na pandemia. Ao espalhar-se para a periferia e áreas urbanas com populações vulneráveis, a Covid-19 mostra a sua mais perversa faceta atingindo aqueles que mais precisam de um sistema de saúde bem estruturado e condições de vida entre os quais o acesso à água, para lidar com uma crise dessa magnitude.

Um outro aspecto a ser abordado no transcorrer da pandemia para além dos dados derivados de testagens em massa, ou mesmo inquéritos sorológicos produzidos pela pandemia, foi um número crescente de investigações realizadas *on-line* sobre diversos aspectos da pandemia, baseado em diferentes aspectos relativos ao impacto financeiro, emocional e social derivados do contexto do isolamento social, em alguns casos da quarentena total. Entre os trabalhos revisados para este capítulo dois relataram achados relativos à prática odontológica, seja direcionada ao cirurgiões-dentistas ou para a equipe de saúde bucal, incluindo auxiliares e técnicos de saúde bucal (Moraes et al., 2020; Gaspar et al. 2020).

Apesar de serem importantes para mostrar o quadro pandêmico e poder traçar expectativas para enfrentamento dado às dificuldades impostas para realizar pesquisas pessoalmente devido ao isolamento social; a validade de um estudo epidemiológico tem sido dividida em sua validade interna e externa; sendo esta última relacionada ao dimensionamento amostral e capacidade do estudo em generalizar seus resultados. No caso, desenvolvedores de estudos com coletas de dados *on-line* precisam estar atentos a eventuais limitações relacionadas a generalização dos seus achados em função da dificuldade de dimensionar a população de estudo, e a necessidade de estabelecimento de uma taxa de resposta que pode ser considera razoável. Uma possível estratégia para minimizar possíveis vieses seria comparar os resultados coletados *on-line* com a população de referência, por exemplo, percentual de pessoas por sexo nas respostas dos questionários *on-line*; origem das respostas em termos de comparação de áreas vuneráveis ou não.

Muitos aspectos da pandemia da Covid-19 têm desafiado os profissionais de saúde e pesquisadores de diversas

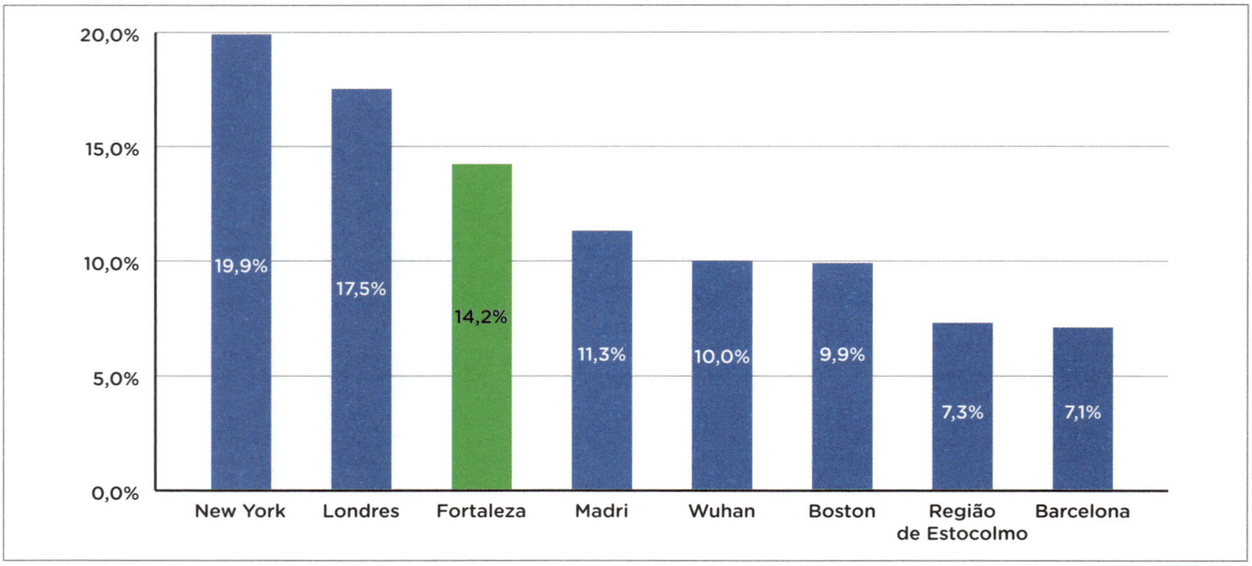

FIGURA 9 Taxas de prevalência da Covid-19 em diferentes cidades do mundo.
Fonte: * Instituto Opnus. Soroprevalência Covid-19. ** New York Times.

áreas. Não há relatos na história da ciência de um outro período no qual se trabalhou tanto para encontrar uma vacina segura e eficaz que possa dar segurança à população. O curso da pandemia em diferentes regiões do mundo, o efeito dos comportamentos variando de sociedade para sociedade e sobretudo como governos têm enfrentado esse desafio mostra que a doença está escrevendo sua "história natural" sob determinantes sociais. A diferença de meses na identificação e decodificação genética do vírus, que a deferência dos trinta anos da epidemia de cólera para a descoberta do patógeno demonstram essa perspectiva do ponto de vista científico. Ainda assim, respostas mais efetivas parece que levarão algum tempo, por enquanto o isolamento social, o uso da máscara, a rotina vigilante de higiene e a biossegurança parecem ser os métodos mais efetivos para não se infectar com o vírus.

No entanto, a epidemiologia e sua aplicação pra fins de vigilância à saúde deverão assumir um caráter ainda mais importante no trans e pós-pandemia, sendo crucial que os governos em seus diferentes níveis possam investir na estruturação de um sistema que seja capaz de dar respostas a pandemias da magnitude da Covid-19. Isso significa formar pessoal qualificado em inteligência epidemiológica; estrutura de resposta rápida e de grande capacidade para diagnóstico de modo a se ter controle e prevenção dos agravos, inclusive objetivo maior da epidemiologia.

BIOSSEGURANÇA ODONTOLÓGICA EM TEMPOS DE COVID-19: O QUE MUDOU?

Fábio Barbosa de Souza

O estabelecimento de condutas seguras na prática odontológica sempre esteve presente no cotidiano de cirurgiões-dentistas, auxiliares e técnicos de saúde bucal. Quando uma nova doença surge, nascem também os medos, expectativas e consequências quanto ao cuidado ofertado aos usuários dos serviços de saúde bucal. O surgimento e disseminação do HIV, por exemplo, representou um marco histórico que influenciou decisivamente o olhar e o agir dos profissionais de saúde em relação ao risco biológico.

Um fato que não devemos deixar de lado são as proporções dos danos causados pelo novo corona vírus. Em outubro de 2020, após 10 meses do início de sua disseminação, foram registrados mais de 42 milhões de casos, com um número superior a 1,1 milhão de mortos. Os impactos dessa pandemia atingiram os quatro cantos do planeta, gerando consequências econômicas, sociais e nos sistemas de saúde. Mais especificamente na odontologia, a prestação de cuidado inicialmente se restringiu aos serviços de urgência e emergência, sendo adotados os cuidados específicos voltados para o bloqueio da transmissão desse patógeno.

Com essa nova doença vieram também o receio e as dúvidas sobre quais estratégias seriam as mais adequadas para proteger profissionais e usuários no ambiente de trabalho odontológico. Como estabelecer medidas de proteção se ainda não conhecemos direito os mecanismos de disseminação do SARS-CoV-2? E esse foi o primeiro ponto a gerar cautela nos profissionais de saúde bucal que, dia a dia, visualizavam os números da pandemia crescerem. Preocupação extremamente genuína, uma vez que os profissionais de saúde bucal são os mais expostos a uma possibilidade de contaminação, devido à grande proximidade com a cavidade bucal dos pacientes e geração constante de bioaressóis.

Transmite-se por gotículas, por aerossóis, por contato? Devo usar máscara cirúrgica ou respirador PFF2? Preciso usar óculos de proteção e protetor facial? É necessário avental descartável? Devo esperar quanto tempo para atender um próximo paciente?

Essas foram apenas algumas das dúvidas que permearam as conversas, discussões e pensamentos de cirurgiões-dentistas e pesquisadores que, globalmente, esforçaram-se como nunca para desenvolver pesquisas com o intuito de elucidar a cadeia de infecção do SARS-CoV-2. Como resultado desse esforço mútuo, as investigações científicas têm mostrado, com clareza progressiva, que a transmissão do novo coronavírus pode ocorrer por via direta através das mucosas bucal, nasal e ocular; gotículas e aerossóis, assim como por via indireta, pelo contato com superfícies contaminadas. Partindo dessa informação fundamental, seremos capazes de responder aos questionamentos que ainda perduram em nossas mentes: Que mudanças a Covid-19 provocou nas equipes de saúde bucal? Será que o SARS-CoV-2 também modificará de forma irreversível as condutas em saúde bucal? O que nos reserva o futuro?

Que mudanças a Covid-19 provocou nas equipes de saúde bucal?

Definitivamente, a pandemia da Covid-19 mudou o olhar de muitos profissionais para as questões de biossegurança, mais especificamente para a questão do risco biológico. O entendimento sobre essa mudança exige o conhecimento das formas de transmissão, para então serem adotadas precauções específicas. São as chamadas precauções baseadas na transmissão, descritas no Capítulo 2 desta obra. Ou seja, estávamos acostumados a executar as medidas de precaução padrão, as quais por si só, não são suficientes para oferecer segurança diante da possibilidade de atendimento de pacientes portadores da doença, sintomáticos ou não, ambos com capacidade de disseminação do patógeno. Diante desse panorama, as equipes de saúde bucal precisaram rever seus protocolos, cujos principais pontos foram sumarizados nos Quadros 2, 3, 4 e 5, e podem servir como norteadores para o estabelecimento de um atendimento odontológico seguro.

QUADRO 2 Ações específicas voltadas para o período da pandemia da Covid-19, sobre a triagem de pacientes e adequações da área da recepção nos serviços de saúde bucal

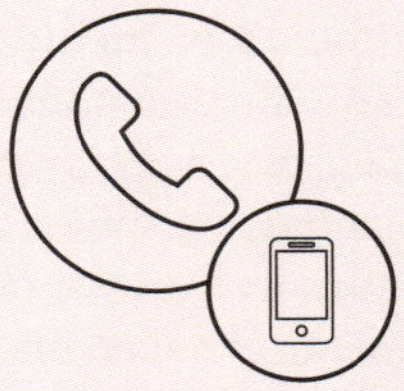

PROCESSO DE TRIAGEM PRÉVIA À CONSULTA

Objetivo

Identificar possíveis sinais que indiquem o contato com SARS-Cov-2.

Conduta

Triagem realizada por telefone, na qual ocorrerá o questionamento sobre se o paciente apresentou sintomas e sinais compatíveis com Covid-19 nos dias anteriores. Se o paciente relatar sintomas de Covid-19 (febre, falta de ar, tosse, problemas gastrointestinais, dor de cabeça ou fadiga, perda de paladar ou cheiro), evitar atendimento odontológico não emergencial. Se possível, adiar o atendimento odontológico até que o paciente se recupere.

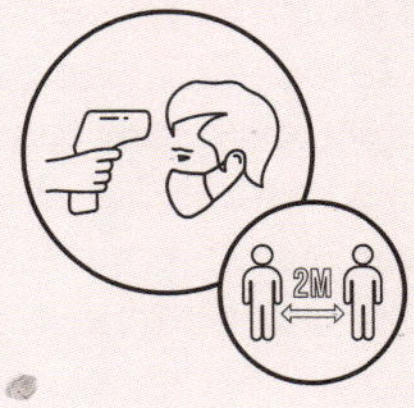

ADEQUAÇÃO DA ÁREA DE RECEPÇÃO DO SERVIÇO

Objetivo

Identificar possíveis sinais que indiquem o contato com SARS-Cov-2, minimizar aglomeração, informar usuários e oferecer EPI, quando necessário; possibilitar a higiene das mãos.

Conduta

Realização de medição da temperatura corporal. Manutenção de distância de 2 metros entre pessoas presentes na recepção. Devem ser disponibilizados suprimentos para higiene respiratória e etiqueta para tosse, incluindo gel para mãos à base de álcool 60-95%, lenços de papel e lixeiras, controles remotos ou outros objetos comuns devem ser removidos ou limpos regularmente. Exibição de cartazes.

QUADRO 3 Ações específicas voltadas para o período da pandemia da Covid-19 sobre equipamentos de proteção individual (EPI), nos serviços de saúde bucal

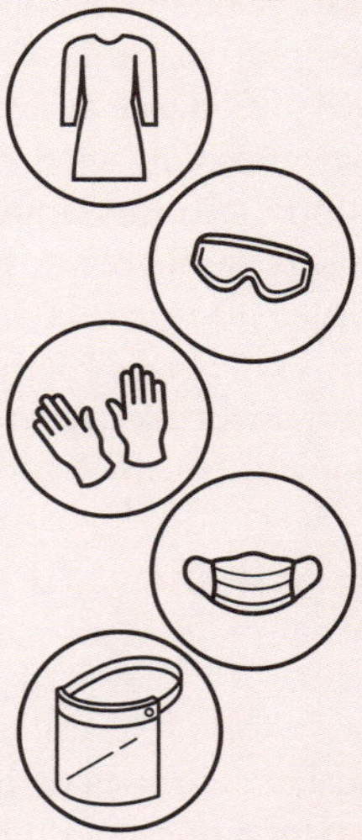

EQUIPAMENTOS DE PROTEÇÃO INDIVIDUAL (EPI)

Objetivo

Fornecer barreiras eficazes para a prevenção da transmissão do SARS-CoV-2.

Conduta

Considerando a necessidade de adoção de medidas de precaução para aerossóis, a proteção mais adequada no ambiente odontológico seria por meio da adoção de respiradores (N95 ou FFP2).

O uso de aventais descartáveis com gramatura mínima do tecido não tecido de 50 g/m^2. A Agência Nacional de Vigilância Sanitária recomenda que o avental tenha mangas compridas, malha ou punho elástico, abertura posterior, seja confeccionado com material de boa qualidade, proporcione uma barreira antimicrobiana eficaz, seja confortável e permita a movimentação necessária. Além disso, é necessário, após cada visita, descartar o avental bem como a touca, que não pode ser de tecido e deve cobrir todo o cabelo e a área das orelhas.

Os cuidados padrão-ouro quanto ao uso de óculos de proteção devem ser garantidos, pois promovem proteção frontal e lateral, visto que a mucosa ocular é uma das possíveis vias de entrada do SARS-CoV-2 no corpo. Essa proteção não é fornecida por óculos corretivos. Além disso, recomenda-se o uso de protetor facial, por possibilitar proteção adicional e barreira adicional capaz de prevenir a deposição de gotículas nos respiradores.

A sequência de colocação e retirada do EPI também influencia a possibilidade de contaminação cruzada, sendo essencial o treinamento dos profissionais de saúde bucal para o uso adequado. A remoção do EPI é uma etapa crítica para a contaminação por SARS-Cov-2 (ver Capítulo5).

QUADRO 4 Ações específicas voltadas para o período da pandemia da Covid-19 sobre o manejo do bioaerossol, nos serviços de saúde bucal

MANEJO DO BIOAEROSSOL Antissépticos bucais pré-procedimento	
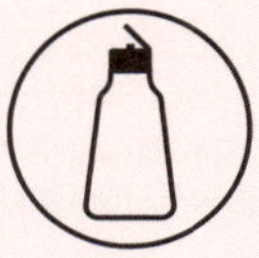	Objetivo Reduzir o quantitativo de microrganismos na cavidade oral e, consequentemente, redução na quantidade de microrganismos nas superfícies e no ambiente. Conduta Embora ainda não haja evidências específicas para SARS-Cov-2, indica-se o uso de antissépticos bucais com agentes antimicrobianos (como clorexidina, óleos essenciais, iodopovidona e cloreto de cetilpiridínio).
Sugador de alta potência (bomba à vácuo)	
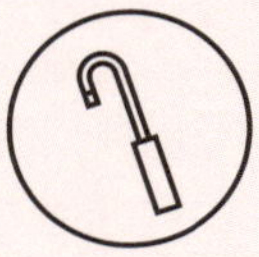	Objetivo Diminuir a quantidade de saliva na cavidade oral e reduzir a disseminação de bioaerossóis produzidos pelos instrumentos (peças de mão) no ambiente. Conduta Aspiração contínua de saliva residual com sistema de aspiração de sucção de alta potência.
Ventilação	
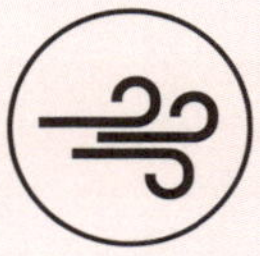	Objetivo Permitir a renovação frequente do ar para minimizar a propagação do SARS-CoV-2, bem como de outros microrganismos. Conduta Instalação de um sistema de ventilação capaz de permitir a renovação do ar da ordem de 6 a 12 trocas por hora. O uso de uma unidade portátil de filtragem de ar HEPA deve ser considerado. Além disso, para consultórios odontológicos que não possuem esses dispositivos, é recomendado abrir as janelas entre consultas do paciente.
Procedimentos clínicos	
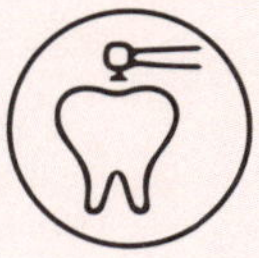	Objetivo Redução da produção de aerossol contaminado por saliva e sangue. Conduta Uso de lençol de borracha para isolar o campo operatório, quando são utilizados aparelhos de alta rotação, ultrassônico e seringa tríplice. Redução no uso de instrumentos rotatórios, optando-se pela remoção manual do tecido cariado por meio de ART (tratamento restaurador atraumático) e raspagem manual para minimizar a produção de aerossol. O uso da seringa tríplice deve ser evitado, principalmente na forma de névoa (spray). Além disso, o uso de instrumentos ultrassônicos deve ser minimizado.

QUADRO 5 Ações específicas voltadas para o período da pandemia da Covid-19 sobre o tempo entre atendimentos, nos serviços de saúde bucal

	TEMPO ENTRE ATENDIMENTOS Objetivo Permitir a renovação do ar para realizar os cuidados com as superfícies Conduta Aguardar entre 15 minutos a 1 hora após a conclusão do atendimento de cada paciente, para limpar e desinfetar o consultório odontológico. Janelas para o exterior em salas sem sistema de renovação de ar devem ser abertas.

O SARS-CoV-2 modificará de forma irreversível as condutas em saúde bucal? o que nos reserva o futuro?

Enquanto vivenciarmos números crescentes, novas ondas de pessoas sendo infectadas pelo novo coronavírus acontecerem e não houver disponibilidade de vacina, haverá necessidade de se adotar as medidas específicas relacionadas a sua transmissão. A partir do mês de setembro de 2020, países europeus que já haviam apresentado uma redução significativa na curva epidemiológica foram surpreendidos por um novo aumento do número de casos e mortes. Desse modo, com o vírus ainda circulante, estabelecer precauções padrão inespecíficas oferecerá risco à equipe de saúde bucal e pacientes.

Até quando isso vai durar? Difícil responder. Por isso, o acesso aos boletins epidemiológicos dos municípios, estados e país, associados ao acompanhamento das diretrizes da Anvisa e dos conselhos regionais de odontologia são estratégias fundamentais para que os profissionais de saúde bucal possam se manter atualizados em relação às condutas a serem adotadas na clínica diária. Provavelmente ainda caminharemos por longos percursos, aprendendo a lidar com o SARS-CoV-2, sempre amparados por ações capazes de oferecer segurança a todos e todas.

Outras doenças emergentes poderão surgir e, certamente surgirão. Portanto, cabe às instituições públicas responsáveis pelo cuidado em saúde da população estarem preparadas para uma nova epidemia. A Covid-19 nos mostrou que precisamos de trabalho conjunto. A força de trabalhadores de saúde, estando os profissionais de saúde bucal nela incluída, são apenas a ponta do *iceberg*. E, estando na parte externa, exposta à superfície, é a parte mais vulnerável do conjunto, e a primeira a sofrer as consequências de uma nova doença infecciosa. Precisamos pensar em suprimentos de equipamentos médicos, disponibilização de serviços de saúde e, principalmente, investimento em tecnologia e ciência. Precisamos valorizar o trabalho dos que estão nas universidades e institutos de pesquisa, com poucos recursos e desafios imensos. E, extrapolando a alçada da biossegurança, ou melhor, tocando diretamente no ponto de controle de riscos, nada mais oportuno do que refletir sobre o poder do nosso voto para condução de mudanças urgentes e necessárias.

BIBLIOGRAFIA

A vida pós-Covid-19: aprendizados e reflexões para o futuro

1. Fleming S. Will the coronavirus break the internet? World Economic Forum, 2020. Disponível em: https://www.weforum.org/agenda/2020/03/will-coronavirus-break-the-internet/ (acesso 4 jun 2020).
2. Harris T. How a handful of tech companies control billions of minds every day. TED, 2017. Disponível em: https://www.ted.com/talks/tristan_harris_how_a_handful_of_tech_companies_control_billions_of_minds_every_day (acesso 4 jun 2020).
3. Harris T. Our minds can be hijacked: the tech insiders who fear a smartphone dystopia. The Guardian, 2017. Disponível em: https://www.theguardian.com/technology/2017/oct/05/smartphone-addiction-silicon-valley-dystopia (acesso 5 jun2020).
4. Koeze E, Popper N. The virus changed the way we internet. New York Times, 2020. Disponível em: https://www.nytimes.com/interactive/2020/04/07/technology/coronavirus-internet-use.html (acesso 2 jun 2020).
5. Latour B. Imaginar os gestos-barreiras contra o retorno da produção anterior à crise. Instituto Humanitas Unisinos, 2020. Disponível em: http://www.ihu.unisinos.br/78-noticias/597852-imaginar-os-gestos-barreiras-contra-o-retorno-da-producao-anterior-a-crise-artigo-de-bruno-latour (acesso 10 jun 2020).
6. Mark G. Too many interruptions at work? Gallup, 2006. Disponível em: https://news.gallup.com/businessjournal/23146/too-many-interruptions-work.aspx (acesso 10 jun 2020).
7. Rosling H. Factfulness: o hábito libertador de só ter opiniões baseadas em fatos. Rio de Janeiro: Record; 2020.
8. Tokarnia M. Um em cada 4 brasileiros não tem acesso à internet, mostra pesquisa. Agência Brasil, 2020. Disponível em: https://agenciabrasil.ebc.com.br/economia/noticia/2020-04/um-em-cada-quatro-brasileiros-nao-tem-acesso-internet (acesso 4 jun 2020).

Covid-19: uma nova percepção sobre a epidemiologia das doenças?

1. Akst J. RNA extraction kits for Covid-19 tests are in short supply in US. Disponível em: <https://www.the-scientist.com/news-opinion/rna-extraction - kits-for-covid-19-tests-are-in-short-supply-in-us-67250>. Acesso em: 19 maio. 2020.
2. Barreto ML, Barros AJD, Carvalho MS, Codeço CT, Hallal PRC, Medronho RA, et al. O que é urgente e necessário para subsidiar as políticas de enfrentamento da pandemia de Covid-19 no Brasil? Rev Bras Epidemiol. 2020;23:e200032.
3. BBC News. Coronavirus: study to track infection and immunity levels. Disponível em: https://www.bbc.com/news/uk-52390970 (acesso 19 maio 2020).
4. Brasil. Ministério da Saúde. Secretaria de Vigilância em Saúde. Boletim Epidemiológico 8 – COE – Covid-19. Brasília: Ministério da Saúde; 2020. Disponível em: https://www.saude.gov.br/images/pdf/2020/April/09/be – covid-08-final-2.pdf (acesso 14 maio 2020).
5. Brasil. Ministério da Saúde. Conselho Nacional de Saúde. Resolução n. 466, de 12 de dezembro de 2012. Brasília: Ministério da Saúde; 2012. Disponível em: https://bvsms.saude.gov.br/bvs/saudelegis/cns/2013/res0466_12_12_2012.html (acesso 14 maio 2020).
6. Brasil. Ministério da Saúde. Secretaria de Vigilância em Saúde. Centro de Operações de Emergência em Saúde Pública. Boletim Epidemiológico Especial COE-COVID-19. Semana Epidemiológica 18-26 de abril de

2020. Brasília: Ministério da Saúde; 2020a. Disponível em: https://portalarquivos.saude.gov.br/images/pdf/2020/April/27/2020-04-27-18 - 05h-BEE14-Boletim-do-COE.pdf (acesso 14 maio 2020).
7. Brasil. Ministério da Saúde. Secretaria de Vigilância em Saúde. Painel Coronavírus - 18/05/2020. Brasília: Ministério da Saúde; 2020b. Disponível em: https://covid.saude.gov.br/ (acesso 18 maio 2020).
8. Brasil. Suporte ao notificador e-SUS VE. Brasília: Ministério da Saúde; 2020c. Disponível em: https://datasus.saude.gov.br/notifica/ (acesso 17 maio 2020).
9. Brasil. Sistema de Informação da Vigilância Epidemiológica da Gripe - SIVEP Gripe. Brasília: Ministério da Saúde; 2020d. Disponível em: https://datasus.saude.gov.br/notifica/ (acesso 17 maio 2020).
10. Carvalho L, Pires L, Xavier LL. Covid-19 e desigualdade no Brasil. Disponível em: https://www.researchgate.net/publication/340452851_COVID-19_e_Desigualdade_no_Brasil
11. Cavalcanti YW, Silva RO, Ferreira LF, Lucena Edson HGS, Andreza, MLB, Cavalcante DFB, et al. Economic impact of new biosafety recommendations for dental clinical practice during Covid-19 pandemic. Pesquisa Brasileira em Odontopediatria e Clínica Integrada. 2020;20(1):e0133.
12. Department of Health and Social Care - UK. Coronavirus test, track and trace plan launched on Isle of Wight. Disponível em: https://www.gov.uk/government/news/coronavirus - test-track-and-trace-plan-launched-on-isle-of-wight (acesso 19 maio 2020).
13. Gaspar SG, Figueiredo N, Lucena EHG, Ceissler CAS, Cavalcanti RP, Goes PSA. Characterization of dental surgeons of Pernambuco in the Covid-19 pandemic context: preliminary data. Disponível em: https://preprints.scielo.org/index.php/scielo/preprint/view/832 (acesso 19 jul 2020).
14. Hallal PC, Horta BL, Barros AJD, Dellagostin OA, Hartwig FP, Pellanda LCS, et al. Evolução da prevalência de infecção por Covid-19 no Rio Grande do Sul, Brasil: inquéritos sorológicos seriados. Ciência & Saúde Coletiva. 2020;25(1):2395-2401.
15. Instituto Brasileiro de Geografia e Estatística - IBGE. Disponível em: https://cidades.ibge.gov.br/ (acesso 17 maio 2020).
16. Johns Hopkins University - JHU & Medicine. Covid-19 dashboard by the Center for Systems Science and Engineering (CSSE) at Johns Hopkins University. 2020. Disponível em: https://coronavirus.jhu.edu/map.html (acesso 20 jul 2020).
17. Nogrady B. How SARS-CoV-2 tests work and what's next in Covid-19 diagnostics. The Scientist Magazine®. Disponível em: https://www.the - scientist.com/news-opinion/how-sars-cov-2-tests-work-and-whats-next-in-covid-19-diagnostics-67210 (acesso 19 maio 2020).
18. Peng X, Xu X, Li Y, Cheng L, Zhou X, Ren B. Transmission routes of 2019-nCoV and controls in dental practice. Int J Oral Sci. 2020;12(1):9.
19. Pernambuco. Secretaria de Estado da Saúde. Boletim Covid-19 - Comunicação SES-PE. 18 de maio de 2020. Recife: 2020a. Disponível em: https://www.cievspe.com/novo-coronavirus-2019-ncov (acesso 18 maio 2020).
20. Qiu J. Covert coronavirus infections could be seeding new outbreaks Scientists are rushing to estimate the proportion of people with mild or no symptoms who could be spreading the pathogen. Nature; 2020. Disponível em: https://www.nature.com/articles/d41586-020-00822-x (acesso 20 jul 2020).
21. Santos JAF. Covid-19, causas fundamentais, classe social e território. Trab Educ Saúde. 2020;18(3):e00280112. Disponível em: http://www.scielo.br/scielo.php?script=sci_arttext&pid=S1981-77462020000300303&lng=en&nrm=iso (acesso 20 jul 2020).
22. Schleunes A. Logistical hurdles leave COVID-19 test kits unused. The Scientist Magazine®. Disponível em: https://www.the-scientist.com/news - opinion/logistical-hurdles-leave-covid-19-test-kits-unused-67411 (acesso 19 maio 2020).
23. Souza FBD, Silva ARS, Torres GRS, Braga L A, Santos RPG, Silva LN, et al. Infection control practices in dental healthcare settings for the corona virus disease 2019 (Covid-19) pandemic. J Dent Health Oral Disord Ther. 2020;11(4):102-6.
24. World Health Organization. Coronavirus disease (Covid-19) pandemic. Novel coronavirus (2019-nCoV) Situation Report - 11. 2020a. Disponível em: https://www.who.int/docs/default-source/coronaviruse/situation-reports/20200131-sitrep-11-ncov.pdf?sfvrsn=de7c0f7_4 (acesso 18 maio 2020).
25. World Health Organization. Coronavirus disease (Covid-19) pandemic. Novel coronavirus (2019-nCoV) Situation Report - 52. 2020b. Disponível em: https://www.who.int/docs/default-source/coronaviruse/situation-reports/20200312-sitrep-52-covid-19.pdf?sfvrsn=e2bfc9c0_4 (acesso 18 maio 2020).

Biossegurança odontológica em tempos de Covid-19: o que mudou?

1. American Dental Association. Return to work Interim guidance toolkit. 2020. Disponível em: https://pages.ada.org/return-to-work-toolkit-american-dental-association (acesso 25 maio 2020).
2. Brasil. Agência Nacional de Vigilância Sanitária. Orientações para serviços de saúde: medidas de prevenção e controle que devem ser adotadas durante a assistência aos casos suspeitos ou confirmados de infecção pelo novo coronavírus (SARS-CoV-2). Nota técnica gvims/ggtes/anvisa no 04/2020. Disponível em: https://www20.anvisa.gov.br/segurancadopaciente/index.php/alertas/item/covid-19 (acesso 27 Outubro 2020).
3. Centers for Disease Control and Prevention. Interim infection prevention and control guidance for dental settings during the Covid-19 response. 2020. Disponível em: https://www.cdc.gov/coronavirus/2019-ncov/hcp/infection-control-recommendations.html (acesso 19 maio 2020).
4. Meng L, Hua F, Bian Z. Coronavirus disease 2019 (Covid-19): emerging and future challenges for dental and oral medicine. J Dent Res. 2020;99(5):481-7.
5. National Health System. Office of Chief Dental Officer England. Standard operating procedure transition to recovery. 2020. Disponível em: https://www.england.nhs.uk/coronavirus/wp-content/uploads/sites/52/2020/06/C0575-dental-transition-to-recovery-SOP-4June.pdf (acesso 5 junho 2020).
6. Sousa Neto AR, Bortoluzzi BB, Freitas DRJ. Individual protection equipment for the prevention of SARS-CoV-2 infection. Manag Prim Health Care. 2020;12:e17.
7. Souza FBD, Silva ARS, Torres GRS, Braga L A, Santos RPG, Silva LN, et al. Infection control practices in dental healthcare settings for the corona virus disease 2019

(COVID-19) pandemic. J Dent Health Oral Disord Ther. 2020;11(4):102-6.

8. Umer F, Haji Z, Zafar K. Role of respirators in controlling the spread of novel coronavirus (Covid 19) amongst dental healthcare providers: a review. Int Endod J. 2020;53(8):1062-7.
9. van Doremalen N, Bushmaker T, Morris DH, Holbrook MG, Gamble A, Williamson BN, et al. Aerosol and surface stability of SARS-CoV-2 as compared with SARS-CoV-1. N Engl J Med. 2020;382(16):1564-7.
10. World Health Organization. Covid-19 Weekly epidemiological update. Disponível em: https://www.who.int/publications/m/item/weekly-epidemiological-update---27-october-2020 (acesso 27 outubro 2020.
11. World Health Organization. Considerations for the provision of essential oral health services in the context of Covid-19. Interim guidance. Disponível em: https://www.who.int/publications/i/item/who-2019-nCoV-oral-health-2020 (acesso 21 agosto 2020).
12. World Health Organization. Transmission of SARS-CoV-2: implications for infection prevention precautions. Scientific brief. Disponível em: https://www.who.int/publications/i/item/modes-of-transmission-of-virus-causing-covid-19-implications-for-ipc-precaution-recommendations (acesso 20 jul 2020).

Respostas das atividades

CAPÍTULO 1

Quiz biosseguro

1-d; 2-c; 3-b;4-a; 5-a.

Caça-palavras

A S H O C I S Í F A E O R R O N O Y E A L I
E I P A H E H G F Q U Í M I C O I O H U A A
E E O O A D A R W H A D D S T F F E W U N A
O R H T I E A A E E E O D C N L S N E T O T
I P W R D B D N R E Y I E O C I G Ó L O I B
P Y S F S W Y E A D N E T S C A A I T E C L
R T I I E N D S A P T H L N L E I E I T A S
T E S E C G E A Ç N A R U G E S S O I B P T
H R L A O O O G E S F E E T H T A O T U U I
I O A A A E S D S L M G I T H B W W N A C S
T E S B I I I S A U L S P G E O I H S E O H
D C I S A C N A O R R E M S H E M I W A P H
H U T D A L P C A C O D S B O F E O T D H T
W C S N U N H E N W I N S K E E O B C L T W
K S O R V T E O P E T A T N Y T E A H O H F
O N O C I M Ô N O G R E L A T N T E U S T I

2.

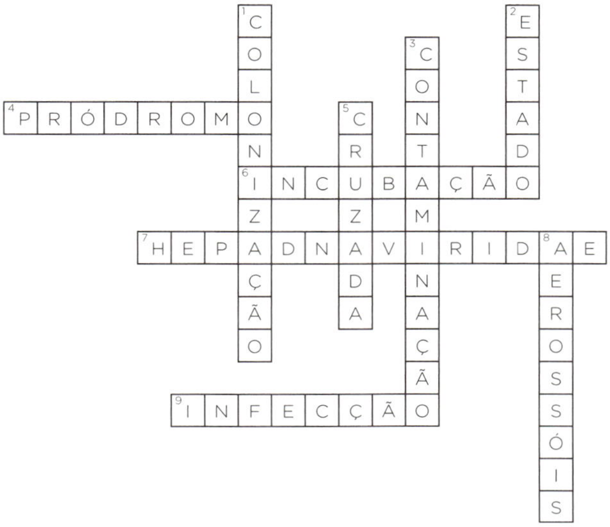

CAPÍTULO 2

Quiz biosseguro

1-b; 2-c; 3-a; 4-c; 5-c.

Jogando limpo

1. gripe, tuberculose, meningite, sarampo rubéola, herpes, hepatites, varicela-zoster, caxumba, pneumonia.

C N O F V A Ç K S N E J Y E H F J F I E T A N D H G S U P Q Q M S P H F C H F
F V C J B D L A P I M E N I N G I T E D T S N H A F O C N H A D F N I E M A N
D J F L T I F N O W I M A P Q I E M A N S I H E R P E S P T O N A M A N S O M
A N S P U O E Q O E I A M S N U T N A R N A L H U B E S N H O E I A N R I N S
P E O A B S N T R O A N S A R A M P O U A M N D Ç T E E N D H S N I N A N S Ç
Q P E I E U A N D H T I D N U L D O E R S L Q P I O R N S T E R O P U N A S N
D M O R R U A N S B Ç L P P B Ç E M A N C H A T I E N O D B N U C N N H E I D
F P T O C A M A N S O M A N E P Q O E Q O V A R I C E L A Z O S T E R H U A M
S N H O U I A N R I N S P E O A M S N T R P A N S D L G O I R U A U N L Ç O E
A N D H L N I N A N S Ç O M L N S P Q O E Q O E I A M S N U T N A R N A L O U
A M S N O O E I A N R I N S A E O A M H N T R O A N S D L G O I R U A M N D Ç
S E A N S H S N I N A N S Ç Q P E I R D O S N H A F O C A X U M B A I E M A N
G R I P E F N O W I M A P Q I E M A N S I N H E I D F P T O N A M A N S O M A
N S P Q O E Q O E I A M S N U T N A R N A L H U A P N E U M O N I A T A F R E

CAPÍTULO 3

Quiz biosseguro

1-b; 2-c; 3-d; 4-a; 5-b.

Jogando limpo

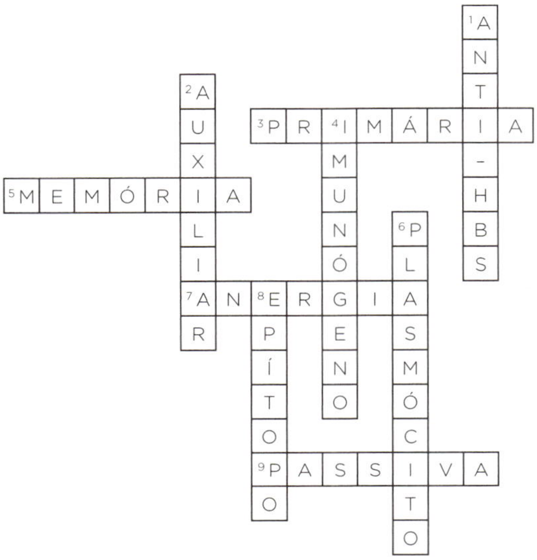

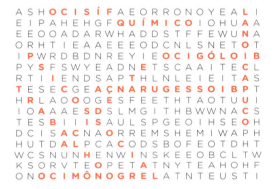

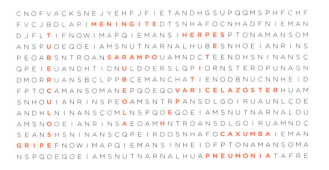

CAPÍTULO 4

Quiz biosseguro

1-d; 2-d; 3-b; 4-c; 5-a.

Jogando limpo

1. Escova; 2. IRAS; 3. Líquida; 4. Infeccioso; 5. Iodopovidona; 6. Periodontia; 7. Pedal; 8. Hidratante.

CAPÍTULO 5

Quiz biosseguro

1-c; 2-a; 3-c;4-c; 5-b.

Jogando limpo

1. Ausência dos óculos de proteção; 2. Permanência da barba, contraindicada para o uso de respiradores; 3. Respirador não adaptado corretamente; 4. Touca não está envolvendo orelhas; 5. Luvas por baixo do avental.

CAPÍTULO 6

Quiz biosseguro

1-b; 2-c; 3-d; 4-c; 5-c.

Jogando limpo

Imunização; Treinamento; Reencapamento; Manter a calma; Percutânea; Mucocutânea; Notificação; Profilaxia pós-exposição.

CAPÍTULO 7

Quiz biosseguro

1-a; 2-d; 3-c; 4-c; 5-b.

Jogando limpo

1. Higiene das mãos; 2. EPI; 3. Lenço umedecido; 4. Fricção; 5. Descartar; 6. Repetir; 7. Aguardar; 8. Papel toalha; 9. Retirar.

S	**R**	G	R	L	V	R	B	L	O	T	M	R	O	C	F	T	T	I	D	P	E
L	T	**E**	**H**	**I**	**G**	**I**	**E**	**N**	**E**	**D**	**A**	**S**	**M**	**Ã**	**O**	**S**	E	L	D	E	C
U	A	G	**P**	N	M	I	T	E	O	T	H	E	S	Y	A	A	N	S	N	S	W
H	H	I	E	**E**	N	E	E	**E**	T	**P**	**A**	**P**	**E**	**L**	**T**	**O**	**A**	**L**	**H**	**A**	I
S	K	T	L	L	**T**	O	**P**	T	M	O	U	D	S	**F**	D	E	H	S	M	E	I
A	I	N	T	A	P	**I**	L	**A**	D	R	A	E	N	**R**	D	E	M	C	A	N	A
F	H	K	N	E	R	B	**R**	T	**G**	W	I	C	R	**I**	G	S	I	N	I	H	K
N	C	I	E	I	I	C	T	T	M	**U**	D	W	N	**C**	Y	N	S	I	N	H	S
F	I	T	N	H	A	T	H	E	D	O	**A**	L	S	**Ç**	H	H	C	D	E	O	F
U	M	L	I	U	N	**R**	**E**	**T**	**I**	**R**	**A**	**R**	O	**Ã**	E	L	O	T	A	A	R
L	**L**	**E**	**N**	**Ç**	**O**	**U**	**M**	**E**	**D**	**E**	**C**	**I**	**D**	**O**	E	M	R	T	A	R	S
T	V	A	Y	S	P	G	D	Y	W	W	A	A	O	**A**	K	T	C	D	U	N	A
B	T	D	B	S	D	Q	B	E	N	T	G	E	S	H	**R**	T	E	E	G	T	L
N	O	I	L	D	D	C	H	Y	H	L	I	R	W	H	N	U	B	O	E	E	Y
H	T	A	N	N	H	U	L	N	T	**D**	**E**	**S**	**C**	**A**	**R**	**T**	**A**	**R**	R	E	W
T	S	H	J	E	B	D	Y	S	N	E	P	N	S	E	N	I	H	R	U	U	E

CAPÍTULO 8

Quiz biosseguro

1-a; 2-c; 3-b; 4-d; 5-c.

Jogando limpo

1. Biofilme; 2. Ministério da Saúde; 3. Solução fisiológica; 4. *Flush*; 5. Válvula antirrefluxo; 6. *Pseudomonas*, *Legionella* e *Mycobacterium*; 7. Injúria térmica.

P	A	F	G	R	C	A	E	R	V	B	J	U	Y	F	D	S	H	K	**V**
S	H	J	E	W	Q	A	Z	X	F	**L**	**E**	**G**	**I**	**O**	**N**	**E**	**L**	**L**	**Á**
E	P	U	**F**	M	H	F	T	R	E	W	Q	A	X	C	I	**E**	I	L	**L**
U	L	H	**L**	U	Z	S	D	F	H	U	O	L	P	U	**D**	M	R	E	**V**
D	H	D	**U**	N	J	Y	D	E	J	V	M	L	P	**Ú**	I	Y	M	I	**U**
O	A	V	**S**	Z	C	F	L	L	E	H	I	K	**A**	I	N	J	O	K	**L**
M	T	E	**H**	S	E	D	O	F	R	M	G	**S**	R	R	F	L	O	W	**A**
O	Ç	F	V	H	R	I	U	Y	T	M	**A**	I	G	C	E	F	A	F	**A**
N	F	B	A	C	T	U	Y	F	A	**D**	E	Q	C	V	B	V	T	E	**N**
A	G	T	H	A	K	L	I	Y	**O**	R	R	E	F	L	Ç	B	A	J	**T**
S	**O**	**L**	**U**	**Ç**	**Ã**	**O**	**F**	**I**	**S**	**I**	**O**	**L**	**Ó**	**G**	**I**	**C**	**A**	C	**I**
E	I	U	T	Z	D	V	**R**	U	A	M	L	E	U	N	C	F	Q	E	**R**
R	K	Ç	Â	F	L	**É**	H	H	A	Ç	E	R	R	O	G	L	S	R	**R**
J	V	M	L	C	**T**	H	A	D	A	C	V	**B**	**I**	**O**	**F**	**I**	**L**	**M**	**E**
A	Ç	I	S	**S**	O	A	L	H	Ç	Y	D	E	J	V	T	J	F	I	**F**
C	O	S	**I**	**M**	**Y**	**C**	**O**	**B**	**A**	**C**	**T**	**E**	**R**	**I**	**U**	**M**	A	M	**L**
A	E	**N**	O	C	A	E	R	V	B	A	X	F	J	P	X	E	C	Ç	**U**
L	**I**	W	R	R	E	B	F	R	N	J	O	K	R	R	Y	B	E	A	**X**
M	P	E	R	**I**	**N**	**J**	**U**	**R**	**I**	**A**	**T**	**E**	**R**	**M**	**I**	**C**	**A**	L	**O**

CAPÍTULO 9

Quiz biosseguro

1-d; 2-d; 3-b; 4-c; 5-b.

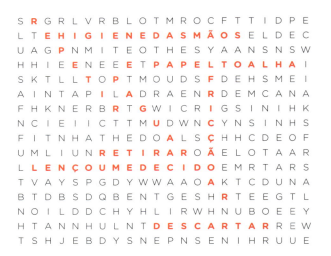

Jogando limpo

1. Auxiliar falando e sem máscara; 2. ar saindo do ar-condicionado; 3. *spray* da turbina de alta rotação.

CAPÍTULO 10

Quiz biosseguro

1-a; 2-a; 3-c; 4-d; 5-c.

Jogando limpo

1. Embalagem com umidade; 2. Embalagem perfurada; 3. Selamento inadequado (< 6 mm); 4. Marcação em caneta realizada no papel; 5. Ausência de margem externa para abertura asséptica.

CAPÍTULO 11

Quiz biosseguro

1-a; 2-b; 3: A=3, B=1, C=4, D=3; 4-a; 5-c.

Jogando limpo

Números: 1. coleta; 2. grupo A; 3. acondicionamento; 4. grupo D.
Letras: a. segregação; b. identificação; c. grupo B; d. subgrupo A1.

CAPÍTULO 12

Quiz biosseguro

1-d; 2-d; 3-c; 4: v f f v v; 5: d a e b c a.

Jogando limpo

U	O	A	C	S	S	F	N	S	M	S	**A**	T	F	I	N	E	L
T	N	H	E	X	E	T	E	F	M	L	**V**	R	T	N	E	N	G
W	O	M	T	N	P	H	P	A	L	O	**E**	A	I	T	O	H	**M**
N	A	K	R	H	R	O	C	A	O	N	**N**	A	N	**M**	R	**Ã**	R
R	I	G	E	P	O	T	N	R	U	N	**T**	N	O	**Á**	**O**	H	I
Y	I	**S**	**I**	**M**	**P**	**L**	**I**	**F**	**I**	**C**	**A**	**D**	**O**	**S**	A	U	I
E	N	A	O	T	T	N	N	N	O	C	**L**	A	S	**C**	L	C	O
L	A	A	P	E	A	O	L	O	E	R	E	A	G	**A**	R	N	L
O	H	H	E	U	O	I	**R**	**E**	**C**	**E**	**P**	**T**	**O**	**R**	**E**	**S**	T
E	D	O	O	I	A	R	N	W	L	T	I	V	E	**A**	R	T	L
T	H	I	D	H	O	S	I	H	M	T	D	L	U	T	O	C	A
E	O	E	L	R	A	H	E	O	A	P	N	H	I	N	R	R	E

CAPÍTULO 13

Quiz biosseguro

1-d; 2-c; 3-e; 4-d; 5-e.

Jogando limpo

Erros:

- Sugador com protetor estéril, porém encaixado no suporte da cadeira.
- Auxiliar tirando com as próprias mãos o fio de sutura da embalagem e entregando ao cirurgião.
- Cirurgião sem óculos de proteção e sem protetor facial.
- Paciente tocando no campo cirúrgico fenestrado.
- Auxiliar com máscara mal posicionada.
- Cirurgião sem óculos de proteção e sem protetor facial.
- Cirurgião com adorno (relógio).

CAPÍTULO 14

Quiz biosseguro

1-d; 2-a; 3-c; 4-b; 5-a.

Jogando limpo

Paciente A: 1; 5; 7; 9; 8; 3.
Paciente B: 2; 6; 7; 9; 8; 4.

CAPÍTULO 15

Quiz biosseguro

1-a; 2-d; 3-a; 4- d; 5-d.

Jogando limpo

							B	A	C	T	E	R	E	M	I	A		
						B	I	O	A	E	R	O	S	S	Ó	I	S	
					B	I	O	F	I	L	M	E						
			A	N	T	I	S	S	É	P	T	I	C	O	S			
					R	A	S	P	A	G	E	M						
	S	O	N	D	A	G	E	M										
					E	R	G	O	N	O	M	I	A					
							U	L	T	R	A	S	S	O	M			
		P	E	R	F	U	R	O	-	C	O	R	T	A	N	T	E	S
							A	S	P	I	R	A	Ç	Ã	O			
P	E	R	I	O	D	O	N	T	I	A								
			A	F	I	A	Ç	Ã	O									
			I	M	P	L	A	N	T	O	D	O	N	T	I	A		

*-B; #-A; @-E; †-I; ¤-O; ¥-M; Ω-P; λ-T; Σ-R; π-N; •-D; ‡-S; ◊-C; □-L; Φ-F; Ψ-Ç; θ-Ã; Ξ-U; Ꭓ-G; ∫-É; ⌂-Ó.

CAPÍTULO 16

Quiz biosseguro

1-a; 2- c; 3- b; 4- a; 5-d

Jogando limpo

1. Casulos; 2. Resinas; 3. Laser; 4. Lupas; 5. Brocas; 6. *Ácidos*; 7. Amálgama.

I	S	E	O	I	N	A	H	E	E	D	A	T	H	**R**	S	R	T
S	E	A	**Á**	A	T	G	L	R	H	F	L	M	**E**	Y	N	S	B
O	U	E	T	**C**	S	U	**B**	**R**	**O**	**C**	**A**	**S**	E	I	E	O	E
P	W	I	W	L	**I**	R	T	S	D	N	**I**	L	A	E	P	M	T
S	R	O	U	L	T	**D**	V	H	N	**N**	W	I	A	N	F	Y	E
D	A	S	O	O	T	Y	**O**	**C**	**A**	**S**	**U**	**L**	**O**	**S**	G	N	D
A	I	H	**L**	**U**	**P**	**A**	**S**	S	A	G	E	A	B	T	E	H	B
D	A	E	O	D	E	A	S	U	U	E	A	R	A	Y	A	R	T
O	H	F	T	Y	O	A	L	B	N	E	D	H	U	L	T	A	E
N	U	P	I	H	S	M	H	O	G	O	N	I	B	S	A	I	I
A	**M**	**Á**	**L**	**G**	**A**	**M**	**A**	N	E	Y	H	E	S	N	S	T	W
Y	L	T	A	O	V	E	I	S	C	U	I	K	L	I	U	E	R

CAPÍTULO 17

Quiz biosseguro

1-d; 2-a; 3-c; 4-c; 5-c.

Jogando limpo

						H	I	P	O	C	L	O	R	I	T	O	■	D	E	■	S	Ó	D	I	O
			S	E	M	I	C	R	Í	T	I	C	O	S											
							S	Ó	D	I	O	0	,	5	%										
						A	U	T	O	C	L	A	V	E											
							P	E	R	Ó	X	I	D	O											
						D	E	S	I	N	F	E	C	Ç	Ã	O									
Á	L	C	O	O	L	■	S	E	T	E	N	T	A	%											

CAPÍTULO 18

Quiz biosseguro

1-d; 2-d; 3-c; 4-c; 5-a.

Jogando limpo

1. Iluminação; 2. Microinfiltração; 3. Aerossol; 4. Antissepsia; 5. Ultrassom; 6. Hipoclorito de sódio; 7. Tamborel; 8. Limas.

H	**I**	**P**	**O**	**C**	**L**	**O**	**R**	**I**	**T**	**O**	**D**	**E**	**S**	**Ó**	**D**	**I**	**O**
M	**I**	**C**	**R**	**O**	**I**	**N**	**F**	**I**	**L**	**T**	**R**	**A**	**Ç**	**Ã**	**O**	L	A
I	H	T	U	R	H	**L**	S	I	F	I	D	C	D	O	E	**L**	R
S	U	**A**	O	S	R	N	**U**	I	T	O	O	L	P	D	R	**I**	A
E	A	**E**	W	H	B	T	T	**M**	W	Y	N	N	D	O	S	**M**	**T**
A	T	**R**	I	L	I	**A**	**N**	**T**	**I**	**S**	**S**	**E**	**P**	**S**	**I**	**A**	**A**
M	H	**O**	R	S	E	H	D	A	A	**N**	H	O	T	D	N	**S**	**M**
S	E	**S**	H	O	U	E	O	O	E	T	**A**	N	T	M	O	R	**B**
B	E	**S**	H	H	S	R	N	H	H	O	W	**Ç**	A	E	I	E	**O**
A	W	**O**	E	R	A	A	T	P	U	O	P	X	**Ã**	I	P	N	**R**
V	B	**L**	E	L	R	H	O	N	E	T	T	I	W	**O**	U	N	**E**
M	S	N	**U**	**L**	**T**	**R**	**A**	**S**	**S**	**O**	**M**	M	U	N	R	R	**L**

CAPÍTULO 19

Quiz biosseguro

1-c; 2-d; 3-a; 4-c; 5-a.

Jogando limpo

Brinquedos, contaminação, desinfecção, dizer, exclusivos, fazer, instrumentos, máscara, patógenos, óculos.

E	H	S	E	T	**D**	**I**	A	O	P	O	R	H	**M**	F	E	R	O
O	D	**D**	**E**	**S**	**I**	**N**	**F**	**E**	**C**	**Ç**	**Ã**	**O**	**Á**	A	S	**E**	A
E	H	O	I	R	**Z**	**S**	S	B	A	R	P	N	**S**	D	N	**X**	T
A	D	E	N	T	**E**	**T**	O	U	U	L	F	**Ó**	**C**	H	H	**C**	E
F	**A**	**Z**	**E**	**R**	**R**	**R**	A	N	E	T	**C**	U	**A**	I	E	**L**	O
I	E	S	S	A	E	**U**	S	E	E	**U**	Y	G	**R**	T	I	**U**	I
D	I	F	P	N	E	**M**	X	S	**L**	N	A	H	**A**	F	S	**S**	U
E	**P**	**A**	**T**	**Ó**	**G**	**E**	**N**	**O**	**S**	I	L	R	V	H	T	**I**	I
U	H	H	A	T	N	**N**	**S**	N	G	A	E	S	S	R	H	**V**	H
E	T	H	**C**	**O**	**N**	**T**	**A**	**M**	**I**	**N**	**A**	**Ç**	**Ã**	**O**	E	**O**	A
D	K	R	H	S	S	**O**	B	R	I	N	Q	U	E	D	O	S	F
L	T	I	T	G	O	**S**	E	N	E	W	E	T	G	I	H	T	R

CAPÍTULO 20

Quiz biosseguro

1-b; 2-c; 3-b; 4-c; 5-c.

Jogando limpo

T	**Ó**	**C**	**U**	**L**	**O**	**S**	**D**	**E**	**P**	**R**	**O**	**T**	**E**	**Ç**	**Ã**	**O**	I
E	S	**A**	E	G	**S**	**O**	**B**	**R**	**E**	**L**	**U**	**V**	**A**	**S**	N	E	S
A	B	**L**	L	B	N	O	O	**L**	E	F	D	R	L	E	D	N	S
S	I	**I**	A	B	P	N	**Á**	S	A	T	R	G	I	I	A	A	I
G	L	**N**	S	A	H	**S**	H	F	A	O	H	B	G	I	S	T	K
R	L	**H**	H	P	**T**	N	S	Y	D	N	C	D	E	O	A	O	N
T	C	**A**	T	**I**	D	P	U	O	T	I	U	I	P	S	I	N	E
O	P	**D**	**C**	A	E	E	I	O	T	M	A	D	L	E	A	T	I
L	A	**O**	V	E	I	L	W	L	A	B	O	A	F	C	L	A	W
R	S	**R**	Y	H	Y	C	H	A	I	D	A	A	N	D	W	W	I
P	Y	**E**	**S**	**T**	**E**	**R**	**I**	**L**	**I**	**Z**	**A**	**Ç**	**Ã**	**O**	I	M	H
I	H	**S**	M	G	R	I	H	A	N	E	E	I	y	L	E	R	H

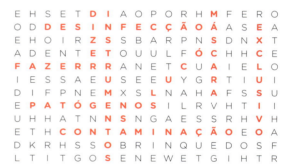

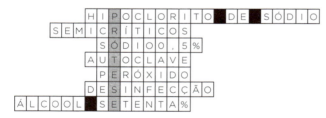

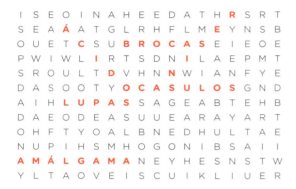

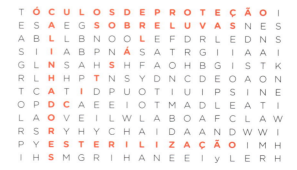

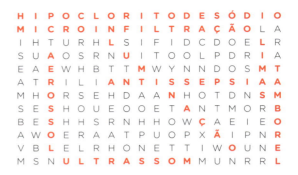

CAPÍTULO 21

Quiz biosseguro

1-d; 2-b; 3-d; 4-c; 5-b.

Jogando limpo

1. Hialuronidase; 2. Toxina botulínica; 3. Clorexidina; 4. Asséptica; 5. Preenchedores ; 6. Barreiras.

CAPÍTULO 22

Quiz biosseguro

1-b, 2-b, 3-c, 4-b, 5-a.

Jogando limpo

Delegar, DORT, FDI, ISO, Movimento, Postura, Quatro Mãos, Racionalizar.

CAPÍTULO 23

Quiz biosseguro

1-b; 2-d; 3-c; 4-a; 5-b.

Jogando limpo

A biossegurança tem a ver com a criação de (HÁBITOS) que precisa vencer a barreira criada pelo cérebro que deseja gastar menos (ENERGIA). É importante ter claro que os hábitos são ações que se repetem sem a participação completa da (CONSCIÊNCIA) e são importantes para podermos cumprir com as inúmeras tarefas do (COTIDIANO). Os hábitos podem ser bons ou ruins e para melhorar o nosso desempenho clínico é preciso (IDENTIFICAR) quais serão aqueles hábitos que deveremos mudar, e essas mudanças exigem (CONHECIMENTO) e reflexão baseadas em evidências (CIENTÍFICAS). Além disso, é importante desenvolvermos o equilíbrio (EMOCIONAL) para que possamos construir nossa vida (PROFISSIONAL) com tranquilidade e responsabilidade com as (PESSOAS) que nos procuram para aliviar seus (SOFRIMENTOS).

S	S	R	N	E	K	H	D	C	G	H	A	V	C	L	Y	L	S
S	I	D	D	D	E	E	M	O	C	I	O	N	A	L	E	A	S
O	I	D	E	N	T	I	F	I	C	A	R	K	L	I	A	N	A
F	T	R	A	T	O	O	T	N	E	M	I	C	E	H	N	O	C
R	K	F	I	R	L	B	Ê	O	A	T	P	V	T	A	N	I	I
I	K	R	G	A	S	I	R	T	S	O	N	I	H	A	S	S	F
M	Y	W	R	E	C	A	O	R	R	O	A	A	I	G	O	S	Í
E	E	L	E	S	S	D	O	P	H	Y	T	D	I	I	L	I	T
N	O	S	N	R	O	S	A	S	T	D	I	I	W	R	O	F	N
T	R	O	E	J	D	A	A	H	S	T	D	L	B	T	T	O	E
O	C	T	U	N	H	O	L	D	O	E	W	H	E	Á	O	R	I
S	A	P	U	A	O	A	R	C	P	T	P	B	D	A	H	P	C

CAPÍTULO 24

Quiz biosseguro

1-a; 2-c; 3-c; 4-a; 5-d.

Jogando limpo

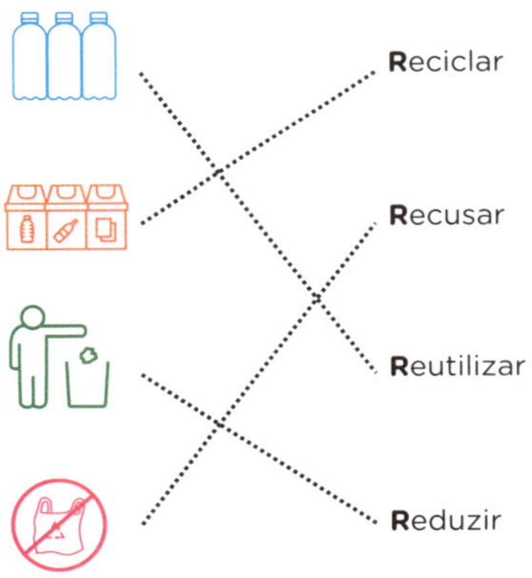

ÍNDICE REMISSIVO

A

Abertura coronária 323
Abridores de boca 352
Acidentes 91
com material biológico 87, 97
ocupacionais 87
com exposição a material biológico 91
perfurocortantes 92, 262, 271
uso incorreto de equipamento de proteção individual 92
por injeção de hipoclorito de sódio 326
Ácido
hialurônico 370
ortofosfórico 287
peracético 166
poli-l-lático 379
Aerossóis 7, 87, 124, 249, 261, 319
dentários 258
Afiação 271
Agentes sonoros agressores 83
Água
abastecimento do reservatório do equipo 115, 116
limpeza do reservatório 115
manejo no ambiente odontológico 115, 119
monitoramento da qualidade microbiológica 118
no tratamento odontológico 112
uso de filtros 118
Álcool 105
etílico 53
isopropílico 53
na concentração de 70-90% 104
Alicates ortodônticos 360, 361
Amálgama dentário 430
Ambiente
cirúrgico – número de pessoas 231
clínico agradável 343
de trabalho 418
hospitalar 236
para realização de exames radiográficos 194
protetor 251
recreativo da sala de espera 342
Anestesia em endodontia 322
Antibióticos sistêmicos 259
Antissepsia
cirúrgica 57
das mãos 56, 57
da pele 376
da região extraoral 224
tecidos bucais 222
intraoral 222
Antissépticos 264
bucais 261
pré-procedimento 447
em apresentação aquosa 376
Antissoro 29
Aparelho de raios X
intraoral 197
portáteis 209
Aparelhos de ultrassom 88
Ar-condicionado 126
Arcos ortodônticos 360
Arco submetido ao processamento de limpeza e esterilização em autoclave 360
Armazenamento 165
Aspiradores de alta potência para aerossóis extraorais 264
Atendimento
beira leito 243
infantil 342
paciente de UTI 237
paciente infantil 342
pandemia 209, 353
Avental 66, 246, 321
descartável 68, 69
e colar de tireoide plumbífero 200

B

Bactéria 123
Bacteriemia transitória 261
Barreiras plásticas para proteção das superfícies de contato 107
Bichectomia 379
Bioaerossóis 7, 107, 128, 263
fontes de contaminação em periodontia/implantodontia 257
Biofilme 150
em dentes e tubo orotraqueal 241
linha d'água 114, 125
Biombo 199
Biópsia
cuidados e riscos 230
Biossegurança
ambiente ambulatorial 216
ambiente hospitalar 242
cirurgias orais 217
em tempos de Covid-19 445
periodontia e implantodontia pós-Covid-19 272
Bochecho 261
com soluções antissépticas 260
pré-procedimentos 264
Bomba a vácuo 228
Brinquedos no ambiente odontológico 346
Brocas 270
em cirurgias periodontais e de implante 268
em peças de mão de baixa rotação 363
para peça reta 306
Build-up 150

C

Cadeia de infecção 14
Cadeira odontológica 395
Caixa para desgaste com iluminação e exaustor interno 312
Calçados 79, 247
Calendários de vacinação 29, 35
Camadas da pele e a presença das microbiotas 49
Câmeras intrabucais 280
Caminho percorrido pela água 113
Câncer bucal 262
Cânulas e agulhas 378
Características ergonômicas dos equipamentos odontológicos 394
Carro coletor de resíduos de serviços de saúde (RSS) 176
Carteira de Vacinação Ocupacional 42
Cassetes 270
Casulos para acondicionamento de adesivos e/ou silano 288
Centro de material e esterilização 145, 238
Cirurgia
em odontopediatria 352
e traumatologia buco-maxilo-facial 215, 217
Cirurgião-dentista em hospitais 241
Clareamento/branqueamento dentário 291
Classificação
de Spaulding 144, 297
dos principais resíduos gerados 171
gerenciamento dos resíduos de serviços de saúde 177
Clínica odontológica infantil 350
Clorexidina 261, 264
Colgaduras 204
Colocação de implantes 261
Colonização 12, 13
Compassos de ponta seca 364
Componentes para implantes ou para prótese 267
Composição do aerossol 131
Compostos quaternário de amônio e associações 105
Compressor 134
de ar 125
Cones de guta-percha 330
Cones de papel pré-esterilizados por radiação gama 331
Confecção e remoção de restaurações em amálgama 284
Consultório com instalações ergonomicamente corretas 396
Contaminação 12, 13
colonização e infecção
diferenças 12
cruzada 17, 143, 268, 281, 302
em motores e contra-ângulos para implante 270
no manuseio de pincéis 289
nos sistemas de sucção de alta potência 228
relacionada ao uso das colgaduras 204
de superfícies 12, 100
dos calçados 81
dos instrumentos e limas endodônticas 328
do sistema de condução de água 325
microbiana da água 114
no transoperatório cirúrgico 226
pelo ar 133
Contêiner rígido 156
Contratação de uma empresa para transporte, tratamento e destinação final dos resíduos 186
Controle biológico do processo de esterilização 161
Controle da contaminação
microbiana da água 118
na manuseio de equipamento fotográfico 281
Controle de infecção 13
após o surgimento da Covid-19 208
em dentística 292
na endodontia e seus benefícios específicos 319
nos sistemas radiográficos digitais 203
no manuseio de instrumento 330
para as pontas da seringa tríplice 325
Controle de riscos
em periodontia/implantodontia 256
na dentística 279
na harmonização orofacial 369
ocupacionais 5
Controle físico 161
Controle químico do processo de esterilização 161
indicadores 162
Convalescença 16
Coronavírus 138
Covid-19 15, 138, 177, 217, 283, 434, 445
ações específicas para o período da pandemia 446
adequação da área de recepção 446
equipamentos de proteção individual 446
manejo do bioaerossol, nos serviços de saúde bucal 447
tempo entre atendimentos 447
Cuidados essenciais para a manipulação de líquidos (adesivos e silanos) 289
Cuidados pré-operatórios 219
Cupping 264
Cureta periodontal 92

D

Danos aos olhos 326
Dedos para a retração de tecidos moles 227
Delineador 308
Dentes extraídos 229
Dentes montados em cera 302
Dentística 279
Derramamento de material biológico 184
Descontaminação 365
da guia de silicone 282
de alinhadores 366
de artigos empregados na prática clínica da ortodontia 365
de pincel 290
Desinfecção 102
adequada dos cones de guta percha 330
cavitária 286
das bandas 362
de componentes para implante e protéticos 267
de cones de guta-percha 332
de materiais e equipamentos no ambiente hospitalar 251
de moldes odontológicos 299
durante a moldagem de transferência para aparelhos tipo disjuntores maxilares 362
e acondicionamento dos templates para attachmentts 365
para dentes montados em cera 303
para infraestruturas de próteses removíveis e fixas 304
precedida de limpeza 106
química 117
segura nos moldes e modelos 297
simplificada – sequência de procedimentos 106
Desinfetantes 103, 179
Desinfetar ou esterilizar 144
Desparamentação 230-232

Destinação e disposição final ambientalmente correta 186
Detergentes 103
alcalinos 149
enzimáticos 149, 150, 298
neutros 149
Diafragma de borracha 322
Discos e pontas para polimento 290
Dispersão de gotículas e bioaerossol 130
Disposição do mobiliário 252
Dispositivos
de segurança para prevenção de acidentes 89
eletrônicos utilizados na prática odontopediátrica 351
organizadores para limas endodônticas 334
para resfriamento da pele 378
Dobradura para embalagem
do tipo envelope 158
do tipo pacote 159
Doenças infecciosas 15, 35
Doenças ocupacionais 8
Dose de reforço 39

E

Ecmofobia 227
Elásticos 359
na prática ortodôntica 358
Embalagem 154
abertura de forma segura 221-223
de produtos destinados à esterilização 270
em papel crepado 156
de resinas 288
e materiais contaminados 179
esterilização a vapor saturado sob pressão 155
para empacotamento de produtos para saúde para esterilização em autoclave 155
Empacotamento 154
Endodontia 318
Envelope grau cirúrgico esterilizado 201
Enxertos autógenos e de biomateriais 266
Equipamentos
barreiras de proteção individual 65
de proteção individual 4, 133
do técnico em prótese dentária 311
durante os atendimentos em reabilitação oral 296
sequência correta para colocação e retirada 83
de raios X 193
de proteção coletiva 183, 184
de proteção individual 65, 66, 89
radiografias odontológicas 200
de proteção individual
mais adequados 182
no processamento dos PPS 146
para profilaxias com jatos de ar 263
para registros fotográficos 279
Ergonomia 384
Escala de cor de dentes
contaminação cruzada 309
Escala de cor de gengiva
contaminação cruzada 309
Escovas abrasivas 150
Escovas com cerdas em metal 307
Espaço recreativo para sala de espera 344
Espátulas para manipulação de compósitos 289
Esponja para antissepsia cirúrgica das mãos 220
Esponjas de aço 150
Esponjas esterilizadas para uso em curativos na câmara pulpar 331
Esterilização 91, 102, 145, 159
adequada das pontas diamantadas e brocas 290
de todas as peças de mão 252
de todos os itens usados em cirurgias 218
dos instrumentais de plástico 362
em autoclave 162
ou desinfecção de espátulas 305
para o processamento de PPS 163
química nos PPS termossensíveis 145
Estimulação vacinal de células T de memória 34
Estrelas de Boune 363
Estruturas metálicas 304
Exame radiográfico 192, 211
barreiras plásticas protetoras 196
mãos higienizadas 194
Exposição
ao mercúrio 284
cutânea não intacta a fluidos 88
ocupacional 12
pulpar 286

F

Facetas e coroas antes de prová-las 304
Fatores ambientais 392
Ficha de notificação SINAN 95
Filme radiográfico
convencional 211
intraoral 195
Filtragem do tipo HEPA 319
Fios de amarrilho 360
comercializados em rolo 360
Fios faciais 377
Fios PDO 379
Fixadores 179
Flush de água 116
Fotativador com barreira física protetora 290
Fotoativadores 289
Fotografia intrabucal 280
Fotopolimerizador LED acionado 387
Fricção antisséptica das mãos 55
Fricção com escovas específicas 151
Fumantes e etilistas 262

G

Gazes esterilizadas na prática clínica endodôntica 331
Gengivoestomatite primária 10
Gerenciamento dos resíduos de serviços de saúde 172-174
Gestão da qualidade do ar 137, 139
do comportamento infantil 342
Ginástica laboral 392
Gorro 246
Guia cirúrgico na implantodontia 268
Guias de transferência para preparos 301

H

Hábitos de biossegurança no consultório/ambulatório 408
Harmonização orofacial 369
Hepatite 9, 18, 35, 184
Hidroxiapatita de cálcio 379
Higiene antisséptica das mãos 55
Higiene bucal de paciente internado 239
Higiene das mãos 48, 49, 54, 55, 243, 244, 373
requisitos estruturais mínimos 54
versus consumo de água 427
Higienização para objetos lúdicos e superfícies 344
Hipoclorito de sódio 105, 303, 326
na endodontia 325

I

Identificação da embalagem 160
Idosos, portadores de doenças crônicas 259
Iluminação 392
Implantação de um sistema de radiografia digital na prática odontológica 430
Implantes 266
Implantodontia 256
Imunização
dos profissionais da saúde 251
gerada por anticorpos 33
Imunoprofilaxia 28, 29
ativa 29
Incubação 15
Indicadores biológicos de segunda geração para monitoramento da esterilização por VSP 163
Infecção 13, 14
considerada persistente 318
endodôntica 318
Injeção acidental do hipoclorito de sódio além do forame radicular 326
Instalação e manutenção da autoclave 164
Instrumentais em periodontia 270
Instrumentos aquecidos durante a obturação dos canais radiculares 332
Instrumentos ultrassônicos 258
Intubação orotraqueal 238
Irrigação de forma segura 228
Isolamento
absoluto na endodontia 323
do campo operatório 283

J

Jaleco/avental impermeável 321

K

Kits de acabamento e polimento 304

L

Laboratórios de prótese dentária 311
Lâmpadas fluorescentes 180
Laser na dentística e o controle de infecção 292
Lençóis de borracha 284, 320
Lenços impregnados (*wipes*) 53, 105
de desinfetantes 104
Lenços umedecidos 54
Lesões bucais associados ao tratamento quimioterápico 237
Lesões percutâneas 87
Lima endodôntica 333
Limpeza 102, 148
com lavadora ultrassônica 151, 152
da câmara interna da autoclave 164
das moldeiras antes da esterilização 297
de moldeiras 297
dos PPS 149
e desinfecção 101
das tubulações dos sistemas de sucção 229
de dispositivos eletrônicos em odontopediatria 351
manual 151
de produtos para saúde 151
no atendimento radiográfico 203
Linhas de água para irrigação do campo operatório 228
Lip lift 379
Lupas de magnificação 292
Luvas 58, 79, 321
cirúrgicas 224
Luz ultravioleta do tipo C 81

M

Manejo do complexo dentinopulpar 286
Manipulação
de gesso e alginato 306
do compasso de ponta seca com sobreluvas 364
dos produtos para a diluição da toxina botulínica 376
Manta de SMS 155
Manuseio
asséptico 116
de agulhas 90
de instrumentos 91
Manutenção da integridade das pontas ativas dos instrumentos utilizados para raspagem 272
Manutenção preventiva dos equipamentos radiográficos 207
Marcadores permanentes 364
Máscara
cirúrgica 70, 246, 321
de tecido 73, 74
de ventilação não invasiva 238
respiradores 68
Material das linhas d'água 118
Medo excessivo de agulhas 227
Mercúrio 179, 284
Método dinâmico 145
Método gravitacional 145
Métodos de desinfecção dos PPS 166
Microagulhamento 379
versus contaminação cruzada 378
Microbiota 48
Microrganismos 8
complicações pós-aplicação de materiais preenchedores 374
que podem ser transmitidos por meio da água 113
Microscopia eletrônica de varredura de máscara de tecido 74
Mini-implantes na prática ortodôntica 366
Mocho 394
Mock-up a partir de modelos laboratoriais 281
Moldagens digitais e modelos impressos 300
Moldeiras 297, 298
que foram "apenas" usadas para prova 301
Moldes 298
Motor elétrico 282
e ultrassom piezoelétrico para o controle de infecções durante o acesso coronário 324
Mucosite pós-tratamento com metotrexato 237
Mudança dos hábitos 419

N

Níquel titânio 327
Notificação do acidente 94

O

Óculos de proteção 75, 76, 320
Odontopediatria 341
em épocas de pandemia 352
Organização de instrumentos 90
Órgãos radiossensíveis 198
Ortodontia 357
Ozônio 136

P

Paciente
ambiente hospitalar 236
com óculos de proteção 358
hospitalizado 237
infantil 347
idosos 259
Padrões/pinos de resina acrílica enviados para fundição 311
Papel
crepado 156
grau cirúrgico 155
Paquímetro digital 364
Paramentação 225
cirúrgica de forma segura 224
da equipe de odontologia em ambiente hospitalar 245
do paciente infantil 347
das luvas cirúrgicas 226
Peças de mão 124
pontas dos equipamentos sônicos e ultrassônicos 269
Peça semifacial filtrante 71
Perfurocortantes 87, 227
descarte 91
Periodontia 256
Peróxido de hidrogênio 105
Pistolas para inserção de materiais 308
Placa de armazenamento de fósforo 211
Planejamento estético 279
Policaprolactona 379
Ponta de sucção 229
Ponta diamantada embalada individualmente 291
Pontas ativas 395
Pontas do tipo feltro 305
Ponteiras de inserção 287
Porta-brocas 270
Posicionadores para receptores de imagem 200
Posicionamento 390
do operador ao realizar exame radiográfico 193
Postura 388
Preenchimento com ácido hialurônico 379
Preparo 153
periodontia e implantodontia 258
dentário 301
minimamente invasivo com uso de jateamento 282
pré-cirúrgico 219
Princípio ALARA 198
Procedimentos
cirúrgicos em odontopediatria 351
clínicos 447
Processamento
da turbina de alta rotação 167
de produtos 305
do receptor de imagem 202
para pontas diamantadas e brocas 290
radiográfico 202
de forma segura 201
Produtos
à base de álcool 52
ácidos 287
desinfetantes simplificados 429
para a higiene das mãos 50
químicos perigosos. 288
saneantes desinfetantes com propriedades de limpeza 104
Profilaxia antibiótica 259
indicações 259
sistêmica 260
Profilaxia das infecções 40
Profilaxia pós-exposição 96
Prontuários digitais/eletrônicos 430
Proteção
à radiação ionizante 197
auditiva na odontologia 81
da criança 346
individual da equipe de saúde bucal 320
para o atendimento ortodôntico 357
para tratamento endodôntico 322
Protetores auditivos 82
Protetor facial 76, 247
Protocolo
de ação para o caso de acidente 90
de desinfecção para materiais de moldagem 300
de limpeza e desinfecção específico com os técnicos com quem trabalhamos 310
Provas clínicas 302

Q

Qualidade
da água 19, 112
do ar 122-124

R

Racionalização do trabalho 399
Radiografia
intraoral 211
em gestantes 199
panorâmica 196
Radiologia
convencional x digital 430
prática segura 192
Radioproteção 192, 197
Raios X
exposição em função da posição do paciente 199
proteção do profissional 199
Raspadores ultrassônicos 261
Raspagem 263
periodontal 262
Recepção 147
Receptores de imagem digital intraoral 196
Recipiente para transporte dos materiais para o laboratório 311
Refletor 395
Refrigeração de equipamentos 264
Registro
das informações referentes ao controle 165
maxilomandibular 302
Remoção
de restaurações de amálgama 285
mecânica do biofilme depositado sobre dentes 239
Reservatório de água e linhas de água 124
sem água estagnada 117
Resíduos 170-172
de serviços de saúde 175, 176
na radiologia 205
plásticos 428
Respirador 71, 72
Resposta celular vacinal 33
Reutilização
de componentes para implantes 267
de instrumentos endodônticos 334
Reveladores 179
Risco(s)
biológico 7, 20, 22
redução na odontologia hospitalar 243
de contaminação 263
durante o registro de cor 281
de infecção 88
ergonômico 252, 385
manipulação e armazenamento das películas processadas 208
moldeiras, moldes e modelos 296
ocupacionais 2
do gerenciamento inadequado dos resíduos 184
posturais 386
prática clínica endodôntica 317
pós-acidentes ocupacionais e as doenças implicadas 87
radiologia odontológica 193
sondagem/raspagem periodontal 262
Rotinas clínicas 413
Rotinas de limpeza e esterilização 412
Roupas de proteção 66
Ruídos 394

S

Sabonete
antisséptico 52
comum líquido 50
Sacos indicados para acondicionamento dos resíduos de serviços de saúde (RSS) 175
Saneantes desinfetantes 103
para superfícies clínicas de contato 105
SARS-CoV-2 21, 22, 138, 177, 261
Secagem 152, 153
Sensor sólido 212
Seringa tríplice para a prática endodôntica 324
Sinalização
de precaução respiratória para gotículas 248
em salas exclusivas para realização de radiografias intraorais 194
Síndrome de *burnout* 386
Síndrome do edifício doente 127
Sistema
de canais radiculares 318, 327
de climatização 126, 138
de desinfecção de linhas d'água 118
de resfriamento 130
de sucção 229
de alta potência 264
extraoral 137
de ventilação ou exaustão 127
de verificação da limpeza ultrassônica por meio do teste de cavitação 155
para sedação inalatória 125
portáteis de limpeza do ar 137
Solução
irrigadora 265
degermante de clorexidina 376
desinfetante nas superfícies dentais pós-preparo cavitário 286
para bochechos à base de álcool 261
Sondagem periodontal 262, 263
Soro hiperimune 29
Substituição das linhas d'água 117
Sugador de alta potência a vácuo 134, 447
Sugador plástico descartável 429
Sugadores reutilizáveis 431
Superbactérias 260
Superfícies
ambientais 109
clínicas de contato 101, 102
de limpeza ambiental 101
inacessíveis 108
pós-atendimento clínico 108
Sustentabilidade 425, 430

T

Tamborel esterilizado 329
Tecido de algodão 156
Técnica
de distração 350
de dois baldes 109
dizer/mostrar/fazer 349
Tecnologias e mundo digital 350
Temperatura do ambiente 393
Terapêutica indicada para acidentes decorrentes do extravasamento do NaOCl 327
Terapia antirretroviral 96
Tomada de cor 281
Touca 78, 321
Toxina botulínica 376, 379
Trabalho ergonômico 387, 388
Transmissão de microrganismos no ambiente odontológico 17
Transmissão de patógenos no ambiente odontológico 124
Transporte dos resíduos 218
Transporte externo e destinação 206
Tratamento
das linhas de água do equipamento odontológico 134
do ar advindo de equipamentos 132
periodontal e as fontes de microrganismos associadas 257
periodontal em paciente de UTI 239
Trauma
excessivo 262
mecânico aos tecidos moles da cavidade oral 262
Treinamento da equipe que gerencia os resíduos clínicos 185
Triagem prévia à consulta 446
Tríplice viral 184
Tubetes anestésicos 220
Turbulência e fluxo unidirecional 127

U

Umidade 394
Unhas postiças, esmalte e adornos 59
Unidade auxiliar 396
Unidades de terapia intensiva 236
Uniforme ou roupa privativa 68
Uso único de instrumentos endodônticos 334

V

Vacinas 29-32
contraindicações 37
da hepatite 36
disponíveis para o profissional de saúde bucal 42
recomendadas para o profissional de saúde bucal 36
tipos 30
Vacinação 29, 218
contra gripe 37
para a equipe de apoio, manutenção e limpeza 184
Válvulas antirrefluxo 117
Vazamento no suprimento de gás e na máquina de anestesia 125
Vedação da câmara escura 207
Ventilação 127, 128, 447
Vestimenta de proteção para a equipe de saúde bucal 67
Vida pós-Covid-19 434